青岛卫生健康年鉴

Qingdao Municipal Health Yearbook 2022

青岛市卫生健康委员会 主办
青岛市卫生健康委员会医院发展中心 承编

中国海洋大学出版社
·青岛·

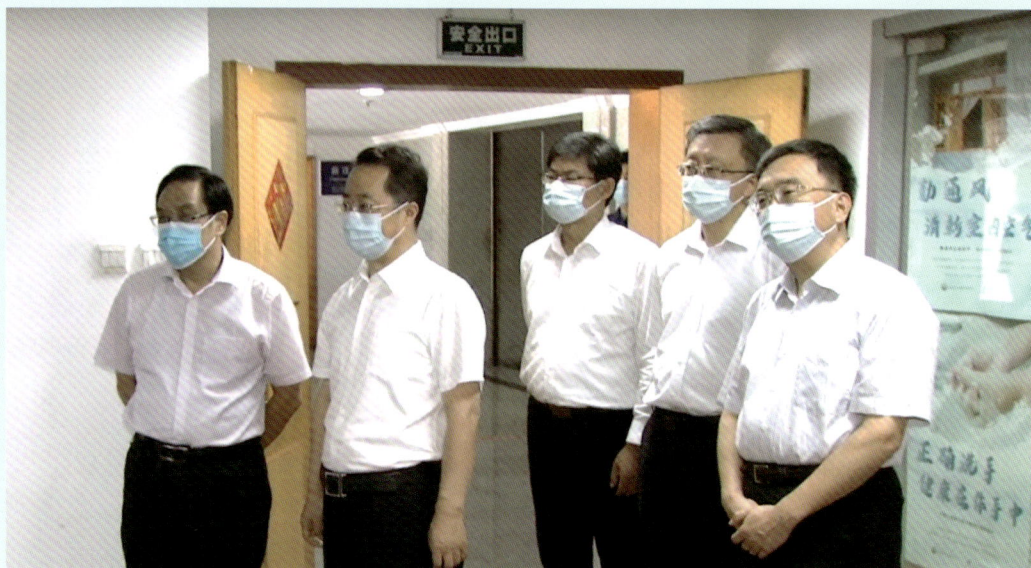

2021年9月8日，山东省委常委、青岛市委书记陆治原（左2）到市疾病预防控制中心调研督导疫情防控工作，看望慰问工作人员，勉励大家再接再厉，继续做好常态化疫情防控工作。

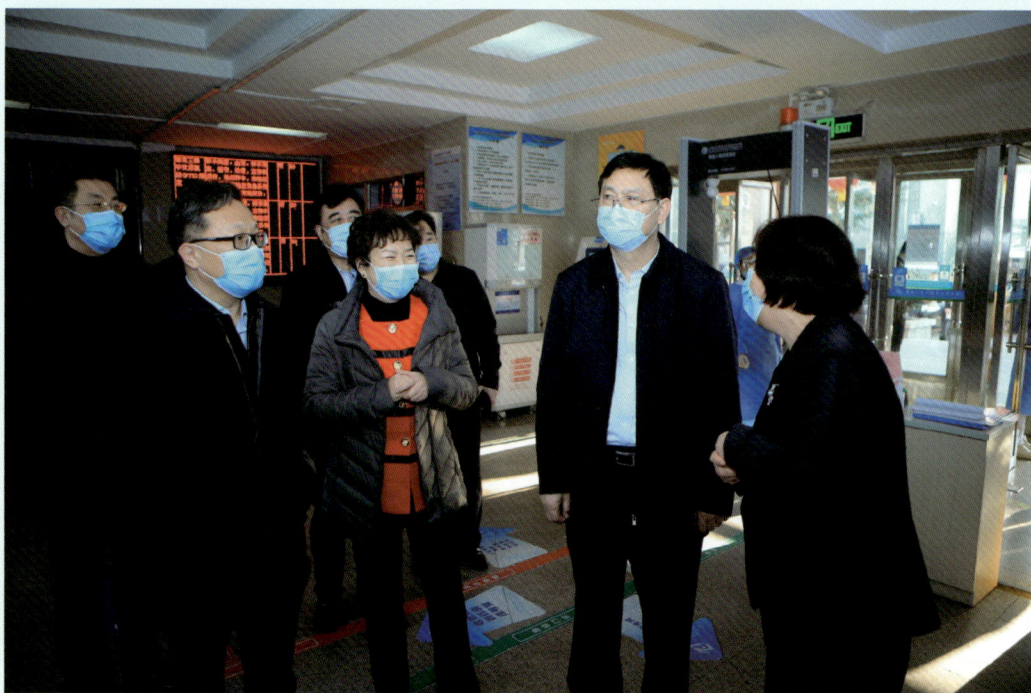

2021年2月20日，青岛市委副书记、市长赵豪志（右2）调研青岛市医疗卫生工作。

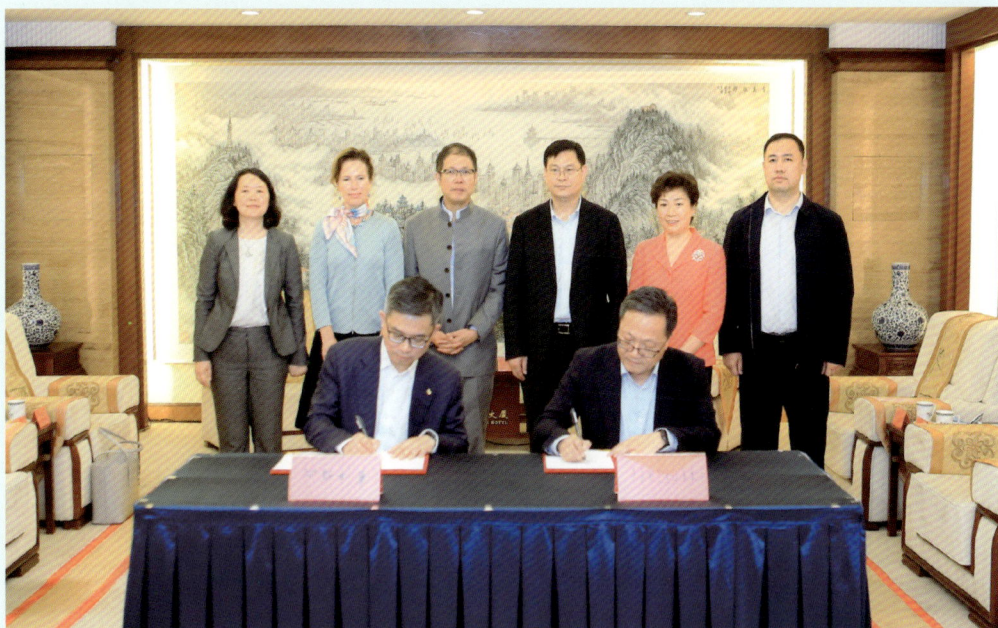

2021年6月3日，青岛市卫生健康委员会与阿斯利康投资(中国)有限公司在府新大厦签署合作框架协议。青岛市委副书记、市长赵豪志（后排右3）会见阿斯利康全球执行副总裁、国际业务及中国总裁王磊一行，并出席签约仪式。

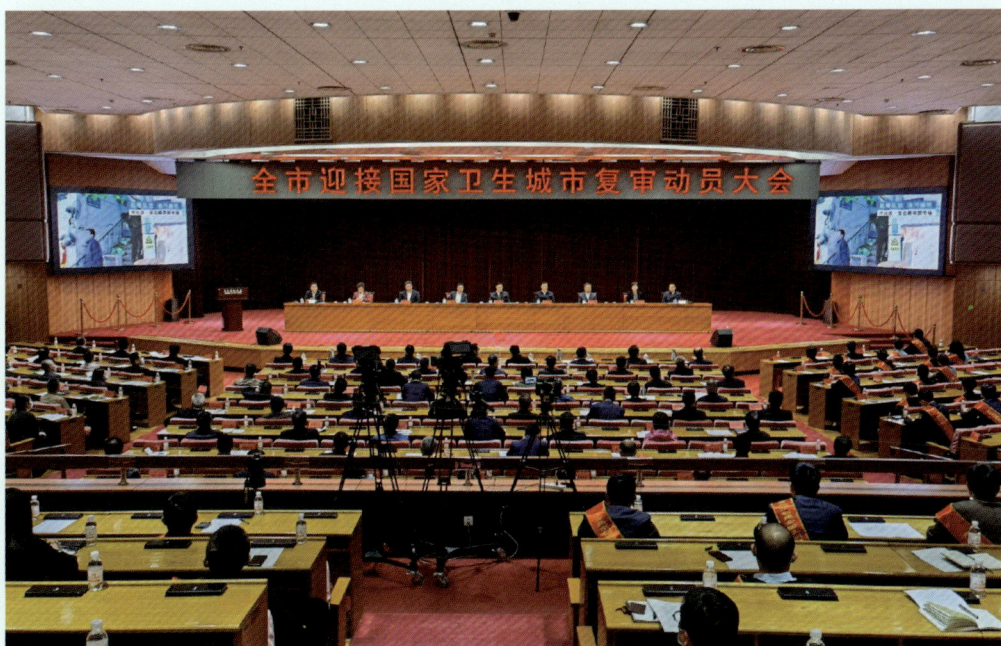

2021年4月1日，青岛市迎接国家卫生城市复审动员大会在市级机关会议中心召开。市委副书记、市长赵豪志出席会议并讲话，市政协主席杨军出席，市委副书记、市人大常委会主任王鲁明主持。

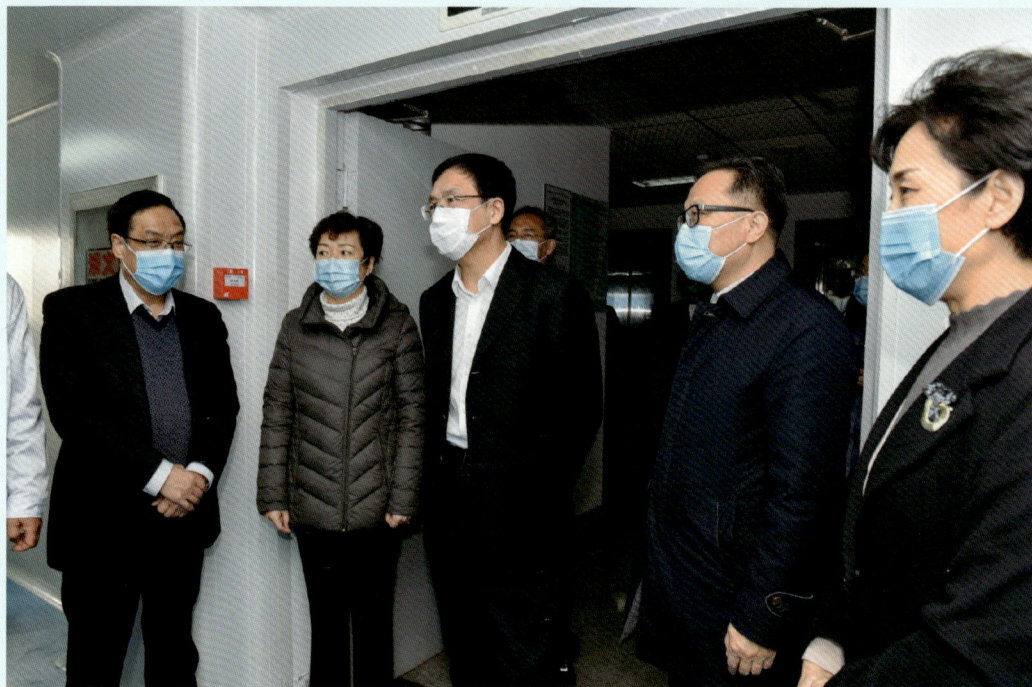

2021年2月10日，青岛市委副书记、市人大常委会主任王鲁明(前排右3) 一行到市疾病预防控制中心实地察看春节期间疫情防控工作，亲切慰问坚守岗位的一线工作人员，并致以节日问候和新春祝福。

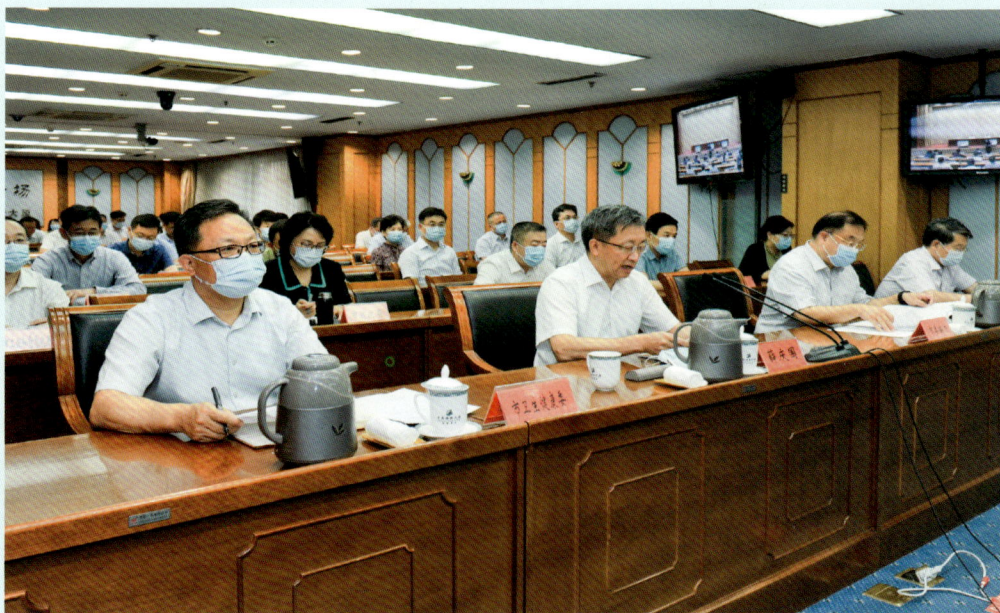

2021年8月25日，山东省医改工作会议暨省医改领导小组（扩大）会议在济南召开。青岛市在市级机关会议中心设分会场收听收看，市委常委、副市长薛庆国出席会议并介绍青岛医改工作的相关经验做法。

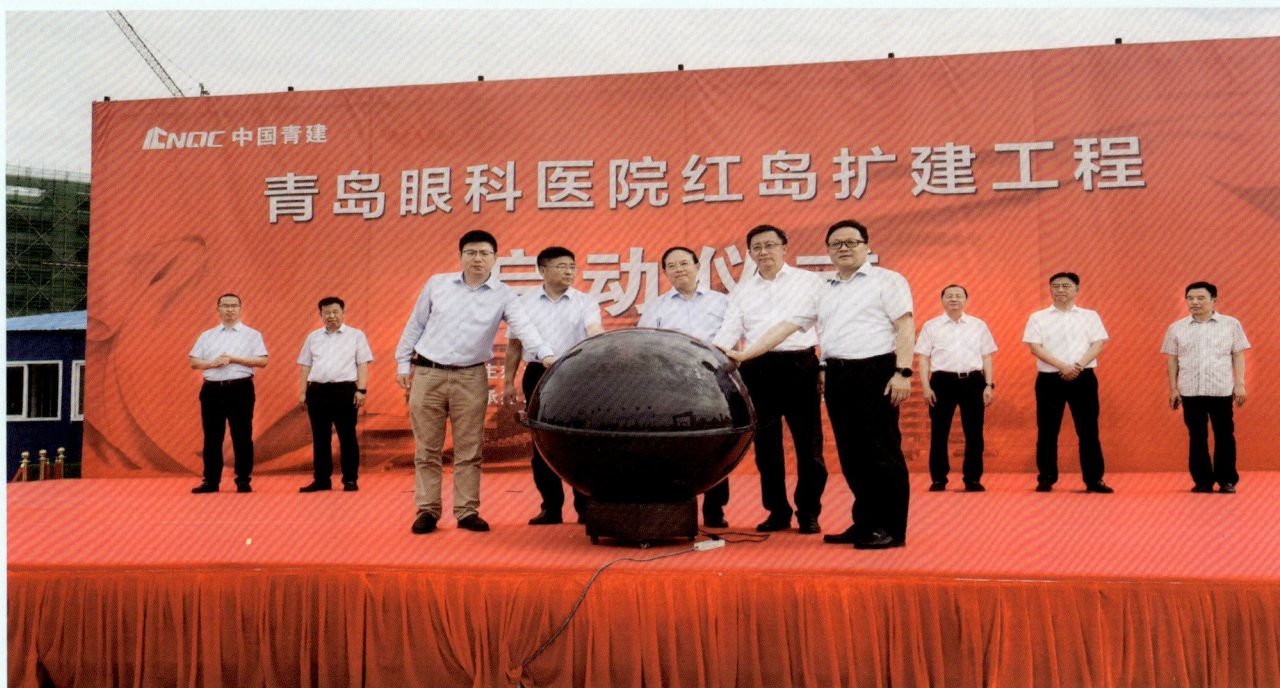

2021年7月6日，青岛眼科医院红岛扩建工程启动仪式在青岛高新区举行。

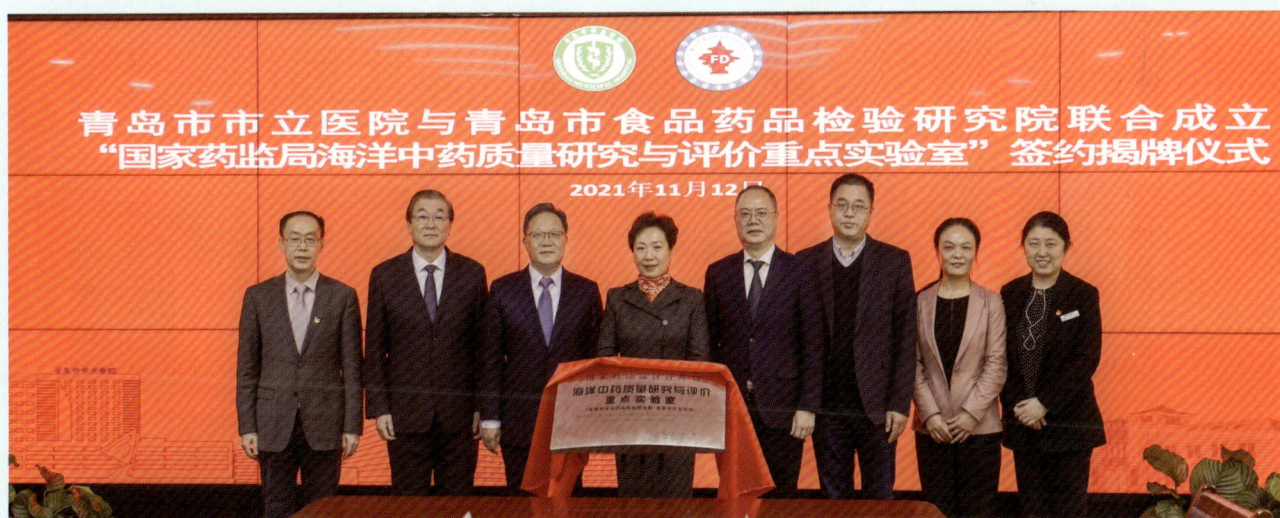

2021年11月12日，青岛市市立医院与青岛市食品药品检验研究院联合成立"国家药监局海洋中药质量研究与评价重点实验室"签约揭牌仪式举行。青岛市副市长栾新（左4）出席仪式并为实验室揭牌。

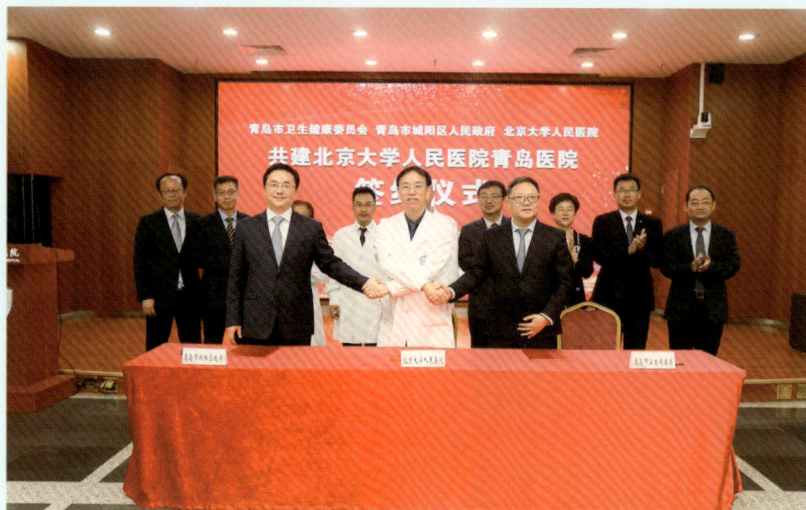

2021年5月19日，青岛市卫生健康委员会、青岛市城阳区人民政府、北京大学人民医院共建"北京大学人民医院青岛医院"签约仪式在北京举行。青岛市卫生健康委主任薄涛，青岛市城阳区委副书记、区长解宏劲，北京大学人民医院院长姜保国出席签约仪式，并代表共建方签字。

2021年6月21日，青岛市疑难罕见病诊治中心揭牌仪式举行。

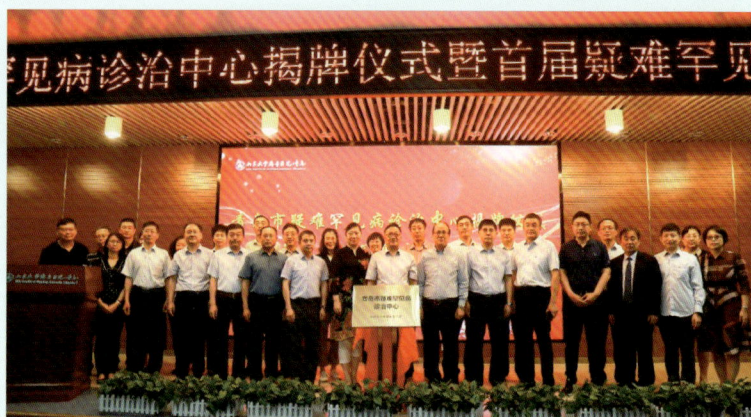

2021年12月13日，青岛市卫生健康委员会党组副书记（主持党组工作）柳忠旭到委属单位作党的十九届六中全会精神专题宣讲。

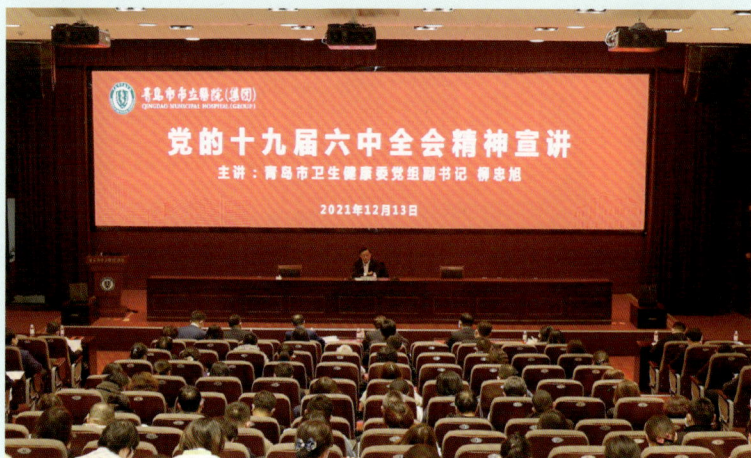

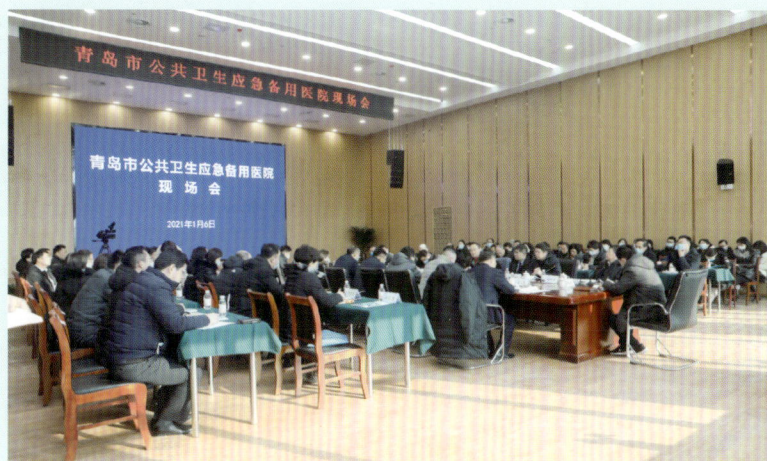

2021年1月6日，青岛市公共卫生应急备用医院现场会召开。

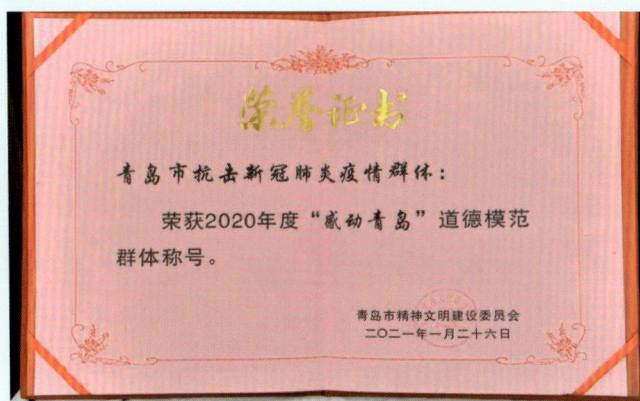

2021年1月26日，以抗疫医务人员群体为代表的青岛市抗击新冠肺炎疫情群体被青岛市精神文明建设委员会授予2020年度"感动青岛"道德模范群体称号。

2021年5月13日，青岛市基本公共卫生服务世界家庭医生日宣传活动启动仪式举行。

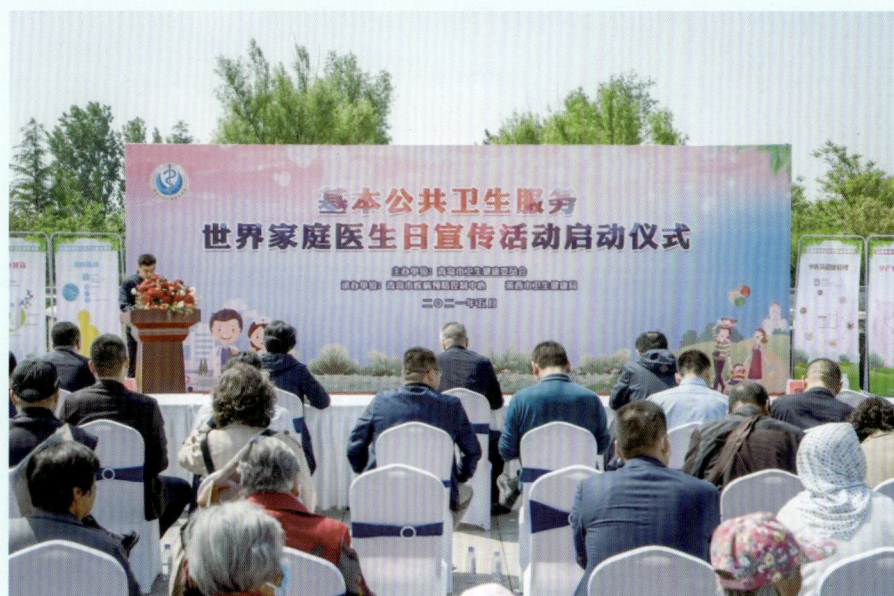

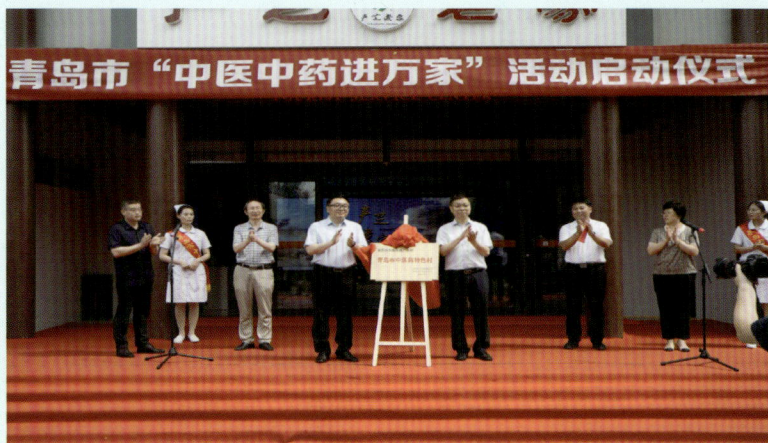

2021年6月18日，青岛市举行"中医中药进万家"活动启动仪式。

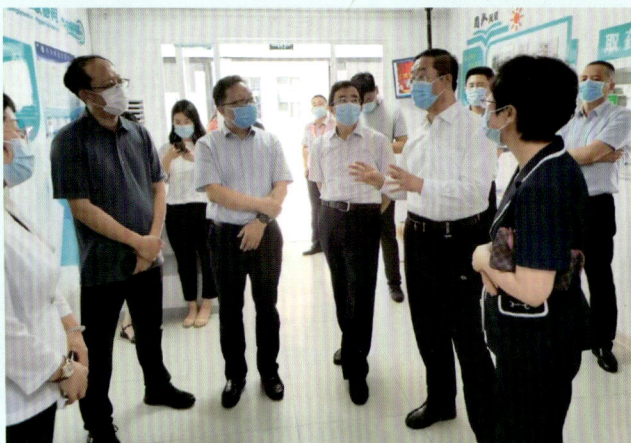

2021年7月29日，山东省基层卫生健康政策暨"三高共管 六病同防"医防融合慢性病管理试点现场培训班在青岛举办。

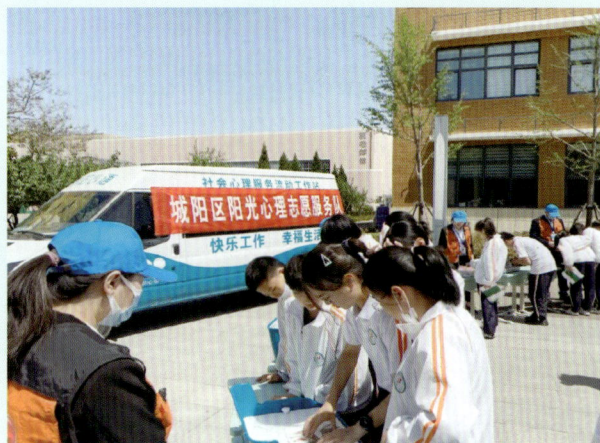

2021年11月23日，青岛市城阳区国家社会心理服务体系建设试点工作典型做法被中央电视台新闻直播间栏目以《社会心理服务：居民家门口的精神"加油站"》为题进行报道。

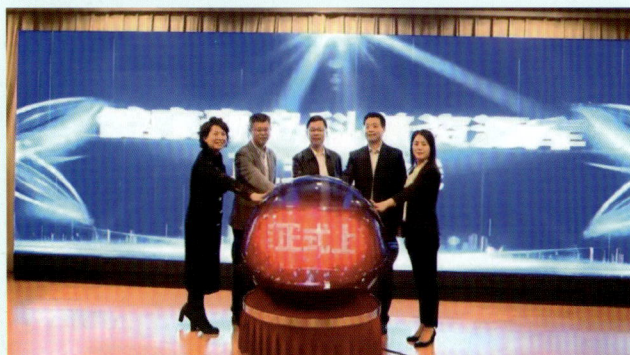

2021年12月8日，青岛市政府为民办实事项目"健康青岛科普资源库"正式上线。

编 辑 说 明

　　一、《青岛卫生健康年鉴》创刊于 1997 年,创刊名《青岛卫生年鉴》。《青岛卫生健康年鉴》是由青岛市卫生健康委员会主办的行业性年鉴,系统地反映青岛市卫生健康行业各方面的工作情况,每年编辑出版一卷,已连续出版 25 卷。本年鉴旨在逐年记述上一年度青岛市卫生健康行业的基本情况,为有关部门查询资料信息,交流情况,推动卫生健康事业的全面发展提供服务。

　　二、《青岛卫生健康年鉴》2022 卷共设 11 个栏目:(1)特载;(2)专文;(3)综述;(4)2021 年青岛市卫生健康工作大事记;(5)工作进展;(6)青岛市卫生健康机构工作概况;(7)青岛市区(市)卫生健康工作概况;(8)卫生健康界人物;(9)典型经验材料与调研报告;(10)统计资料;(11)附录。

　　三、本年鉴根据全年卫生健康工作大事,选择刊登市卫生健康委及部分单位 203 张照片,制作 50 幅宣传彩页,图文并茂地反映了青岛市卫生健康系统整体形象。

　　四、本年鉴采取分类编排法,为便于国内外读者查阅,编辑了索引,目录使用汉、英两种文字。

　　五、本年鉴由青岛市卫生健康委机关各处室、委直属各单位、各区(市)卫生健康局及有关医疗卫生单位供稿,并经单位领导审查,由《青岛卫生健康年鉴》编辑部组织统编。凡涉及的卫生健康统计数字均以青岛市卫生健康委员会规划发展与信息化处统计资料为准,截止时间为 2021 年 12 月 31 日。

　　六、本年鉴是青岛市卫生健康委机关各处室、委直属各单位、各区(市)卫生健康局及中央、省驻青有关医疗卫生单位领导和广大作者通力合作的结果,谨向他们表示衷心的感谢,并希望继续得到支持。疏漏、错误之处,热诚欢迎批评指正。

《青岛卫生健康年鉴》编辑部

2022 年 11 月

审稿人名单（按姓氏笔画排序）

于 华	于衍萍	王 伟	王万春	王寿鹏
王绍美	王春霞	邢立泉	邢泉生	刘振胜
刘焕芳	江 威	池一凡	李 蕾	何贤德
辛善栋	宋守正	张春玲	陆钧林	胡建光
逄淑涛	姜瑞涛	徐 建	徐美丽	高汝钦
郭 振	焉传祝	盛学岐	董 蒨	韩锡宏
税 源	温成泉	管 军	薛立群	

撰稿人名单（按姓氏笔画排序）

丁 慧	于 雪	于佳霭	王 伟	王红星
方文工	孔润泽	曲 俊	吕伊然	许 峰
孙 帅	孙 宇	孙霖峰	苏 勇	李 姗
杨 志	杨金月	吴 寒	吴立宗	宋 雨
宋玉鹏	宋康康	初慧中	张 燕	张 蕾
张真真	周 骞	赵殿臣	姜 晨	秦敬柱
徐 磊	高献青	崔 瑛	梁天珍	葛传军
董 霄				

目　　录

青岛市卫生健康机构工作概况

青岛市区(市)卫生健康工作概况

市南区

市北区

卫生健康界人物

典型经验材料与调研报告

统计资料

附　　录

索　　引

CONTENTS

Medicine Management

Primary Healthcare

Health Emergency

TCM Work

Science and Technology Education and Exchange and Cooperation

Comprehensive Supervision and Food Safety Monitoring

Health Services for the Elderly

Maternal and Children Health

Occupational Health

Population Monitoring and Family Development

Health Education and Publicity

Industry Safety Management

Patriotic Health Work

Personnel Management

General Situation of Main Work of Health Institutions in Qingdao

General Hospitals

General Situation of Health Work in Qingdao

Shinan District

Figures in the Field of Health

Typical Experience Material and Research Report

Statistics

Appendixes

Index

特　载

在 2021 年全市卫生健康暨中医药工作会议上的讲话

栾　新

（2021 年 2 月 25 日）

同志们：

　　根据会议安排，我讲三点意见。

一、2020 年工作回顾

　　2020 年，对于卫生健康工作来说，任务之重、强度之高、挑战之大前所未有。一年来，在市委、市政府的坚强领导下，我们坚持人民至上、生命至上，聚焦主责主业，聚精会神抓落实，全身心护佑人民健康，各项工作取得明显成效。

　　面对疫情考验，我们众志成城、逆行出征、共克时艰。坚持"外防输入、内防反弹"，严格落实"四早""四集中"要求，对标对表、全员动员、精准施策，迅速构建起高效运作的"防控网"，全力开展医疗救治。以各级疾控人员、定点医院、发热门诊医务人员和 306 名援鄂医务人员为代表的全市卫生健康工作者，临危不惧，无私无畏，战斗在自己的岗位上，赢得了社会的广泛尊重，获得"青岛楷模"荣誉称号和 2020 年度"感动青岛"道德模范群体称号。

　　面对历史重任，我们慎终如始、善作善成、决战决胜。全市贫困大病患者救治实现动态清零，贫困慢性病患者家庭医生签约服务全覆盖，贫困严重精神障碍患者全部纳入管理并免费救治，贫困村卫生室全部达

到基本医疗有保障标准要求，贫困患者住院费用政策范围内个人负担比例控制在 10％左右，圆满完成了健康扶贫目标任务。

　　面对发展主责，我们铁肩担当、抢抓先机、苦干实干。启动实施 16 个健康青岛专项行动，成功举办 2020 年世界华人医师年会。55 个学科入围中国医院科技量值百强榜，居计划单列市首位。全市卫生重点项目达到 21 个，总投资达到 293 亿元，将新增床位1.71 万张。中医药"三级指导、三因制宜、三阶干预"做法得到国家中医药管理局充分肯定，并在全省中医药大会上作典型发言。

　　面对人民健康期盼，我们用心用情、精准施策、造福民生。医疗卫生重点民生实事全面完成。无偿献血"三免政策"全面实施，我市连续 25 年保持"全国无偿献血先进城市"荣誉称号。母婴安全五项制度巩固落实，老年健康服务体系建设加快推进，0～3 岁婴幼儿照护服务体系初步建立。

　　2020 年是"十三五"收官之年。五年来，全市卫生健康系统锐意进取、攻坚克难，深化医改持续向纵深推进，健康扶贫取得明显成效，基本公共卫生服务均等化水平不断提高，中医药守正创新迈出新步伐，全面两孩政策有效实施，医疗卫生资源总量不断增

加、结构持续改善、质量快速提升,卫生健康治理能力和水平显著提高。五年来,人民群众获得更多健康实惠,人均期望寿命从 2016 年的 80.9 岁上升到 2019 年的 81.43 岁,孕产妇死亡率、婴儿死亡率分别由 2016 年的 10.97/10 万、2.43‰ 降至 2020 年的 4.26/10 万、1.67‰,个人卫生支出占卫生总费用的比重降至 23.38%,居民主要健康指标继续处于全国前列,健康青岛建设实现良好开局。

这些成绩的取得,根本在于习近平新时代中国特色社会主义思想的科学指引,在于市委、市政府的坚强领导,在于全市各级敢打硬仗、敢打难仗、敢打苦仗,凝结着全市卫生健康系统广大职工的辛勤汗水和默默付出。在此,我代表市政府,向支持卫生健康事业改革发展的各位领导、同志们表示衷心的感谢,向全体卫生健康工作者致以崇高的敬意和诚挚的问候!

在收获成绩的同时,我们也要清醒看到,与市委、市政府的要求相比,与人民群众的期盼和追求相比,与卫生健康系统担负的职责使命相比,我们的工作还有一些差距和不足。事业发展不平衡不充分的问题还比较突出,优质医疗资源布局结构还不够合理;医疗质量和安全管理在这次疫情中暴露出不少短板和漏洞;公共卫生服务差距较大,公立社区卫生服务机构配备未达到要求,区(市)疾控中心空编较多;卫生健康信息化建设滞后,群众诊疗过程中的便利性和获得感不足,行政部门综合监管的智慧化和可视化程度不高;医疗卫生机构服务质量有待提高,省考核中我市基本医疗民生评价满意度一直不高。对此,我们要高度重视,齐心协力,有针对性地加以解决。

二、2021 年工作部署

2021 年是"十四五"开局之年,是我国现代化进程中具有特殊重要性的一年,是全省新旧动能转换乘势而上求突破的关键时期,也是我市更高水平"搞活一座城"的攻坚期,全市卫生健康工作要适应新形势、抓住新机遇、展现新作为、发挥新作用,努力在"十项重点工作"上攻坚突破,带动卫生健康各项工作整体推进、实现高质量发展。

一是要全力抓好常态化疫情防控。坚决守住疫情不反弹的底线,是今年卫生健康工作的头等大事、重中之重。要持续提升常态化疫情防控能力,突出抓好外防输入工作,坚持人物同检、人物同防,把全流程闭环管理做得更加严密。严格落实各项防控方案和应急预案,强化城乡基层疫情防控,紧盯重点人群"谁

摸排、谁检测、在哪儿隔离、在哪儿诊治"五件事。要建立院感防控"网上监控、线下督导、巡回督查"工作机制,坚决落实院感事件"零容忍"要求。要稳妥有序做好新冠病毒疫苗接种工作,统筹做好接种人群衔接,确保接种安全。

二是要推进卫生重点项目建设。项目建设是实打实、硬碰硬的工作,必须要以从严从实的作风为项目建设提供有力保障。今年各级卫生重点项目建设任务繁重,要加强项目调度,强化项目责任制,每个项目明确责任领导、责任部门、责任人和时间节点,形成闭环的责任体系和责任链条,确保完成年度建设目标任务,加快优质医疗资源扩容和区域均衡布局。

三是要改革完善疾病预防控制体系。这次新冠肺炎疫情是对公共卫生体系的一次大考,进一步凸显了公共卫生体系建设的极端重要性。要扎实推进疾控机构改革试点工作,在理顺体制机制、明确功能定位、提升专业能力等方面加大改革力度。要加快推进各级疾控机构核编与空编补齐,全面建立保障与激励相结合、符合疾控机构特点的薪酬机制,进一步稳定人才队伍。要加快公共卫生多点触发监测预警平台建设,提高突发公共卫生事件应对能力。

四是要发起推动医疗服务高质量发展攻势。坚持以群众健康需求为导向,把解决群众最关心、最直接、反映最突出的健康问题作为出发点和落脚点,优化医疗服务流程,完善医疗服务模式,进一步改善医疗服务,提高医疗质量,确保医疗安全,形成增强群众看病就医获得感、调动医务人员积极性的良好氛围和持续动力,加快建立优质高效的整合型医疗卫生服务体系。

五是要持续提升基层卫生服务能力。扎实推进健康扶贫成果与乡村振兴有效衔接,大力推动县域医疗服务次中心、社区医院和中心村卫生室建设,完善三级医院对口帮扶长效机制。要出台在岗乡村医生社会保障政策,提高基层从业人员待遇,实现基层人才"引得进""留得住""用得好"。

六是要加快中医药特色发展。中医药学是中华民族的伟大创造,为中华民族的繁衍昌盛作出了不可磨灭的贡献。以习近平同志为核心的党中央把中医药发展上升为国家战略,总书记就中医药传承创新发展作出一系列重要论述、重要指示,引领新时代中医药事业不断前进。我们要进一步增强中医药传承创新发展的使命感、责任感,切实履行好各级政府发展中医药事业的神圣职责。各区(市)要加大中医药事业投入力度,进一步加强中医药管理队伍建设,健全

完善中医药管理体系,成立中医药业务科室,在各级卫生健康综合监督执法机构和疾病预防控制机构加强中医药人员配备。要积极争创国家级中医重点专科和中药重点实验室,成立中医循证医学中心,建设齐鲁中医药优势专科集群,试点开展县级中医医院中医药服务能力提升项目,办好博鳌亚洲论坛全球健康论坛大会"传统医学分论坛",促进中医药国际化和服务贸易。

七是要深入实施健康青岛行动。今年重点要加强监测考核工作,推动各级各部门完善国民健康促进政策,推动16个专项行动取得实效。要深入开展爱国卫生运动,完成国家卫生城市复审。今年我市将迎接第5次国家卫生城市复审,近期市政府将召开专门会议进行动员部署。全市各级务必高度重视,制订具体实施方案,细化任务指标,明确责任单位和人员、工作标准和时限要求,确保我市以优异成绩通过国家卫生城市复审。

八是要突出抓好"双招双引"。学科和人才是卫生健康事业发展的关键要素。要坚持平台思维、生态思维,加大"双招双引"力度,建设青岛市临床重点专(学)科,积极创建国家、省区域医疗中心。要加快青特北大医疗产业园等医养健康项目建设,以行业龙头企业、品牌机构为骨干,培育壮大医药康养"雁阵型"产业集群。

九是要加快智慧健康工程建设。在疫情防控期间,各大医院创新线上服务模式,为支撑疫情精准防控、避免聚集交叉感染、促进人员有序流动和复工复产等发挥了重要作用。要聚焦群众看病就医的"急难愁盼"问题,持续推动"互联网+医疗健康"便民惠民服务,进一步优化资源配置,提升便捷化智能化人性化服务水平,加强线上监管,强化安全保障。要开展智慧医疗健康设备和应用创新,培育可复制、可推广的5G智慧医疗健康新产品、新业态、新模式。

十是要全面加强党的建设。深刻领会习近平总书记"全面从严治党既是政治保障,也是政治引领"的重要论断,持之以恒推进全面从严治党。围绕庆祝中国共产党成立100周年,组织开展党史学习教育。加强医疗卫生机构党的建设,充分发挥党支部战斗堡垒作用和党员先锋模范作用,进一步提升凝聚力、战斗力,以党建工作的高质量保障卫生健康事业发展的高质量。

三、凝心聚力狠抓落实

全市各级要认真学习贯彻全省2021年工作动员大会、全市"项目落地年"调度会议精神,进一步锚定目标、压实责任、振奋精神,以"开局就是决战、起步就是冲刺"的精神状态和奋斗姿态,狠抓各项工作落地落实。

一是要以清晰明确的责任分工推进落实。抓落实,必须"一把手抓,抓一把手"。主要负责同志是抓落实的"关键少数",要真正把主体责任扛起来,时常问一下自己,该学习更新的新政策新要求是否学习了、该掌握的情况是否掌握了、该推进的工作是否推进了、该承担的责任是否承担了。对于重点工作,要顶格推进,建立工作台账,明确时间表、路线图、责任状,力戒形式主义、官僚主义,确保压力传导到执行"末梢",打通落实的"最后一公里"。

二是要以思想方法和工作方法的不断创新保障落实。抓落实,既要不折不扣,又要不断提升思想方法、改造工作方法,增强驾驭卫生健康工作的思想力、决策力和动员力。要全面梳理国家和省、市关于卫生健康和疫情防控工作的目标任务和政策要求、全面梳理各项工作与先进城市的差距,进一步在服务全省、全市大局中找准发展方位,既要"对好标"高标准推进工作提质增效,又要"对好表"按时间进度要求全面提速,确保各项任务目标要求得到全面落实。

三是要以依法依规、求真务实的工作导向确保落实。抓落实,要切实强化法治思维,树牢法治观念,在法治轨道上推进各项工作。要始终把真和实作为一切工作的生命线,坚决避免"三分钟热度",以钉钉子精神,一以贯之抓落实。要增强工作的系统性、整体性、协同性,强化部门沟通协调,特别是公共卫生、推动公立医院高质量发展、分级诊疗制度建设、卫生健康信息化等,需要各方配合、多方协调,形成齐心协力推进落实的强大合力。

同志们,经历新冠肺炎的洗礼和考验,我们比以往任何时候更加强大,更有信心、更有能力、更有底气战胜事业发展道路上的各种风险挑战。我们要落实好国家和省、市的各项决策部署,以更高的要求、更严的标准、更实的作风,扎实推动卫生健康改革发展,奋力夺取抗疫斗争的全面胜利,实现"十四五"良好开局,以优异成绩庆祝中国共产党成立100周年!

在全市卫生健康系统鼓斗志抓落实
当好防疫卫士"百日奋战"行动部署会议上的讲话

薄　涛

（2021 年 1 月 5 日）

同志们：

今天会议的主要任务是深入贯彻落实习近平总书记关于疫情防控的系列重要讲话和重要指示批示精神，贯彻落实中央和省委、市委近期关于疫情防控和经济工作的重要会议精神，进一步提高认识、统一思想、坚定信心、提振士气，围绕鼓斗志、抓落实当好防疫卫士，全面启动"百日奋战"行动。《鼓斗志抓落实当好防疫卫士"百日奋战"行动方案》已经印发，大家要认真学习领会、抓好落实。下面，我就实施好"百日奋战"行动，强调几点意见。

一、提高站位，切实增强抓好"百日奋战"行动的责任感、使命感和紧迫感

新冠肺炎疫情是百年来全球发生的最严重的传染病大流行，是新中国成立以来我国遭遇的传播速度最快、感染范围最广、持续时间最久、防控难度最大的重大突发公共卫生事件。习近平总书记多次强调，要绷紧疫情防控这根弦，坚持外防输入、内防反弹，毫不放松抓好常态化疫情防控。当前，新冠肺炎疫情流行加速，病毒发生变异；国内本土疫情呈零星散发和局部聚集性疫情交织叠加态势，部分重点地区疫情呈现出传播速度快、传播力强、涉及场景多等特点，出现了10 天传播 4 代共 26 例病例、一人传播 33 人的超级传播现象，防控形势日趋严峻复杂。春节期间，境外回国人员增多，境内人员流动性大，聚集性活动特别是室内活动多，进口冷链食品和货物物流增多，寒冷气候适于病毒生存，将加大疫情传播风险。疫情发生以来，全市卫生健康系统干部职工全身心投入、全天候应对，生理和心理都处于疲劳期，容易产生麻痹思想、厌战情绪。

综合起来看，当前的疫情防控形势，对我们的工作提出了更高要求。我们必须保持清醒头脑，切实增强"四个意识"，坚定"四个自信"，坚决做到"两个维护"，深刻领会"把人民群众生命安全和身体健康放在第一位"的思想，树牢以人民健康为中心的理念，以对人民群众极端负责的态度做好疫情防控工作；深刻领会"坚定信心、同舟共济、科学防治、精准施策"总要求的精神要义，大力弘扬抗疫精神，在疫情防控工作中贯彻始终；深刻领会"守土有责、守土担责、守土尽责"的重大责任，清醒认识疫情防控任务依然艰巨繁重的现实，坚持底线思维，紧盯疫情变化，紧盯春节假期，紧盯风险隐患，咬紧牙关不麻痹、不厌战、不侥幸、不松劲，知责有为，以更坚定的信心、更顽强的意志、更果断的措施，坚决守住守牢疫情防控底线，坚决打赢疫情防控阻击战持久战，为人民群众构建可靠的公共卫生安全屏障，为经济社会发展保驾护航。

二、明确重点，毫不放松、慎终如始抓紧抓实抓细常态化疫情防控措施

按照党中央、国务院和省委、省政府，市委、市政府关于全面做好冬春季疫情常态化防控工作的部署要求，坚持系统性、整体性、协同性、科学性的思维和打法，重点推进"百日奋战"10 项提升行动。

一是推进严防疫情输入巩固提升行动。要把外防输入作为重中之重，深入实施"立足于有、关口前移、多重屏障"的纵深防御策略，坚持人、物、环境同防同查，提升外防输入工作实效。对入境人员要从严落实"14＋7"措施，严格落实入境人员由疾控机构进行核酸检测的要求，完善 7 天健康监测，形成管理闭环。要及时将疫情重点地区入青返青人员纳入所在区（市）疫情防控管理，不折不扣落实相应的核酸检测和健康监测等措施。要加强进口冷链食品及外包装检测，采取严格的环境监测和卫生措施。要加强密切接触者和无症状感染者等疫情处置重点人群规范管理。

二是推进各级医疗机构"哨点"功能提升行动。要坚决守住医疗机构第一道关口，在门急诊规范设置预检分诊点，安排有专业能力和经验的医务人员询问症状体征和流行病学史，落实首诊负责制，对于发热患者和预检分诊中发现的可疑患者,要安排专人按照指定路线引导至发热门诊就诊,形成闭环管理。各区(市)要统筹辖区内核酸检测资源,做好基层发热哨点诊室核酸和血常规检查服务的衔接,对发现的可疑症状人员,做到第一时间报告、第一时间检测、第一时间处置,确保不漏一人。要加强院前急救预检分诊能力,严格落实调度首问、急救首诊流调筛查"两个到位"。

三是推进基层医疗卫生机构防控能力提升行动。社区卫生服务机构、镇街卫生院、村卫生室、诊所等基层医疗卫生机构,是当前医疗机构疫情防线的主要风险点,近期各级督导检查反馈的问题以及沈阳等地疫情,已充分暴露出基层防控的短板和漏洞。各区(市)必须高度重视,进一步教育基层医务人员清醒认识当前疫情防控形势和春节期间人员流动增加带来的挑战考验,坚持"疫情一天不解除、思想一天不松劲",消除侥幸心理,克服麻痹大意。要发挥城市三级医院作用,加强对区(市)级医院对口帮扶指导,提升防控和救治能力。要发挥区(市)级医院和疾控机构作用,规范指导基层医疗卫生机构严格落实预检分诊制度,全面梳理并及时消除基层防控、院感控制等方面存在的风险点,开展全流程、全链条的应急演练,要针对演练的每个环节进行研判,进行复盘总结,确保预检分诊标准准确、流程科学。要发挥医联体、县域医共体牵头医院作用,加强对农村地区基层医疗卫生机构的指导和培训,提升传染病筛查和调查处置能力。要组织开展基层医疗卫生机构发热哨点诊室评估验收,常态化开展基层医务人员培训和考核,确保1月28日春运前完成区市、镇街、村和社区三级医疗、疾控人员的首次培训和能力建设全覆盖。

四是推进疫情监测预警能力提升行动。要按照"扩围、加密、全面、提质"的原则,加强和完善"应检尽检"人员核酸检测。完善预警机制,逐步整合传染病监测系统、医疗卫生机构监测、重点人群监测、零售药店监测等各类监测数据,建立高度敏感的疫情监测预警体系。要充分运用大数据手段,加强监测数据综合分析和风险研判,及时提出风险预警和应急响应建议,为领导决策提供依据。要加强传染病疫情监测报告,严格落实疫情报告责任制,做到逢阳必报,严格把握2小时网络报告、5小时发布权威信息、24小时完成流调的重要时限要求,依法依规、实事求是报告和发布疫情。

五是推进核酸检测能力提升行动。要进一步加强疾控中心、二级及以上综合医院、中医医院、妇幼保健院、传染病专科医院实验室建设,推进城市检测基地和公共检测实验室规范化建设,提升核酸检测能力。要加强实验室室内质控和室间质评,确保检测质量。对第三方检测机构、承担集中隔离人员或入境人员检测任务的医疗机构实验室,要加大室间质评和监督检查频次,对未按要求参加室间质评,或质评不合格、检测结果质量问题突出的,不得开展核酸检测。要加强采样人员、检测人员和实验室管理人员专业培训和考核,加强标本安全和实验室检测安全管理。

六是推进医疗救治能力提升行动。要落实"四早""四集中"要求,优化医疗力量、资源配置,坚持中西医结合,切实提高治愈率、降低病亡率。要严格按规范做好出院患者康复治疗和健康管理。持续推进发热门诊"三区两通道"等设施建设、改造及设备配备,规范设置市级定点医院、区(市)级备用医院"两个10%"救治床位,确保人员、物资、设备、设施到位。要稳妥有序完成新冠肺炎定点收治医院转场工作。配足配齐各级医疗机构仪器设备和医用防护物资,确保满足30天运转需要。要关心关爱医务人员,强化安全防护、生活保障与人文关怀。

七是推进院感防控能力提升行动。各医疗机构要严格落实主体责任,院长是院感防控第一责任人,要按照"人、物同防""医、患同防"的思路,进一步排查风险点,完善机制、改进流程,补短板、强弱项,加快建立医院感染物理、行为"两个屏障",落实人防、技防、物防"三防融合",确保实现医院全体工作人员、患者"双向防护"。要持续开展全员感染防控培训及效果考核,明晰岗位职责,落实岗位责任,夯实院感防控基础性工作,坚持一级抓一级、层层抓落实,确保压力传导到执行"末梢"。要建立院内自查、院间互查、院感质控中心抽查、卫生健康主管部门督查的四级院感巡查制度,坚决落实医疗机构感染事件"零容忍"要求,确保实现"院内零感染"目标。

八是推进应急处置能力提升行动。要持续开展6个不同场所不同情形疫情防控应对预案的全员培训和实战演练,做到人员、设备、设施、物资、能力"五个到位"。医疗机构要增强预见性和主动性,因地制宜、因时制宜,针对不同科室的风险等级,细化每种情形、每个环节的流程措施,具体到责任科室和责任人,开展桌面推演和现场演练,查找漏洞短板,提高实战能力。要加强市、区(市)疫情处置机动队规范化建设,保持应战状态,一旦发生疫情,能够快速有序做好流调溯源、采样检测、重点人群管控、环境消毒消杀等工作,确保第一时间响应到位、处置到位、防控到位。

九是推进爱国卫生攻坚提升行动。要大力开展城市环境卫生提升等七项行动,以及对病媒生物的防治专项行动。集中开展健康科普活动,推出一系列居民喜闻乐见、简单明了的健康传播作品。要大力宣传推广不随地吐痰、正确规范洗手、室内经常通风、科学佩戴口罩、保持社交距离、注重咳嗽礼仪、推广分餐公筷、网上预约等健康生活习惯,筑牢传染病防控的个人自我防线。

十是推进常态化督导提升行动。要采取"四不两直"暗访抽查方式,聚焦疫情防控重点领域和关键环节,对常态化防控措施和责任落实情况开展监督检查,建立予帮于督、闭环解决的工作机制,把及时发现问题、帮助指导解决问题作为首要任务,对督导反复发现的问题紧盯不放、一督到底、督出实效。

三、狠抓落实,确保"百日奋战"行动抓出成效、见到成果

"一分部署,九分落实"。市委确定 2021 年为"项目落地年",强调用抓项目的方式推动工作落地,瞄准关键领域、关键问题,聚力攻坚、攻出实效。全市卫生健康系统要把思想和行动统一到市委、市政府的部署要求上来,坚持项目化、工程化导向,增强工作的系统性、整体性、协同性,推动疫情防控各项工作落地落实。

一是要坚持目标导向,狠抓责任落实。市卫生健康委领导同志带头示范,各区(市)卫生健康局、驻青及市属医疗机构要履行主体责任,市卫生健康委疫情防治各工作专班、相关业务主管处室要分工负责,各级各类医疗卫生机构医务人员要履行岗位职责、尽好自我防护责任,迅速凝聚起全系统鼓斗志、抓落实当好防疫卫士的强大合力。各单位主要负责人是行动落实的第一责任人,要顶格推进狠抓本区(市)、本院、本专班、本处室的奋战任务落地落实,对照行动方案,逐项分解任务,明确工作目标,拉列清单,确保工作措施可操作、可量化,逐一落实到岗、到人,一级抓一级,层层压实责任,切实打通落实"最后一米""最后一人"的问题。

二是要坚持问题导向,解决短板漏洞。王清宪书记在今年市委经济工作会议上指出,只有突破性的思维、路数、打法,才可能带来突破性的成效。我们必须保持清醒头脑,充分认识疫情防控形势的严峻复杂性,充分认清自身存在的问题和不足,切实提升思想方法,改造工作方法,以思维模式的突破和招数打法的创新,应对各种风险挑战。要坚持一线推进,实行领导在一线指挥、干部在一线工作、问题在一线解决的"一线工作法",推动重心下移、干部下去、力量下沉,现场办公、现场指挥、现场协调,现场研究解决问题,确保取得实效。

三是要坚持结果导向,强化督促落实。围绕"百日奋战"行动推进落实,市卫生健康委建立了委领导同志督导制度,强化对所分管业务领域、医疗机构和联系区(市)"百日奋战"行动的全程督导落实,建立每半月例会、月调度会、定期通报制度,明确时间表、路线图、责任制,追踪问效、形成闭环。

我相信,只要我们坚定必胜信心,进一步提高认识、统一思想、狠抓落实,树牢底线思维,坚定斗争意志,敢于出击,敢战敢胜,科学应变、主动求变,就一定能够夺取抗击疫情的最终胜利。

专　文

青岛市"十四五"卫生健康发展规划

青政办字〔2021〕67 号

健康是社会文明进步的基础,是广大人民群众的共同追求。为服务全市经济社会发展大局,增强城市综合实力和核心竞争力,满足人民群众日益增长的高品质健康服务需求,全面推进健康青岛建设,有效保障公共卫生安全,实现卫生健康更高水平、更高质量发展,根据《青岛市国民经济和社会发展第十四个五年规划和 2035 年远景目标纲要》,制定本规划。

一、发展基础

"十三五"时期,全市卫生健康事业稳步发展,医疗卫生服务体系进一步健全,居民健康水平持续提高,人均预期寿命达到 81.51 岁,婴儿死亡率和孕产妇死亡率分别下降至 1.67‰、4.26/10 万,居民主要健康指标达到全球高收入国家平均水平,各项改革发展任务基本完成。

医药卫生体制改革持续深化。坚持医疗、医保、医药"三医"改革联动,建立医疗服务项目价格动态调整、医疗费用增长联合调控、公立医院绩效综合考核等机制。所有公立医疗机构药品耗材全部实行零差率销售,公立医院医药费用增幅降至 10%左右,药占比降至 30%左右。全市卫生总费用中个人卫生支出占比降至 23.38%,低于全国平均水平 5 个百分点。市南区、市北区、李沧区、崂山区规划布局 13 个城市医联体网格,6 个涉农区(市)全部纳入全国紧密型县域医共体建设试点。远程医疗服务覆盖全部公立医院、镇卫生院和社区卫生服务中心。医疗卫生行业综合监管制度基本建立,卫生行政执法规范化水平走在全国前列。

公共卫生服务能力明显增强。新冠肺炎疫情防控取得阶段性胜利,处置聚集性疫情 15 起,首次在冷链产品外包装中分离到新冠活病毒,被国家肯定为全国冷冻食品行业相关疫情常态化防控典范。组建了 10 支市级卫生应急救援队伍。306 名医务人员驰援湖北疫情防控。开展疾病预防控制机构标准化建设,增加人员编制 790 名,市级配置移动 P2＋实验室。成立市预防医学研究院,为公共卫生防控体系建设提供科技支撑。结核病、艾滋病等重大传染病保持低水平流行,活动性肺结核患者成功治疗率保持在 90%以上。创建 8 个国家和省级慢病示范区,重大慢性病过早死亡率降到 13%以下。建成 200 余个智慧接种门诊,适龄儿童免疫规划疫苗接种率保持在 90%以上。搭建血液物联网平台,实现血液采集制备、库存运输、临床使用全过程智能监管。全市国家卫生镇街达到 19 个,省级卫生城市和卫生镇街实现全覆盖。

医疗卫生服务体系进一步完善。医疗卫生资源总量持续增加,全市每千常住人口医疗卫生机构床位数、执业(助理)医师数和注册护士数分别达到 6.4 张、3.94 人和 4.25 人,比 2015 年分别增加 1.06 张、0.97 人和 1.13 人。基本公共卫生服务均等化水平不断提高,人均补助经费从 52 元提高到 74 元。构建

"三高共管、三级协同"医防融合慢病服务模式,免费向签约"三高"患者提供 7 种基本药物。城乡一体化院前急救网络建设走在全国前列,急救单元覆盖密度居全省第一。建成青岛市居民健康信息平台,为全市居民提供方便快捷的线上预约就诊服务。互联网医院达到 36 个,在线开展部分常见病、慢性病复诊,提供远程诊断和健康咨询等服务。

重点人群健康保障水平显著提升。完善危重孕产妇、新生儿救治网络,建成省、市、区(市)三级危重孕产妇救治中心 16 个,新生儿(儿童)救治中心 9 个,急危重症救治能力大幅提升。率先建立覆盖孕前—孕期—新生儿—儿童早期发展全周期的出生缺陷防治体系,构建"一中心十平台"的出生缺陷防治青岛模式。发展 3 岁以下婴幼儿照护服务,大力推进普惠托育机构建设,建成 350 个托育机构,托位数达 9639 个。老年健康服务体系日益完善,因地制宜实施"医中有养""养中有医"等医养结合服务模式,为广大老年人提供医养服务 450 余万人次,我市被确定为首批国家医养结合试点城市、山东省医养结合示范先行市。职业病防治水平不断提高,全市职业健康检查机构达到 30 家。

人才学科建设成效明显。实施医疗卫生"三优工程",完善人才引进和培养补贴办法,累计引进或柔性引进 31 个高层次人才团队,457 名高层次人才,招聘各级各类人才 9387 名。全市卫生健康系统中国工程院院士、享受国务院特殊津贴专家、国家卫生突出贡献中青年专家、泰山学者系列、省突出贡献中青年专家、齐鲁卫生健康人才等达到 92 名。实施重点学科建设和人才培训,财政每年投入 3000 万元滚动支持,建成国家级重点专(学)科 14 个、国家级重点实验室 2 个、博士后流动工作站 2 个,55 个学科进入全国学科百强榜单。

中医药服务模式不断创新。覆盖城乡的中医药服务体系日趋完善,15 个市级中医综合诊疗中心开展紧密型中医医共体建设,建成全国基层中医药工作先进单位 4 个。开展国药坊项目建设,建成 155 个国医馆、100 个中医特色村卫生室。全市所有社区卫生服务中心和镇卫生院、92%的社区卫生服务站和村卫生室能够提供中医药服务。实施"中医药人才攀登计划",全市拥有岐黄学者、全国优秀中医临床研修人才 10 名,省名中医(名老中医)25 名。建设国家中医药综合改革试验区,差异性中医药医保支付、中医医疗质量信誉等级评定、外埠中医专家存案、中医体质辨识与健康指导等 4 种改革模式被国家中医药管理局纳入可复制可推广的经典案例。

二、面临的形势

"十四五"时期,我市卫生健康工作迎来更广阔的发展空间,同时也面临诸多挑战。

经济社会进入高质量发展阶段,要求加快提升卫生健康品质能级,服务构建新发展格局。打造宜居宜业品质湾区城市、国际门户枢纽城市,深度融入共建"一带一路"、区域全面经济伙伴关系协定(RCEP)、黄河流域生态保护和高质量发展等重大机遇叠加,卫生健康工作要服务国家和城市整体战略,积极推进制度创新,加快优质医疗资源提质扩容,搭建国际化发展平台和载体,提升发展品质和能级,引领区域医疗卫生协同发展。

统筹城市发展和安全,要求加快构建强大公共卫生体系,有效防范化解重大风险。新冠肺炎疫情防控转入常态化,外防输入、内防反弹压力依然巨大。作为人口密集的特大城市和国内外交流频繁的口岸枢纽城市,我市面临多种传染病威胁并存、多重突发公共卫生事件风险交织的复杂挑战,迫切需要加快打造韧性城市,建设与现代化国际大都市相适应的强大公共卫生体系,全面提升公共卫生安全保障与应对能力,实现更加安全的发展。

人民群众高品质健康需求不断增长,要求加快卫生健康供给侧改革,提高健康服务与管理水平。当前,心脏病、恶性肿瘤和脑血管疾病等慢性病负担日益加重,老龄化程度进一步加深,进入高龄化与少子化时代,失能失智、高龄空巢老人健康问题突出,康复护理、安宁疗护等服务短板凸显,倒逼服务体系、服务模式和保障政策的适老化转型,强化居民全方位全周期健康管理与干预,从源头上维护人民健康。

创新驱动引领城市治理效能提升,要求强化卫生健康科技创新,推进行业转型升级。5G、人工智能、区块链等新一代信息技术与生物技术、生命科学加速渗透融合,创新药物和新型医疗器械不断面世,疾病预防和诊治手段不断进步,卫生健康要主动顺应科技和产业变革大趋势,抓住青岛打造世界工业互联网之都和推进经济社会数字化转型的机遇,推动数字化、网络化、智能化转型,提升服务和治理效能。

当前,卫生健康领域发展不平衡不充分的问题仍然突出。优质医疗资源总量不足,区域配置不均衡,"高峰"不高、基层不强问题并存;服务体系医防协同不充分,平急结合不紧密,重大疫情和突发公共卫生事件应对能力不足;以健康为中心的分工协作机制尚未形成,健康事业与产业协同互促格局有待建立。"十四五"时期是我市加快建设健康青岛的关键时期,必须正确认识、准确把握新时期卫生健康改革发展面临的新形势新要求,顺应人民对美好生活的新期待,补齐发展短板,提高供给质量,深化重点领域关键环节改革,加快打造与城市定位相匹配的强大公共卫生体系、整合型医疗卫生服务体系、特色化健康产业体系和现代化卫生健康治理体系,推动健康事业和健康产业高质量发展。

三、总体要求

(一)指导思想。以习近平新时代中国特色社会主义思想为指导,深入贯彻落实党的十九大和十九届二中、三中、四中、五中全会精神,把保障人民健康放在优先发展的战略位置,坚持新时期卫生健康工作方针,以满足人民日益增长的美好生活需要为根本目的,以推动高质量发展为主题,以深化供给侧结构性改革为主线,以改革创新为根本动力,全面深化医药卫生体制改革,深入推进健康青岛建设,全方位全周期保障人民健康,实现卫生健康高质量发展、高效能治理,为建设开放、现代、活力、时尚的国际大都市打下坚实的健康基础。

(二)基本原则。

坚持人民至上,健康优先。将人民生命安全和身体健康作为城市发展基础目标和城市治理重要内容,把全生命周期健康管理理念融入城市规划、建设、管理全过程,加快形成大卫生、大健康治理格局和全社会促进健康的强大合力。

坚持关口前移,共建共享。强化预防为主,健全群防群控、联防联控机制,推动以治病为中心向以人民健康为中心转变,强化个人健康主体责任和全社会健康管理,加快形成全民共建、人人共享的健康新生态。

坚持协同发展,创新驱动。提升品质能级,推动区域均衡发展,坚持体制机制创新,突出人才、科技、信息数据等创新要素驱动,强化医防融合、平急结合、中西医并重。

坚持公益本色,系统整合。坚持基本医疗卫生事业公益属性,强化政府责任与有效发挥市场机制作用相结合,深化"三医"协同联动,统筹预防、治疗、康复、健康促进资源配置和服务衔接。

(三)发展目标。到2025年,全面建成区域一体、医防协同、中西医并重、功能完善、富有韧性的整合型、智慧化卫生健康服务体系,公共卫生应急管理能力显著提升,中医药独特优势和作用进一步发挥,人人享有更加公平可及、优质高效、系统连续的全方位全周期健康服务,健康事业和健康产业协同发展,群众身心健康素质明显提高。

公共卫生保障水平显著提高,城市更安全。加快构建强大公共卫生体系,重大疫情和突发公共卫生事件防控救治能力达到国内一流水准,法定传染病保持总体平稳,确保不发生重大传染病暴发流行。

全方位全周期健康维护全面开展,生活更健康。全面维护"一老一小"等重点人群健康,普及健康生活方式,有效遏制重点疾病和危险因素流行态势,重大慢性病过早死亡率进一步降低,居民健康素养水平逐步提高,主要健康指标保持在全国前列。

医疗服务能级不断提升,服务更优质。优质医疗资源更加充裕、布局更加均衡,建成国家、省级区域医疗中心,重大疑难疾病诊治能力逐步提高,基层医疗卫生服务能力显著提升,分级诊疗格局加快形成。

科技创新支撑引领作用明显增强,发展更可持续。卫生健康人才队伍整体素质不断提高,临床研究与转化能力持续提升,国家和省级临床重点专(学)科建设取得新突破,数字化、智慧化转型加快推进。

促进健康的制度体系日趋完善,治理更现代化。卫生健康重点领域和关键环节改革取得突破性进展,具有青岛特色的基本医疗卫生制度更加成熟定型,行业管理法治化、规范化、智慧水平进一步提升。

到2035年,高质量全面建成健康青岛,群众身心健康素质达到新高度,健康文明生活方式全面普及,公共卫生安全保障能力和医疗服务质量达到世界先进水平,主要健康指标达到高收入国家前列,率先实现卫生健康现代化,为青岛建成具有较强影响力的开放、现代、活力、时尚的国际大都市贡献力量。

四、构建强大公共卫生体系,全面提高公共卫生应急处置能力

(一)完善公共卫生应急管理体系。健全政府突发公共卫生事件应急指挥体系,明确政府、部门和属地责任,建立覆盖党政部门、企事业单位、医疗卫生机构和镇(街道)、村(社区)等各层级各领域各点位公共卫生工作网络。坚持市区联动,医防协同,全面提高重大疫情和突发事件早期监测预警、快速检测、应对处置和综合救治能力。动态调整突发重特大疫情应急预案和防控规范,建立监测、预警、决策、处置全链条响应机制,加强日常重大疾病防控和重大风险会商研判。

青岛市"十四五"卫生健康发展主要指标

领域	序号	主要指标	单位	2020 年	2025 年	属性
健康水平	1	人均预期寿命	岁	81.51	81.80	预期性
	2	健康预期寿命	岁	—	同比例提高	预期性
	3	孕产妇死亡率	/10 万	4.26	＜8	预期性
	4	婴儿死亡率	‰	1.67	＜3.0	预期性
	5	5 岁以下儿童死亡率	‰	2.37	＜3.02	预期性
	6	重大慢性病过早死亡率	％	12.48	＜12.42	预期性
健康生活	7	居民健康素养水平	％	24.38	30	预期性
	8	15 岁以上人群吸烟率	％	—	＜19	预期性
	9	县级市国家卫生城市数量占比	％	33.33	100	预期性
健康服务	10	孕产妇系统管理率	％	96.35	≥95	预期性
	11	3 岁以下儿童系统管理率	％	94.69	≥94	预期性
	12	青少年总体近视率	％	63.33	力争每年降低 1 个百分点以上	约束性
	13	65 岁及以上老年人城乡社区规范化健康管理服务率	％	60	65	约束性
	14	严重精神障碍患者规范管理率	％	90	≥90	约束性
	15	适龄儿童免疫规划疫苗全程接种率	％	＞90	＞90	约束性
	16	政府办综合医院、妇幼保健院、传染病院中医药科室设置比例	％	90	100	预期性
健康资源	17	每千人口医疗卫生机构床位数	张	6.40	7.5	预期性
	18	每千人口执业（助理）医师数	人	3.94	4.5	预期性
		其中:每千人口中医类别执业（助理）医师数	人	0.6	0.7	预期性
	19	每千人口注册护士数	人	4.25	4.7	预期性
	20	每千人口药师（士）数	人	0.45	0.54	约束性
	21	每万人口全科医生数	人	2.58	4	约束性
	22	每千人口公共卫生人员数	人	0.74	0.85	预期性
	23	每十万人口康复医师数	人	—	＞8	预期性
	24	每千人口 3 岁以下婴幼儿托位数	个	0.96	4.5	预期性
健康保障	25	个人卫生支出占卫生总费用的比重	％	23.38*	23 左右	约束性
健康产业	26	医养健康产业增加值	亿元	596	年均增速 9％	预期性

备注:带 * 的为 2019 年数据。

（二）推进疾病预防控制体制改革。建立健全以疾病预防控制机构和各类专科疾病防治机构为骨干、综合性医疗机构为依托、基层医疗卫生机构为网底、医防融合、运转高效、响应及时的疾病预防控制体系。实施市、区（市）两级疾病预防控制中心标准化建设，建设菌毒种库和生物安全防护三级（P3）实验室,强化健康危害因素监测与干预、实验室检验检测、流调溯源、现场处置等能力。加强公共卫生信息化建设,建立多部门业务协同和信息共享机制,推进健康医疗大数据在公共卫生领域的应用。健全公共卫生人员培养、准入、使用、待遇保障、考核评价和激励机制,提高专业技术人员占比。启动市疾病预防控制中心和青岛西海岸新区疾病预防控制中心省级改革试点。

(三)强化监测预警与快速响应。以新发突发传染病、食源性疾病、不明原因疾病为重点,完善跨部门、跨区域、跨行业的多点触发监测预警网络,提升公共卫生风险评估和预警能力。优化监测哨点布局,二级及以上综合医院、中医医院、妇幼保健院全部建成规范化发热门诊,规范镇卫生院和社区卫生服务中心发热门诊(发热哨点诊室)建设和运行管理,完善口岸重点交通场站、学校、药店和农村等场所传染病监测哨点建设。统筹疾病预防控制机构、医疗机构和第三方检测机构,构建统一质控、信息共享、资源联动的实验室检测网络。面向临床医师开展流行病学、传染病临床救治和风险警觉意识教育,在住院医师规范化培训中强化感染性疾病、呼吸与急危重症专业诊治能力。加强中国(山东)自由贸易试验区青岛片区(以下简称青岛自贸片区)、中国—上海合作组织地方经贸合作示范区(以下简称上合示范区)等对外开放重点区域传染病和重大疫情防控,推进境外传染病疫情风险早期预警,严防重大传染病跨境传播。

(四)加强应急医疗救治。建设重大疫情救治基地,按照"平急结合"原则,推进省公共卫生临床中心青岛分中心建设,加强重症、危重症患者综合救治和多专业协调能力。依托市妇女儿童医院建设儿童传染病救治基地。改造提升传染病防控救治设施,推进市级传染病医院及二级以上综合性医院传染病科建设,设置一定数量的负压病房和负压手术室。加强重症、呼吸、麻醉、感染等重点疫情救治相关学科建设,提升综合救治能力和多学科联合诊治水平。充分发挥中医药在预防、治疗、康复等方面的特色优势,建立健全公共卫生应急处置中西医协作机制。

(五)创新医防协同机制。建立完善医疗机构与疾病预防控制机构人员通、信息通、资源通和监督监管相互制约的机制。强化疾病预防控制中心技术指导、人员培训、督导评价等职能,督促各级医疗机构落实疾病预防控制职责,二级以上医疗机构设置疾病预防控制科。将履行公共卫生职责作为公立医院改革的重要内容,对公立医院承担的公共卫生任务,按规定落实补助政策,将医生承担的公共卫生职责、履行方式、相关公共卫生知识培训纳入临床医生的入职教育和继续教育体系。

(六)提高应急保障能力。完善应急物资储备预案和卫生应急物资储备制度,科学确定储备目录、储备规模和储备点,加强医用防护物资、药品、试剂和疫苗等储备。加快公共卫生应急救治能力储备,建立后备定点医院整体转换机制和应急救治"预备役"制度,完善应急状态下医疗卫生机构动员响应、人员调集、征用腾空和区域联动机制。健全重大疫情医疗救治费用保障机制,实施医疗保障、政府补助、医疗机构减免等综合保障措施。

> **专栏1　公共卫生体系建设工程**
>
> 　　疾病预防控制机构标准化建设:建设市公共卫生中心项目,建设菌毒种库和生物安全防护三级(P3)实验室。加强区(市)疾病预防控制机构基础设施建设,配齐基本检验检测设备。
>
> 　　传染性疾病监测哨点建设:二级及以上综合医院、中医医院、妇幼保健院全部建成规范化发热门诊,规范镇卫生院、社区卫生服务中心发热门诊(发热哨点诊室)建设和运行管理。
>
> 　　重大疫情救治基地建设:建成省公共卫生临床中心青岛分中心项目,完成市传染病医院扩建工程,填平补齐综合医院传染病区。
>
> 　　紧急医学救援基地建设:建设紧急医学救援和卫生防疫移动处置中心(移动医院)、市中毒与核辐射事故紧急医学救援基地。

五、深入实施健康青岛行动,全方位干预健康影响因素

(一)加强健康教育和健康促进。开展全民健康科普行动,牢固树立"个人是自己健康第一责任人"理念,普及健康知识,倡导健康生活方式,强化高危人群疾病防控知识指导。扎实推进健康教育"六进"(进家庭、进学校、进社区、进农村、进机关、进企事业单位)活动,建立完善健康科普专家库和资源库,推进"互联网+健康科普",构建全媒体健康科普知识发布和传播机制,引导市民积极参与健康促进活动。充分发挥医疗机构和医务人员健康教育骨干作用,建立激励考核机制,将健康指导主动融入诊疗服务全过程。实施健康素养提升工程,加强健康促进区(市)、健康促进场所和健康教育基地建设,健全监测体系,着力提升全市居民健康素养水平。到2025年,全市居民健康素养水平提高到30%,城乡差距不断缩小。

(二)广泛开展全民健身运动。开展"运动是良医""终身体育"教育引导,大力提高全民健身参与度。完善城区"8分钟健身圈"配套功能,科学规划农村健身场地。推动公共体育设施向公众开放,到2025年,全市公益性健身设施超过 11000 处。推动市区两级国民体质监测中心（站）建设,完善国民体质监测网络。深入推进体医融合,组建体医融合专家队伍,建立针对不同人群、不同环境、不同身体状况的运动处方库,将运动处方、个性化健身指导与家庭医生签约服务、健康教育、慢病管理相结合,打造体医融合示范社区。

（三）加强重大传染病和地方病防控。按照"早发现、早报告、早隔离、早治疗"要求,完善传染病监测预警网络,强化重点人群高危行为干预和随访管理,加强新冠肺炎、艾滋病、结核病、病毒性肝炎等重大传染病防治力度。艾滋病维持低流行水平,肺结核发病率控制在 26/10 万,甲乙类传染病发病率保持全国较低水平。加强免疫规划工作,全市适龄儿童国家免疫规划疫苗接种率保持在 90% 以上。提高预防接种门诊智慧化水平,完善非免疫规划疫苗接种服务和管理机制。健全疫苗免疫效果评价体系,规范预防接种服务全程可追溯管理。保持无脊灰状态,巩固消除麻疹等免疫规划工作成果。落实食盐加碘和改水降氟等综合防治措施,开展重点寄生虫病监测,控制和消除地方病。

（四）强化重点慢性病综合防控。以癌症、糖尿病、高血压、脑卒中、慢阻肺等为重点,实施重点慢性病干预计划,提升慢性病监测能力,健全慢性病监测信息网络报告机制,加强健康危险因素干预,指导居民加强自我健康管理。到 2025 年,高血压、糖尿病治疗控制率分别达到 45% 和 36%,35 岁及以上人群血脂检测率达到 35%,重大慢性病过早死亡率降至 12.42% 以下。加强慢性病综合防控示范区建设,国家和省级综合防控示范区覆盖率达到 100%。提升癌症防治能力,建立癌症中心、医疗机构、疾病预防控制机构分工协作机制,以食管癌、胃癌、结直肠癌、乳腺癌、肺癌等为重点,全面开展癌症风险评估与高危人群早诊早治。

（五）加强精神卫生和心理健康服务。完善精神卫生服务体系,支持市精神卫生中心牵头组建专科联盟,推进区（市）级综合医院精神科建设,鼓励有条件的镇卫生院发展精神卫生专科。健全精神障碍综合防治管理机制,落实严重精神障碍发病报告制度,规范开展诊疗、随访管理、服药指导和康复训练,严重精神障碍患者规范管理率和服药率维持在 90% 以上。健全镇（社区）、单位、学校、专业机构四位一体的社会心理服务网络,以抑郁症、焦虑症、儿童孤独症、老年痴呆症等为重点,开展心理健康科普活动,建立早期发现、转诊、治疗和随访服务机制。提供 24 小时心理

援助热线服务,加强心理疏导和心理危机干预工作科学化、标准化、常态化建设,提升心理危机干预能力。到 2025 年,精神科医师数提升至 4.2 名/10 万人。

（六）深入开展爱国卫生运动。倡导文明健康、绿色环保生活方式,发挥专家权威指导作用和关键群体率先示范作用,引导群众养成戒烟限酒、适量运动、合理膳食、心理平衡的健康生活方式。全面改善人居环境,完善公共卫生设施,深入推进城乡环境综合整治。健全病媒生物防治监测体系和防治工作规范,加强病媒生物孳生地治理,降低病媒生物密度。巩固提升国家卫生城市创建成果,大力推进卫生城镇创建,到 2025 年,全市卫生城市（含进入评审程序）、省级卫生村实现全覆盖,国家卫生镇街达到 55% 以上。积极推进控烟行动,采取多种形式开展控烟宣传教育,加强无烟环境建设。到 2022 年,全市无烟党政机关、无烟学校、无烟医疗机构实现全覆盖。

（七）维护环境健康与食品药品安全。深入实施"健康环境促进行动",完善环境健康危害因素监测网,加强监测与评价,实施健康相关影响因素干预控制,深入开展大气、水、土壤等污染防治,切实解决影响广大人民群众健康的突出环境问题。建立全市食品安全风险监测评价预警体系,提升食源性疾病暴发事件应急处置能力。推进"合理膳食行动",加强居民营养监测,强化重点区域、重点人群营养干预,鼓励医疗机构开展特殊医学用途配方食品的临床应用。加强药品使用环节的追溯管理,保障用药安全。

专栏 2　健康青岛行动项目

健康教育与促进:开展健康促进区（市）、健康促进场所、健康教育基地建设,实施健康教育"六进"活动,建设健康科普专家库和资源库。

重大传染病防控:持续开展新冠肺炎等新发突发重大传染病防控,创建艾滋病防治示范区,实施艾滋病、结核病、病毒性肝炎干预项目。

慢性病防控:建设慢性病综合防控示范区,实施"三高共管""六病同防"（冠心病、脑卒中、肾病综合征、眼底病变、周围神经病变、周围血管病变）行动,建设以社区为基础的慢性病防控网络,"一评二控三减四健"（健康评估,控烟、控酒,减盐、减油、减糖,健康心理、健康口腔、健康体重、健康骨骼）社区（村）覆盖率达到 100%。

精神卫生和心理健康促进:建设市精神卫生中心、青岛西海岸新区精神卫生专科医院,建设城阳区中国科学院心理服务工程实验室。

爱国卫生运动:创建国家卫生城市,推进健康城市和健康村镇建设,开展控烟行动。

六、加强重点人群健康维护，全周期保障生命健康

（一）实施老年健康促进行动。巩固医养结合示范成果，完善集预防保健、疾病治疗、康复护理、安宁疗护于一体的老年健康服务体系。多渠道扩大老年人健康服务供给，到2025年，二级及以上综合性医院设置老年医学科的比例不低于90%，老年友好型医疗机构不少于90%。加强康复医院和综合医院康复科建设，鼓励部分一级、二级医院转型为康复护理机构，基层医疗卫生机构康复护理床位占比进一步提高。完善居家医养、医护巡诊制度，采取多种形式，为老年人提供专业化、一体化的医养结合服务。加强老年人健康管理，实施重点疾病早期筛查和健康指导。推广老年失能失智防治技术，努力降低65～74岁老年人的失能发生率，降低65岁及以上人群老年期痴呆患病率增速。开展安宁疗护项目试点，到2025年，每个试点区（市）建成2个以上安宁疗护点，50%以上的社区卫生服务中心（站）或镇卫生院提供安宁疗护相关服务。

（二）加快构建婴幼儿照护服务体系。落实中央促进人口长期均衡发展重大决策，推动实现适度生育水平，构建生育友好型社会。加快发展0～3岁婴幼儿照护服务，完善标准规范体系和监督管理体系，提高保育保教质量和水平。将婴幼儿照护服务纳入城乡社区服务体系，合理规划布局与人口规模相适应的婴幼儿照护服务设施。大力发展多种形式的普惠托育服务，力争每个区（市）建立1所区域综合托育中心，支持建设一批具有示范效应的婴幼儿照护机构，支持隔代照料、家庭互助等照护模式，鼓励有条件的用人单位为职工提供福利性托育服务。

（三）实施妇幼健康促进行动。加强妇幼保健机构标准化建设，推动体制机制创新，争创国家、省级妇幼保健特色专科，探索建立"妇幼健康＋中医药""妇幼健康＋心理卫生"等技术协作型医联体，提升服务能力。实施母婴安全行动计划，完善危重孕产妇和新生儿救治网络。规范出生缺陷三级预防，统筹推进婚前、孕前健康检查和健康教育一站式服务，扩大新生儿疾病筛查覆盖面，促进优生优育。启动爱婴医院能力提升行动，规范助产服务，促进母乳喂养。实施健康儿童行动计划，加强未成年人健康保障，到2025年，0～6岁儿童实现眼保健及视力检查全覆盖。推动妇女"两癌"筛查项目提质扩面，实施艾滋病、梅毒、乙肝母婴传播消除行动。

（四）加强中小学健康促进。大力开展健康学校建设，在中小学开设健康教育课程，全面普及急救知识和技能，广泛开展特色鲜明的校园爱国卫生运动。完善"青岛市学生健康监测信息平台"，开展学校各类传染病监测和防控。强化青少年近视、超重肥胖、龋齿、脊柱侧弯等学生常见病及健康影响因素监测和干预。"十四五"期间，青少年近视率力争每年降低1个百分点以上。提高中小学生健康体检质量，全面掌握我市儿童青少年生长发育、健康现况及发展趋势。

（五）强化职业健康保障。深入实施"职业健康保护行动"，严格落实用人单位主体责任，加强重点行业领域职业病危害源头治理，遏制尘肺病等重点职业病。到2025年，工作场所职业病危害因素监测合格率达到85%以上，接尘工龄不足5年的劳动者新发尘肺病报告例数占年度报告总例数的比例持续下降，工业企业职业病危害项目申报率达到90%以上，工伤保险参保人数稳步提升。建设市级职业健康信息平台，实现职业健康相关信息的部门间数据共享和协调联动。加强重点职业病监测与职业病危害风险评估，提升职业病防治技术支撑能力，依托市职业病防治院建设青岛市尘肺病康复技术指导中心，做好尘肺病等重点职业病救治保障。

（六）促进低收入人群和残疾人健康。落实乡村振兴战略，保持过渡期内健康扶贫主要政策总体稳定，巩固提升健康扶贫成果。加强部门协调配合，建立低收入人群大病、重病患者精准帮扶机制，避免因病致贫、因病返贫。实施残疾预防行动，开展全人群、全生命周期的残疾预防工作，强化安全生产、劳动保护、交通安全和科学救护等措施，有效控制残疾的发生和发展。完善残疾人康复服务体系，加强残疾人康复和托养设施建设。完善残疾儿童康复救助制度。进一步加强辅助器具推广和适配服务，建立残疾人基本型辅助器具适配补贴制度。

专栏3　重点人群健康保障项目

婴幼儿照护服务体系建设：实施普惠托育专项行动，完善3岁以下婴幼儿照护服务政策制度和标准规范，建设一批市级、区（市）级示范性普惠托育服务机构。二级以上医院全面配置标准母婴室，推进流动母婴室建设。

妇女儿童健康服务体系建设：新增危重孕产妇及新生儿救治中心2～3个，新增二级甲等妇幼保健机构1～2家。实施出生缺陷综合防治重点实验室建设项目。推进即墨区、胶州市、莱西市和平度市妇幼保健机构标准化建设。

老年健康服务体系建设：通过新建、转型、提升等方式，新增一批老年医院、康复医院、护理院、安宁疗护机构。强化老年医学、康复医学相关学科建设。深化国家医养结合试点市建设，全面开展省医养结合示范先行市、区（市）建设。

七、强化高峰引领和基层提升,建设长江以北地区一流医疗中心城市

(一)推进优质医疗资源扩容与区域均衡布局。实施新一轮医疗服务能力"攀登计划",强化优质医疗资源的带动、辐射作用。以山东大学齐鲁医院(青岛)、青岛大学附属医院、青岛眼科医院、市市立医院、市中心医院、市妇女儿童医院为重点,争创国家和省级综合类别、专科类别区域医疗中心,成为我市高水平临床诊疗中心、高水准临床科研创新平台、高层次人才培养基地。采取托管、划拨和团队合作等方式,引入国内外名校名院合作办医,加快建设清华大学附属青岛医院、北京大学人民医院青岛医院、山东大学齐鲁医院(青岛)二期等重点项目。整合优质医疗资源,重点围绕传染病、肿瘤、心血管、神经、骨科、呼吸、儿科、创伤、康复等专业和领域,争创一批国家级临床重点专科、省级临床重点专科和临床精品特色专科。通过建设高水平医院分中心、分支机构,设置"一院多区"及提升现有医院水平等方式,推进优质医疗资源均衡布局,确保各区(市)三级医院全覆盖。在青岛西海岸新区、上合示范区等重点区域,根据人口导入进程等,适度超前配置优质医疗资源。到2025年,三级医院达到35个。推动胸痛、卒中、危重孕产妇救治、危重儿童和新生儿救治、创伤、癌症等"六大中心"建设,强化信息化支撑,实现"六大中心"与院前急救的无缝衔接。

(二)提升基层医疗卫生服务能力。加强区(市)级医院建设,把服务能力强、技术水平高的区(市)级综合医院、中医院建设成为区域性医疗中心,强化常见病多发病治疗、急危重症抢救、疑难病转诊、基层医疗卫生人员培训等功能,提升区域医疗卫生服务能力。加强城乡基层医疗卫生机构标准化、规范化建设,加快补齐城市公立社区卫生服务机构缺口,将社区卫生服务中心打造成为政府履行基本卫生健康服务、全科医生执业、医养结合支持的综合性平台。开展社区医院建设,每个区(市)至少建成1家社区医院,健全临床科室设置和设备配备。新建或由卫生院转型的社区卫生服务中心参照社区医院标准建设。落实新建小区配套社区卫生服务用房政策,保障机构业务用房。以区(市)为单位科学统筹村卫生室布局,原则上以2.5千米为服务半径,建成以中心村卫生室为主体、一般村卫生室和村卫生室服务点为补充,公益特色鲜明的村级医疗卫生服务体系,形成农村地区15分钟健康服务圈。推动县域内健康数据互联互通,形成融合公共卫生、电子病历等数据的全生命周期电子健康档案,基本医疗和公共卫生服务实现在线预约、双向转诊和数据自动采集。

(三)保障医疗服务质量和安全。实施改善医疗服务行动计划,完善医疗质量控制体系,强化院感防控,二级以上综合医院独立设置医院感染管理部门。开展非公立医院医疗服务质量评价。完善药品使用安全质量管理体系,推进落实临床药师制度,加强重点药品临床应用监管,推进药品临床综合评价工作,规范合理用药。建立无偿献血工作联席会议制度,把无偿献血工作纳入经济社会发展和精神文明建设的全局。将献血屋建设纳入国土空间规划,合理增设站点,加强血液检测、制备、储存、发放智慧化管理水平,保障临床用血和血液安全。到2025年,千人口献血率达到15‰,三级医院自体输血率达30%以上。健全院前急救体系,科学规划设置院前医疗急救站点,合理增加救护车数量,到2025年,市南区、市北区、李沧区、崂山区、城阳区、青岛西海岸新区院前急救站点平均服务半径≤2.0千米,其他区(市)院前急救站点平均服务半径≤7千米。全市按照每3万人口配置一辆救护车,其中负压救护车不少于40%。加强院前急救与院内急诊的有序衔接,推进急诊急救信息互联互通。

专栏4　医疗服务能力"攀登计划"

创建区域医疗中心:争创国家区域医疗中心,力争在骨科、创伤、传染病等专业类别国家区域医疗中心实现零突破。依托驻青及市属三级医疗机构创建省级综合类别及专科类别区域医疗中心。

实施高水平公立医院示范引领工程:创建国家疑难病症诊治基地、高水平临床诊疗中心,培育1~2个品牌优势明显、跨区域服务的医疗集团,形成1~2个以区域医疗中心为核心的专科联盟。

推进重点医疗卫生项目建设:完成市第八人民医院东院区、市妇女儿童医院西海岸院区、山东大学齐鲁医院(青岛)二期、山东大学齐鲁医院(蓝谷)、青岛大学附属医院国际医疗中心、清华大学附属青岛医院、北京大学人民医院青岛医院等项目建设,推进市市立医院本部院区改扩建、市第三人民医院二期等项目建设。

推进"六大中心"建设:二级及以上综合医院全部建成胸痛中心、卒中中心,持续加强危重孕产妇救治中心、危重儿童和新生儿救治中心建设,实现开设肿瘤病房的二级及以上医疗机构癌症规范化诊疗病房全覆盖,推动癌症规范化诊疗医院建设。

八、建设中医药强市，推动中医药传承创新发展

（一）完善中医药服务网络。建立完善以公立中医医院为主体，综合医院、专科医院、妇幼保健机构为补充，基层医疗卫生服务机构为基础，社会办中医医疗机构为重要组成，集预防保健、疾病治疗和康复护理于一体的中医药服务体系。发挥市级中医医院引领作用，支持在郊区设置分院，打造全国知名、省内一流的现代化中医医院。加强区（市）中医医院标准化建设，强化中医类别执业（助理）医师配备，实现除市南区、市北区、李沧区外政府办中医医院全覆盖。实施基层中医药服务能力提升工程，建设一批精品国医馆、中医特色村卫生室和国药坊，完善中医药适宜技术O2O平台，大力推广中医药适宜技术，健全全科医生和乡村医生中医药知识与技能培训机制。到2025年，全部镇卫生院、社区卫生服务中心和70%的村卫生室、社区卫生服务站能够提供中医非药物疗法，基层医疗卫生机构中医药诊疗量占比达到30%。

（二）深化国家中医药综合改革试验区建设。鼓励市级中医医院牵头组建多种形式的医疗联合体，支持区（市）中医医院牵头组建县域医共体，强化网格化布局和规范化管理，推进专科联盟和远程医疗协作网建设，提高优质中医药服务可及性。推进中医经典、中医外治、中医康复、中医治未病和中医护理"五个全科化"试点。推广中西医协作医疗模式，将中医纳入多学科会诊体系，打造中西医协同"旗舰"医院、科室和基层医疗卫生机构。健全重大疫情中西医协同响应与干预机制。实行差别化的中医医保支付政策，完善中医优势病种医保支付方式。在国内率先探索中药长处方管理和中药大处方分级审核机制。

（三）促进中医药传承发展。加强中医药特色传承人才队伍建设，引进培养一批中医药学术领军人才、中医药学科带头人和省级以上名中医，依托青岛大学和驻青职业院校，开展中医药高等人才和中医药职业技能人员培养。举办"青岛市国医大师论坛"，打造全国知名的中医药学术品牌。做好"三字经流派推拿""脏腑流派推拿""崂山点穴"等岛城特有中医流派及非物质文化遗产的活态传承，打造享誉全国的中医药特色品牌。实施中医药文化传播行动，打造省级中医药文化宣传教育基地和中医药文化进校园示范学校，创新中医药科普宣传途径，大力发展针灸、推拿、拔罐、刮痧等"简、便、廉、验"的中医非药物疗法。

（四）推动中医药对外交流合作。充分发挥博鳌亚洲论坛全球健康论坛大会"传统医学分论坛"、上合示范区国际客厅"中医药展厅"的作用，积极拓展"一带一路"国际市场，开展中医药服务贸易，组织中医药企业参加境外经贸文旅活动，推动中医药产品、技术、服务走出去、引进来。依托国家中医药国际交流合作基地、国际留学生中医药文化体验基地等平台，开展中医药国际交流合作，扩大中国传统医学国际影响力。建设国际中医门诊，为境外人士提供特色中医药服务。

九、不断丰富业态模式，推动健康产业提质增效

（一）推进健康服务业集聚发展。聚焦精准医疗、智慧医疗、医学检验、康复护理、健康养老等领域，以国家重点实验室、临床医学研究中心为支撑，以行业头部企业、品牌机构为骨干，搭建公共服务平台，汇聚国内外优质资源要素，打造"产学研医"协同发展的健康服务业集群。培育国际大健康产业化基地、崂山湾

国际生态健康城、青特北大医疗产业园等8～10个业态集聚、功能完善、特色鲜明的产业集聚区和示范园区，打造一批省级健康产业龙头企业和服务品牌。到2025年，基本建成覆盖全产业链、全生命周期、特色鲜明、布局合理的健康服务业体系，成为国内重要的康养产业高地、健康旅游示范基地和健康养生宜居名城。

（二）培育健康服务新业态。培育引进高端健康体检机构和品牌，引导健康体检机构向健康管理机构转型发展。推进体医融合，支持社会力量兴办以科学健身为核心的健康管理机构。发展康复医学，推动康复医疗与康复辅助器具配置服务衔接融合，引导医疗机构合理配置康复辅助器具适配设备设施，建立康复医师、康复治疗师与康复辅助器具配置人员团队合作机制。推进"中医药＋"多业态融合，培育一批具有国际竞争力的市场主体和服务品牌。充分挖掘康养旅游资源，推进中医药健康旅游示范基地建设，推广海水热疗、二十四节气养生食谱等特色养生产品。扶持发展"银发经济"，大力开展智慧养老服务，加快开发康复辅助、健康监测、保健品等适老化产品。开展海洋中药养殖、生产、加工，研发生产海洋功能食品、海洋生物医用材料、海洋化妆品等海洋产品。

（三）优化多元办医格局。落实社会办医扶持政策，以市场需求为导向，引导社会力量在老年病、康复、护理、儿科等资源稀缺领域投资建设一批特色专科医疗机构，支持发展医学检验、病理诊断、医学影像、消毒供应、安宁疗护等第三方专业机构，大力发展特需医疗服务。支持政府举办的医疗机构与社会力量合作举办非营利性医疗机构，鼓励社会办医疗机构与公立医疗机构规范开展医疗协作。创新政府购买公共卫生服务方式，引导社会办医疗机构参与提供公益性医疗服务。试点诊所备案管理，推进医师多点执业，鼓励中级及以上职称资格的医师全职或兼职举办诊所。

（四）大力发展商业健康保险。鼓励商业保险公司开发中医药养生保健、治未病、健康养老等健康保险产品，满足社会对健康保险服务多元化、多层次的需求。支持医疗机构与商业保险机构合作开展健康管理服务，将老年人常见慢性非传染性疾病的健康管理纳入服务范围。探索将医疗新技术、新药品、新器械应用纳入商业保险保障范围。

専栏7　健康产业重大项目

健康养老产业重点园区：国际大健康产业化基地，崂山湾国际生态健康城，国科健康科技小镇，青特北大医疗产业园，北大新世纪言鼎医疗产业园，青岛西海岸新区智慧医疗中心，佳诺华国际医养健康小镇，即墨温泉康养小镇，中日韩国际生命健康科学城，长青康养艺术园，桃李春风文化健康产业园。

健康养老产业重点项目：融创胶州青年湖文旅医养健康项目，泰和医养中心，宏远健康颐养中心，胶州康养艺术综合体，中启胶建集团少海康养项目，中国纺织工人疗养院改造项目，青岛工人温泉疗养院项目，泰康之家青岛养老社区，九如城医养结合综合体项目，聚乐居医养结合养老项目，SATOL国际健康城项目，古镇健康旅游综合体项目，星空智程康复中心项目，佰年颐堂智慧医疗共享平台项目，海华莱康医养康复项目。

"中医药＋"产业项目：打造3～5个中医药产业园区。建立5个中药材规范化种植基地，择优推荐纳入省道地药材目录。建设省、市级中医药特色康养旅游示范基地，打造5个中医药健康旅游点（线）、10个中医药特色小镇（街区）。

十、强化科技创新，支撑引领卫生健康高质量发展

（一）加强人才队伍建设。瞄准国际领先学科和全国排名前30位学科，大力引进能够承接重大任务、取得尖端成果、作出卓越贡献的高端人才和学科团队。推进公共卫生人才队伍提质扩容，着力培养病原学鉴定、现场流行病学调查、实验室检测等传染病防控人才。加强重症、感染、急诊、儿科、麻醉、精神卫生、职业健康等急需紧缺专业人才培养。加强康复人才教育培养和培训，支持有条件的院校设置康复治疗学和康复工程学等紧缺专业。完善人才引进培养机制和管理体制，突出用人单位招才育才主体作用，扩大用人主体自主权。健全人才考评与激励机制，建立科学合理、各有侧重的多元化、市场化人才分类评价标准和体系。按照"两个允许"要求，深化公立医院薪酬制度改革。落实科技成果奖励、科研成果转化、人才荣誉奖励等激励政策。

（二）增强科技创新能力。完善"科卫协同"机制，实施一批卫生健康重大科技攻关项目，重点支持心脑血管疾病、呼吸系统疾病、代谢性疾病、恶性肿瘤、罕见病等领域的科技创新研究。加强重大传染病和慢性病防控干预研究，开展适宜医疗技术的研究开发和推广应用。实施医学重点专（学）科建设计划，重点建设一批公共卫生优势学科，加强对临床营养学、心身医学等新兴学科及重要潜力学科的扶持力度。按照

"区有特色、院有重点"原则,加强学科均衡布局。到2025年,国家临床重点专(学)科达到 15 个,省重点专(学)科达到 110 个,打造 70 个市级重点学科。完善市级临床医学研究中心建设布局,争创省级临床医学研究中心、国家临床医学研究中心分中心。积极推动研究型医院建设,布局一批科技示范工程项目。积极参与全省健康医疗大数据科技创新联盟平台建设,引导生物样本库规范化建设,实现临床科研资源共建共享。加强市预防医学研究院建设,提升传染病防控和公共卫生科技攻关能力。筹建青岛卫生健康职业学院,建设青岛市医学模拟培训研究中心,提升卫生健康教育培训能力。

(三)开展区域卫生健康交流合作。以胶东卫生健康合作联盟、半岛中医联盟、胶东半岛航空医疗救援联盟等为载体,推动胶东五市卫生健康区域一体化发展。建立区域重大疾病联防联控机制和突发公共卫生事件协同应对机制,合作建设半岛公共卫生应急一体化发展试验区。开展血液集中化检测试点,建成集中制备、集中检测、集中储存的区域性分中心。强化与黄河流域重点城市在医学研究、慢病管理、传染病防控、产业发展等卫生健康领域的交流合作。

(四)发展国际化医疗服务。充分发挥国内国际双循环的重要战略链接和上合示范区、青岛自贸片区开放优势,加强卫生健康领域国际友好交流与合作。深化与美国休斯敦医疗城、迈阿密癌症研究所以及日本藤田医科大学等境外高水平院校和机构的合作,打造康复医学和康复产业高地。引进日本、韩国等境外医疗资源,推进国际化医院建设,建成青岛大学附属医院国际医疗中心,支持有条件的医疗机构建立国际医疗部。鼓励医疗机构与国际商业健康保险公司开展合作,推进国际医疗保险结算。

(五)推动前沿医学技术转化应用。积极探索医药健康领域"技术创新—成果转化—产业支撑—市场推广"协同发展模式。建立医学科研协同创新体系,鼓励国内外高水平医学研究机构、学科团队来青打造临床实验平台、医学工程转化平台、健康医疗大数据转化应用平台等科技创新载体,提升健康产业创新能力和核心竞争力。支持三级医院建设生物医药临床试验基地,促进基础医学和临床研究成果快速转化应用,助推高质量组织工程植介入产品、康复产品和先进体外产品的临床应用。

专栏8　人才培养项目

人才队伍建设:深入实施优质医疗机构、优势医学学科、优秀医学人才"三优工程",每年引进培养医养健康领域高端人才 3 名、市级高层次人才 20 名、高级职称专家 100 名,招聘博士、硕士 500 名。

专栏9　科技创新项目

科研能力提升工程:争取 200 个卫生科技项目获得省、部级资助,60 个项目获得市、厅级资助,8～10 个卫生科技成果获得省、部级奖励,50 项成果获得市、厅级奖励。省级重点实验室、药物和医疗器械临床试验机构等创新载体建设。

十一、坚持"数智"驱动,加快推进卫生健康数字化转型

(一)推进卫生健康领域新基建。积极推进人工智能、5G、物联网、区块链等新技术在卫生健康领域的创新应用,推动数字信息和卫生健康深度融合。加强市、区(市)两级全民健康信息平台建设,提高卫生健康数据质量,优化数据互联互通效率,完善基于平台的业务应用,提升行业监管能力。推进以电子病历为核心的医院信息化建设,着力打造一批智慧医疗、智慧服务、智慧管理三位一体的智慧医院。推动医疗、医保、医药信息资源融合,实现共享应用和统一监管。构建基于 5G 的远程医疗服务网络,实现各级医疗机构全覆盖。加强关键信息基础设施安全保护,切实提升网络安全管理广度、治理深度,完善各类安全应用建设,提高防护水平及应急处置能力。到 2025年,青岛市全民健康信息平台通过国家区域全民健康信息互联互通标准化成熟度测评,应用效果评价达到四级以上,80％二级以上公立医院电子病历应用水平达到四级以上,规范化居民电子健康档案动态使用率达到 90％,二级以上医院关键信息基础设施全部达到等级保护三级。

(二)深化"互联网＋医疗健康"服务。拓展青岛市"互联网＋医疗健康"便民惠民服务平台功能,建成全市统一的互联网医院平台,依托实体医疗机构,重构线上线下一体化就医服务流程。推进电子健康码全面替代就诊卡,实现"码上就医""一码通行"。发展基于移动端的健康咨询、预约诊疗、检验检查结果查询、药事服务、护理服务、费用支付、商保理赔、随访服务等应用,不断提升群众就医便捷化、获得感和满意度。推动二、三级医院向基层医疗卫生机构提供远程医学服务,建立家庭医生签约服务绿色通道。开发便于操作、方便使用、适合老年人心理特征和接受能力的适老化数字产品,普及在线健康咨询、远程照护、远程安全监控等服务。

(三)规范健康医疗大数据创新应用。建设健康医疗大数据中心,实现数据汇聚、存储、处理、开发、共享开放和安全保障的全生命周期管理。推进健康医疗大数据在辅助诊断、精准医疗、药物研发、健康管理等方面的创新应用,推广远程机器人手术、医学影像辅助判读、临床辅助诊断等新兴医学智能应用。促进健康医疗大数据在临床科研领域的应用,对标国内顶尖创新平台,汇聚、培养一流科研团队,推动关键共性技术、前沿引领技术持续创新。强化健康医疗大数据在疫情风险研判、监测分析、病毒溯源等方面的运用,推进医防信息协同共享,建立多点触发公共卫生监测预警管控平台,实现传染病的精准预防、干预、决策、评价。建设新一代智慧综合监管系统,对医疗服务质量、药品使用、机构运行等进行多维度、实时化、自动化的分析和监控。

专栏 10   智慧健康工程

深化"互联网+医疗健康"便民惠民行动:完善智慧健康便民惠民服务平台,将"健康青岛"微信公众号打造成为卫生健康线上便民服务综合窗口,二级以上公立医院和有条件的其他医院接入平台并提供功能完善的医疗服务。建立全市统一的互联网医院平台,打造"全市一家医院"应用场景。

提升公共卫生应急一体化综合指挥能力:搭建青岛市一体化综合指挥平台公共卫生分平台,建设多点触发公共卫生监测预警管控平台,推动公共卫生机构和医疗机构数据互联互通,完善信息报送机制,全面提升传染病监测预警及突发事件应急指挥能力。

建设智慧急救系统:推进院前120急救系统与全民健康信息平台、医院门(急)诊信息系统的数据对接,通过急危重症院前院内协同救治系统,实现院前与院内急诊服务无缝对接和快速启动。

十二、完善基本医疗卫生制度,打造深化医改"青岛样板"

(一)推动卫生健康服务整合协同。落实各级各类医疗卫生机构功能定位,健全公共卫生机构、医院和基层医疗卫生机构分工协作机制。完善家庭医生

制度,整合疾病预防、临床治疗和健康管理服务,推进医防融合、医养结合、急慢分治,发挥家庭医生的居民健康"守门人"作用,将家庭医生签约服务打造成支撑整合型卫生健康服务体系的基础。加强区域医疗中心对社区家庭医生的技术支撑,提升家庭医生服务质量。完善城市医联体和县域医共体绩效考核制度,建立健全上下级医院、医共体内外、城市医联体之间转诊机制,畅通慢性期、恢复期患者向下转诊通道。充分发挥医保支付的激励引导作用,引导医疗联合体更加注重疾病预防、提升基层服务能力,推动基层首诊、双向转诊。引导三级公立医院主动落实分级诊疗制度,科学建立分级诊疗病种目录和转诊标准,逐步减少常见病患者占比,进一步提升三四级手术占比。

(二)完善公立医院管理制度。加强公立医院党的建设,全面落实党委领导下的院长负责制。强化公立医院体系创新、技术创新、模式创新、管理创新,实现水平现代化、服务整体化、管理信息化、模式集团化,推动公立医院高质量发展。深化公立医院综合改革,强化公益性和内涵发展,落实政府办医职责,健全筹资和补偿机制,推进治理结构、服务价格、医保支付、编制管理改革。全面开展公立医院绩效考核,加大考核结果应用,探索完善基于大数据的公立医院监管评价机制。优化公立医院内部运营管理机制,强化医疗服务全成本核算和成本控制,加强预算执行审计监督,规范收支行为。建立符合行业特点的人事薪酬制度,提高医务人员支出占医院总支出的比例。

(三)健全全民医疗保障制度。完善基本医疗保险、商业健康保险、医疗救助等多层次医疗保险体系。完善基本医疗保险门诊共济保障机制,健全重大疾病医疗保险和救助制度。全面深化医保支付方式改革,推行按病种付费为主的多元复合式医保支付方式,推广按疾病诊断相关分组付费(DRG),将符合条件的互联网医院服务项目纳入医保范围。完善医保基金付费方式和结算管理机制。探索对紧密型县域医共体实行总额付费,加强监督考核,结余留用、合理超支分担。探索建立特殊群体、特定疾病医药费用豁免制度。扎实推进长期护理保险,积极探索城乡居民长期护理保险多元筹资模式。加强医疗服务成本监测评估,完善医疗服务项目价格动态调整机制,鼓励开展新的诊疗技术,适时提高体现医务人员技术劳务价值的项目价格。

(四)健全药品供应保障制度。在医疗、医保、医药"三医联动"整体框架下,建立和完善多部门协调机

制,确保药品供应和质量安全。巩固完善基本药物制度,扎实推进国家基本药物制度综合试点工作,加强基层医疗卫生机构与二级以上医疗机构用药衔接,完善激励约束机制,推动基本药物优先使用。健全短缺药品供应保障机制,完善清单管理制度,建成多层次短缺药品储备和供应体系。规范医疗机构用药管理,健全药学服务和药师管理制度,完善相关收费管理政策。

十三、推进法治化、规范化、智能化建设,逐步实现行业治理现代化

(一)加强法治化建设。贯彻落实《基本医疗卫生与健康促进法》等相关法律法规,做好卫生健康事业发展相关政策举措调整衔接,制定出台青岛市医疗卫生人员权益相关保障办法,适时修订完善《青岛市突发公共卫生事件应急办法》《青岛市控制吸烟条例》等。加大行政执法和行政管理力度,以国家法律法规和规范性文件为统领,以法治化、规范化建设为手段,全面落实依法执业、规范化执业要求。

(二)完善卫生健康综合监管体系。加强卫生健康监督执法机构标准化、规范化建设,健全"三级四层"综合监督网络,形成高效协同的综合监管工作体系。加强医疗服务、传染病防治、公共卫生、疫苗接种和职业健康监督执法,提升监督执法机构能力建设。全面实现"双随机、一公开"监督检查信息化,推行行政执法全过程记录制度和行政处罚裁量基准制度,提高行政执法规范化水平。推动在医疗卫生全行业实施"信用＋综合监管",开展失信惩戒。运用区块链、大数据等新技术,提升监督执法信息化、智慧化水平。

(三)深化卫生健康领域"互联网＋政务服务"。深化"放管服"改革,持续提升卫生健康领域公共服务水平,营造法制化、国际化、便利化营商环境。深化"一网通办"工作,推动以电子健康码为基础的"多码融合、一码通城",推进"出生一件事""医疗付费一件事""全市一家医院"等政府服务和智慧城市运行场景建设。卫生健康领域服务事项接入"爱山东·青e办"服务平台,卫生健康大数据应用场景联入城市云脑,促进监管与服务双提升。

(四)加强精神文明和政风行风建设。强化医务人员医学人文素养和职业道德教育,大力弘扬和践行新时期医疗卫生职业精神。强化医德医风建设和行业自律,注重典型宣传和示范引领,营造廉洁高效的职业环境。深化精神文明单位创建,打造服务品牌,唱响大医精诚、医者仁心主旋律。完善医疗纠纷预防和处理制度、第三方调解机制,构建和谐医患关系。加强医疗服务人文关怀,依法严厉打击涉医违法犯罪特别是伤害医务人员的暴力犯罪行为,维护医务人员正常执业的法治环境。

十四、保障措施

(一)坚持党的全面领导。深入学习贯彻习近平总书记关于卫生健康的重要论述,把保障人民健康放在优先发展的战略位置,以党建统领卫生健康事业高质量发展。各区(市)要牢固树立大卫生大健康理念,完善规划推进机制,切实抓好组织实施。各相关部门按照职责分工,细化目标,共同推进规划落实。

(二)完善投入机制。合理确定政府、社会、个人卫生健康投入责任。建立稳定可持续的卫生健康事业经费投入机制,按照医疗卫生领域财政事权与支出责任划分改革要求,切实加强基本医疗、公共卫生、中医药事业发展等所需经费保障。建立健全绩效考评体系,提升政府投入绩效。建立完善多元卫生健康投入机制,鼓励和引导社会资本加大对卫生健康事业投入,稳步降低个人卫生支出占卫生总费用比例并维持在合理水平。

(三)强化宣传引导。加强规划宣传力度,提高群众政策知晓率和参与度,及时回应社会关切,为规划实施营造良好舆论氛围。弘扬伟大抗疫精神,积极宣传卫生健康发展成果,加强健康促进教育和科学理念普及,提高舆情应对能力和文化宣传阵地建设,努力营造"社会支持、全民参与、共建共享"的良好氛围。

(四)加强监测评价。健全规划监测评估机制,定期对规划实施进度和实施效果开展全面评价。对重大工程、重大项目、重大改革举措执行情况进行监督督导,分解目标任务,明确责任主体,细化工作举措,层层抓好落实。完善规划中期和终期评估制度,及时发现问题,调整纠偏,确保规划目标如期实现。

发文机关:青岛市人民政府办公厅
发文时间:2021年9月18日

2021 年全市卫生健康工作要点

2021 年全市卫生健康工作以习近平新时代中国特色社会主义思想为指导，全面贯彻党的十九大和十九届二中、三中、四中、五中全会精神，深入学习贯彻习近平总书记关于卫生健康和疫情防控工作的重要指示批示精神、对青岛工作的重要指示要求，坚持新时代卫生与健康工作方针，以人民健康为中心，以党建统领推动卫生健康高质量发展为主线，以开放创新改革为根本动力，贯彻"项目落地年"要求，统筹推进疫情防控和卫生健康事业健康产业发展，更加注重预防为主和风险防范，更加注重提高质量和促进均衡，更加注重资源下沉和系统协作，努力为人民群众提供全方位全周期健康服务，实现"十四五"开好局、起好步，以优异成绩庆祝中国共产党成立 100 周年。

一、抓责任，守防线，打赢新冠肺炎疫情防控阻击战持久战

1. 强化常态化疫情防控能力。开展鼓斗志抓落实当好防疫卫士"百日奋战"行动。推进医疗卫生机构核酸检测实验室、城市检测基地和公共检测实验室规范化使用管理。稳妥有序推进新冠肺炎疫苗接种工作。集中优势做好医疗救治，规范做好出院后健康管理。加强医疗物资储备。强化疫情防控督导检查。

2. 强化疫情监测预警。以传染病为重点，加快公共卫生多点触发监测预警平台建设。坚持不懈推进"应检尽检"工作。持续优化不同场所不同情形下突发疫情的应急预案。及时、准确、客观通报疫情和防控工作信息。

3. 强化院感防控。优化医疗管理制度，严格患者及其陪护探视管理，加强发热门诊、基层医疗卫生机构发热诊室和定点医院以及入境人员专用发热门诊、就诊医院规范化管理。建立院感防控"网上监控、线下督导、巡回督查"工作机制。

二、谋大局，勇担当，服务国家战略和城市发展

1. 深入实施健康青岛行动。组织、协调各部门、各区(市)全面推进 16 项健康青岛专项行动计划落实。

深入开展爱国卫生运动，完成国家卫生城市复审。

2. 加快完善公共卫生体系。启动市疾控中心、西海岸新区疾控中心省级改革试点。探索创新医防融合工作。全面建立保障与激励相结合、符合疾控机构特点的薪酬机制。加强重大疾病综合防控工作，规范预防接种管理。深化公共卫生应急管理改革攻坚行动。

3. 加快提升医疗服务能力。在全市卫生健康系统发起推动医疗服务高质量发展攻势。推进驻青及市属优质医院创建国家、省区域医疗中心，加大重点学科招才引智力度。增设和更新献血屋 4 座，打造半小时爱心献血圈。加强紧急医学救援能力建设。

4. 推动中医药传承创新发展。深化国家中医药综合改革试验区建设，积极创建国家级中医重点专科，打造齐鲁中医药优势专科集群，试点开展县级中医医院中医药服务能力提升项目。2021 年 80% 以上的村卫生室能够提供中医药服务，培育 10 个市级中医药特色医养结合示范基地。强化中医药安全及医疗质量管理。办好博鳌亚洲论坛全球健康论坛大会"传统医学分论坛"。

5. 加快卫生重点项目建设。以实施卫生健康领域重点项目为抓手，推进补短板、强基础、筑优势，加快市公共卫生中心一期、市公共卫生临床中心、市第八人民医院东院区、市精神卫生中心等项目建设，推动优质医疗资源扩容和区域均衡布局。

6. 大力发展健康产业。推进健康产业集聚区建设，协调抓好省新旧动能转换优选项目、省市健康养老产业重点项目和重大活动签约项目建设。借助博鳌亚洲论坛全球健康论坛大会、世界华人医师年会等重大活动平台，配合有关区(市)签约引进一批健康养老产业项目。

7. 推进胶东半岛经济圈卫生健康一体化。强化传染病防控一体化。依托省级儿童专科区域医疗中心、半岛妇女儿童医学联盟，加强妇幼健康合作交流。推进半岛中医联盟建设，促进中医药学科、人才、学术交流共建共享。

三、促改革，惠民生，增强市民健康获得感

1. 深化医药卫生体制改革。深化公立医院综合改革，落实党委领导下的院长负责制。推进国家基本药物制度综合试点工作，开展"互联网＋药学服务"，强化公立医疗卫生机构全面配备和优先使用基本药物。持续推进城市医疗集团建设。优化县域健共体内部运行机制，深化"三高共管三级协同"医防融合服务内涵。

2. 深化基层卫生服务综合改革。推进巩固提升健康扶贫成果与乡村振兴有效衔接，巩固拓展基本医疗有保障成效。实施基层医疗卫生服务能力提升行动，推动县域医疗服务次中心、社区医院和中心村卫生室建设。出台在岗乡村医生社会保障政策。

3. 加快推进智慧健康工程建设。深化"互联网＋医疗健康"惠民便民服务，完善智慧健康便民服务平台功能，推动多卡（码）合一。建成35家以上互联网医院。开展智慧医疗健康设备和应用创新，培育可复制、可推广的5G智慧医疗健康新产品、新业态、新模式。

4. 深化"放管服"改革优化营商环境。加强政务服务标准化建设，健全完善权责清单动态调整机制。按照"能减则减、能简则简、能并则并"的原则，以"互联网＋政务服务"为着力点，持续开展"减证便民"行动，推进"跨省通办""全省通办"政策落地。

四、重预防，提质量，提高市民健康水平

1. 开展健康促进行动。建立健康青岛科普资源库，推进"互联网＋健康科普"。深化健康促进区（市）创建工作，打造一批健康促进场所。持续开展健康教育"六进"活动，不断提高居民健康素养。

2. 提升老龄健康服务水平。开展"智慧助老"行动，积极创建老年友善医疗机构。推进老年健康综合管理试点工作。推进医养结合示范市建设，开展省级安宁疗护试点市创建工作。

3. 提升妇幼健康服务水平。启动新一轮母婴安全行动计划。推进妇幼健康联合体建设。争创国家级新生儿保健特色专科和省级妇产专科区域医疗中心。深入开展出生缺陷综合防治工作。

4. 强化职业健康工作。加强职业健康机构和队伍建设，推进职业病防治信息化建设，加大职业健康监管执法力度，巩固尘肺病防治成果，规范职业病危害项目监测和管理。

5. 提升人口家庭发展工作水平。依法落实计生家庭奖励扶助政策。加快推进3岁以下婴幼儿照护服务发展和母婴设施建设，促进婴幼儿照护服务机构专业化、规范化发展。

6. 提升心理健康服务水平。深化全国社会心理服务体系建设试点。实施抑郁症、老年痴呆防治项目。成立社会心理服务协会，促进社会心理服务、心理咨询机构和从业人员队伍规范化发展。

7. 做好食品安全工作。加强食品安全风险监测体系建设。依托国家海洋食品技术合作中心组织开展食品海产品安全风险专项监测、信息收集和评估预警。持续开展食品安全国家标准跟踪评价。

五、转方式，抓落实，提升卫生行业治理能力

1. 加强党的建设和党风廉政建设。扎实开展党史学习教育，开展庆祝中国共产党成立100周年系列活动。全面加强医疗卫生机构党的建设，以党建工作的高质量保障卫生健康事业发展的高质量。抓好高素质专业化干部队伍建设。持续纠治医疗领域腐败和不正之风。

2. 推进实施综合监管。健全机构自治、行业自律、政府监管、社会监督相结合的多元化综合监管体系。推动"信用＋综合监管"工作取得实效。推进卫生监督执法机构规范化建设和队伍能力建设。开展卫生健康综合监督"守正创新年"活动。

3. 强化医疗服务监管。完善二级以上公立医院绩效考核。严格医疗技术和医疗设备准入。全面加强医疗质量管理与控制工作。开展"民营医院管理年"活动。强化行风监督查访。

4. 加强宣传和舆论引导。做优做强卫生健康"一网两微"平台。加强"青岛好医生、青岛好护士"等行业先进典型选树和宣传。加强卫生健康舆情应对和舆论引导。

5. 加强法治建设。全面落实行政执法公示、执法全过程记录、重大执法决定法制审核"三项制度"。加强卫生健康法律法规宣传，落实"谁执法谁普法"普法责任制。

6. 扎实做好行业安全工作。深化"平安医院"创建工作，深入推进安全生产双重预防体系建设和"智慧消防"建设，提升安全生产管理智能化和专业化水平。

青岛市卫生健康发展三年行动计划
（2021—2023 年）

青卫政字〔2021〕11 号

为落实《青岛市"十四五"卫生健康发展规划》，推进卫生健康高质量发展，更好满足群众医疗健康需求，根据市委、市政府工作部署要求，制定本行动计划。

一、总体要求

坚持以习近平新时代中国特色社会主义思想为指导，牢固树立"以人民为中心"的理念，坚持人民至上、生命至上，以满足人民群众日益增长的美好生活需要为目的，以高质量、高水平建设"健康青岛"为主题，不断提升卫生健康保障能力和服务水平，为建设现代化国际大都市打下坚实健康基础。

到 2023 年，重大疫情和突发公共卫生事件防控救治能力显著提高，优质医疗资源更加充裕、布局更加均衡，数字化、智慧化转型加快推进，"健康青岛"建设取得明显成效，居民主要健康指标保持在全国前列。人均期望寿命达到 81.68 岁以上，孕产妇死亡率、婴儿死亡率和 5 岁以下儿童死亡率分别降至 8.3/10 万、2.3‰和 3.02‰，居民健康素养水平达到 28.38%。每千常住人口执业（助理）医师数、注册护士数分别达到 4.3 人、4.5 人，每千常住人口床位数达到 7.0 张。

二、主要任务

（一）公共卫生应急保障能力提升行动

1. 完善公共卫生应急管理体系。建立和完善"多点触发、多环管控、多源研判"的一体化综合指挥体系，做到事前监测预警、事中研判指挥、事后协同处置。全面提升卫生应急预案的针对性、实效性和可操作性，对青岛市突发事件医疗卫生救援应急预案、青岛市突发事件血液保障应急预案等 6 项预案进行修编，并开展应急演练。强化救援队伍跨专业应急救援综合能力建设，组建陆海空立体化救援队伍，动态调整省、市、区域性紧急医学救援基地、卫生应急救援队伍和专家库。加强医疗卫生机构突发公共卫生事件医学救援应急指挥与管理、应急处置与救治等能力培训，定期开展全员、全流程、全要素培训演练。〔责任部门：市卫生健康委，各区（市）政府〕

2. 推动疾控机构标准化建设。深入推进市疾病预防控制中心和西海岸新区疾病预防控制中心省级改革试点。实施市、区（市）两级疾病预防控制中心标准化建设，在人员配备、房屋建设、仪器装备、职能落实等方面加快进度，建设生物安全防护三级（P3）实验室，全面提升传染病疫情等突发公共卫生事件发现和现场处置能力。健全完善考核激励机制，合理确定公共卫生机构绩效工资水平。加大各级疾病预防控制机构用编进人力度，到 2022 年，以区（市）为单位空编率不超过 5%。〔责任部门：市卫生健康委、市发展改革委、市财政局、市委编办，各区（市）政府〕

3. 加强重大传染病预警响应。构建覆盖医院、基层医疗卫生机构和药店等重点场所的传染病监测哨点网络。建设公共卫生监测预警管控平台，提升市、区（市）两级公共卫生大数据共享交换能力，加强卫生健康、通信管理、公安等部门及电信运营商数据信息互联互通和共享使用。到 2022 年，二级及以上综合医院、中医医院、妇幼保健院全部建成规范化发热门诊。完善基层公共卫生组织体系，在村（居）民委员会设立公共卫生委员会。鼓励从专业公共卫生机构选聘人员，下沉到基层医疗卫生机构，到 2023 年，每个镇卫生院、社区卫生服务中心配备 1～2 名专兼职公共卫生医师。指导基层医疗卫生机构发热哨点诊室的设置与运行，建成并通过验收 184 个发热哨点诊室。〔责任部门：市卫生健康委、市大数据局，各区（市）政府〕

4. 提升应急医疗综合救治能力。加快推进省公共卫生临床中心青岛分中心、市儿童传染病救治基地、市传染病医院病房楼建设，2023 年投入使用。以二、三级综合医院为重点，加强重症医学科建设，合理配备床位、医护人员。组织符合条件的重症、呼吸、麻醉、感染等疫情救治相关学科参加医药卫生 A 类、B 类重点学科的申报。建设中西医结合传染病重点专科和临床研究基地,组建传染性疾病防控和公共卫生事件应急处置中医药专家组。到 2023 年,依托市中医医院建成一支市级中医紧急医学救援队。[责任部门:市卫生健康委、市发展改革委、市科技局,各区(市)政府]

5.创新医防协同体制机制。推动医防融合型医院建设,到 2023 年,每个区(市)至少建成 1 所医防融合型医院,二级以上公立医疗机构规范设置疾病预防控制科,履行公共卫生职责,三级以上医疗机构普遍设立公共卫生实习基地。推进市疾控中心与试点医疗机构医防融合工作,完善疾病预防控制机构与医疗机构人员通、信息通、资源通合作机制,提升重大疾病防治医防协同能力。启动实施"三高共管、六病同防"医防融合慢性病管理试点,到 2023 年,全市通过技术评估的"三高"中心达到 10 家、"三高"基地达到 100 家、"三高"之家达到 1000 家,血压、血糖和血脂的总体控制率较基线水平提高 10%以上。[责任部门:市卫生健康委、市财政局,各区(市)政府]

(二)居民健康影响因素干预行动

6.开展健康知识普及。建立完善健康科普专家库和资源库,到 2023 年,两库拥有健康科普专家不少于 1200 人、健康科普作品不少于 2000 件,举办健康教育活动不少于 3000 场次。鼓励国家级、省级健康促进区(市)建设,到 2023 年,国家级健康促进区(市)不少于 2 个,省级健康促进区(市)不少于 7 个。加强健康教育基地和健康促进场所建设,到 2023 年,新增市级健康教育基地不少于 6 个,新增市级健康促进社区、医院、企业、机关、学校各不少于 30 个,新增市级健康促进示范家庭不少于 300 个。每年设置居民健康素养水平监测点 50 个,抽取监测样本数量不少于5000 个,居民健康素养水平提升 1%。[责任部门:市卫生健康委,各区(市)政府]

7.加强重点传染病、地方病、慢性病防控。加强传染病监测报告管理等系统数据的分析和利用,实现新冠肺炎等新发、突发重大传染病的早期监测预警与规范处置。全面实施结核病患者耐药性检测和全流程关怀与管理,不断降低耐药病人诊断负担,加强学校结核病筛查工作的组织保障、物资保障和经费保障。基本消除艾滋病母婴传播、输血传播,艾滋病治疗比例达到 90%以上。将慢性病毒性肝炎纳入医保门诊慢特病保障。适龄儿童国家免疫规划疫苗接种率保持在 90%以上。开展居民户碘盐监测,全面掌握居民碘盐普及情况。动态监测氟中毒病情的变化趋势,对氟骨症现患病人实现全面救治。开展"一评

二控三减四健"专项行动,提高居民健康知识知晓率和健康行为形成率,加快慢性病综合防控示范城市、示范区建设,到 2023 年,"一评二控三减四健"社区覆盖率达到 90%。[责任部门:市卫生健康委、市医保局、市财政局、市教育局,各区(市)政府]

8.提升精神卫生和心理健康服务水平。开展优质精神卫生服务单位创建活动,到 2023 年,60%的区(市)级及以上精神卫生机构达到优质服务单位标准。推动精神障碍患者社区康复,完善医院康复和社区康复相衔接的精神康复服务机制,到 2023 年,市、区(市)两级精神卫生机构全部开设康复科(门诊)。强化严重精神障碍患者管理,到 2023 年,所有区(市)、镇街严重精神障碍患者报告患病率达到 4.5‰,规范管理率和服药率维持在 90%以上。实施抑郁症等常见精神障碍社区综合防治,到 2023 年,抑郁症、焦虑障碍发病监测实现区(市)全覆盖。加强儿童青少年心理健康服务,到 2023 年,80%的二级以上精神专科医院设立儿童青少年心理门诊,80%的二级以上综合医院开设精神(心理)门诊。[责任部门:市卫生健康委、市民政局、市公安局,各区(市)政府]

9.深入开展爱国卫生运动。加大病媒生物孳生地治理和病媒消杀力度,降低病媒生物密度,减少和降低病媒传染病的发生和流行。大力推进卫生镇街、卫生村创建,到 2022 年,实现省级卫生镇街全覆盖,国家卫生镇街(含进入评审程序)、省级卫生村覆盖率分别达到 50%、70%以上。加强无烟环境建设,力争到 2021 年底全市党政机关、二级以上公立医疗机构全部达到"青岛市无烟示范机关""青岛市无烟示范医疗卫生机构"标准。到 2022 年,创建 2000 个"无烟家庭",力争全市中小学校及在青高校全部建成无烟学校。[责任部门:市卫生健康委、市教育局、市机关事务服务中心,各区(市)政府]

10.保障环境健康及食品安全。推广空气质量健康指数,到 2023 年,实现推送本地化及所有区(市)推送。建立综合环境健康监测与信息收集系统,搭建环境健康风险评估体系。提高食源性疾病聚集病例识别率,到 2023 年,承担食源性疾病诊疗的医疗机构聚集性病例识别率和报告率达到 95%。加强营养健康食堂、餐厅示范点建设,到 2023 年,营养健康食堂、餐厅示范点建成数量达到省绩效评价考核指标要求。[责任部门:市卫生健康委、市教育局、市市场监管局,各区(市)政府]

(三)重点人群健康维护行动

11.加强老年健康服务保障能力。结合"点菜单"

式改革试点工作,选取2～4个有代表性的区(市)进行老年人居家医疗服务试点工作。成立市级老年医学质量控制中心,加强老年医学科质量控制管理。实施老年失能失智早期干预项目,将老年失能失智早期筛查、干预指导、随访评估等服务纳入老年人健康管理,推广老年失能失智防治技术。到2023年,老年友好型医疗机构不少于85%,二级以上综合医院设置老年医学科比例达到60%,每个试点区(市)建成1个以上安宁疗护点,30%以上的社区卫生服务中心(站)或镇卫生院提供安宁疗护相关服务。〔责任部门:市卫生健康委,各区(市)政府〕

12.补齐婴幼儿照护服务短板。积极参与国家普惠托育专项行动试点项目建设,力争每年有一定数量的项目得到国家专项资金支持。将婴幼儿照护服务纳入各级经济社会发展规划,出台托育服务体系建设专项规划,到2023年,每千人口3岁以下婴幼儿托位数达到3.1个。加强妇幼保健机构婴幼儿照护服务能力建设,到2022年,市级、区(市)级妇幼保健机构建立婴幼儿养育照护指导中心。开展托育服务示范创建活动,到2023年,建成30个左右市级示范托育机构,力争每个区(市)建立1所区域综合托育中心。〔责任部门:市卫生健康委、市发展改革委,各区(市)政府〕

13.提升妇幼健康服务水平。建立危重孕产妇、新生儿救治中心动态管理机制,到2023年,新增危重孕产妇及新生儿救治中心1～2个。在全市助产机构开展爱婴医院能力提升行动,重点加强儿保妇保规范化服务管理。组织开展妇幼保健特色专科建设,争创1～2个国家、省级妇幼保健特色专科。推进妇幼保健机构标准化建设,到2023年,完成平度市、莱西市妇幼保健机构改扩建。推广婚姻登记、婚前医学检查和优生咨询指导"一站式"服务。深入实施农村妇女"两癌"免费筛查项目,设置"两癌"筛查质控中心,支持崂山区等试点适龄人群宫颈癌疫苗免费接种。〔责任部门:市卫生健康委,各区(市)政府〕

14.强化青少年健康保障责任。大力开展健康学校建设,在中小学开设健康教育课程,全面普及急救知识和技能,广泛开展特色鲜明的校园爱国卫生运动。依托"青岛市学生健康信息监测平台",开展学校各类传染病症状监测和防控,到2023年,系统监测报告率和上报率分别达到90%和80%以上,应急处置率达到100%。到2023年,全市小学生近视率降至43%以下,初中生近视率降至78%以下,高中阶段学生近视率降至88%以下。〔责任部门:市教育局、

卫生健康委,各区(市)政府〕

15.维护劳动者职业健康。实施职业病危害项目申报专项行动,到2023年,重点行业用人单位职业病危害项目申报率达到90%以上。开展工作场所职业病危害因素定期检测与评价专项整治,到2023年,工作场所职业病危害因素检测率达到85%以上。开展尘肺病防治成果巩固行动,依托市职业病防治院建设尘肺病康复技术指导中心。推进市级职业健康信息平台优化升级,提升信息数据收集汇总、比对甄别、分析评估效能。〔责任部门:市卫生健康委、市财政局、市人力资源社会保障局、市总工会、市大数据局,各区(市)政府〕

(四)医疗服务"攀峰强基"行动

16.实施高水平医疗服务能力"攀峰计划"。支持青岛大学附属医院、市市立医院、市妇女儿童医院等医疗机构争创国家和省级综合类别、专科类别区域医疗中心或国家医学中心分中心。加快推进省公共卫生临床中心青岛分中心、市第八人民医院东院区等市级卫生重点项目建设,到2023年,全市三级医院达到30家以上,实现三级医院区(市)全覆盖。加强国内外优质医疗资源的引进与合作,启动北京大学人民医院青岛院区二期建设。实施医学重点专(学)科建设计划,力争到2023年,省重点专(学)科达到110个,打造70个市级重点学科。加快推进国家、省、市临床医学研究中心建设。鼓励医疗机构开展国际诊疗服务,到2023年,力争打造6～10家国际门诊或国际诊疗病区。〔责任部门:市卫生健康委、市发展改革委、市科技局,各区(市)政府〕

17.推进基层医疗服务能力"强基工程"。全面提升县域综合医院、中医医院医疗服务能力,重点提升对急危重症患者的抢救能力,突发公共卫生事件应急处置能力,肿瘤、神经、心血管、呼吸和感染性疾病等专科疾病防治能力。每个区(市)完成5个以上胸痛、卒中、创伤、危重孕产妇救治、危重儿童和新生儿救治、癌症等中心建设,改善1所区(市)级医院传染病救治基础设施条件。进一步增加公立社区卫生服务机构数量,完善科室建设和设备配备,提高村卫生室信息化建设水平,增加基本药物配备和使用,到2023年,每个区(市)至少建成1家社区医院,完成748个村卫生室的新建和改扩建工作,打造15分钟健康服务圈。〔责任部门:市卫生健康委,各区(市)政府〕

18.全面提升医疗服务质量。建立以医疗质量及医疗服务监管为共同目标的常态化联合质控机制,加强数据及规划共享共商。建立院感防控线上监管平

台,实施智慧化监管,二级以上综合医院独立设置医院感染管理部门。开设肿瘤病房的二级及以上医疗机构,全部建成癌症规范化诊疗病房。完善急救网络,建设急诊急救实时交互信息化平台,实现患者信息院前院内共享,提升抢救及转运能力,为患者提供医疗救治绿色通道和一体化综合救治服务。动态调整全市献血点,打造半小时爱心献血圈,完成血液物联网建设,实现血液数据联网共享和集中管理,到2023年,千人口献血率和三级医院自体输血率分别达到14.2‰、28%。[责任部门:市卫生健康委,各区(市)政府]

(五)中医药振兴发展行动

19.建设中医药服务新高地。加强与中国中医科学院、山东中医药大学的战略合作,打造中国中医科学院青岛技术合作平台,推动山东中医药大学青岛中医药科学院、山东中医药大学附属青岛医院建设。到2023年,建成中医药传承创新发展中心,建立1个齐鲁中医药优势专科集群、1个省级中医专科(专病)诊疗中心、2个省级以上中医区域诊疗中心(分中心)。实施"中医药人才建设工程",到2023年,引进培养10名国医大师、10名中医药特色专家、15名新一代名医、20名中医药学科带头人(优秀青年人才)。开展中医医术确有专长人员医师资格考核,遴选1～3家中医医疗机构设置中医(专长)医师岗位。[责任单位:市卫生健康委、市教育局、市人力资源社会保障局,各区(市)政府]

20.夯实基层中医药服务水平。推进区(市)级中医医院标准化建设,到2023年,除市南区、市北区、李沧区外,其他区(市)至少按照标准设置1所公立中医医院(青岛西海岸新区2所),政府办二级及以上中医医院全部设置治未病科和康复科。建立180个国医馆、60个精品国医馆,100%的社区卫生服务中心、镇卫生院、社区卫生服务站和90%的村卫生室能够提供中医药服务。完善中医药适宜技术"O2O"在线培训平台,面向基层培训1000名能中会西的中医药人才,在家庭医生签约团队中实现中医药服务全覆盖。推进中西医协调发展,到2023年,政府办综合医院、妇幼保健机构、传染病医院实现中医药科室全覆盖,中西医联合查房会诊纳入医院管理制度。[责任单位:市卫生健康委,各区(市)政府]

21.推动中医药传承创新。在博鳌亚洲论坛全球健康论坛大会设立"传统医学分论坛",在上合示范区国际客厅建立中医药展示厅,搭建中医药交流合作平台。举办"青岛市国医大师论坛",开展"寻找传统医

学达人"活动,做好"三字经流派推拿""崂山点穴"等岛城特有中医流派及非物质文化遗产的活态传承。到2023年,打造2个省级中医学术流派传承工作室、10个中医经典(非遗)传承创新中心,淬炼100个中医专病(专技)特色门诊。举办中医药文化节,建立中医药图书角、中医药文化一条街和主题公园,打造中医药博物馆、中医药特色体验中心。[责任单位:市卫生健康委、市文化和旅游局,各区(市)政府]

(六)健康服务业提质增效行动

22.提升健康产业能级。拓宽健康产业链条,引导资金、人才、技术等资源要素集聚发展,打造5～6家全省健康产业龙头企业和健康服务品牌,培育8～10个业态集聚、功能完善、特色鲜明的产业集聚区和示范园区,助力企业建立3～5只扶持作用明显的产业基金,支持产业商协会发挥桥梁纽带作用,培育壮大1个百亿元级"雁阵形"产业集群。到2023年,基本建成覆盖全产业链、全生命周期、特色鲜明、布局合理的健康养老产业体系,医养健康产业增加值年均增速达到9%。[责任部门:市卫生健康委、市工业和信息化局、市科技局、市民政局、市发展改革委,各区(市)政府]

23.培育健康服务新业态。以康复大学落户青岛为契机,提升康复医学专科水平,推动医产融合,鼓励医疗卫生机构参与企业研发和临床试验,助推康复产业快速发展。引导社会力量在老年病、康复、护理、儿科等资源稀缺领域投资建设特色专科医疗机构,支持医学检验、病理诊断、医学影像、消毒供应、安宁疗护等第三方专业机构发展,到2023年底,特色专科医疗机构和第三方专业机构在2020年基础上各增加5家。[责任部门:市卫生健康委、市教育局、市民政局、市工业和信息化局,各区(市)政府]

(七)科技创新策源行动

24.加强人才队伍建设。完善招才引智双选会及校园招聘系统,探索建立青岛卫生健康人才云平台、人才大数据库和人才工作服务平台,拓展实施行业内组团招聘,采取"线上+线下"相结合的模式,赴高校资源丰富的重点城市招贤纳才,每年力争引进培养医养健康领域高端人才3名、市级高层次人才20名、高级职称专家100名,招聘博士、硕士500名。加大重症、呼吸、麻醉、感染等疫情救治相关学科的人才培养力度,组织符合条件的人才参加我市医药卫生学科带头人和优秀青年人才的申报。[责任部门:市卫生健康委、市人力资源社会保障局,各区(市)政府]

25.增强科技创新能力。完善"科卫协同"机制,

加强临床营养学、心身医学等新兴学科建设,加强市预防医学研究院建设,提升传染病防控和公共卫生科技攻关能力。积极参与全省健康医疗大数据科技创新联盟平台建设,引导生物样本库规范化建设,加强临床科研资源共建共享。筹建青岛卫生健康职业学院、青岛市医学模拟培训研究中心,提升卫生健康教育培训能力。[责任部门:市卫生健康委、市教育局、市科技局,各区(市)政府]

26. 开展卫生健康交流合作。根据全球疫情防控形势,积极对接美国休斯敦医疗城、迈阿密癌症研究所、日本藤田医科大学等境外高水平院校和机构,搭建康复医学、癌症治疗等多学科合作平台。支持市中医医院牵头建立半岛中医联盟,建成半岛城市群区域中医诊疗中心。建立健全半岛航空医疗救援联盟协作机制,制定航空医疗救援实施方案,构建常态化运行机制。筹建航空医疗转运平台,提高标准化、信息化、专业化服务水平。加强半岛地区采供血机构合作交流,签署《半岛采供血联盟单位检验结果互认合作协议》,打通联盟单位间血液调配壁垒。[责任单位:市卫生健康委、市发展改革委,各区(市)政府]

(八)卫生健康数智化转型行动

27. 推进数字健康基础设施建设。完成市、区(市)两级全民健康信息平台升级改造,完善健康档案、电子病历、基础资源、全员人口四大基础数据库,提升平台在业务协同、业务监管的支撑协同能力。推进以电子病历为核心的医院信息化建设,着力打造一批智慧医疗、智慧服务、智慧管理三位一体的智慧医院。推进医疗机构医疗健康信息互联互通标准化成熟度测评,到2023年,60%的二级以上公立医院电子病历应用水平达到四级以上。推进人工智能、5G、物联网、区块链等新技术在卫生健康领域的创新应用,推广远程机器人手术、医学影像辅助判读、临床辅助诊断等新兴医学智能应用。建设智慧综合监管系统,对医疗服务质量、药品使用、机构运行等进行多维度、实时化、自动化的分析和监控。[责任部门:市卫生健康委、市大数据局,各区(市)政府]

28. 深化"互联网+医疗健康"便民惠民服务。拓展青岛市"互联网+医疗健康"便民惠民服务平台功能,扩大平台接入医疗机构范围,为群众提供更加规范有序的预约挂号、便捷缴费、报告查询、医技预约、体检预约、住院服务、延伸护理等医疗和健康管理服务。推进电子健康码全面替代实体就诊卡,到2022年,实现市民使用电子健康码、青岛健康码挂号、就医、费用结算。推进"互联网+护",打造以专科护

士为主导的50公里"互联网+护理服务圈"。建设全市统一的互联网医院平台,构建入口统一、资源集中、共享普惠的互联网医疗服务体系。[责任部门:市卫生健康委,各区(市)政府]

29. 深化卫生健康领域"互联网+政务服务"。建设"全市一家医院"平台,推动"互联网+"区域影像诊断云平台应用,实现影像检查远程会诊数据共享,到2023年,实现医疗资源"一网整合"、群众就医"一码通行"、医疗缴费"一站式"结算、检查检验结果"一城互认"、健康管理"一生服务"。建设"出生一件事"联办系统,通过"前端一体申报、后台并联处理、信息集成共享"的方式,为符合条件的新生儿提供证件办理及户口、居民医保参保登记线上联办服务。[责任部门:市卫生健康委、市大数据局,各区(市)政府]

(九)深化医药卫生体制改革行动

30. 推动卫生健康服务体系整合协同。推进分级诊疗,制定医联体内重点病种上下转诊目录及相关标准,出台城市医疗集团、县域医共体绩效考核方案,加强医联体、医共体内部协同合作。将基层诊疗量、三级医院门诊人次与住院人次占比等指标纳入对公立医院绩效考核和基层服务能力提升重点评价指标,并落实奖惩。深化医保支付方式改革,进一步完善DRG付费管理体系,不断扩大DRG付费实施范围。2022年底前,紧密型医联体全面实行医保基金总额付费管理。积极探索建立以家庭医生签约服务制度为核心的按人头付费体系。2023年底前,分级诊疗主要指标达到省平均水平以上。[责任部门:市卫生健康委、市医保局、市财政局,各区(市)政府]

31. 完善公立医院管理制度。制定《青岛市推动公立医院高质量发展实施方案》《各级各类公立医院高质量发展保障措施清单》《青岛市公立医院高质量发展监测评价指标体系》《各级各类公立医院高质量发展目标清单》。全面开展二级以上公立医院绩效考核,将体现分级诊疗成效的指标纳入三级公立医院绩效考核并落实奖惩,加大考核结果应用。持续推进公立医院综合改革省级示范试点,开展市属公立医院高质量发展试点,到2023年,争取形成一批可复制、可推广的成熟经验做法。[责任部门:市卫生健康委、市发展改革委、市财政局、市人力资源社会保障局,各区(市)政府]

32. 健全药品供应保障制度。逐步提高基本药物使用比例,到2022年,政府办基层医疗卫生机构、二级和三级公立医院基本药物配备品种数量占比分别不低于90%、80%和60%。医联体、医共体完善实施

上下用药衔接制度,制定上下级用药衔接目录。重点监测短缺药品,及时解决药品短缺问题。加大处方审核和点评力度,重点对处方的合法性、规范性、适宜性进行审核。[责任部门:市卫生健康委,各区(市)政府]

（十）行业治理能力提升行动

33. 全面加强卫生健康系统党的建设。落实党委领导下的院长负责制,坚持和加强党对公立医院的全面领导。围绕影响群众看病就医感受的突出行风问题,坚持"管行业必须管行风""谁监管谁负责",开展医疗机构及其工作人员廉洁从业专项行动,持续纠治卫生健康领域的不正之风,维护医疗卫生行业公平正义。突出党建引领,开展大型医院巡查、漠视侵害群众利益专项整治行动,提升卫生健康服务群众满意度。[责任部门:市卫生健康委,各区(市)政府]

34. 加强卫生健康监督能力建设。根据国家、省级卫生健康监督机构改革方案,推进市、区(市)两级卫生健康监督机构改革,积极推动监督机构人员、房屋、车辆、执法装备标准化建设。加强全市卫生健康监督机构执法能力建设,每年组织全市性卫生健康监督机构能力提升培训不少于 1 次,到 2023 年,全市基层执法人员培训覆盖率达到 100%。切实提高卫生行政处罚案卷质量,力争每年均有案卷入选国家或省优秀案卷。国家、省年度"双随机、一公开"抽查任务完结率达到 100%,检查结果公示率 100%。深入开展"蓝盾行动",积极维护医疗和公共卫生市场秩序。[责任部门:市卫生健康委,各区(市)政府]

35. 加强卫生健康文化建设。持续推进以社会主义核心价值观、行业使命、医学精神和职业道德为主要内容的卫生健康行业文化建设,引导广大干部职工继续弘扬伟大抗疫精神。加强"青岛好医生、青岛好护士"等行业典型选树和宣传,每年选树"青岛好医生""青岛好护士"各 50 个。推进"医者仁心,服务温馨"医疗服务品牌创建,每年培树 1~2 个先进典型。深化"放管服"改革,持续提升卫生健康领域公共服务水平,营造法制化、国际化、便利化营商环境。[责任部门:市卫生健康委,各区(市)政府]

三、保障措施

（一）加强组织领导。各区(市)、各相关部门要进一步完善行动计划推进机制,细化分解目标任务,研究解决发展过程中的重大问题,制定出台相应的政策和制度,确保各项重点任务和工程落到实处。

（二）强化监测评价。突出目标导向、问题导向和结果导向,完善监测评价体系,对主要指标、重点任务的实施进度进行年度监测,及时掌握行动计划落实情况,统筹协调推进实施。

（三）深入宣传引导。广泛开展卫生健康相关法律法规、政策动态的宣传解读,提高社会认知,加强社会重视,凝聚社会共识,保障各项行动任务有效实施。

附件:卫生重点项目清单

发文机关:青岛市卫生健康委员会
发文时间:2021 年 11 月 19 日

附件

卫生重点项目清单

序号	项目名称	投资建设主体	总投资(亿元)	2023年建设目标	责任单位
1	市公共卫生中心	财政资金	8.88	开展项目二期工程建设	市卫生健康委
2	省公共卫生临床中心青岛分中心	财政资金＋专项债	15.78	竣工	市卫生健康委
3	市精神卫生中心	青岛明青健产业管理有限公司	16.9	竣工	市卫生健康委
4	市第八人民医院东院区	财政资金＋专项债	9.73	竣工	市卫生健康委
5	山东大学齐鲁医院(青岛)二期	财政资金＋专项债	25.91	竣工	市卫生健康委
6	城区内老院区基础设施提升工程	财政资金＋专项债	28	启动市立医院本部、市胸科医院等城区内老院区的改造工程	市卫生健康委
7	山东中医药大学附属青岛医院	青岛鳌鹤投资有限公司	16	主体封顶	崂山区
8	青岛大学附属医院国际医疗中心	财政资金＋自筹	6.85	竣工	崂山区
9	北京大学人民医院青岛医院二期	青岛动车小镇投资集团有限公司	15	主体施工	城阳区
10	城阳区中医院	青岛城阳城市发展集团有限公司	20	主体施工	城阳区
11	青岛眼科医院红岛扩建工程	青岛高新康视健康产业管理有限公司	3.65	竣工	高新区
12	清华大学附属青岛医院	融创国集团	35	主体施工	西海岸新区
13	西海岸新区中医院新院区	青岛西海岸青科实业有限公司	21.8	主体施工	西海岸新区
14	西海岸新区肿瘤医院	青岛西海岸医疗健康发展集团有限公司	23	主体结构完成，进行粗装修工程、外墙工程等	西海岸新区
15	西海岸新区精神卫生专科医院	青岛黄岛发展(集团)有限公司	4.16	主体施工	西海岸新区
16	市妇女儿童医院西海岸院区	青岛西海岸医疗健康发展集团有限公司	25	竣工	西海岸新区
17	西海岸新区第二中医院迁建	青岛西海岸交通投资集团有限公司	16	主体结构完成，装修工程施工	西海岸新区
18	山东大学齐鲁医院(蓝谷)	青岛鲁商蓝谷健康产业有限公司	8	竣工	即墨区
19	即墨区第三人民医院综合体	即墨国际商贸城开发投资有限公司	7.58	竣工	即墨区
20	即墨区人民医院南院区	即墨区城市旅游开发投资有限公司	16	需根据用地地质调整情况确定建设进度	即墨区
21	莱西三级医院项目	莱西市卫生健康局	17.6	完成前期手续办理	莱西市

青岛市加强医疗卫生机构研究创新功能
实施方案（2021—2023 年）

青卫科教字〔2021〕8 号

为深入贯彻落实《"健康中国 2030"规划纲要》战略目标，有效实施青岛市十四五规划和 2035 年远景目标，健全完善卫生健康领域科技创新激励引导政策，解决研究创新发展过程中存在的保障制度、政策力度、运行机制、投入与转化、基础与临床结合、信息孤岛、大数据利用等方面的问题和短板，全面加强医学研究创新能力建设，聚焦产业高质量发展，实现科技创新引领，解决重大健康问题，现就加强全市医疗卫生机构研究创新功能提出以下实施方案。

一、充分激发科技创新活力

（一）深化分类分层管理改革

加强顶层设计，根据各医疗机构所承担的医、教、研功能定位和实际发展情况，探索按照其整体实力和专业特长，确定临床型、研究型、教学型等主攻方向，对本市三级医院进行分类管理。引导和支持部分市属医院向研究型医院发展，各医疗机构根据专业特点，对各学科进行功能定位，调整考核方式，分类分层管理，建立与之相匹配的现代医院管理制度和绩效考核评价体系，逐步实现本市医疗机构和机构内学科布局合理、各类功能差异化的新格局。（责任单位：市卫生健康委、市人力资源社会保障局）

（二）加快科研经费自主化改革

推行科技攻关"揭榜制"，同步推行首席专家"组阁制"，项目费用"包干制"。实行组阁揭榜改革，积极引进外部创新资源，攻克青岛市医药生物产业发展急需解决的技术难题，首席专家经项目承担单位同意，由项目负责人在科研项目合同约定范围内依法依规实施，可以自主选聘项目组成员、自主决定项目技术路线、自主支配项目经费，并自觉接受项目承担单位和项目主管部门的监督。充分赋予项目负责人对科研经费的支配权和自主使用权，强化项目负责人责任制，灵活调整项目经费具体科目预算编制，由项目负责人根据需要按照科研经费管理规定，专项用于项目研究支出，彻底为科研经费使用"松绑"，激发创新活力。（责任单位：市卫生健康委、市科技局、市财政局）

（三）改进人才引进和培养方式

医疗卫生机构创新人才引进模式，加大对临床重点专科和重点学科、重点实验室、临床研究中心所在科室的学科、学术带头人引进力度，形成支持重点学科和研究平台可持续创新发展的研究力量。支持符合条件的医疗卫生机构设立博士后科研工作站，扩大博士后人员招收规模。确保进站博士后的薪酬待遇达到医疗机构工作人员的平均水平。市属医疗卫生机构按照"一人一策""一事一议"等灵活方式，做好行业内领军人才、国家杰青、优青项目获得者等优秀人才引进工作，建立以"创新能力、带动发展、团队培养"为核心的考核标准，加大优秀青年人才队伍建设力度。（责任单位：市卫生健康委、市委组织部、市人力资源社会保障局、市教育局）

（四）完善人才评价机制

在全市卫生技术人员高级职称聘任工作中，将临床试验和科技成果转化纳入职称聘任考核体系，对横向委托的临床试验项目与纵向立项的科研项目同等对待。（责任单位：市人力资源社会保障局、市卫生健康委）

（五）加大科技创新在绩效考核中的比重

将科技创新、成果转化等作为三级公立医院绩效考核的重要内容，重点考核研发经费内部支出及提升幅度。在市属医院绩效考核中，两项指标权重 2021 年增加至 10％，2022 年增加到 15％左右，2023 年增加到 20％左右，探索设立科技创新专项绩效考核体系，逐步将创新成果产出和转化作为科技评价的核心内容。支持医疗卫生机构将科技创新绩效评价结果与专兼职科研人员薪酬分配等挂钩。深入落实《青岛市促进科技成果转移转化实施方案》，医疗卫生机构及其创新团队对其持有的研究成果可通过转让、入股等多种方式实现转化和回报增值，形成稳定多元的激励机制。鼓励医疗卫生机构提高科技工作者科技成果转化收益所提取奖励的比例。（责任单位：市卫生健康委、市人力资源社会保障局）

（六）支持社会力量设立科技项目和奖项

面向青岛地区医疗卫生机构，支持社会力量设立攻克严重危害人民健康的常见病、多发病的诊治新方法、药物临床试验项目；支持青岛市医学会设立医学科技奖项对在疾病防治和公共卫生研究中创造新技术、新方法、新方案或在解决重大科技问题中做出突出贡献的单位和个人进行奖励，形成调动研究创新积极性的持续动力，推动医药健康科学技术创新与居民健康、经济社会发展需求密切结合。（责任单位：市科技局、市卫生健康委、市人力资源社会保障局）

二、着力建设科技创新策源地

（七）搭建临床研究试验平台

积极争取高层次医学中心、临床医学研究中心、重点实验室落户，加大实验室的建设经费投入，以临床研究平台搭建为契机，对各实验室重新定位和重组，着眼于全市实验资源的合理利用，形成优势互补，特色鲜明的实验检测项目，逐年扩大对实验室的建设投资，更新和添置实验设备，使其更好地为教学、科研服务。理顺和优化研究中心内部流程和激励机制，形成对外开放的新格局，成为青岛市实验室网络节点，进而申报更高层次的实验室。（责任单位：市卫生健康委、市科技局）

（八）促进学科科技创新深度融合

建立学科共建共享机制，整合研究资源，实现智能互联、平台共建、资源共享。引导生物样本库规范化建设，实现与国内样本库互联互通，培育专业的临床医学研究中心或成为国家临床医学研究中心的分中心，积极参与全球临床研究项目；为临床研究提供专题讲座、实验设计、统计分析、英文编辑、伦理审查一体化服务平台；鼓励各医疗机构设立临床研究新技术新项目基金，促进医研结合、医工结合、康养结合、军民融合项目研发。（责任单位：市卫生健康委、市科技局）

（九）建设产学研一体化创新基地

紧紧抓住国家自由贸易试验区青岛片区建设的时机，重点关注生物医药板块等热点内容，支持医疗卫生机构与国内外高校、科研院所、高新技术企业共建联合实验室等协同创新基地，加快创新药品审批上市，大力发展医养健康研究产业，推动健康服务多业态深度融合，建设北方康养产业重要基地，打造医养结合示范城市。建设具有国际影响力、引领国内临床研究与转化发展的综合性医学研究机构，全面实现中国(山东)自由贸易试验区青岛片区实施方案建设目标，推动胶东半岛一体化进程。学术研究紧紧围绕临床问题，经过科学探索到临床验证，继而与企业共同进行医学转化，提升全市创新药物和医疗器械试剂研发和产业化能力。（责任单位：市卫生健康委、市工业和信息化局、市科技局、市市场监管局）

三、促进信息资源共享开发利用

（十）加强信息化数字化建设

支持医疗卫生机构利用先进的信息技术对其人流、物流、财流进行综合管理，对在医疗活动各阶段产生的数据进行采集、存储、处理、提取、传输、汇总、分析利用，加工形成各种信息，并与卫生健康行政部门实现互联互通，为临床研究数据的提取提供支撑。落实"互联网＋医疗健康"，推动移动医疗、移动护理、智能医生工作站、移动支付、人工智能诊断，实现门诊服务自助化、住院服务移动化、诊断服务智能化，打造有温度的医疗服务。建设全市统一的临床研究管理和服务信息系统，建立临床研究数据平台，并与医院已有的信息系统进行对接，实现符合要求的临床资料、临床研究、受试者及标本处理贮存流程管理等信息服务功能，对临床研究进行电子化动态管理。（责任单位：市卫生健康委、市工业和信息化局、市大数据局、市医保局）

（十一）推进大数据库联盟建设

以省级大数据科技创新联盟为中心，聚集全省优质数据资源，建成急性脑血管病救治、慢性阻塞性肺疾病合并肺癌健康等科技大数据库，对汇聚的医疗健康信息进行筛选、清洗、安全处理和结构化后，按病种整理成数据集，经脱敏后面向合作单位开放。各医疗机构、各加盟学科充分利用合作机遇，带动各学科临床数据库的建立，配备专业数据处理人员，负责数据处理、上报、对外联络；配备专业数据存储器和软件，实现无缝隙对接外部端口，为临床研究奠定坚实基础。支持转化医学实验室建设和人工智能、大数据、区块链等产业发展，为提高医疗卫生服务可及性和疾病防治水平赋能。（责任单位：市卫生健康委、市工业和信息化局、市大数据局、市科技局）

（十二）鼓励引导互联网医院和智慧医院建设

大力发展医学人工智能技术、信息网络技术、生物医药技术，推广云计算、物联网、大数据、移动互联应用，通过政府统筹推动，以医疗机构为主体、以企业技术为支撑，鼓励取得互联网医院牌照的医疗机构，丰富专业互联网门诊，为慢病患者提供健康教育、用药指导等医疗服务。建设智慧医院，发展智慧医疗、智慧管理和智慧服务,在创新中促进服务品质提升、管理绩效改善、相关产业发展。着力推进信息化建设和"互联网＋医疗"战略,以信息化带动医院管理和服务能力的提升,大力推动信息集成,整合行政管理系统、医疗管理系统、决策支持系统、其他各种辅助系统等数据库,实现院内、院外的数据共享,集成医院运营、控费、绩效和质量安全等数据信息,建立智慧医院管理平台。(责任单位:市卫生健康委、市科技局、市工业和信息化局、市大数据局)

四、全面提升产业发展支撑能力

(十三)提高伦理审查效率

支持建立临床研究伦理审查协作网络、成立伦理审查互认联盟和区域伦理委员会,推行医疗机构间和区域内的伦理审查结果互认。医疗卫生机构开展药械疫苗试剂试验时,要通过提高审查频次、简化审查流程,提高伦理审查效率,力争做到随到随审。联盟参与单位收到主审单位伦理审查批件后,根据新版药物临床试验质量管理规范,可采取简易审查程序,完成本机构研究者资格和能力、人员配备、设备条件和知情同意书等内容审查。联盟成员单位共同负责完善伦理审查互认机制,建立联盟运行管理共识,从而提高多中心伦理审查效率,促进医药健康协同创新。(责任单位:市卫生健康委、市市场监管局)

(十四)加强受试者招募管理

医疗卫生机构在药械疫苗临床试验受试者招募中,所有招募对象的选择、招募方式、招募材料、发布方式等都应通过伦理委员会的审查批准。合理确定试验项目的费用和受试者的补偿水平,并购买意外伤害保险。对本单位发起或参与的受试者招募广告进行审核后,通过互联网登载等多种方式向社会发布,扩大招募宣传范围。建立受试者招募数据库等信息系统,对受试者的身份进行甄别,严格掌握入排标准,保障受试者的安全,控制研究风险。(责任单位:市卫生健康委、市市场监管局)

(十五)优化内部审批流程

医疗卫生机构应优化药械疫苗试剂试验的内部审批流程,明确各环节时限,精简审批要件,缩短项目启动时间。要督促项目负责人同申办方就研究质量控制责权利进行事前约定,对申请材料应一次性告知申办方需要补正的全部内容,并提供模板。加强医疗卫生机构审批网站建设和电子化办公能力,实现电子提交、在线审批和电子签名打印。在完成全部质控内容并形成意见后,按照时限向申办方出具意见。应将

管理人员、项目负责人承担的试验完成质量和效率作为人员考评和绩效评价的重要指标。(责任单位:市卫生健康委、市市场监管局)

(十六)加强临床试验质量管理

医疗卫生机构要建立药械疫苗试剂临床试验项目负责人承诺制度,对开展试验的医务人员进行岗前培训。对开展药械疫苗试剂临床试验者必须取得GCP培训合格证,开展的临床试验与所在专业基地必须吻合,临床试验机构为质量管理的责任主体,应设立或者指定药械疫苗试剂临床试验的质量管理部门,建立质量管理体系,制订标准操作规程,可委托第三方参与质量管理,严格落实试验质量管理规范要求,并在临床研究的网站上进行注册登记。开展以上市注册为目的的试验,应在质量管理体系下运行,临床试验机构应对试验开展进行业务指导、对试验全过程进行质量控制,及时发现问题,督促整改落实。非注册临床试验项目,医疗机构要参照药械临床试验管理规范原则加强管理。(责任单位:市卫生健康委、市市场监管局)

(十七)支持创新成果转化应用

支持医疗卫生机构优先使用医药健康领域新技术新产品(服务)目录的创新药物和医疗器械,推广普及创新诊疗规范。简化医疗服务创新技术审批流程,加快推进创新技术在临床的应用。研究搭建医院院内制剂生产公共平台,加快经临床研究试验安全有效的药械疫苗试剂等创新产品形成专利并转化应用,并按照省规定将符合条件的医院自制剂纳入医保支付范围。(责任单位:市医保局、市卫生健康委、市市场监管局)

(十八)健全医药信息企业联系制度

联合多部门建立医药和信息类企业联系制度,听取企业的需求和建议,及时为企业送政策送服务上门,帮助解决研发转化推广中的政策与管理问题。搭建医院制剂委托加工、医院制剂成果转化等院企供需对接桥梁,促成医疗卫生机构、科研机构与医药企业之间的"一对一"合作。(责任单位:市工业和信息化局、市市场监管局、市卫生健康委)

五、加强研究创新投入

(十九)加大行业专项投入

加大对科技研发投入,加强医疗卫生机构创新转化能力建设,支持开展严重危害人民群众身体健康的地方病、新发突发传染病、重大疾病研究,开展创新医疗器械开发、罕见病、抗肿瘤药物和干细胞等新技术

和新产品研发,引导创新成果优先在本市转化应用,形成具有自主知识产权的关键核心技术和解决方案。青岛市医疗卫生重点学科建设、人才计划和适宜技术推广等项目经费设置临床研究支出方向,专项资助临床研究开展。(责任单位:市卫生健康委、市科技局、市财政局、市委组织部)

(二十)建立多元投入机制

支持各医疗机构争取各级各类科学研究基金和合作项目,鼓励医疗卫生机构通过与医药企业、风险投资机构、社会捐赠和公益基金组织等各方共同出资的方式,拓宽筹资渠道,加大对科技创新的投入力度。市属三级医院按照不低于上一年度业务收入的2%建立院内科技创新专项经费,用于学科建设、创新团队培养、项目研究、成果转化和科技奖励等创新活动。各区围绕发展规划确定2~3个公共卫生和临床专科专业进行重点建设和发展,并设立专项基金进行扶持。(责任单位:市卫生健康委、市科技局)

六、加强创新组织保障

(二十一)加强行业组织推动

市卫生健康委成立科技创新工作领导小组,分管领导担任组长,各相关处室、各医疗机构负责人担任成员,负责贯彻落实领导小组会议议定事项,对本市卫生健康系统的研究创新工作实施行业归口管理和统筹推进,督促检查有关单位工作落实和任务完成情况,加强绩效管理,协调解决科技创新中的重点难点问题。各举办主体应为所办医疗卫生机构研究创新工作提供必要的支持条件和政策保障。(责任单位:市卫生健康委)

(二十二)发挥高校科研院所共建力量

充分利用与国内高校、科研院所合作共建的机遇,与国内外行业内领军人物或学科贯通融合,通过技术引进、人才培训、学术交流、多中心研究等方式实现全线对接,提高核心技术市场占有率,提升学科整体实力和水平。建立更加开放灵活的人员双聘互聘机制,加快基础研究成果从实验室向转化应用的进程,医教协同推进医疗卫生机构和高校科研院所研究创新能力的共同提升。(责任单位:市卫生健康委、市科技局)

(二十三)强化医疗卫生机构主体责任

医疗卫生机构是医学科技创新的主体,建立现代科研管理制度,在人员聘用、内部机构调整、奖励分配、绩效评价、经费管理和分级授权等方面对创新工作给予大力支持。加强内控制度和科研诚信建设,健全工作体系,有效实施监督。加强科技资源的有效统筹,切实将科技体制机制改革的各项措施落实到位,促进医疗卫生与科技创新转化工作协同发展。(责任单位:市人力资源社会保障局、市科技局、市卫生健康委)

(二十四)广泛调动社会力量

探索成立青岛医药科技成果转化联合会等综合型、枢纽型社会组织,引导创业孵化、知识产权、资产评估、检验检测等服务机构加强合作,促进青岛医药科技成果转化,组织科技对接会、成果推介会,提供转化全流程的服务和指导,成为紧密联系医疗卫生机构和医药企业科技创新合作的桥梁和纽带。支持青岛市医学会等社团组织设立科研管理分支机构,由医疗卫生机构和相关企业等从事科技创新管理和成果转化工作的人员组成,加强科研管理方面的交流研讨和学术研究,推动医学科技管理工作高质量发展。(责任单位:市卫生健康委、市科技局、市民政局、市行政审批服务局)

(二十五)深入推动国际交流合作

通过每年一度的博鳌亚洲论坛全球健康论坛大会、世界华人医师大会,举办各类医学论坛,汇聚全球医疗精英,分享国际先进的诊疗和管理经验,打造具有全球影响力的国际交往品牌,有效推动重点学科的发展和优秀临床专家的成长,助推青岛医疗水平提升和国际化医疗快速发展,逐渐建设成为面向全球的集学术交流、成果展示、开放合作、交流交易于一体的平台,助力国际知名特色城市建设。(责任单位:市卫生健康委、市外办)

发文机关:青岛市卫生健康委员会
　　　　　中共青岛市委组织部
　　　　　青岛市发展和改革委员会
　　　　　青岛市教育局
　　　　　青岛市科学技术局
　　　　　青岛市工业和信息化局
　　　　　青岛市民政局
　　　　　青岛市财政局
　　　　　青岛市人力资源和社会保障局
　　　　　青岛市人民政府外事办公室
　　　　　青岛市医疗保障局
　　　　　青岛市市场监督管理局
　　　　　青岛市大数据发展管理局
发文时间:2021年6月15日

综　　述

2021 年卫生健康工作综述

卫生健康事业概况

2021 年,青岛市卫生健康系统认真贯彻落实习近平总书记对山东、对青岛工作和对卫生健康工作的重要指示要求,从严从实抓好疫情防控工作,全方位全周期维护人民健康和生命安全,卫生健康工作保持稳中有进的良好态势。2021 年度青岛市"三民"活动社情民意调查中,医疗服务群众满意度同比提升 1.52 个百分点,提升幅度列全市 15 个领域第 4 位。全市居民人均预期寿命提高至 81.57 岁(预测),孕产妇死亡率、婴幼儿死亡率分别降至 4.85/10 万、1.75‰,居民主要健康指标处于全国前列,达到全球高收入国家平均水平。

新冠肺炎疫情防控

全市卫生健康系统始终保持临战状态,不分昼夜坚守监测预警、检测报告、流调溯源、发热门诊、集中隔离点和定点收治医院。累计对 27.3 万名入境人员进行例行核酸检测和"三采双检",完成来青返青重点人员随访检测 37.5 万人次,开展"应检尽检""愿检尽检"等核酸检测 1953.58 万人次,完成物品、环境等样本检测 13.99 万份;出动疾控系统流调、采样、转运、技术指导等防控力量 8490 人次,消毒点数 462 个、消毒面积达 30.45 万平方米。搭建起以传染病监测为核心的公共卫生大数据运用平台,建立了系统协作、部门协同、跨区域联动的流调溯源工作机制。建成启用青岛市公共卫生应急备用医院作为新冠肺炎定点救治医院,设置 43 个普通发热门诊、6 个入境专用发热门诊、184 个发热哨点诊室。落实四级院感巡查制度,完成院感防控线上视频监管平台一期建设,推进"线上监控、线下监管、巡回督查"智慧化监管。圆满完成第十四届全国学生运动会、2021 跨国公司领导人青岛峰会和第 31 届青岛国际啤酒节等 60 余个重大活动会议疫情防控和医疗服务现场保障工作。坚持"先急后缓、分批启动、逐步推开"原则,"一区市一方案"稳妥有序推进新冠病毒疫苗接种工作,共设置各类疫苗接种点 339 个、接种单元 1325 个,组建"一二三线"接种服务梯队 6796 人,在全省率先推广使用智慧移动接种车开展接种,日最大接种能力达到 38 万人次。

2021 年全市累计接种新冠疫苗 2314.36 万剂次,覆盖人群 967.67 万人,群体免疫屏障基本形成。

医疗资源配置

加快卫生重点项目建设,青岛市公共卫生中心一期、青岛市第八人民医院东院区项目主体结构封顶,青岛市精神卫生中心、青岛市公共卫生临床中心、山东大学齐鲁医院(青岛)二期项目进入地上主体结构施工阶段;加快推进山东中医药大学附属青岛医院、市妇女儿童医院西海岸院区、市中医医院城阳院区建设。大力提升基层医疗卫生服务能力,青岛市、区(市)两级共投入4900余万元为所有政府办镇街卫生院、社区卫生服务中心配齐彩色超声设备;省级示范标准村卫生室和新建中心村卫生室全部配备血液分析仪、除颤仪、心电图机等设备;95%的镇街卫生院、社区卫生服务中心达到国家"优质服务基层行"基本标准。

截至2021年底,青岛市有卫生健康机构8574家(含村卫生室),与2020年同比增加43家,增长0.5%。其中,医院346家,专业公共卫生机构95家[妇幼保健机构12家,疾病预防控制机构41家,专科疾病防治机构6家,卫生监督机构12家,急救中心(站)7家,采供血机构1家,计划生育技术服务机构16家],基层医疗卫生机构8095家(卫生院103家,社区卫生服务机构301家,村卫生室3988家,门诊部、诊所、卫生所、医务室3703家),其他卫生机构38家。青岛市各级各类卫生健康机构提供总诊疗量为8473.41万人次,与2020年同比增长25.89%;提供住院服务158.82万人,与2020年同比增长14.55%。

医疗服务"攀峰计划"

引进北京大学人民医院合作建成青岛医院。获批建设2个综合类别、4个专科类别和1个中医省级区域医疗中心,打造肺病、康复、心血管3个齐鲁中医药优势专科集群。新培育3个国家级、3个省级和12个市级临床医学研究中心。有60个学科进入中国医院科技量值(STEM)学科百强榜单,比2020年增加5个,入围学科数量继续居计划单列市首位。引进招聘各级各类人才3118名,其中省级及以上专业水平高层次人才28名,硕士、博士和副高级以上人才899名;推荐45人获青岛拔尖人才称号,数量居全市各行业第二位。

卫生健康信息化

构建青岛市统一的"互联网＋医疗健康"便民惠民服务平台,以"健康青岛"微信公众号作为居民健康服务的统一入口,实现预约挂号、医技预约、体检预约、住院服务等100多项功能服务。搭建"就医付费一件事"系统,提供预交金、银联、微信、支付宝等多渠道多方式便捷支付。建设"出生一件事"联办系统,为符合落户条件的婴儿提供《出生医学证明》《预防接种

证》《社会保障卡》等证件办理和户口、医疗保险参保登记等线上联办服务,实现数据"多跑路"、群众"少跑腿"。全面启动智慧健康工程建设,规划业务标准及数据集标准300余项,制订"全市一家医院"基础支撑平台建设方案。高标准高质量落实国家、省、市网络安全工作部署。

疾病预防控制

青岛市疾控中心、西海岸新区疾控中心入选山东省首批省级改革试点,在功能定位、人才激励、绩效水平、防医教融合等方面实现了多项创新性成果。青岛市疾控中心成立青岛市公共卫生检测检验实验室质控中心,设立基本公共卫生服务质量控制与指导中心。强化慢性病综合防控示范区建设和动态管理,2个国家级慢性病综合防控示范区和4个省级慢性病综合防控示范区通过复审。开展居民碘营养状况和碘缺乏病监测,实施饮水型地方性氟中毒病区村全覆盖动态监测。做好以输入性疟疾防控为主的寄生虫病防控工作,规范处置境外输入性疟疾病例5例。初步建立耐药结核病防治关怀服务体系。全面推进青岛市第四轮国家级艾滋病综合防治示范区创建工作。完善预防接种服务体系,2021年新增预防接种门诊34个,其中成人预防接种门诊26个。加强精神卫生专业队伍建设,2021年,青岛市累计培养心理健康指导师150余人。建设青岛市口腔健康教育基地并进行电子信息化升级改造。

医药卫生体制改革

青岛市在山东省率先建立现代医院管理制度评价指标体系,建立健全现代医院管理制度。强化典型示范引领,加快推动青岛市公立医院高质量发展,指导青岛大学附属医院、青岛市中心医院、即墨区人民医院深入推进国家、省现代医院管理制度试点工作。2021年,青岛大学附属医院进入全国三级公立医院绩效考核全国前20名(较上年提升6名),青岛市中心医院由B＋＋级跨入A级。深化医疗卫生事业单位行业薪酬改革,在全国率先改革公共卫生事业单位管理机制,实施"一类保障、二类管理"政策。推动职称政策改革,实施职称评聘倾斜政策,2021年,分别有9名和92名专家获聘专业技术二、三级岗位。深化医疗服务价格改革,建立新增医疗服务项目评审机制,全年新增医疗服务项目102项,调整部分医疗服

务项目 144 项。2021 年,全市公立医院门诊次均费用较 2020 年下降 3.55%,住院次均费用较 2020 年增长 1.5%;医疗服务收入(不含药品、耗材、检查、化验收入)占比达到 31.33%,比 2020 年提升 0.32 个百分点,医院收入结构持续优化。巩固和完善基本药物制度,组织医疗机构对 20 个药品开展药品临床综合评价,青岛市在基本药物制度补助项目绩效考核中获山东省第 1 名。

医政医管药政

实施改善医疗服务"六个一"行动,青岛市各级公立医院形成改善医疗服务行动清单 607 张,实行挂图作战。在全市推广医疗投诉纠纷一站式处理、"互联网＋护理"、"无陪护管理"等模式。加强非急救转运指导,年内非急救转运累计提供服务 2 万余单。成立"青岛市疑难罕见病诊治中心",提升区域疑难罕见病诊治能力。加快建设急救智能支持系统,推动"六大中心"建设提档升级。推进国家基本药物制度综合试点工作,加强应急药品和短缺药品储备。提升血液保障能力,形成辐射七区三市的献血网络,建设国内首个血液物联网平台,中央电视台报道相关做法。将提升突发公共卫生事件应急救援能力纳入市办实事,采购物资车、水电车、炊事车、指挥车等特种车辆和专用设备并开展培训演练,提升重大突发公共卫生事件院前急救指挥效能。建立"小箱进大箱"医废集运模式,优化医疗废物分类收集、贮存、转运等流程。

综合监督与食品安全监测

组织开展覆盖青岛市各级各类医疗卫生机构的常态化督导检查。加强综合监管体制机制建设,开展青岛市市级综合监管督察,完成"信用＋综合监管"试点工作。开展全市口腔医疗机构卫生监督量化分级管理试点工作,对青岛市 1046 家口腔医疗机构中的 1013 家口腔医疗机构进行了卫生监督量化评定。持续开展住宿场所 A 级单位评审工作,2021 年评定住宿场所 A 级单位 30 家。推进监督执法各项重点目标任务落实,共监督检查 4.89 万家次,监督覆盖率 99.74%,查处案件 3657 件,人均办案 18.19 件。落实国家"双随机"监督任务 2946 项,完成率 100%。开展医疗美容、疫苗接种管理、医疗机构和公共场所传染病防控、人类辅助生殖、农村生活饮用水等重点领域"蓝盾行动"专项整治。建立健全食品安全风险监测

和分析研判工作机制,推进食源性疾病监测信息化建设,推进健康青岛合理膳食行动。

老年健康服务

推进医养结合示范市建设,开展医养结合服务提升行动,青岛市两证齐全的医养结合机构达到 180 家,建立安宁疗护示范中心 5 个,安宁疗护实践基地 20 个。推进老年健康服务体系建设,建立老年健康综合管理平台,全市 50% 以上医疗机构建成老年友善医疗机构。在社区试点开展老年失能和痴呆筛查及健康宣教干预等服务,为老年人尤其是失能老人提供康复护理、长期照护等延续性服务,开展老年人心理关爱试点。大力实施积极应对人口老龄化国家战略,完善青岛市、区(市)两级老龄工作机制,落实老年人各项优待政策,优化老年人服务事项,提出 23 条便利老年人办事服务的具体措施。

人口家庭工作

扎实推进三孩生育政策实施,推动党政主体责任落实。健全完善计划生育服务管理体系,打造计划生育优质服务样板,落实计划生育各项奖励优惠政策。大力发展普惠托育服务体系,35 个托育建设项目获批国家普惠托育服务专项行动中央资金支持 2585 万元,2 家机构获评山东省托育示范机构,12 家机构获青岛市托育服务示范机构。截至 2021 年底,青岛市有各类托育机构(含幼儿园托班)576 家,托位数 16978 个,每千人托位数 1.69 个。全年户籍人口出生 5.68 万人,同比减少 14.63%,其中二孩出生 2.54 万人,占总出生人数的 44.77%,同比减少 20.72%;人口自然增长率 0.31‰,同比降低 2.18 个千分点,育龄妇女总和生育率 1.01,同比减少 0.11,户籍出生性别比为 107.69,保持正常。

职业健康

推进职业健康治理机制建设,建立青岛市职业病防治工作联席会议制度,推动职业健康融入国民经济发展政策,提升职业健康治理能力。强化职业健康监督管理,开展职业病危害摸底调查,实现职业健康检查机构市级质控全覆盖。提升基层职业健康队伍能力,举办各类培训班 25 期,培训基层业务骨干 3000 余人次。开展用人单位摸底调查、新发职业病溯源调

查和监督检查、尘毒危害专项治理"回头看"、建设项目"三同时"等工作，推动公共卫生体系建设目标任务在职业健康领域落地。以信息化建设为抓手，推进职业健康检查个案信息数据标准化改造，青岛市研发的职业病危害用人单位现状调查信息化系统在山东省推广使用。

中医药事业

在山东省率先试点开展青少年神志病中医药干预和妇女更年期中医药干预健康管理服务项目；在全国率先开展"互联网＋中医药适宜技术服务"，将拔罐、刮痧、艾灸等 26 项中医药护理适宜技术纳入"网约护士"上门服务内容，二级及以上公立中医医院均开展了"送汤药上门"服务，青岛市在全省"方便看中医""放心用中药"工作推进会议上作经验交流。有 2 人获得省中医药杰出贡献奖，新增一批省级、市级中医药名家。协调恢复设置胶州市中医医院，实现政府办市、县中医医院"全覆盖"；政府办综合医院、传染病医院、妇幼保健院全部设置中医药科室，100％的政府办社区卫生服务中心和镇街卫生院、91％的社区卫生服务站和村卫生室能够提供中医药服务，形成了覆盖城乡的 15 分钟基层中医药服务圈，青岛市有关做法在《人民日报》客户端和国务院发展研究中心《新经济导刊》刊载。

爱国卫生运动

推进健康青岛行动，建立健康青岛监测评估机制，印发《健康青岛行动监测评估实施方案》《健康青岛行动监测评估指标体系（试行）》，对 58 项市级指标和 47 项区（市）指标全面监测评估。在《清华城市健康指数 2021》发布的 90 个城市评价中，青岛市是山东省唯一入选优质型城市名单的城市。通过国家卫生城市复审，开展八大专项整治提升行动，共整治老旧小区 1968 个次、背街小巷 2270 条，检查餐饮单位 8.6 万家，升级改造农贸市场 13 处，检查农贸市场 1798 处次。省级卫生村比例大幅提高，达到 4307 家。开展病媒生物防制，集中灭蚊蝇消杀活动 10 次，投放苏云金杆菌 30 吨，灭蚊幼虫缓蚀剂 10 吨，累计参加人员达 10 万人。开展集中灭鼠、灭蟑螂活动，累计投放鼠药 200 多吨，增设灭鼠屋近 10 万个。组织"灭四害"进社区活动 500 余次，发放张贴"灭四害"宣传海报 10 万张。积极进行无烟环境建设，创建"无烟示范机关"888 家、"无烟家庭"1912 家。加强戒烟门诊能力建设。加大控烟执法力度。

2021 年机构设置及主要领导名录

（截至 2021 年 12 月）

青岛市卫生健康委员会

薄　涛　　主任、市中医药管理局局长
柳忠旭　　党组副书记（主持党组工作）（2021 年 11 月 14 日任职）
张　华　　党组副书记、副主任，市疾病预防控制中心党委书记（正局级）
杜维平　　党组成员，市计划生育协会常务副会长（正局级）
赵国磊　　党组成员、副主任、市中医药管理局专职副局长
隋振华　　正局级领导干部
赵宝玲　　一级巡视员
董新春　　市计划生育协会专职副会长
王达友　　市计划生育协会专职副会长
吕富杰　　副局级领导干部

委属单位

名称	主要领导姓名、职务	
青岛市卫生健康委员会综合监督执法局	王　伟	局长（副局级）
青岛市市立医院	杨九龙	党委书记
	管　军	院长
青岛市中医医院（市海慈医院）	赵军绩	党委书记
	池一凡	院长
青岛市中心（肿瘤）医院	宋　岩	党委书记
青岛市第三人民医院	邢晓博	党委书记、院长
青岛市胸科医院	宋　岩	党委书记
青岛市第五人民医院	辛善栋	党委书记
	丁文龙	院长
青岛市第八人民医院	张红梅	党委书记
	温成泉	院长
青岛市第九人民医院	杨九龙	党委书记
	管　军	院长
青岛市胶州中心医院	邢立泉	党委副书记、副院长（临时负责）
青岛市妇女儿童医院	邢泉生	党委书记、院长
青岛市第六人民医院	刘振胜	党委副书记、副院长（主持工作）
青岛市精神卫生中心	孙顺昌	党委书记
	王春霞	院长
青岛市口腔医院	王爱莹	党委书记
	王万春	院长
青岛市疾病预防控制中心	高汝钦	党委副书记、主任（副局级）
青岛市妇幼保健计划生育服务中心	江　威	主任
青岛市急救中心	董　夏	党支部书记（正处级）
	盛学岐	主任
青岛市中心血站	闫家安	党委书记
	逄淑涛	站长
山东省青岛卫生学校	王秋环	党委书记
	宋守正	校长
山东省青岛第二卫生学校	马桂莲	党委书记
	姜瑞涛	校长
青岛市卫生健康委员会医院发展中心	王者令	主任
青岛市卫生健康人才发展中心	徐　建	主任

（续表）

名称	主要领导姓名、职务	
青岛市公立医院经济管理中心	刘焕芳	副主任
青岛市干部保健服务中心	李慧凤	主任
青岛山大齐鲁医院	苏　华	党委书记
	焉传祝	院长

青岛市市南区卫生健康局

局　　长：于衍萍
党组书记：尹　君
党组成员、副局长：郑宝东、刘　洁、杨　光

青岛市市北区卫生健康局

党委书记、局长：徐美丽
党组成员、副局长、三级调研员：陈祥国
党组成员、副局长：安效忠、李　娟
副处级领导干部：董少远
二级调研员：李友良、杨仁庆
四级调研员：殷　龙、王雅郁

青岛市李沧区卫生健康局

党组书记、局长：李　蕾
党组成员、副局长：宫　伟、张红燕、刘继章

青岛市崂山区卫生健康局

党组书记、局长：王绍美
副　局　长：金善超、徐晓东

青岛市城阳区卫生健康局

党组书记、局长：韩锡宏
党组副书记：宋淑青
党组成员、副局长：江喜范、张明福、韩香萍、韩通极
党组成员：牛锡志
二级调研员：孙开旬、陈正杰
副　局　长：于　芝
副　处　级：刘世友、韩德福

青岛西海岸新区卫生健康局

党组书记、局长:薛立群
副 局 长:张秀山、杨学军、徐　刚、赵玉峰

青岛市即墨区卫生健康局

党组书记、局长:陆钧林
副 局 长:梅亦工、于朝晶、王　娟

胶州市卫生健康局

党组书记、局长:王寿鹏
党组成员、副局长:赵建磊
党组成员、副局长:卿　军
党组成员:张建顺
党组成员:刘晓丽
党组成员:侯湘波
副科级干部:杨维昂
胶州市卫生健康服务中心主任:宋金来
副科级干部:吴淑芹

平度市卫生健康局

党组书记、局长:胡建光
党组成员、副局长:郭源圣
副 局 长:郭雅丽
党组成员、中医医院党总支书记:李成职
党组成员:姜　丽
副局长(挂职):侯素青

莱西市卫生健康局

党组书记、局长:何贤德
党组成员:徐鹏程
党组成员,莱西市红十字会党组书记、常务副会长:张代波
党组成员、副局长:姜　宇
党组成员:臧田华
党组成员、副局长:徐玉华
党组成员:王磊磊
副 局 长:陈爱杰
副 局 长:黄海涛(挂职)、李青华(挂职)

2021年青岛市卫生健康工作大事记

1月

1月4日，山东省委常委、青岛市委书记王清宪到市公共卫生应急备用医院、康复大学调研建设情况。市委副书记、市人大常委会党组书记王鲁明参加调研。市领导薛庆国、祝华、栾新、朱培吉，有关区（市）和部门负责同志参加调研。青岛市公共卫生应急备用医院于2020年12月31日竣工落成，康复大学建筑主体同期封顶。

1月5日，青岛市卫生健康系统鼓斗志抓落实当好防疫卫士"百日奋战"行动部署会议召开，市委组织部常务副部长杨锡祥（主持市卫生健康委全面工作）、市卫生健康委主任薄涛出席会议并讲话。即日起，用100天时间在全市卫生健康系统开展鼓斗志抓落实当好防疫卫士"百日奋战"行动，重点做好严防疫情输入巩固提升行动等10项行动。

1月6日，市政府新闻办召开青岛"十三五"成就巡礼第十二场发布会，介绍"十三五"时期青岛市优化卫生健康服务情况，市卫生健康委党组成员、副主任，市中医药管理局专职副局长赵国磊及市卫生健康委疾控处、医政处负责同志出席发布会并回答记者提问。

1月7日，由青岛市卫生健康委员会联合青岛新闻网推出的大型系列中医健康科普栏目《国医在线》开播。

1月19日，市卫生健康委主任薄涛到青岛市公共卫生应急备用医院调研，就医院启用工作做出部署。

1月22日，市委统筹疫情防控和经济运行工作领导小组（指挥部）第16次工作例会暨常态化疫情防控工作专班第8次会议召开，市委副书记、市长赵豪志主持会议并讲话，市委副书记、市人大常委会主任、市常态化疫情防控工作专班常务副主任王鲁明出席并讲话。会议听取平度市省外输入疫情处置工作情况汇报，对加快流调溯源和重点人员追踪随访，农村地区疫情防控、重点场所疫情防控、核酸检测能力提升、隔离管控能力提升等工作做出安排部署。副市长薛庆国、栾新，政协副主席杨锡祥（主持市卫生健康委全面工作）在平度分会场出席会议。市委常委孙立杰，副市长隋汝文、张军出席主会场会议。各区（市）设分会场收听收看。

市卫生健康委副主任、市中医药管理局专职副局长赵国磊带队到青岛中西医结合医院督导检查安全生产集中整治和疫情防控"百日奋战"等工作。在督导检查的过程中，赵国磊分别就医院的重点部位、安全隐患盲区等部位进行督导检查，听取疫情防控"百日奋战"十项任务落实情况汇报，对进一步完善急诊区域监控、做好不同场景应急预案、完善高效应急相应措施等方面提出具体要求。

1月25日，省委常委、市委书记王清宪到青岛市妇女儿童医院调研检查疫情防控和安全生产工作。王清宪实地察看发热门诊、预检分诊、分区就诊及隔离病房等情况，慰问一线医护人员，听取医院建设发展情况汇报。市委常委、统战部部长王久军，副市长张军，市委副秘书长、政研室主任姜剑超，市政府副秘书长、办公厅主任、市常态化疫情防控工作专班综合督查部部长赵发海，市卫生健康委主任薄涛，市应急局局长潘思晓等参加调研。

1月26日，以抗疫医务人员群体为代表的青岛市抗击新冠肺炎疫情群体获青岛市精神文明建设委员会颁发的 2020 年度"感动青岛"道德模范群体奖。

1 月 27 日,市卫生健康委主任薄涛带队督导青岛市市立医院安全生产和疫情防控工作。薄涛一行到本部院区、西院区实地察看预检分诊、发热门诊等重点区域,了解设备运行、人员配备、设备配置等疫情防控工作情况,对发热门诊建设情况进行现场调研。重点检查氧气站、污水处理站等重点区域,消防设施配备、值班记录等重点内容,听取疫情防控和安全生产工作汇报。

市卫生健康委党组副书记、副主任张华带队到青岛市精神卫生中心督导检查安全生产、疫情防控、"百日奋战"等工作。张华一行先后到门诊、换热站、食堂、配电室、检验科、污水处理、医疗废物暂存处等医院重点部位进行全面督导检查,听取疫情防控、"百日奋战"十项任务落实情况工作汇报,并对疫情防控、安全生产和疫苗接种工作提出具体要求。

1 月 28 日,青岛市妇女儿童医院城阳院区启用。青岛市政府副市长栾新,城阳区委书记王波,市卫生健康委主任薄涛,市医疗保障局局长姜水清,城阳区委副书记、区长解宏劲,市卫生健康委党组副书记、副主任张华,市直有关部门,城阳区、驻青和市直医疗机构等单位领导和职工代表出席活动。

1 月 29 日,青岛市委宣传部常务副部长丛培科、市文明办副主任姜鸿发等一行专程到市卫生健康委机关走访慰问,颁发"感动青岛"道德模范证书,并与市卫生健康委主任薄涛、委党组副书记赵宝玲等举行座谈。

2 月

2 月 2 日—4 日,山东省尘肺病防治攻坚行动评估检查组一行对青岛市开展评估检查工作,评估分市、区(市)两级进行。市级评估召开省级评估考核座谈会,青岛市人民政府副秘书长于冬泉出席并代表青岛市汇报工作,青岛市卫生健康委员会主任、中医药管理局局长薄涛主持,市财政局、市人力资源和社会保障局、市医疗保障局、市总工会等部门,市卫生健康委相关单位参加。区(市)级评估抽取城阳区为受查单位,采取听取汇报、召开座谈会等方式进行评估,并对中车青岛四方股份有限公司、山东山水水泥集团青岛分公司实地评估。省评估检查组对青岛市尘肺病防治攻坚行动工作进行现场指导并给予充分肯定。

2 月 7 日—8 日,市卫生健康委在全市开展第十七个公务员献血日活动,全市 210 名公务员献血 70700 毫升。

2 月 19 日,市委副书记、市长赵豪志率市直有关部门负责同志,到部分医院调研医疗卫生事业发展、医院项目建设和疫情防控有关工作。赵豪志强调,要牢固树立以人民为中心的发展理念,始终把人民生命安全和身体健康放在第一位,抓紧抓实疫情防控工作,以重大医疗卫生项目建设为抓手,进一步提升医疗卫生服务能力和水平,推动青岛医疗卫生工作不断迈上新台阶。副市长栾新参加调研。

2 月 20 日,青岛市"老年健康综合管理平台"项目一期上线使用,配套智能设备铺设完毕,试点工作启动。

2 月 25 日,青岛市政府召开全市卫生健康暨中医药工作会议。会议以习近平新时代中国特色社会主义思想为指导,深入贯彻党的十九大和十九届二中、三中、四中、五中全会精神,深入学习贯彻习近平总书记关于卫生健康和疫情防控工作的重要指示批示精神、对青岛工作的重要指示要求,贯彻落实全国卫生健康工作会议、全国中医药局长会议和全省卫生健康暨中医药工作会议精神,认真落实市委、市政府决策部署,贯彻"项目落地年"要求,回顾 2020 年工作,安排部署 2021 年重点工作,推动新时代新阶段卫生健康工作不断实现新发展。市政府副市长栾新出席会议并讲话,市政府副秘书长于冬泉主持会议。市卫生健康委主任薄涛传达 2021 年全国卫生健康工作会议、全国中医药局长会议和全省卫生健康暨中医药工作会议精神。部分区(市)和单位作交流发言。各区(市)政府、西海岸新区管委分管负责同志和卫生健康局局长;市卫生健康委领导班子成员,委机关各处室、委属各单位主要负责同志,驻青医疗机构及部分民营医疗机构主要负责同志参加会议。

3 月

3 月 8 日—10 日,国家卫生健康委医养结合课题组到青岛开展医养结合课题调研,省卫生健康委有关处室负责同志、青岛市计生协会专职副会长董新春和市卫生健康委老龄健康处有关负责同志陪同调研。课题组实地察看即墨区北泉村医养结合服务中心、即墨区潮海街道微养老综合服务中心和青岛福山康复医院,就不同类型医养结合机构在经营模式、管理模式、政策落地等方面遇到的瓶颈问题,以及潜在转型为医养结合机构的医疗机构在转型过程中遇到的服务能力、转型成本、信息化建设等问题进行实地调研。组织召开由山东省青岛卫生学校、山东省青岛第二卫生学校、青岛大学康复护理部、青岛市养老服务协会和山东华龄养老服务业发展中心代表参加的医养结合工作座谈会,听取医养结合培训机构在师资队伍、培训需求和信息化建设等方面的经验做法和问题汇报。

3月5日,青岛市中心医院被中共青岛市委宣传部命名为青岛市学雷锋活动示范点,是市卫生健康系统唯一一家受到命名表彰的单位。

3月11日—21日,青岛市卫生健康系统2021年招才引智双选会及校园招聘系列活动在重庆、成都、西安、长沙举办。市市立医院、山东大学齐鲁医院(青岛)等委直属、驻青单位及城阳区、莱西市等20余家医疗卫生机构参会。双选会吸引来自重庆医科大学、四川大学、西安交通大学、中南大学的1000余名优秀人才前来应聘。

3月16日,青岛市职业健康工作会议召开,各区(市)卫生健康局、委综合监督执法局、市疾病预防控制中心、青岛市中心(肿瘤)医院汇报发言,青岛市卫生健康委党组成员、市卫生计生协会常务副会长杜维平(正局级)出席会议并讲话。会议指出,2020年全市职业健康工作,攻坚克难,狠抓落实,取得明显成效。要清醒认识职业健康工作的短板弱项,准确把握新时期新形势新任务对职业健康工作的定位,认真贯彻落实国家、省、市卫生健康工作会议和职业健康工作会议精神,建立健全职业健康工作机制,编制实施职业病防治"十四五"规划,加快推进职业病防治信息化建设,以实施健康青岛职业健康保护行动为抓手,持续提升职业健康管理水平。

"青岛市肿瘤防治工作会议暨首届癌症筛查技术培训会"在青岛市中心医院召开。

山东省卫生健康委发文命名青岛市等三个城市为首批山东省慢性非传染性疾病综合防控示范市。

3月22日,青岛市7家医院17个专科入选山东省卫生健康委员会公布的齐鲁中医药优势专科集群,包含市中医医院心血管科、康复科、肺病科3个牵头专科,以及市中医医院骨伤科,黄岛区中医医院骨伤科、心血管科、康复科、肺病科,即墨区中医医院骨伤科、康复科、针灸科,黄岛区第二中医医院康复科、肺病科、针灸科,平度市中医医院康复科,莱西市中医医院康复科和城阳古镇正骨医院骨伤科14个成员专科。

3月25日,青岛市医疗管理暨基层卫生工作视频会议召开。会议传达全国、全省医疗管理和基层卫生工作会议精神,对"十三五"和2020年全市医疗管理、基层卫生工作进行回顾总结,部署2021年重点工作任务。市卫生健康委副局级领导干部吕富杰出席会议并讲话。各区(市)卫生健康局、委属及驻青医疗卫生机构分管领导及有关负责同志,委机关相关处室负责同志等200余人参加会议。

3月29日—30日,由山东省爱卫办邀请的国家卫生城市复审专家组到青岛市进行国家卫生城市复审省级复核。专家组围绕国家卫生城市复审工作的重点指标和关键环节进行督查,并对检查中发现的问题现场提出整改意见和建议。

4 月

4月1日,全市迎接国家卫生城市复审动员大会在市级机关会议中心召开。市委副书记、市长赵豪志出席会议并讲话,市政协主席杨军出席,市委副书记、市人大常委会主任王鲁明主持。赵豪志指出,国家卫生城市是一面"金字招牌",是衡量一座城市发展水平、治理水平的重要标志,成为广大市民引以为自豪的靓丽城市名片。各级各部门要坚持以人民为中心的发展思想,不断顺应市民群众对美好生活的新期待,聚焦群众反映的痛点、堵点、难点问题,同心协力开展百日攻坚,履职尽责、雷厉风行,挂图作战、攻坚推进,标本兼治、治标先行,确保以近年来最好成绩顺利通过国家卫生城市复审,更高水平建设开放、现代、活力、时尚的国际大都市。赵豪志强调,要集中开展垃圾清理,加大河道垃圾污水治理力度,提高道路保洁标准,健全环卫保洁长效机制,全力做好环境卫生工作。要加大重点地段、住宅小区、城乡接合部以及影响重点项目建设推进区域内的违建治理,依法重拳出击,确保存量违建逐步清零和动态清零。要拿出科学可行的办法,坚决取缔各类占路经营,在保障市民群众便利生活的前提下,有序引导商贩进市经营,确保还路于民。要加快开工改造一批老旧小区和城中村,整治提升一批老旧楼院和背街小巷,评比奖励一批美丽楼院,切实营造良好环境。要下定决心开展综合交通秩序治理,解决好乱停车和难停车问题,进一步完善交通设施建设,确保道路畅通。要全面进行市场升级改造,严格市场监管,切实保障食品安全,打造一批高标准品牌化农贸市场。要聚焦道路周边、山头公园、住宅小区和企事业单位绿化工作，推进园林绿化品质改善提升。要加强领导、压实责任，各部门、各区（市）协同配合、形成合力，强化宣传引导，动员全社会参与融入国家卫生城市复审，推动各项工作落地落实。青岛市委常委、秘书长祝华，市委常委、宣传部部长孙立杰，市人大常委会副主任刘圣珍，副市长栾新、隋汝文、张军出席会议，市委有关部委、市直有关部门、中央和省驻青有关单位负责同志等参加会议。会议以视频形式召开，各区（市）设分会场。

4 月 8 日，市卫生健康委主任薄涛带队到莱西市对疫情防控工作进行实地调研。薄涛先后调研莱西市夏格庄中心卫生院、莱西市文化中心接种点，详细询问卫生院发热门诊、转诊路径、院感防控以及疫苗调配、信息录入、留观等待、异常反应处置等相关防控措施落实情况。

4 月 10 日，山东省婴儿型庞贝病高危筛查项目在青岛启动。该项目由北京精准医学学会发起，青岛市妇女儿童医院重症医学中心主任兼心内科首席专家李自普教授团队领衔承担。来自山东省妇幼保健院、青岛大学附属医院、滨州医学院附属医院、济宁第一人民医院的项目组专家和代表参加启动会。

4 月 13 日，由青岛市卫生健康委员会主办，市精神卫生中心承办的青岛市第三届心理健康指导师培训班开班。来自各区（市）社区卫生服务中心、乡镇卫生院，妇幼系统和急救系统的 150 余名学员参加培训学习。

4 月 16 日，青岛市职业健康检查机构质控管理工作培训会议在青岛邮电疗养院召开。各区（市）卫生健康局、市综合监督执法局、市疾病预防控制中心、市中心（肿瘤）医院、区（市）疾病预防控制机构和卫生监督机构、职业健康检查机构的分管领导及科室负责人 150 余人参加培训会议。会议对青岛市《职业健康检查质量控制管理考核标准（试行）》进行详细解读；对职业健康检查相关法律法规进行系统性讲授；对职业病报告信息平台和职业健康检查综合管理云平台对接技术进行培训。城阳区卫生健康局、西海岸新区疾病预防控制中心、市中心（肿瘤）医院、胶州市民安医院以及平度康正医院就职业健康检查工作经验进行交流分享。

4 月 23 日，青岛市举办迎接国家卫生城市复审工作培训班。各区、各复审工作组 160 余人参加培训。培训班邀请国家卫生城市复审国家专家组专家辛正和青岛市疾病预防控制中心首席专家姜洪荣进行授课。市卫生健康委主任、市国家卫生城市复审领导小组办公室主任薄涛讲话。

由青岛市卫生健康委、市总工会、市人力资源和社会保障局、团市委、市妇联、市中医医院（市海慈医院）承办的青岛市第九届"健康杯"护理技能大赛在青岛湛山疗养院举行。全市 73 支代表队、219 名选手参加技能大赛。

4 月 28 日，青岛市疾病预防控制工作会议召开。会议全面贯彻落实习近平总书记和党中央、国务院关于新冠肺炎疫情防控和疾病预防控制工作决策部署，传达落实全国、全省疾病预防控制工作会议精神，总结 2020 年疾控工作，安排部署 2021 年重点任务。市卫生健康委党组副书记、副主任张华出席会议。

4 月 29 日，市政府副秘书长于冬泉主持召开全市中药质量监管和产业化工作调度会，市工信局、市市场监管局、市农业农村局、市卫生健康委分管负责同志，青岛国风药业股份有限公司、青岛天成中药饮片有限公司、山东康尔健国药集团有限公司、市中医医院、即墨区中医医院主要负责同志参加会议。会议听取市工信局、市市场监管局、市农业农村局、市卫生健康委中药质量监管和推动中药产业化发展情况的汇报；听取青岛国风药业股份有限公司、青岛天成中药饮片有限公司、山东康尔健国药集团有限公司、市中医医院、即墨区中医医院需要协调解决的问题和政策建议。会议指出，近年来，国家、省、市政府高度重视中医药工作，青岛市作为国家中医药综合改革试验区、国家社会办中医试点城市、国家中医医保支付方式改革联系点城市，积极推动中药产业转型升级提质增效，助推相关产业融合发展，不断加强中药质量监管，中医药事业、产业实现高质量发展。同时也要充分认识到存在的问题和不足，要充分发挥市促进中医药发展工作领导小组办公室的作用，加强组织领导，完善沟通联络机制，做好统筹协调，凝聚中药质量监管和产业化强大合力。要打造平台，积极引进培育高水平中药企业和机构；加大中药材生产、流通、使用全过程全链条的质量监管力度；夯实中医药人才基础，鼓励引导中药生产企业扩大优势品种种植规模，提升中药品质；加强中药制剂标准化管理，鼓励开展经典名方和中药制剂新药研究。

5 月

5 月 6 日，"五一"假期期间，全市设置新冠疫苗接种门诊 311 个,出动预防接种人员 12015 人次,接种新冠病毒疫苗 747397 剂次,截至 14 时,全市累计接种新冠病毒疫苗 5070614 剂次。

5 月 7 日,由青岛市卫生健康委员会主办、青岛市护理学会承办的 2021 年"护士:引领之声,创新健康照护未来""5·12"国际护士节庆祝大会暨文艺会演在湛山花园酒店召开。会上,市卫生健康委党组副书记赵宝玲、市精神文明办副主任姜鸿发、市科学技术协会副主席王崇江、市护理学会名誉理事长王玉玲、南丁格尔获奖得者李桂美共同启动 2021 年健康科普宣传周活动。市卫生健康委副局级领导干部吕富杰宣读"青岛市护理技能大赛获奖者""青岛市杰出护理管理者""青岛市优秀专科护士""健康守护三十年好护士"表彰决定,有关领导为获奖人员颁奖。青岛市第九届"健康杯"护理技能大赛第一名获得者范萍,护士代表青岛市市立医院薛枫发言。市卫生健康委党组副书记赵宝玲讲话。

5 月 13 日,青岛市 2021 年国家基本公共卫生服务项目暨世界家庭医生日宣传活动启动仪式在莱西南墅镇举行。活动由青岛市卫生健康委员会主办,青岛市疾病预防控制中心和莱西市卫生健康局承办,并得到南墅镇人民政府和省派加强农村基层党组织建设工作队莱西总队的协助。

5 月 19 日,青岛市卫生健康委、青岛市城阳区政府、北京大学人民医院合作共建"北京大学人民医院青岛医院"签约仪式在北京举行。北京大学人民医院青岛医院以青岛市妇女儿童医院城阳院区为主体,占地约 5.8 万平方米,其中一期建筑面积 8.2 万平方米,设置床位 500 张;二期建筑面积约 15 万平方米,规划床位 700 张。

5 月 31 日,为进一步提升青岛市卫生健康部门突发传染病疫情应急处置能力,青岛市卫生健康委在青岛市疾病预防控制中心组织开展青岛市突发传染病疫情(新冠肺炎)应急处置桌面推演。

6 月

6 月 3 日,市卫生健康委与阿斯利康投资(中国)有限公司在府新大厦签署合作框架协议。市委副书记、市长赵豪志会见阿斯利康全球执行副总裁、国际业务及中国总裁王磊一行,并出席签约仪式。英国驻华大使吴若兰、青岛市副市长栾新参加活动。

6 月 9 日,青岛市居民心理健康素养调查项目在西海岸新区启动,山东省卫生健康委四级调研员刘淑丽、省精神卫生中心公共卫生部主任王延祜出席启动仪式,市卫生健康委、市精神卫生项目办、相关区(市)卫生健康局有关负责同志参加本次启动活动。启动仪式后,省精神卫生中心项目办专家对承担调查任务的西海岸新区、崂山区和平度市的相关人员进行培训。

6 月 7 日—11 日,青岛市委组织部、市卫生健康委赴浙江大学举办青岛市推进卫生健康事业高质量发展专题培训班。市直有关部门、各区(市)政府及卫生健康局、市卫生健康委机关及所属单位 48 名领导干部参加学习培训。培训期间,市卫生健康委主任薄涛主持召开座谈会,学员们围绕推进青岛市卫生健康事业高质量发展进行讨论。

6 月 18 日,全市重点职业病监测与信息化技术培训会在青岛八大关锦绣园酒店召开。各区(市)卫生健康局、市卫生健康委综合监督执法局、市疾病预防控制中心、市中心(肿瘤)医院、各区(市)疾控机构和卫生监督机构、职业健康检查机构的分管领导、科室负责人以及体检软件工程师近 150 人参加本次培训会议。会上,通报上半年对全市职业健康检查机构开展"双随机一公开"督导检查情况,对《职业健康检查管理办法》及《职业病诊断与鉴定管理办法》等职业健康相关法律法规进行系统性讲授,对 2021 年重点职业病监测关键技术以及职业健康检查个体体检报告的常见问题、职业健康检查信息化平台对接过程中技术难点问题均进行培训。

6 月 22 日,市卫生健康委"白衣天使 医心向党"庆祝中国共产党成立 100 周年暨表彰大会在市级机关会议中心举行。

6 月 25 日,中国疾病预防控制中心营养与健康所主任刘爱玲一行到青岛视察营养社区建设工作。崂山区东城国际社区通过国家营养社区验收,成为青岛首个国家级营养社区。

6 月 25 日—26 日,山东中西医结合学会第三届传染病专业委员会成立大会暨第十一次传染病学术会议在青岛市召开,来自全省 119 个医疗单位的 200 余名传染病领域专家和代表参加会议,市卫生健康委党组成员、副主任,中医药管理局专职副局长赵国磊,山东省中西医结合学会副会长刘宏、副秘书长陈守强、传染病专业委员会主任委员史昌河等嘉宾出席开幕仪式并致辞。会议邀请北京大学第一医院、山东中医药大学附属医院、首都医科大学附属北京佑安医院、山东大学第二医院、第二军医大学长海医院等单位的专家进行授课。

6月26日—30日,市卫生健康委组织市、区两级疾控机构重点职业病监测业务骨干对辖区32家职业健康体检机构开展职业健康检查信息标准化建设进行现场技术指导,全市96%的职业健康检查机构完成体检软件的标准化改造,为2万余劳动者建立标准化职业健康监护电子档案。

7 月

7月8日,北京大学人民医院青岛医院启用。青岛市政府、青岛市卫生健康委、城阳区政府、北京大学人民医院、青岛市妇女儿童医院相关负责同志及代表参加启用仪式。

首届中国红岛医学高峰论坛和第六届半岛国际妇女儿童医学论坛在青岛城阳举行。

7月12日—18日,全国第三个老年健康宣传周期间,青岛市卫生健康委在全市组织开展以关注老年人口腔健康为重点的老年健康宣传周活动。此次活动主题为"关注口腔健康,品味老年幸福"。

7月17日,根据青岛胶东国际机场启用转场的部署和要求,市卫生健康委邀请市委疫情防控领导小组(指挥部)各有关工作组(部)、海关、边检和胶州市卫生健康局等联合开展机场疫情防控专项演练。

7月23日,中国疾病预防控制中心环境与健康相关产品安全所环境健康风险评估室主任李湉湉一行到青岛市疾病预防控制中心调研指导工作。调研组就青岛市疾控中心机构设置、科研能力、环境卫生及慢性病工作开展情况、信息化建设等内容进行调研,介绍中国疾病预防控制中心环境所环境健康风险评估室的相关情况,并对青岛市的工作予以肯定。

7月29日—30日,山东省卫生健康委在青岛市举办基层卫生健康政策暨"三高共管 六病同防"医防融合慢性病管理试点现场培训班。全省各地市卫生健康委分管主任和基层卫生科负责同志、11个试点市疾控中心有关负责同志、24个试点县(市、区)卫生健康行政部门分管负责同志等100余人参加会议。省卫生健康委党组成员、省计生协会常务副会长于富军出席会议并讲话,青岛市卫生健康委主任薄涛致辞。会议安排部署全省"三高共管 六病同防"医防融合慢性病管理试点启动工作,对服务指导手册进行解读和培训。城阳区卫生健康局在大会上交流介绍"三

高共管"工作经验。于富军一行及与会代表现场观摩城阳区"三高中心"(城阳区人民医院),"三高基地"(流亭卫生院、城阳街道社区卫生服务中心、上马街道社区卫生服务中心)和"三高之家"(东流亭卫生室、东张卫生室和城阳村第三卫生室),对青岛市创新开展"三高共管"工作给予充分肯定。

7月30日,国家卫生健康委体制改革司司长许树强调研青岛市深化医改和推动公立医院高质量发展等工作。山东省卫生健康委党组副书记、副主任庄严,青岛市卫生健康委主任薄涛、党组副书记赵宝玲等参加调研及座谈。调研座谈会上,青岛市卫生健康委主任薄涛从医改工作主要做法及成效、当前医改工作面临的主要困难和问题、"十四五"医改思路及2021年医改工作安排等方面介绍青岛市深化医改工作情况。青岛市市立医院总院长管军围绕推动医院高质量发展进行汇报。许树强对青岛市深化医改给予肯定并指出,山东省作为东部人口大省,在深化医改和公立医院高质量发展方面进行大量实践探索,产生一些好的经验和做法,特别是青岛市卫生健康事业发展有特色,有亮点,综合医改工作取得积极进展和成效。许树强强调,山东省要深入贯彻落实习近平总书记关于深化医改的重要指示精神,以学习三明医改经验为抓手,因地制宜,改革创新,持续增强深化医改的整体性、系统性和协同性,切实为人民群众提供高质量的医疗卫生服务,更好地满足人民群众健康需求。许树强就青岛市医改工作提出五点要求:一是强化对医改的组织领导,推动党委和政府主要负责同志亲自抓医改、一抓到底,推动政府切实落实领导责任、保障责任、管理责任、监督责任;二是加快推动优质医疗资源扩容和均衡布局;三是因地制宜加强社区医院建设,通过多种方式完善运行机制、提升服务能力,推动分级诊疗有效落地;四是加强高端人才培养,推进优势学科建设,继续攀登医学高峰,打造医疗高地;五是构建以人民健康为中心的优质高效整合型医疗卫生服务体系。山东省卫生健康委党组副书记、副主任庄严主持座谈会。

8 月

8月12日,青岛市卫生健康委党组副书记赵宝玲一行到青岛市第三人民医院督导检查疫情防控相关工作。赵宝玲一行先后到核酸采集点、发热门诊、预检分诊、住院病房等进行实地察看,对医院增加"返

鲁人员核酸采集"窗口、在门诊外增加挂号交费一体机满足愿检尽检需求、门诊大厅出入口分开避免人员聚集、病房 24 小时门禁管理并规范设置过渡病房、加强对患者及陪护管理等工作措施给予充分肯定,并对医院疫情防控工作提出具体要求。

8 月 13 日,青岛市卫生健康委党组副书记、副主任张华一行督导青岛市妇女儿童医院、市南区妇保计生中心疫情防控工作。

8 月 26 日,青岛市市办实事项目中建幸孚 MALL 爱心献血屋启用仪式在青岛西海岸新区举行。

8 月 27 日,山东省医学会秘书长张林一行到青岛市医学会调研指导工作并召开座谈会。与会人员围绕省市级医学会体制改革、党的建设、组织建设、学术活动、创新发展等作深入交流和探讨。

9 月

9 月 3 日,青岛市卫生健康委召开 2021 年全市卫生健康重点工作中期推进会议。会议贯彻落实习近平总书记关于统筹推进疫情防控和经济社会发展工作一系列重要讲话重要指示精神,落实市委、市政府及省卫生健康委工作部署,总结重点工作推进情况,交流经验做法,分析工作推进中存在的困难和问题,对下步工作进行再动员、再部署。市卫生健康委主任薄涛出席会议并讲话,市卫生健康委党组副书记赵宝玲主持会议。会上,城阳区、西海岸新区、莱西市卫生健康局,市疾病预防控制中心,市第三人民医院,市妇女儿童医院,市市立医院,青岛大学附属医院分别作交流发言。委领导,各区(市)卫生健康局主要负责同志,委机关一级调研员,各处室、市委重大办各工作组主要负责同志,委属各单位党政主要负责同志,驻青有关医疗机构主要负责同志参加会议。

9 月 3 日,青岛市人民检察院检察长李建新调研山东大学齐鲁医院(青岛)二期项目建设,并召开调研工作会议,就二期项目建设推进和检察服务保障进行工作交流。青岛市卫生健康委主任薄涛陪同调研。

9 月 8 日,山东省委常委、青岛市委书记陆治原到市疾病预防控制中心调研督导疫情防控工作。陆治原强调,要深入学习贯彻习近平总书记关于疫情防控工作的重要指示要求,坚决落实党中央、国务院决策部署和省委、省政府工作要求,坚持底线思维,站稳群众立场,知责于心、担责于身、履责于行,扎实做好

疫情防控工作,为全市经济社会发展营造和谐稳定环境。市委副书记惠新安参加调研。调研中,陆治原实地察看市疾控中心微生物检验实验室、新冠病毒检测实验室和传染病监测预警系统,看望慰问市公共卫生应急指挥中心工作人员,勉励大家再接再厉,继续做好常态化疫情防控工作,用辛勤付出换取青岛人民的平安健康。随后,陆治原主持召开座谈会,听取全市疫情防控工作情况汇报和有关方面意见建议。市领导薛庆国、祝华、程德智、隋汝文参加调研。

9 月 17 日,全市疾控重点工作推进会暨秋冬季传染病防控工作会议在青岛市疾病预防控制中心召开。市卫生健康委党组副书记、副主任,市疾控中心党委书记张华出席会议并讲话。会上举行青岛市首批医疗卫生机构医防融合合作协议签约仪式。市疾病预防控制中心分别与青岛市市立医院、青岛市中医医院(市海慈医院)、青岛市中心医院、青岛市妇女儿童医院、青岛市口腔医院、青岛市第六人民医院签订医防融合合作协议,全方位开展业务合作,全力推进整合型医疗卫生服务体系建设。张华对全市疾控重点工作和秋冬季重点传染病防控工作进行部署。各区(市)卫生健康局、委属及驻青医疗机构、市和区(市)两级疾控中心等负责同志参加会议。

9 月 24 日,"第三届中国社会心理服务高峰论坛"在城阳区举行。论坛由中国科学院心理研究所主办,中共青岛市城阳区委、青岛市城阳区人民政府协办,城阳区委政法委、城阳区卫生健康局、瑞阳心语承办,会议采取线上方式进行。

9 月 26 日—27 日,由山东省卫生健康委、省工业和信息化厅、省医保局、省大数据局组成的督导组到青岛市实地督导创建全国医养结合示范省和老年人优待政策落实情况。督导组一行到青岛圣德嘉朗中医康复医院召开座谈会,听取青岛市创建全国医养结合示范省和老年人优待政策落实情况汇报,详细了解青岛市开展长期护理保险政策、优化政务服务便利老年人办事服务的做法和经验,并现场查看创建全国医养结合示范省和老年人优待政策落实情况档案资料,随后到青岛圣德嘉朗中医康复医院、青岛市北区辽源路居家养老服务中心、青岛市市立医院(东部)、崂山风景区大河东客服中心和青岛火车北站,现场察看居家医养结合服务、落实老年就医及乘车优待政策、解决老年人运用智能技术困难等情况。督导组对青岛市医养结合工作和老年人优待政策落实情况所取得的成效给予充分肯定,认为青岛市医养结合工作一直

走在全省前列,为全省医养结合工作发展提供许多宝贵经验和进行有益探索,特别是对青岛市长期护理保险政策给予高度评价。

9月28日—29日,青岛市举办全市医养结合服务能力提升培训班,对全市部分医疗机构和医养结合机构的康复物理治疗师、作业治疗师、吞咽治疗师、言语治疗师等康复治疗领域的骨干人才进行能力提升培训。

10 月

10月13日,首届青岛市医养结合技能(康复)竞赛在青岛圣德嘉朗中医康复医院举办。此次竞赛由市卫生健康委员会、市总工会联合举办,市卫生健康委老龄健康处、市医务工会和青岛圣德嘉朗中医康复医院承办,来自全市各医养结合机构、老年医院和康复机构的14支队伍近60名选手参加竞赛。

10月19日,青岛市人大常委会副主任刘圣珍带队视察青岛市重点卫生项目建设情况。市人大常委会副秘书长童煜,李沧区人大常委会副主任韩川德及部分市人大常委会教科文卫委员会委员参加视察,市卫生健康委党组成员、市计生协会常务副会长杜维平陪同。刘圣珍一行先后到市公共卫生临床中心、市精神卫生中心、市第八人民医院东院区建设现场,详细了解项目安全生产、工程进度、后续施工计划等情况,并在市第八人民医院东院区召开座谈会。

10月26日,山东大学公共卫生学院与青岛市疾控中心共建"慢性病防控联合教研室"签约揭牌仪式在青岛市疾病预防控制中心举行。山东大学公共卫生学院院长李士雪、副院长薛付忠,青岛市卫生健康委党组副书记、副主任、市疾控中心党委书记张华,市疾控中心主任高汝钦出席签约揭牌仪式。仪式上双方签署《慢性病防控联合教研室合作协议》,嘉宾共同为慢性病防控联合教研室揭牌,慢性病防控联合教研室成立。

11 月

11月2日,北京大学第三医院与青岛市城阳区人医院合作签约仪式在北京大学第三医院举行。

11月3日,青岛市卫生健康委党组成员、市计生协会常务副会长杜维平一行到青岛市精神卫生中心红岛院区调度项目建设进度,市城投集团副总经理高

玉贞、市城投创发集团副总经理董国富、市精神卫生中心副院长周晶及各参建单位负责人陪同。杜维平到项目施工现场实地察看工程进展情况,详细了解项目建设进度并对下一步工作提出要求。

11月10日,青岛市门诊管理质控中心"改善门诊服务质量、提升患者就医体验"研讨会在青岛大学附属医院举行。

11月10日—26日,青岛市爱卫办印发《关于开展全市冬季集中灭鼠活动的通知》,在全市范围内开展为期16天的冬季集中灭鼠活动。

11月19日,为促进中医药与健康养老等业态深度结合,推动中医药产业高质量发展,青岛市卫生健康委、市民政局以老年人的健康需求为导向,在全市组织开展中医药特色医养结合示范基地创建工作,遴选公布12个中医药特色医养结合示范基地建设项目。

11月23日,青岛市城阳区国家社会心理服务体系建设试点工作典型做法被中央电视台新闻直播间栏目以《社会心理服务:居民家门口的精神"加油站"》为题在全国报道宣传。

11月25日,青岛市促进中医药发展工作领导小组联络员会议暨"十四五"中医药发展规划编制座谈会在市卫生健康委召开。会议就青岛市"十四五"中医药发展规划编制进行座谈交流。省卫生健康委中医药产业发展处二级调研员周刚及山东中医药大学编制青岛市"十四五"中医药发展规划课题组参加会议,市促进中医药发展工作领导小组办公室副主任、市卫生健康委党组成员、副主任,市中医药管理局专职副局长赵国磊主持会议并讲话,市促进中医药发展工作领导小组相关成员单位联络员参加会议。会上,周刚充分肯定青岛市中医药事业取得的成绩,对"十四五"中医药发展规划编制提出要求。市卫生健康委介绍全市中医药事业"十三五"总体发展基础及"十四五"发展方向。赵国磊在讲话中强调,青岛市"十四五"中医药发展规划编制要全面落实国家、省"十四五"中医药发展规划精神,特别是省级规划中"1+5+6+10"的重点部署。要突出青岛特色,发挥青岛优势,编制一个"站得高、看得远、谋得实、行得通"的战略规划,为"十四五"期间全市中医药实现高质量发展、建设中医药强市提供重要保障。同时,希望领导小组各成员单位联络员积极发挥作用,加强交流互动,奋力推动全市中医药事业传承创新发展。

11月26日—27日,山东省首届"职业健康达人"风采大赛在济南成功举办。青岛市组队参加比赛并

取得优异成绩,获得山东省首届"职业健康达人"风采大赛个人赛一等奖一个、二等奖两个和团体三等奖。

11月28日,由青岛市卫生健康委主办、青岛市市立医院承办的"千县万镇卒中识别与分级诊疗行动"(青岛站)启动大会暨急性脑梗死再灌注治疗质量改进青岛行动组成立大会举行。

11月29日,青岛市参加第三批国家级慢性病综合防控示范区线上复审会。崂山区作为山东省先进典型迎接复审。专家组高度评崂山区慢性病综合防控工作,称崂山区是此次国家级慢性病综合防控示范区复审优秀典型的代表,综合成绩排名靠前。

12 月

12月2日,青岛市卫生健康委举办党的十九届六中全会精神专题学习班结业式暨交流研讨会。会议以视频的形式召开,委领导班子成员、市管干部、委机关各处室主要负责同志以及委属各单位处级领导干部近 300 人参加,委党组副书记张华主持会议。

12月3日—4日,由青岛市精神卫生中心主办、青岛西海岸新区第六人民医院承办的青岛市精神卫生管理论坛暨青岛市精神卫生医联体会议在青岛西海岸新区举行。

12月6日,由城阳区卫生健康局负责建设的青岛市城阳区第二人民医院迁建工程获中国施工企业管理协会发布的 2020—2021 年度国家优质工程奖。

12月8日,青岛市政府为民办实事项目——"健康青岛科普资源库"上线启动仪式暨走进海信集团活动在海信大厦举行。青岛市卫生健康委员会、青岛市科学技术协会、青岛报业传媒集团、海信集团、青岛新闻网等单位领导和相关部门负责同志、健康科普专家代表及海信集团职工代表等近 50 人参加活动。

12月9日,青岛市卫生健康委员会以线上线下相结合的方式举办党的十九届六中全会精神专题宣讲。市卫生健康委党组成员、副主任,市中医药管理局专职副局长赵国磊为机关各处室主要负责同志和委属各单位处级领导干部近 300 人作宣讲报告,市委党史学习教育第一巡回指导组成员肖建兴到会指导,委机关党委专职副书记程毅主持会议。

12月7日,青岛市卫生健康委爱卫办举办全市戒烟门诊能力建设培训班。此次培训采取线上和线下相结合形式进行。委属各医疗机构、驻青医疗机构和各区(市)辖区内二级以上医疗卫生机构、社区卫生服务中心(镇卫生院)从事戒烟工作的 100 余位临床医生参加培训。培训班邀请青岛市市立医院副院长韩伟等 6 位专家分别从烟草危害及戒烟干预、吸烟与呼吸慢病管理、戒烟技巧与戒烟门诊服务、特殊人群的戒烟治疗、青岛市控烟工作进展及《青岛市控制吸烟条例》解读等方面进行授课。

12月8日,青岛市卫生健康委员会综合监督执法局举办中医医疗机构法律法规培训班。市卫生健康委中医药管理处主要负责同志、市卫生健康委监督执法局分管负责同志出席会议并讲话,全市中医医疗机构分管院长及医务科、院感科负责同志 70 余人参加培训。

12月13日,青岛市卫生健康委党组副书记柳忠旭(主持党组工作)到委属单位作党的十九届六中全会精神专题宣讲。会议以青岛市市立医院学术报告厅为主会场,其他委属单位以视频形式参加宣讲会。

12月18日,青岛市胸痛中心建设在由中国心血管健康联盟、中国县域医院院长联盟联合主办的"2021 中国心血管健康大会"上获多个奖项。市胸痛中心联盟(地市级联盟)获 2021 年度胸痛救治单元优秀推动奖,青岛市胶州中心医院和莱西市市立医院获 2021 年度优秀县域胸痛中心奖,青岛市莱西市河头店村第二卫生室作为全国唯一一家通过国家胸痛救治单元认证的乡村卫生室,得到国家卫生健康委和中国心血管联盟的高度认可并在会议中进行大力宣传及推广。

12月22日,国家创伤医学中心科技创新基地暨北京大学人民医院青岛医院二期项目奠基仪式在北京大学人民医院青岛医院(青岛市妇儿医院城阳院区)举行。

青岛市市民健康中心一期市精神卫生中心项目重症病房楼主体结构封顶仪式举行。

12月28日,青岛市市民健康中心二期市公共卫生临床中心主体结构封顶仪式举行。

青岛市卫生健康委党组召开 2021 年度全面从严治党和党风廉政建设专题会议,委党组副书记柳忠旭(主持党组工作)主持会议。市纪委监委派驻第十八纪检监察组副组长佐继勇出席会议,委领导班子成员、机关各处室负责同志参加会议。

工 作 进 展

新型冠状病毒肺炎防控救治工作

2021年,贯彻落实市委、市政府决策部署,坚持把疫情防控作为头等大事,发扬连续作战的顽强作风,一刻不松劲地全力奋战,全方位全周期维护人民健康和生命安全。截至12月31日,及时发现并救治境外输入感染者153例(确诊病例118例、无症状感染者35例)、省外关联病例2例(1月省外输入平度疫情),累计排查管控密切接触者4079人,均及时有效妥善进行处置,未发生社区传播。

防控能力建设

抓监测预警能力。在省内率先制定《青岛市传染病多点触发监测预警实施方案》,创新建设多点触发和多渠道监测预警机制。市疾病预防控制中心依托全市252家传染病网络直报单位,全方位监测青岛市传染病发病情况。加快建设以传染病监测为核心的公共卫生大数据运用平台,提高市、区(市)两级疾病预防控制机构早期发现和识别传染病暴发的能力,建成使用青岛市青新发热病人回访系统、青岛市青新症状监测系统、青岛市学生健康监测信息平台等监测预警系统,全面提升传染病监测预警能力和水平。

抓流调溯源能力。全市扩充疾病预防控制流调队伍491支4838人,建立系统协作、部门协同、跨区域联动的流调溯源工作机制。市疾控中心具备新冠病毒全基因组测序分析能力,对66例境外输入病例样本进行全基因组序列测定分析。

抓技术支撑能力。青岛市是国家紧急开展低温消毒技术应用的两个试点城市之一,2021年1月1至12月31日,市疾控中心在西海岸新区青岛怡之航冷链食品厂、青岛汇通丰源集中监管专仓等场所完成进口冷链物品和低温条件下物品外包装消毒的国家技术应用试点工作。制定《青岛市进口冷链食品集中监管仓等新冠肺炎疫情防控消毒技术指引(第一版)》《青岛市进口冷链食品集中监管仓等新冠肺炎疫情防控消毒技术指引(第二版)》等消毒方案,及时为专仓工作人员、消毒人员、搬货人员的个人防护和其住宿环境、工作通道及其穿脱防护服提供技术指导,完成11家集中监管仓50柜、1261.9吨涉疫阳性食品的后处置消毒指导与消毒效果评价工作。

防控网络建设

加强重点人员健康管理。加强入境人员健康管理。认真落实入境人员定期例行核酸检测要求,对完成14天集中隔离和7天居家健康监测的入境人员,继续进行自我健康监测,并在入境后第28天对其本人和其共同生活的家庭成员进行一次"三采双检",分别由疾控机构和公立医疗机构开展。2021年,对32.9万人次入境人员按规范要求进行定期核酸检测,累计筛查境外输入新冠肺炎感染者153例(确诊病例118例、无症状感染者35例),均进行及时果断有效处置,没有发生社区传播。严格疫情重点地区入青返青人员的核酸检测工作。充分发挥公安大数据优势，对于中高风险地区流入、外地市推送协查、高危平台推送重点人员，第一时间落地核查、第一时间落实隔离检测等管控措施，坚决筑牢重点人员管控防线。2021年，青岛市累计追踪排查疫情重点地区入青返青人员886562人（截至12月31日），经核实确在青岛415868人，累计完成核酸检测415868人，除筛查1月21日自黑龙江绥化市入青返青人员2人核酸阳性外（1月省外输入平度疫情），其余均为阴性。加强区域协查人员健康管理。2021年，青岛市累计协查外地病例的密切接触者314人，全部及时进行了排查，并按防控要求进行了隔离、核酸检测、健康监测等措施，核酸检测结果均为阴性。严格重点场所重点人群"应检尽检"工作。2021年，对医疗卫生机构（药店）人员、口岸区域从业人员及隔离点入境服务保障人员、进口货物从业人员等九类重点人员开展核酸检测"应检尽检"16947708人次。

加强疫情研判和防控技术指导。定期组织专家分析研判国际、国内疫情形势，印发《关于进一步科学精准做好我市新冠肺炎疫情常态化防控工作实施方案》《青岛市新冠肺炎本土疫情处置方案》《青岛市新冠肺炎本土疫情处置方案（修订版）》《青岛市流行病学调查处置队管理和应急调派工作方案》等工作规范，为全市各级做好新冠肺炎疫情常态化防控提供技术指导，向市委、市政府上报对策建议76期。组织专家对134个重大会议、活动疫情防控方案进行研判并提出建议，圆满完成第十四届全国学生运动会、2021跨国公司领导人青岛峰会和第31届青岛国际啤酒节等机场转场、重大活动、会议、考试等疫情防控现场指导及驻点保障200余次。

及时稳妥有效处置突发疫情。卫生健康系统持续保持临战状态，不分昼夜坚守监测预警、检测报告、流调溯源、发热门诊、集中隔离点和定点收治医院。截至12月31日，及时发现并救治境外输入感染者153例（确诊病例118例、无症状感染者35例）、省外关联病例2例（1月省外输入平度疫情），累计排查管控密切接触者4079人，累计出动流调、采样、转运、技术指导等防控力量9160人次，消毒点数488个，消毒面积达32.13万平方米，均及时有效妥善进行处置，未发生社区传播。

加强心理危机干预。畅通心理援助热线求助渠道。组建市、区（市）两级35个心理危机干预专家组，构建起区、街道、社区三级"横向到边、纵向到底"的社会心理健康服务网络。向社会公布23条免费心理服务热线，市级热线接入12345政务服务热线平台。广泛普及心理健康知识。全市通过官方微信、微博、网站等新媒体推送疫情防控心理健康知识2556次。三是打造"互联网＋心理健康"云平台。累计开展"慧医"APP、"阳光心理"等手机APP网络视频在线和线下心理健康知识讲座480次，实施心理危机干预1716人次。

新冠病毒疫苗接种工作

自2020年12月15日开始，青岛市按照"先急后缓、分批启动、逐步推开"原则，按照强组织领导、推动接种工作高效化，强基础配备、推动接种能力最大化、强模式创新、推动接种服务智慧化，强沟通协调、推动疫苗配送精准化，强监测救治、推动安全保障专业化、强科普宣传、推动接种工作科学化等"六强六化"要求，坚持各级领导顶格推进、条块结合，分步稳妥、有序高效推进新冠疫苗接种工作。截至12月31日，青岛市累计接种新冠疫苗2314.36万剂次，覆盖967.67万人，居全省首位，12岁及以上人口的全程接种率达97.73%。其中18岁以上人群累计接种809.87万人，覆盖率为98.05%；12～17岁人群累计接种59.28万人，覆盖率为110.84%；加强免疫接种336.25万人，占2021年6月底前全程接种人数的64.85%。

强化疫苗接种医疗保障。开展疫苗接种医疗保障人员专项培训，提升鉴别诊断和现场急救能力，累计培训超过2万人次。按照至少"1医1护"的标准，为330多个接种点建立二级以上医疗机构驻点保障机制。组织疑似接种异常反应应急演练，全市超过1000人次参与演练。

医疗救治保障体系建设

2021年，统筹全市医疗资源，实时研判疫情走势，召开现场论证会38场次，形成专家意见和共识15份，以市防控指挥部名义印发文件25份，以市卫生健康委名义印发文件290份。

实施一体化、标准化运行与管理，组织安排省属和委属5家三级医院分5批次轮值，市妇女儿童医院负责行政后勤保障，保障市公共卫生应急备用的正常运转。先后组织安排589名人员参与定点医院工作，收治新冠肺炎患者152例，其中省外输入本土病例2例，境外输入病例150例（确诊115例、无症状感染者35例）。增补市妇女儿童医院城阳院区为定点医院，扩容后的救治总床位达到 1000 张。组织市级专家会诊 236 次。

印发《青岛市新冠肺炎出院患者健康管理方案》，为 351 名患者提供服务（本市出院患者 271 名，外地来青患者 80 名），实现全流程闭环管理。对全市 50 个发热门诊进行多次指导、评估和核验；协调完成城阳区应急门诊的托管，固定 94 人团队驻点工作。指导胶州市快速形成青岛胶东国际机场启用的接诊能力。对全市公立医院、核酸检测机构、社区服务中心、疫苗接种点等机构开展 12 次风险排查及 100 余次现场指导。

制订《青岛市新冠病毒全员核酸检测工作方案（第三版）》和《青岛市全员新型冠状病毒核酸检测实施方案》，为全市提供工作依据。持续推动各类机构核酸检测能力建设，推进公共检测实验室和城市检测基地建设，全市 80 家核酸检测机构日检测量单管达 38 万份以上。定期在官网发布全市采样、检测点设置情况，方便市民"愿检尽检"需求。加强核酸检测队伍建设，开展核酸检测及采样相关培训及演练，通过省级培训和考核 6000 人次，依托青岛市城市检测基地培训核酸检测人员近 500 人。做好大规模核酸检测组织实施能力验收工作，在省防指组织的现场检查中位居全省前列。

组织全市疫苗接种医疗保障人员进行专项培训，提升鉴别诊断和现场急救能力，累计培训超过 2 万人次。印发方案，按照至少"1 医 1 护"的标准，指导协调为 339 个接种点建立二级以上医疗机构驻点保障机制。组织市级疑似异常反应医疗救治专家组进行 5 批次会诊。组织疑似接种异常反应应急演练，全市 1000 余人次参与演练。适时开展疫苗接种工作督查，印发 2 期专题通报。

制定演练脚本，组织市级层面开展全员核酸检测和新冠肺炎聚集性疫情处置桌面推演，组织全市医疗机构开展全市卫生系统新冠肺炎聚集性疫情处置桌面推演、定点医院梯次启用、新冠肺炎疫情信息报送等演练，提高各类处置能力。截至 11 月，全市累计演练 5583 场次，其中综合演练 1793 场次、专项演练 2261 场次、社区（村）演练 1529 场次，累计参演单位 5125 个，模拟场景累计达到 140 个。

根据省防指统一部署，先后安排 329 名医护人员支援烟台全员核酸检测，协助检测 234026 管样本（10∶1 混检）。连夜部署，紧急动员选派 857 名医护人员支援日照五莲全员核酸检测，累计完成现场采样 149544 份，安排 136 名城市检测基地检测人员加班加点，累计完成 20676 份（10∶1 混检）样本检测。

防控督导

组织开展覆盖全市各级各类医疗卫生机构的常态化督导检查，重点对定点医院、应急医院门诊、预检分诊和发热门诊、入境专用发热门诊、入境人员基础病医院等重点区域防控情况及制度措施、预检分诊、发热门诊、"应检尽检"、防护措施、环境清洁消毒、医疗废物管理、外包第三方服务公司相关人员入院管理等重点环节防控落实情况进行督导。进一步整合优势资源，探索与医院药店督导部、综合督查部协同作战模式，建立健全常态化疫防控真督实导机制；先后印发工作通知 16 期，强化市、区（市）两级督导检查组节假日期间重要时间节点一系列全面督导检查工作，严格落实不间断督导，实现时间节点无缝衔接。2021 年，市卫生健康委 5 个督导检查组督查医疗卫生机构 1600 余家，发现问题 5000 余条。印发通报、通知 24 期，约谈医疗机构 26 家，暂停开放 38 家。区（市）督查医疗卫生机构 65000 余家，督查问题 68000 余条，约谈医疗机构 648 家，暂停开放 1350 家。

物资保障

2021 年，落实市级新冠疫情防控资金 3.76 亿元，保障市级定点救治医院运行补助、物资设备购置、补齐公共卫生短板等资金需求。监督指导全市医疗卫生机构落实疫情防控重点医疗物资储备工作，建立包括医用防护物资、救治药品、核酸检测物资、消杀用品共 43 个品规的日常物资储备，总体储备满足一个月运转需要。组织拟订青岛市市级政府医药物资储备建议清单，包括紧急医学救援和突发中毒事件药品、抗流感病毒及其他药品、医疗防护用品三大类 112 个品规，各规格 128.64 万件。

宣传教育

2021 年，围绕全市卫生健康常态化疫情防控工作，加强新冠肺炎疫情信息发布，及时向社会发布新冠肺炎确诊病例、无症状感染者相关情况，编发疫情通报 365 篇，在青岛政务网"全力做好新型冠状病毒肺炎疫情防控工作"专栏、"健康青岛"微信服务号同步更新。在系统内组建宣传负责人工作群、健康教育工作群，加强新冠肺炎防控健康科普。通过传统媒体和微信公众号、视频号、微博等新媒体相结合，加大宣传力度,在委官网"新型冠状病毒感染疫情防控"专栏,发布科普知识 316 篇,"青岛卫生健康"微信公众号每日发布 3～5 条疫情防控科普知识,制作《个人防护要做好》《疫情防控,人人有责》《非必要,不离青》等短视频,在青岛电视台和全市公交、地铁、楼宇电子屏上循环播放,累计播放量达到 9535319 次。每月开展为期 10 天的青岛市居民健康素养知识有奖竞答活动,根据疫情发展阶段,及时调整题目,全面做好群众健康科普。

关爱一线医务人员

2021 年,开展疫情防控一线医务人员疗休养工作。组织 6 批次 261 名疫情防控一线医务人员到湛山疗养院、即墨职工温泉疗养基地、贵州安顺、甘肃陇南等地进行疗休养。开展走访慰问活动。为 765 名战斗在市公共卫生应急备用医院、援助海关入境检疫点、委属各单位发热门诊、疫情防控专班人员及城阳应急门诊在岗等人员送去价值 45.9 万元慰问品。

2021 年,做好一线医务人员认定和保障措施落实。全市认定一线医务人员 3468 名,市级层面发放临时性工作补助 1500 余万元、伙食补助费 415 万余元。创新拓展一线医务人员政策优待,针对一线医务人员中的编外人员,在面向社会公开招聘中专门设置 108 个限一线医务人员报考的岗位,不受报名比例限制,并取消笔试环节,采取"面试＋考察"的方式,简化招录程序。做好立功受奖一线医务人员子女教育政策照顾工作,为 37 名立功受奖抗击新冠肺炎疫情一线医务人员的 40 个子女落实教育照顾政策。

抗疫表彰

按照市委办公厅、市政府办公厅印发《关于做好全市抗击新冠肺炎疫情表彰推荐评选工作的通知》的要求,在委机关、委属事业单位以及青大附院组织开展抗击新冠肺炎疫情先进个人和先进集体的推荐工作,推荐先进个人 55 名,先进集体 4 个,市优秀共产党员 15 名,先进基层党组织 4 个。

体 制 改 革

深化医改组织领导

健全深化医改组织保障。调整青岛市深化医改领导小组和市公立医院管理委员会成员,完善工作制度。印发《全市深化医药卫生体制改革 2021 年重点工作安排》,梳理确定 22 项(93 条)重点改革任务,建立工作台账。召开全市深化医改工作暨市医改领导小组扩大会议,市委副书记、市长、市深化医药卫生体制改革工作领导小组组长赵豪志主持并讲话,会上从强化医改工作组织实施、全力抓好重点医疗项目建设、推动公立医院高质量发展、发挥好医保对医改的基础性作用、持续完善分级诊疗制度、加快智慧健康工程建设和扎实推进中医药振兴发展等七个方面对年度重点医改任务和李干杰省长提出的六项重点工作进行再强调、再部署、再要求。

做好深化医改思想动员。市医改领导小组和公立医院管理委员会秘书处先后举办 4 期医改公益大讲堂培训、4 期公立医院高质量发展专题培训、2 期医改经验交流培训和 1 期学习推广三明医改经验专题培训,组织市、区(市)各有关部门,各医疗卫生机构负责同志 1000 余人次参加学习。

营造良好的改革氛围。围绕国家、省、市深化医改部署和年度医改重点任务,结合庆祝中国共产党成立 100 周年、深化党史学习教育等活动,进一步完善医改成果和典型经验宣传制度,健全医改信息定期报送及通报制度,强化医改政策解读、典型宣传和舆情引导等工作。全年编发《医改动态》9 期,全市被《人民日报》《光明日报》、新华网等中央级媒体采用医改报道 29 篇次,在《人口健康报》《大众日报》等省级媒体宣传 41 篇次。

推动重点改革落地落实。以学习推广福建三明经验、建立健全现代医院管理制度、推动公立医院高质量发展为重点,进一步完善全市医改监测指标体系,制定建立健全现代医院管理制度重点任务评价指标体系,对公立医院控费、医疗服务价格调整、医保基金运行、群众就医负担、医务人员薪酬待遇等医改重点任务推进落实效果进行监测评价,指导、推动全市持续深化"三医联动"改革。

公共卫生应急体制机制改革

加快推进新一轮疾病预防控制体系建设。市级建成国家公共检测实验室,配置移动 P2＋实验室,10 个区(市)均建立 P2 实验室。建成全民核酸检测、发热患者症状监测、重点药品购药人症状监测、隔离场所管理、因病缺课症状监测等多渠道统一监测平台,持续提升新冠疫情及时发现、快速处置、精准管控、有效救治能力。

持续实施公共卫生应急管理改革攻坚行动。组建 10 支 334 人的市级卫生应急救援队伍,建成 2 家省级、6 家市级、15 家区域性紧急医学救援基地,实现城区全覆盖。

进一步完善市重大疾病和传染病防治工作机制,加大传染病、地方病防治力度。结核病、艾滋病等重大传染病保持低水平流行,重大慢性病过早死亡率降到 13％以下,碘缺乏病达到国家消除标准。

分级诊疗体系建设

医共体、医联体建设实现区(市)全覆盖。6 个涉农区(市)全部纳入国家紧密型县域医共体建设试点,建成 18 个县域医共体;市内四区建成 4 个紧密型城市医疗集团、31 个松散型城市医联体、73 个专科联盟、113 个远程医疗协作网。

基层医疗卫生服务能力全面提升。全市规划内村卫生室"四类五化"达标率 100％;76％的镇街卫生院和社区卫生服务中心达到国家"优质服务基层行"基本标准,高于全省平均值 19 个百分点;有 1479 个村卫生室配备重点人群智慧随访和康复理疗设备。

全人群全生命周期重点慢性病综合防控得以有效提升。全市建成 4 个国家级、4 个省级慢性病综合防控示范区,依托紧密型医共体,推进"三高共管、六病同防"医防融合慢性病管理,带动整合型健康服务体系和分级诊疗建设,为全省提供示范。

深化医保支付方式改革

推进按疾病诊断相关分组(DRG)付费改革国家试点落地实施。上半年完成 DGR 付费试点"模拟运行"阶段各项任务,顺利通过 DRG 付费前国家交叉调

研评估,并被评为优秀等级,从 7 月起对 18 家试点医院按 DRG 实际付费。从运行情况看,18 家医院纳入 DRG 付费住院病例的医疗费总额占全市的 60％以上,住院服务量占 62％左右,次均住院费用同比下降 4.82％,个人负担额同比下降 4.48％人,试点医院总体略有盈余,付费方式改革实现平稳过渡。

推进"医共体"打包支付和门诊共济改革试点。市医保局、卫生健康委、财政局三部门联合印发《关于推进紧密型县域医疗卫生共同体医保总额付费的通知》,明确实行医共体总额付费的机构范围及预决算规则。在城阳区、崂山区、青岛西海岸新区创新推进门诊大病和门诊统筹制度融合改造试点,并实行门诊统筹签约和家庭医生、基本公共卫生服务"三约合一",对签约人员中不同年龄段的参保人,分别设定不同的包干标准,同时建立健全"结余奖励、超支不补"机制,付费方式更加精准,基金使用效益更高。三区参加新门诊统筹试点人数 12.5 万人,结算 8.5 万人次,平均报销比例 62％,比改革前提高 4 个百分点。

医改工作合力

强化部门间沟通协调,坚持"三医"改革联动,建立医疗服务项目价格动态调整、医疗费用增长联合调控、公立医院绩效综合考核等机制。联合市财政局、市医保局等部门印发《关于做好国家第一批集中带量采购药品结余留用资金拨付工作的通知》《关于做好国家第二批集中带量采购药品结余留用资金拨付工作的通知》,向全市 219 家公立医疗机构拨付国家一、二批药品集采结余留用资金 7000 余万元,进一步提升医疗机构和医务人员参与集采工作的积极性。全市所有公立医疗机构药品耗材全部实行零差率销售,公立医院医药费用增幅降至 10％以下,药占比降至 26％左右;卫生总费用中个人卫生支出占比降至 22.97％,低于全国平均水平 5 个百分点,群众看病就医负担明显减轻。

深化公立医院综合改革

组织指导青岛大学附属医院和青岛市中心医院、即墨区人民医院深入推进国家、省现代医院管理制度试点工作。青岛大学附属医院进入全国三级公立医院绩效考核全国前 20 名,比上年提升 6 名,继续保持全省第一;青岛市中心医院由 B＋＋级跨入 A 级,并成为全省唯一一所进入综合科技量值全国前 100 名

的市级医院。即墨区人民医院发挥县域龙头作用,即墨区被省医改办确定为全省公立医院综合改革示范区。青岛市在省内率先建立现代医院管理制度评价指标体系。在全省公立医院高质量发展培训班上,青岛市深化医改领导小组秘书处(设在市卫生健康委)介绍推动公立医院高质量发展经验。

持续推进建立健全现代医院管理制度建设。在省内率先印发《建立健全现代医院管理制度重点任务评价指标(试行)》的通知,包含 16 个定性、23 个定量评价指标,进一步推进医院精细化运营管理,提升医疗服务能力,提高优质服务水平。对公立医院控费、医疗服务价格调整、医保基金运行、群众就医负担、医务人员薪酬待遇等进行常态化监测通报。在即墨区启动省级公立医院综合改革示范改革,进一步推进青岛大学附属医院、青岛市中心医院建立现代医院管理制度国家级和省级试点工作。全市二级及以上公立医院门诊次均费用、住院次均费用分别比上年下降 5.17%、0.66%,医疗服务收入占比 30.19%,同比增长 0.51 个百分点,医院收入结构持续优化。

深化医疗服务价格改革。建立新增医疗服务项目评审机制,优化新增项目的审批流程,全年新增医疗服务项目 102 项,调整部分医疗服务项目 144 项。完善中医药价格形成机制,适当提高基层医疗卫生机构特色中医诊疗收费。

法 治 建 设

推进法治政府建设

将法治政府建设纳入部门总体规划和年度工作计划。组织实施委《关于贯彻落实法治政府建设的实施意见》,印发《2021 年卫生健康系统法治政府建设工作计划》,明确工作任务。落实法治政府建设情况报告制度,并将报告通过政府网站向社会公开。强化法治政府建设考核评价,确保各项任务顺利完成。

持续深化"放管服"改革

健全完善卫生健康领域权责清单动态调整机制,对 679 项实施事项实行动态管理。深入开展"减证便民"行动,卫生健康证明事项由 42 项精简为 34 项,24 项证明事项实行告知承诺制。依申请政务服务事项"一次办好"率 100%、"零跑腿"率 95.6%、"全程网办"率 95.6%。建立惠企利民政策库,加大政策和典型案例宣传,开展为医疗卫生机构上门送服务活动。

做好卫生健康立法工作

牵头起草政府规章《青岛市医疗卫生人员权益保障办法》,加强医疗卫生人员职业基本权利保障,改善执业环境,细化医疗卫生机构安全秩序管理措施。开展《青岛市妇女儿童保健管理暂行规定》《青岛市预防与控制病媒生物规定》《青岛市爱国卫生工作规定》等政府规章修订调研工作。

加强规范性文件管理

落实《行政规范性文件制定管理办法》,规范行政规范性文件制定各个环节,强化行政规范性文件"三统一"登记和备案制度。开展法规、规章及规范性文件清理,分别提出保留、废止、延期等清理意见。出台规范性文件 1 个,严格按照规范性文件制定程序进行起草、审核、决定、登记、公布,并按照规定报市政府备案。

加大合法性审查力度

由外聘律师和公职律师组成法律顾问团队,对涉及卫生健康全局性的重大决策事项提供法律咨询和服务,对重大项目、重要合同出具法律意见书,为依法行政提供法律保障。将所有上会材料、发文、合同均纳入合法性审查范围,从制定主体、权限、程序、内容等方面进行审查。起草的《青岛市卫生健康发展"十四五"规划》列入市政府 2021 年度重大行政决策事项,严格按照程序规定深入调查研究、广泛征求意见建议、合法性审查、集体决策,并委托第三方进行论证和风险评估。

全面落实行政执法三项制度

严格执行《青岛市卫生健康行政执法信息公示办法》《青岛市卫生健康委员会卫生健康行政执法全过程记录制度》《青岛市卫生健康委员会重大执法决定法制审核办法》等文件规定，落实执法公示、全过程记录、法制审核三项制度，规范行政执法行为。依托政务网、卫生健康网站等载体，对行政执法权力清单、责任清单、处罚流程等执法信息进行公示。

自觉接受党内监督、人大监督、民主监督、司法监督。严格落实全面从严治党主体责任和监督责任，不断推进全面从严治党和党风廉政建设向纵深发展。研究办理人大代表、政协委员提出的意见建议，所有建议和提案均按期办结。严格按照规定期限提交作出行政行为的书面答复意见和相关证据依据。

加强法治宣传教育

全面贯彻落实国家、省、市法治建设和普法工作意见，深入开展法治宣传教育，落实"谁执法谁普法"普法责任制。结合卫生健康重点工作，制定年度普法计划和普法责任清单，开展多种形式的学习、宣传活动。做好《民法典》《基本医疗卫生与健康促进法》等法律法规宣传贯彻实施工作，开展"送法上门"活动，积极开展以案释法工作。采取人民群众喜闻乐见、寓教于乐的形式开展法治宣传教育活动。运用政府网站、微信等新媒体和新技术开展面向社会的普法活动。

围绕热点开展政策研究工作

围绕卫生健康热点、难点问题，组织开展2021年卫生健康系统政策研究，为卫生健康领域持续健康发展提供政策参考，完成课题140个，形成《2021年卫生健康系统政策研究课题报告汇编》。获得5个青岛市哲学社会科学规划项目立项，并有12个课题申报青岛市"双百调研"课题。

规划发展与信息化建设

卫生健康重点项目建设

2021年，市级卫生重点项目6个，总建筑面积88.76万平方米，总投资84.27亿元。市公共卫生应急备用医院建成启用，市公共卫生中心、市第八人民医院东院区完成主体结构封顶，市精神卫生中心、市公共卫生临床中心、山大齐鲁医院（青岛）二期进入地上主体结构施工阶段。区（市）重点项目中即墨区第三人民医院综合体等4个项目完成主体结构施工，眼科医院红岛院区实现复工，市妇女儿童医院西海岸院区等6个项目正在进行基础工程和主体工程施工。

卫生健康信息化建设

"互联网＋医疗健康"便民惠民服务持续完善。构建全市统一的"互联网＋医疗健康"便民惠民服务平台，以"健康青岛"微信公众号作为居民健康服务的统一入口，实现预约挂号、医技预约、体检预约、住院服务等100多项功能服务，省卫生健康委要求的74项中高优先级功能全部完成。加快医疗机构与平台对接，完成全市78家医疗机构医生号源接入平台。线上就医付费开通预交金、银联、微信、支付宝等多种支付方式，推进医保个人账户线上支付和先诊疗后付费信用就医一键支付。

政务服务"一次办好"初见成效。建设"出生一件事"联办系统，为符合落户条件的婴儿提供《出生医学证明》《预防接种证》《社会保障卡》等证件办理和户口、医疗保险参保登记等线上联办服务，实现数据"多跑路"、群众"少跑腿"。项目整体进度完成75%。完成市人社局"职工退休一件事"中独生子女父母年老奖励扶助金申领系统开发。

智慧健康工程建设按期推进。全面启动智慧健康工程建设，规划业务标准及数据集标准300余项。

制订"全市一家医院"基础支撑平台建设方案。整合全民核酸检测子系统、购药上报子系统、发热门诊子系统和学生健康监测系统,完成一体化公共卫生预警管控平台(一期)建设,推进市一体化综合指挥平台公共卫生分平台建设。完成院感线上监管平台(一期)建设,整合 3 家试点医院院感重点场所音视频信息,实现院感防控实时监控、即时查看、随时回放。

高标准高质量落实国家、省、市网络安全工作部署,完成省、市多轮网络安全检查迎检工作,2021 年度山东省卫生健康行业网络安全检查中取得前四名成绩。组织开展全市卫生健康行业网络安全检查,检查覆盖 24 个单位累计检查项目 1600 余项,保障庆祝中国共产党成立 100 周年重大活动期间网络安全整体态势平稳可控。推进网络安全等级保护测评,委管系统等级保护工作完成 90%。

健康产业发展

加大精准招商力度。2021 年,先后赴北京、深圳、杭州、无锡、南京、上海等地市走访北京大学人民医院、阿斯利康、腾讯医疗等企业和机构 50 余次,对接项目 20 余项。与北京大学人民医院签订合作协议,共建"北京大学人民医院青岛医院"。与阿斯利康公司签订合作协议,合作开展疾病早期筛查项目。6 月 3 日,博鳌亚洲论坛全球健康论坛第二届大会项目签约仪式在中铁青岛世界博览城举行,签约 22 个合作项目,总投资额 171.65 亿元。9 月,组织参加 2021

第二届中国国际医养健康产业博览会(山东)暨高层峰会,专门设立青岛市医养健康产业专题展区。加快建设胶州康养艺术园区、城阳泰和医养中心、西海岸佳诺华国际医养健康小镇等 45 个社会投资的健康养老产业项目。青岛大学附属医院国际医疗中心、中国纺织工人疗养院改造项目等一批项目入选 2021 年省新旧动能转换项目库优选项目名单。

"十四五"卫生健康规划编制

编制完成《青岛市"十四五"卫生健康发展规划》,科学设定"十四五"时期青岛市卫生健康发展目标及十大项 46 小项重点任务。制发《青岛市卫生健康发展三年行动计划(2021—2023 年)》,对"十四五"卫生健康发展规划重点任务进行细化,确保各项目标任务落地、落实。启动《青岛市区域卫生规划(2021—2025 年)》编制工作,合理配置医疗卫生资源,满足群众就医需求。

卫生健康统计

2021 年,每月核实、比对报表数据,定期进行直报系统机构信息与注册系统比对,组织区(市)进行年报数据审核。为各部门、处室提供数据 191 次,为市政府研究室、市统计局等政府部门定期提供社会民生经济发展数据、"四上"企业名单等统计数据。编制 2020 年年报、2020 年卫生健康统计公报,编印《卫生健康统计资料》。

疾病预防控制

疾病预防控制体系建设

功能定位整体优化。全面推进山东省三级疾控中心试点改革,市疾病预防控制中心整合原市卫生发展研究中心、市卫生健康宣传教育中心和市卫生健康培训服务中心,设置管理部室 9 个、业务内设机构 20 个,独立设置卫生信息化建设、政策发展研究、中医防病等部门。加快推进重点项目建设,市公共卫生中心一期工程内部安装基本完成。

绩效工资大幅提升。市疾病预防控制中心绩效工资总额在 2020 年度上浮 62.8% 的基础上,继续增长 34.2%,两年共上浮 97%。合理制订二次分配方案,新增部分重点向关键岗位、一线岗位、业务骨干和做出突出贡献的人员倾斜。

医防融合实现突破。市疾病预防控制中心与 6 家市级医疗机构签订医防融合协议,实行"一院一策一清单",互派人员、共享资源、开展合作。成立全市公共卫生检测检验实验室质控中心,与市临床检验质控中心签署检验报告互认协议。设立基本公共卫生服务质量控制与指导中心,在基本公共卫生服务项目年终考核基础上开展日常考核,设立医防融合专家组并增加医防融合考核指标。设立"三高共管、六病同防"工作办公室,推广城阳区经验,在全市开展慢病管理项目监测评估技术指导和质量控制。推动3个区(市)疾控机构试点实施基层医防融合团队制度,派驻健共体指导基本公共卫生服务项目。

慢性非传染病防治

强化慢性病综合防控示范区建设和动态管理,2个国家级慢性病综合防控示范区(李沧区、崂山区)和4个省级慢性病综合防控示范区(市南区、市北区、即墨区、胶州市)顺利通过示范区复审。平度市、莱西市成功创建山东省慢性病综合防控示范区,全市省级及以上慢性病综合防控示范区覆盖率达到100%。完善慢性病监测评估,全市审核上报23.2万条慢性病监测数据,发布全市居民死因、恶性肿瘤、心脑血管、伤害监测报告。大力推进健康青岛行动慢性病防治行动,在社区、医疗机构完成心脑血管、癌症等重点慢性病筛查评估72234人,干预高危个体33554人。在市南区、市北区、李沧区和城阳区164家社区卫生服务中心开展城市癌症早诊早治项目,完成高危人群问卷评估8022人。深入开展"一评二控三减四健"专项行动,引导居民践行健康生活方式。组织崂山区、城阳区、即墨区1272人参加全国第六届"万步有约"健走激励大赛,组织326人报名参加山东省第四届减重大赛。在全市范围开展科普活动进社区、全民健康生活方式宣传月、全国高血压日等慢病主题宣传活动,创新和丰富慢性病预防方式。巩固重点学科建设和推进示范引导项目,加快科研成果转化和适宜防治技术推广,组织开展全市慢性病专业技术培训15次。

地 方 病 防 治

实施碘营养状况和碘缺乏病监测与防治工作。继续在10区(市)开展居民碘营养状况和碘缺乏病监测。完成盐样3012份、8~10岁儿童尿样2005份、成人尿样1691份、孕妇尿样1000份的检测;完成4区(市)812名儿童甲状腺容积测定和6区(市)1198儿童触诊法检查,开展儿童甲状腺肿大等碘缺乏病监测工作。以"5·15防治碘缺乏病日"为契机,拍摄"科学补碘,健康一生"为主题的宣传视频;参加青岛广播电台"幸福青岛"栏目,向大众普及碘缺乏病防治知识。

实施饮水型地方性氟中毒病区村全覆盖动态监测。在7个氟中毒病区(市)所有1146个病区村采集检测水样714份。氟斑牙病情监测共检查8~12岁学生21945人,13~18周岁青少年氟斑牙患摸底调查检出患者585人。落实对49例氟骨症现症患者防治救助政策。参加青岛市卫生健康委与半岛都市报半岛公益共同组织的"健康知识进农村"活动,开展碘缺乏病、氟中毒等防控知识健康教育工作。

做好新冠肺炎防控新形势下以输入性疟疾防控为主的寄生虫病防控工作。规范处置疟疾病例5例(均为境外输入性病例),3日内个案调查完成率100%,3日内病例复核完成率100%。印发《关于进一步做好防止疟疾输入再传播工作的通知》,实行全市疟疾防治监测月通报和培训考核结果通报制度,强化全市二级以上医疗机构和镜检站"三热"病人血检工作。在西海岸新区、即墨区、莱西市开展每月2次的疟疾媒介按蚊监测工作;在城阳区、西海岸新区开展防止疟疾输入再传播市级自查工作,深入调研评估区(市)防止疟疾输入再传播工作情况;以第14个"全国疟疾日"为契机,组织区(市)疾控中心、医疗机构开展疟疾防控知识宣传,举办全市疟疾防治技术培训班,开展4次疟疾阴性血片区(市)集中复核,召开承办全市防止疟疾输入再传播部门沟通联系会。在西海岸新区开展异尖线虫病监测工作。

结 核 病 防 治

2021年,青岛市活动性肺结核患者报告数量比上年同期升高3.32%。病案报告及时性和准确性为100%,肺结核患者成功治疗率为96.75%,高危人群耐药筛查率为96.17%。青岛市结核病防治工作初步建立耐药结核病防治关怀服务体系,借鉴家庭健康国际组织耐药患者关怀服务经验,探索青岛市耐药患者关怀服务模式;加强领导,强化合作,制订重点人群结核病流行病学调查研究工作方案,在高感染地区来青学生(少数民族班)、监狱羁押人员等重点人群开展结核病免费筛查、流行病学调查和干预随访;根据人工智能技术在肺结核患者管理服务中的应用,探索肺结核患者智能化照护管理模式;开展精准化、立体化结核病宣传教育工作,利用火车站灯箱广告、台东步行街LED电子宣传屏等播放结核病防治知识。

艾 滋 病 防 治

2021年,全市发现并报告艾滋病病毒感染者及艾滋病病人比上年增长 3.44％。新发现 HIV/AIDS 病例报告准确及时率达到 100％。全市抗病毒治疗比例 95.9％,病毒抑制率 98.2％。持续加强 HIV 抗体筛查工作,加强社会组织及医疗机构等主动检测的宣传动员、物资保障及技术支持,开展 HIV 抗体筛查 1190290 人次,比上年(1089724 人次)增加 9.2％。

2021 年,全面开展第四轮艾滋病综合防治示范区创建工作,实施"十三五"国家科技重大专项"精准导向的艾滋病高危人群综合干预技术研究"子课题,广泛动员全社会力量参与,支持社会组织参与艾滋病防治,并积极开展重点、高危人群干预模式探索工作,尤其是经性传播男男性行为人群艾滋病干预试点工作。指导社会组织深度参与示范区创建工作,组织全市 19 家社会组织向"2021—2022 年社会组织参与艾滋病防治工作基金"申请到 21 个项目的资金 332.92 万余元。建立 2000 余名高危人群的健康行为管理数据库,建立高危人群健康随访队列数据库。

免疫规划

2021 年,依托智慧接种门诊,提高新冠疫苗接种服务能力,运用信息化手段,实现在线预约、批量登记、模板录入和信息比对等;利用智慧移动接种车,设立大型场馆临时接种点,成立流动接种小分队,进工厂、进企业、进学校、进社区、进乡村,上门提供接种服务。增加临时接种点 339 个、接种单元 1325 个。组建"一二三线"接种梯队,配备专业技术人员 6796 人,最高日接种量超过 30 万剂次。接种新冠疫苗 2314.36 万剂次,其中接种完成第一针的为 967.67 万人,接种完成第二针的为 936.88 万人,接种完成第三针的为 73.56 万人,接种加强针 336.25 万剂。新增预防接种门诊 34 个,其中成人预防接种门诊 26 个,成人预防

接种门诊建设居山东省领先地位。11 种免疫规划疫苗报告接种率均在 95％以上,乙肝疫苗首针及时接种率为 97.22％;开展 18 岁以下人群流脑疫苗查漏补种工作,补种 3.27 万剂次。接种免费水痘疫苗 21.86 万剂次。做好预防接种疑似异常反应处置工作。

精神卫生防治

2021 年,加强精神卫生专业队伍建设,培养心理健康指导师 150 余名,完成三年培养 500 名心理健康指导师的任务。转岗加注精神科医师 30 余名,全市精神科执业(助理)医师已达每十万人口 6.8 名。提升医疗机构心理健康服务能力,全市所有精神专科医疗机构、二级以上综合性公立医疗机构开设心理(精神科)门诊,妇幼保健机构和二级以上中医医疗机构全部开展心理健康服务,镇街卫生院(社区卫生服务中心)全部开设心理咨询室。全面落实严重精神障碍患者免费救治救助政策,试点开展第二代长效针剂治疗精神分裂症患者项目。

口腔卫生项目

2021 年,落实 249 万元实现青岛市口腔健康教育基地电子信息化升级改造。实施全市小学生口腔健康基本预防项目,完成口腔健康检查 117606 人次,窝沟封闭 92112 人次。为低保无牙颌患者免费安装义齿项目,截至 2021 年底,该项民生实事为全市 9 万余名低保老人进行口腔筛查,完成镶牙 3405 人。依托口腔专科医联体,全市项目定点医疗机构达到 84 家,合格的乡镇基层定点医疗机构的数量由最初的 6 家增加到 48 家,新增设备下沉到基层医疗机构,提升农村基层医疗机构的服务范围和服务能力。

医 药 管 理

深化医药卫生改革

聚焦"攀峰计划",提升区域综合医疗服务能力。

引进北京大学人民医院优势资源,推进国家创伤医学中心科创基地落户青岛医院。青岛大学附属医院骨科纳入省共建国家区域医疗中心建设项目,青岛大学附属医院、青岛市市立医院、青岛市妇女儿童医院分

别获批综合、专科类别省级区域医疗中心。

提升区域疑难罕见病诊治能力。山东大学齐鲁医院(青岛)牵头成立"青岛市疑难罕见病诊治中心"。青岛大学附属医院开设疑难罕见病联合门诊。

继续完善"六大中心"建设提档升级。推进青岛市胸痛中心全市模式及胸痛救治单元建设,青岛市有国家级胸痛中心15个、省级2个,完成4家乡镇卫生院完成胸痛单元验收工作,青岛市获优秀推动奖。推广急救智能支持系统,实现院前、院内急危重症患者救治信息共享。

推进国家基本药物制度综合试点工作。组织医疗机构对20种药品开展药品临床综合评价。青岛市7种药品临床综合评价项目获得山东省第一批立项项目,约占山东省的四分之一,在基本药物制度补助项目绩效考核中获第1名。国家卫生健康委药政司和山东省卫生健康委药政处对青岛市"国家基本药物和集中带量采购药品配备使用情况"取得的成效给予充分肯定。组织各级公立医院机构开展药品使用监测数据采集工作,214家公立医疗机构全部完成山东药品使用监测数据上报。在山东省推动实施国家基本药物制度现场会上作典型发言,2篇材料收录到《山东省实施国家基本药物制度经验材料汇编》,占五分之一。加强应急药品和短缺药品储备,对青岛市市级政府药品储备清单提出储备数量建议。

聚焦医联体建设,谋划城市医疗集团方向。确定城市医疗集团"五年三步走"工作思路,完成城市医疗集团网格动态调整调研,完成10个城市医疗集团内重点病种分级诊疗路径设计。

聚焦老年居家医疗服务,整合优势资源。充分利用民政、医疗保险优势资源,构建老年居家医疗服务体系,制发青岛市老年居家医疗服务工作方案,工作方案入选市委、市政府"点菜单式"改革试点。

市办实事项目

强化血液安全,全力提升血液保障能力。2021年,新建3座献血屋,更新1座献血屋,形成辐射七区三市的献血网络;成为全国首个血液物联网运营城市。有38家血联网医疗机构接入智慧城市血液网,为实现全市血液大库存管理奠定基础,相关做法在央视等多家主流媒体报道。

重视应急救援,全方位提升应急救援效能。推动紧急医学救援能力建设市办实事项目全面完成。物资车、水电车、炊事车、指挥车等四部特种车辆和专用设备均交付使用,实现重大突发事件院前急救指挥系统前移和独立保障能力。

医疗质量安全

制发质控中心管理及考核办法,召开两次全市质量控制中心工作推进会,明确质控方向及路径。全面落实年度质量安全改进目标,形成分析报告。充分利用DRG实际付费产生数据,初步建立医保与卫健DRG数据共享机制及联合质控机制。组织具备条件的医疗机构申报规范化培训基地,获批"放射性粒子植入治疗技术""人工智能辅助治疗技术""综合介入诊疗技术""呼吸内镜诊疗技术""体外膜肺氧和技术"等18个医疗技术临床应用规范化培训基地。

加强病案首页质控,加强各医院编码员配备,与医保部门联合开展病案首页及结算清单联合质控。组建青岛市市级电子病历专家库,完成首次电子病历自评3级医疗机构的实证审查工作。

开展不合理医疗专项检查和民营医院管理年活动。推动人体器官捐献与移植专项整治行动,组织全市二级以上公立医疗机构召开器官捐献与移植政策培训会,规范人体器官捐献与获取行为。

建立医疗卫生机构每日自查巡检制度,明确责任,落实四级院感巡查制度。对前期市级督导检查的170家医疗机构进行驻点指导和复核验收,形成整改闭环。启动院感防控线上视频监管平台建设,在青岛市市立医院、青岛市妇女儿童医院、公共卫生应急备用医院进行试点,推进"线上监控、线下监管、巡回督查"智慧化监管。建立"小箱进大箱"医废集运模式。市内三区976家小箱单位与第三方签约,其他区(市)建成137家收集点,服务于6268家小箱单位,优化医疗废物分类收集、贮存、转运等流程。

青岛市市立医院、青岛市中心医院、青岛市口腔医院通过三级甲等医院复审。汇总形成全市40家二级以上公立医院综合绩效考核结果和48家医院满意度调查结果,印发2021年度市级公立医院绩效考核方案及实施细则,强化结果运用,绩效考核在综合目标考核分值占比由原来的45%提升至55%。

改善服务,"六个一"行动初见成效。各医院形成改善服务行动一张清单,实行挂图作战;全市有3家医院率先完成就医问诊一码通行,实现院内就诊导航、就诊签到、诊间结算、移动支付、床旁结算等目标任务;全市推广齐鲁医院健康码人脸设备一体闸机;结合投诉纠纷"十应当",全市推广市中心医院投诉纠纷一站式处理模式;全市推广西海岸新区互联网＋护理一键下单模式,平台在线机构 74 家、在线护士 1181人,相关做法在央视等主流媒体报道,青岛大学附属医院、山东大学齐鲁医院(青岛)依托自有平台开展相关延伸护理服务;引进上海等地区专业陪护公司,推广病区"无陪护管理"模式,全市 10 家医院 13 个院区试点。加强 96120 非急救转运指导,提供服务 2 万余单。开展"万名医师下基层"活动,22 家县级以上公立医院对口支援 32 家乡镇卫生院,7 家城市医疗集团牵头医院对口支援 37 家社区卫生服务中心,开展巡诊义诊 479 次,医护人员参与人数 2982 人次,服务群众 78121 人次,上门巡诊 2024 人次,开设专科门诊数 124 个,选派医护骨干进修 2745 人次。组织完成到基层一线服务、骨干医师挂职研修。

完成公共卫生应急体系建设相关报告,组织召开公共卫生应急体系建设推进会。严格执行新冠肺炎信息报告制度,报告及时率达到 100％。重新规范应急值守要点、处置流程,组织值班人员对"九个必报""三同时一报告"以及紧急信息报送时限等值班要点进行学习强化,重点突出法定节假日和特殊敏感时期值班人员的实战培训,切实提高值班人员的应急处置能力。2021 年,通过市政府值班工作平台报送 233条突发事件应急处置信息,市政府总值班室多次对青岛市卫生健康委应急值班工作提出表扬。完成 7 个不同场所不同情形各类应对预案的全员培训和实战

演练、"荣成—2021"核应急联合演习、市航空救援力量应急演练、胶州湾大桥 2021 年度交通事故清障医疗救援应急演练、新冠肺炎疫情应急处置桌面推演、化学中毒和核辐射事件应急处置及紧急医疗救援、突发事件紧急医学救援演练、突发公共事件心理危机干预演练、突发事件血液保障应急演练和洪涝灾害卫生应急演练等演训活动。

统筹协调

重大活动保障任务圆满完成。选派 860 名医务人员,完成青岛马拉松等体育赛事、全国学生运动会、跨国公司领导人峰会等重大活动保障 72 次,完成黄海"4·27 交响乐"轮海上溢油应急处置"海巡 11"轮随船医疗保障工作以及参与联合应急演练 6 次。疾病应急救助持续开展。会同市财政局等八部门修订《青岛市疾病应急救助实施方案》,收到疾病应急救助申请 23 件,金额 291371.52 元,将疾病应急救助纳入青岛市社会救助"一件事"。落实未成年人强制报告制度,收到 4 例,按照规定反馈检察机关。积极开展技能大赛,会同医务工会,组织全市超声、病理专业人员参加全市技能大赛,经过市级选拔,组队参加全省突发事件紧急医学救援技能竞赛。组织完成 2021 年度执业医师实践技能考试,有 4739 名考生在青岛考点完成考试。

基 层 卫 生

健康扶贫工作

联合相关市直部门出台《关于做好巩固拓展健康扶贫成果同乡村振兴有效衔接的通知》,严格落实"四不摘"要求,保持健康扶贫政策措施基本稳定。将 2万余名帮扶人员信息交流至各区(市)基层医疗定点机构,实施动态监测,指导各基层医疗机构落实现有健康扶贫政策不变,巩固健康扶贫工作成效。

医防融合服务

2021 年,青岛市被确定为全省"三高共管 六病同防"试点地市,全市启动实施"三高(高血压、高血糖、高血脂)共管、六病(冠心病、脑卒中、肾病综合征、眼底病变、周围神经病变、周围血管病变)同防"医防融合服务。7 月 29 日,全省"三高共管 六病同防"现场培训会在青岛市城阳区召开,青岛市经验在全省推广。联合市财政、医保部门印发青岛市《"三高共管

六病同防"工作方案》,制定三年行动计划,青岛市政策在部门协同、激励机制和信息化建设方面均为全省领先,省卫生健康委多次来青岛市实地调研并给予高度肯定。"三高共管"工作经验在市委《青岛通讯》和市政府办公厅《政务信息》刊发。试点工作开展以来,管理"三高"患者9万余人,医共体内各级协同诊疗3万余人次,"三高"患者管理率、规范管理率、控制率等各项指标得到明显提升。

乡村医生社会保障

联合市人力资源和社会保障局、财政局、医保局、住房公积金管理中心印发《关于做好乡村医生社会保障工作的通知》,该项政策列入市办实事,于2021年7月1日起正式实施,各相关区(市)依据工作要求,结合本地工作实际,出台贯彻落实文件。省内尚无地市级层面出台同类政策,工作进展居全国前列。

2021年,全市新招聘88名医务人员充实到乡村医生队伍。积极落实老年乡村医生补助。从基层医疗机构中选拔3名骨干全科医师、35名骨干医师、105名乡村医生到市级培训基地进行实地培训。

基层医疗服务能力建设

为500余个区(市)级以上示范标准村卫生室配备重点人群智慧随访设备及康复理疗设备。省级示范标准村卫生室和新建中心村卫生室全部配备血液分析仪、除颤仪、心电图机等设备。2021年,创建省、市级示范标准村卫生室分别为37个和95个。15%的镇街卫生院、社区卫生服务中心达到"国家优质服务基层行"推荐标准,51%达到省提升标准,95%达到基本标准。推进基层技术创新和特色科室建设,建设符合基层实际的专业技术队伍,新创建50个基层特色专科科室,全市基层特色专科数量累计达到150个。支持基础较好、积极性高的镇街卫生院打造成为县域医疗服务次中心,建成县域医疗服务次中心6个。选派350余名城市医院医师对口支援基层医疗卫生机构,实现对口支援镇街卫生院全覆盖。

县域医共体建设试点

进一步完善党委和政府主导、部门协调联动的健共体管理体制,优化县域健共体内部运行机制,组织开展紧密型县域医共体建设试点监测工作,培训指导试点区(市)完成紧密型县域医共体监测指标填报。鼓励试点区(市)积极与相关部门对接,加快推进人、财、物统一管理和医保资金总额预付。6个试点区(市)全部自评达到紧密型评判标准,全部由党委和政府主导医共体建设。3个区(市)实现人、财、物统一管理,其中即墨区初步实现"按人头总额预付"。试点区(市)健共体在建立医学影像、远程心电、远程会诊、检验检查、病理诊断、消毒供应、后勤服务等共享中心的基础上成立口腔全科联盟、孕产妇一体化管理中心、急诊急救一体化管理中心、康复医学中心、多学科发展联盟等。

基本公卫服务保障

提高基本公共卫生服务保障水平,将基本公共卫生服务人均经费标准提高至79元。创新绩效评价模式,完善评价办法,联合市财政局印发《青岛市2021年基本公共卫生服务项目绩效评价办法》,年度绩效评价结果按照日常评价占40%,年终第三方评价占60%的比例确定,并与资金拨付挂钩,做到有奖有惩。突出质控标准,加强专业公共卫生机构技术指导,明确各级专业机构工作内容和职责。成立青岛市基本公共卫生服务质量控制与指导中心,升级完善市级基本公卫数据中心和监管平台,强化项目质量控制,开展日常评价2次,项目技术指导8次,做到区(市)及项目全覆盖。举办全市基本公共卫生服务培训班5期,培训项目工作人员1000余人次。高血压患者、糖尿病患者基层规范管理服务率达到60%以上,65岁及以上老年人城乡社区规范健康管理服务率达60%以上。

卫 生 应 急

应急救援能力建设

全方位提升应急救援效能。推动紧急医学救援能力建设市办实事项目全面完成。物资车、水电车、炊事车、指挥车等四部特种车辆和专用设备均交付使用,实现重大突发事件院前急救指挥系统前移和独立保障能力。

公共卫生应急体系建设

完成公共卫生应急体系建设相关报告,组织召开公共卫生应急体系建设推进会。严格执行新冠肺炎信息报告制度,报告及时率达到 100%。重新规范应急值守要点、处置流程,组织值班人员对"九个必报""三同时一报告"以及紧急信息报送时限等值班要点进行学习强化,重点突出法定节假日和特殊敏感时期值班人员的实战培训,切实提高值班人员的应急处置能力。2021 年,通过市政府值班工作平台报送 233 条突发事件应急处置信息,市政府总值班室多次对青岛市卫生健康委应急值班工作提出表扬。

应急培训演练

完成 7 个不同场所不同情形各类应对预案的全员培训和实战演练、"荣成—2021"核应急联合演习、市航空救援力量应急演练、胶州湾大桥 2021 年度交通事故清障医疗救援应急演练、新冠肺炎疫情应急处置桌面推演、化学中毒和核辐射事件应急处置及紧急医疗救援、突发事件紧急医学救援演练、突发公共事件心理危机干预演练、突发事件血液保障应急演练和洪涝灾害卫生应急演练等演训活动。

中医药工作

中医药事业发展规划

2021 年,青岛市促进中医药发展工作领导小组召开第一次会议,深入学习贯彻习近平总书记关于中医药发展的重要论述,传达学习山东省促进中医药发展工作领导小组第一次会议精神,研究部署下一步重点工作,印发《全省中医药大会涉及青岛市重要事项责任分工意见》,通报全市基层中医药服务情况,将"基层医疗机构中医药服务能力"纳入市委、市政府对各区(市)党委、政府年度目标责任考核,在市卫生健康委员会综合监督执法局增设中医药监督执法大队。9 月,市卫生健康委员会联合市教育局出台《在全市中小学校开展中医药文化进校园指导意见》,建立并完善中医药文化进校园的工作机制,分类分层开发青岛市中小学中医药文化特色课程,构建中医药文化进校园的传承示范模式。11 月,市卫生健康委员会联合市委组织部、市人力资源和社会保障局、市财政局等六部门出台《关于支持中医药事业聚才用才强化高质量发展的若干政策措施》,为中医药的高质量发展提供人才保障机制。12 月,市卫生健康委员会联合市委宣传部、市教育局、市文化和旅游局等四部门印发《青岛市贯彻落实〈山东省中医药文化弘扬传承工程实施方案〉细化措施和责任分工》,推进实施中医药文化弘扬传承工程。

中医机构建设

2021年,青岛市实现全市政府办市、县中医医院"全覆盖",33%的县级中医医院达到国家推荐标准和三级乙等水平。全市政府办综合医院、传染病医院全部设置中医药科室,100%的政府办社区卫生服务中心和镇(街道)卫生院、92%的社区卫生服务站和村卫生室能够提供中医药服务,形成15分钟基层中医药服务圈。全市建成国医馆169个、精品国医馆61个、中医特色村卫生室100个,在山东省内率先建立1个中医药特色村和1个村级国医馆。积极打造省级区域中医医疗中心,青岛市中医医院获评首批山东省区域中医医疗中心建设单位。积极推进山东中医药大学附属医院青岛医院建设项目,推动青岛海洋中药研究院建设,启动青岛市中医医院城阳院区建设项目。扩增胶州市中医医院作为青岛市中医药差异化医保支付方式改革试点单位,纳入打包付费支付方式改革的19个病种达21410例,为病人节约费用3366万元,节约医保基金2494万元。开展县级中医医院中医药服务能力提升项目,在青岛西海岸新区第二中医医院启动中医经典、中医治未病、中医康复、中医护理、中医外治全科化(五个全科化)试点。积极探索中医医共(联)体建设新路径,全力推动优质中医药资源下沉基层,成立以青岛市中医医院为龙头,包括市北区各级各类医疗机构和中医药企业125家成员单位在内的市北区中医药联盟,整合优质中医医疗资源,提高基层中医药服务水平;10个区(市)中,有4个区(市)建成5个县域中医医共体,覆盖5家区(市)级中医医院、34家镇(街道)卫生院及社区卫生服务中心等医疗机构。

中医药科研工作

2021年,青岛市新增齐鲁医派中医药特色技术1项、山东省自然科学基金2项、山东省中医药科技项目19项,遴选公布了青岛市中医药科技项目66项,7家医院17个专科入选齐鲁中医药优势专科集群。青岛市中医医院心血管科、康复科、肺病科3个优势专科联合省内11地市共12家省、市级医院和25家区(县)级医院,牵头建立齐鲁中医药优势专科集群。全国唯一的海洋中药领域特色重点实验室落户青岛,设在青岛的全省唯一肺病专业专科(专病)诊疗中心顺利通过省级评估专家组验收。山东中医药大学青岛中医药科学院积极开展科研攻关,进行方药筛选、抗病毒有效活性成分提取、疫情临床大数据分析、中西医结合诊疗方案优化等科研课题研究,稳步推进中药微针穴位贴片、中草药凝胶系列贴膏、银桑颗粒、芦荷饮等10余项产品研发,均达到成果转化标准。

中医药人才培养

2021年,青岛市新增山东省中医药高层次人才培育项目学术带头人培育对象1人,评选出青岛市中医药领军人才22人(A类12人、B类10人),组建包含93名中医学人员、10名中药学人员、10名中医护理人员、13名中医药管理人员在内的青岛市中医药人才信息库。加强中医药临床型、实用型人才培养,组织参加全国"西学中"骨干人才培训(2人)、全国中医药创新骨干人才培训(1人),省级"西学中"培训(2批共1539人)、中医住院医师规范化培训(3批共321人)、中医全科医生转岗培训(169人)、中医馆骨干人才培训(13人),开展6项国家级和30项省级中医药继续教育项目。以问题为导向,综合施策,精准发力,稳妥开展中医医术确有专长人员医师资格考核工作,8人通过省级考核。完善O2O中医药适宜技术网络在线培训平台,开展基层中医药适宜技术培训考核,有6000余名基层中医药人员通过考核,有资格为群众提供中医药适宜技术服务。

中医药健康服务

青岛市不断创新完善中医药健康服务体系,试点开展中医药健康管理服务项目,在崂山区面向45~60岁出现更年期早期症状的妇女试点开展更年期中医药干预健康管理服务,在西海岸新区启动青少年神志病中医药治疗专项援助。开展"送汤药上门"服务,打造智慧中药房,组织医疗机构与中药企业联动,利用社会资本建立2个开放式的煎药中心,组织公立二级及以上中医(中西医结合)医院开展"送汤药上门"服务,2021年,代煎中药35.6万剂,打通中医药服务群众的"最后一公里"。实施"互联网+中医药健康服务",在省内率先开展"互联网+中医药适宜技术服务"试点,将拔罐、刮痧、艾灸、耳穴压豆等26项中医药适宜技术纳入上门服务范畴,"网约护士"让中医药适宜技术走进千家万户,在省内率先推出"中医药特色服务电子地图",青岛市相关创新做法在山东省"方便看中医""放心用中药"暨齐鲁中医药优势专科集群建设工作推进会议上作典型经验交流。促进中医药与健康养老等业态深度结合,青岛市卫生健康委员会联合青岛市民政局在全市二级及以上医疗机构、基层医疗机构和养老机构中组织开展中医药特色医养结合示范基地创建工作,遴选公布 12 个中医药特色医养结合示范基地建设项目,完善中医科、治未病科、中医老年病科及康复科等相关中医药科室的建设,加强中医类别执业医师、中药师及中医护理人员的配备。

中医药文化建设

2021 年,青岛市启动"中医中药进万家"活动,开展第六届"三伏养生节"活动、"中医中药中国行——中医药健康文化推广行动暨第十届养生膏方节"活动,开展义诊 245 次,组织各级中医药专家举办中医药科普(养生)大讲堂 200 场,受益群众 5.9 万余人次。在"青岛卫生健康"微信公众号开设"岐黄百科"专栏,设"防疫篇""文化篇""养生篇""本草篇"等,介绍中医药文化、养生保健、防病治病等知识;在青岛新闻网开通"国医在线"中医健康科普栏目,邀请山东省杰出贡献奖获得者、省市名中医、抗疫专家等岛城名中医上线传播中医健康科普知识。建立完善中医药文化进校园机制,开启中医药文化"起点"传播。与山东中医药大学签署《中医药文化进校园合作协议》,确定 4 所中医药文化进校园共建学校,面向中小学生举办"弘扬中医药文化　培育创新人才素养"中医药文化体验营活动。2 所学校入选首批山东省中医药文化进校园试点学校,开展"冬至阳来复　草木渐滋萌"中医药文化传承冬至主题活动。开展中医药健康文化知识角建设工作,2 个镇(街道)卫生院国医馆获评第一批省级中医药健康文化知识角。建设省、市级中医药文化宣传教育基地(示范单位)17 个,推荐 1 个省级中医药文化宣传教育基地申报国家级中医药文化宣传教育基地。遴选出中医药健康文化知识作品 51 件,参加第二届全国中医药健康文化知识大赛;征集 38 件庆祝中国共产党成立 100 周年主题文化作品,其中 3 件作品被山东省中医药管理局推荐参加全国评选。组织参加第七届全国悦读中医活动,1 件作品获"网络人气奖";组织参加《山东省中医药条例》和中医药健康文化知识竞赛,获团体三等奖和个人二等奖、三等奖、优秀奖;组织参加"百味千膳进万家"第二届山东省药膳大赛,获团体三等奖和"金牌药膳指导"称号。

对外交流合作

青岛市深化中医药领域对外开放,全力构建中医药国际交流合作新平台,积极开展中医药学术与临床实践、产业、文化对外交流与国际合作。2021 年 6 月,以博鳌亚洲论坛全球健康论坛第二届大会在青召开为契机,在大会现场设置中医药体验馆、中医药智慧化博览区,现场开展香囊制作、代茶饮品尝、中药画展示、刮痧、针灸、推拿、拔罐等体验活动,充分展示中医药的独特魅力,得到与会领导和中外嘉宾的高度赞扬。在上合示范区国家客厅建立中医药展示厅,开设中医药发展成就展览区、传统中医场景复原区、中医药产业展品展示区等板块,面向上合组织国家传播中医药文化,并以此为契机试点推动中医药服务贸易。遴选 3 家单位建设国际中医门诊,推动中医药服务国际化。山东中医药大学青岛中医药科学院抗病毒协同创新中心的 HY 海清系列降尿酸饮料、中药祛斑微针贴两个海洋中药产品入选商务部对外服务贸易推介名录;青岛明月海藻集团原料药海藻酸、甘露醇等远销欧美、韩国、日本等国家和地区,并先后与韩国东亚制药株式会社、韩国济州国立大学等在海藻活性物质高值化利用和开发方面建立合作关系;上药国风集团健脑丸、养心氏片、深海龙胶囊等名牌产品销售到越南、马来西亚、菲律宾等十几个国家和地区;青岛冠龙生物医药集团在上合示范区的生物制剂项目已开工建设,拟建设水针生产线、片剂生产线、胶囊剂生产线等,将与俄罗斯、德国合作生产 27 个药品品种。2021 年 4 月,青岛西海岸新区中医医院与中国石油大学(华东)合作建立国际学生中医药文化体验基地,定期组织中医药文化体验、中医药科普讲座进大学课堂等活动。

科技教育与交流合作

重点学科建设

2021年,联合市委组织部、市发展改革委等12部门印发《青岛市加强医疗卫生机构研究创新功能实施方案(2021—2023年)》。学科建设取得新的突破,中国医学科学院发布的2020年度中国医院科技量值(STEM)榜单中,青岛市有60个学科进入学科百强榜单,比2019年增长5个,增长率9.09%,入围医院和学科数量均呈持续增长态势,入围学科数量继续位居计划单列市之首。临床医学研究中心创建取得新进展,青岛市有市级及以上临床医学研究中心13个,其中省级临床医学研究中心3个,国家临床医学研究中心4个。

重点学科人才建设

加强重点学科拔尖人才能力提升。制定《青岛市卫生系统重点学科岗位胜任能力提升三年培训计划》,并与北京大学继续教育学院签署《青岛市卫生系统重点学科岗位胜任能力提升三年培训计划合作协议》。培训计划为期3年,分为5个单元,完成3个单元210余人次培训。积极与国内顶尖医院接洽,印发通知组织学科带头人和学术骨干赴上海交通大学瑞金医院、中南大学湘雅医院、浙江大学医学院附属邵逸夫医院等全国知名医院跟岗培训学习。特邀科技部国家重点研发计划首席科学家、国家自然科学基金委员会二审评委张炜真教授对委属单位科研骨干人员进行国家自然科学基金申报的针对性指导。

实验室生物安全

全面加强督导检查,实现全市病原微生物实验室检查范围全覆盖、管理成闭环,监督检查一、二级实验室564家,其中责令整改实验室数量41家,行政处罚案件4件。加强病原微生物实验室从业人员培训考核。对3615名病原微生物实验室从业人员进行培训,培训通过率98.9%。牵头联合其他13个生物安全相关部门建立青岛市生物安全工作协调机制,组织召开分管市领导参加的生物安全工作协调机制调度会。配合省卫生健康委对青岛市实验室生物安全进行检查督导,现场检查范围涉及市级医疗机构、社区卫生服务中心、疾控机构、教育部门、海关部门等多个领域,获得检查组对青岛市生物安全工作的高度评价。

住院医师规范化培训

2021年,指导住院医师规范化培训基地完成国家、省专家组住培现场评估工作,各基地针对评估专家提出的问题及建议迅速启动整改工作。持续开展师资培训工作,全市5家住培基地外派师资48批310名,院级师资培训率达100%。17个培训专业1078名考生参加在青岛大学附属医院、青岛市市立医院住院医师规范化培训基地组织的技能考核,811名考生参加住院医师规范化培训青岛考点理论结业考试,72名考生参加住院医师规范化培训结业理论加试考试。全市5家住培基地计划招收293人,其中紧缺专业95人,实际招收218人,紧缺专业66人,完成率分别为74.4%和69.47%。开展全市住培基地督导评估工作,组织4家住培基地进行基地督导评估。

全科医师培养

继续开展全科医师转岗培训,做好2020—2021年度全省全科医生转岗培训结业统考工作,169人参加统考,167人通过考试。截至9月,青岛市每万人口全科医生数达3.07人。印发《关于做好2021年全科医生转岗培训工作的通知》,177人报名参训。开展青岛市全科医师能力提升及全科医学师资培训班,截至10月,开展培训95期,在线授课人数达10000余人。开展全科医师技能大赛,印发《关于举办青岛市全科医师临床技能大赛的通知》,11支代表队报名参赛,最终20名优秀代表、6支代表队进入决赛,获得青岛市理论、技术个人比武标兵。

“万名村医进课堂”活动

制订青岛市“万名村医进课堂”的具体工作方案。开展“万名乡医进课堂”调研问卷,建立沟通渠道,各区(市)卫生健康局确定 1 名联络员,建立青岛市“万名村医进课堂”信息沟通工作群,开展乡村医生网络培训。学习内容上线,组织各区(市)乡村医生开展省卫生健康委网站“村医课堂”栏目和基层卫生 APP 相关内容的网络学习,并组织学习网络直播课 2 期,参加学习人数达 5000 余人次。

继续医学教育

完成 2021 年国家级继续医学教育项目 2 项、省级继教项目 17 项、市级继教项目 253 项,参加继教项目人员达 7 万余人次。申报 2022 年国家级、省级继续医学教育项目,国家级项目 53 项、省级项目 157 项。召开全市继续医学教育工作会议。协助市人社局专技处调研青岛大学附属医院实训基地。根据导师制的试点文件,对各级各类医疗机构开展调研,探讨导师制工作进一步推广的必要性和可行性。

学会管理

完成青岛市非公立医疗机构协会、青岛市基层卫生协会、青岛市民营口腔协会、青岛市老摄影家协会等 4 家协会的脱钩工作。组织召开 2021 年度学会工作视频会议,线上参与人数达到 8000 余人。举办小型学术会议 35 次,线上参与人数达 5 万余人。启动满三年届期专科分会的换届工作。完成风湿病学分会等 40 个分会换届改选工作,审批新成立 5 个专科分会、7 个青年委员会和 11 个专业学组。推荐申报中华医学科技奖 2 项;向山东省医学会专科分会推荐委员 44 名,向山东省医学会申报麻醉优化专项资金。

机构建设

拟新建青岛卫生健康职业学院,制订青岛卫生健康职业学院项目筹建工作专班组织架构及分工方案,向市教育局提报《申请纳入山东省“十三五”高校设置规划的申办报告》等材料,将该项目列入《青岛市国民经济和社会发展第十四个五年规划和 2035 年远景目标纲要》《青岛市“十四五”卫生健康发展规划》《青岛市“十四五”教育事业发展规划》。参加山东省教育厅组织的申报答辩。拟新建青岛市能力建设与继续教育中心,此项目列入《青岛市“十四五”卫生健康发展规划》,草拟《青岛市卫生健康委能力建设中心”建设方案》《青岛市卫生健康委能力建设中心”功能设置建议》。

外事接待

2021 年 5 月 28 日,荷兰驻华大使贺伟民参访团一行到访青岛市卫生健康委。党组副书记赵宝玲与科教处、医政处、中医政策规划处、规信处负责同志,青岛市市立医院总院长管军,康复大学领导小组常务副组长李欣章等共同与外方会晤,就青岛市医疗康复领域发展情况、政策和规划,国际合作的现状和前景进行深入交流。座谈会结束后,史明康参赞一行参观青岛市市立医院院心脏中心和运动医学康复中心,对青岛市康复医学建设情况给予高度评价。

国际会议

2021 年 6 月 1 日—4 日,博鳌亚洲论坛全球健康论坛第二届大会在青岛西海岸新区成功举办,全球健康博览会同期顺利举行,大会取得丰硕务实的成果。大会有 2880 名代表和 280 家媒体线下参会,40 余位中外政要、部长和国际组织负责人、400 余位中外演讲嘉宾参与讨论。同期举办的全球健康博览会有 176 家企业参展,观众 4 万余名,促成 22 个合作项目、171.65 亿元人民币投资签约。青岛市卫生健康委为做好博鳌亚洲论坛全球健康论坛第二届大会的服务保障工作,专门成立项目工作组,由委主要负责同志任组长,由科教外事处牵头成立八个项目小组,重点在疫情防控、病媒生物防治、产业促进和医疗保障等方面完成大会的服务保障工作。

2021 世界华人医师年会暨医药生物产业与医疗科技创新论坛于 9 月 21 日在青岛市举办,世界华人医师协会会长霍文逊、中国科学院院士葛均波、中国工程院院士廖万清、中国工程院院士陈洪铎、中国工程院院士刘良等出席会议。年会颁发第四届“世界杰出华人医师霍英东奖”,举行“RCEP 国际健康产业合作平台”启动仪式。大会通过在线直播的方式组织广大华人医师探讨后疫情时代下生物医药产业未来发展的突破,以及医疗科技创新发展的新机遇、新模式、新趋势。

综合监督与食品安全监测

医疗卫生行业综合监管

加强综合监管体制机制建设。重新调整印发青岛市医疗卫生行业综合监管工作专项领导小组成员名单。制发《关于建立医疗卫生行业综合监管督察机制的实施意见》，建立综合监管督察常态化机制。联合市公安局印发《关于进一步加强卫生健康行政执法与刑事司法衔接工作的通知》，健全完善行刑衔接和工作联动机制；印发《青岛市卫生健康系统"双随机、一公开"监管工作实施细则》《青岛市卫生健康系统"双随机、一公开"监管工作规范》总则和13项分则。

强化落实市级综合监管督察。印发《关于开展2021年全市医疗卫生行业综合监管督察的通知》，组织召开专项工作领导小组联络员会和领导小组会议。9月，组织完成对10区（市）的综合监管督察，并向各区（市）政府反馈书面的督察意见和问题清单。5个督察组对各区（市）120家各类单位进行现场督察，反馈各类问题285条，10区（市）均按照督察意见和问题清单报送整改方案。

完成"信用＋综合监管"试点工作。组织全市卫生健康部门开展"信用＋综合监管"试点工作，确定城阳区、即墨区作为试点区，确定医疗卫生监督和消毒产品生产企业监督为开展"信用＋综合监管"工作专业领域。2021年，全面开展全市口腔医疗机构卫生监督量化分级管理试点工作，市、区两级卫生监督机构组织对全市1046家口腔医疗机构中的1013家口腔医疗机构进行卫生监督量化评定，评定A级单位36家、B级单位761家、C级单位216家。城阳区被列为全省12个试点县（市、区）之一，探索建立互联网助力下的职业健康非现场监管新模式，建立"城阳区职业卫生分类分级信息系统"并协助市卫生健康委开发"青岛市职业病防治信息系统"分类分级模块。城阳区有638家企业完成自查评估和非现场监管，402家企业通过区级质量控制，评出甲类企业29家、乙类企业131家、丙类企业242家。全省职业卫生监督暨职业卫生分类分级监督执法试点工作现场会在城阳区召开，实地观摩企业职业卫生分类分级现场及城阳区职业卫生分类分级信息系统，对城阳区职业健康非现场监管新模式给予高度评价，具有推广价值。持续开展住宿场所A级单位评审工作，在全省率先将公共场所客房公共用品用具消毒、消毒间客具保洁等环节的全过程记录等制度纳入评审标准。2021年评定住宿场所A级单位30家。

监督执法重点目标任务

落实"周调度、月通报、半年稽查、全年考评"机制，全面推进监督执法各项重点目标任务落实。2021年，全市监督检查4.89万户次，监督覆盖率99.74％，查处案件3657件，人均办案18.19件，罚没款960.79万元，同比增长131.45％；全面完成国家"双随机"监督任务2946项，完成率、完结率达100％，各项指标同比增幅较大。在全省卫生监督执法工作推进会上作典型发言。近三年青岛市全国卫生健康优秀典型案例数居山东省之首，占全省总数38％。2021年，获全省唯一一件全国优秀典型案例，获评全省卫生行政处罚优秀案例5件、全省医疗（中医）监督优秀论文3篇，在市司法局组织的全市首次行政处罚案卷随机抽查评查中，3个案卷均取得优秀等次，名列前茅，受到通报表扬。

重点领域监督执法

制订方案并组织开展全市卫生健康监督守正创新年活动，围绕疫情防控和民生领域重点问题等内容，组织开展医疗美容、疫苗接种管理、医疗机构和公共场所传染病防控、人类辅助生殖、农村生活饮用水等6个重点领域"蓝盾行动"专项整治。专项整治期间，市、区两级卫生监督执法机构立案处罚413起，严厉打击违法违规行为，保障人民健康权益。

强化专项整治的部门联动。与公安、市场、水务、教育等部门联合发文，分工协作，协调公安机关加大卫生领域违法犯罪打击力度。2021 年,组织召开分析研判专题会 5 次,就 3 起案件进行线索通报、会商研判、专案研究等,推进"联动化、同步式"执法。与公安、市场等部门执法联动机制在打击非法医疗美容专项整治行动中成效突出。

食品安全风险监测与营养膳食工作

2021 年,组织编制印发《2021 年全市食品安全风险监测方案》,按计划有序完成食品安全风险定性定量检测任务,完成 20 个大类 2083 份样本采集,获得检测数据 20000 余条,涵盖理化和微生物的所有检测项目。建立健全食品安全风险监测和分析研判工作机制,印发《食品安全风险监测会商机制》,牵头组织发改部门、市场监管部门、农业农村部门、海洋发展部门、园林和林业部门等成员单位召开食品安全风险监测会商会议 2 次,共同分析研判食品安全风险隐患,研究提出下一步防控措施和建议。推进食源性疾病监测信息化建设,实行每周一调度,每季度一通报,39 家二级(含)以上哨点医院完成与国家、省平台数据对接,食源性疾病监测上报病例信息 11596 例,青岛市 161 家食源性疾病监测医疗机构共上报 19960 例。及时处置食源性疾病暴发事件 100 余起,累积发病 431 人,无死亡病例,所有事件均在第一时间进行有效处置。会同市场监管部门、农业农村部门,联合印发《2021 年全市食品安全国家标准跟踪评价工作方案》,组织开展全市食品安全国家标准跟踪评价,全市食品安全标准跟踪评价及意见反馈平台筛选有价值的反馈意见 120 余条,调查问卷 200 余份。

成立由委分管领导任组长,各相关单位负责同志为成员的青岛市国家营养社区试点创建工作领导小组,制订并印发《青岛市国家营养社区试点创建工作方案》。崂山区第二实验小学自主研发推出的全国首款中小学生"智能美食管家系统",制定的《四季食谱》及开设的《食堂亦课堂》,多次受到国家、省领导的好评;东城国际社区打造的"营养驿站"助老食堂、"营养长廊"、"营养墙"等营养宣传阵地建设;军休活动中心医养结合的健康饮食调理,体验式合理膳食健康宣教及高质量的营养餐厅,达到《国家营养社区创建考核标准》,顺利通过中国疾控中心的验收评估,并颁发证书。12 月 23 日,对获得国家示范营养社区的市军休活动中心、崂山区疾控中心、崂山区第二实验小学、崂山区东城国际社区 4 家单位在崂山区举行授牌仪式。青岛市做法被国家卫健委、省卫生健康委《食品安全标准与监测评估专刊》刊登并予以推广。深入推进健康青岛合理膳食行动,全民营养周期间,联合市教育局、市科协、市营养学会在全市举办 2021 全民营养周启动仪式,开展营养与合理膳食进学校、进农村、进部队、进社区等"六进"全民营养主题宣传活动,开展营养与合理膳食科普知识展览、宣教及咨询解答等。举办营养科普讲座 12 次,官方网站及微信公众号推出系列营养膳食科普文章 10 余篇、食品安全科普文章 8 篇、科普动画 2 篇。举办以"关注食品安全、共创健康生活"为主题的食品安全周卫生健康主题日大型广场宣传活动和"人人行动,全民控盐"为主题的"9·15"减盐宣传周启动仪式。

老年健康服务

推进健康服务协同发展

开展省级安宁疗护试点市工作,加快推进市级安宁疗护技术指导中心规范化建设,成立工作领导小组,建立专家库,组建多学科团队,建立安宁疗护示范中心 5 个、安宁疗护实践基地 20 个。

推进居家社区医养结合服务工作。在全市基层

继续开展老年健康管理试点示范活动,建立老年健康综合管理平台,设置"医养服务需求调研"模块,深化老年健康教育、预防保健、疾病诊治、康复护理等健康服务,老人和家属可通过在线、电话客服等方式预约下单医养结合服务,老年健康综合管理平台管理老年人健康信息 11595 人,完成老年人健康状况评估 9923 人。

开展老年友善医疗机构创建活动。印发关于开

展老年友善医疗机构创建工作实施方案,在全市部署实施老年友善医疗机构创建工作,定期和不定期深入到各级医疗机构,指导医疗机构全面落实老年人医疗服务优待政策,完善医疗机构各项制度措施,优化老年人就医流程,提升服务质量。2021年,全市50%以上医疗机构建成老年友善医疗机构。

启动老年健康素养提升行动,召开部署会,并举办培训班,印发行动实施方案,在全市10个试点社区开展老年失能和痴呆筛查及健康宣教干预等服务,进行相关风险测评,掌握试点社区老年失能和失智人群的基础情况,为老年人提供健康预警,实施早期预防和干预。

开展老年人护理服务。积极推进为老年人尤其是失能老人提供康复护理、长期照护等延续性服务,在西海岸新区深入开展"互联网+护理服务"试点工作,探索建立居家护理服务模式,形成长效机制。

开展老年人心理关爱试点项目,对试点社区老年人开展心理健康评估,针对评估结果开展必要的干预和转诊推荐,提高老年人心理健康意识,改善心理健康状况。

提升老年健康服务能力

印发《关于进一步提升老年健康服务能力的通知》。改善老年人就医体验;开展老年友善型医疗机构达标行动;推进老年医学科建设;加强康复科和治未病科建设;推动老年人居家医疗服务;开展乡镇(街道)医养结合示范创建活动;开展"情暖夕阳红——智慧助老"新时代文明实践志愿服务活动。

二级以上综合医院全部开通老年人就医绿色通道,在人工窗口设有"老年人优先"专窗,张贴明显标识,配有老年人专座、花镜,为老年人提供轮椅。青岛市市立医院提供预检分诊审核卡,患者当天就诊无须重复登记,青岛市中医医院设立老年人快速预检通道,青岛市中心医院定期为老年人开展智能手机使用培训,青岛市第三人民医院优化诊疗流程,青岛市第六人民医院开通老年人就诊热线、增设老年停车位,青岛市第八人民医院20年来"医惠乡亲"足迹遍布青岛100余个村庄,山东青岛中西医结合医院把医养服务与社区居家养老相结合为老年人提供上门诊疗全市推广"互联网+护理"模式,平台在线机构达到74家。

2021年,青岛市建成28家市级老年友善医疗机构,50%以上的综合(专科)医院、中医医院、康复医院、护理院和基层医疗机构建成老年友善医疗机构;二级及以上综合医院设置老年医学科比例达到70.27%;二级及以上公立中医院设置康复科、治未病科的比例达100%;近1300名护士提供"互联网+护理服务",群众满意度100%;申报第三批省级医养结合示范乡镇(街道)92个,全市省级医养结合示范乡镇(街道)比例达到84%。

维护老年人权益

营造敬老爱老社会氛围。开展"一法一条例两规定"落实情况检查,发挥老年维权示范站作用,基层老年法律援助覆盖率达到95%。开展"护航老年消费,营造和谐环境"老年消费维权系列"八个一"宣传活动。开展"敬老月"活动,广泛开展走访慰问、为老志愿服务等敬老爱老活动。

深入实施六项优化优待政策。主要包括免费乘坐城市公共交通工具;半价乘坐政府投资建设的国有景区内的观光车、缆车等代步工具;优先就诊、化验、检查、交费、取药,需要住院的,优先安排住院;省外老年人来鲁旅行期间突发疾病的,医疗机构提供急诊"绿色通道";政府兴办或支持的公园、景点免购门票;社会力量兴办的公园、景点,70周岁以上免购门票,不满70周岁半价购买门票;免费进入公共文化馆、图书馆、博物馆、科技馆、美术馆、展览馆、纪念馆等场所;按照时段免费或半价进入政府兴办或支持的公共体育健身场所健身。

落实老年社会福利和社会救助。实施普惠型高龄津贴制度、低收入老年人养老服务补贴制度、经济困难不能自理老年人护理补贴制度,实施困难老年人补贴制度、困难老年人入住养老机构补贴制度等兜底保障政策,对所有居住在农村的552名留守老年人实施建档立卡。

实施"智慧"助老便捷服务。聚焦突发事件服务保障、交通出行、看病就医、日常消费、文体活动、办事服务、使用智能化产品等7类高频事项和服务场景,印发《关于切实老年人运用智能技术困难的实施方案》。2021年,"智慧助老"工程—"加强老年人智能手机培训推广项目"被市委列入"我为群众办实事"重点项目清单,在172个社区开展190场培训,参训人数2万余人。

妇 幼 健 康

妇幼健康服务体系建设

夯实妇幼健康服务网络。全市建立起由 60 家助产机构、36 家爱婴医院、13 家妇幼保健机构、9 个危重新生儿救治中心、16 个危重孕产妇救治中心及基层医疗卫生机构构成的服务网络。构建起全市出生缺陷综合防治网络与关键技术平台为支撑的运行体系,形成独特的出生缺陷防控"青岛模式"。各区(市)结合实际将妇幼保健机构建设、运营与发展纳入当地规划,市南区妇保计生中心迁址启用,平度市妇幼保健院完成改扩建工作,胶州市、莱西市立项启动妇保机构新建工作。

加强妇幼健康培训和宣教。2021 年,创新性举办胶东五市新生儿安全"互联网+"培训班。截至 6 月,全市开展"青岛市妇幼卫生年报信息质控反馈培训班"等 7 个班次,3000 余人参加培训。11 月,将孕产妇、新生儿死亡评审及危重孕产妇评审与母婴安全管理工作会议有机结合,以会代训,持续提升高危孕产妇和高危儿管理质量和母婴安全保障能力。扎实开展"我为群众办实事"活动,落实 0～6 岁儿童眼保健和视力检查,组织制作 0～6 岁儿童眼保健动画版宣教片、宣传海报和折页等,并持续推进预防艾滋病、梅毒和乙肝母婴传播等宣教工作。

推进妇幼健康联合体建设。遵循"以保健为中心,以保障生殖健康为目的,保健与临床相结合,面向群体、面向基层和预防为主"的妇幼卫生工作方针,10 区(市)均建立起由区(市)卫生健康局主导,区(市)妇幼保健机构牵头,各级医疗机构、镇(街道)、村(社区)卫生计生行政人员参与的保健、医疗、计生服务管理三联动妇女儿童健康服务联盟,进一步完善覆盖新生儿期、婴幼儿期、儿童期、青春期、孕前及孕产期、生育期、更年期全生命周期健康服务工作体系。

妇幼卫生工作

推进农村妇女"两癌"筛查项目提标扩面,开展万名农村适龄妇女"两癌"关爱活动,全市目标人群检查累计完成率达 102.59% 和 103.89%。加强预防艾滋病、梅毒和乙肝母婴传播项目管理,印发《青岛市预防艾滋病、梅毒和乙肝母婴传播工作方案(2021 年版)》,全市孕产妇艾滋病梅毒乙肝"三病"检测率 100%,全年无一例儿童新发感染,艾滋病母婴传播率为 0。加强计划生育服务与计生药具管理,保障妇女避孕节育和生殖健康基本需求。

出生缺陷防治

全面落实出生缺陷一级预防项目。全市免费孕前优生健康检查目标人群覆盖率 106.22%,目标人群叶酸累计服用率 97.84%,均高于国家和省级标准。加强出生缺陷二级防控,完善市、区两级出生缺陷综合防控体系融合发展,产前筛查率 99.66%,较好地满足了群众需求。扎实推进出生缺陷三级防控工作。全市新生儿遗传代谢病筛查率 99.87% 以上,听力筛查率达 99.91%,先心病筛查率 99.44%,均高于国家和省级标准。组织完成全市新生儿先心病筛查质控工作,新生儿先心病筛查系统登记筛查 72037 例,筛查率为 99.44%。确诊先心病 235 例(172 例待确诊)。

婴幼儿早期发展

巩固母婴安全五项制度,印发《关于规范助产机构产科安全管理办公室设置的通知》,动态管控高危孕产妇 40057 人次并逐一"销号",在省内率先制定红斑狼疮孕产妇救治规范和流程。全市助产机构活产数为 72631 人,孕产妇死亡率为 4.85/10 万,婴儿死亡率 1.75‰,5 岁以下儿童死亡率 2.61‰。开展爱婴医院能力提升行动,在所有助产机构围绕健康儿童、母乳喂养、危重救治及便民惠民等内容开展爱婴医院建设。深化 0～6 岁儿童健康管理,落实执行国家《0～6 岁儿童眼保健及视力检查服务规范》。2021 年,西海岸新区妇幼保健计划生育服务中心入选"互联网+围产营养门诊规范化建设项目"试点单位,为孕妇提供围产营养咨询与指导。

辅助生殖技术管理

严格按照《山东省辅助生殖技术应用规划（2021—2025年）》要求对申请开展人类辅助生殖技术的医疗机构进行资格审核，全市有青岛大学附属医院、青岛市妇女儿童医院和青岛市市立医院东院区3家医疗机构取得资格。加强辅助生殖技术日常监管，联合卫生监督部门采取座谈、互查等方式，规范技术开展，落实院、科和从业人员三方责任，打击和防范非法应用辅助生殖技术行为。

生育技术服务

加强计划生育服务与计生药具管理。创新推广微信公众号、手机APP、网站等药具发放服务模式。2021年，全市调出药具526.2万元，设置药具免费发放点2170处，服务育龄群众182万人次，保障妇女避孕节育和生殖健康基本需求。崂山区妇幼保健计划生育服务中心率先实现了高校计划生育药具服务全覆盖，市北区妇幼保健计划生育服务中心创新区妇幼保健计划生育服务中心与区物业办合力，免费提供避孕药具服务进万家。

职 业 健 康

职业健康融合提升

推进职业健康治理机制建设。建立市级职业病防治工作联席会议制度，搭建部门沟通平台，推动职业健康融入国民经济发展政策。压实基层网底，省、市联动将职业病防治监管职责纳入镇（街道）职责清单，青岛西海岸新区管委、胶州市政府出台配套意见，支持镇街依清单履职。

提升职业健康治理能力。开展职业病危害摸底调查，研发职业病危害现状调查信息管理平台在全省推广，摸底调查数量居全省第一。优化营商环境，青岛西海岸新区每年投入1000万元职业健康专项经费，助企惠企正向激励，9部门联合推进健康企业建设，引导企业自主创建，青岛市省级健康企业通过数量最多。

强化职业健康监督管理。率先在职业健康检查机构开展市级质控全覆盖，规范开展省委托下放许可事项技术评审，许可通过职业卫生技术服务机构15家，"蓝盾行动"＋异地协查强化监管；互联网＋职业卫生分类分级监管试点，探索非现场监管新模式，全省职业卫生分类分级现场会在青岛市召开。

提升基层职业健康队伍业务能力。聚焦目标任务落实，统筹监督、疾控、职防院以及第三方机构合力，开展现场带教、专家培训、实战锻炼，基层职业健康队伍在重点职业病监测、新发职业病溯源、建设项目"三同时"、尘毒专项"回头看"等任务攻坚中积累实战经验，持续加强职业健康支撑体系建设，推动公共卫生体系建设目标任务在职业健康领域落地。

队伍建设及信息化建设

2021年，举办各类培训班25期，培训基层业务骨干3000余人次。区（市）疾病预防控制中心通过全省职业卫生专业技术人员能力考核157人，8个区（市）疾控中心基本具备职业卫生技术服务资质人员条件。

全面完成职业病监测项目，各项指标数据位居全省前列，用人单位摸底调查、新发职业病溯源调查和监督检查、尘毒危害专项治理"回头看"、建设项目"三同时"等有序开展，监督、疾控、职防院等市级机构下沉基层带教培训，带动基层队伍在实战中增强业务本领。

以信息化建设为抓手，推进职业健康检查个案信息数据标准化改造，个案数据上报在全省率先完成信息化贯通，省、市、县三级合力创造1个月内实现上传国家平台15万余条；青岛市摸底调查数量居全省第一，研发职业病危害用人单位现状调查信息化系统在全省推广使用。

人口监测与家庭发展

2021 年,认真贯彻《中共中央 国务院关于优化生育政策促进人口长期均衡发展的决定》和国家、省、市人口监测与家庭发展工作部署,扎实推动三孩生育政策落实,创新推进 3 岁以下婴幼儿照护服务发展,推进计划生育服务管理改革,全面完成人口监测和家庭发展各项工作任务。

三孩生育政策实施

推动党政主体责任落实。将每千人口婴幼儿托位数、人均预期寿命等重要指标纳入《青岛市国民经济和社会发展第十四个五年发展规划和 2035 年远景目标纲要》和 2021 年市政府工作报告;推动出台《青岛市促进养老托育服务健康发展实施方案》;坚持计划生育目标责任制考核调查。健全完善计划生育服务管理体系。实现生育登记网上和全省通办,婚育信息、出生登记信息实现共享共用,通过帮办、代办、即办、网办落实个性化、一对一精准便捷服务。推动落实"出生一件事"联办。打造计划生育优质服务样板。青岛市创造的"六好 N 创新六满意""互联网＋政务服务""三位一体婴幼儿照护服务体系"等工作经验被中国人口报刊发推广,城阳区创建托育服务示范区、胶州市加快托育服务项目建设的经验被国家卫健委《工作交流》刊发推广,青岛西海岸新区人口监测与家庭发展工作模式被誉为"黄岛样板"。做好人口监测和形势分析。健全人口监测体系、优化监测信息数据,形成 2021 市人口信息监测分析报告。2021 年全市户籍人口出生 5.68 万(其中二孩出生 2.54 万,占出生总数的 44.77%),同比减少 0.97 万(减少 14.63%);出生人口性别比为 107.69,保持在正常范围。

计划生育各项奖励优惠政策

落实各项奖励扶助制度、优惠政策和计划生育特殊家庭扶助保障。2021 年,全市为 32.09 万农村部分计划生育家庭奖励扶助对象发放扶助金 3.86 亿元;为 1.89 万名特别扶助人员发放扶助金 1.73 亿元;为 30.21 万人发放独生子女奖励费 2437.68 万元;为 11003 名企业退休职工发放一次性养老补助 2.02 亿元;为 24077 名城镇其他人员发放年老奖励 2.69 亿元;为 62359 人发放住院分娩补助 3145.05 万元;为 18506 名特殊家庭成员购买护理险,配备落实双岗联系人 18620 人;在全市开通特殊家庭成员绿色就医通道 139 家;为 474 名符合政策的特殊家庭成员申请保障性住房。

普惠托育服务体系

建立健全托育服务支持政策和标准规范体系,强化政策引导,推动土地、住房、财政、金融、人才等支持政策落实落地。大力发展多种形式的普惠托育服务,引导社会力量积极参与,35 个托育建设项目获批国家普惠托育服务专项行动中央资金支持 2585 万元,占全省获得中央资金总数的 31.8%,列全省第一。及时向社会公布省、市级 67 家托育示范机构和备案机构名单,方便群众选择和监督。开展托育服务机构安全专项行动,497 家托育机构完成自查自纠,对 44 家机构进行现场检查。开展 2021 年度婴幼儿照护服务示范创建活动,2 家机构获评省级托育示范机构,12 家机构获评市级托育服务示范机构。召开市 3 岁以下婴幼儿照护工作推进会、工作培训会、现场会等会议。开展 0～3 岁婴幼儿家庭能力建设公益教育培训项目,3000 多托育服务相关人员接受培训。青岛市创建托育服务示范区的做法在全国"世界家庭日"活动中作经验介绍;提供免费托育服务等经验做法被中央电视台新闻节目报道。2021 年,全市拥有各类托育机构(含幼儿园托班)576 个,托位数 16978 个,每千人托位数 1.69 个。

健康教育与宣传

中国共产党成立 100 周年主题宣传

围绕庆祝中国共产党成立 100 周年主线,组织开展"医心向党　医心为民"青岛市卫生健康系统庆祝中国共产党成立 100 周年主题宣传活动,先后推出《医心向党　健康青岛——2021 对话医院"掌门人"》《我为群众办实事　医心为民践初心》《您的健康　有我守护》和党史学习教育、庆祝中国共产党成立 100 周年表彰大会以及歌唱比赛等系列报道,用典型案例、感人事迹和翔实数据,多层次、多角度、多侧面展示党领导卫生健康事业发展,保障人民生命健康的光辉历程和宝贵经验,着重展示党的十八大以来卫生健康工作取得的突破性成就,讲好卫生健康故事,传播卫生健康声音,充分反映群众防病治病、行业建设发展的新变化,突出群众获得感、幸福感、安全感。

社会层面宣传

聚焦常态化疫情防控、健康青岛建设、公共卫生体系建设、医疗服务改善、爱国卫生运动及国家卫生城市复审、老龄健康、职业健康、人口家庭、博鳌亚洲论坛全球健康论坛大会等重点工作,充分利用各级各类媒体平台,做大做实社会宣传。组织举办新闻发布会 5 场。联合新闻媒体开设卫生健康宣传专栏、专版、专题节目等 15 个。制作"致敬医师节""科学防控靠大家""巩固国家卫生城市,建设宜居幸福青岛"等公益宣传片,在电视台和地铁、公交、楼宇、卫生医疗机构等 15000 余块电子屏循环播放 120 余天,累计播出数万次。医师节"百年华诞同筑梦,医者担当践踏初心"大型网络直播活动浏览量 1100 万余人次。推出"世界镇痛日""中医药岐黄百科""网络安全宣传周"等系列专题宣传。据不完全统计,全年全市卫生健康系统在各级各类媒体发表卫生健康稿件 3.35 万余篇,其中国家级 2500 余篇、省级 6000 余篇、市级 25000 余篇。切实加强卫生健康舆情应对和舆论引导,全年监测处置舆情 260 余件,主要涉及疫情防控、

疫苗接种、医疗服务、医疗收费等问题,均得到妥善处置,未引发炒作形成热点,网上舆情总体平稳。

先进典型宣传

选树"青岛好医生、青岛好护士"100 人,4 人当选"山东好医生"或"山东好护士",2 人当选"中国好医生、中国好护士",利用全媒体平台持续进行宣传报道。组建青岛市白衣天使"医心向党,医心为民"宣讲团开展宣讲活动,让优秀医务工作者的感人事迹为大众所了解。组织评选年度青岛市卫生健康"十大新闻"、为民办实事优质服务"十大举措"和优秀新闻作品 100 件、优秀宣传栏目 10 个、优秀新闻宣传工作者 10 名,营造良好舆论氛围,凝聚卫生健康系统砥砺奋进的精气神。

健康教育和健康促进

深入开展健康知识普及行动。建成健康青岛科普资源库,汇集健康科普专家 1060 名,制作发布健康科普作品 1680 件,健康知识涵盖 12 个大类 66 个小类,为市民打造专业、权威、方便、快捷的线上健康知识学习平台,阅读量超过 275 万人次。健康科普专家库增补健康科普专家 742 名。录制健康教育精品课程 40 期,制作健康教育宣传视频、图册等 26 个,全媒体平台发布数万次。举办网络青岛市居民健康素养知识有奖竞答 12 期,累计参与 200 万余人次。城阳区、市南区分别通过国家级、省级健康促进区评估,市北区、崂山区、胶州市通过省级健康促进区(市)复审。新建市级教育基地 3 个,健康促进医院、机关、企业、学校、社区各 20 个,健康促进示范家庭 390 个。建成市—区(市)—街道(镇)—社区(村)四级"健康大学堂"微信学习群,推出每日一讲;全年开展健康教育"六进"等活动 1 万余场次,参与市民 40 万余人次。开展全市居民健康素养水平监测,2021 年青岛市居民健康素养水平 27.8%,比上年提升 3.42 个百分点。

突破创新

青岛市卫生健康委员会政务网站和"青岛卫生健康"微信公众号全新改版,进一步丰富政务、民生信息,优化为民服务、办事功能,让群众在线查询、办事更加方便。全年市卫生健康委政务网站发稿 1882篇;"青岛卫生健康"微信、微博发稿 3698 篇;"青岛卫生健康"微信公众号在"山东省卫生健康系统微信公众号影响力 TOP10 排行榜"上总排名第七、地市排名第五。整合卫生健康系统宣传资源,建成全市卫生健康系统微信矩阵,重点宣传同步开展、协力推进,社会影响力大大提升。组织卫生健康宣传和健康教育业务培训 5 次。2021 年监测舆情 272 条,办理"政民互动"10 条、"12345"热线 14 件,全部按时办结。

行业安全管理

信访工作

实现控增减存。推进卫生健康领域突出信访问题和"治重化积"专项治理行动,开展"大排查、大调处、大回访"集中整治行动,推进信访等隐患排查化解活动,全委卫生健康领域突出信访问题和"治重化积"信访事项化解率分别达到 99.5％、84％,按期完成阶段性任务。开展进京访集中攻坚行动,加强对重复访重点人员和失独家庭等重点群体的排查,启动在京、在青联合值班机制,派驻专门人员进京和驻公安局值班。成立市卫生健康委、属事单位化解专班,建立督导台账,落实领导包案,采取有效措施,做好疏导教育和化解工作。

安全生产

实现"零事故"。成立全市医疗卫生安全生产专业委员会,由市政府分管副市长任组长,成员包括各区(市)卫生健康局、各医疗卫生机构、委机关各处室主要负责同志,分层次制定市卫生健康委、各区(市)卫生健康局、各医疗卫生机构安全生产责任清单,逐级逐岗明确责任。实施安全生产隐患大排查、大整治专项整治行动,指导各级医疗卫生机构深入开展安全隐患清零排查,聚焦消防、防汛、用电、危险化学品、特种设备、房屋等安全重点,逐一排查风险隐患。制发《青岛市医院安全专项整治三年行动实施方案》,围绕七个专项整治重点,制定责任清单和任务清单。2021年,组织开展两次拉网式大检查活动和多次明察暗访,检查医疗卫生机构 217 家次,排查整改各类隐患1089 项,到期整改率 100％。推进规范化管理,修订全委安全生产管理办法、安全生产责任清单和我市医疗卫生行业安全生产创建标准规范,继续推进新一轮安全生产标准化创建活动。

平安医院创建

推进医院周边综合治理。印发《深化平安医院创建实施方案》《市卫生健康委社会治安领域风险排查整治方案》,指导系统内各单位有序推进"平安医院"创建,全面排查医疗机构内部及周边治安隐患,深入推进医院周边综合治理,加强社会治安和扫黑除恶等形势分析研判,对照 6 项重点内容常态化推进扫黑除恶斗争。织密医院安全保卫防范网络,推进关口前移,在三级医院推行安检制度,在重点区域入口处设置安全检查设施,严防管制器具、易燃易爆等禁限物品进入医院。强化医疗机构重点区域 24 小时安全视频监控,安装符合标准要求的监控设备,二级以上医疗机构实现重点区域视频监控系统全覆盖。强化警医联动机制,积极配合驻地公安部门,在三级医院设立警务室,加强医疗机构及周边地区的日常驻勤和巡逻防控。联合市公安局国保支队 3 次调研校园安全管理综合防控体系建设,研究推进医院安全管理综合体系建设。邀请公安部门完成对医院自有安保队伍的培训 40 余次。2021 年,协调公安部门处置治安案件 76 起,处理日常扰乱秩序事件 417 次。

政务服务热线

规范办理流程。印发《青岛市卫生健康委员会政务服务热线办理工作制度》，进一步规范政务服务热线工作流程，完善政务服务热线服务规范，强化标准意识、服务意识、效率意识，严格落实首问负责制，用心办理群众诉求，做到件件有回声、事事有结果。

提高办理质效。全年承办政务热线件 2.97 万件，指导各单位强化服务意识，注重办理质量，与市民做好良性沟通。加强分析通报。健全完善政务热线分析制度，印发分析通报 12 期，每月梳理汇总群众反映本单位的热点难点，分析产生原因，提出改进建议。

爱国卫生工作

健康城市、国家卫生城市创建

2021 年，统筹协调推进健康青岛行动。印发工作要点，各专项行动组、各区（市）、各单位积极推进。对健康中国行动青岛推进委员会成员单位进行调整。建立健康青岛监测评估机制，制发《健康青岛行动监测评估实施方案》和《健康青岛行动监测评估指标体系（试行）》，对 58 项市级指标和 47 项区（市）指标全面监测评估。在《清华城市健康指数 2021》发布的 90 个城市评价中，青岛市位居前列，并作为省内唯一城市入选优质型城市名单。

2021 年，青岛市以历年来最好成绩顺利通过国家卫生城市复审。制发《青岛市迎接国家卫生城市复审工作方案》《青岛市迎接国家卫生城市复审责任分工细则和专项工作组人员名单及职责》《青岛市迎接国家卫生城市复审宣传工作方案》和《青岛市迎接国家卫生城市复审督查办法》，召开全市迎接国家卫生城市复审动员会议，举办全市迎接国家卫生城市复审培训班，印发《国家卫生城市暗访标准图册》2 万余本。在市内主要干道户外电子屏、公交站亭等推送复审广告 10 万余条，开展迎审专题报道 200 余次，复审专题短视频累计播放 2000 万余次。开展八大专项整治提升行动，整治老旧小区 1968 个次，背街小巷 2270 条，检查餐饮单位 8.6 万家次，升级改造农贸市场 13 处，检查农贸市场 1798 处次，查找各类突出问题 1650 余项，整改回复率 100%。

国家卫生镇和省级卫生村比例大幅提高。按照全域创建的要求，加大创建力度。国家卫生镇（街道）通过省级暗访 23 家，较之前总数翻一番，2021 年，新申报 17 家，占比提高到 45%。省级卫生村 4307 家，其中新申报 1232 家，占比提高到 72%。各项指标均达到或超过规定目标要求。

病媒生物防制

2021 年，在常态化疫情防控形势不断丰富爱国卫生运动内容，印发《青岛市病媒生物防制工作方案》。组织病媒生物防制工作培训会，市级培训 160 人，各区分级培训达 5000 多人次。完成博鳌亚洲论坛全球健康大会保障任务。开展"灭四害"进社区活动 500 余次，发放张贴灭四害宣传海报 10 万张，累计宣传 100 余篇。

全市组织集中灭蚊蝇消杀活动 10 次，投放苏云金杆菌 30 吨，灭蚊幼虫缓蚀剂 10 吨，参加人员达 10 万人次。开展集中灭鼠、灭蟑螂活动，投放鼠药 200 多吨。严格按照国家卫生城市标准要求各区市增设灭鼠屋近 10 万个。在全市范围内开展为期 16 天集中灭鼠活动，市级对重点区域区（市）落实情况进行督查，印发通报督促区（市）整改落实。

控烟工作情况

2021 年，进行无烟环境建设。印发《关于进一步开展"无烟示范机关创建"活动的通知》，举办青岛市无烟示范机关建设培训班，邀请国家、省、市专家授课培训。2021 年创建 489 家，"无烟示范机关"达到 888 家，实现市、区市、镇街全覆盖。市爱卫办与市文明办、市妇联、市计生协会联合印发《青岛市开展无烟家庭建设活动实施方案》，开展无烟家庭创建活动，创建

"无烟家庭"1912家。

强化控烟宣传培训。印发《关于开展第34个世界无烟日活动的通知》,并于5月28日在城阳区举办"世界无烟日"集中宣传活动。邀请青岛5位医生讲解控烟知识,开展无烟家庭宣传,发放控烟海报7300套、宣传册1.5万份,通过多种形式的宣传,普及健康知识,推动家庭成员养成健康的生活习惯。加强"无烟青岛"品牌宣传。发布无烟青岛标识,制作具有青岛特点的控烟帆布袋和控烟雨伞,组织控烟专项知识答题,参与17万人次,累计答题20万人次,营造良好控烟氛围。

加强戒烟门诊能力建设。举办青岛市戒烟门诊能力建设培训班,采取"线上+线下"方式同步进行方式,培训医生100余人。

在2021年全省规划发展与信息化工作会议上作《加大控烟宣传 强化控烟立法 努力打造无烟城市》典型发言。

各控烟监督管理部门加大控烟执法力度,全市开展控烟执法7392次,检查场所20307个,对场所提出警告2637个,责令整改495个,对于整改落实不力的单位处罚金额3850余元,劝阻吸烟3879人次,处罚个人32人次,处罚金额600元。

人 事 管 理

概况

2021年,贯彻"项目落地年"要求,强化工作措施,完善推进机制,狠抓责任落实。健全公共卫生机构考核激励机制被《青岛信息》采用,人才工作典型经验材料报送省卫生健康委,统战工作在全市对口联系工作会议上作典型发言。

干部队伍建设

2021年,做好干部选培育用,积极招揽优秀年轻干部充实委机关干部队伍,调任副处级干部2名,面向社会公开招录医学相关专业干部4名,接收省定向选调生4名、基层遴选干部2名,安排8名青选计划优选生跟岗实训。结合对委属单位的考察调研,储备一批有实战本领、专业背景和发展潜力的复合型年轻干部。重视对干部的锻炼和培养,选派多名干部参加疫情防控工作,深圳、上海实训,平度、莱西挂职等。

人事管理

固化公共卫生机构管理机制创新试点成果,会同市财政局、市人力资源社会保障局联合印发《关于健全公共卫生机构考核激励机制的通知》,围绕公共卫生机构功能定位和主要职责,进一步健全完善考核评价体系,对疾病控制、妇幼保健、院前急救和采供血机构从社会效益、服务提供、综合管理、可持续发展等维度全面开展绩效评价与考核,结果与绩效工资发放、职务职称晋升等挂钩;绩效工资总量采用"总额+浮动"管理,重点向关键岗位、一线岗位、业务骨干和作出突出贡献的人员倾斜,杜绝平均主义、"大锅饭",充分调动工作人员积极性,激发公共卫生机构运行活力。

人才工作

2021年,坚持"大卫生、大健康、大人才"工作思路,突出用人单位主体作用,以高层次人才为统领,以人才引进、培养、评价、使用、激励全链条改革为动力,全面提升卫生健康服务能力,广聚天下英才,引进招聘各级各类人才3118名,其中省级以上专业水平高层次人才28名,硕士、博士和副高级以上人才899名。印发《2021年青岛市卫生健康人才工作实施方案》,将人才奖励补助由"事后申报"调整为"立报立奖",缩短周期,优化流程,提升奖补政策温度,累计为7名高层次人才发放90万元补贴。实行目标考核管理,首次将人才工作纳入全市卫生健康事业单位年度绩效考核、单位绩效工资总额核定。

综合考核

为加强委机关各处室建设,印发《2021年机关考核工作办法》，做好平时考核备案和年终考核工作。做好省、市高质量发展综合绩效考核相关工作，会同相关业务处室做好考核责任目标工作推进工作。做好委属事业单位绩效考核工作，按照市委编办对事业单位考核的要求结合卫生健康实际，印发《2021年度青岛市卫生健康委员会所属事业单位绩效考核工作方案》，按照方案做好考核组织工作。

财 务 管 理

资产状况及收支情况

2021年，市、区（市）卫生健康部门所属公立医院（下同）资产总额为193.13亿元，同比增长14.36%。实现门急诊总量2408.99万人次，同比增长30.06%；出院人数为92.73万人次，同比增长16.49%。全市公立医院实现总收入233.64亿元，同比增长23.51%，其中，实现医疗收入190.14亿元，同比增长20.48%。

2021年，全市卫生健康部门所属基层医疗机构资产总额为22.32亿元，同比增长8.3%。总诊疗人数971.96万人次，同比增长13.96%，出院人数13.38万人，同比减少9.14%。实现总收入38.34亿元，同比增长9.76%，其中，实现医疗收入16.12亿元，同比增长11.63%。

2021年，全市卫生健康部门所属卫生健康机构资产总额为35.85亿元，同比增长15.09%。全年实现总收入39.64亿元，同比下降12.51%，其中，财政补助收入38.42亿元。

国有资产管理

加强国有资产管理。配合事业单位改革，推进涉改单位资产划转和账务合并。2021年，市老年服务中心根据审计结果整体划出，市卫生健康发展研究中心、宣教中心、北九水疗养院3家单位涉改单位完成经费划转和账务调整。

落实财政投入

2021年，市卫生健康委协调落实财政拨款24.97亿元，其中上级财政拨款5.98亿元、市级财政拨款18.99亿元。落实新冠疫情防控资金3.76亿元，有效保障全市疫情防控工作开展；落实市急救中心紧急医学救援项目、全市在岗乡村医生社会保障项目、健康青岛科普资源库项目建设三大市办实事资金需求；落实资金14.21亿元，保障全市基本公共卫生、重大公共卫生和其他公共卫生支出需要，其中基本公共卫生人均补助标准由74元提高到79元；落实计划生育补助资金1.2亿元，促进青岛市计划生育奖扶、特扶政策执行到位。落实传染病医院财政投入倾斜政策，对承担公共卫生职能的市胸科医院、市传染病医院按照亏损补助额100%比例补助；实施委属医院分类补助政策，调剂财政补助资金3391万元对运营困难的5家医院实施分类补助，促进医院均衡发展。

多渠道筹资，保障卫生重大项目建设。协调市财政局发行政府专项债券12.5亿元，保障市第八人民医院东院区、市公共卫生临床中心、山东大学齐鲁医院（青岛）二期工程建设资金需求；加快推进市民健康中心建设工程PPP项目实施，通过社会资方融资14.48亿元，保障项目建设资金，利用PPP模式融资建设卫生建设项目，青岛市位于全省前列。

审计监督

2021年，迎接审计署济南特派办、市审计局、省卫生健康委对市卫健委专项审计5次、延伸审计1次，包括基本医疗保险基金筹集使用运行管理情况审计、部门预算执行及其他财政收支情况审计、基层医疗卫生服务能力建设审计、医疗卫生健康事业高质量发展专项审计调查、上级专项资金审计和市领导离任经济责任审计延伸审计，组织对审计问题进行整改和自查自纠。修订印发《青岛市城市公立医院取消药品加成财政补助资金管理办法》《青岛市卫生健康委员会机关经济合同管理办法》《青岛市进一步完善院前医疗急救服务实施方案》等制度 9 项,进一步完善规章制度,规范行业管理。

2021 年,内审工作进一步优化调整,实施第三方审计与卫健内审相结合的工作机制。委托 3 个会计师事务所对委属单位、工会及代管协会等 63 个单位 2020 年度经济管理情况、政策性亏损情况、取消药品和耗材加成补助情况开展全面审计和核定,实现审计单位全覆盖。组织对审计质量进行验收,建立问题整改台账,组织完成问题整改 55 项。对重点审计项目组织内审小组自审,按计划开展领导干部离任审计 5 项,完成问题整改 9 项。制发《2021 年内部审计工作计划》,对审计队伍建设、能力提升和审计工作提出具体要求,组织委属单位集中开展内部控制审计和招标采购审计,对各单位发现问题进行分析汇总,形成审计通报印发委属各单位。

对口支援、东西部协作

印发《青岛市卫生健康委员会 2021 年对口支援和东西部协作工作实施方案》,明确工作任务和职责。与协作地建立 59 对"一对一"帮扶合作单位,选派 184 名专家赴陇南、定西、日喀则、菏泽开展协作工作,培训协作地卫生人才 14939 人次。开展"互联网＋"远程协作。

政府采购

加强政府采购监管,规范政府采购行为。制定、修订《青岛市卫生健康委员会机关经济合同管理办法》《青岛市卫生健康委员会机关采购内部控制管理规范》等招标采购内控管理制度。督导区(市)卫健局、委属各单位进一步规范政府采购,开展政府采购管理三年专项行动。

机关党委工作

人员调整

2021 年 12 月,根据工作需要,经中共青岛市委市直机关工委批复,对机关党委委员进行调整,增补委党组副书记(主持党组工作)柳忠旭为机关党委委员,任书记;赵宝玲不再担任机关党委书记、委员职务。

党建工作

组织开展党史学习教育。制发《青岛市卫生健康委员会党史学习教育实施方案》《全市卫生健康系统"庆祝建党一百年 为民办事一百件"实践活动实施方案》,成立党史学习教育领导小组和办公室,建立工作清单,压实主体责任,强力推动落实。组织委党组理论学习中心组集体学习研讨,举办处级领导干部专题学习班,邀请专家授课辅导,组织领导干部讲党课,集中收听收看庆祝中国共产党成立 100 周年大会现场直播;组织庆祝中国共产党成立 100 周年系列活动,

开展主题党日活动,举办微党课大赛、"颂歌献给党"合唱比赛、"白衣天使 医心向党"网上答题竞赛,召开庆祝中国共产党成立 100 周年暨表彰大会,开展"永远跟党走"群众性主题宣传教育活动,组织开展大型义诊活动,组建宣讲团深入开展宣讲,不断深化学习教育成效。突出为群众办实事重点,开展"体验式"调研,落实全省卫生健康系统 10 项实事、市委"解放思想找差距、真抓实干办实事"6 项实事、市委党史学习教育 5 项实事推进要求,细化责任分工及目标要求,强化部署推动,落实"规定动作",紧密结合实际开展"自选动作"。采取"六个一"行动改善群众就医感受、以党建协作区形式推动不同类型单位党史学习教育落实等做法,被省卫生健康委采用转发,省委、市委巡回指导组给予充分肯定。着眼推动卫生健康事业发展,对照《山东省卫生健康委"我为事业促发展"主题活动举措清单》确定的 15 项重点工作,督导各责任处室提出全市卫生健康系统"我为事业促发展"工作措施,抓好工作落实,推动高质量发展。抓好专题组织生活会、民主生活会,坚持从严要求,组织指导委机关

21 个党支部,委属 22 个单位 529 个党支部、16 个党小组召开专题组织生活会。坚持定期和不定期开展党史学习教育落实情况督导检查,及时转发先进典型经验,督导问题整改,编发工作简报 24 期。党史学习教育经验做法被上级简报刊发 3 次,工作动态刊发 17 次。

落实党建工作。结合实际研究制定《青岛市卫生健康委员会 2021 年党建工作要点》,全面加强对公立医院党建、机关党建和行业党建工作的具体指导和协调落实。严格落实组织生活制度,落实《党章》《关于新形势下党内政治生活的若干准则》要求,组织委党组 2020 年度民主生活会、抓基层党建述职评议、基层党组织组织生活会和开展民主评议党员。落实机关党建责任制,组织开展"机关开放日"活动,制订委 2021 年"述理论、述政策、述典型"行动方案,积极开展"三述",推动模范机关创建,先后组织开展"十四五"规划、"党史学习教育"等专题"三述"4 次。加强公立医院党建,联合市委组织部、市委教育工委印发《关于认真贯彻落实〈公立医院党建工作重点任务责任清单〉的通知》,组织召开公立医院党委书记党建工作重点任务推进会、党建协作区例会,推动基层党建工作落实。落实市委组织部《关于在全省推行党支部评星定级管理的指导意见的通知》要求,建立党支部标准化规范化建设工作清单。加强党员教育管理,做好"学习强国"推进、基层党组织换届改选、党员发展和"光荣在党 50 年"纪念章发放等日常工作。"七一"前夕,全委表彰先进基层党组织 30 个,优秀共产党员 90 名,优秀党务工作者 20 名;向市委、市直机关工委推荐表彰对象 8 人(个)。7 月 30 日,国家卫生健康委以简报形式将青岛市卫生健康委公立医院党建典型经验转发全国卫生健康系统。推进民营医疗机构党建工作,制发青岛市民营医疗机构行业党建 2021 年工作要点,组织召开民营医疗机构党组织书记、党建联络员党建工作重点任务推进会;深化公立医院与民营医院结对帮扶,推动民营医疗机构党组织规范化建设,2021 年 11 月,青岛君良烧伤医院被市委组织部、市委非公有制经济组织和社会组织工委命名为市级"两新组织"党建工作示范点,青岛思达心脏医院党支部书记王兆东被市委表彰为青岛市优秀共产党员。持续抓好全委理论学习和意识形态工作,制定《委党组和委属各单位党组织理论学习中心组及党员干部 2021 年理论学习安排意见》,每月制订理论学习计划,抓好全委理论学习;印发《中共青岛市卫生健康委员会党组 2021 年度落实意识形态工作责任制工作措施》《青岛市卫生健康委员会意识形态领域安全风险防控预案》,抓好意识形态责任制落实。全年组织委党组理论学习中心组集中学习 30 次,党建工作有关做法被"青岛机关党建网"采用 490 篇,投稿和录用率均居市直单位前列。

做好全面从严治党主体责任日常工作。制定印发《中共青岛市卫生健康委员会党组 2021 年度全面从严治党主体责任清单》。牵头组织省委巡视反馈问题、市委第十轮巡察反馈问题、派驻第十八纪检监察组集体谈话提醒指出问题、市领导谈心谈话指出问题的整改落实。指导和协同配合各责任处室(单位)制订《整治疫情防控领域损害群众利益问题的工作方案》《整治医疗机构虚假宣传、小病大治、捆绑推销药品耗材等问题专项行动工作方案》,开展问题整治。贯彻中央和省、市委相关要求,印发《中共青岛市卫生健康委员会党组关于进一步做好为基层减负工作的通知》,督导各责任处室(单位)围绕 6 个方面重点,对照查摆,坚决整治形式主义问题,切实为基层减负松绑。组织召开委党组全面从严治党暨党风廉政建设专题会议,2021 年 7 月 9 日、12 月 28 日,委党组分别召开半年、全年全面从严治党暨党风廉政建设专题会议,分析形势、查摆问题,制订整改方案,抓好问题整改,推进全面从严治党深入发展。落实市委述责述廉、廉政谈话要求,加强督导协调,确保取得实效。主动接受纪检监察机关的监督,落实纪律检查建议书、监察建议书及市纪委监委派驻第十八纪检监察组提出的整改意见建议,督导市纪委监委派驻第十八纪检监察组政治监督事项落实,抓好"四风"问题纠治,持续营造风清气正环境。

做好纪检监察工作。进一步理顺工作关系,坚持在委党组和市直机关纪工委领导下,自觉接受市纪委监委派驻第十八纪检监察组指导监督。进一步规范问题线索处置流程,强化请示报告程序落实,确保对问题线索处置的全面掌控。进一步加强领导干部党风廉政教育,将警示教育纳入委党组理论学习中心组学习内容,将党纪党规课程纳入领导干部集中培训,全年组织集中廉政教育 4 次,观看警示教育片 11 部,在机关及委属单位举办"学党史、明法纪"专题交流讲座 4 次,受众 1000 余人次。进一步强化监督执纪,针对问题线索调查处置中发现的普遍性、苗头性问题,向 5 个单位党组织提出监督建议,委分管领导对相关单位党组织主要负责同志或班子成员开展廉政谈话。落实廉洁过节相关要求,加强节日期间纪律作风建设,开展监督检查,对 6 个单位进行抽查。规范廉洁意见审核流程,完成廉洁意见审核 46 批 183 人次。进一步强化"四种形态"运用,维护纪律严肃性。进一步加强纪检队伍建设,积极组织纪检业务培训轮训。

精神文明建设

制发《2021 年青岛市卫生健康委精神文明建设工作安排》,部署并做好卫生系统创建全国文明典范城市和创建文明单位等系列精神文明创建工作。

结合卫生健康系统承担的工作任务,积极做好全国文明典范城市创建和国家卫生城市复审等工作。梳理并上报市卫健委承担全国文明城市创建网上申报说明报告 17 份,各项工作图片资料 100 余张。采取集中培训观摩、专项督导组"四不两直"实地巡查指导等多种形式对全市 24 家列入实地测评的医疗卫生机构开展集中整治提升活动,在文明宣传、无障碍设施建设、医院环境优化、志愿服务、控烟等方面均取得显著成效,为高标准高质量完成卫生健康系统承担的创建任务打下坚实基础。委机关获得 2018—2020 年度全国文明城市创建工作先进单位,卫生健康系统 7 名先进个人获得表彰。

组织卫生健康系统各单位积极参与文明单位创建、乡村振兴帮扶、志愿服务和社会公益等活动,推进文明单位创建向非公立医院拓展延伸。完成 2021 年度全国、省、市级文明单位的推荐评选工作,审核推荐省、市级文明单位各 1 个,复查省级文明单位 16 个,市级文明单位 8 个。按照全市双拥工作部署,推动军警民共建活动扎实有效开展,推选青岛市拥军优属先进单位 1 个、先进个人 1 名,委机关获得"讲好英烈故事,传承红色记忆"全市英烈事迹演讲大赛优秀组织奖,选送 4 名选手获得优秀奖。

做好委机关群团妇等工作。2021 年 3 月 24 日,组织召开青岛市卫生健康委员会机关工会第一次会员代表大会,选举产生机关工会第一届委员会,由程毅、王浩、李学军、孙坤、韩卫红等 5 位同志组成,其中,程毅同志任工会主席,王浩同志任工会副主席;选举产生由王丽华、刘茜、李维维、王璟珺、贾杉杉等 5 位同志组成的机关工会第一届女职工委员会,其中,王丽华任女工委主任。组织完成委机关工作人员年度健康查体工作和新冠疫苗接种工作。委机关组队参加全市卫生健康系统乒乓球、羽毛球、毽球、健美操等各项比赛,均取得较好成绩。尤其是在卫生健康系统第二职工运动会上,委机关代表队在男团、女团、总团均进入团体前八名,取得历史性最好赛绩。

工会工作

2021 年,联合市人力资源和社会保障局、市总工会、团市委、市妇联,举办青岛市第九届"健康杯"护理、超声诊断、针灸、病理、健康管理五个专业项目的技能比赛,被评为 2021 年市级"十强产业"争先创优劳动和技能竞赛项目。联合市总工会举办青岛市卫生健康系统第四届"健康杯"职工创新成果展示擂台赛。青岛市第二届寻找"传统医学达人"活动评选出 9 人为青岛市第二届"传统医学达人"。举办卫生健康系统工会干部 EAP 骨干培训班。组建"医·阳光"EAP 志愿服务队;对"医·阳光"EAP 志愿服务队的志愿者进行心理学相关知识培训。在江苏省总工会干部学校无锡教学点举办青岛市卫生健康系统工会主席培训班。各区(市)、西海岸新区卫生健康局,委属各单位,驻青等有关医疗单位共 56 人参加培训。开展委属单位"白衣天使 医心向党"和非公医疗机构"学党史、知党恩、跟党走"网上答题竞赛活动,12857 人次职工参与答题。举办青岛市卫生健康委"三八节"优雅天使·创意沙龙活动,50 余名优秀女职工参加交流活动。组织女职工积极参加全国第九届"书香三八"读书活动,征集"书香三八"征文、家书 40 篇,2 名女职工作品获得全国读书活动征文家书优秀奖,1 名女职工作品获得省医务工会读书活动家书一等奖,4 名女职工作品获得省医务工会读书活动征文家书三等奖。

团委工作

2021 年,青岛市卫生健康委志愿服务工作小组对青岛市市立医院健康彩虹志愿服务大队等 20 个青岛市卫生健康系统优秀志愿服务组织,范巍等 100 名青岛市卫生健康系统优秀志愿者,"抗疫同心 青春同行"等 20 个青岛市卫生健康系统优秀志愿者服务项目进行通报表彰。共青团青岛市委公布 2020 年度"五四"表彰决定,委属 2 个单位获青岛市"五四红旗团委"、3 个单位获青岛市"五四红旗团支部"、2 人获青岛市"优秀团干部"、4 人获青岛市"优秀团员"、3 个单位获青岛市"青年志愿服务先进集体"、5 人获青岛市"青年志愿服务先进个人"、1 个单位获青岛市"优秀青年志愿服务项目"。

全面助力青年十大实事落地落实。深化"希望小屋"儿童关爱活动,鼓励广大青年参与项目宣传、义卖募资、困境儿童志愿帮扶等。优化"青年驿站"各项服务,全面开展"爱青岛、让青岛更美好"青年会客厅活动,邀请全市各单位团组织参观卫生系统健康科普基地,开展青年座谈会,全方位打造青年活动阵地。加强青年文明号、青年岗位能手创建管理工作。组织开展各级青年文明号观摩交流、互观互评活动;开展全国、省、市青年文明号开放日、开放周活动;开展青年文明号事迹宣讲活动,激励青年爱岗敬业、争创一流。委属单位现有"全国青年文明号"6个,"省级青年文明号"20个,"市级青年文明号"83个。

推动"一站两联"制度落地落实,拓宽联系沟通路径。建立团的委员会成员联系团代表、团代表联系团员青年的"两联"工作机制(即"一专一站两联")。以团代表联络站为平台,积极为团员青年创新创业、社会融入、婚恋交友等方面提供便利。发挥团代表联络"桥梁与服务"作用。明确团的委员会成员和团代表需要履行的职责和任务,确保团的委员和团代表联系团员青年的"起点和终点"。深入团员青年开展丰富多彩的团组织活动。

探索"社工+志愿者"工作新模式,推动"健康彩虹"志愿服务工作走向深入。继续深化志愿服务制度建设,建立科学有效的管理保障体系,以项目建设为抓手,创新开展志愿服务活动。选树各类志愿服务工作典型,加强与志愿服务工作管理部门的沟通联系,加强志愿服务先进个人、集体和项目的对外宣传。推动卫生健康志愿者之家建设,打造卫生健康志愿者活动阵地。

离退休干部工作

概述

2021年,围绕"用心用情做好全年老干部工作、落实离休干部'六必访'制度、开展庆祝中国共产党成立100周年系列活动、加强老干部专(兼)职工作人员配备、落实好老干部政治生活待遇和相关活动经费、在全委开展'薪火代代传·健康忘年交'活动"等六项重点工作进行系统筹划。2次召开委属单位老干(组织、人事)科长会议,制发《关于认真做好我委2021年老干部工作的通知》,转发市委老干部局《2021年全市老干部工作要点》《庆祝中国共产党成立100周年系列活动方案》《关于建立离休干部"一人一策"服务机制的实施意见》等通知。

重要赛事活动组织工作

印发通知调度各单位工作,组建青岛市卫生健康委相关竞赛团队参与市委老干部局组织的重要赛事活动。先后组织委机关、委属单位参加全省离退休干部庆祝中国共产党成立100周年党史知识竞赛、全市"学党史颂党恩添光彩"离退休干部庆祝中国共产党成立100周年红色故事会、全市"退休干部庆祝建党100周年红色故事会"等活动。市中心医疗集团刘卫国同志代表市卫健委参加全市"退休干部庆祝建党100周年红色故事会",以99.63分的成绩获得一等奖,青岛市卫生健康委获"优秀组织奖"。市第五人民医院胡淑琴、邓树泽,市市立医院刘景曾等同志参加"全市离退休干部庆祝建党100周年书画展",取得一等奖3个、二等奖2个、三等奖1个。参加全市"离退休干部特色党课线上展演""党史故事征文"两项活动,获一、二、三等奖各1项,5名同志作品入选《传承红色基因赓续精神血脉》青岛市离退休干部庆祝中国共产党成立100周年征文集。

制度机制建设

建立健全老干部工作四项制度。建立离休干部"六必访"工作制度,落实以"重大节日、重要生日、重病住院、遇到困难有需求时、有信访诉求、临终去世时"为主要时机节点的联系服务慰问机制,对重病、高龄、空巢、独居离休干部及时给予帮扶救助,协助他们及家属帮助联系病床、专家会诊、特殊药品的购买等服务工作。建立离休干部志愿服务工作制度,制发

《关于全面落实'一对一'联系服务离休干部工作制度的意见》,建立"一对一"服务团队,精准服务覆盖至每名离休干部。建立定期走访慰问老干部工作制度,要求各级老干部工作人员,采取上门走访、办事服务、电话慰问等形式,每季度与所在单位离退休干部普遍进行一次联系,掌握他们在政治学习、身心健康、生活医疗、家庭困难、邻里关系调适、法律咨询服务等方面情况,并做好登记,及时帮助解决他们遇到的困难。2021年,委机关先后走访联系老干部 630 余人次,为 17 名老同志解决紧急救助、患病治疗、精神慰藉、门诊取药、家庭矛盾化解等方面的问题。建立干部荣誉退休制度,按照从严治党要求,把遵守党纪党规和国家法律法规列入谈心谈话内容,尤其是干部退休后出入境审批、到企业和社团兼职(任职)等相关规定。2021年,委机关先后有 2 名局级干部、1 名处级干部退休,离退休处配合人事处、机关党委和干部所在处室,精心安排谈心谈话、手续办理、荣退仪式等环节的工作。

"两项待遇"落实

完成市委老干部局"一对一"联系服务离休干部工作调研,向市委老干部局提报"为老干部每年办一件实事清单"。精心组织"春节送温暖""中秋敬老情"等重大节日走访慰问活动,委机关走访慰问离退休干部 180 余人次,发放慰问券 8 万余元。为 21 名 80 周岁以上老干部购买生日蛋糕,发放蛋糕券 4200 元。先后帮助多位老同志解决紧急救助、精神慰藉、家庭矛盾化解等方面的实际困难。开展"大走访大慰问送温暖"活动,为 18 名离休老干部、获得"光荣在党 50 年纪念章"老干部、曾患肿瘤等重症疾病老干部申请特别困难救助金 1.3 万元、专项慰问金 2.8 万元。在中国共产党成立 100 周年之际,为 139 名离休干部办理生活补贴标准提高工作,为 27 名抗战期间参加革命工作离休干部办理"按副省(部)级标准"提高医疗待遇或报销标准的申报工作。协调大型医疗卫生机构保障委机关 35 名离休及退休副局级以上老领导保健体检相关工作。联系市中医医院,安排为委机关(市计生协会)57 名退休处、科级干部健康体检事宜。落实老干部各项政治待遇,协调相关部门,落实发放委机关离退休干部党支部书记和班子成员工作补贴 8640 元,为离退休干部党员解决书报费 15402.7 元。

管理与服务工作

通过 3 个微信工作群、电话等多种形式向老干部们宣传疫情防疫小知识、小常识等,号召大家尽量减少外出,减少探亲访友或不必要的应酬。在离退休干部中通报上级有关疫情防控的信息,引导教育广大老同志积极传播正能量,做到不信谣、不传谣,自觉服从社区党组织的管理。委属单位组织老同志收听收看山东省委、青岛市委老干部局开展的疫情防控"微课堂"。与因疫情滞留国外的 3 名退休干部取得联系,提醒他们注意安全,做好防护工作。回应山东省委老干部局关于倡导离退休老干部积极接种新冠疫苗相关通知精神,通过老干部"微信群"转发《致全市老年朋友一封信》。截至 2021 年 9 月,全委有 5725 名离退休干部接种新冠疫苗,占老干部总数的 77.8％。

党建工作

开展主题教育。依托中组部、省委老干部局"离退休干部'微信公众号'""惠风家园'微信公众号'",组织老干部集中收看"党史学习教育网上专题报告会"、"每月一讲"网络课堂等。与党建社区联系点共同开展主题党日活动,组织离退休干部观看电影《长津湖》。首届"青岛市最美老干部"李桂美被推荐为山东省"最美老人";市第三人民医院原党委书记李钦堂获山东省"惠风家园"活动中表现突出的离退休干部典型称号;市中医医院"五彩"志愿服务队被评为青岛市第二届"最美老干部群体";市第五人民医院孙志敏等 4 名老同志被推荐参评青岛市第二届"最美老干部"。协助离退休干部党支部,做好 2021 年度离退休干部党员和新退休干部党员党费标准测算、衔接和收缴工作。协助催缴 12 名入境归国人员护照。为 2 名市管离休干部办理在协会任(兼)职备案审批相关工作。配合 8 名退休干部办理在 27 家企业兼职或经商办企业清退工作,对 3 名未按时限退出的处级干部,协助机关纪委及时进行约谈。拓展老干部共管共育途径,各单位学习活动室、党建活动室主动向老干部开放,重要教育活动、重要庆祝活动将老干部党员列入。青岛市第八人民医院与李沧区老干部局签署共建合作协议,开创卫健系统老干部工作与地方基层治理融合发展新模式。

计划生育协会工作

宣传教育活动

在"5·29会员活动日"期间,组织广大会员、志愿者和群众广泛开展以"永远跟党走 奋进新征程——庆祝建党100周年"为主题的"5·29"计生协会员宣传服务活动,举办优生优育、健康知识、法律政策等专题讲座。全市开展宣传活动3683场次,宣传人数达18.68万人,开展慰问服务活动1870场次,慰问人数达1.65万人。组织各级协会会员积极参与中国计生协好新闻评选活动,宣传计生协系统典型人物和典型经验;组织各级协会会员积极参与创建无烟家庭活动,倡导健康生活方式;组织各级协会会员积极参与中国计生协"永远跟党走.奋进新征程"第四届全国会员艺术作品征集活动,组织参与特殊家庭艺术作品征集活动,选拔优秀作品上报国家、省计生协;围绕卫生健康中心工作,在"7·11"、世界避孕日、男性健康日等纪念日开展宣传服务活动,倡导新型婚育文明和健康生活方式。

青春健康教育

加强青春健康教育项目发展,积极打造中国石油大学(华东)"中国计生协青春健康高校项目",以青岛农业大学、青岛港湾技术学院、中国石油大学(华东)等国家、省高校青春健康项目为带动,举办青春健康教育进校园观摩会,开展健康之道青少年家长培训。

人口关爱基金募捐救助

推动生育关怀行动与扶贫攻坚相结合,精准帮扶计生困难家庭,元旦、春节及"5·29"期间,组织各区(市)积极开展走访慰问,全市利用人口关爱基金走访慰问困难计生家庭1460户,发放救助金220.13万元。继续开展人口关爱基金募捐工作,2021年,募集资金576万元。

计生特殊家庭帮扶暖心行动

充分发挥基层计生协会会员、志愿者、社会爱心人士等群体的力量,在全市建立计划生育特殊困难家庭联系人制度,开展"一对一"服务。联系人每周与计划生育特殊家庭人员沟通一次,及时掌握计划生育特殊困难家庭情况,了解他们的诉求,协调解决实际困难,积极向他们宣传相关法律法规和政策,组织开展文体、休闲活动等。开展免费查体,建立健康档案,有针对性的组织老年人开展健康知识宣传和服务。

优生优育进万家活动

发挥医疗资源优势,组织开展优生优育科普知识宣传,开设互动式的课堂教育;开展"5·20母乳喂养宣传日""9·12预防出生缺陷日"等宣传活动。组织开展"健康专家进社区"活动,面对面咨询,解决群众在婚孕、育婴等方面遇到的疑问。全市各级协会利用社区卫生服务中心、站等资源大力宣传出生缺陷干预、广泛传播孕前优生健康检查、孕产期保健和婴幼儿早期教育,提高知识普及率,增强群众参与优生优育工作的积极性和主动性。优化宣传服务阵地,在区(市)、镇(街道)、村(社区)设立会员之家,建立婚育宣传一条街、宣传墙,积极参与"美丽乡村"建设。

家庭健康主题推进活动

以"舌尖健康 杜绝浪费 美丽庭院"为主题,围绕合理膳食知识普及、培育勤俭节约、艰苦朴素的家教家风、净化美化居家环境等方面开展形式多样的群众宣传活动。将家庭健康主题推进活动全面融入"健康青岛行动",提升家庭健康素养水平,推进健康促进行动建设。推进家庭健康主题活动进社区、进学校、进机关、进企业、进家庭。利用各级大学堂,推送青岛市卫生健康委录制的《健康大学堂》专家讲座420讲,受教育人数23余万人。各基层协会组织开展运动健身、趣味游戏、知识讲座等宣传服务活动,宣传营养健康、合理膳食、控烟限酒、意外伤害预防、慢病管理、传染病预防等科学知识。开展健康教育讲座和网上讲堂,进行健康教育和答疑解惑。发挥微信公众号、微博、今日头条、腾讯等载体的作用,开展家庭健康教育和科普宣传,推送9000余篇健康教育知识。

计生保险

组织各区(市)继续实施"计生特殊家庭和低保独生子女家庭意外伤害保险"、"部分计生特殊家庭意外伤害综合保险"和"计生特殊家庭住院护理补贴综合保险"等项目。在全市范围内组织开展金秋助学和赠保险活动,向参加 2021 年普通高考的计划生育困难家庭学生,每人发放助学金 1000 元,全市资助学生 126 人,市级发放资金 12.6 万元。

学术团体活动

青岛市医学会

学会组织建设

2021 年,召开青岛市医学会学会工作视频会议。青岛市科协学会部部长刘红英、青岛市卫生健康委科技教育与交流合作处处长李兵出席大会并讲话。学会秘书长王者令作工作报告,并部署学会工作。重症医学分会主委孙运波、呼吸病学分会主委于文成、老年医学分会主委毛拥军、科普学分会主委韩伟分别作经验交流,线上参与人数达到 8000 余人。

对满三年届期的专科分会启动换届工作。组织完成风湿病学分会等 40 余个分会换届改选工作,审批新成立 10 个专科分会,7 个青年委员会和 12 个专业学组。召开青岛市医学会第十三届理事会换届大会。

党建工作

印发《青岛市医学会关于成立党建工作小组工作的意见》,90 个分会成立党建工作小组。把党史学习教育与庆祝中国共产党成立 100 周年系列活动结合起来,组织全体党员集中收看庆祝中国共产党成立 100 周年大会,开展走访慰问老党员老干部、党支部书记和领导班子讲党课、学党史知识竞赛、"微党课"等活动,先后组织党员干部前往平度大泽山抗日纪念馆、刘谦初红色产业园、青岛市革命烈士纪念馆等红色基地开展主题党日活动。

重要学术交流

各专科分会举办线上与线下相结合的小型学术会议和网络会议 100 次,线上参与人数达 10 万余人。

2021 年 9 月 10 日—12 日,由青岛市医学会主办,青岛大学附属医院乳腺病诊疗中心承办第八届青岛国际乳腺疾病高峰论坛暨第六届青岛乳腺疾病专题论坛——琅琊论剑在青岛举行。会议以线上结合线下的形式召开,邀请 230 余名全国各领域知名专家教授出席,特邀德国慕尼黑大学(LMU)乳腺中心主任 Nadia Harbeck 教授、美国加州大学旧金山分校肿瘤内科 Hope Rugo 教授、荷美尔研究所执行主任 Robert Clarke 教授和德国乌尔姆大学妇科医院主任 Wolfgang Janni 教授等国内外乳腺相关的知名专家学者和科学家作演讲,5 万余人次通过网上注册观看大会直播。

2021 年 12 月 18 日,由青岛市医学会主办,青岛市医学会眼科学分会、青岛市市立医院承办的青岛市第二十次眼科学学术会议举行。会议旨在促进青岛市眼科界的交流与合作,提高青岛市眼科诊疗业务水平,推动眼科学术发展。会议邀请中国工程院院士谢立信教授、国家儿童青少年视力健康专家咨询委员会副主委许迅教授、亚太地区眼外伤学会副主席颜华教授、山东省医学会副会长毕宏生教授、中华医学会激光医学分会副主任委员周行涛教授、中国医师协会眼科医师分会眼科药物治疗学组长彭晓燕教授、中华医学会眼科学分会委员张虹教授、国际眼超声诊断学会(SIDUO)委员杨文利教授、中国女医师学会视光学组委员金婉卿教授等多名国内知名眼科专家在大会上作学术讲座。

申报推荐工作

推荐申报中华医学科技奖2项。协助山东省医

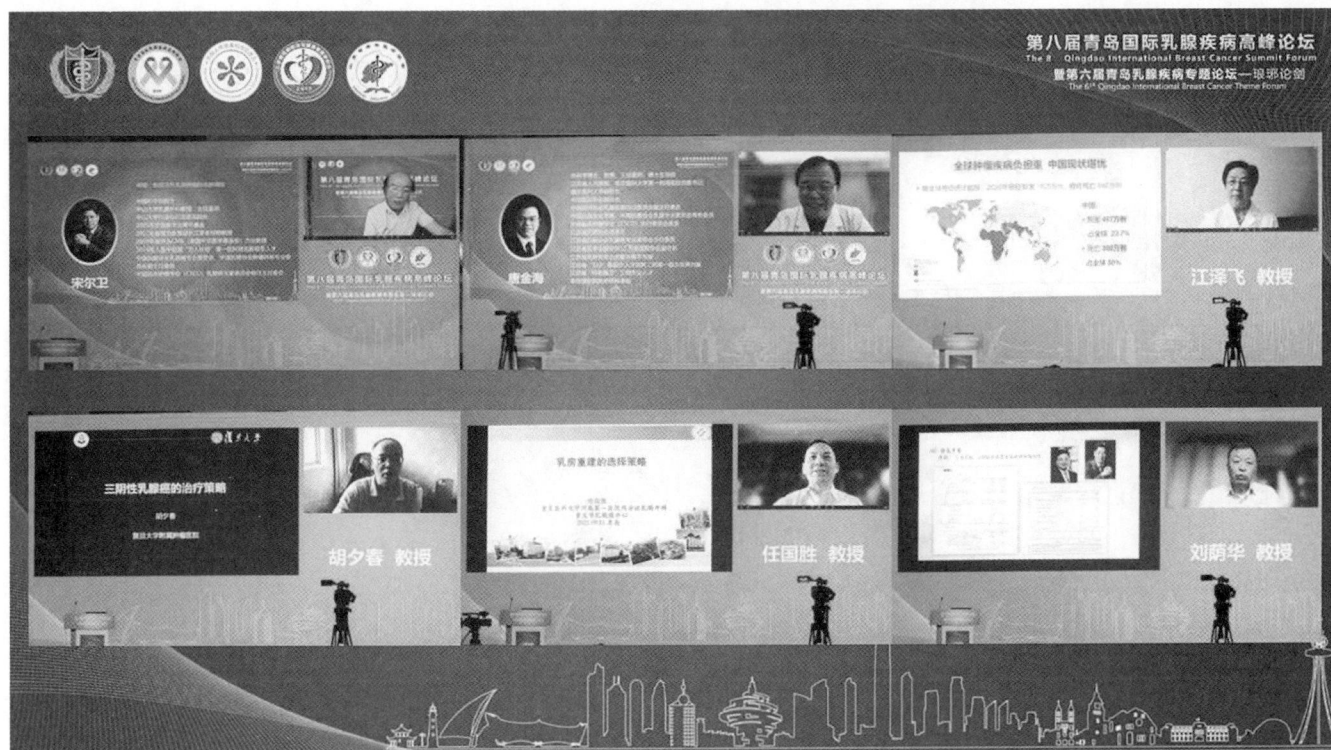

2021年9月10日—12日,由青岛市医学会主办,青岛大学附属医院乳腺病诊疗中心承办的第八届青岛国际乳腺疾病高峰论坛暨第六届青岛乳腺疾病专题论坛——琅琊论剑在青岛召开。

学会推荐30项"山东医学科技奖",获三等奖7项。向山东省医学会专科分会推荐委员49名。向山东省医学会申报麻醉优化专项资金,推荐申报的青岛市市立医院麻醉科和山东大学齐鲁医院(青岛)院区麻醉科获专项资金支持。向山东省医师协会推荐2021年度"医师楷模""优秀科主任""优秀医师"12名。

向青岛市科学技术协会组织申报睡眠医学分会重点学术活动项目并获资金支持。推荐市科协第九届会员代表大会代表4名,参会代表2名。推荐青岛市市立医院王明山参加2021年度"青岛市最美的科技工作者"评选并获"青岛市最美的科技工作者"称号。

义诊宣传工作

组织耳鼻咽喉头颈外科分会、睡眠医学分会20名专家在"世界睡眠日"开展义诊活动,发放宣传资料500余份,接待咨询市民100余人;组织疼痛学分会6名专家以"红色义诊送健康,庆党百岁华诞"为主题,赴青岛西海岸新区大场镇开展基层义诊活动,接待就诊近100人次,赠送药品50余份。

青岛市预防医学会

概况

2021年,青岛市预防医学会以能力提升为主线,围绕健康中国发展战略,坚持服务新冠疫情防控、服务卫生科技、提高市民科学素养,积极组织开展学术活动、继续医学教育、科普宣传活动等,充分发挥学会在推动健康中国建设中的作用。5月,通过市民政局、市科学技术协会对学会法律法规及有关政策的执行情况、活动的开展情况、财务管理和经费收支、党建情况等工作的年审。

疫情防控

广大预防医学科技工作者在疫情防控第一线承担使命,勇于担当,出色完成新冠肺炎疫情防控工作。广泛深入开展新冠疫苗接种、疫情防控知识等健康科普工作,提高公众自我保护意识和技能。通过微信平台开展科普宣传,微信推送210条新冠疫情防控和疫

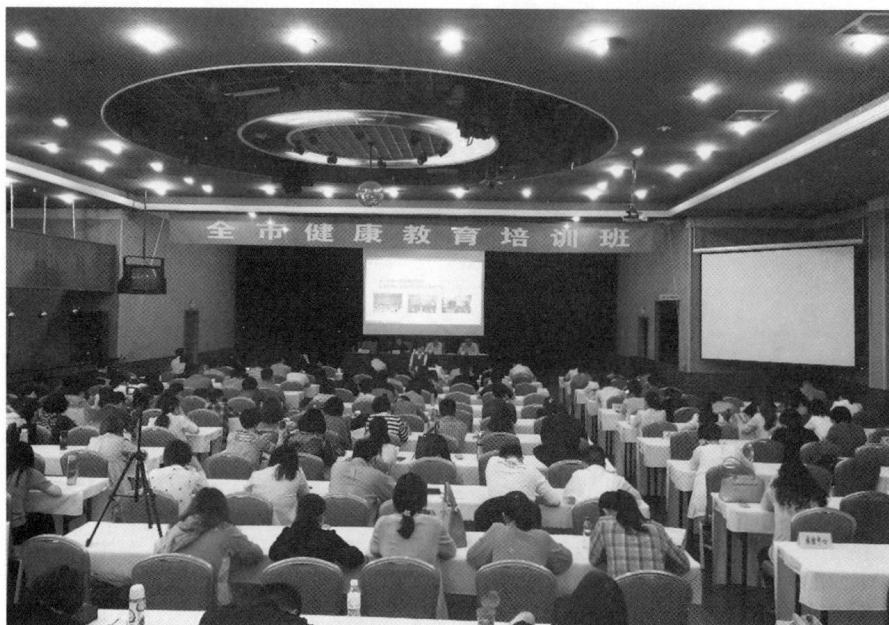

青岛市预防医学会举办全市健康教育培训班

苗接种健康知识。组织学会专家就青岛市新冠疫情防控建议、疫情研判及公共场所个人防护、消毒要求和新冠疫苗接种情况等市民关心的热点问题接受媒体集中采访。

科普宣传

利用各大卫生日在网络、报纸、电视等媒体上宣传健康知识，提高居民防病意识，降低疾病发病风险。开展爱国卫生月、儿童预防接种日、世界无烟日等卫生日的健康知识宣传，在凤凰网、《齐鲁晚报》、《青岛日报》、《半岛都市报》等媒体平台发表相关新闻稿件800余篇。组织学会专家做客《健康大学堂》《健康青岛》《幸福青岛》等栏目29次，接受青岛电视台、《青岛日报》等媒体采访30余次。

学术活动

常态化疫情防控期间，积极组织开展青岛市继续医学教育项目12项，主要培训内容包括重点肠道传染病、疟疾、结核病、新型冠状病毒肺炎防控，艾滋病自愿咨询检测，理化检验食品污染物前沿技术新进展，青岛市传染病及突发公共卫生事件报告管理，环境监测及数据分析与利用，流感监测与防控，中小学生健康体检技术，健康教育和健康促进技能培训，基本公共卫生服务项目师资培训，培训会员2300余人次。

青岛市中医药学会

学会组织建设

2021年，举办青岛市中医药学会风湿病专业委员会成立大会，成立首届中医风湿病专业委员会，选举产生主任委员及6位副主任委员。青岛市中医药学会护理与院感专业委员会完成换届，选举产生新一届主任委员及10位副主任委员。

学术交流与继续教育

2021年，青岛市中医药学会严格按照疫情常态化防控的各项管理要求，成功举办并圆满完成省级中医药继续教育项目"风湿性疾病中西医结合诊疗新进展""促进中药饮片合理用药""治未病适宜技术培训班"等多项培训会议；开展"养生膏方节培训班""下肢动脉中西医结合诊疗技术培训班""慢阻肺诊治新进展及中西医结合肺结节诊治高级研修班""血液净化中西医进展学术论坛"等多场学术讲座，邀请省内外知名中医专家，采用线上、线下多种形式进行授课，分享临床经验。

中医药科普宣传

青岛市中医药学会充分发挥会员的专业优势，积极搭建中医药科普宣传平台，加强中医药健康文化知识普及。协调组织会员专家，在青岛广播电视台的《健康大学堂》《名医在线》《国医在线》《第一健康》等栏目，举办中医药科普公益讲座17次，受众达2万余人，58名会员专家、86部中医药科普作品入选"健康青岛科普资源库"项目；组织会员专家深入社区、乡村、学校、机关等开展义诊咨询和中医药知识巡讲，发放中医药宣传手册，受益群众1000余人；组织会员单位向市民免费开放中医药健康文化展馆和中医药文化宣传教育基地，利用展板、电子触摸屏、LED屏等宣传方式，通过设置中医阅读角、展览中草药实物标本、参观中医药文化长廊等多种形式，引导群众走近中医，感知国粹，参与群众1000余人。

承担政府转移职能

青岛市中医药学会充分发挥专家智库作用，组织会员专家编写《青岛市居民春季养生保健指南》《青岛市居民夏季养生保健指南》《青岛市居民秋季养生保健指南》《青岛市居民冬季养生保健指南》等指导手册，针对家庭常见病、多发病，提供了"简、便、廉、验"的家庭中医药适宜技术和推荐方药；组织会员专家制定一系列中医药防疫指导建议和适用方药，引导群众科学、规范实施中医药健康管理，助力疫情防控。

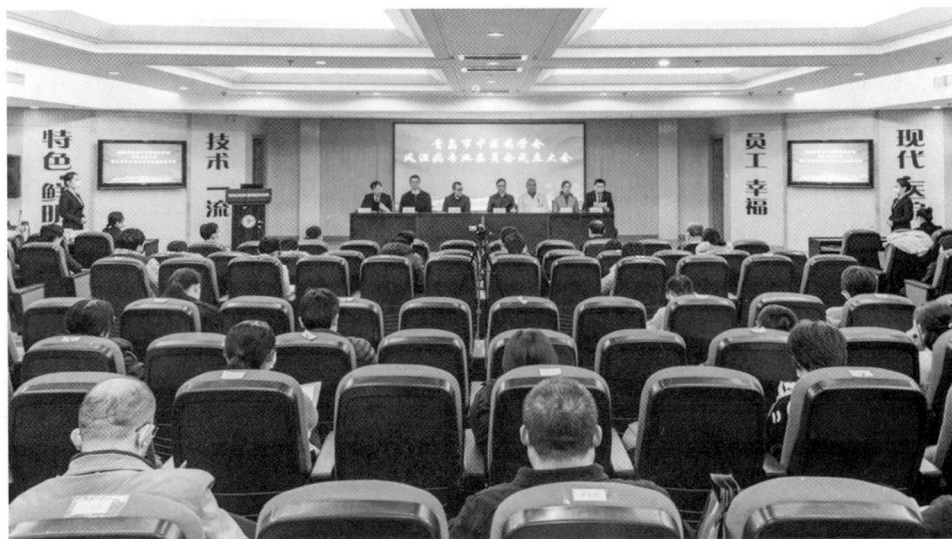

2021年12月17日，青岛市中医药学会风湿病专业委员会成立大会暨风湿性疾病中西医结合诊治新进展学习班举办，邀请中华中医药学会风湿病专业委员会主任委员姜泉教授进行线上授课，开展专题研讨。

积极推荐会员参与各级各类中医药学会专业委员会，向中华中医药学会推荐专业委员70余人，向山东省中医药学会推荐专业委员80余人。

重要学术交流活动情况

2021年，举办"血液净化中西医进展学术论坛"，邀请来自海军军医大学、青岛大学附属医院、青岛市中医医院等单位的10余名省内外专家采用线上远程和线下集中培训的模式进行授课，围绕血液净化领域前沿理论、新技术及新管理模式等内容进行探讨。

举办"慢阻肺诊治新进展及中西医结合肺结节诊治高级研修班"，邀请来自中日友好医院、山东大学齐鲁医院、济南市中西医结合医院、滨州市中医医院等单位的专家进行授课并开展研讨。

举办"下肢动脉中西医结合诊疗技术培训班"，邀请国医大师尚德俊学术流派山东省中医院周围血管病科刘明教授团队、青岛市中医医院血管外科中心团队举办学术讲座，分享前沿诊疗技术，并进行动脉闭塞斑块旋切、主动脉夹层、血管通路等8台腔内微创手术直播，近1000人次观看手术直播并参与学术话题探讨。

举办"养生膏方节"培训班，邀请青岛市中医医院中医适宜技术中心主任戴淑青、药剂科中草药房副主任张云丽举办膏方相关知识讲座。

举办"风湿性疾病中西医结合诊治新进展"学习班，中华中医药学会风湿病专业委员会主任委员姜泉教授进行线上授课，来自省内外的知名专家通过线上、线下相结合的方式进行专题学术报告，共同交流风湿病诊疗技术的最新进展和成果，探讨风湿病中西医诊疗的热点和难点问题，推动风湿病诊疗水平提升。

举办护理与院感专业委员会学术交流活动，邀请来自山东省立医院、山东中医药大学附属医院等单位的专家，就"如何做好护理过程指标管理""专科护理质量管理与成效""面瘫疾病的医护一体治护模式的成立"等内容进行线上、线下授课及学术交流。

青岛市护理学会

学会组织建设

建立健全各项工作和会议制度，修订完善护理学会的规章制度，每季度召开一次副理事长会议，每半年召开一次理事会议，部分专委会完成内部换届工作。召开青岛市护理学会十一届理事会换届选举大会，完成换届选举及章程的修改。加强财务与年检管理，完成青岛市社会组织年报工作。

学术活动

全市49个专业委员会，采取线上及线下相结合的方式进行学术交流、专业讲座等活动。举办各类专科培训，开展各专业学习培训班。2021年7月23日，由青岛市护理学会主办、《中国护理管理》杂志社承办的"护理科研论文写作培训班"在青岛大学附属医院崂山院区学术报告厅开幕。《中华护理杂志》杂志社社长姜小鹰、《中国护理管理》杂志社执行主编邓寒羽、《现代临床护理杂志》编辑部主任郑志惠等专家出席。青岛市护理学会护理教育专委会、护理科普专委会、疼痛护理专委会的委员参加会议。举办年轻护士长的"雏鹰班"以及护士长的"精英班"。组织开展健康科普活动,帮助社会民众建立健康的生活方式,促进全民健康素质的提升。

赛会活动

2021 年 5 月 7 日,由青岛市卫生健康委员会主办、青岛市护理学会承办的"护士:引领之声,创新健康照护未来""5·12"国际护士节庆祝大会暨文艺会演举办。灾害护理专业委员会举办灾害救援桌面推演比赛。呼吸专业委员会举办专科典型护理案例比赛。内科护理专业委员会面向全市征集"首届临床内科护理个案赛"案例。

获奖情况

青岛西海岸新区中心医院获全国外周静脉输液治疗护理创新案例演讲决赛特等奖,参赛作品《"静"诚所致"畅"享未来——NS 患者外周静脉留置针防堵管的特异性研究》从全国 80 个参赛队伍中脱颖而出,以总成绩第一名获全国特等奖。山东省护理学会举办的"健帆杯"山东省血液净化护理一战到底知识竞赛,青岛代表队获一等奖。

"互联网＋"护理服务模式推广

加强培训,推进互联网＋护理服务同质化管理。青岛西海岸新区在全市率先启动"互联网＋护理"服务试点工作,先后举办两期护理培训班,对骨干护士进行脱产培训,为琴岛医护服务平台提供专业护士团队,服务范围涵盖护士上门、母婴护理、中医理疗等三大类 25 个服务项目。青岛大学附属医院平度院区"互联网＋护理服务"正式上线。

信息化平台建设

加大学会宣传力度,完善公众号内容信息,宣传青岛市护理工作动态。建立青岛市护理学会官网,实现会员线上注册管理,定期发布学会活动动态及通知公告,定期发布各类专科知识与政策法规,发布各类护理科普信息等。实现护理学会各类学术会议信息化管理,包括报名、缴费、学会信息共享等。

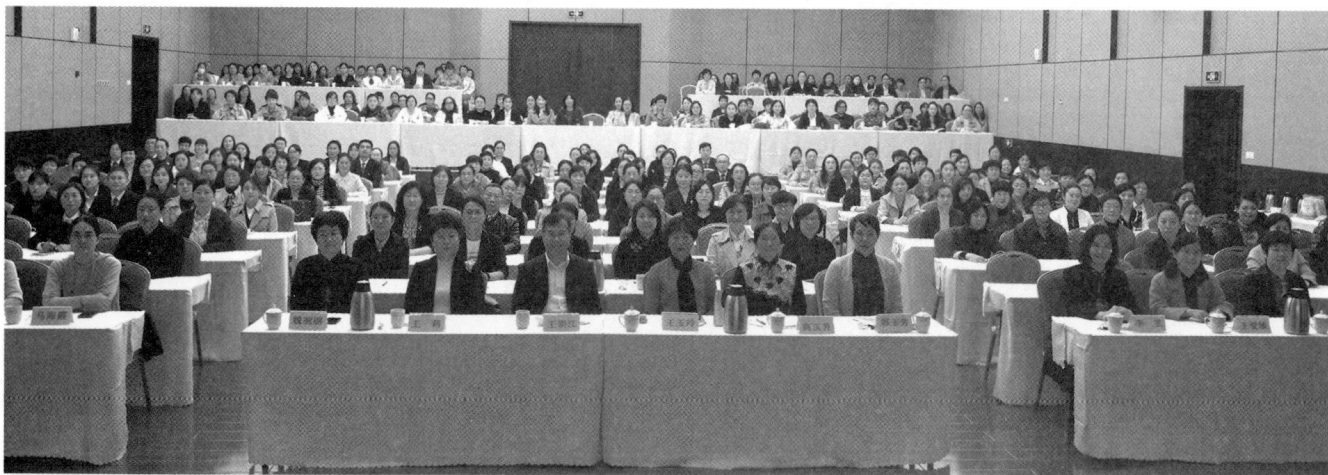

2021 年 4 月 2 日,青岛市护理学会第十一届理事会换届选举大会召开。

青岛市卫生健康机构
工作概况

综合医院

青岛市市立医院

概况 青岛市市立医院始建于1916年,辖本部、东院、西院、市皮肤病防治院、临床检验中心5个院区,是一所集医疗、教学、科研、预防、保健、康复于一体的综合性三级甲等医疗集团,是山东省综合类别区域医疗中心、山东省重大突发事件卫生应急救援基地。在国家三级公立医院绩效考核中连续两年蝉联A+等级,位列全国前10%。在中国医院科技量值排行榜中,上榜学科数量连续7年位列山东省第四。

2021年,医院占地面积15.8万平方米,建筑面积28.8万平方米,编制床位3750张。职工4692人,其中,卫生技术人员4280人,占职工总数的91.22%;行政工勤人员412人,占职工总数的8.78%。卫生技术人员中,高级职称897人,占卫生技术人员的20.96%;中级职称1967人,占卫生技术人员的45.96%;初级职称1416人,占卫生技术人员的33.08%,医生与护士之比1∶0.62。设有职能科室59个,临床科室154个和医技科室24个。

业务工作 2021年,门诊量270.4万人次,比上年同期增长36.5%,其中急诊28.4万人次,同比增长38.9%。住院病人128129人次,同比增长24.8%。出院病人128052人次,同比增长24.2%。床位使用率82.4%,同比增长15.7%。病床周转次数37.4次,同比增长37.1%。完成手术71364例,同比增长14.9%。平均住院日7.89天,同比降低6.5%。

业务收入 2021年,总收入35.2亿元,同比增长14%,其中,业务收入31.9亿元,同比增长17.7%。

固定资产 2021年,固定资产总值26.1亿元,新增固定资产价值2亿元,同比增长8.3%。新购1万元以上医疗设备463台件,其中100万元以上医疗设备13台件,包括彩色超声诊断仪R9T、术中超声诊断系统、移动C形臂X线机、神经外科手术显微镜、电子十二指肠镜、小肠镜系统、射频肿瘤热疗机、ICG清除率检查仪微电极记录系统、在体反射式共聚焦显微镜(皮肤CT)、眼科手术导航系统、全自动生化分析仪、口腔外科手术显微镜等。

基础建设 2021年,完成新建发热门诊项目、一期配电室改造项目、城市核酸检测基地改造项目、生殖医学中心改造项目、血液科骨髓移植病房改造工程项目、能源站改造项目等改造建设工作。

医疗服务 2021年,建成智慧医疗服务体系,通过国家信息互联互通标准化成熟度"四级甲等"现场测评,成为山东省健康医疗大数据科技创新协作中心。开展"我为群众办实事"系列活动,集约建成临床检验中心、无痛内镜中心,开展"三高共管、六病同防"等44项便民服务。畅通院内外"双循环",膀胱癌、前列腺癌等专病门诊,糖尿病足、房颤等联合会诊,老年人等特殊人群就医无障碍,医院被确定为首批青岛市老年友善医疗机构。

卫生改革 2021年,建立健全现代医院管理制度,DRG 支付方式改革全面推开,全面推行"现场工作法",创新联合督查机制,实行重大任务专班工作模式,获中国医院管理、现代医院管理制度等案例大赛奖 19 项,在全行业推广交流。聚力推进青岛市第九人民医院全面融合,通过优化重组学科设置和布局、选派集团业务骨干任职交流、学科分层分类精准管理、信息系统并轨、三级专科医院转型等一系列措施,盘活西院区资源。

疫情防控　2021 年,召开办公会、专题会、院周会传达布置 150 次,督办完成 340 条具体事项,现场办公 30 次,解决发热门诊、核酸采样、儿童发热筛查等 17 项问题。修订防控方案、应急预案、制度流程 120 项,开展不同情形不同场景培训演练 58 场次、上线智能门禁等信息系统。落实四项机制,签订责任状,全面掌握员工活动轨迹,应检尽检,应接尽接,落实好网格化管理责任。构筑预检分诊、发热门诊、门诊病房三个"闭环圈",管控好感冒发热患者、门诊住院患者、在院工作人员三个"流动圈",智能识别,层层问询,全程追溯。在全市率先完成国家公共核酸检测基地建设,援助天津、烟台、日照等数次大规模核酸检测任务。43 人驻守机场口岸检疫,146 人驻点保障疫苗接种,13 人参与救治重症病例,97 人轮值公共卫生应急备用医院,创建一体化工作法,完善"一干一督"等制度流程,成功救治 182 例确诊病人。

人才引育　2021 年,柔性引进程京院士、北京大学第三医院景红梅教授,聘任德国院士葛兴福教授、世界华人医师协会会长霍文逊教授、国家呼吸系统疾病临床医学研究中心郑劲平教授、上海交通大学附属瑞金医院瞿介明教授、复旦大学附属红房子医院隋龙教授等为特聘专家。招聘国内知名高校的博士后、博士、硕士等优秀毕业生 203 名。畅通在职学历教育通道,18 人申报攻读硕士学位、34 人攻读博士学位、27 人进入博士后科研工作站。继续实施学科带头人胜任能力培训,48 名市级优秀人才完成轮训。继续推行英才计划,224 名青年骨干完成专科进修。12 人获"青岛市拔尖人才"称号,213 人晋升为高级专家。

学科建设　2021 年,医院 15 个学科入围单学科百强榜,上榜学科数量连续七年排名山东省第四位,其中口腔医学全国排名第 17 位、神经病学全国排名第 25 位,跻身全国前三十强。获批 15 个山东省医疗技术临床应用规范化培训基地,入选数量居全省市级医院首位。牵头青岛市医体融合试点,成为中华运动康复教育学院青岛分院。挂牌国家个体化医学检测青岛实验室。建成青岛市智慧血液管理示范医院,率先启用物联网无人值守自助发血。成立国家海洋中药质量研究与评价联合实验室。临床诊疗创新基金再结硕果,新开展一批省内领先、市内首例技术,TAVI、左心耳双伞封堵术、数字导航术、二尖瓣钳夹术国内领先。妙手机器人引进并启用,达芬奇手术突破 600 台。造血干细胞移植、试管婴儿、器官移植等实现重大突破。

科研教学　2021 年,挂牌成立国家呼吸系统疾病临床医学研究中心山东省分中心。获 5 项国家自然科学基金立项,获国家级临床研究项目 4 项、山东省自然科学基金 2 项、青岛市科技惠民专项 3 项、山东省科技进步奖三等奖 1 项、山东省医学科技进步三等奖 3 项。全年发表中文核心论文 445 篇,SCI 论文 217 篇,同比增长 25%。获发明专利 66 项,科技成果转化 10 项。通过教育部口腔医学专业认证,自主招生研究生 191 名,有 597 名研究生、773 名实习生在医院进行系统培养。新招录规培生 269 名,在院规培生达到 808 名。新增重症医学专业国家级培训基地,国家级规培基地达到 23 个。规培结业考核通过率一直保持在全省前列。

公益工作　2021 年,强化医联体建设,双向转诊手机端一键办理,助力卫生强基工程,下沉专家 500 人次,诊疗 2 万余人次,救治急危重症患者 301 名。派出 16 名专家到日喀则、陇南、定西、菏泽开展精准帮扶,接收定西市第二人民医院技术骨干跟岗锻炼,为 4 名藏族同胞医治骨关节病,获青岛市脱贫攻坚集体记功奖励。开展公益惠民行动,搭建全市健康科普公益平台,上线"智能化移动宣教"系统,139 个科室拥有独立移动宣教中心。300 余名博士组建健康科普团队,推出"博士健康课"和"百名医学博士进社区"活动,入选市卫生健康委"为民办实事优质服务十大举措"。

党建与精神文明建设　2021 年,组织开展党史学习教育和"医心向党、医心为民"系列活动,开展党支部规范化建设,完成党支部评星定级,落实廉洁从医九项规定,创新推出党政联合查房,党建工作获"党建引领医院高质量发展优秀范例",得到全国医院党建工作指导委员会肯定。举办护士节、医师节、庆七一等先进事迹报告会,举办第六届国际医学论坛,聚焦"专家、专病、专科"宣传推介 50 个学科 300 名专家,发展成果在中央电视台、《人民日报》等权威媒体上得到展现,获全国"第四季健康传播最佳创新案例奖"。推出市立人物,急诊科李照杰、薛春雨加入器官捐献团队,徐娜成为全市第 21 位围产组织捐献者。

涌现麻醉手术科王航救死扶伤、儿科临时妈妈守护弃婴等感人事迹,位兰玲获评中国好护士,戴红艳获评山东优秀科主任,邵一兵、张哲、韩欢等5人获评青岛好医生、青岛好护士。

大事记

1月21日,医院"以危急重症为重点,创新急诊急救服务"创新举措获得全国改善医疗服务先进典型。

1月27日,"山东省淋巴瘤诊疗规范化培训基地"落户医院。

1月28日,经青岛市卫生健康委员会党组研究决定,郭继梅同志任中共青岛市市立医院纪律检查委员会书记、中共青岛市第九人民医院纪律检查委员会书记,不再担任青岛市市立医院副院长、青岛市第九人民医院副院长;谭兰同志不再担任青岛市市立医院(集团)副总院长、青岛市市立医院副院长、青岛市北九水疗养院院长,保留原职级待遇;

刘双梅同志不再担任中共青岛市市立医院委员会委员、中共青岛市市立医院纪律检查委员会书记、中共青岛市第九人民医院委员会委员、中共青岛市第九人民医院纪律检查委员会书记、中共青岛市北九水疗养院总支部委员会书记,保留原职级待遇;王冠军同志不再担任中共青岛市市立医院委员会委员、青岛市市立医院副院长,保留原职级待遇。

1月,中国初级卫生保健基金会"骨髓瘤之家"落户医院并启用。

2月1日,经青岛市卫生健康委员会党组研究决定,王国安同志任中共青岛市市立医院委员会副书记;李永春、闫泰山、阎晓然同志任青岛市市立医院(集团)副总院长。

2月19日,青岛市委副书记、市长赵豪志,副市长栾新率市直有关部门负责同志到医院调研医院发展和疫情防控工作。市卫生健康委主任薄涛陪同调研。

3月30日,在国家卫生健康委发布的2019年度国家三级公立医院绩效考核结果中,医院考评等级为A+,位居全国前10%,在全国2413家三级公立医院中排名第103位,全省第7位。

4月9日,"青岛市市立医院·青岛大学公共卫生学院临床研究中心"揭牌仪式举行,北京大学公共卫生学院教授曹卫华、青岛大学公共卫生学院院长郑玉新、青岛市卫生健康委主任薄涛出席。

4月13日,医院召开党史学习教育启动大会暨主题党日第一课。

4月15日—16日,获健康报社主办的第四届全国卫生健康品牌传播年会"年度健康传播最佳案例奖"。

4月18日,联合青岛电视台推出"迎接建党100周年暨建院105周年系列活动——百名医学博士进社区"活动。

4月29日,山东省首个前列腺癌筛查门诊在医院东院区开诊。

5月9日,完成青岛市首例腔内心电定位联合超声引导经股静脉隧道式PICC置管术。

6月2日,国家卫生健康委直属机关党委常务副书记兼人事司副司长、全国医院党建工作指导委员会办公室主任杨建立一行到医院调研公立医院党建工作。

6月3日,在博鳌亚洲论坛全球健康论坛第二届大会青岛签约会上,医院与清华大学生物芯片北京国家工程研究中心签署共建青岛市区域分子诊断中心的合作协议。

6月2日—4日,顺利通过三甲医院复审现场评审。

6月24日,全国首个膀胱癌全程管理门诊在医院东院区开诊。

7月10日,承办中华运动促进健康发展论坛(青岛站)暨青岛市体医融合发展论坛。

7月15日,与海尔生物医疗战略合作签约仪式举行。双方共建全国首个智慧血液网示范医院及联合研发实验基地,并启动首个创新成果——物联网无人值守自助发血新模式。

7月16日,经青岛市卫生健康委员会党组研究决定,李永春同志任青岛市市立医院副院长(正处级)。

7月24日,青岛市创伤中心规范化建设研讨会暨青岛市创伤中心联盟成立大会举行,由医院牵头组建的青岛市创伤中心联盟成立。

7月25日,医学检验中心整体搬迁至徐州路院区,实现医院检验数据即时共享和同质融合。

7月30日,国家卫生健康委体制改革司司长许树强一行到医院调研深化医改和公立医院高质量发展工作并进行座谈交流,省卫生健康委党组副书记、副主任庄严参加调研。

8月4日—8日,承接并完成烟台大规模新冠病毒核酸检测任务。

8月18日,医院5个项目获得2021年度国家自然科学基金集中受理项目资助。

9月18日，承办2021年世界华人医师年会分论坛暨第六届青岛国际医学论坛。

9月25日，选派94名医护骨干组成驻点医疗队，全面接管青岛市公共卫生应急备用医院。

10月1日，副市长栾新、市卫生健康委主任薄涛等领导到青岛市公共卫生应急备用医院慰问医院驻点医疗队工作人员。

10月12日，医院提报的6项案例在"2021年度中国现代医院管理典型案例"评选中获奖。

10月16日，发起并承办青岛市医学会灾难医学专科分会成立大会暨第一次学术会议。

10月17日，获评国家疼痛质控中心首批哨点医院。

10月29日，国家呼吸系统疾病临床医学研究中心山东省分中心在医院挂牌成立，国家呼吸系统疾病临床医学研究中心主任、共和国勋章获得者钟南山院士视频致辞。

11月8日，开通24小时核酸检测服务。

11月12日，与青岛市食品药品检验研究院"国家药监局海洋中药质量研究与评价重点实验室联合实验室"签约揭牌仪式举行。副市长栾新出席仪式并为联合实验室揭牌。

11月25日，医院造血干细胞移植病房启用。

11月，医院提报的案例在2021年中国医院最佳绩效实践"医疗质量"单元获最佳案例奖。

12月1日，与中国工程院院士程京合作共建的"国家卫健委个体化医学试点单位青岛联合实验室"揭牌仪式举行。

医院无人机物流首飞仪式举行。

12月9日，与青岛市急救中心、青岛胶东国际机场联合首次开展直升机医疗救援应急演练。

12月21日，经青岛市卫生健康委员会研究决定，同意青岛市第九人民医院转型为三级老年病医院，更名为青岛市老年病医院，作为青岛市老年病研究所挂靠单位。

12月27日，经青岛市卫生健康委员会党组研究决定，刘学东、王伟民、韩伟同志正式任中共青岛市市立医院委员会委员、青岛市市立医院副院长。

荣誉称号　2021年，继续保持"全国文明单位、山东省文明单位"荣誉称号，获山东省无偿献血组织表现突出单位称号，获青岛市脱贫攻坚集体记功奖励，获"青岛市智慧血液管理示范医院"荣誉称号。

党委书记：杨九龙

总　院　长：管　军

党委副书记、副院长：王国安

副总院长：李永春、闫泰山、阎晓然

纪委书记：郭继梅

工会主席：丁海燕

副　院　长：韩同钦、袁国宏、刘学东、王伟民、韩　伟

院办电话：82789017（本部）　85937700（东院）

传真号码：82836421（本部）　85968434（东院）

地　　　址：青岛市胶州路1号（本部）

青岛市东海中路5号（东院）

青岛市安徽路21号（皮肤病防治院）

网　　　址：www.qdslyy.cn

青岛市中医医院（市海慈医院）

概况　青岛市中医医院（市海慈医院），是全国文明单位、国家重点中医医院建设单位、国家医师资格考试基地、国家中医药管理局国际合作基地、青岛大学直属附属医院、山东中医药大学附属医院。中华中医药学会血栓病分会、市中西医结合学会、市针灸学会、全国针灸临床研究中心青岛分中心、市药膳研究会等机构挂靠在医院。

2021年，医院建筑面积11万平方米，实际开放床位2133张。职工总数2270人，其中，卫生技术人员2083人，占职工总数91.8％；行政工勤人员187人，占职工总数8.2％。卫生技术人员中，高级职称311人，占14.9％；中级职称790人，占37.9％，初级职称982人，占47.2％。医生与护士之比1：1.6。设置职能科室30个，临床科室43个和医技科室7个。

业务工作　2021年，门、急诊120.7万人次，比上年增长31.1％，其中急诊76046人次，比上年增长6.9％；入院51439人次，比上年增长24.6％；出院51526人次，比上年增长28.4％；入出院诊断符合率100％，与上年持平；手术和介入治疗11459台次，比上年增长16.75％，手术前后诊断符合率100％；床位使用率85.1％，比上年下降4.4个百分点，床位周转次数24.4次，比上年增长4.7％，治愈率8.4％，比上年下降5.9个百分点，好转率89.7％，比上年上升6.5个百分点，病死率1.9％，比上年下降0.5个百分点。

业务收入　2021年，业务收入110,362.91万元，比上年增长2.96％。

固定资产　2021年，固定资产总值85035.35万元，比上年增长4.35％。

医疗设备更新　2021年，购置彩超多普勒超声诊断仪、射频肿瘤热疗仪、4K高清内窥镜、体外循环

机、移动式 G 形臂 X 射线成像系统、电子大肠内窥镜和电子上消化道内窥镜等 260 余套医疗设备。

基础建设　2021 年，改扩建发热门诊。成立重症监护室二科，新增监护床位 14 张。

医疗特色　2021 年，有 5 个国家级重点专科，27 个省级、市级重点学科，3 个齐鲁优势专科集群牵头科室。拥有 2 个院士工作站，8 个国医大师工作室，1 个岐黄学者工作室，1 个泰山学者工作室。创建省级区域中医医疗中心建设单位；呼吸与危重症（肺病）中心通过山东省中医专科专病诊疗中心验收；肿瘤中心、血管外科中心、皮肤科、肛肠科 4 个学科通过"十三五"山东省中医药重点专科验收；新增治未病科、脑病科、内分泌科 3 个省级中医药临床重点专科。心脏外科开展经导管主动脉瓣植入术（TAVI），神经外科开展机器人辅助下癫痫病灶切除术，脊柱外科开展单侧双通道脊柱内镜下腰椎手术，肺病二科开展内镜下活瓣（EBV）肺减容术，神经介入科开展急性颅内大动脉病闭塞取栓并支架植入术，血液科开展微移植术治疗老年急性髓系白血病。

科研工作　2021 年，科研立项 68 项，其中省级 2 项、厅局级 15 项、市局级 51 项。发表学术论文 317 篇，其中 SCI 论文 58 篇、中文核心论文 48 篇、科技核心论文 50 篇，出版专著 32 部。山东省自然科学基金立项 2 项，青岛市科技惠民专项立项 1 项，山东省医药卫生科技发展计划项目立项 4 项，山东省中医药科技项目立项 11 项，青岛市中医药科技项目立项 15 项，青岛市医药科研指导计划项目立项 35 项。

继续教育　2021 年，举办国家级中医药继续医学教育项目 2 项，省级中医药继续医学教育项目 16 项，市级继续医学教育项目 17 项。推荐在职学历教育博士 3 人，硕士 7 人。派出进修人员 14 人。培训各类人员 1065 人次，在院临床学习轮转者 762 人。

人才队伍建设　2021 年，加强"三化一型"干部队伍建设，完成新一届中层干部竞聘，组织中层干部管理培训班。落实"双招双引"工作部署，引进多个知名专家团队与高层次人才，引入各类人才 132 人。获评山东省齐鲁卫生与健康领军人才培育工程、山东省中医药高层次人才培育项目、青岛拔尖人才、青岛市名中医药专家、青岛市中医药领军人才培养项目等荣誉。

党建与精神文明建设　2021 年，连续 9 年通过全国文明单位复审。广泛宣传医护人员在抗疫一线"甘于奋斗、乐于奉献"的模范事迹。结合中国共产党成立 100 周年、新中国成立 72 周年等重要节庆，开展员工素养提升工程。开展党史学习教育活动。推进支部标准化规范化建设，评选 9 个五星级党支部、27 个四星级党支部。开展"我为群众办实事"实践活动，组织党员专家开展进社区、进乡村义诊、健康宣教活动 60 余场次。组织庆祝中国共产党成立 100 周年系列活动，医院党委获青岛市直机关先进基层党组织。组织开展"三述"活动和十九届六中全会精神宣讲工作。

大事记

4 月 15 日，首都医科大学原党委书记、校长吕兆丰，青岛大学医学部党工委书记、附属医院党委书记王新生到医院调研教学情况。

4 月 28 日，获批省第一批医疗机构大规模新冠病毒核酸检测实验室。

6 月 2 日，国家卫健委直属机关党委常务副书记兼人事司副司长、全国医院党建工作指导委员会办公室主任杨建立到医院专题调研公立医院基层党的建设工作，医院党建工作获全国医院党建工作典型经验交流。

6 月 24 日，医疗体工作推进会暨医联体签约仪式举行，签约 80 家城市医联体单位。

8 月 4 日，中心实验室启用。

8 月 20 日，获山东省电子病历系统应用水平四级医疗机构认定。

8 月 31 日，获批青岛市国际中医门诊建设项目 1 个：青岛市中医医院国际中医门诊。

9 月 25 日，牵头的齐鲁中医药优势专科集群（心血管 2 群、肺病 2 群、康复 2 群）举行建设工作会议暨拜师仪式。

10 月 12 日，城阳区人民政府与青岛市卫生健康委合作共建青岛市中医医院城阳院区签约仪式举行。

10 月 17 日，国医大师尚德俊周围血管学术流派传承工作站签约揭牌仪式在医院举行。

10 月 19 日，与青岛西海岸新区管委（青岛市黄岛区人民政府）、青岛慧康医院签订三方协议，合作成立青岛市海慈医疗集团慧康医院。

11 月 8 日，获批成为首批市级老年友善医疗机构。

11 月 16 日，与青岛西海岸新区中心医院签订全面战略合作协议和医联体合作协议。

11 月 24 日，组建 98 人轮值医疗队入驻青岛市公共卫生应急备用医院开展医疗工作。

12 月 6 日，获批山东省省级区域中医医疗中心建设单位。

12月14日,青岛市卫生健康委员会党组副书记(主持党组工作)柳忠旭到医院调研。

12月18日,获 2021 年度全国医院运营管理奖。

荣誉称号 2021年,获全国文明单位;全国医院运营管理奖;山东省无偿献血组织表现突出单位;中共青岛市委、青岛市人民政府"为民服务示范岗"称号;青岛市事业单位脱贫攻坚专项奖励嘉奖集体;青岛市未成年人思想道德建设工作先进单位;青岛市巾帼文明岗;"市直机关先进基层党组织"称号。团委获"五四红旗团支部"称号。

院　　长:池一凡

党委书记:赵军绩

副 院 长:郑　心、朱维平、唐　明、张文理、刘庆涛

纪委书记:李志荣

党委委员:王　莉

办公室电话:83777008(传真)

电子邮箱:hcbgs@126.com

邮政编码:266033

地　　址:青岛市市北区人民路 4 号

青岛市中心(肿瘤)医院

概况 青岛市中心(肿瘤)医院由青岛市中心医院、青岛市肿瘤医院、青岛市中心医院北部院区(原青岛市胸科医院)、青岛市职业病防治院共同组建而成。青岛市中心医院是青岛市首批三级甲等医院。

2021年,职工总数 2370 人,其中卫生技术人员 2148 人。卫生技术人员中,高级职称 403 人,中级职称 1074 人,博士、硕士生导师 61 人。开放床位 1669 张,设临床科室 59 个,医技科室 20 个。省级重点学(专)科 6 个,青岛市 A 类重点学科 1 个,B 类重点学科 10 个,青岛市重点实验室 1 个,名家专病工作室 16 个。SCI 论文发表 29 篇、国家级论文 8 篇、省级论文 43 篇。国家级副主委 1 名,省级副主委 25 名,市级副主委 74 名,国家级委员 39 名,省级委员 283 名。

业务工作 2021年,中心医院院区总收入 21.59 亿元,其中医疗收入 15.82 亿元,增长 13.81%;门、急诊 122.3 万人次,增长 26.01%,出院 7.2 万人次,增长 4.26%;医疗服务收入占比达 31.54%,增长 0.38 个百分点;平均住院日 7.46 天,药占比 27.84%,均有不同程度的下降。北部院区总收入 1.48 亿元,增长 17.22%,门、急诊 6.22 万人次,增长 34.63%,手术 364 台次,增长 74.16%。

固定资产 2021年,固定资产总值 170210 万元。

医疗设备 2021年,医院拥有 1 万元以上设备 2354 台,其中 10 万元以上设备 550 台、100 万元以上设备 81 台。

基础建设 2021年,医院占地面积 62259.5 平方米,总建筑面积 119819.34 平方米,其中临床医疗用房建筑面积 101235.29 平方米、办公用房建筑面积 4646.01 平方米。

疫情防控 2021年,落实风险人群区分管理和发热患者闭环管理,设置预检分诊闸机和病区身份证信息识别系统。托管城阳区人民医院应急门诊,抽调两批近百人组成救治梯队,建立规章制度 126 项,自查梳理问题 132 条,整改完成率达 100%,实现医务人员"零感染"。修订完善疫情防控相关文件 70 余项,开展不同层次培训 102 场,演练 69 场;试点手卫生信息化管理系统,重点区域手卫生依从率提升至 94%;建立院感"三级"专项督查模式,实现问题整改回头看 100%覆盖。

卫生改革 2021年,挂牌成立青岛市中心医院北部院区,建立两院区"一对一"工作机制,在北部院区设置"十大中心",收治危重症患者 87 例,规章制度、工作流程逐步同质化管理,胸科楼、应急楼改造完成。强化三级质控体系,临床路径入径完成率 82.4%,覆盖率 74.4%;医院感染发病率 0.54%,同比下降 20 个百分点。全面实行首诊肿瘤患者分层分级 MDT,比率达 96%以上;不断提升护理项目管理质量,非计划拔管率等数据降幅近 50%;全方位开展合理用药专项综合治理,抗肿瘤药物使用金额占比降至 15.9%,住院患者基本药物使用率提升至 84.9%。开展品管圈大赛和 PDCA 管理大赛,形成改进方案 100 余项,对其中 10 余项优秀案例进行推广应用。成熟运用"2345"投诉处理模式,完善满意度质控体系,医疗纠纷同比下降 61.9%。

学科建设与科研 2021年,胸痛中心牵头认证胸痛中心及胸痛单元 19 家;卒中中心被授予全国第一批高级卒中中心,入围首批国家级"神经介入建设中心"名单;消化内科成为"消化道早癌防治中心联盟单位",中医科获评"山东省中医药临床重点专科"。新增 21 个院级亚专业,新开设 10 个专病门诊,成立 3 个多学科门诊,成立骨关节炎阶梯治疗专家工作室;北部院区完成无痛呼吸内镜技术 192 例。两院区全年开展新技术、新项目 80 余项。作为主委单位,成立青岛市医学会高压氧专科分会、医学伦理学专科分会和职业病临床诊治专科分会,市医学会主委扩大至 7

人。健全教学体系,举办首届临床教师岗位胜任能力大赛,参加青岛大学医学部教学查房大赛,调整住培管理体系,教学比赛获得多项一等奖,全科医师临床技能大赛获总成绩第二名。获省医药卫生立项项目7项,省、市中医药立项项目2项,青岛市肿瘤临床医学研究中心通过认定,6项课题获省2021年医药卫生科研计划,37项课题获批市2021年度医药卫生科研计划。2020年度中国医院科技量值排名第98位。

信息化建设 2021年,打造"青岛市中心医院"微信公众号,集成诊疗全流程功能,服务7.5万人次,平均压缩预约患者等候时间至18.57分钟。升级医保监控和预审核系统,上线住院单病种管理等模块,升级完善LIS、手麻等系统。完成两院区间信息互联互通,HIS、LIS、PACS、EMR四大系统及预约挂号平台两院区共享。

对口帮扶支援 2021年,省外帮扶对口通渭县人民医院,派遣科主任、科室骨干等优秀医师20余人赴甘肃帮助开展冠脉支架置入术等新技术新项目7项、开展手术96例、带教18人。省内帮扶菏泽市第二人民医院,派出2批6人次,开展查房105次、坐诊256次;新增帮扶莱西市4家乡镇卫生院,派出专家92人次,开展制度管理、流程管理、人员管理、临床质量管理等全方位指导,帮助建成中西医结合疼痛门诊、胸痛单元。建立5G超声空中诊室,实时连线基层医疗机构,通过5G网络实时进行远程诊断、出具报告。持续开展医联体单位业务合作、技术指导、人才培养等工作,派出专家939人次,诊疗服务3900余人次,实施手术512人次,进修培养28人次,培训基层医务人员742人次。重阳节、儿童节及高血压日、关节炎日等国际节假日开展专题义诊。开展双向工作机制的志愿服务,发起志愿服务项目41项,吸引1901名职工志愿者参与,志愿服务时间11406小时,获"青岛市学雷锋示范点"荣誉称号。助力"健康青岛"行动,升级改造肿瘤防治健康教育基地,举办科普讲座12次,受众1200余人次。承担国家癌症早诊早治等3个癌症筛查项目,服务1.14万人次,筛查各类各期癌症患者500余人。

人才队伍建设 2021年,利用"双招双引"平台,引进两名专职科研博士,柔性引进高层次人才4人;外出进修56人;"健康杯"技能竞赛收获多个团体和个人奖项,多名职工获青岛市先进工作者、青岛市"五一劳动奖章"等荣誉。

党建与精神文明建设 2021年,建立"1234"党建工作机制,制定全面从严治党责任、党建工作责任

和党风廉政建设责任一体化责任清单和考核细则,签订《全面从严治党主体责任书》,印发《关于加强意识形态工作的实施意见》,召开专题会议,组织专题培训,编发《党委理论中心组学习手册》,开展专题"三述"研讨,开展党史学习教育,"我为群众办实事"明确9项39件实事,开展深入学习贯彻落实党的十九届六中全会精神专题辅导,成立16支宣讲小分队,做好第二党建协作区轮值工作,培育规范化、标准化建设先进党支部,落实党建工作联系点制度,建立三级联系点229个,开展庆祝中国共产党成立100周年系列活动。

荣誉称号 2021年,获山东省文明单位,青岛市学雷锋活动示范点,2020年青岛市院前急救先进集体称号。

党委书记:宋　岩
院　　长:张春玲
纪委书记:刘学茆
工会主席:吴雪松
总会计师:潘　蕾
副 院 长:潘　琪、马学真、曲松本、刘春旺、李同霞、王　淼、陈崇涛
党委委员:赵自云
院办电话:84961778
总机电话:84961699
传真号码:84863506
电子信箱:qdszxyy@163.com
邮政编码:266041
地　　址:青岛市市北区四流南路127号

青岛市第三人民医院

概况 青岛市第三人民医院始建于1931年,2015年11月核定为三级综合医院。医院总占地面积5.9万平方米。2021年,职工总数1159人,其中卫生技术人员1031人,占职工总数的88.96%;行政工勤人员128人,占职工总数的11.04%。卫生技术人员中,高级职称132人,中级职称488人;医生与护士之比为1:1.61。开放病床717张,设职能科室27个、临床科室34个、医技及其他科室13个。

业务工作 2021年,圆满完成青岛市新冠肺炎集中收治定点医院任务,出院患者治愈率100%,4月30日正式恢复诊疗。门、急诊总量39.62万人次,其中急诊4.88万人次;出院1.28万人次,住院手术0.88万例;出院病人治愈、好转率92.11%,病死率1.00%;

抢救危重病人 1154 人次,抢救成功率89.08%。

业务收入　2021年,总收入4.96亿元,其中业务收入2.47亿元。

固定资产　2021年,固定资产总值8.00亿元。

医疗设备更新　2021年,购置320排超高端螺旋CT、4K腹腔镜、ECMO等50万元以上医疗设备10套(台),实时荧光定量扩增仪、呼吸工作站、床旁血滤等10万元以上设备48套(台)。

卫生改革　2021年,确定10个院级重点学科和156名"三鹰"人才,集中资源支持重点学科发展。制定医院经济运营管理实施方案,成立运营管理委员会,组建由资金、成本、预算、绩效、收费等多岗位组成的运营团队,实施运营管理工作。推出"无陪护病房",4006619966"一号通"24小时人工综合服务,门诊"集中式"服务单元,大病就诊预约式服务,住院手续一次办好,发热患者一地诊疗,核酸检测24小时检测并一键开单、一地采集、一键查询等系列"满意服务"提升举措,其中,"开放式无障碍沟通窗口、窗口6S管理、一站式服务"在12月9日举办的全省医疗服务价格和成本监测工作培训班上作为全省8个优秀案例之一作典型交流。

医疗特色　2021年,入选市级优秀学科带头人1人、优秀青年医学人才2人。组建结石中心病区、结石病门诊,开展多学科综合门诊,胸痛中心、卒中中心、消化道出血快速救治通道建设扎实推进,其中胸痛中心完成冠脉造影179例,冠脉支架置入155例,球囊扩术11例,经皮冠状动脉腔内血管成形术11例,起搏器置入术28例,急性心肌梗死12小时内再灌注治疗率超85%;危险性上消化道出血急诊救治快速通道共收治消化道出血患者126例,平均年龄65.4岁,GBS评分6分以上的超70%。成功开展人工耳蜗、体外肺膜氧合等30项新技术、新项目;并展关节置换术100余例,ERCP手术120余例,内镜下胃肠道黏膜剥离术(ESD)30余例。

科研工作　2021年,获市级各类科研立项13项;发表论文43篇(第一作者),其中SCI论文19篇;参编论著1部(副主编以上);获得发明专利8项,实用新型专利14项。

继续教育　2021年,选派16人赴全国排名前十位的医院进修;完成市级继续医学教育项目15项;承担并完成105名乡村医生的基层人员能力提升培训工作;完成240名实习生的临床实习任务,接收204名见、实习生的临床见、实习带教工作。

精神文明建设　获青岛市文明单位标兵、2021年市级健康促进场所—健康促进医院等称号。积极开展医疗对口支援和扶贫协助工作,选派11名医师顺利完成对口支援工作,选派2名业务骨干圆满完成援藏工作。

大事记

1月7日,市卫生健康委党组副书记赵宝玲一行到医院督导疫情防控、"百日奋战"等工作。

1月19日,市委常委、副市长薛庆国,市政府副秘书长于冬泉,市卫生健康委主任薄涛等一行到医院督导调研疫情防控工作。

1月22日,市卫生健康委党组副书记赵宝玲一行到院督导检查安全生产、疫情防控、"百日奋战"等工作。

2月19日,市委副书记、市长赵豪志,副市长栾新,市政府秘书长、办公厅党组书记孙继,市政府副秘书长于冬泉,市发展改革委党组书记、主任李刚,市自然资源规划局党组书记、局长姜德志,市卫生健康委主任薄涛,市政府研究室党组书记、主任李令建一行到医院调研医疗卫生事业发展、医院项目建设和疫情防控有关工作。

3月31日,完成在院新冠肺炎患者向市公共卫生应急备用医院转运工作。

4月1日、25日,副市长栾新一行到医院视察疫情防控工作。

4月30日,恢复正常诊疗,举行复工复产开诊仪式,市卫生健康委员会党组副书记赵宝玲出席仪式。

5月16日—11月17日,选派2名骨干医护人员赴西藏日喀则桑珠孜区人民医院参与医疗支援工作。

5月29日,首届胶东五市肝胆胰精准治疗论坛在医院举行。

7月15日,市卫生健康委主任薄涛一行到医院调研视察。

7月18日,全国危险性消化道出血暨超声内镜及ESD研讨会在医院举行。

8月8日,国务院联防联控机制口岸新冠肺炎疫情防控第13工作组一行到医院检查指导院感防控工作。

8月24日,精神科开诊。

9月23日—10月6日,为西藏日喀则桑珠孜区失聪儿童完成人工耳蜗植入。

荣誉称号　获山东省"十三五"公共机构节能工作表现突出集体,青岛市抗击新冠肺炎疫情先进集体,青岛市先进基层党组织,青岛市卫生健康委员会先进基层党组织,2021年度青岛市院前急救工作先进集体,青岛市第九届"健康杯"超声、针灸技能大赛团体一等奖等荣誉。

党委书记、院长:邢晓博

纪委书记:华裕忠

副院长、工会主席:孙彩茹

副　院　长:徐晟伟

党政综合办公室电话:89076678

总机电话:4006619966

传真号码:89076611

邮政编码:266041

地　　　址:青岛市李沧区永平路29号

山东青岛中西医结合医院
(青岛市第五人民医院)

概况　2021年,职工总数544人,其中,卫生技术人员472人,占职工总数的86.76%;行政工勤人员72人,占职工总数的13.24%。卫生技术人员中,高级职称57人,占卫生技术人员12.08%;中级职称156人,占卫生技术人员33.05%;初级职称259人,占卫生技术人员54.87%。医院医生护士比1:1.17。医院现有编制床位420张,设职能科室24个、临床科室24个、医技科室10个。

业务工作　2021年,门、急诊132639人次,住院病人6656人次。

业务收入　2021年,医院业务收入12920.43万元。

固定资产　2021年,医院固定资产总值8867.47万元。

医疗设备更新　2021年,新增高清电子胃肠镜、超声乳化治疗仪、肌电诱发电位仪、医用电子皮肤镜影像系统等设备。

基础建设　2021年,积极配合山东中医药大学附属青岛医院建设项目推进。

医疗特色　2021年,新开展内镜下黏膜切除术、清热泻火化瘀开窍法联合醒脑开窍法针刺治疗中枢性睡眠呼吸暂停综合征、结肠透析联合中药保留灌肠治疗慢性肾功能衰竭、火龙罐治疗风湿性疼痛等8项新技术新项目。

科研工作　2021年,获省中医药科研项目立项1项、市局级医药科研项目立项1项、市局级中医药科研项目立项5项;完成青岛市科研项目成果鉴定3项,均是国内领先水平。省级中医药科技项目结题1项。获得山东中西医结合科学成果奖三等奖1项,获得山东中西医结合科学成果奖二等奖1项(第三位)。

全院职工发表科技论文72篇,科技核心期刊4篇。

继续教育　2021年,组织完成8项继续医学教育项目(市级5项,省级3项);完成山东中医药大学等实习生带教工作和中医住院医师协同基地规培工作;完成山东省第三批、第四批西学中培训班年度工作;组织完成青岛市中医类别全科医生转岗培训临床实践轮转;完成进修管理20人次。

学科建设与人才发展　2021年,在重点学科(专科)的建设和人才培养上,开展2个青岛市级重点学科和1名优秀青年人才的建设和培养;获批山东省中医药名家2人,青岛市中医药领军人才4人。组织参加第四批全国中医(西学中)优秀人才研修项目、省西学中培训项目。获批山东省中医药临床重点专科3个(肺病、风湿病科、肾病科);获批中西协同"旗舰"医院"旗舰"科室(脑病科、风湿病科)"旗舰"基层医疗机构建设项目。

大事记

1月6日,医院召开鼓斗志,抓落实,当好防疫卫士"百日奋战"行动专题部署会。

1月22日,市卫生健康委党组成员、副主任,市中医药管理局专职副局长赵国磊带队对医院安全生产集中整治工作和疫情防控"百日奋战"进行督导检查,对进一步加强安全生产和应急管理等方面提出具体要求。

3月23日,医院召开党史学习教育动员部署会。

4月19日,医院组织开展"中医护航 科学防癌"全国肿瘤防治宣传周义诊活动。

5月17日,为庆祝中国共产党成立100周年,开展"我为群众办实事"实践活动,医院举办"世界高血压日现场义诊活动"。

6月1日,市卫生健康委在医院召开2021年医疗机构安全生产工作现场观摩交流会。

6月4日,市医保局支付处处长梁成礼、市卫生健康委中医药管理指导处处长汪运富带队到医院进行中医药服务调研工作。

6月11日,医院受邀助力青岛广电银色年华"庆祝建党100周年——学党史办实事"第六届全城义诊大型公益活动。

7月9日,由市卫健委、市总工会、市人社局、团市委、市妇联主办,医院承办的青岛市第九届"健康杯"针灸技能大赛举行。

7月20日,医院联合云南路街道四川路社区在院中医药文化健康教育基地举办"三伏养生节"中医药健康教育开放日活动。

8月16日,医院消化内科(脾胃病科)、内镜中心开诊。

9月8日,医院院长丁文龙带领相关职能科室负责人及支援医师赴甘肃省定西市渭源县中医院对接东西协作工作。

9月15日,医院积极响应市全国文明典范城市创建工作号召,举办社区、重要场所、文明单位三方座谈交流会。

10月29日,医院脑病科和药学部联合举办"世界卒中日现场义诊活动"。

12月12日,市卫健委党组副书记(主持党组工作)柳忠旭带领相关处室负责同志到医院进行工作调研。

12月29日—30日,市卫健委、市中医药管理局对医院开展大型医院巡查。

精神文明建设 2021年,医院被评为"青岛市精神文明标兵"。

荣誉称号 2021年,获青岛市第九届"健康杯"针灸技能大赛团体三等奖;获青岛市卫生健康系统第二届职工运动会体育道德风尚奖、委直团体总分第八名。

党委书记:辛善栋

院　　长:丁文龙

副 院 长:孙金芳

纪委书记:张忠国

院办电话:82612230

传真号码:82619157

电子邮箱:qdwybgs@126.com

邮政编码:266002

地　　址:青岛市市南区嘉祥路3号

青岛市第八人民医院

概况 2021年,编制床位1100张,职工总数1599人,其中,卫生技术人员1441人,占职工总数的90.12%;行政工勤人员158人,占职工总数的9.88%。卫生技术人员中,高级职称191人,占卫生技术人员的13.25%;中级职称732人,占卫生技术人员的50.8%;初级职称518人,占卫生技术人员的35.95%,医生与护士之比1:1.5。设有职能科室28个,临床科室43个和医技科室10个。

业务工作 2021年,门、急诊量73.91万人次,同比增长26.3%,其中急诊12.52万人次,同比增长6.9%;住院病人2.88万人次,同比增长21.7%;出院病人2.91万人次,同比增长21.2%;床位使用率62.1%,同比增长7.7%;床位周转次数28.5次,同比增长23.4%;完成手术9910例,同比增长29.4%;平均住院日8.01天,同比降低12.9%。

业务收入 2021年,完成总收入8.85亿元,同比增长41.13%,其中,业务收入6.27亿元,同比增长20.3%。

固定资产 2021年,固定资产总值3.65亿元,新增固定资产价值0.24亿元,同比增长6.9%。

医疗设备更新 2021年,新购1万元以上设备117台件,其中100万元以上设备4台件。

基础建设 2021年,本部完成儿科发热门诊、血液透析室整体迁建、一站式核酸采样点建设、综合楼加设卫生间、外科病房楼外墙粉刷工程等。东院区建设工程顺利完成主体工程封顶。

卫生改革 2021年,全面落实疫情防控常态化管理。门急诊设置预检分诊闸机、实现核酸采样一站式服务、完成儿科发热门诊整体搬迁和血液透析室迁建。常态化开展疫情防控培训和演练,完善疫情防控院感专项督查行动实施方案,将院感管理每日"三级"督导模式常态化、制度化。

持续深化医改,构建新型运营模式。修订和完善质控考核体系,开展DRG专项行政查房。完善信息化集成平台和数据中心建设,推进检查检验预约诊疗信息化进程,初步完成智慧消防建设。探索建立LDRP一体化产房、"无陪护病房"工作模式,强化应急管理体系和区域性紧急医学救援基地建设,引进第三方企业团队,实现第三方运维服务模式。

持续推进医联体建设和发展。与永清路社区医院加强紧密型医联体建设成果,常年派驻10多名医护人员整建制入驻,实现"互联网+医疗"远程会诊。外派专家到医联体内医疗机构坐诊560余人次,诊疗7000余人次,开展突破性手术80例,免费接收医联体进修人员9人。医联体建设创新经验在国家卫生健康委卫生研究中心举办的会议上作经验交流。

医疗特色 2021年,先后通过国家级胸痛中心、国家呼吸医疗质量控制中心PCCM规范化建设认证。引进眼科、消化、神经介入等专业专家,补足学科短板,完成的视网膜下注射tpa治疗黄斑下出血、经桡动脉脑血管病介入手术、经内镜逆行性胰胆管造影术等多项手术填补医院空白。手足外科各种复合组织移植术、大肢体再植术、骨科关节镜下巨大肩袖损伤缝合术、关节镜下后交叉韧带重建术等技术日益成熟。

科研工作 2021年,获批卫生健康委课题立项

18项,完成课题评价29项,发表论文50余篇,其中国家级及SCI论文10余篇。

继续教育 2021年,成功申办并完成8项省级继续教育项目、10项市级继续教育项目。外出进修人员共计16人次,外出参加学术会议97人次。

大事记

3月16日,医院召开工会第七次会员代表大会,选举产生第七届工会委员会、经费审查委员会和女职工委员会。

3月22日,医院召开党史学习教育动员部署会。

4月1日,医院全面停止门诊成人静脉输液。

5月13日,青岛市卫生健康委员会主任薄涛一行到医院东院区开展项目建设和安全生产现场调度。

6月25日,举行"八方友爱"老干部志愿服务队成立仪式,开展与李沧区委老干部局共建活动。

7月15日,医院选派3名骨干医师赴甘肃定西市陇西县第一人民医院开展对口协作工作。

8月26日,医院首次通过中国胸痛中心认证。

9月30日,医院东院区建设工程顺利完成主体工程封顶。

10月19日,市人大常委会副主任、教科文卫委员会主任委员刘圣珍一行到医院东院区进行视察调研。

11月10日,医院在门诊一楼成立一站式病人服务中心。

12月16日,医院呼吸与危重症学科通过国家呼吸医疗质量控制中心PCCM规范化建设认证。

12月27日,温成泉同志正式任中共青岛市第八人民医院委员会委员、副书记,青岛市第八人民医院院长;张栋同志正式任中共青岛市第八人民医院委员会委员、青岛市第八人民医院副院长。

12月31日,医院被认定为青岛地区唯一一家潍坊医学院附属医院。

精神文明建设 2021年,顺利通过山东省文明单位复审。开展党史学习教育主题活动,以"为群众办实事"活动为契机,完成建院70周年"十件实事",举办建院70周年庆祝活动。积极开展医疗对口支援和扶贫协助工作,选派3名业务骨干圆满完成支援甘肃工作。推动常态化下乡义诊服务,"医惠乡亲"服务品牌下乡义诊70余次、诊治患者4300余人次。承办青岛市"健康杯"超声技能大赛,获团体一等奖。

荣誉称号 2021年,继续保持"山东省文明单位"荣誉称号。获青岛市无偿献血突出贡献集体、青岛市老年友善医疗机构、青岛市院前急救工作先进集体、东西协作帮扶先进单位等称号。

党委书记:张红梅
院　　长:温成泉
副 院 长:马立学、曹明建、张　栋
总会计师:鲁　菁
院办电话:87895264
传真号码:87896535
电子邮箱:qdbyyb@126.com
邮政编码:266100
地　　址:青岛市李沧区峰山路84号

青岛市胶州中心医院

概况 2021年,职工总数1410人,其中,卫生技术人员1270人,占职工总数的90.07%;行政工勤人员140人,占职工总数的9.93%。卫生技术人员中,高级职称209人,占比16.46%,中级职称683人,占比53.78%,初级职称378人,占比29.76%,医生与护士之比1:1.78。医院编制床位900张,设职能科室25个、临床科室33个、医技科室15个。

业务工作 2021年,门、急诊总量650377人,其中急诊118607人,同比增加51.36%。收住院病人29857人次,同比增加14.18%。床位使用率70.5%,床位周转率35.8%,入院与出院诊断符合率100%,手术前后诊断符合率100%,抢救危重病人2711人,抢救成功率82.74%,治愈率31.5%、好转率65%、病死率0.5%、院内感染率0.75%、甲级病案符合率99.51%。

业务收入 2021年,业务收入5.36亿元,同比增长12.02%。

固定资产 2021年,固定资产总值3.41亿元,同比增长4.3%。

卫生改革 2021年,医院实施基于RBRVS(以资源为基础的相对价值比率)绩效评价标准和DRG(按疾病诊断相关分组)的病种难度系数为核心的主诊医师负责制工作量绩效方案。5月—12月门诊量45.76万人次,同比增加23.32%;出院2.24万人次,同比增加20.32%;手术5696人次,同比增长16.42%;绩效工资同比增长42.46%。根据《山东省青岛市医院质量管理与绩效评价平台》数据反馈,医院年底CMI值由年初的0.942上升到1.0553,医院药品比重控制在26%以内。

医疗特色 2021年,医院成功开展15项6892例次新技术项目。项目包括急性脑梗塞动脉溶栓及机械取栓治疗,慢性颈内动脉闭塞再通术,药物球囊在冠心病的应用诊疗,血流储备分数测量技术在冠脉临界病变的应用诊疗,冠脉球囊切割技术在特殊冠脉病变的应用诊疗,生物可吸收支架在冠心病的应用,经皮颈椎内镜技术,PRP 在创伤、关节骨病中的应用,骨盆、髋臼骨折微创通道螺钉技术,三角形支架在胫骨骨折治疗中的临床应用,体液形态学分析,尿红细胞位相检测,外周血细胞形态分析,血小板抗体检测,经颅多普勒 TCD 等。

科研工作　2021 年,获省科研课题立项 1 项,申报青岛市 2021 年度医药科研指导计划 24 项,立项 11 项。获专利 108 项,其中发明专利 21 项、实用新型专利 88 项。全院职工在各级各类刊物共发表论文 232 篇,其中国外 40 篇,国内 192 篇,出版第一主编专著 6 部。

放疗科《热休克蛋白 90α 及甲胎蛋白浓度变化与肝动脉化疗栓塞联合阿帕替尼治疗中晚期肝细胞肝癌的临床疗效相关性分析》、关节创伤外科《老年髋部骨折救治绿色通道的建立对术后早期 Parker 活动能力评分和 Harris 髋关节功能评分的实际应用研究分析》2 项科研课题通过评价,达国内领先水平。产科《耳穴压丸配合神经肌肉电刺激对产后排尿困难的干预效果研究》等 16 项科研课题通过评价,达国内先进水平。

继续教育　2021 年,承担继教项目 22 项,其中省级继教项目 5 项、市级继教项目 17 项。选派技术骨干 28 人分别到北京宣武医院、北京地坛医院、首都儿科研究所附属儿童医院等知名医院进修学习。

大事记

1 月 1 日,医院全面推行门急诊电子病历。

4 月 18 日,院代表队获第七届 MKM 中国药师职业技能大赛山东省赛区二等奖。

5 月 17 日—11 月 16 日,医院派出感控科韩月欣和脊柱创伤外科高绪敏支援西藏日喀则市桑珠孜区人民医院。

6 月 16 日,医院成立政务热线(信访)投诉责任认定委员会。

7 月 21 日,医院迎接国家卒中中心现场评审。

8 月 12 日,医院孟贤涛获 2021 年青岛市拔尖人才称号。

8 月 17 日—10 月 16 日,医院对口支援甘肃省陇南市徽县人民医院,派出心内科医师张金忠到甘肃省陇南市徽县人民医院开展心血管介入诊疗。

9 月 22 日,医院承接日喀则市桑珠孜区 5 名膝关节疾病患者的诊疗工作。

9 月,医院执业地址变更为胶州市云溪河南路 99 号。

11 月 1 日,医院启用门诊、住院电子诊断证明。

11 月 18 日,医院成功申报青岛市首批市级老年友善医疗机构。

11 月,医院医学影像中心正式运营。

12 月 22 日,青岛市卫生健康委党组副书记(主持党组工作)柳忠旭到医院调研视察工作。

12 月,医院通过中国急诊专科医联体 2021 年急性上消化道出血急诊救治快速通道项目评估。

精神文明建设　2021 年,医院开展党史学习教育,深入开展"我为群众办实事"活动,推进服务事项"一站办理""一次办好",实施环境整治提升行动,扩建 EICU 病房、改造产科家庭式温馨病房。贯彻落实对口支援和健康帮扶,选派医师支援西藏日喀则区桑珠孜区人民医院 6 个月,为 5 位藏民患者成功进行膝关节置换手术,选派医师支援甘肃省徽县人民医院 1 年,支援甘肃省通渭县人民医院 3 个月,免费接收 7 名徽县人民医院医务人员来院进修,派出医师精准帮扶徽县人民医院进行胸痛中心建设,实现当地心血管介入手术从无到有,捐助甘肃省徽县、通渭县帮扶资金和扶贫物资 14 万元。开展"健康科普专家下基层"和"万名医护下基层"活动。开展各类志愿服务和公益活动 40 余次,服务时长 7000 余小时。

荣誉称号　2021 年,医院获山东省质量管理先进集体、山东省无偿献血组织表现突出单位称号;被评为青岛市事业单位脱贫攻坚专项奖励嘉奖集体。

党委副书记、副院长(主持工作):邢立泉
党委副书记、总会计师:孟贤涛
副　院　长:官荣泉
院办电话:87225611
总机电话:87212301(传真)
电子信箱:qdsjzzxyybgs@qd.shandong.cn
邮政编码:266300
地　　　址:青岛市胶州市云溪河南路 99 号

青岛市第九人民医院

概况　青岛市第九人民医院(青岛市市立医院西院区)位于青岛市市南区朝城路 2 号甲,是一所二级甲等综合性医院。占地面积 7609.31 平方米,业务用房 11795.00 平方米。

2021 年,职工总数 468 人,其中卫生技术人员

413 人,占职工总数的 88.25%;行政工勤人员 55 人,占职工总数的 11.75%。卫生技术人员中,高级职称 74 人、中级职称 178 人、初级职称 161 人,占比分别为 17.92%、43.10%、38.98%,医生与护士之比 1∶1.49。医院编制床位 430 张,平均开放床位 513 张。

业务工作　2021 年,门、急诊量 104679 人次,同比增长 50.3%,其中急诊 5620 人次;入院 10600 人次,同比增长 80.2%,实际占用 147214 床日,同比增长 72.9%,病床周转次数 20.3 次,出院 10428 人次,同比增长 70.7%;手术量 5206 台,同比增长 298.6%;入院与出院诊断符合率 97.9%,门诊抢救成功率 74.7%,住院抢救成功率 72.4%。

业务收入　2021 年,总收入 20179.78 万元,同比增长 50.44%。其中,业务收入 17643.65 万元,同比增长 64.67%。

固定资产　2021 年,固定资产总值 9671.75 万元,同比增长 −1.9%。

医疗设备更新　2021 年,更新设备 28 件,总价值 396.88 万元。其中射频理疗机 145.3 万元,彩超 143 万元,血液冷藏箱 18 万元,快检 PCR 9.8 万元,调入设备全自动血细胞分析仪 1 台,约 9.4 万元。

基础建设　2021 年,通过公开招标装修改造门诊楼二层综合门诊、门诊三楼查体中心,改建汶上路门头房为病人餐厅,改建病房楼一楼原中医科病房为康复治疗中心。

医疗特色　2021 年,各临床医技科室积极开展新技术、新项目 20 项,完成 309 例。其中心内科开展的"经远端桡动脉穿刺冠脉介入治疗"获得医院年度新技术、新项目奖。推进临床路径管理工作,不断完善信息化系统配套,试点专业 27 个,试点病种 285 个,比上年同期专业数增加 7 个,试点病种数增加 63 个。路占比为 53.07%,同比增长 1.41%,有 12 个科室该比例超过 50%,有 8 个科室该比例超过 70%。参加青马赛、全国学生运动会等活动的医疗保障。

科研工作　2021 年,专业技术人员共发表学术论文 44 篇,其中 SCI 6 篇、中华级 3 篇、省级以上核心论文 24 篇,出版专著 21 部。

继续教育　2021 年,开展全院全员心肺复苏技能培训。历时两个月举办 37 场次培训,全院 459 名员工进行理论和实操培训,经考核后获得合格证书。

接收 4 所院校 45 名实习生,涉及临床医学、护理和医学影像技术等专业。

大事记

1 月 29 日,郭继梅同志任中共青岛市市立医院纪律检查委员会书记、中共青岛市第九人民医院纪律检查委员会书记,不再担任青岛市市立医院副院长、青岛市第九人民医院副院长。

2 月 1 日,闫泰山同志任青岛市市立医院(集团)副总院长,全面负责青岛市第九人民医院日常工作。

12 月 21 日,经青岛市卫生健康委员会研究决定,同意青岛市第九人民医院转型为三级老年病医院,更名为青岛市老年病医院,作为青岛市老年病研究所挂靠单位。

精神文明建设　2021 年,坚持开展形势任务教育、法律知识教育、安全知识教育、公民道德教育、职业道德教育等教育活动;加强党风廉政建设;扎实推进志愿服务进社区、进学校活动,学雷锋志愿服务活动常态化;制作文明标语提示牌,营造良好的文化氛围;加大对重点工作、重大典型宣传;大力弘扬以"青岛好护士"刘国力等为代表的医院先进医护人员的先进事迹。

党组织建设　2021 年,开展"述理论、述政策、述典型",推进医院各项工作目标任务落实。加强公立医院党的建设,根据医院党委部署,全面深入开展党史学习教育,将主题教育与医院重点工作紧密结合起来。开展三级老年病专科医院创建工作。医院职能部门党支部建设纳入青岛市市立医院党总支管理,设立西院区门诊后勤党总支、西院区病房党总支,完成工会主席变更。

荣誉称号　2021 年,青岛市文明单位标兵。

党委书记:杨九龙

院　　长:管　军

副总院长:闫泰山

纪委书记:郭继梅

副院　长:袁国宏

党委委员:宋海峰

院办电话:87072610(传真)

总机电话:87072600

电子信箱:qdsdjrmyy@126.com

邮政编码:266002

地　　址:青岛市市南区朝城路 2 号甲

专 科 医 院

青岛市妇女儿童医院
（青岛大学附属妇女儿童医院、青岛市妇幼保健院）

概况　青岛市妇女儿童医院（青岛大学附属妇女儿童医院、青岛市妇幼保健院），是省级儿童专科区域医疗中心、省儿童健康与疾病临床医学研究中心，青岛大学医学部平行二级学科单位，是一所专业特色突出，集医疗、保健、康复、科研、教学于一体全面发展的三级甲等专科医院。2021 年，医院构建一院多区集团化发展新格局，分设六个院区，占地 25.06 万平方米，业务用房 54.47 万平方米。开放床位 2452 张，有职工 2529 人，其中，卫生技术人员 2288 人，占职工总数的 90.47%；行政工勤人员 241 人，占职工总数的 9.53%。卫生技术人员中，高、中、初级职称分别为 326 人、1047 人、915 人，分别占卫生技术人员的 14.25%、45.76%、39.99%。医护比 1：1.28。设职能科室 38 个，临床科室 63 个，医技科室 21 个。

业务工作　2021 年，门、急诊 303 万余人次，比上年增长 30.4%，其中急诊 32.7 万余人次。出院 7.3 万余人次，比上年增长 25.6%，床位使用率 79.2%，床位周转次数 43.5 次，入院与出院诊断符合率 97.4%，手术前后诊断符合率 99.2%。门诊及住院抢救危重病人数 5250 人次，抢救成功率合计 98.04%，治愈率 70.6%，好转率 27.5%，病死率 0.1%，院内感染率 0.83%。甲级病案符合率 99.97%。

业务收入　2021 年，业务收入 15.78 亿元，比上年增长 43.32%。

固定资产　2021 年，固定资产总值为 162720.06 万元，比上年增长 11.07%。

医疗设备更新　2021 年，新增核磁共振、大孔径 CT 机、移动式 C 形臂 X 射线机等 100 万元以上大型医疗设备 15 台。

基础建设　2021 年，改造海泊路院区、铁山路院区，建成血液肿瘤中心、孤独症国际医教中心和儿童康复中心。西海岸院区裙楼结构封顶、主楼完成 9 层。国家创伤医学中心科创基地及城阳院区二期工程启动。辽阳路总院区完成产科急诊、妇产超声、盆底康复中心、门诊手术中心及部分业务用房改造。

卫生改革　2021 年，获批建设"山东省儿童健康与疾病临床医学研究中心"、青岛市"出生缺陷与罕见病""妇产疾病""儿童健康与疾病"临床医学研究中心。依托城阳院区与北京大学人民医院合作建设青岛医院，全面落实北京大学与青岛市政府签署的《全面战略合作协议》。运行应急备用医院。海泊路院区着力发展老年医学、全科医学，突出安宁疗护特色。铁山路院区创造性构建诊断、评估、培训一体化的"医教融合"平台，打造孤独症国际医教中心（青岛）和儿童康复中心，为孤独症和脑瘫患儿康复探索新机制。

医疗特色　国内率先开展胎儿宫内治疗技术，国内完成胎儿心脏手术数量和种类最多。持续深化覆盖全市孕妇孕前—孕期—新生儿—儿童早期发育的全周期、连贯式的出生缺陷防治"青岛模式"。成功开展"三代试管婴儿"技术。高强度聚焦超声消融治疗技术临床应用愈加广泛。发挥妇儿专科优势打造"乳腺甲状腺病治疗中心""儿童意外伤害专科"等。深化与北京大学人民医院合作。

科研工作　2021 年，获批纵向课题 14 项，其中省部级 3 项、市级 11 项；承担横向课题 8 项。发表论文 172 篇，其中 SCI 收录 51 篇、北大核心期刊收录 50 篇、科技核心期刊收录 54 篇，在感染病学领域国际排名第一、影响因子 24.446 的期刊 *The Lancet Infectious Diseases*（柳叶刀—感染病学）发表病例报道 1 篇。获授权专利 52 项，其中国家发明专利 36 项。主编及参编著作 13 部，《胎儿先天性心脏病介入治疗》由人民卫生出版社出版，为国内首部胎儿先天性心脏病介入治疗专业用书。

继续教育　2021 年，获全国第三届来华留学生临床医学专业青年教师英语授课二等奖 1 项；山东省高等医学院校课程思政示范案例二等奖 1 项、三等奖 3 项、优秀奖 1 项；在青岛大学医学部举行的中英文教学查房和中英文授课比赛中获特等奖 1 项、一等奖 4 项、二等奖 1 项，竞赛成绩名列青岛大学医学部各教学单位首位。国家住院医师规范化培训结业考核通过率100%。外派65人至北京大学人民医院等国内知名医院进修学习。获批国家级继续医学教育项目2项、省级继续教育项目4项、市级继续教育项目6项。接收在院住培医师、研究生、实习生、进修学员共计517名,年度来院及指导带教学生、学员1557人次。

大事记

1月4日,省委常委、市委书记王清宪到市公共卫生应急备用医院(临床公共卫生中心)调研建设情况。

1月4日,城阳区委书记、青岛高新区工委书记、青岛轨道交通产业示范区工委书记王波到城阳院区调研启用准备工作。

1月8日,市政协主席、党组书记杨军,市政协副主席、党组成员卞建平到市公共卫生应急备用医院(临床公共卫生中心)调研建设情况。

1月19日,市卫生健康委主任薄涛到城阳院区和市公共卫生应急备用医院(临床公共卫生中心)调研。

1月25日,省委常委、市委书记王清宪到医院总部院区调研疫情防控和安全生产工作。

1月28日,城阳院区正式启用,成为进驻城阳区的首家公立三甲医院。

2月9日,副市长栾新带队到医院检查安全生产和疫情防控工作。

3月8日,因在9岁"暴心"男童抢救工作中的突出表现,市人力资源社会保障局、市卫生健康委对医院儿童重症MDT救治团队给予联合通报表扬。

3月15日,顺利通过全省爱婴医院省级复核现场评估检查。

3月18日,顺利通过PGT(第三代试管婴儿)试运行评审。

3月30日,全国三级公立医院绩效考核国家监测考核结果公布,医院考核等级为A,全国排名16,全省居首位。

3月31日,市公共卫生应急备用医院(临床公共卫生中心)正式启用,医院全面负责应急备用医院的运行和管理。

4月15日,中国创伤救治联盟"青岛大学附属妇女儿童医院(青岛市妇女儿童医院)创伤救治中心建设单位"签约启动仪式在医院举行。

4月30日,医院被授予"山东省五一劳动奖状"。

5月10日,血液肿瘤康复中心(海泊路院区)正

式启用。

5月19日,市卫生健康委、城阳区政府、北京大学人民医院合作共建"北京大学人民医院青岛医院"签约仪式在京举行。

5月21日,中华慈善总会会长宫蒲光一行到医院考察调研医疗慈善救助工作。

5月29日,检验科科研团队撰写病例报道 *Typhoidal cell are not always indicative of typhoid fever*(伤寒细胞并不总是提示伤寒感染)在国际顶尖医学期刊 *The Lancet Infectious Diseases*(柳叶刀—感染病学)期刊上发表。该期刊在国际感染病学领域期刊中排名第一。

6月1日,铁山路院区暨儿童孤独症国际医教中心(青岛)正式启用。

6月6日,获"青岛市先进基层党组织""青岛市抗击新冠肺炎疫情先进集体"荣誉称号。

6月15日,获批成为中国康复医学会儿童康复专科培训基地。

7月5日,青岛大学校长夏东伟、副校长姜宏到总院区调研建设发展情况。

7月8日,北京大学人民医院青岛医院正式启用。

7月8日,成功举办首届中国红岛医学高峰论坛暨第六届半岛国际妇女儿童医学论坛。

7月21日,山东省科技厅社发处处长李连文一行到医院调研指导科研工作。

8月17日,省委党史学习教育第二巡回指导组副组长唐勇一行4人,在市卫生健康委党组副书记赵宝玲的陪同下,来院调研指导党史学习教育工作。

8月18日,获评省儿童健康与疾病临床医学研究中心。

8月18日,青岛大学党委书记胡金焱,副校长、医学部部长姜宏一行到医院调研建设发展情况。

8月31日,市人大常委会副主任张大勇、副秘书长童煜到医院走访联系省人大代表、医院首席专家、新生儿医学中心主任单若冰教授,并调研医院建设发展情况。

9月7日,医院获批半岛地区首家国家卫生健康委先心病介入诊疗培训基地。

9月8日,国家卫生健康委人口家庭司一级巡视员闫宏、二级巡视员徐拥军一行到医院就婴幼儿养育指导中心建设情况及母婴设施建设情况进行调研。

10月17日,院党委《以人民健康为中心,党建引领一院多区集团化发展新格局》获《医师报》医院党建

优秀案例。

10月28日,基因检测中心临床基因扩增检验实验室顺利通过现场技术复审。

10月31日,中国医学科学院发布"2020年度中国医院科技量值(STEM)",医院5个学科进入全国百强。其中,妇产、儿科进步巨大,妇产科排名第18位、儿科排名第21位。

11月16日,市人大常委会副主任刘圣珍、副秘书长童煜一行到北京大学人民医院青岛医院(城阳院区)调研医院建设发展情况。

11月18日,北京大学人民医院青岛医院总院长姜保国当选中国工程院院士。

12月6日上午,市卫生健康委党组副书记(主持党组工作)柳忠旭一行到市公共卫生应急备用医院(临床公共卫生中心)督查疫情防控工作,慰问轮值医疗队队员。

12月9日,获"中国妇幼保健协会先进基层党组织"荣誉称号。

12月22日,国家创伤医学中心科技创新基地暨北京大学人民医院青岛医院二期项目在北京大学人民医院青岛医院(城阳院区)隆重奠基。

党建工作 2021年,《守正创新、笃行致远,构建一院多区集团化发展新格局》获评中国医师报党建优秀案例;《以人民健康为中心,党建引领一院多区集团化发展新格局》获评《健康中国观察》医院党建优秀案例,先后获"青岛市先进基层党组织""中国妇幼保健协会先进基层党组织"等荣誉称号。

精神文明建设 2021年,推进并完善"全院一张床",缓解"住院难"顽疾;简化入院流程,整合住院服务窗口的多项功能,开展病人陪送、检验标本转运、药物配送、检查预约、物资配送等服务。加强职工文化阵地建设,完善全国"职工书屋"线上线下平台建设;开展节庆日系列活动;继续推进寒暑假"职工子女爱心托管驿站"建设、开展职工3岁以下子女托幼服务调研等。获评青岛市新时代十佳职工信赖的职工之家等荣誉。

荣誉称号 获中国妇幼保健协会先进基层党组织、山东省五一劳动奖状、2020年度全省内部审计先进集体、青岛市抗击新冠肺炎疫情先进集体、青岛市先进基层党组织、青岛市拥军优属突出集体、青岛市事业单位脱贫攻坚专项奖励嘉奖集体、首批市级老年友善医疗机构、2021年青岛市文化科技卫生"三下乡"活动优秀项目、市级老年友善医疗机构、安宁疗护试点基地等荣誉。

党委书记、院长:邢泉生

党委副书记:王 琳

纪委书记:张 成

工会主席:高 岩

总会计师:尚 涛

副 院 长:高 杨、泮思林、魏 涛

党委委员:刘 倩、韩春山

院办电话:68661157

传真号码:68661111

电子信箱:qdfeyb@qd.shandong.cn

邮政编码:266034

地 址:青岛市市北区辽阳西路217号

青岛市第六人民医院
(青岛市传染病医院)

概况 2021年,青岛市第六人民医院(青岛市传染病医院)占地面积2.83万平方米,总建筑面积约2.1万平方米,其中业务及附属用房面积约1.5万平方米。职工总数523人,其中卫生技术人员444人,占职工总数的84.9%;行政工勤人员79人,占职工总数的15.1%。卫生技术人员高、中、初级职称分别是79人、153人、212人,分别占卫生专业技术人员的17.8%、34.5%、47.7%。医生154人,护士237人,医护比为1:1.5。医院编制床位400张,实际开放床位566张,设职能科室28个、临床科室22个、医技科室6个。

业务工作 2021年,门、急诊量145430人次,比上年同期增加40180人次,增长38.18%;收住院病人7731人次,比上年同期增加1606人次,增长26.52%;病床使用率85.84%,比上年同期增加4.86%;病床周转次数13.3次,比上年增加9.83%;入、出院诊断符合率99.7%;治愈率16.2%;好转率80.1%;病死率为1%;院内感染率0.81%。甲级病案符合率99.15%,比上年同期增加0.01%。

业务收入 2021年,业务收入23524.8万元,比上年增加5367.03万元,增长29.56%。

固定资产 2021年,固定资产总值8963.22万元,比上年增加686.89万元,同比增长8.3%。

医疗设备更新 2021年,购置生化免疫一体机1台,高清电子肠镜系统1台,全自动核酸提取仪2台,高清电子胃镜系统1台,全自动医用PCR分析仪2台,床旁血滤机1台,医用血液冷藏箱1台,有创呼吸机1台。

基础建设　2021 年,修缮粉刷 B 座、C 座、临街房、职工餐厅等部分区域;更换维修部分科室吊顶扣板;安装净化板;地面改造、院区道路零星整修;改造检验科采血窗口、血库标本传递窗口各 1 处。推进公卫中心项目建设,项目 3# 楼主体 5 月 28 日封顶

卫生改革　2021 年,开展质控体系建设、内控体系建设、运营管理体系建设,修订和新增各类规章制度、管理办法 273 个。完善医疗服务项目价格数据库,由 2000 余条收费项目扩增至 12989 条,规范收费记账和医疗收费。整顿工作审批流程、降低运行成本,节约成本支出约 15%。完善绩效分配方案。

医疗特色　2021 年,引进肝胆外科、心内科、重症医学科、急诊科等学科带头人。重新构建学科布局,优化学科人才梯队。开展新技术、新项目 16 项。规范传染病诊疗,成立感染性疾病诊疗中心,收治除病毒性肝炎以外的传染病人 758 人次,其中危重症病人占 73%,艾滋病和梅毒住院患者 278 人次,其中危重症占 32.75%,同比增长 35.97%。牵头联合山东半岛多家医院,成立青岛大学医学院传染病课程学系;牵头组建成立半岛感染病研究联盟。推进老年友善医院建设。

科研工作　2021 年,发表论文 33 篇,其中 SCI 11 篇。在研科研项目 59 个。通过青岛市科技成果标准化评价 1 项,成果达到国内先进水平。获国家发明专利 3 项,实用新型专利 5 项。

继续教育　2021 年,举办继续教育培训项目 11 项,其中省级继教项目 1 项,市级继教项目 10 项,举办专业学术讲座、学术会议 16 项,完成省、市两级传染病专科分会换届。

精神文明建设　2021 年,开展"建院 115 周年"系列庆祝活动,创新医院文化建设。媒体报道 1499 篇,其中省级 33 篇、国家级 4 篇,"视频号"最高点击量 9523,开通"云问六医——传染病健康科普知识一站式平台"。加强思想政治建设,创建模范党支部、培育党建品牌"百年六医　未来可期",开展"医校共建"和"红色合伙人"活动。

大事记

2 月 7 日,市卫生健康委副主任杜维平带队到医院检查公卫中心建设项目安全生产工作。

3 月 2 日,医院牵头联合山东半岛多家医院成立青岛大学医学院传染病课程学系。

3 月 18 日,医院举办"全国爱肝日"大型义诊活动。

3 月 22 日,市政协副主席刘赞松带队调研市公共卫生中心工程建设。

5 月 28 日,青岛市公共卫生中心 3 号楼(医院门诊病房综合楼)建设工程主体结构封顶。

6 月 25 日,青岛市医学会第九届感染病学专科分会换届选举会议暨 2021 年学术年会举行。

6 月 25 日—26 日,山东中西医结合学会第三届传染病专业委员会成立大会暨第十一次传染病学术会议举行。

7 月 28 日,开展"世界肝炎日"系列活动。

7 月 31 日,全国院长联盟区域论坛晋冀鲁豫专场在青岛举行,来自全国 40 余名传染病医院院长和专家参加会议。

8 月 18 日,市卫生健康委党组副书记、副主任张华到医院督导检查疫情防控工作。

8 月 23 日,院领导带队赴菏泽市传染病医院开展对口支援协作。

8 月 30 日,建立"云问六医"传染病健康科普知识一站式平台。

9 月 4 日,举办"2021 年基层肝病规范化诊疗培训班"启动会暨慢乙肝抗病毒治疗专家论坛。

9 月 8 日,青岛大学公共卫生学院院长于典科一行到医院慰问全体教师并指导教学工作。

9 月 22 日,经公安部门批准,医院成为驾驶人审验业务体检授权医疗单位。

9 月 25 日,医院牵头组建成立半岛感染病研究联盟,启动慢乙肝患者骨肾安全关爱项目。

9 月 26 日,医院建院 115 周年。

10 月 23 日,由山东省艾滋病防治协会主办、医院承办的山东省艾滋病防治协会门诊管理与关怀分会第三届委员会成立大会暨学术报告会举行。

10 月 26 日,医院派驻平度市南村镇兰底卫生院业务院长顾义海撰写的调研报告获全省"业务院长"第二届优秀调研报告一等奖。

11 月 26 日,青岛市感染性疾病质控中心换届大会暨青岛市感染性疾病质量控制培训会召开,医院段建平同志当选新一届主任委员。

12 月 18 日—19 日,山东中西医结合学会传染病专业委员会第十次学术会议暨青岛市医学会第八届感染病学专科分会学术会议举行。

荣誉称号　2021 年,获评省级文明单位;青岛市护理学会灾害委员会灾害救援桌面推演比赛优胜奖;青岛市急救比赛团体二等奖、个人优秀奖;青岛市医院感染管理技能竞赛获团体第二名、个人三等奖;获卫生健康系统健美操冠军,全市健美操比赛第五名。

党委副书记、副院长（主持工作）：刘振胜
党委副书记、纪委书记：邹　晓
副　院　长：吴　静、兰立强、高志棣
院办电话：81636699
传真号码：81636688
电子信箱：qdchrbyy@163.com
邮政编码：266033
地　　　址：青岛市抚顺路 9 号

青岛市精神卫生中心
（青岛市第七人民医院、
青岛市心理咨询中心）

概况　青岛市精神卫生中心（青岛市第七人民医院、青岛市心理咨询中心）始建于 1958 年 11 月，是一所技术力量雄厚、设备先进、具有现代化科学管理体系的三级甲等专科医院，占地 1.61 万平方米，建筑面积 1.75 万平方米，其中业务用房面积 1.52 万平方米。2021 年，职工总数 517 人，其中，卫生技术人员 451 人，占职工总数的 87.2%；卫生技术人员中，具有高级、中级、初级职称人数分别为 77、234、140 人，分别占 17.1%、51.9%、31%，医生与护士分别为 124、283 人，医护比为 1∶2.3。编制床位 700 张，设置职能科室 19 个、临床科室 13 个、医技科室 3 个。

业务工作　2021 年，门、急诊 221887 人次，比上年增长 19.8%；住院病人 5267 人次，比上年增长 41.7%；床位使用率 165.9%，比上年增长 27.5%，床位周转次数 7.4 次，比上年增长 42.3%，入院与出院诊断符合率 100%，抢救危重病人 27 人次，抢救成功率 74.1%，比上年下降 0.9%，治愈率 45.8%，比上年降低 2.9%，好转率 49.4%，比上年增长 3%，病死率 0.1%，院内感染率 0.62%。甲级病案符合率 100%。

业务收入　2021 年，业务收入 25069.84 万元，比上年增长 18.44%。

固定资产　2021 年，固定资产总值 4495.50 万元，比上年增长 4.43%。

医疗设备更新　2021 年，购置全自动生化分析仪 1 台、双能 X 射线骨密度仪 1 台。

基础建设　2021 年，红岛院区开工建设；签订市民健康中心（市精神卫生中心项目）PPP 合同；心理疾病病区、重症病房楼主体结构封顶。

卫生改革　2021 年，将三级公立医院绩效考核指标列入医院整体运行重点监测与持续改进目标，在全国三级公立医院绩效考核 102 家三级精神专科医

院中排名第 22 位，在全省精神专科医院排名第 2 位。新开设心身医学科和儿童青少年心理门诊。创新开展护理"6S"管理模式，试点开展"无陪护病房"。深入推进"双招双引"工作，柔性引进 1 名高层次人才。成立"一站式"服务中心，增设电话预约挂号等多项主动服务举措。改造信息系统，成为全市首家实现重性精神疾病免费救治救助实时报销信息化的医院。

医疗特色　设有老年、心理、儿少、物质依赖、重性精神疾病、心身医学等特色临床科室，开展无抽搐电休克、经颅磁刺激、多导睡眠检测等医疗技术。

科研工作　在中国 2020 年度医院科技量值（精神病学）百强排行榜名列第 21 位，居省内精神专科医院首位，创历史新高。全院局级课题立项 5 项，获批 1 项市级科研有资专项课题，与山东省精神卫生中心合作科研项目 1 项；发表学术期刊论文 104 篇，其中 SCI 论文 2 篇、科技核心期刊论文 5 篇；获国家专利 90 项，其中发明专利 9 项、实用新型专利 81 项。

继续教育　2021 年，获批继续医学教育项目 16 项，其中省级 4 项、市级 12 项。组织省级、市级继续医学教育培训班 16 项，为 1812 人次办理电子学分。以"国家精神心理疾病临床研究中心青岛分中心"为平台，先后邀请 3 名北大六院专家来院学术培训，选派 1 名学科骨干赴北大六院进修学习，邀请特聘专家北大六院姚贵忠教授来院举办系列学术讲座；选派 60 余人次外出和线上参加学术培训活动。

大事记

3 月 9 日，召开第八届第十三次职工代表大会。

4 月 30 日，成立心身医学病房。

5 月 25 日，与青岛大学举行合作签约仪式。

7 月 20 日，开展"八一"建军节前慰问并签订共建协议。

9 月 16 日，成立司法鉴定科。

9 月 27 日，挂牌成立儿童青少年心理门诊部。

10 月 28 日，召开第九次工会会员代表大会。

12 月 3 日，召开青岛市精神卫生管理工作培训班暨青岛市精神卫生医联体会议。

12 月 22 日，举行青岛市市民健康中心（市精神卫生中心）项目完成主体结构封顶庆典仪式。

精神文明建设　2021 年，制订年度精神文明建设和医院文化建设工作方案。召开党史学习教育组织生活会。评选"青岛好医生、好护士""精卫好医师""十佳职工""优秀党员"等先进典型，组织人员参加青岛市卫生健康委开展的"白衣天使　医心向党"宣讲比赛，开展"医心向党　医心为民"庆祝中国共产党成立

100周年主题宣传活动、"七一"红歌展演等活动。心理援助热线每天24小时无双休人工值守,为公众提供专业的心理咨询和心理危机干预服务。组织无偿献血1次,献血总量近1万毫升。开展书香文化进军营、"夏日送清凉"、心理服务进军营系列活动。顺利通过省级文明单位复审。

荣誉称号 2021年,获青岛市事业单位脱贫攻坚专项奖励嘉奖集体、青岛市无偿献血突出贡献集体、青岛市第三批社会主义核心价值观建设示范点、省级精神卫生服务管理优质单位等荣誉称号。

党委书记:孙顺昌
院　　长:王春霞
副 院 长:孙忠国
纪委书记:孙　伟
副院长兼工会主席:周　晶
副 院 长:宋　玲、王立钢
院办电话:86669088
总机电话:85621584(传真)
电子信箱:qdsjswszx@qd.shandong.cn
邮政编码:266034
地　　址:青岛市南京路299号

青岛市口腔医院

概况 2021年,青岛市口腔医院是青岛市卫生健康委员会直属的三级甲等口腔专科医院,国家住院医师规范化培训基地,北京大学口腔医学院学科发展联合体,承担多所院校的本科和研究生教学工作。建筑面积2.3万平方米,其中业务用房面积1.8万平方米。职工总数377人,其中卫生技术人员343人,占职工总数的90.98%;辅系列21人,占职工总数的5.57%;行政工勤人员13人,占职工总数的3.45%。卫生技术人员中,高级职称39人,占卫生技术人员的11.37%,中级职称125人,占卫生技术人员的36.44%,初级职称179人,占卫生技术人员的52.19%,医生与护士之比为1.24∶1。博士23人,硕士141人,高级职称41人,国家级专委会常委和委员15名。编制床位总数50张,综合治疗椅190台,拥有瓷睿刻全瓷修复系统、水激光口腔综合治疗仪、口腔锥形束CT和数字化全景X光机等先进的医用口腔类设备。设职能科室15个,临床科室11个,医技科室4个,院外门诊部3个。

业务工作 2021年,门诊量343132人次,同比增加79830人次,增长30.32%。

业务收入 2021年,医院医疗收入16362.55万元,同比增加5418.19万元,增长49.51%。业务活动费用12989.05万元,同比增加3111.92万元,增长31.51%;单位管理费用2663.02万元,同比增加393.69万元,增长17.35%。

固定资产 固定资产总值11967.44万元,同比增加919.55万元,增长8.32%。

基础建设 2021年,整体粉刷、更新全院楼宇内外立面,维修破旧管路。

医疗特色 2021年,利用数字化技术开展椅旁全瓷修复、数字化种植、数字化手术、隐形矫治等口腔治疗。成立舒适化门诊,开展镇静/麻醉下口腔治疗。开展显微根管治疗、显微根尖手术等显微技术,实现牙体牙髓治疗显微化。成立美学工作室。创建中西医结合牙周黏膜病诊疗中心。

科研工作 2021年,建设完善山东省口腔学重点专科;儿童口腔疾病综合防治中心、口腔种植修复学科、中西医结合牙周黏膜病防治中心为青岛市医疗卫生B类重点专科。牵头组建的青岛市口腔疾病临床医学研究中心获批专项研究经费。获省、市、局级科技计划项目9项,其中中医药类科技项目5项;累计投入科研和学科建设经费372.07万元。发表论文41篇,其中《科学引文索引》收录15篇、中国科技核心期刊收录21篇;出版著作14部;申请发明专利6个、实用新型专利6个。

教学工作 2021年,接收青岛大学医学院、潍坊医学院、滨州医学院、安徽医科大学、南京医科大学等学校口腔专业本科见习、实习学生105人。培养进修人员38人。培养硕士研究生29人,博士研究生2人。有潍坊医学院、滨州医学院、青岛大学医学院硕士研究生导师14人、博士研究生导师3人。

继续教育 2021年,举办市级继续教育项目7项,主办省级继续教育项目3项,承办国家级继续教育项目1项。

住院医师规范化培训 2021年,作为国家级住院医师规范化培训基地首次招生,招收学员9名,住院医师规范化培训结业考试学员6名,通过率100%。新增住院医师规范化培训学员19名,参与率100%。

大事记

3月24日,通过山东省三级甲等专科医院复审。

3月27日,获中华口腔医学会授予的"中华口腔医学会继续教育东部试点基地"牌匾。

4月27日,获第九届"健康杯"护理技能大赛团体三等奖,潘鑫鑫、王丹分别获个人三等奖、优秀奖,并获"青岛市卫生健康行业技术能手"称号。

4月28日,院长王万春在全市疾控工作会议上以"建设防治结合型口腔医院的探索与实践"为题作典型发言。

7月22日,被第六届中国医院评审评价与高质量发展大会评为医院管理持续改进优秀单位。两个项目获评全国"医院管理持续改进优秀项目"。

7月29日,医院刘琳琳等3位科普演讲者摘得全国口腔健康科普演讲交流华东大区"科普之星"称号。

8月19日,牙体牙髓科主任孙德刚获2021年度"青岛好医生"称号,片区护士长李娜获2021年度"青岛好护士"称号。

11月,入选青岛市首批市级老年友善医疗机构。

12月29日,获批临床口腔医学研究中心。

12月,获批2021年度山东省自然科学基金立项资助项目3项。

党建及精神文明建设 2021年,落实党委领导下的院长负责制,执行民主集中制及"三重一大"决策制度。开展党史学习教育活动,开展党史故事我来讲、红色经典歌曲传唱、红色教育基地参观、口腔健康义诊等活动上百场次。加强基层党支部规范化建设,落实"支部建在科室上"。利用信息化平台加强党建教育,建立党建谈话制度,举办集体学习40余次,各支部开展主题党日活动800余人次。参与创建全国文明典范城市建设。组织开展"青岛好医生""青岛好护士"评选活动。

荣誉称号 2021年,获省级文明单位;全国医院管理持续改进优秀单位;青岛市首批老年友善医疗机构;青岛市卫健委"颂歌献给党"合唱比赛三等奖;青岛市劳模和工匠人才创新工作室;青岛市卫健委为民办实事优质服务"十大举措";青岛市卫生健康系统优秀志愿服务项目;青岛市卫健委先进基层党组织等荣誉。

党委书记:王爱莹

院　　长:王万春

副 院 长:于艳玲

副院长兼工会主席:王　峰

副 院 长:张红艳、侯凤春

院办电话:82792425

传真号码:82796465

电子信箱:qdskqyy@qingdao.gov.cn

邮政编码:266001

地　　址:青岛市德县路17号

青岛阜外心血管病医院

概况 2021年,职工总数847(含农民工6人)人,其中卫生技术人员726人,行政后勤人员121人,全院卫生技术人员中,高、中、初级职称人数分别为109人、297人和320人,医护比为1:1.48。

业务工作 2021年,门、急诊量47.7万人次,收住院2.04万人次。床位使用率77.2%,病床周转次数27.2,入院与出院诊断符合率98%、手术前后诊断符合率99%、抢救危重病人数681人次、抢救成功率75%、治愈率13.8%、好转率83.6%、病死率0.74%、甲级病案符合率99%。

卫生改革 2021年,拜访中国医学科学院阜外医院,双方就加强合作事宜进行交流。赴济宁医学院附属医院参观交流学习,并按照《山东省三级医院评审标准实施细则》修订及制定制度982项,形成卷宗60个。改造急诊抢救留观室、门诊手术室,新增150平方米16个床位;扩展学科建设,成立康复中心中西医结合骨科,开设肛肠外科门诊;国家标准化代谢性疾病管理中心开诊。

医疗特色 2021年,开展"房颤冷冻球囊消融+左心耳封堵术"一站式手术、山东省首例3TMRI兼容心脏再同步心律转复除颤器(CRTD)植入等。通过微创小切口技术在不开胸骨、心脏不停跳下,为二次手术的重症心脏病患者成功实施房间隔缺损修补和三尖瓣成形手术。心外科为马凡综合征升主动脉瘤术后再发主动脉弓扩张10 cm巨大动脉瘤患者实施二次手术,神经科联合多学科成功救治患有难治性癫痫持续状态的患者。

科研工作 2021年,举办第十六届心血管病论坛。获批山东省医药卫生科技发展计划项目1项,青岛市科技惠民示范引导专项1项,青岛市医药科研指导计划11项,青岛市中医药科研指导计划2项。发表论文89篇,获批专利授权6项。

继续教育 2021年,获批开展30项国家级、省级、市级继续医学教育项目;组织医护人员、管理人员参加山东港口职业技能大赛,医院后勤保障部高聪参加青岛市卫生健康系统第四届"健康杯"职工创新成果展示擂台赛,获后勤服务组第一名。

医院管理 2021年,持续开展年度安全生产培训,完善20余项安全制度和规程,分5批次组织完成982余人次4课时的院级安全培训和考核;分级分类落实安全生产 9 项重点目标、14 个重点部位。招聘员工 53 人，签订培养协议，柔性引进 3 人，与国内一流专家深度合作；推进落实三项制度改革，组织 39 个中层岗位竞聘上岗。搭建数据中心，建设患者"360 视图"实现门诊、住院诊疗信息统一展示。建设临床知识库系统，建设手术示教系统。

精神文明建设　2021 年，开展党史学习教育活动，召开"医心向党　医心为民"庆祝中国共产党成立 100 周年表彰大会，举行"守正创新、不忘初心，内塑山东港口精神、外树白衣天使形象"大宣讲活动，开通青岛阜外医院官方视频号。组织开展"爱心妈妈小屋"，收到感谢信、锦旗 176 次，18 名护士青岛市"健康守护 30 年好护士"。连续 15 年获 2021 年青岛市院前急救工作先进集体荣誉称号。

大事记

5 月 12 日，山东省港口集团党委副书记、董事刘中国到医院看望慰问一线医护工作者，出席青岛阜外医院"5·12"国际护士节庆祝大会。

8 月 9 日，青岛阜外医院国家标准化代谢性疾病管理中心（National Metabolic Management Center，简称 MMC）成立开诊。

8 月 11 日，召开干部会议，宣布山东省港口集团党委关于医院领导班子调整的决定：逄金华任山东港口医养健康管理集团党委书记、董事长，青岛阜外心

血管病医院理事长；姜德波任山东港口医养健康管理集团党委委员、副总经理；凤玮聘为青岛阜外心血管病医院名誉院长；李炯佾任青岛阜外心血管病医院党委副书记、执行院长；路长鸿任青岛阜外心血管病医院常务副院长（正院长级）；吕振乾任青岛阜外心血管病医院党委委员、副院长。

10 月 1 日，山东省港口集团党委书记、董事长霍高原到医院进行安全生产和疫情防控工作督导检查，看望慰问坚守的干部职工。

10 月 16 日，德州市先心病筛查暨青岛阜外心血管病医院医联体揭牌仪式举行。

11 月 26 日，康复中心中西医结合骨科开业暨揭牌仪式举行。

12 月 18 日，联合青岛市医学会举办中国青岛第十六届心血管病论坛。

党委书记、理事长：逄金华
党委副书记、执行院长：李炯佾
常务副院长：路长鸿
副　院　长：刘晓君
工会主席：靳　猛
院办电话：82989899
电子信箱：bgs.yy@qdport.com
邮政编码：266034
地　　　址：青岛市市北区南京路 201 号

高等医学院校附属医院

青岛大学附属医院

概况　2021 年，医院本部占地 6 万平方米，崂山院区占地 7 万平方米，西海岸院区占地 19 万平方米，总建筑面积 57 万平方米，资产总计 52.07 亿元。职工 8129 人，其中卫生技术人员 7119 人，占职工总数的 87.58%；其他专业技术人员 293 人，占职工总数的 3.6%；行政工勤人员 717 人，占职工总数的 8.82%。专业技术人员中，高级专业技术人员 1414 人，占专业技术人员的 19.08%；中级职称 3185 人，占专业技术人员的 42.97%；初级职称 2813 人，占专业技术人员的 37.95%。博士 1031 人，硕士 1972 人，全院现有 12

名专家享受国务院政府特殊津贴，国家卫健委、山东省有突出贡献中青年专家 7 人，泰山学者特聘专家 8 人，泰山学者青年专家 7 人。担任国家级学术委员会常委及以上职务 14 人，省级学术委员会副主任委员以上职务 295 人。医院总床位 5723 张，设有职能部门（科室）45 个、临床业务科室 90 个、研究室（所）28 个，为临床医学一级学科博士点及博士后科研流动站，口腔医学一级学科专业学位博士点。拥有国家级临床重点学科（专科）3 个，省级临床重点专科 34 个、精品特色亚专科 3 个。

业务工作　2021 年，医院门、急诊量 722 万人次，比上年同期增长 53.61%。出院 28.3 万人次，比上年同期增长 7.37%。完成手术 15.6 万例，比上年

同期增长 35.65%。出院者平均住院日降至 6.64 天。青岛大学医疗集团完成门、急诊量 1247 万人次,出院 93 万人次,住院手术 35 万例。

业务收入　2021 年,总收入达 80.25 亿元,比上年同期增长 16.65%。

固定资产　2021 年,固定资产净值 29.2 亿元,比上年同期增长 40.64%。

医疗设备更新　2021 年,引进总价值 2.81 亿元的医疗设备,1 万元以上设备达 13230 余台件。

基础建设　2021 年,加快推进西海岸院区二期建设,国际医疗中心项目顺利封顶。

卫生改革　2021 年,相继成立 5G＋医疗工作、集团运营机制改革等 9 个专班,创新推行安保后勤 e6S 管理项目。西海岸院区开业 10 周年大会举行,成功承办第 11 届中国医院院长大会、博鳌亚洲论坛公共卫生与应急医学论坛。

医疗特色　2021 年,推进国家骨科区域医疗中心创建工作。胸外科获批国家临床重点专科建设项目,成为山东省第一个、也是唯一一个胸外科领域的国家级重点建设项目;健康管理、康复医学、整形外科、小儿外科、神经外科、内分泌科等 6 个学科跻身全国专科声誉排行榜,其中健康管理位居第 6 名。

2021 年,获批心、肺移植资质,成为全省唯一具备心、肺、肝、肾、胰腺、小肠 6 种移植资质的医院;完成高难度心脏移植 7 例,肺移植 3 例,肝移植 151 例,肾移植 233 例,器官移植数量及质量连续七年位居全省第一、全国前列;实施达芬奇机器人手术 790 余例,总例数突破 4400 例。成功实施全省首例国产人工心脏植入术、全省首例 Mako 机器人辅助膝关节置换术、全省首例儿童亲体联合多米诺辅助肝移植,完成全省首例 CAR-T 细胞产品治疗弥漫大 B 细胞淋巴瘤患者。全省首台第四代 TOMO 治疗机、全省公立医院首台 PET-MR 顺利开机运行。

2021 年,派出 102 名医护人员奔赴市应急定点医院。加快落实质量管理"双十项"改进目标,不断完善"二二五"全面质量控制。稳步推行"全院一张床"管理模式,加快建设多学科专病救治中心、"无饿医院",医保 DRGs 付费改革全面开展。

科研工作　2021 年,第十七届科教大会、第一届东方精准医学论坛、第三届中日韩青年医师论坛成功举办。主办的《精准医学》杂志影响力不断扩大。发表高水平论文 615 篇;获国家自然科学基金 34 项,其中国家杰出青年科学基金 1 项,实现历史性突破;获批省部级项目 80 项。获省科技进步二等奖 4 项、三等奖 2 项;获青岛市科学技术奖最高奖 1 项、一等奖 3 项、二等奖 12 项、三等奖 7 项;获批"山东省免疫疾病与痛风临床医学研究中心"。名列"中国医院科技量值"第 35 位,7 个学科进入全国前 20 强。

继续教育　2021 年,获批继续医学教育项目 233 项,其中国家级项目 67 项,接收来院进修人员 492 人。

国际交流　2021 年,荷兰驻华大使馆参赞一行到医院友好访问。与柬埔寨西哈努克省进一步洽谈合作事宜。"一带一路"国际交流项目取得实质性进展。

精神文明建设　2021 年,组织"百年青医·医路向党"庆祝中国共产党成立 100 周年系列活动,开展党史学习教育,通过讲党课、微党课比赛、知识竞赛、诗歌朗诵等多种形式强化党史学习。严格落实意识形态工作责任制,实施名医矩阵百强计划专项。

大事记

2 月 26 日,山东省首批 ECMO 技术临床应用培训学员在医院顺利结业。

2 月,医院"山东省骨科与运动康复临床医学研究中心"成功获批 2020 年度省级临床医学研究中心。

3 月 18 日,青岛大学附属医院—平邑县柏林镇卫生院 5G 智慧超声协同创新中心启动仪式举行。

3 月 29 日,第 18 批援助塞舌尔医疗队员欢送会举行。

4 月 23 日—25 日,由医院与《中国医院管理》杂志联合举办的第 11 届中国医院院长大会在西海岸举行。

5 月 4 日,全国首家"保膝科"在青岛大学附属医院正式成立。

5 月 7 日,青岛大学医疗集团新生儿专业委员会成立大会举行,来自新疆兵团第四师医院、贵州省安顺市西秀区人民医院等在内的 25 家成员单位成为首批专委会成员单位。

5 月 13 日,5G 智慧病理协同创新中心启用新闻发布会在西海岸院区举行。

5 月 28 日,荷兰驻华大使馆 Nico Schiettekatte 参赞一行在青岛市外办工作人员的陪同下,到医院进行友好访问。

5 月,院长董蒨获"山东省五一劳动奖章"。

6 月 23 日,Mako 机器人辅助全膝关节置换手术启动,于腾波教授团队率先完成山东省内首例 Mako 机器人辅助膝关节置换手术。

网络连线全球最高医学科技中心、世界机器人外科创新与培训中心——美国伊利诺伊大学芝加哥分校外科手术创新和培训实验室,分享开展 5G 远程机器人腹腔镜手术的经验和成果。

6 月,矫文捷教授团队达芬奇机器人肺癌手术创新成果被国际权威期刊《胸心血管外科杂志》(JTCVS)评价为微创外科领域的重要进展。

呼吸与危重症医学科主任、主任医师于文成获评"中国好医生"荣誉称号,成为山东省此次唯一获评医生。

7 月 8 日,"生命接力先锋队走进百家医院"系列之青岛大学附属医院联学联建主题党日暨施予受器官捐献主题活动举行。

7 月,获批"全国临床试验规范化培训进修基地"试点单位。

获批新增心脏、肺脏移植资质,为胶东半岛首家。

7 月 9 日—11 日,列"中国医疗机构最佳雇主公立医院最佳雇主"榜单第四位,获"2020 年度医疗机构最佳雇主疫情期间最佳表现医院""2020 年度医疗机构最佳雇主最受大学生欢迎医院"称号。

7 月 20 日—21 日,青岛大学附属医院、陵水黎族自治县人民政府合作签约仪式暨青岛大学附属医院海南分院揭牌仪式举行。

8 月 18 日,医学研究中心常务副主任、肿瘤免疫及治疗中心主任任贺获得肿瘤学领域国家杰出青年科学基金项目资助,实现此类项目零的突破。该项目是 2021 年度山东省肿瘤学科领域唯一的国家杰青项目。

8 月,国家卫健委统计信息中心组织专家测评医院信息系统的互联互通,认定医院信息系统达到国家卫健委互联互通标准化成熟度五级乙等水平。

9 月,泌尿外科教授牛海涛获"山东省教书育人楷模"荣誉称号。

10 月 22 日,新设备、新技术学术论坛暨青大附院 PET-MR、TOMO 开机仪式举行。

10 月 28 日,数字医学临床诊疗科研团队获全国专业技术人才先进集体。

10 月 31 日,列中国医学科研创新能力最高水平的"2020 年度中国医院科技量值(STEM)"全国第 35 位。

10 月,列 2021 届艾力彼医院竞争力智慧医院 HIC 顶级医院 60 强第 5 位,2021 届艾力彼医院竞争力转化医学最佳医院 50 强第 24 位,艾力彼医院竞争力中国·东盟最佳医院 100 强第 82 位。

完成山东省首例弥漫大 B 细胞淋巴瘤 CAR-T 细胞治疗药品回输。

11 月 20 日,列年度中国医院排行榜第 53 位。

12 月 4 日,由青岛大学主办,《精准医学杂志》编辑部及青岛大学附属医院共同承办的"第一届东方精准医学高峰论坛"举行。

12 月 16 日,获青岛市科学技术奖励暨科技创新大会奖励 23 项,其中最高奖 1 项、一等奖 3 项、二等奖 12 项、三等奖 7 项。

12 月 19 日,青岛大学附属医院平度院区庆祝开业一周年暨合作项目启动大会在院区学术报告厅举行。

12 月,青大附院心血管外科杨苏民主任团队成功开展山东省首例国产人工心脏植入术。

荣誉称号　2021 年,医院以"无障碍就医"服务理念为主导的人文建设工作荣获全国"风尚团队"荣誉称号;获评山东省保健工作先进单位。

其他　2021 年,医院全面提升智慧医院、信息化建设水平,顺利通过国家医院信息互联互通五乙定量测评。与此同时,医院与美国全球最顶尖机器人创新培训中心开展线上交流,先后为 50 余位泌尿肿瘤患者实施远程机器人手术,成功获批工信部"5G＋医疗健康应用试点"项目;5G 智慧超声、5G 智慧病理协同创新中心相继成立,远程 ICU 项目成功启动。

党委书记:王新生
院　　长:董　蒨
院办电话:82911801
总机电话:82911803
传真号码:82911999
电子信箱:qddxfsyy@shandong.cn
邮政编码:266003
地　　址:青岛市市南区江苏路 16 号

山东大学齐鲁医院(青岛)

概况　2021 年,职工总数 1971 人,其中,卫生技术人员 1620 人,占职工总数的 82.1%,其中医生与护士之比 1:0.97;行政工勤人员 271 人,占职工总数的 13.7%。卫生技术人员中,高级专业技术人员 282 人,占专业技术人员的 17.4%,中级专业技术人员 491 人,占专业技术人员的 30.3%,初级专业技术 847 人,占专业技术人员的 52.3%。

业务工作　2021 年,门、急诊病人 117.35 万人次,出院病人 5.92 万人次,手术 3.03 万台。

业务收入　2021 年,医院总收入 15.69 亿元,其中医疗收入 14.87 亿元。

固定资产 2021 年,医院固定资产总值 4.6 亿元,比上年同期增长 10%;增加固定资产价值 4259 万元,占 2021 年固定资产总值的 8.8%。

医疗设备 2021 年,新购 1 万元以上设备 285 台,其中 100 万元以上设备 7 台件,主要包括彩色多普勒超声诊断仪、3D 高清腹腔镜、智慧平台、内窥镜摄像系统、X 射线计算机体层摄影设备等。

基础建设 2021 年,二期项目主体工程顺利开工,部分区域完成地上封顶(16 层),主楼部分区域建设进度比计划提前 75 天。建设工地获评青岛市 AAA 级智慧化工地。

疫情防控 2021 年,开展不同场景应急演练 35 次,专题防控培训 4817 人次,梳理整改问题 440 余项。发热门诊设施不断完善,预检分诊启用疫情防控智能门禁系统;疫情防控人员、设备和物资时刻保持"热备"状态。加强防控措施督导检查,实施网格化管理,医院每周召开一次疫情防控协调会议,科室每日自查,重点部门、重点环节、重点人群随时抽查,对发现的问题实行清单式销号管理。选派医护团队进驻青岛市应急备用医院,整建制承担全市新冠肺炎患者救治工作,86 位医护人员奋战 82 个日夜,圆满完成轮值任务,受到市政府和主管部门领导的高度评价。

卫生改革 2021 年,加大人才引进力度,初步建立医院人才库。以直播形式举办校园招聘空中宣讲会,引进科研及临床人才 5 人,学科骨干人才 6 人。制定临床科室主任调整补充工作方案,建立学科带头人、首席专家、特聘专家制度。引入 DRG 付费模式,对全院近 500 个病种的医保执行情况进行实时分析、评价和反馈,在市医保局"市本级定点医院履行协议考核"中位列全市第一名,在同级别医院中医保拨付比例最高。

医疗特色 2021 年,医院启动建设急诊医学中心、麻醉与危重症医学中心、疑难罕见病诊治中心,与原有的 5 个优势中心学科共同组成"八大中心";获批牵头建设青岛市疑难罕见病诊治中心,获评建设青岛市神经系统罕见病临床医学研究中心。四级手术率达 24.30%,疑难危重病例占比达 31.79%,药品耗材收入占比降至 43.87%,平均住院日降为 7.02 天。成立感染性疾病科、整形美容科。优化急诊医学中心工作流程,推广多学科协作模式,整合优质医疗资源,开设专病门诊 76 个、MDT 37 个。实行新入职护士带教导师制,培养国家级专科护士 4 名、省级 13 名;编写护理急危重症识别与处理手册,确立 32 个通用项

目、149 个专科项目。新签约医联体成员单位 10 家,总数达 44 家。

科研教学 2021 年,医院规范科研管理,完善医学伦理审查和人类遗传资源管理工作,发起多中心临床研究 3 项,参与多中心临床研究 13 项。定期组织青年博士座谈会,科研基金资助总额 196 万元。实验室面积扩至 1600 平方米,新增科研设备 420 万元,专职科研队伍增加至 14 人,为 50 多项研究课题提供实验和合作研究平台。临床试验机构承接研究项目达 18 项。发表论文 176 篇,其中 SCI 收录论文 97 篇。获国家发明专利 13 项。获批各级各类纵向研究项目 15 项,其中国家自然科学基金 3 项、省自然科学基金 9 项、青岛市科技惠民项目 1 项。出版《内科疑难罕见案例精粹》。

规范住院医师带教老师上岗培训与考核工作,新增住院医师责任导师 29 名,开展"齐鲁之星"系列教学竞赛,完成 67 名实习生教学工作,口腔科、康复科被生源派送单位评为"实践教学先进集体"。完成 84 项继续医学教育项目。

大事记

1 月 15 日,由青岛市医用耗材质量控制中心主办,山东大学齐鲁医院(青岛)承办的"2020 年青岛市医用耗材质量控制中心第二次培训会议"成功举办。

1 月 19 日,医院获贵州省卫健委优秀帮扶集体称号,呼吸内科副主任王兴旗获优秀帮扶个人称号。

1 月 25 日,医院获青岛市院前急救工作先进集体荣誉称号,冯玉强获评院前急救工作先进个人。

2 月 19 日,医院全面启用智能门禁系统。

2 月 27 日,中国罕见病联盟神经系统罕见病专委会成立会议在北京召开,山东大学齐鲁医院副院长、青岛院区院长焉传祝教授被推选为第一届主任委员。

3 月 10 日,医院召开党史学习教育动员部署大会。

3 月 27 日,由山东省罕见疾病防治协会主办、山东大学齐鲁医院承办的山东省神经系统罕见病协作组成立会议在济南召开,山东大学齐鲁医院被推选为组长单位。

3 月,钟敬泉教授团队完成国产 Lefort 左心耳封堵器省内首次临床应用。

4 月 20 日,医院"互联网＋护理"服务正式上线。

4 月 22 日,医院召开创伤中心启动动员大会。

4 月,青岛市卫生健康委党组副书记赵宝玲一行到医院进行工作调研。

5月7日,山东大学分子影像与超声医学研究中心获得山东大学批准成立,医院党委副书记、纪委书记,超声科主任,齐鲁医院超声医学学术带头人李杰教授任中心主任。

5月22日,"中华足踝医学教育学院专家工作站成立仪式"在医院学术报告厅举行。

6月11日,医院举行二期项目主体开工仪式。

6月17日,医院联合青岛市总工会职工服务中心走进中车青岛四方机车车辆股份有限公司,开展"职工健康直通车"上门送健康义诊服务。

6月18日,山东大学齐鲁医院(青岛)联合青岛市6家医院成立青岛市疑难罕见病诊治中心。

7月2日,医院成功获批呼吸及神经内外科护理专科护士山东省首批临床教学基地。

9月28日,山东省卫生健康委党组成员、副主任、一级巡视员秦成勇,省卫生健康委疾控处副处长、二级调研员刘国营一行到医院调研指导工作。

9月30日,青岛市计划生育协会专职副会长董新春一行到医院进行安全生产工作指导。

12月11日,青岛市住建局党组书记、局长陈勇一行到医院二期项目建设现场进行工作调研。

12月20日,医院心内科成功开展山东省首例同步肾上腺静脉取血术。

12月23日,山东大学齐鲁医院(青岛)二期项目建设工作推进会在二期建设现场召开。

12月25日,医院举办《疑难罕见病案例精粹》新书发布会。

12月29日,医院脑科中心被正式认定为"青岛市神经系统罕见病临床医学研究中心"。

党委书记:苏　华
院　　　长:焉传祝
党委副书记、纪委书记:李　杰
党委副书记:于洪臣
副 院 长:张增方、杨　杰、高海东、孟祥水
院办电话:66850001
总机电话:96599
传真号码:66850532
电子信箱:qiluyiyuanqingdao@qd.shandong.cn
邮政编码:266035
地　　　址:青岛市市北区合肥路758号

山东第一医科大学附属青岛眼科医院

概况　山东第一医科大学附属青岛眼科医院是集科研、教学、医疗、防盲和视光产业于一体的国内知名眼科专业机构,院长由中国工程院院士谢立信教授担任,隶属于山东第一医科大学(山东省医学科学院)。医院设角膜病科、白内障科、眼底病内科、眼底病外科、青光眼科、角膜屈光科、斜视与小儿眼科、眼视光学和角膜接触镜科、眼眶病与眼整形科9个亚专科,其中5个亚专科学科带头人为中华医学会眼科学分会学组专家委员,在感染性角膜病、复杂性角膜移植、儿童先天性白内障的诊治方面处于国际领先水平。是省、市两级干部保健医院,山东省眼科临床医学中心,山东省眼科学重点实验室,山东省重点专病专科医院。获国家和省部级科学技术奖励20项,其中国家科技进步二等奖2项、山东省科技进步最高奖2项、山东省科技进步一等奖6项。

2021年,有业务用房1.92万平方米,编制床位200张,实际开放床位178张,其中日间病床31张;有职工364人,其中卫生专业技术人员267人(医师107人,护理134人,医技26人),占比为73.4%。

业务工作　2021年,门诊量42.78万人次,同比增长30.5%;各类手术3.8万例,同比增长22.66%,其中屈光手术1.05万例,同比增长17.53%;平均住院日1.22天,同比缩短0.12天;床位周转次数147.4次,同比增长36.14%;年度异地住院患者4620人,同比增长100%;推出干眼及眼表疾病、糖尿病眼病专病复查、眼眶病专病特色门诊;开发门诊二次叫号系统,推进实施电子病历自助打印、电子病案调阅、诊间扫码支付等便民服务;患者满意度达98.2%;全年各类义诊5000余人次,实施各类公益手术4395例。

基础建设及卫生改革　2021年,新增定向读博职工2人,引进博士12人,其中骨干人才2人;1人获泰山学者青年专家,1人获青岛拔尖人才;参与卫生职称制度"双自主"改革试点,组织完成28位高级职称人员的评审工作;常态化开展对口支援及"业务院长下基层"工作;建成病历质控系统、EDR网络安全管理系统等;推动完成互联网医院建设,完成电子病历四级评审,通过信息系统网络安全三级测评;完成行政改革,优化科室建设的顶层设计,加强内外部监督;完成节能降耗体系和安全生产体系的重塑建设;推进完成眼科学院(青岛)的项目可行性报告、建设需求提报、项目方案设计、项目论证等工作。

医疗特色　2021年,日间手术病种增至31个,占青岛市日间手术病种的29%;推进DRG付费试点工作,病案上传率99.19%,结算涵盖眼科全部25个DRG分组;推进住院准备中心一站式服务,将术前管

理进一步前置到预住院阶段；聚焦规范适度诊疗，住院次均费用同比下降 4.23%，门诊次均费用同比下降 2.91%；落实分级诊疗，全年由医联体单位转入 282 人，同比增长 11.9%，下转 286 人，同比增长 11.28%；顺利开展"KDB 内路小梁切开术""微创内路青光眼引流物植入术""3D 平视显示手术平台与标准手术显微镜在白内障手术中的应用"3 项新技术。常态化开展多学科联合门诊、院区间远程 MDT 等活动。

科研工作 2021 年，获批科研项目 26 项（包括国家自然科学基金 5 项、省重大科技创新工程项目 3 项、省自然科学基金 3 项），累计获批资助经费 3229 万元，结题项目 13 项；发表论文 92 篇（SCI 论文 56 篇、中华系列期刊 16 篇），合计影响因子 228.88，其中影响因子 10 分以上论文 1 篇，5~10 分论文 15 篇；申请国家专利 6 项，授权专利 3 项、软著 3 项、实用新型 3 项；项目技术服务备案 8 项，成果转化金额 573 万元；围绕"糖尿病眼表病变发生机制及诊疗体系的创建和应用"获 2021 年度山东省科技进步一等奖；全国首个国产人工角膜"领扣型人工角膜"获得三类医疗器械注册证；受国家卫健委委托编制《儿童青少年视力健康管理技术服务指南》；与平安科技合作研发基于眼轴等多因素的近视预测 AI 软件分析系统。

继续教育 2021 年，成功举办 30 周年学术高峰论坛，吸引八位院士及 100 余位眼科权威专家参会；顺利举办山东省眼科研究所建所 30 周年系列学术研讨会——小儿眼病高峰论坛、玻璃体视网膜手术论坛、屈光与视觉重建高峰论坛，在线点击观看人数累计 4 万人次；开展 Drylab、Wetlab、IAOA 线下课程的系统培训；全国眼科年会发言 35 篇、省眼科年会发言 10 篇、青岛市眼科年会投稿 36 篇；眼科所 30 周年历史纪实在《中华眼科杂志》发表；常态化开展"疑难病例讨论"等活动。

党建与精神文明建设 2021 年，传达"两会"精神并在"七一"期间举办专题党课，党委带头宣传贯彻十九届六中全会精神；各党支部组织党员读原著学原文，利用"三会一课"组织党员轮流讲党课合计 25 堂；分批次组织 200 余人次前往南黄崖革命教育基地等开展党史学习教育现场教学；依托眼科专业优势，组织开展系列为群众办实事活动，围绕近视防控开展科普宣讲、视光筛查建档、希望小学无偿捐助活动，惠及 28 所学校及幼儿园的 6000 余位少年儿童；在青岛市积极推进人工智能眼底筛查项目，向基层投放 100 台便携式筛查设备，惠及万余市民；党委和第三党支部获评山东第一医科大学（山东省医学科学院）"优秀基层党组织"。

荣誉称号 2021 年，获国家卫生健康委国家临床重点专科单位、教育部国家重点学科联合建设单位、科技部省部共建国家重点实验室培育基地、国家眼部疾病临床医学研究中心山东省分中心以及 CFDA 国家药物临床试验机构称号。《全国最佳医院专科声誉榜》《中国医院科技影响力排行榜》多年名列全国眼科前十位。

院　　长：谢立信
党委副书记：乔镇涛
副 院 长：乔镇涛、周庆军、孙　伟、郭　振
院办电话：85876483
传真号码：85891110
电子信箱：sdeyeioffice@126.com
邮政编码：266071
地　　址：青岛市市南区燕儿岛路 5 号

委属事业单位

青岛市卫生健康委员会综合监督执法局

概况 2021 年，编制数 99 人，在职职工 90 人。其中取得行政执法证的人员 87 人，占职工总数的 96.67%；工勤人员 2 人，占职工总数的 0.02%。内设 2 个处、10 个执法大队。全市卫生监督机构编制总数 439 人，在编人数 362 人。

业务工作 2021 年，纳入国家卫生健康委统计范围的各类被监督单位 28881 家，尚未纳入国家统计范围的职业健康监管本底单位 4994 家。开展"蓝盾行动"，推进医疗美容、人类辅助生殖、疫苗接种管理、

医疗机构依法执业风险排查、职业卫生、农村饮用水卫生安全等6个方面专项整治,完成国家、省确定的抗(抑)菌制剂、餐饮具清洗消毒、病原微生物实验室、健康体检、近视矫正、介入诊疗等6项专项整治执法任务。监督检查各类单位4.98万家次,监督覆盖率99.74%。查处案件3657件,人均办案18.19件,同比增长4.42%;罚没款960.79万元,同比增加131.45%。完成国家"双随机"监督任务2946项,完结率、完成率均100%,完成率同比增长13.15%;查处案件464件,罚款43.41万元,同比增长248.67%。其中,市卫生健康委监督执法局监督检查1436家次,监督覆盖率100%;查处案件831件,人均办案16.96件,同比增长28.48%;罚没款252.41万元,同比增加265.44%。完成消毒产品、涉水产品生产企业及供水单位现场踏勘147家。举办系列培训75班次,参训3502人次。在主流媒体发布新闻报道280篇次,同比增长3.5倍。

政府拨款　2021年,财政拨款为2891.61万元,比上年增长8.22%。其中专项经费为311.95万元,比上年减少27.62%。

固定资产　2021年,固定资产总值为478.64万元,比上年减少8.07%。

创新工作　2021年,建立行刑衔接、跨部门联合执法、双随机抽查、重点监督、信用监管、智慧监管和包容审慎监管等新型监督执法模式。健全卫生健康行政执法与刑事司法衔接机制,与青岛市公安局建立完善的线索通报和会商研判机制。完善部门间联动协作执法常态化机制,与市场、公安、医保等部门开展跨部门联合执法,强化执法线索通报。率先实行监督执法清单制、监督内容表单制,制定检查计划1083个,确定检查事项87项。在公共场所消毒、医疗机构传染病防治、职业卫生等专业开展差异化监管,公共场所消毒全过程记录创新做法被全国推广,多领域分类监督工作经验在山东省推广。实行日常监督、随机抽查和行政处罚全过程网上运行,实现现场移动执法、行政处罚全流程信息化和随机抽查全要素信息化。实施轻微违法行为不罚等做法被中央政法委员会、青岛市优化营商环境和转变政府职能领导小组推广。

办案质量　2021年,在全省首创成立覆盖卫生健康执法各专业领域、由全市业务骨干组成的11个监督执法专业研究学组,组织研讨会28次,参加人数逾900人次。1件行政处罚案卷获全省唯一国家级优秀案例,5件行政处罚案卷获省级优秀案例,获奖等次和数量继续保持全省第一;3件案例在青岛市司法局行政执法案卷首次随机抽查中均获优秀评级。

疫情防控　2021年,安排4人常驻市疫情防控指挥部工作、12人常年参与委疫情常态化督导督查。派出1000余人次参与六轮督导,检查633家医疗机构1478家次,整理发现问题3561条次;及时跟进处置国家、省、市疫情督导发现的涉法问题,督促96家医疗卫生机构落实整改,约谈2家单位,研判问题285项,形成调查报告9份。监督检查全市预防接种单位(含临时接种点)、疾病预防控制机构848家次,督促整改问题528个,新冠疫苗接种单位监督检查全覆盖。监督检查641家医疗卫生机构的病原微生物实验室1354个,对76个新冠病毒核酸检测实验室检查全覆盖监督检查。监督检查医疗机构传染病防控13370家次,查处案件825件,罚款84.82万元;对1455家防控措施落实不到位的基层医疗卫生机构责令暂停开放。监督检查消毒产品生产经营单位930家次,查处案件47件,罚款近10万元。

党风廉政和精神文明建设　2021年,开展党史学习教育和"我为群众办实事、医心为民践初心"实践活动。全面落实意识形态工作责任制,持续开展作风整治。1个党支部和2名同志分别被中共青岛市卫生健康委员会党组表彰为先进基层党组织、优秀共产党员和优秀党务工作者,13名同志被局党总支表彰为优秀共产党员,4个支部评定为五星党支部。完成机构改革和干部调整。组织志愿活动125人次,开展团干部"青年大学习",派16人参加文明城市联创共建;以国家卫生城市复审为契机,组织医疗机构控烟督导检查。

大事记

1月11日,现场督导检查配置二次供水设施的接待酒店,开展市"两会"生活饮用水卫生监督保障。

2月22日,与市公安局食品药品与环境犯罪侦查支队联合召开行刑衔接联席会议。

3月16日,完成机构改革,内设综合处、法制稽查处2个处和公立医疗卫生监督执法大队、社会办医卫生监督执法大队、基层医疗卫生监督执法大队、妇幼健康卫生监督执法大队、传染病防控卫生监督执法大队、公共场所卫生监督执法大队、职业卫生监督执法大队、放射卫生监督执法大队、学校卫生监督执法大队、中医药监督执法大队10个执法大队,对工作人员定岗定责。

4月7日,成立12个党支部,完成党支部选举。

4月8日,成立青岛市卫生健康监督执法专业研究学组。

4月29日,全市卫生健康监督执法机构工作调度会召开,全市卫生监督协管员师资培训班举办。

5月18日,召开全体党员大会,选举王伟、程显凯、陈鹏、刁绍华、邵先宁、梁学汇为中共青岛市卫生健康委员会综合监督执法局总支部委员会委员,随后总支委员会召开会议,推选王伟为党总支书记。

5月18日—20日,山东省卫生健康委员会执法监察局副局长居建云带队,省、市两级卫生监督机构对青岛市部分医疗机构联合开展"双随机"抽查。

5月27日—28日,山东省卫生健康委调研组对青岛市下放行政权力事项实施情况、卫生健康领域省政府令第333号落实情况进行调研。

6月8日—9日,到即墨区和胶州市基层医疗机构集中开展送服务下基层依法执业专题培训。

6月18日,市卫生健康委主任薄涛到胶州市调研餐饮具集中消毒和农村生活饮用水卫生监督工作。

6月23日,市卫生健康委党组成员、市计生协会常务副会长杜维平到莱西市调研公共场所、餐饮具集中消毒和农村生活饮用水卫生监督工作。

9月8日—9日,省卫生健康委执法监察局三级调研员何顺升一行现场督察青岛市年度卫生监督执法重点工作及"蓝盾行动"开展情况。

10月11日—15日,陇南市卫生监督执法人员集中培训班在青岛举办。

10月22日,全市餐具饮具集中消毒服务单位卫生监督工作现场会在崂山区召开。

11月11日,全市2021年医疗美容卫生监督执法经验交流暨培训班在李沧区举办。

11月22日—24日,全省职业卫生监督暨职业卫生分类分级监督执法试点工作现场会在城阳区召开。省卫生健康委执法监察局副局长居建云带队,省、市两级卫生监督机构联合对青岛市部分医疗机构开展依法执业专项监督检查。

12月18日,市卫生健康委党组副书记(主持党组工作)柳忠旭调研全市卫生健康监督执法工作。

荣誉称号　2021年,继续保持省级精神文明单位称号。全市11名监督员获全省监督执法办案能手称号,10名卫生监督员获市级十佳办案能手称号,20名卫生监督员获市级办案能手称号。

党总支书记、局长:王　伟

副　局　长:刘景杰、亓　蓉、陈　鹏、刁绍华、邵先宁

党总支委员:程显凯、陈　鹏、刁绍华、邵先宁、梁学汇

综合处电话:85788683

传真号码:85788611

电子信箱:qdwsjdzfj@qd.shandong.cn

邮政编码:266034

地　　　址:市北区敦化路377号

青岛市疾病预防控制中心
(青岛市预防医学研究院、
青岛市卫生健康大数据中心)

概况　2021年,编制337人,在职309人,其中博士35人,硕士162人,硕士以上占比63.75%;专业技术人员264人,占比85.43%,其中高级职称占34%。主要承担全市疾病预防与控制、检测检验与评价、健康教育与促进、应用研究与指导、技术管理与服务、对外交流与合作等职能,是中国疾控中心公共卫生实践培养基地、病毒病所青岛研究基地,是北京大学、山东大学、青岛大学等6所高校的预防医学教研实习基地。

新冠疫情防控　2021年,不断完善指挥体系。调整并新设疫苗接种组,流调队扩充至540人。提升检测能力,日检测能力由疫情之初的200人份增至4.96万人份(单管),混样检测(10混1)达49.6万人份/日,在全省第一个成功将病毒全基因组测序应用于新冠疫情溯源,实现单次100份样本全基因组测序能力。建成固定PCR实验室15个、移动P2+实验室2个。精准流调、快速处置报告新冠确诊病例和无症状感染者155例。提出各类研判、建议191件,完成重大活动、会议、考试等疫情防控现场指导及驻点保障200余次。协助中国疾病预防控制中心在全国首次完成低温消毒剂现场试验。探索出适合青岛地区的进口涉疫阳性食品外包装消毒效果评价模式,完成9家集中监管仓41柜1034吨食品消毒指导与消毒效果评价。多次派出省级流调专家与流调支援队驰援烟台、厦门、日照、大连。

体系改革　2021年,全面推进山东省三级疾控中心试点改革,整合原市卫生发展研究中心、市卫生健康宣传教育中心和市卫生健康培训服务中心,设置管理部室9个、业务内设机构20个,独立设置卫生信息化建设、政策发展研究、中医防病等部门。绩效工资大幅提升,比2019年上浮97%。聘任4名首席专家,3人享受博士后"直通车"政策晋升正高级职称,高级职称岗位比例由35%提升至48%。入选享受国务院特殊津贴待遇专家1人,被评为"青岛市拔尖人才"3人,入选齐鲁卫生与健康领军和青年人才2人。

与 6 家市级医疗机构签订医防融合协议。成立全市公共卫生检测检验实验室质控中心,与市临床检验质控中心签署检验报告互认协议。设立基本公共卫生服务质量控制与指导中心,开展日常考核,设立医防融合专家组并增加"医防融合"考核指标。设立"三高共管、六病同防"工作办公室,推广城阳区经验,在全市开展慢病管理项目监测评估技术指导和质量控制。推动 3 个区(市)疾控机构试点实施基层"医防融合"团队制度,派驻"健共体"指导基本公共卫生服务项目。

抗疫宣传　2021 年,向媒体推送 210 条新冠疫情防控等各类健康知识,官方微信阅读量达 539 万人次,7 篇微信文章阅读量达 10 万＋,发布科普短视频 7 条,媒体报道 700 余篇,《青岛市疾控中心紧急提醒》微信文章影响力指数进入全国前十位。组建 120 人科普宣传队,参加健康大学堂、健康说、名医在线等栏目 40 人次,组织中心专家就市民关心的热点问题接受媒体集中采访 10 余次。

免疫规划　2021 年,全市设置新冠疫苗接种点 339 个、接种单元 1325 个,参与新冠疫苗接种工作人员 6796 人。累计接种新冠疫苗 2314.36 万剂次,覆盖 967.67 万人。"基于大数据平台的智慧预防接种体系建设与应用示范"项目成功入选工业和信息化部、国家卫生健康委员会联合组织的 5G＋医疗健康应用试点项目。全市 12 种疫苗报告接种率均在 95％以上,全市适龄儿童免疫规划疫苗全程接种率达 90％以上。

传染病慢病防控　2021 年,统筹重点传染病综合防控。监测并有效处置急性传染病聚集疫情 1500 余起。第四轮艾滋病示范区工作顺利通过国家示范区管理办公室中期评估,全市 19 家社会组织成功申请项目资金 332.92 万元,名列全省首位。率先推动县级结防机构(平度市呼吸病防治所)开展耐药肺结核快速分子诊断试验,市胸科医院设置独立的耐药诊疗病房。为市、区(市)两级结核病治疗机构配备病房照护机器人。莱西、平度成功创建省级慢性病综合防控示范区,实现省级及以上示范区区市全覆盖。开展"一评二控三减四健"专项行动,崂山区、城阳区、即墨区荣获第六届"万步有约"健走激励大赛"全国优秀健走示范区"称号。在全国率先与天津医科大学开展"互联网＋个体精准碘营养"评估项目。在全省率先拓展碘缺乏病监测范围,增加成人尿样监测 1691 份。

健康危害因素监测　2021 年,拓展学生常见病监测范围,实现区(市)全覆盖。编制完成《2020 年青岛市学生常见病和健康影响因素监测和干预技术报告》。加强国家环境健康风险评估试点建设,建立青岛地区环境健康风险评估体系,增设农村监测点及放射性指标监测。完善职业卫生技术质量控制中心、职业健康检查技术质量控制中心和放射卫生技术质量控制中心体制机制。开展健康素养监测,青岛市居民健康素养水平达到 27.80％,比上年提升 3.42 个百分点。

科研工作　2021 年,签署胶东经济圈疾控中心实验室一体化发展合作框架协议,建设胶东半岛疾控共同体和区域性公共卫生检测检验中心。成立潍坊医学院"山东省产教融合研究生联合培养示范基地"、山东大学公共卫生学院"慢性病防控联合教研室",获批中国疾控中心研究生院公共卫生实践教学基地,与青岛大学公共卫生学院建立人员双聘制度。获山东省科技进步奖三等奖 1 项,获批各级立项 13 项,发表论文 79 篇(其中 SCI 论文 33 篇),科研工作成果丰硕。

信息化建设　2021 年,完成公共卫生多点触发预警管控平台(一期)项目建设。统一规划布局并管理使用山东省人群健康检测信息系统、青新发热病人回访系统、青新症状监测系统、隔离场所管控平台等。全面升级全市学生健康监测信息平台,实现学生症状和晨、午检监测信息移动端报送,"青岛市学生健康信息监测平台"获第三届山东省移动互联网及 5G 应用创新技能大赛一等奖。制定青岛市公共卫生信息化三年行动计划。

大事记

1 月 1 日,中国疾控中心环境与健康相关产品安全所、山东省疾病预防控制中心调研组一行现场调研青岛市西海岸新区青岛怡之航冷库和城阳区大西洋永佳食品公司低温消毒剂使用情况。

2 月 10 日,市委副书记、市人大常委会主任王鲁明一行实地查看春节期间疫情防控工作。市政府副市长栾新、市人大常委会秘书长华玉松,市卫生健康委主任薄涛,市卫生健康委党组副书记、副主任张华陪同。

3 月 16 日,青岛市被正式命名为首批山东省慢性非传染性疾病综合防控示范市。

3 月 22 日,青岛市政协副主席刘赞松一行调研青岛市公共卫生中心项目建设情况。

4 月 25 日,第 35 个"全国预防接种日"大型主题宣传活动举办。青岛市副市长栾新出席活动。

4 月 29 日,内蒙古自治区政协副主席欧阳晓晖一行考察调研公共卫生监测预警体系建设情况。山东省政协教科卫体委员会副主任蒋永涛,青岛市政协副主席卞建平,市卫生健康委党组副书记、副主任张华等陪同调研。

5月19日,中国慢性病前瞻性研究项目(CKB)青岛项目点第三次重复调查启动仪式在青岛市举行。

5月27日,潍坊医学院与青岛市疾病预防控制中心"山东省产教融合研究生联合培养示范基地"揭牌仪式举行。

6月2日,山东健康医疗大数据管理中心党委书记、主任迟蔚蔚一行5人到中心检查并指导网络安全工作。

6月24日,青岛市副市长栾新视察调研新冠病毒疫苗接种工作。栾新对新冠病毒疫苗接种管理等各项工作给予充分肯定,向一线工作人员表达慰问。市政府副秘书长于冬泉参加调研,市卫生健康委副局级领导干部吕富杰等陪同调研。

7月7日—8日,山东省卫生健康委党组副书记、省疾控中心党委书记马立新一行调研指导第四轮艾滋病综合防治示范区工作。市计划生育协会专职副会长董新春等相关负责同志陪同调研。

7月8日,中国疾病预防控制中心党委副书记、纪委书记严俊一行调研疾控信息化工作。严俊实地查看中心免疫规划科、慢性非传染病防制科、地方病与寄生虫病防制科、微生物检验科,详细了解新冠病毒疫苗接种和核酸检测能力情况,向一线工作人员表达慰问。市计划生育协会专职副会长董新春等陪同调研。

7月23日,中国疾病预防控制中心环境与健康相关产品安全所环境健康风险评估室调研组一行到中心调研指导工作。

8月6日,调集市疾控中心、西海岸疾控中心、胶州市疾控中心刘砚涛、李学奎、项文志、毛丛林4名流调人员驰援烟台。

9月8日,省委常委、市委书记陆治原调研督导疫情防控工作。市委副书记惠新安陪同调研。陆治原实地查看中心微生物检验实验室和传染病监测预警系统,看望慰问中心疫情防控组工作人员,勉励大家再接再厉,继续做好常态化疫情防控工作,用辛勤付出换取青岛人民的平安健康。随后主持召开座谈会,听取全市疫情防控工作情况汇报和有关方面意见。

9月9日,对口支援和东西部协作座谈会举办。派出苏健、鲁莉等4名专业技术骨干人员赴陇南市、定西市开展对口帮扶工作。

9月15日,山东省暨青岛市"9·15"减盐宣传启动。

9月17日,青岛市首批医疗卫生机构医防融合合作协议签约仪式举行。

9月18日,抽调国家新冠肺炎疫情应急处置队员贾静驰援厦门。

10月15日—19日,市卫生健康委党组副书记、副主任张华带队赴陇南市、定西市开展东西部疾控系统协作活动。

10月26日,山东大学公共卫生学院与青岛市疾病预防控制中心共建"慢性病防控联合教研室"签约揭牌仪式举行。

11月15日,副主任姜法春赴大连支援新冠肺炎疫情防控。

11月23日,胶东经济圈疾病预防控制中心实验室合作协议签订仪式暨卫生检验和海洋食品风险监测评估技术论坛举行。青岛、烟台、潍坊、威海、日照五市疾控中心签署《胶东经济圈疾病预防控制中心实验室一体化发展合作框架协议》。

11月28日,青岛市世界艾滋病日暨性病防治宣传周主题宣传活动举行。

12月31日,青岛大学公共卫生学院教学科研基地揭牌暨专家双聘仪式举行。

党委副书记、主任(副局级):高汝钦

副　主　任:杨　晶

党委副书记、纪委书记:李善鹏

副　主　任:张华强、于维森

副主任、工会主席:段海平

副　主　任:姜法春

办公室电话:85623909

传真号码:85646110

电子邮箱:cdcbgs@qd.shandong.cn

邮政编码:266033

地　　　址:青岛市市北区山东路175号

青岛市妇幼保健计划生育服务中心

概况　青岛市妇幼保健计划生育服务中心是由青岛市妇幼保健所和青岛市人口和计划生育科学技术研究所于2015年整合设立,为公益一类事业单位,经费形式为财政拨款,内设办公室、妇女保健科、儿童保健科、计划生育服务科等10个科室,编制60人。主要承担全市妇幼保健、妇女儿童常见病防治、助产技术服务、出生缺陷综合防治、妇幼保健计划生育信息管理、药具的集中采购与发放管理、服务质量监测等工作；对下级服务机构进行督导检查、指导与培训。2021年，职工总数47人，其中，卫生技术人员38人，其他技术人员2人，行政工勤人员7人，占职工总数的比例分别为80.85%、4.26%、14.89%；卫生技术人员中，高级职称16人，中级职称13人，初级职称9人，占卫生技术人员的比例分别为42.11%、34.21%、23.68%。

业务指标工作　2021年，全市助产机构活产数为72631人，比上年减少9593人；孕产妇死亡率4.13/10万，比上年下降32.07%；婴儿死亡率、五岁以下儿童死亡率分别为1.87‰、2.89‰，较上年分别提高0.18、0.49个千分点。全市婚前医学检查率80.83%，比上年增长7.62个百分点；孕前优生目标人群覆盖率126.41%，比上年下降11.97个百分点；叶酸服用率97.76%，比上年增长0.68个百分点。孕妇产前筛查率99.69%，与上年基本持平。新生儿遗传代谢病筛查率99.74%，听力筛查率99.82%，先心病筛查率99.43%，三个筛查率与上年基本持平。

2021年，开展爱婴医院复核评估工作，改善产科、儿科服务质量；0~6岁儿童健康管理率与眼保健覆盖率分别为95.74%、95.17%，比上年分别增长0.59、2.64个百分点。孕产妇系统管理率为96.38%，与上年基本持平；孕产妇"三病"检测率为100%，与上年持平；全市宫颈癌、乳腺癌检查覆盖率分别为102.64%、103.45%，比上年分别增长12.26、12.67个百分点；服务育龄群众596276人，区域避孕药具发放覆盖率31.82%，比上年增长7.64个百分点。出生医学证明使用76154份，废证率0.09%，废证率与上年持平。

辖区管理　2021年，制定妇幼健康工作辖区管理流程图并印发给各区（市）。修订青岛市预防母婴传播工作实施方案，落实暴露儿童居住地随访职责并增加乙肝感染产妇分娩儿童随访管理。印发《青岛市高危儿童保健管理工作建议》，修订高危因素、高危儿分级管理要求及信息登记收集要求。

督导考核　2021年，定期组织专家到基层开展业务指导，加大辖区妇幼健康项目精细化管理，针对11个区（市）进行各妇幼健康项目精细化现场指导培训70余次。

继续教育　2021年，首次与各区（市）妇幼保健机构联合举办妇幼健康项目培训班。开展业务培训班27个班次，培训6000余人次，其中胶东五市新生儿安全"互联网＋"培训班，1000余名专业技术人员共享"空中课堂"，实现"跨地市、不聚集、高质量"的培训效果，此项工作也被中国人口报报道。赴中国疾病预防控制中心中国妇幼保健中心、北京市海淀区妇幼保健院进修学习3人；参与为期三年的北大医学卫生系统重点学科岗位胜任能力提升培训班2人；青大附院临床专业规培1人。

妇幼信息监测统计　2021年，编撰《青岛市妇幼健康信息分析报告》，每季度制作一期妇幼健康季度工作简报。

健康宣教　2021年，开展妇幼保健健康促进与教育工作，印制并发放宣传材料40万余份，做客电视台、广播电台进行科普宣传7次，开展妇幼健康讲座6次，参与基层义诊5次。利用"青岛市妇幼保健中心"微信公众号平台发布11个区（市）的孕产妇健康管理服务指南和免费增补叶酸相关政策以及"青岛市0~6岁儿童视力现状及其影响因素的流行病学调查"等科普宣传文章70余篇（原创40篇），阅读量6.3万余次。

科研工作　2021年，入选全市卫生健康政策研究重点课题2项；青岛市医疗卫生重点学科1项；青岛市拔尖人才1人，市北区拔尖人才1人；发表论文5篇。

大事记

8月2日，新招聘的2名硕士研究生入职。

精神文明建设　2021年，中心精神文明建设以文明单位创建为主线，以"创建市级文明单位标兵"为目标，创建工作以习近平新时代中国特色社会主义思想为指导，深入贯彻党的各项路线方针政策，加强组织领导，抓好宣传教育，创新工作形式，扎实开展创建活动。

荣誉称号　2021年，获青岛市精神文明建设委员会"青岛市文明单位标兵"荣誉称号。

主　　任：江　威
副 主 任：戚其祎
办公室电话：80926571
电子邮箱：qdfbzx2016@qd.shandong.cn
邮政编码：266034
地　　址：青岛市市北区辽阳西路217号

青岛市急救中心

概况　2021年，职工120人，其中卫生专业技术人员68人（医生27人、护士40人、医技1人），占职工总数 56.67%。其他专业技术人员 9 人,占职工总数的 7.5%。行政工勤人员 43 人(驾驶员 21 人、担架员 9 人、其他 13 人),占职工总数 35.83%。卫生专业技术人员中,高级职称 19 人、中级职称 25 人、初级职称 24 人,分别占卫生专业技术人员的 27.9%、36.8%、35.3%。

业务工作 2021 年,受理电话 23.2 万次,调派救护车 8.7 万车次,转运患者 8.1 万人次,接听电话量、派车量、救治转运量比上年同期分别增长 13.1%、14.7%、8.4%;处置突发事件 441 起,调派救护车 575 车次、转运伤病员 789 人次;完成青岛"4·27"外海船舶碰撞溢油事故应急处置、第二届"一带一路"能源部长会议等活动、赛事、会议急救保障 34 次。

业务收入 2021 年,业务收入 214 万元,比上年增长 59.7%。

固定资产 2021 年,固定资产净值 3911 万元,新增固定资产价值 1493 万元。

卫生改革 2021 年,加快"急救绿道 APP"试点进程,加强与青岛大学附属医院、青岛市市立医院等 8 家试点医疗机构合作,举办"青岛市卒中急救高峰论坛""青岛市卒中胸痛中心院前急救研讨会"等学术活动、病历讨论会 10 余次,完成市内四区 41 个急救单元"急救绿道 APP"安装试用调试及人员使用培训工作,通过"急救绿道 APP"推送院前卒中病例 324 例、胸痛病例 180 例、创伤病例 367 例。

2021 年,制订《青岛市航空医疗运行工作方案》等 10 余项方案、流程、指南,完成国家航空医疗救护试点院前医疗机构评估工作,参与布局规划起降点 133 个、通用机场 4 个、停机坪(备勤点)4 个,两架空客 H135 直升机开展飞行勘察训练 90 次、联合应急演练 5 次、成功救治转运伤病员 6 例。健全胶东五市院前急救指挥调度、救护转运、信息共享的区域协同发展机制,开展五市间飞行训练、人员培训,获第十届中国航空医疗救援国际会议"2020—2021 年度中国航空医疗救援卓越急救机构奖"。首次承办博鳌亚洲论坛全球健康论坛第二届大会航空医疗救援论坛。

2021 年,落实市办实事项目"加强紧急医学救援能力建设",强化应急管理装备技术支撑,加大先进适用装备的配备力度,建立主要领导为第一责任人、分管领导为主要责任人、科室负责人为具体责任人的工作机制,按节点完成各应急医疗救援装备、医疗救援物资保障车和通讯指挥车等验收工作和市办实事向市民汇报宣传活动。

新冠疫情防控 2021 年,修订《洗消区管理规范》《新冠肺炎院前疫情防控手册》等 10 余个规范,开展鼓斗志抓落实当好防疫卫生"百日奋战"行动,转运发热患者 4966 例,调派负压车执行新冠肺炎确诊、无症状感染者、抗体阳性及标本等转运任务 93 车次,成功实施市第三人民医院 9 名新冠肺炎病例转场转运任务,完成日照市标本转运任务 7 车次、转运标本 214290 人份,开展全员疫情防控与感控专题培训 13 期、防护穿脱与终末消毒工作流程实战考核 9 期,组织新冠肺炎相关病例全流程演练 2 次,开展院感防控专项督查 27 次、印发督查通报 27 份,抽查日常出诊救护车转运后消毒视频监控 108 次、中心新冠肺炎相关病例转运后终末洗消视频 92 车次、个人卫生处置视频 184 人次。

急救培训 2021 年,全面构建大卫生、大急救培训体系,加大全民学急救、能急救的社会化急救人才队伍储备,举办"国家急救日倡议活动暨 120 急救科普大课堂公益培训"活动,完成院前急救上岗证培训及复训 28 期、培训 1500 人,完成 14 名美国心脏协会(AHA)急救导师、8 名 ITLS 国际创伤急救导师课程更新培训,开展健康知识"六进"活动 178 期、培训人数 2 万余人,完成市卫生健康委应急知识进校园重点任务培训 101 期,培训在校师生 7569 人。

对口支援工作 2021 年,精准推进 4 个短期、2 个长期(1 年)精准帮扶任务,完成 33 期、1000 余人培训工作。

科研工作 2021 年,发表国家级论文 2 篇、省级学术论文 1 篇,出版著作 1 部。

继续教育 2021 年,加强美国心脏协会(AHA)心血管急救培训中心、国际创伤生命支持培训中心、台湾 UIA 联合国际救援中心等机构的业务合作,开展市级继续医学教育项目"院前急救岗前培训班"178 期、培训业务骨干 1500 余名。举办航空医疗救援理论与技能操作培训班 2 期,首次引入直升机模拟舱索降教学。

精神文明建设 2021 年,开展捐赠图书活动、摄影比赛、"三八"妇女节剪纸、羽毛球比赛等活动,获得羽毛球男子团体第 7 名、健美操优秀表演奖。与青岛广播电视台签订《青岛市急救中心与青岛市广播电视台合作协议》,完成"医心向党医心为民""我为群众办实事"等媒体宣传活动 4 期,联合山东广播电视台、青岛日报等媒体开展宣传报道 45 篇和网络宣传 50 余次,联合齐鲁电视台、青岛电视台《城市直通车》、健康大学堂等媒体开展心肺复苏、意外伤害等急救知识和技能宣讲 30 余期。

大事记

1月15日,青岛市院前急救工作会议召开。

1月17日,"国家急救日暨120急救科普大课堂公益培训"活动举办。

1月19日,"加强紧急医学救援能力"项目列为《青岛市人民政府关于2021年重点办好城乡建设和改善人民生活方面10件实事的通知》的10件实事之一。

1月30日,院前急救健康教育基地获"山东省健康教育基地"称号。

3月23日,调派H135直升机将1名严重心肌梗死病人从威海市中心医院成功转运至山东大学齐鲁医院(青岛)实施救治。

3月31日,全市调度9辆负压救护车,完成9名新冠病毒感染者,从青岛市第三人民医院至青岛市公共卫生应急备用医院的转运任务。

5月5日—6月21日,调派5名医生圆满完成"4·27"溢油事故应急处置医疗保障任务。

5月7日,广东省应急厅应急支援和预案管理处处长许亦鸣、应急支援处四级主任科员黄庆钟到中心考察青岛市航空医疗救援工作。

5月12日,首届"健康急救人"花键计时比赛举办。

5月29日—30日,获第十届中国航空医疗救援国际会议2020—2021年度中国航空医疗救援卓越急救机构奖,中心主任盛学岐获2011—2021年度中国航空医疗救援行业发展十年特别贡献奖。

6月4日,博鳌亚洲论坛第二届全球健康博览会航空医疗救援分论坛举办。

6月7日,哈尔滨市卫生健康委副主任栾枫一行到中心调研院前急救立法工作。

6月10日,开展民兵医疗救护连集合点验活动。

6月17日,完成中国民用航空局国家卫生健康委员会航空医疗救护试点评估工作。

6月22日,调派H135直升机将1名严重消化道出血病人,从莒县人民医院新院区成功转运到山东大学齐鲁医院(青岛)实施救治。

6月23日,调派H135直升机将1名急性心肌梗死病人从烟台市烟台山医院东院区成功转运至青岛大学附属医院崂山院区实施救治。

7月21日,院前急救工作会议召开。

7月28日,调派H135直升机将1名急腹症病人从西海岸新区灵山岛成功转运至西海岸新区中心医院实施救治。

7月29日,广东省应急厅应急支援和预案管理处处长吴海亮、应急支援处四级主任科员黄庆钟到中心考察青岛市航空医疗救援工作。

8月11日—13日,调派10个急救单元完成新机场转场医疗保障工作。

9月2日,调派H135直升机将1名"主动脉夹层"病人从日照岚山区人民医院成功转运至青岛大学附属医院崂山院区实施救治。

9月7日,青岛市航空医疗救援运行项目协调会举行。

9月10日,青岛市航空医疗交流会举行。

9月15日,市卫生健康委党组副书记赵宝玲视察急救工作。

10月28日—31日,调派驾驶员丘聪敏、耿启伟支援日照核酸检测样本转运工作,转运核酸检测标本20563管。

11月30日,完成市办实事"加强紧急医学救援能力建设项目"验收工作。

12月12日,调派1架H135直升机将1名脑外伤后症状性癫痫的病人成功从莱西市人民医院转运至青岛大学附属医院崂山院区救治。

12月16日,青岛市航空医疗调度会召开。

12月17日—18日,航空医疗救援理论与技能操作培训班举办。

荣誉称号　2021年,获评市卫生健康委"基层先进党组织",国家卫生健康委先进基层党组织典型案例和全省卫生健康统计工作先进单位、青岛市抗击新冠肺炎疫情先进集体、青岛市民兵工作领导小组先进编兵单位。

主　　　任:盛学岐

党支部书记:董　夏

副　主　任:宋云鹏、王　静、谭帮财

电　　　话:88759321(传真)

总机电话:88787120

电子信箱:qd120@qd.shandong.cn

邮政编码:266035

地　　　址:青岛市市北区劲松三路120号

青岛市中心血站
(青岛市输血医学研究所)

概况　青岛市中心血站(青岛市输血医学研究所)是青岛市卫生健康委员会直属的公益一类事业单位。单位建筑面积约2万平方米,业务用房面积

12777 平方米。2021 年,在七区三市共设置爱心献血屋 20 座,献血车 10 辆,爱心献血驿站 20 处。单位内设机构 22 个,职能部门 5 个、业务部门 10 个、献血服务部 7 个。职工总数 251 人,其中在编职工 217 人,派遣用工 34 人。

业务工作 2021 年,千人口献血率达 14.1‰,全市有 142365 人次参加无偿献血,其中 126743 人次捐献全血 228706.87U,同比增长 8.51%;15622 人捐献单采血小板 26320.27 个治疗量,同比增长 12.38%;街头献血比例 64.96%,团体献血比例 35.04%;400 毫升献血比例 55.6%。向医疗机构供应红细胞类血液制品 227041.5U,同比增长 10.07%;血小板类供应 26277 个治疗量,同比增长 12.39%。

市办实事项目 2021 年,新建 3 座献血屋,更新 1 座献血屋,圆满完成市办实事项目。青岛市累计建成 20 座献血屋,23 处固定献血点,形成以青岛市中心血站为中心,辐射七区三市的献血网络,全面构建起半小时爱心献血圈。

体制机制创新 2021 年,青岛成为全国首个血液物联网运营城市,38 家医疗机构接入智慧城市血液网。推进"大制备、大物流、大供血"模式,实现全市血液库存集中化管理、发放以及站内血液集中化制备。推出电子三免荣誉卡,切实做到便民惠民。探索由医院自行上缴财政非税收入,提供精细化服务。发挥创新管理机制试点效应,制定工作人员平时考核办法,及时修订奖励性绩效工作分配方案,激发职工创业激情。优化岗位设置,高级专业技术岗位占比由 20% 提高到 40%,中级专业技术岗位占比由 40% 提高到 50%。

疫情防控 2021 年,做好"人防、物防、技防"三防融合,健全常态化防控机制。《青岛市中心血站新型冠状病毒感染肺炎疫情防控工作手册》更新至第七版。核酸检测"应检尽检",疫苗接种"应接尽接"。核酸检测 40 次,新冠疫苗完全接种率达 95.2%。加强培训及演练,提升防控能力。开展培训 33 次,演练 17 次,考试 7 次。

科研工作 2021 年,发表论文 55 篇,其中 SCI 13 篇、核心期刊 7 篇,出版专著 4 部。获专利 15 项,发明专利 9 项。举办继续医学教育项目国家级 1 项,市级 1 项。

大事记

1 月 8 日,青岛市献血状元李鸿波作为全国无偿献血奉献奖金奖代表赴山东省卫生健康委省级分会场参加国家卫生健康委、中国红十字总会、中央军委后勤保障部卫生局组织召开的 2018—2019 年度无偿献血表彰电视电话会议并发言。

2 月 7 日,开展第 17 个公务员献血日活动,210 人献血 7.07 万毫升。

4 月 15 日,青岛市无偿献血创意雕塑"生生不息"在中山公园落成。

5 月 16 日,岛城第 10 个美丽乡村爱心献血驿站落户西后楼社区,33 人献血 1.23 万毫升。

5 月 20 日,召开全市大中专院校和技工院校无偿献血工作会,市红十字会、市卫生健康委、团市委、市教育局及 22 所院校负责人参会。

6 月 3 日,举行青岛市无偿献血健康科普联盟成立仪式,市卫生健康委、市科协、市南区科协及联盟成员单位相关领导出席。

6 月 10 日,"百年华诞,红动岛城"世界献血者日活动在广电影视剧场举行,200 余人出席。

6 月 11 日,顺利通过核酸实验室复评审。

7 月 23 日,开展五地联合质量体系内部审核工作。

7 月 27 日,与定西市红十字中心血站开启对口支援合作。

8 月 26 日,中建幸孚 MALL 爱心献血屋正式启用。

启用电子签名系统,成为全国首个采用电子报告的采供血机构。

9 月 2 日,平度会堂广场爱心献血屋更新落成正式启用。

9 月 17 日,栈桥广场爱心献血屋启用,标志着市办实事爱心献血屋设置项目圆满完成。

9 月 23 日,清华大学万科公共卫生与健康学院卓越访问教授尤红、首都无偿献血志愿者协会理事长张秀芳、中国疾病预防控制中心教授汪宁一行到血站进行调研。

10 月 19 日,全国首个血小板基因数据库协作组在杭州成立,血站成为首批合作单位。

12 月 9 日,举办血站与海尔生物医疗战略合作签约暨智慧血液科研战略合作单位揭牌仪式,市卫生健康委员会副局级领导干部吕富杰、青岛海尔生物医疗股份有限公司总经理刘占杰出席。

12 月 10 日,召开青岛市临床输血管理论坛暨输血医学专科分会年会和市输血质控中心年度工作会。

精神文明建设 2021 年,积极开展精神文明实践行动,加强品牌宣传,循环展播创建全国卫生城市、创建全国文明典范城市、中国共产党成立 100 周年、新中国成立72周年、法治政府建设、禁毒、反诈等宣传海报和宣传片。通过省级文明单位复审，获评青岛市社会主义核心价值观建设示范点、国土绿化工作表现突出单位、申报卫生健康教育家庭5个。

荣誉称号　2021年，继续保持"全国无偿献血先进城市""省级文明单位"称号，获评全国血站系统表现突出采血班组、山东省健康教育基地等。

党委书记：闫家安

站　　长：逄淑涛

纪委书记：崔云龙

副 站 长：焦淑贤、李志涛

工会主席：林　青

党委委员：郑克芬

站办电话：85721647（传真）

电子信箱：qdxzbgs@qd.shandong.cn

邮政编码：266071

地　　址：青岛市市南区隆德路9号

山东省青岛卫生学校

概况　山东省青岛卫生学校占地面积4.4万平方米。教学及辅助用房建筑面积2.51万平方米，行政办公用房建筑面积0.1万平方米，生活用房1.05万平方米。设有办公室、人事科、安保科、老干科、总务科、财务科、审计科、学生科、招生就业办、教务科、成教科、高职办、设备仪器管理科、信息技术科、工会15个职能科室；设有公共基础课教研室一、公共基础课教研室二，专业基础教研室，基础护理教研室，临床护理教研室，药学专业教研室，口腔专业教研室7个教研室。

2021年，学校教职工155人，其中专任教师137人，占教职工总数的88.4%；教辅8人，占教职工总数的5.2%。专任教师中副高级职称42人，占专任教师的30.7%；中级职称72人，占专任教师的52.6%；行政人员15人（含兼岗），占教职工总数的9.7%，工勤人员4人，占教职工总数的2.6%。90名教师具有硕士以上学位，达到专任教师总数的65.7%。

新冠疫情防控工作　2021年，完成各级各类督查迎检工作，健全完善规范化防控档案20余卷，突发应急处置20余件，专项摸排60余次，专题会议30余次，紧急调度实施20余次。推进师生员工疫苗接种工作，总体接种率和接种效率在防控管控区内排名前列。每周组织5%的师生员工进行核酸抽测，完成8轮984人次。

业务工作　2021年，学校招生录取588人，其中"三二连读"491人、中专97人。药学专业录取分数线居青岛市职业学校首位。近57名学生通过专升本考试，3名同学春季高考成绩突破本科线。口腔专业33名学生参加春季高考，全部升入专科院校，其中9人被单招录取，升学率100%。毕业生总体就业率达95%以上，有42名学生以优异成绩考入公立医院。10名学生在市赛中取得一等奖3项、二等奖7项。组织护士执业资格考试辅导，428名学生参加考试，通过率98.8%，其中六个班100%通过，创新纪录。申报"1+X"证书母婴护理、家庭按摩、药品购销3个职业技能等级考试站点，其中家庭按摩、药品购销站点是首次申报，顺利通过验收。100名学生参加母婴护理资格考试，合格率100%。完成第九期169名全科医生转岗培训，新招收第十期学员176名。成人教育与网络教育毕业60人。

业务收入　2021年，专户收入预算739.66万元，实际完成783.49万元，超额完成预算5.93%。

固定资产　2021年，固定资产总值8601.37万元，同比增加2.38%，新增390.41万元、报废190.49万元。

基础建设　2021年，完成塑胶运动场改造工程是，实现工程的全项目、全现场、全过程跟踪审计，节约资金约56万元。

教研工作　2021年，学校解剖生理课程教师团队参加全国教学能力大赛获二等奖、山东省一等奖；选派教师参加青岛市"一师一优课"比赛，获一等奖3个、二等奖6个、三等奖7个；青岛市优质课比赛，获一等奖1个、二等奖3个、三等奖3个；组队参加山东省康复专业技能大赛，获二等奖2个、三等奖5个；师生参加山东省黄炎培职业教育创新创业大赛，获教师组一等奖1个、学生组三等奖1个；组队参加青岛市文明风采大赛，获一等奖1个，二、三等奖多个；《护士成长之生命三部曲》获评青岛市优秀校本德育课程；5名教师参加青岛市公开课、名师开放课、交流课活动；2名教师获评青岛市教学能手；2名教师获评青岛市学科带头人；吕晶老师获山东省教书育人楷模、青岛市最美教师；学校护理专业以青岛市排名第四的优异成绩成功入选2021年山东省中等职业教育专业特色化建设计划项目。

对口帮扶　2021年，学校与陇南市卫生学校持续深化"山海之谊"，新选派5名优秀专业教师前往陇南开展帮扶工作，其中长期1人、短期4人，圆满完成年度帮扶任务目标。

大事记 2021 年 3 月 10 日,国家卫生健康委干部培训中心"医养结合"课题组来校调研,指导学校专业教学和人才培养实践。

党建与精神文明建设 2021 年,制定党建文件、制度 29 件,专题研究全面从严治党工作 10 次,廉政谈话 60 人次,举办专题学习、警示教育 3 次,开展科室、党支部主体责任专项检查 4 次,梳理整改问题 21 项。组织党委理论学习中心组学习 10 次;举办党史学习教育和党的十九届六中全会精神专题学习班 2 期;组织习近平总书记"七一"重要讲话精神等专题理论学习交流 20 余次;领导干部讲党课 10 次;外聘专家专题辅导 2 场次;围绕"品质立校、精致管理、特色发展"开展各层级专题"三述"14 场次。开展红色教育"五个好"系列活动,先后组织师生赴烈士纪念馆、青岛党史馆等开展红色讲堂现场教学;组织"听老党员讲那过去的故事"、"卫校·党员说"系列访谈活动;开展"吾讲党史"微党课;举办"青春心向党 党史我来讲"红色家书、红色故事享读等百余期。常态化开展"我是卫校文明人""您的健康我来守护""美丽青岛魅力校园"等项目。党员教工志愿者注册率达 100%;组织开展健康教育"六促进"17 场次,服务 3000 余人次;684 名师生共同参与青岛马拉松重大赛事和青岛健康夏令营应急保障;194 名师生无偿献血 45900 毫升。1 个党支部、3 名个人获评市卫生健康委"两优一先"称号。举办"百年党史初心依旧 丙申卫校使命担当"庆祝大会暨特色党课。

荣誉称号 继续保持山东省文明单位称号,获评青岛市社会主义核心价值观示范点,获 2021 年青岛市卫生健康委员会先进基层党组织、山东省中等职业学校 2020 年度心理健康教育工作先进单位等荣誉,山东省青岛卫生学校"微笑天使"志愿服务队获评青岛市青年志愿服务先进集体。

党委书记:王秋环
校　　长:宋守正
副 校 长:蓝峻峰
纪委书记:王玉俊
副 校 长:袁新国、陈　方
校办电话:85725075
电子信箱:sdqdwx@qd.shandong.cn
邮政编码:266071
地　　址:青岛市市南区福州南路 66 号

山东省青岛第二卫生学校

概况 2021 年,教职工总数 111 人,其中,专任教师 93 人,占教职工总数的 83.8%;行政工勤人员数 18 人,占教职工总数的 16.2%。专任教师中,高级职称 22 人,占专任教师的 23.7%;中级职称 42 人,占专任教师的 45.2%。

学校内设机构有办公室、党委办公室、人事科、财务科、教务科、学生科、总务科、招生就业科、团委、安全保卫科,信息技术科;教务科设教育研究室、文化教研室、基础教研室、护理教研室、临床教研室。

业务工作 2021 年,顺利通过山东省教学质量提升工程项目验收。山东省优质特色中等职业学校建设项目、护理专业山东省中等职业教育品牌专业建设项目,顺利通过省教育厅验收。获得"1+X"老年照护职业技能等级证书试点项目突出贡献奖。获批"1+X"母婴护理职业技能等级证书试点。护理专业成功入选山东省中等职业教育专业特色化建设计划项目。护士执业资格通过率达 97.54%,再创新高。

2021 年,新增青岛市妇女儿童医院(城阳院区)、青岛大学附属医院(平度院区)、临沂市妇女儿童医院等三级甲作为实习医院。中国教育新闻网以《产教融合育新人 院校协同结硕果》为题介绍学校产教融合育人成果。

2021 年,参加国家级、省级、市级等培训 37 人次,组织全体专任教师参加教师综合能力和素质提升培训,公开招聘专业技术人员 6 名,引进高层次人才 1 名。刘秀敏、刘萍、赵春莲获评青岛市教学能手,赵春莲获评青岛市中小学学科带头人。张馨月和井天田两名同学公交车上英勇救助昏迷驾驶员,被评为"青岛市见义勇为模范"。在"全国职业院校中华文明礼仪展演"活动中,获得二等奖。

2021 年,招生总数 617 人,其中"三二连读"大专 537 人、三年制中专 80 人。全校学生 3492 人(含中专阶段 2391 人)。2021 届毕业生总数为 624 人。57 名学生实现中专生升学深造,升学率为 100%。

教学奖项 2021 年,在职业院校教学能力大赛教学能力比赛中,获得 2 个市级二等奖。5 名教师在青岛市"一师一优课、一课一名师"活动中获得一等奖,5 名教师进行市级教学展示。

固定资产 2021 年,固定资产总值 6290.98 万元,比上年增长 3%。

基础建设 2021 年,投入 90 余万元对校园环境绿化美化。投入 20 余万元为学生宿舍安装风扇，教室安装手机充电柜。投入 20 余万元开发新生服务系统。

教科研工作　2021 年，山东省教科院立项课题"基于健康中国背景下发挥医学科普基地服务效能的实践研究"开题；"白衣天使青春向党"获评青岛市中小学第二批优秀校本德育课程，"突发意外院前急救"课程获得青岛市第二届社区教育优秀微课程一等奖；4 名教师入选青岛市中等职业学校教研中心组成员、1 名教师入选青岛市中等职业学校"5＋1"职教高考研究小组成员。

国际交流　2021 年，与德国赛德尔基金会合作建设护理能力中心，与烟台国际经济技术集团集团、山东联桥国际人才合作有限公司联合举办日语方向护理中专班。

精神文明建设　2021 年，完成二期校园文化建设。在青岛市卫生健康系统第二届职工运动会宣传报道工作中被评为"宣传报道先进单位"。开展国旗下讲话、志愿服务及社团活动。为城阳区、市南区派遣 100 余人的疫苗接种志愿服务队。为中小学生和社区居民提供健康教育和职业体验，获评"省级健康教育基地"。青岛市中华职教社被授予中华职业教育社"社员之家"。

大事记

3 月 4 日，德国赛德尔基金会项目首席代表魏博一行 7 人到学校参观访问，洽谈护理专业能力中心建设。

4 月 29 日，青岛市政协副市级领导、青岛市中华职业教育社主任方漪一行到学校调研指导工作，并颁授中华职业教育社"社员之家"牌匾。

6 月 4 日，青岛市教育科学研究院副院长李一带领学科专家组一行到学校开展教学专题调研活动。

9 月 7 日，青岛市卫生健康委员会副局级领导吕富杰、科技教育与交流合作处处长李兵一行到学校看望慰问教学一线教师。

11 月 11 日，与山东联桥国际人才合作有限公司签约仪式举行。

12 月 8 日—9 日，在山东省"技能兴鲁"职业技能大赛——第三届口腔修复工艺技能竞赛中获"团体三等奖"和"优秀组织奖"。

荣誉称号　继续保持"省级文明单位""省级文明校园""青岛市中小学五星级阳光校园"等荣誉称号、获评"山东省健康教育基地"等荣誉称号。

校　　长：姜瑞涛

党委书记：马桂莲

纪委书记兼工会主席：姜进水

副 校 长：刘秀敏、张昔江

校办电话：82210332

传真号码：82221966

电子邮箱：qddewx@163.com

邮政编码：266308

地　　址：胶州市北京东路 5 号

青岛市卫生健康委员会医院发展中心

概况　2021 年，核定事业编制 32 名，在编人员 28 人，其中专业技术人员 26 人。专业技术人员中高级专业技术人员 7 人、中级专业技术人员 12 人、初级专业技术人员 7 人；本科学历 15 人、硕士研究生 11 人。主要职能为参与医改政策、医疗行业规范标准、医疗发展规划等研究工作；承担全市医疗机构运行、医疗技术及从业人员、医疗质量与安全、医疗服务及行业作风等监测、评价的技术性工作；承担全市公立医院绩效考核的事务性、技术性工作；承担全市卫生健康科技成果评价的事务性工作；承担医疗事故和医疗损害鉴定、病残儿医学鉴定、计划生育手术并发症鉴定等事务的组织工作。设综合部、行业发展部、医疗服务部、医疗质量部。中心设主任 1 名（正处级），副主任 2 名（副处级），正科级职数 4 名，副科级职数 4 名。

业务工作　2021 年，协助市卫生健康委改革DRG 付费工作。开展老年居家医疗改革基层调查研究，协助推动项目进入"点菜单"式改革，参与修改并制订《青岛市老年人居家医疗服务改革试点实施方案（征求意见稿）》。协助市卫生健康委制定分级诊疗相关出入院标准、分级诊疗流程。开展专科联盟、远程医疗协作网建设情况摸底调查工作。

配合市卫生健康委做好国家公立医院绩效考核工作，修订青岛市公立医院绩效考核指标体系和实施细则。开展 2020 年国家公立医院移动互联网满意度调查，形成青岛市 2020 年度公立医院移动互联网满意度调查报告。组织开展青岛市电子病历分级评价（3 级）实证材料评审。组织实施 2021 年医师资格考试报名及网上初审、2019—2020 医师定期考核收尾工作。

协助市卫生健康委修订《青岛市医疗质量控制中心管理办法》。制定《青岛市医疗质量控制中心考核办法（试行）》。调研、走访质控中心，召开全市质控中心座谈会，督促推进质控工作。汇总全市质控医疗机构考核结果作为市卫生健康委年终考核项目。公平公正组织好鉴定工作,接收医疗事故鉴定委托 52 例,受理委托 51 例,鉴定 16 例。受理预防接种异常反应鉴定 4 例,完成鉴定 3 例;完成预防接种异常反应伤残等级鉴定 5 例,病残儿医学鉴定 1 例。

组织召开年度学会工作视频会议。组织完成风湿病学分会等 40 余个专科分会换届改选工作,审批新成立 6 个专科分会、7 个青年委员会和 12 个专业学组。印发《青岛市医学会关于成立党建工作小组工作的意见》。举办线上、线下相结合的小型学术会议 100 次,网络会议线上参与人数达 10 万余人。组织各专科分会开展义诊、医学知识咨询和科普知识宣传活动。

党建与精神文明建设 2021 年,组织召开党建部署工作会议,制发《2021 年党建工作要点》。开展党史学习教育。召开党史学习教育动员大会,制发《中共青岛市卫生健康委员会医院发展中心支部委员会关于印发〈青岛市卫生健康委员会医院发展中心党史学习教育实施方案〉的通知》,成立由党支部书记任组长的党史学习教育工作领导小组,组织党员开展集中学习活动。严格落实党支部"三会一课"制度,召开党员大会 4 次,举办党课讲座 2 次,支部中心组理论学习每月 1 次。开展庆祝中国共产党成立 100 周年系列活动。落实党史学习教育"我为群众办实事"活动,制订《青岛市卫生健康委员会医院发展中心"庆祝建党一百年 为民办事一百件"实践活动实施方案》。

大事记

1 月 25 日,青岛市卫生健康委员会召开市卫健委深化事业单位改革试点工作动员部署视频会议,根据《中共青岛市委办公厅、青岛市人民政府办公厅印发〈关于深化市级事业单位改革试点实施方案〉的通知》要求,青岛市卫生健康科技教育中心更名为青岛市卫生健康委员会医院发展中心,将承担的卫生人才考试服务和继续教育职责划归青岛市卫生健康人才发展中心。

2 月 1 日,青岛市卫生健康委员会医院发展中心挂牌仪式举行。

2 月 4 日,接《青岛市卫生健康委员会关于同意青岛市卫生健康委员会医院发展中心启用新印章的批复》,启用青岛市卫生健康委员会医院发展中心公章。

3 月 3 日,与青岛市卫生健康人才发展中心交接医师考试、继续医学教育职能。

3 月 17 日,根据《中共青岛市委机构编制委员会办公室关于印发〈青岛市卫生健康委员会医院发展中心机构编制规定〉等 7 个事业单位机构职能编制规定的通知》,变更主要职责。

3 月 25 日,接青岛市行政审批服务局准予行政许可决定书,青岛市医师协会注销登记。

6 月 15 日,根据市卫生健康委、市财政局、市公安局、市民政局、市医保局、青岛银保监局、市残联、市红十字会和市慈善总会《关于印发〈青岛市疾病应急救助实施方案〉的通知》,确定为疾病应急救助基金经办机构。

成立中共青岛市卫生健康委员会医院发展中心支部委员会。

9 月 14 日,市卫生健康委党组副书记赵宝玲一行到中心调研"党史学习教育"情况。

11 月 8 日,市卫生健康委副局级领导干部吕富杰一行到中心调研。

党支部书记、主任:王者令
副 主 任:王永成
办公电话:82798800
电子邮箱:yyfzzx@qd.shandong.cn
邮政编码:266003
地　　　址:青岛市市南区龙山路 1 号甲

青岛市卫生健康人才发展中心

概况 青岛市卫生健康人才发展中心(原名青岛市人才市场卫生人才分市场),于 1999 年 12 月正式挂牌,成为全国首家卫生人才市场。2000 年 11 月,加挂卫生部人才交流服务中心青岛中心牌子。2014 年 7 月 25 日根据《关于整合设立市卫生和计划生育人才综合服务中心的批复》整合设立,为正处级单位,经费自理。2015 年 2 月,市编制委员会《关于市卫生和计划生育委员会所属事业单位类别划分的通知》明确为公益一类事业单位。2019 年 6 月 28 日,根据《关于调整市卫生健康委所属部分事业单位机构编制事项的批复》更名为青岛市卫生健康委人才综合服务中心。2021 年根据事业单位改革青编办字〔2021〕27 号文件更名为青岛市卫生健康人才发展中心,属正处级公益二类事业单位,经费来源为财政补贴。

中心承担全市卫生健康系统招才引智和人才培养的事务性工作,全市国家医师资格考试、全国护士执业资格考试(青岛考点)等考试的考务工作,开展全市卫生健康系统人事代理、人员派遣、档案管理、专业技术人员继续医学教育工作,承担全市卫生、基层卫生系列相关专业技术职务资格评审的技术性、辅助性工作,全市卫生健康系统有关培训的服务工作。

档案管理　2021年,录入、上架委属单位带薪招聘、总量控制人员及代理单位2000余份人事档案;落实市委组织部《全市深入开展干部人事档案专项审核工作实施方案》有关要求,开展委属事业单位中层管理人员和具有副高级以上专业技术职务(职称)人员的干部人事档案专审工作。加强档案信息化建设,录入1.7万余份干部电子档案,实现档案电子化查阅、数字化登记转入传出等功能。

人才引进　2021年,制订《2021年青岛市卫生健康人才工作实施方案》,人才奖励补助由"事后申报"调整为"立报立奖"。实行目标考核管理,首次将人才工作纳入全市卫生健康事业单位年度绩效考核、单位绩效工资总额核定。2名专家入选政府特殊津贴专家和市特聘专家贡献奖。46名专家入选青岛市行业拔尖人才。

招聘工作　2021年,组织40余家医疗卫生机构赴重点城市参加招才引智双选会及校园招聘会。联合9个区(市)和3家市直单位所属医疗卫生事业单位开展公开招聘工作。创新考试评价方式,对博士及高级人才发布长期招聘简章。引进招聘各级各类人才1451名,其中,28名省级以上专业水平高层次人才,49名副高级以上人才,518名博士和硕士,856名本专科人才。建立保护关心爱护医务人员的长效机制,设置98个特设岗位专门面向疫情防控一线医务人员。落实东西部对口扶贫支援工作,面向定西市、陇南市户籍生源定向招聘。

资格考试　2021年,有3585人参加全国护士执业资格考试,2669人合格,考试通过率为74.45%。国家医师资格考试有4921人参加实践技能考试,3076人合格,考试通过率为62.51%;4739人参加医学综合考试,2579人合格,考试通过率为54.42%。发放全市2021年度护理学初级(士)资格证书2669份;发放全市2021年度执业医师和助理执业医师资格证书2579份。

职称评审　2021年,通过评审取得卫生系列副高级专业技术职务任职资格1816人,通过评审取得基层卫生系列副高级专业技术职务任职资格73人。通过评审取得卫生系列正高级专业技术职务任职资格181人。

培训工作　2021年,完成国家级继续医学教育项目16项,省级继续医学教育项目43项,市级继续医学教育439项。申报2022年国家级、省级继续医学教育项目210项,组织申报并评审通过2022年市级继续医学教育项目518项。组织开展各类医学人才、医疗护理骨干专题培训班。与"华医网"合作完成病原微生物实验室从业人员线上培训工作,3800人参加并通过考试。完善继续教育学分审核平台,网上审核学分22000余份。

党建工作　2021年,落实《青岛市卫生健康人才综合服务中心疫情防控管理规定》。加强党建理论学习,制订党支部中心组和党员干部理论2021年学习方案,召开专题学习会议16次。落实意识形态责任制,签订全面从严治党主体责任书。开展党史学习教育活动。发展预备党员1名。

荣誉称号　2021年,先后获得青岛市市级精神文明单位、标兵单位称号,连续五年获市卫生健康系统科学发展观综合考核先进单位,获青岛市十佳女职工建功立业岗及青岛市工人先锋号荣誉称号。

党支部书记、主任:徐　建
办公室电话:82892011
电子邮箱:15615881177@126.com
邮政编码:266071
地　　址:青岛市市南区栖霞路16号

青岛市公立医院经济管理中心

概况　2021年,中心编制16人,现有在职人员13人,其中编制内10人,自聘及委派人员3人;专业技术人员11人,其中高级职称4人,中级职称2人,初级职称5人。内设综合科、经济管理科、财务结算科三个科室。

业务工作　2021年,强化卫生经济管理职能,全市卫生经济管理数据工作,配合市卫生健康委汇总分析公立医院费用控制、经济运行分析评价等工作。会同建设银行、中信银行进一步优化核算流程,接入"一卡通"平台的上线医疗单位22家,比2016年增加8家;终端设备1518个;资金往来达46亿元,比上年同期增长6亿元。加快建行小账户网银系统推广应用,开通并使用的账户增至14家。

配合完成审计署济南特派办、市审计局对市卫生健康委开展的5个审计项目,修订印发委《机关经济合同管理办法》等管理制度6项。全面开展第三方审计,委托3个会计师事务所审计委属单位、工会及代管协会等2020年度财务收支及经济管理情况;组织审计组完成领导干部离任审计5项;制发委《2021年内审工作计划》,组织委属单位集中开展内部控制和招标采购审计两个重点项目,提出问题82项。

履行财务监管职责,加强对卫生健康系统工会经费、党费的汇缴、使用和管理。举办基层工会新工会会计制度培训班。协助完成 2020 年度国家卫生健康委财务年报会审,完成"加强运营管理,助推公立医院高质量发展"研究课题,配合完成各区(市)妇幼健康专项资金的年终督导检查等工作。

改革管理　2021 年,修订《青岛市公立医院经济管理中心章程》,组织完成专业技术岗位竞聘,聘任 2 名中级和 2 名初级专业技术人员;加强人才队伍建设,公开招聘人员 1 名。

党建和精神文明建设　2021 年,制定《全面从严治党主体责任清单》《2021 年度党建工作计划》《党员干部理论学习安排》;开展党史学习教育,组织党员集体学习 14 次、参观研学 5 次、上党课 3 次;组织召开 2020 年度党员领导干部组织生活会、党员领导干部述责述廉大会和 2021 年党史教育专题组织生活会,开展集体廉政谈话 3 次;完成支部委员换届工作;与金湖路街道延吉路社区结为共建单位,先后 3 次参加共建单位志愿服务活动。

2021 年,通过微博、微信等自媒体平台宣传精神文明先进事迹,开展网络文明传播活动,组织参与网络公益活动。获青岛市卫健系统第二届职工运动会宣传报道先进单位、体育风采展示奖。

荣誉称号　2021 年,获评青岛市文明单位。

副 主 任:刘焕芳

工会主席:张维慧

办公电话:85822380

电子信箱:wjwjgzx@qd.shandong.cn

邮政编码:266071

地　　址:青岛市市南区闽江路 7 号

青岛市区(市)卫生健康工作概况

市 南 区

青岛市市南区卫生健康局

概况 2021年,市南区有卫生机构453处,其中,医院31处,疗养院4处,疾病预防控制中心1处,社区卫生服务管理中心1处,妇幼保健计划生育服务中心1处,卫生计生综合监督执法局1处,血站1处,门诊部52处,社区卫生服务中心(站)39处,其他类别卫生机构(诊所、卫生所、医务室、护理站等)323处。各类卫生技术人员13268人,其中执业医师4874人、执业助理医师241人、注册护士6502人。有医疗床位8340张,其中医院床位7193张。印发《青岛市市南区"十四五"卫生健康发展规划》,牵头完成省级健康促进区创建工作、省级慢性病综合防控示范区复审工作以及国家卫生城市复审工作。

疾病预防控制 2021年,加强性病艾滋病宣传,实施行为干预,检测各类高危人群近22万人,发现HIV新发感染者82人。收集和报送结核病防治"十三五"终期评估相关数据,确诊结核病患者92例,其中新涂阳50例,转诊到位108例,筛查密切接触者417人,总体到位率100%。开展全民健康生活方式活动。人群血压控制率上升至86.91%;血糖控制率上升至80.68%。人群吸烟比例降低至14.67%;人均油食用量降低至29.24克/天,人均盐食用量降低至8.40克/天,初步形成覆盖全人群、全生命周期的慢性病防治管理服务体系。

医疗机构监管 2021年,健全多元化综合监管体系。加强公立医院药品耗材使用监控。推进"智慧卫监"建设。规范临床诊疗、技术规范和用药指南,落实医务人员医德考评、处方点评等制度。开展"'学党史、悟思想、求突破'解放思想百日大讨论"活动,医德医风、作风纪律专项整治。开展"庆祝建党一百年 为民办事一百件"实践活动。建立医院感染三级管理网络体系、院感防控巡查制度,辖区300余家基层医疗机构参与新冠肺炎院感知识专项培训。强化发热门诊规范管理,严格执行发热病人接诊、筛查、留观、转诊工作流程。做好环境清洁消毒和定期环境监测。

基层卫生服务体系建设 2021年,建成金门路街道福清路社区卫生服务中心,珠海路街道、八大峡街道社区卫生服务中心改造项目全部完成并投入使用,新建3000平方米金湖路街道山东路社区卫生服务中心并交付使用,11家社区中心达到"优质服务基层行"标准。8000平方米市南区公共卫生服务综合楼启用。构建青岛市半小时爱心献血圈,新建栈桥献血屋1处。建设市南区省级健康促进区,健康社区、健康家庭、健康促进企业达20%以上,健康促进医院达40%以上,健康促进学校和健康促进机关达50%以上,建成健康主题公园、健康步道等健康场所。开展线上医疗服务。开展社区卫生机构"特色专科品牌"创建活动,带状疱疹、疼痛康复、督灸、糖尿病4个专科通过市级验收。做好儿童窝沟封闭及60岁以上老年人义齿安装等工作。开展犬只狂犬病集中免疫进社区服务,犬只免疫抗体合格率达到85.5%,养犬人狂犬病防控知识知晓率达到100%。为区内严重精神障碍患者进行登记管理,提供规范的免费治疗、管理和社区照护服务。

2021年,构建"基层首诊、双向转诊、急慢分治、上下联动"的分级诊疗模式,约5000人享受到便捷优惠的双向转诊医疗服务。组建家庭医生服务团队71个,重点人群签约3万余人,居民签约5万余人。推广实施慢性病基本药物免费药发放工作,实行药品定点集中配送。

卫生应急 2021年,优化应急领导小组及备勤人员名单,建立紧密的部门协作机制。针对新冠肺炎疫情开展技术培训,梳理并逐步完善区域突发公共卫生事件应急处置预案,建立预案动态修订机制。组织"新冠疫苗接种反应应急演练""病区新冠病毒肺炎感染应急处置演练""发热门诊患者接诊转运应急演练"等各方面、各层次的应急演练,派出演练队伍130余支,参与近2300人次。完善传染病及突发公共卫生事件检测报告网络,健全信息保障和专家、专业队伍,规范卫生系统突发公共事件信息报送和处置程序。上报突发公共卫生事件相关信息17条,上报并处置传染病聚集事件28起,处理预警信息95起,开展调查25起,排除70起。开展食源性疾病暴发监测工作,处置相关案件16起,结案16起,结案率100%。

卫生监督 2021年,开展"蓝盾行动",实施8个重点领域专项整治活动,监督检查消毒产品经营单位、医疗美容机构,以及存在职业病危害因素企业近200家,受理投诉举报330起,其中医疗机构183起、公共场所143起、生活饮用水4起。市南区卫生计生综合监督执法局人均办案13.9件,3名执法人员被评为省级、市级办案能手。贯彻落实卫生健康领域法律法规,加强对疫情防控重点单位督导检查,督导集中隔离酒店、学校、商场、农贸市场、医疗机构、药店、会议及活动举办场地等5000余次,立案查处案件134起,罚没款21.95万元。推进"智慧卫监"建设,全面实行手持移动执法终端进行监督执法,上传监督信息2454条,行政处罚信息186条。

职业健康 2021年,在全区范围内开展职业卫生监督执法专项检查,监督检查存在职业病危害因素企业32家,传达卫生监督意见书32份,对存在违法行为的1家企业予以立案处罚。电话随访辖区管理的存活尘肺病患者16名,患者随访信息录入青岛市云平台、国家平台。收到职业病及健康危害因素监测信息系统报告卡1697张,包括用人单位信息17张、职业健康检查个案卡1673张。

爱国卫生 2021年,牵头起草、印发《市南区迎接国家卫生城市复审工作方案》,组织召开动员会1次、调度会4次、专题会4次、专题培训5场,清理卫生死角、乱堆乱放、积存垃圾等15000余处,清理各类垃圾1100余车次、5600余吨,更新更换垃圾桶和果皮箱9400余个,单日冲洗垃圾桶1400余个,圆满完成国家卫生城市复审工作。组织辖区各机关单位创建无烟机关70个,创建率100%,印制、发放"无烟机关创建指南"450本、控烟宣传材料3000余份、禁烟标识50000余张。开展控烟执法454次,检查场所单位454个,现场警告1次、责令整改1次、劝阻吸烟人数20人,处理公众举报投诉48起。开展春夏蚊蝇等病媒生物防制和秋冬季灭鼠工作,发放灭蚊蝇药物3.6吨,鼠药700箱,粘鼠板1000个,鼠屋500个;重点对200多个点位进行蚊蝇等病媒生物消杀,出动工作人员600人次、消毒车辆200余车次,消杀20余万平方米,消杀垃圾桶2000多个。组织参加市病媒生物防制示范镇街、灭蚊达标小区创建活动,2个街道、4个小区通过市级验收。

卫生健康宣传教育 2021年,参与开展《幸福青岛》《健康青岛》《健康大学堂》健康科普栏目,成立市南区健康科普专家库,举办"全民健康教育大讲堂"200余场,开展节日、纪念日等主题活动。运用微信、微博、广播电视等传播媒介,做好孕妇早期妊娠风险评估。采取发放资料、播放视频、开展讲座、健康咨询、个性化指导等形式,加大健康教育服务频次。围绕健康教育宣传日,组织开展相关疾病的健康教育,科普国家基本公共卫生服务项目政策规定和服务内容,及时发布健康查体、疫苗接种等相关工作安排,不定期更新慢病防治、新冠疫苗接种的好处和禁忌等知识,利用微市南公众号、蓝晴新闻、区疾控中心官方微博等主流新媒体平台发布健康科普知识1200余篇,受益人群近13万人。

中医药工作 2021年,建立健全中医药发展体系机制,贯彻执行相关政策法规,加强中医药人才教育培训,推动中西医结合,发挥中医药文化和科学知识宣传普及等职能。建有国医大师工作室1处、名中医工作室2处,建立"疰腮门诊、疮疡门诊、中医更年期门诊"等特色专病门诊,入选市级以上中医药非遗代表性项目名录5项,其中3项入选省级项目名录。成立青岛市首个"糖尿病足规范诊疗临床培训基地",住院病人的保肢率达90%以上。推进中医药服务百姓健康教育与健康行动,举办中医科普(养生)大讲堂,推出香囊、三伏贴等养生保健服务产品,打造无极精舍、功夫会馆、闲疗养荟、国医汇堂和滋养商城五大功能区,形成以中医药健康文化为主题的养生消费体验区、康养产业孵化基地和文化旅游目的地。

新冠肺炎疫情防控　2021年,流行病学调查360余次,抽调200余名医护人员参加人员随访、医学隔离、居家观察等重点工作。全区无报告本土病例,管理密切接触者227人、次密接430人、一般接触者115人。督导疫情防控重点单位1009频次。督查医疗机构院感防控1465家次,发现问题2613条,整改2607条,约谈56家,停业整顿23家。组织重点人群定期进行核酸检测442123人次,环境和食品检测71178份,冷链单位检测10075家。建立疫苗接种点与定点医院转诊救治绿色通道,派出驻点保障医护人员8202人次,派驻接种点驻守救护车136辆次,协调就医67人。疫苗接种1184714针次,其中第一针接种503306剂,第二针接种486425剂,第三针接种194983剂。

妇幼健康服务　2021年,建立危重孕产妇台账,推进"两检两筛"个性化优质服务,提供免费婚前检查1151人次、孕前检查900人次,孕产妇筛查1320人次,新生儿筛查11090人次,422人纳入高风险人群管控。做好妇幼健康服务项目化管理,访视新生儿1051人次,纳入0~6岁儿童健康管理16589人,母婴阻断重点儿童管理225人,春季幼儿免费体检14862人。引导社会力量举办专业婴幼儿照护服务机构,全区注册登记婴幼儿照护机构16家,托位数总计789个,千人托位数达1.62个。

局　　　长:于衍萍
党组书记:尹　君
党组成员、副局长:郑宝东、刘　洁、杨　光
电　　　话:88729761
邮政编码:266071
地　　　址:青岛市市南区宁夏路286号

青岛市市南区人民医院

概况　2021年,职工总数470人,其中卫生技术人员398人,占职工总数84.68%;行政工勤人员19人,占职工总数4.04%。卫生技术人员中,高级职称30人,中级职称152人,初级职称216人,分别占7.53%、38.19%、54.27%,医生与护士之比为1:1.38。医院床位总数274张,设有职能科室12个、临床及医技科室26个、社区门诊部6个。

业务工作　2021年,门、急诊量110907人次,比上年增长128.64%,其中急诊2179人次,比上年增长125.34%;收治住院病人1342人次,比上年增长7.79%;床位使用率为32.7%,比上年下降14.62%;床位周转次数4.9次,与上年持平;入院与出院诊断符合率为100%,与上年持平;手术前后诊断符合率100%,与上年持平;抢救危重病人316人次,比上年下降14.5%;抢救成功率86%,比上年增长1.7%;治愈率为2.1%,比2020年下降36.36%;好转率为81.1%,比上年增长8.13%;病死率为3.7%,比上年下降30.19%。

业务收入　2021年,业务收入5322万元,比上年增长38.35%。

固定资产　2021年,固定资产总值8813.04万元,比上年增长25%。

医疗设备更新　2021年,新增分杯处理系统1套、X射线计算机体层摄影设备1台。

医疗特色　2021年,医院康复科新开展产后康复、盆底康复、儿童脊柱侧弯康复、运动损伤康复等业务。山东省第三届医养结合高峰论坛暨公立医院医养结合标准化建设经验分享学术会在医院举办,医疗专护病房被评为"青岛市安宁疗护试点基地"。与山东省中医院签约并建成"齐鲁尚德俊周围血管学术流派传承工作站"。开展中医药健康文化活动,提供免费中医药健康咨询服务。

科研工作　2021年,申请市级卫生科研计划项目4项;通过市级科研课题1项;通过区级科研项目2项,申请实用新型专利5项;发表论文8篇,其中SCI论文1篇。

继续医学教育　2021年,举办线下医疗业务培训30余次,培训人员900余人次;派出前往上级医院进修学习人员8人。组织参加院外线上、线下各类培训会议40余场。开展康复科国家级继续教育项目1项;开展中医外科、康复科、医疗专护病房3项省级继续教育项目;开展市级继续教育项目11项,参加培训人员3400余人次。申报2022年度继续教育项目18项,申请备案国家级继续教育项目1项,省级继续教育项目2项。获批市级继续教育项目13项。

精神文明建设　2021年,组织廉政党课教育,学习反面典型案例通报、观看警示教育片、召开警示教育大会。开展专题"三述"。组织庆祝中国共产党成立100周年系列活动。疫情期间,组织开展医疗保障、门诊及病房温馨服务,慰问离退休党员、困难党员、患病职工等多项志愿服务活动。运用医院大屏幕

向群众普及养生保健、防病治病、创城等相关知识。

大事记

5月13日,中国社会科学院社会研究所社会工作与福利社会研究室副研究员王晶一行13人到医疗专护病房调研。

5月28日,青岛市市南区人社局发文,任命宋培铎为社管中心主任,免去宋培铎市南区人民医院院长职务。

6月1日,张雯、林海兰前往甘肃宕昌县中医院分别开展为期一年、三个月的医疗支援工作;唐明慧前往定西市安定区开展为期一年的医疗支援工作。

7月10日,由医院承办的山东省第三届医养结合高峰论坛暨公立医院医养结合标准化建设经验分享学术会议举行。

9月2日,青岛市市南区金门路街道福清路社区卫生服务中心正式挂牌成立。

9月30日,青岛市市南区人社局发文,任命马国欣为青岛市市南区人民医院院长(试用期一年)。

10月8日,聘任管春燕、刘春艳为市南区人民医院院长助理。

10月19日,山东省疫情防控督导检查组一行到医院开展定点医院、发热门诊专项督导检查。

11月29日,市南区人民医院与山东中医药大学附属医院共建"齐鲁尚德俊周围血管学术流派传承工作站"签约揭牌仪式举行。

党委书记:尉　伟
院　　长:马国欣
党委副书记:殷玉梅
副 院 长:洪光晨
院办电话:86671528
传真号码:68855886
电子邮箱:snqrmyy@126.com
邮政编码:266002
地　　址:青岛市市南区广州路 29 号
（撰稿人:张欣欣）

青岛市市南区卫生计生综合监督执法局

概况　2021 年,职工总数 16 人,其中卫生技术人员 10 人,占职工总数的 62.5%。卫生技术人员中,高级职称 2 人,占卫生技术人员的 20%;中级职称 2 人,占卫生技术人员的 20%。

固定资产　2021 年,固定资产总值 152 万元。

队伍建设　2021 年,开展党史学习教育活动,组织党员干部集体学习 32 次,支部书记、委员讲党课 5 次,开展专题"三述"和专题研讨 2 场 28 人次,观看红色影片 1 场。组织业务培训,"学习强国"、灯塔大课堂等线上培训参与率达到 100%。参加市、区组织的各类业务知识培训 70 余次,参训人员近 300 人次。落实"三会一课"、谈心谈话、民主集中制等各项制度,召开组织生活会。每月组织开展主题党日活动。多次召开廉政建设工作会议。开展"我为群众办实事"实践活动,开展"送法进企业""送法进社区""送法进医疗机构"等活动 6 次,发放职业卫生、医疗卫生等宣传材料 200 余份,培训从业人员 300 余人。制订"三清单两承诺一服务"清单,巩固党史学习教育成果。

卫生监督执法　2021 年,立案查处案件 134 起,罚没款 219500 元,人均办案数量 19.1 件,监督覆盖率 100%,"双随机"抽查任务完成率、完结率均为 100%,手持执法终端应用率 100%。受理投诉举报 336 起,全部在规定时间内办理回复完毕。

疫情防控　2021 年,重点落实预检分诊、院感防控及医疗废物、废水处理规范执行情况。监督检查疾病预防控制中心 1 家,医疗机构 1379 家次,公共场所 1528 户次,传达监督意见书 421 份。重点对辖区 1 处疾病预防控制机构、5 处集中隔离场所和 23 处预防接种门诊进行多轮次监督检查,传达监督意见书 28 份;对 12 家医疗机构的病原微生物实验室进行拉网式检查,立案处罚 1 起。

国家卫生城市复审　2021 年,监督检查医疗机构医疗废物的处置及"五小"公共场所。张贴公示栏 500 个,公共场所管理制度 1000 余份,监督检查辖区医疗机构 406 家,公共场所单位 1195 家,传达监督意见书 295 份,整改落实 316 家,立案处罚 91 起,罚款 68000 元。

重点工作　2021 年,统筹安排"双随机、一公开"抽检单位 375 家,监督抽查医疗卫生、公共场所卫生、生活饮用水卫生、传染病防治、职业卫生、学校卫生、妇幼健康、血液安全。与省监管平台部门联合双随机监督检查 76 家单位,任务完结率 100%,立案处罚 13 起,罚没款 7000 元,公示监督抽查结果。开展学校教学环境卫生双随机检查,抽检辖区内 5 家托幼机构、5 所学校、20 家校外培训机构,进行约谈、落实整改,公示检测结果。

2021 年,开展"蓝盾行动"重点领域专项整治。抗(抑)菌制剂监督检查专项行动监督检查消毒产品经营单位 20 家,传达监督意见书 20 份,立案 1 起,罚款 1000 元。医疗美容专项整治行动监督检查医疗美容机构 44 家(其中有 5 家机构已关门),传达卫生监督意见书 39 份,立案 12 起,其中非法行医案件 3 起,罚没款 70993.5 元,吊销《医疗机构执业许可证》1 家。人类辅助生殖领域专项整治行动监督检查医疗机构 424 家,未发现存在相关违法违规行为。疫苗接种管理专项整治行动监督检查辖区内 23 家预防接种单位(包含 16 家新冠疫苗接种点)和 1 家疾病预防控制机构。医疗机构依法执业风险排查专项整治行动排查辖区内 9 家一级医疗机构依法执业情况,举办培训会,发放明白纸,签署《医疗机构依法执业承诺书》,对违法行为立案查处 2 起,罚款 11000 元。职业卫生专项整治行动监督检查存在职业病危害因素企业 32 家,传达卫生监督意见书 32 份,对存在违法行为的 1 家企业予以立案处罚。开展新冠病毒核酸检测的病原微生物实验室生物安全监督检查。开展备案制中医诊所专项监督检查工作,监督检查备案制中医诊所 68 家,传达意见书 68 份,立案处罚 4 起。

卫生监督协管 2021 年,制订《2021 年市南区卫生监督协管服务技术指导方案》,组织卫生监督协管现场培训会,全区 38 家社区卫生服务中心(站)的卫生监督协管员参加培训及资格考试。对辖区的社区卫生服务机构卫生监督协管服务工作开展情况进行第一季度和第三季度督导检查和日常评价,传达督导意见书 77 份。

重大活动卫生保障 2021 年,对全区考点学校及其周边组织开展公共卫生专项执法检查。出动卫生监督执法人员 14 人次、监督车辆 6 辆次,检查考点周边住宿场所 12 家、医疗机构 5 家,传达监督意见书 16 份。

大事记

9 月 3 日,中共青岛市市南区人力资源和社会保障局党组免去贾光的青岛市市南区卫生计生综合监督执法局局长职务。

9 月 30 日,中共青岛市市南区人力资源和社会保障局党组任命秦靖为青岛市市南区卫生计生综合监督执法局局长(试用期一年)。

荣誉称号 2021 年获评市级文明单位;2021 年 1 起行政执法案卷被青岛市卫生健康委综合监督执法局评为 2021 年度全市卫生健康行政处罚优秀典型案卷;1 名执法人员被山东省卫生健康委评为山东省卫生健康监督执法办案能手,2 名执法人员分别被青岛市卫生健康委评为青岛市卫生健康监督执法"十佳"办案能手、办案能手称号。

党支部书记、局长:秦　靖
办公室电话:82886575
电子信箱:qdsnqwsjd@qd.shandong.cn
邮政编码:266071
地　　址:青岛市市南区泰州路 15 号
（撰稿人:秦　靖）

青岛市市南区疾病预防控制中心 (青岛市市南区公共卫生突发事件应急处理中心、青岛市市南区健康管理指导中心、青岛市市南区动物疫病预防控制中心)

概况 2022 年,青岛市市南区疾病预防控制中心(青岛市市南区公共卫生突发事件应急处理中心、青岛市市南区健康管理指导中心、青岛市市南区动物疫病预防控制中心)占地面积 4264 平方米。职工总数 70 人,其中卫生技术人员 60 人,占职工总数的 85.7%;事业工勤人员 1 人,占职工总数的 1.4%。卫生技术人员中,高级职称 6 人,中级职称 16 人,初级职称人数 27 人,分别占卫生技术人员总数的 10%、26.7%、45%,未取得技术资格证书人员 11 人。

新冠肺炎疫苗接种 2021 年,成立市南区重点人群新型冠状病毒疫苗紧急使用工作领导小组和新冠病毒疫苗接种工作领导小组。制订《市南区新冠病毒疫苗接种工作总体实施方案》。开设 24 小时新冠疫苗咨询热线电话。截至 11 月 29 日,新冠病毒疫苗累计接种 104.78 万剂次,其中接种完成第一针的为 49.53 万人、接种完成第二针的为 44.71 万人、接种完成第三针的为 10.5 万人。12 岁及以上人群第一剂次接种率 104.52%,全程接种率 98.06%;60～69 岁人群覆盖率 86.96%,70 岁以上人群覆盖率 46.44%,加强针接种率 47.31%。新冠疫苗接种相关培训 30 场,通过中心微信公众号发布新冠疫苗科普文章 30 篇,印发宣传海报 500 张,新冠疫苗接种知识问答折页 3500 份,对接种后疑似预防接种异常反应进行监测并处置 230 例,回复咨询电话 2.5 万次。

新冠肺炎疫情防控 2021 年,完成中高风险多地区入返青人员的核酸检测及多项协查工作。中心实验室参加省级以上室间质评合格率 100%,申报 2022 年度全国临床检验室间质量评价工作。完成 383106 人次核酸检测,环境和食品合计检测 63683 份,检测冷链单位 9167 家。其中,累计疫情重点地区来青返青人员检测 42047 人次,外省来青返青人员检测 6542 人次;冷链相关人员检测 49027 人次,检测结果均为阴性。截至 11 月 26 日,报告本地新冠肺炎确诊病例 0 例;境外输入确诊病例 1 例,其中治愈出院 1 例;无症状感染者 0 例。无新增确诊病例;无新增无症状感染者。

传染病防制　2021 年,加强性病艾滋病宣传,实施行为干预,同非政府组织合作开展干预活动。开展自愿咨询检测,完成 VCT 检测 1000 余人。中心实验室完成艾滋病筛查 2434 人次,梅毒、丙肝抗体分别检测 1965 人次。截至 11 月 30 日,检测各类高危人群 22 万余人,发现 HIV 新发感染者 82 人。开展各类院感监测培训 60 余次,人员达 2000 人以上;多次对辖区内隔离酒店、基层医疗机构、学校托幼机构、养老机构及校外培训机构等重点单位进行督导检查;对 8 家托幼机构及 4 家养老机构消毒效果评价 247 次。开展 40 次辖区内病媒生物监测。处理传染病预警 95 起,聚集性疫情 30 起。

2021 年,收集和报送结核病防治"十三五"终期评估相关数据,1～10 月市南区确诊结核病患者 92 例,其中新涂阳 50 例,转诊到位 108 例,总体到位率 100%。确诊耐多药结核病患者 2 例,纳入治疗 2 例,纳入治疗率 100%。辖区内发生学生结核病疫情 6 起,涉及学校 5 所,学生病例 6 例。

卫生城市复审　2021 年,成立由 7 人组成的创建卫生城市工作督导小组,结合创卫责任目标分解到人,制定创城督导意见参考模板。在辖区内开展病媒生物消杀 144 处,面积约 15 万平方米;对督导发现问题 60 余处,通报相关责任部门并限期整改。

慢性病综合防控示范区建设　2021 年,开展全民健康生活方式活动,完善疾病监测网络,全面开展人群慢性病发病及死亡水平监测,推进健康支持性环境建设,有健康主题公园 3 处、健康步道 3 处。补充和维护 50 个社区健康自助检测点物资。人群高血压患者治疗率由 2017 年的 57.7% 上升到 82.49%,血压控制率由 2017 年的 32.7% 上升到 68.83%;糖尿病患者治疗率由 2017 年的 61.1% 上升到 85.67%,血糖控制率由 2017 年的 45.4% 上升到 57.33%。人群吸烟比例由 2017 年的 17.83% 降低到 14.67%;人均油食用量由 2017 年的 40.34 克/天降低到 29.24 克/天,人均盐食用量由 2017 年的 9.39 克/天降低到 8.40 克/天。

省级健康促进区建设　2021 年,市南区开展省级健康促进区建设工作通过省级专家验收。围绕健康教育宣传日,印制、发放健康素养 66 条、控烟、合理膳食及"三减四健"系列等宣传材料至辖区居民,印发

国家卫生城市相关健康教育宣传栏海报发放至全区窗口单位;采取大众媒体、新媒体、各种健康教育宣传栏等形式,开展健康教育"六进"活动,组织大型公众咨询活动和健康教育讲座。培训和督导辖区各社区卫生服务机构国家基本公共卫生健康教育项目,覆盖率 100%。开展心理健康促进工作,实现社会心理服务网络全覆盖。6 家二级及以上综合性公立医院均设置精神科(心理门诊),设置率 100%。印发《市南区新型冠状病毒感染的肺炎疫情紧急心理危机干预工作实施方案》,成立市南区突发事件心理危机救援队伍,开通 4 条免费心理援助热线。建立精神卫生综合管理机制,开展心理健康评估及常见精神障碍早期筛查。全区新冠肺炎治愈患者及家属开展心理评估工作,覆盖率 100%。完成省市严重精神障碍患者各项考核指标。完成城市点居民营养与健康状况调查。

党支部副书记、主任:贾　光

办公室电话:82626459

传真号码:82626459

电子信箱:qdsncdc@126.com

邮政编码:266071

地　　　址:青岛市市南区徐州路 90 号

（撰稿人:李宜宇）

青岛市市南区妇幼保健计划生育服务中心

概况　2021 年,业务用房面积 4152 平方米,内设职能科室 5 个。职工总数 21 人,其中卫生技术人员 15 人,占职工总数的 71.4%;行政后勤人员 6 人,占职工总数的 28.6%。卫生技术人员中,高级职称 3 人,中级职称 6 人,初级职称 6 人,分别占卫生技术人员的 20%、40%、40%。

业务工作　2021 年,门诊诊疗 22260 人次。妇女保健科参与建立孕妇围产保健手册 1875 人,市南区户籍孕妇唐氏筛查 2758 人;开展免费婚(孕)检查 1598 人,免费发放叶酸制剂 4354 瓶,免费发放多维元素 3387 瓶;为驻区各接产医院乙肝病毒携带的产妇,免费发放乙肝免疫球蛋白 196 支。

儿童保健科为辖区内 0～3 岁儿童建立系统管理保健档案,入托儿童体检 1985 人,查体率达 100%;为全区托幼机构保教人员进行健康查体 2465 人,查体率 100%;为集体儿童免费查体、护齿 18708 人;办理新生儿《出生医学证明》6988 份。

固定资产　2021 年,固定资产总值 599 万元,比

上年增长 106.7％。

医疗特色　2021 年,指导各级各类医疗机构对怀孕至产后 42 天的妇女进行妊娠相关风险的筛查、评估分级和管理,由专人完成孕妇咨询解答,提供科学备孕的指导、妊娠风险的提示等服务;落实高危孕产妇专案管理;强化危急重症的转院和救治,完善孕产妇和新生儿危急重症的转诊和救治网络。对驻市南区各级各类托幼园(所)入园儿童,进行免费年度健康查体护齿。推进国家免费孕前优生健康检查项目市南区居民全覆盖,继续实施增补叶酸预防神经管缺陷项目;为市南区户籍地孕妇和纳入市南区计划生育管理的新市民孕妇免费发放多维元素。为市南区户籍孕妇或女方是非青岛市户籍、其丈夫是市南区户籍的孕妇,免费报销无创 DNA 或羊水穿刺产前筛查费用。

主　　任:辛海云

副 主 任:王　静 郭　勇

电　　话:68896108

邮政编码:266071

电子信箱:qdsnqfuyou@qd.shandong.cn

地　　址:青岛市市南区泰州路 15 号

（撰稿人:庞　璐）

青岛市市南区社区卫生服务管理中心

概况　青岛市市南区社区卫生服务管理中心位于泰州路 15 号,管理 8 个政府办社区卫生服务机构。分别为:珠海路街道海口路社区卫生服务中心,位于海口路 5 号东门;金湖路街道山东路社区卫生服务中心,位于山东路 35-1 号;八大湖街道巢湖路社区卫生服务中心,位于巢湖路 2 号甲;香港中路街道闽江路社区卫生服务中心,位于闽江路 116 号甲-3;湛山街道延安三路社区卫生服务中心,位于延安三路 206 号;中山路街道河南路社区卫生服务中心,位于河南路 19 号;江苏路街道黄县路社区卫生服务中心,位于黄县路 37 号;八大峡街道观音峡路社区卫生服务中心,位于观音峡路 1 号。

业务工作　2021 年,建立健康档案 125876 份,健康管理的 65 岁以上老年人 16238 人,高血压慢性病管理 10471 人,糖尿病慢性病管理 4190 人,0～6 岁儿童保健管理 13486 人;孕产妇健康管理 2250 人。

固定资产　2021 年,固定资产总值为 298.57 万元。

社区卫生服务　2021 年,为辖区居民提供一般常见病、多发病诊疗、护理,诊断明确的慢性病诊疗服务,开展门诊统筹签约、双向转诊、门诊大病等业务工作。各社区卫生服务中心门诊总量为 101375 人次。加强医疗质量管理,完善医疗纠纷防范预案。开展区域化医联体建设,推进医疗资源纵向整合。线上推广家庭医生签约服务模式,落实家庭医生签约服务。实现家庭医生签约服务全面嵌入社区,各社区卫生服务中心组建家庭医生服务团队 22 个,居民签约 40989 人。全面做好疫情期间应急保障工作,建立常态机制,成立新冠病毒肺炎疫情防控工作领导小组,落实12～17 岁、3～11 岁、60 岁以上等重点人群疫苗接种工作。定期自查梳理,细化疫情防控方案。开展新型冠状病毒知识培训和卫生应急演练。

国家基本药物工作　2021 年,落实各社区卫生服务中心实施国家基本药物目录制度的工作,清理库存药品,下调价格。贯彻落实药品零差价销售政策,在山东省药品集中采购招标平台集中采购,全部实行零差率销售。

基本公共卫生服务工作　2021 年,各社区卫生服务中心组织学习最新版《国家基本公共卫生服务项目工作规范》。落实慢病综合防治一体化工作,着重加强传染病及突发公共卫生事件报告和处置工作,开展传染病防治,完善突发公共卫生事件预警机制,落实工作人员岗位责任制和预检分诊制度,落实首诊负责制。增强突发公共卫生事件应急处置能力,保证应急物资储备足量。做好居民健康档案、健康教育、卫生监督协管工作,做好老年人、孕产妇、0～6 岁儿童、严重精神障碍患者、结核病患者、中医药的健康管理以及传染病防控和各项基本公共卫生服务项目工作。各社区卫生服务中心按期组织策划健康教育讲座,专人负责定期更换宣传展板,健康教育团队进社区、进学校、进单位。

党建工作　2021 年,各社区卫生服务中心党支部制定党建工作全年计划,落实全面从严治党主体责任、履行"第一责任人"职责,按时召开支部委员会会议。各社区卫生服务中心开展党史学习教育活动。严抓作风纪律建设。结合"为民办实事"项目主体,落实接诊工作。

负 责 人:宋培铎

电　　话:85824700(传真)

邮政编码:266071

地　　址:青岛市市南区泰州路 15 号

（撰稿人:刘潇彬）

市　北　区

青岛市市北区卫生健康局

概况　2021 年,市北区卫生健康局建立青岛市首家中医药联盟,顺利通过国家卫生城市复审迎检、山东省健康促进区和山东省慢性病综合防控示范区复评审,先后在青岛市卫健系统"百日奋战"行动会议、青岛市卫生健康工作会议、青岛市中医药工作大会等重要会议上作典型交流,获"山东省档案工作业务建设先进单位""青岛市三八红旗集体""青岛市无烟示范机关"等荣誉称号,"病有所医"在全市民生评价工作中获得市内三区第一名。全区有医疗卫生机构 841 所,床位 16375 张,卫生技术人员 23553 万人。

新冠肺炎疫情防控　2021 年,创新构建医疗机构"1+4+5"监管模式,实现院内"零感染"。建立集中隔离点事前、事中、事后一体化监管运营模式 3.0 版,制定 9 类岗位规范标准和 65 项工作细则的集中服务点"市北标准",24 小时驻守服务保障,完成 1.1 万人集中隔离。落实 9 个行业主管部门、22 个街道 900 余家单位的核酸检测,实施"预警+反馈+通报"机制,各类重点人员检测 29.4 万余人次。健全"六方"对接、疫苗接种督查闭环管理机制,建立 48 个接种门诊,出动医务人员 6 万余人次,开展异常接种反应医疗救治等演练 20 余次,完成接种 240.4 万余剂次。制定完善全员核酸检测、转运救治等方案流程 60 余个,成功处置南京入境人员返青阳性病例、猎犬二号外轮船员阳性人员等突发事件 150 余起,"疫点管控五步法"得到市指挥部肯定并全市复制推广,以《创新实施疫情防控全链条管理模式争当防疫卫士"百日奋战"排头兵》为题,在全市卫健系统"百日奋战"行动部署会上作典型交流。

医政管理　2021 年,制发《2021 年深化医改重点工作安排》,明确深化医改六项 23 条工作任务。落实《医疗机构管理条例实施细则》规定,开展医疗机构虚假宣传、小病大治、捆绑推销药品耗材等专项整治行动,不合理医疗检查专项治理、群众就医体验大提升等活动。制定《市北区医疗机构投诉接待处理"十应当"》制度。开展"民营医院管理年"活动,制发《市北区民营医疗机构量化分级管理实施方案》,创新实施"A、B、C、D"四类管理措施。

健康市北建设　2021 年,落实《推进健康市北行动实施方案》,开展健康知识普及、全民健身、中小学健康促进、传染病及地方病防控等 16 项行动,细化人均预期寿命(岁)、居民健康素养水平等 33 项指标任务,开展健康教育"六进"活动,集中宣传、健康教育讲座 230 余场,受益人群 10 万余人,通过国家卫生城市复审迎检、山东省健康促进区和山东省慢性病综合防控示范区复评审。

医疗卫生服务　2021 年,推动互联网诊疗与互联网医院发展,完成电子健康卡建设。区人民医院和 10 所公立社区卫生服务机构推行"零差率"药品销售,为群众节省费用 1329 万余元。落实"医疗质量管理+老年病特色品牌",区人民医院门诊量突破 30 万余人次,在全市公立医院互联网满意度调查中门诊患者评价获第二名。创新实施医疗机构清单式管理,组织开展口腔种植、医疗美容、毒麻药品、传染病监管等专项检查,行政立案处罚 102 起。

中医药服务　2021 年,建设"国家中医药综合改革试验区先行区",创新"一核双驱三提升"中医药发展模式,成立青岛市首家中医药联盟,实施中医药"五个一"工程,新建"国医馆"10 所,打造北岭山中医药文化主题公园,开展中医传统运动项目八段锦推广、中医药健康教育、义诊等 260 余场次,开展中医特色服务 27.6 万余人次。在全市卫生健康暨中医药工作会议上作典型发言,相关经验做法被国家卫生健康委主管的《人口与健康》《中国人口报》等媒体报道 10 余次。

社区卫生服务　2021 年,实施社区卫生强基工程,投入 134.5 万元整治公立社区卫生服务机构院感防控及安全隐患问题,完成 10 个中心化验室、全科诊室改造,配置心电监护仪、移动 DR 等设备 60 余件。完成全区 91 所社区卫生服务机构标准化建设,新增 6 所社区中心参与"优质服务基层行"评审;完善家医签约团队下沉网格运行机制、评价体系,融合基本医疗、基本公卫、疫情防控三类综合服务,拓展预约诊疗、心理咨询等定制服务,形成"3＋N"卫生健康网格服务模式,家医签约40万余人,建立居民健康档案96万余份,打造双网融合服务3.0版。以《创新实施基层卫生双网格融合服务,不断提高群众满意度》为题,在《青岛通讯》做专题报道。

妇幼保健　2021年,创新实施孕期保健、儿童保健、妇女健康和健康教育四大工程。建立"闭环式五色"管理模式,高危孕产妇个案管理覆盖率达100%,以"紧扣四组关键词,做足母婴安全"为题在全市妇幼工作会议上作经验交流。提供0～3岁儿童系统保健,以及儿童中医体质辨识、婴儿骨密度检测、视力筛查、心理发育评价、随访等延伸及新项目,服务1.1万余人次。免费提供婚孕前保健服务、免费发放叶酸和多维元素近1.6万人次,为辖区妇女免费提供免费HPV筛查,以及开展妇女病普查普治1.1万余人次。深化"四送七进"服务品牌,开展义诊宣传20余次,发放宣传材料1.5万余份,创新搭建儿童和孕妇学校"线上＋线下"宣教课堂。完成国家出生证明调研、省避孕药具项目绩效评价现场复核、省级孕前优生实验室质评,妇幼保健"三筛两补"服务获评"青岛市卫生健康为民办实事优质服务十大举措"。

疾病预防控制　2021年,推进疾病预防控制体系建设,投入208万余元完成区级公共卫生应急中心改造升级,新增业务用房面积1800余平方米,推进病媒生物、微生物、HIV筛查、PCR等实验室标准化建设,核酸检测能力达到单管3000份/日。作为全市唯一国家项目点,完成中国居民心血管病及其危险因素监测项目;落实艾滋病"四免一关怀"政策,通过第四轮国家艾滋病示范区创建中期评估;完成"十三五"结核病防治规划终期评估,实现肺结核患者系统管理率、耐多药纳入治疗率和学校结核疫情规范处置率"三个100%";通过山东省健康促进、山东省慢性病综合防控两个省级示范区复评审,居民健康素养水平同比提升3.27%。市北区疾病预防控制中心党支部被表彰为"青岛市先进基层党组织"。

卫生监督　2021年,建立机构自治、行业自律、政府监管、社会监督的多元化综合监管体系,通过全市医疗卫生行业综合监管督察组实地考核。实行"蓝盾行动"卫生监督专项攻势,开展生活饮用水卫生监督提升、消毒产品专项整治、学校卫生健康行动及公共场所监督检查等活动,加大对全区公共场所、医疗机构、学校、生活饮用水、职业卫生等单位监管力度,监督9200余家次,监督覆盖率100%,完成国家"双随

机、一公开"监督检测工作任务357家,完结率100%。行政处罚337起,收缴罚款73.35万元,没收非法所得0.04万元,没收器械2宗;受理各类咨询100余家次,受理、回复、回退投诉举报件459起。

分级诊疗建设　2021年,深化公立医院综合改革,督促公立医院和非营利性医院推进现代医院管理制度改革、修订医院章程,持续开展进一步改善医疗服务行动,鼓励医疗机构推出便民惠民服务,优化诊疗流程。驻区三级甲等医院牵头与辖区社区卫生服务机构结对组建五大医联体网格,重点打造以项目合作方式为主的"专科联盟",深入开展双向转诊、远程会诊等服务,联合建立白内障特色诊疗、移动DR远程诊断,疼痛门诊、中医堂馆、心理门诊等7个特色专科诊室,专家进基层医疗机构坐诊120余场次。

计生优质服务　2021年,办理生育服务登记4041件;落实到位计生利导政策,投入计划生育政策保障经费1.33亿元;为全区计生特殊家庭投身故、住院津贴保险87.82万元;开展"青春健康行"等活动,发放人口关爱救助金28.55万元;完成托育机构备案7家,增加托位441个,打造1家市级示范托育机构,遴选推荐4家优质托育机构完成国家发改委普惠托育项目验收。

老年人服务　2021年,创建14家省级医养结合示范街道,国家卫健委课题组到市北区作专题调研;推进国家老年人心理关爱试点项目,推荐6家市级安宁疗护试点医疗基地,为65岁以上老年人免费健康查体10万余人;调处涉老纠纷信访17件;开展老年文体活动,免费提供名医讲坛等各类志愿服务0.5万余人次。

职业卫生　2021年,开展职业健康宣传工作,推进职业健康知识"五进活动"20余场次,组织500名企业职工参加网络培训课程及职业病防治知识答题。监督检查职业卫生单位、职业病诊断机构等89家,行政处罚8家。开展涉及职业病危害调查核实企业1657家,培育市级健康企业1家,推荐市级"职业健康达人"9名。

行业安全　2021年,制发卫健系统安全生产三年专项整治行动方案,开展"百日奋战"拉网式安全检查,督导整治安全生产隐患211条。加强行业作风建设,建立完善医疗机构常态化的巡查、点评、约谈制度,将医疗乱象、侵害群众利益现象整治行动作为常态化工作;加强严重精神障碍患者管理服务,健全"四级双网格"精神卫生防治体系,检出率达0.43%。

宣传教育　2021年,编发《半岛都市报·市北卫

生健康》专刊 13.5 万份；刊发稿件 713 篇，推送官微和微博 1200 余条次，监测处置舆情 15 起；对疫情防控、卫生健康免费惠民政策、中医药改革等内容进行重点宣传。推荐 2 人获评"青岛好医生"、2 人获评市北区担当作为好干部。

"放管服"改革　2021 年，规范政务服务标准化建设，定期维护行政审批服务运行配置平台，梳理、配置、完善 218 条省政务网服务事项信息，梳理 30 余项依申请服务事项及数据归集、20 余条省互联网＋监管覆盖事项梳理上报等工作。招录公共卫生、临床医学、预防医学、护理学等专技人才 73 人，16 名医疗专家获评市北区第三批拔尖人才，在慢性病防治、核酸检测等多项全市大赛中夺得第一名。

爱国卫生　2021 年，组建卫生城市创建工作专班，统筹调度、顶格推进，设 11 条专业工作线，建立"四级会议"制度，实施"三级督查"，通过国家卫生城市复审迎检。开展卫生先进单位创建，新创建省级卫生先进单位 7 家、市级卫生先进单位 9 家。做好病媒生物防制。发放控烟禁烟标识 5000 余份，建成无烟示范机关 90 家、无烟家庭 258 个。

大事记

1 月 5 日，在全市卫生健康系统鼓斗志抓落实当好防疫卫士"百日奋战"行动会议上以《市北区创新实施疫情防控全链条管理模式争当防疫卫士"百日奋战"排头兵》为题作典型发言。

2 月 25 日，在 2021 年全市卫生健康暨中医药工作会议上以《创建国家中医药综合改革试验区先行区，增强群众获得感和幸福感》为题作经验交流。

国家卫生健康委员会主管期刊《人口与健康》第五期刊载《市北区：夯实服务基础　增强群众获得感和幸福感》。

4 月 23 日，改革创新建议《创新实施"青岛市智慧停车云平台＋共享停车"模式的建议》入选青岛市十大金点子，市委改革办主办的《改革专报》第 1 期予以刊发。

6 月 4 日，国家卫建委主管的《中国人口报》刊登《市北区：因地制宜建立多元化疫苗接种模式》。

6 月 28 日，国家卫建委主管的《中国人口报》刊登《市北区全力打造疾病立体防控网》

7 月 13 日，国家卫建委主管的《中国人口报》刊登《市北区加强可疑症状患者闭环管理》，青岛市委主办的《青岛通讯》第 8 期刊发典型经验《创新实施基层卫生健康双网格融合服务不断提高群众满意度》。

9 月 9 日，在国家卫生健康委主管的《中国人口报》，以《市北区：中医药服务新招频出》为题作宣传推广。

12 月 22 日，在国家卫生健康委主管的《中国人口报》，以《市北区：中医药服务革故鼎新》为题作宣传推广。

党委书记、局长：徐美丽
党组成员、副局长、三级调研员：陈祥国
党组成员、副局长：安效忠、李　娟
副处级领导干部：董少远
二级调研员：李友良、杨仁庆
四级调研员：殷　龙、王雅郁
电　　话：83745776
电子邮箱：sbqwjjgk@qd.shandong.cn
邮政编码：266033
地　　址：青岛市市北区辽阳西路 18 号兴业大厦 B 座

青岛市市北区人民医院

概况　青岛市市北区人民医院是一所集医疗、教学、科研、康复、社区卫生服务于一体的综合性二级甲等医院、国家级爱婴医院、城镇职工医疗保险及生育保险定点医院、全国百姓放心医院。医院位于市北区抚顺路 25 号，占地面积 1.561 万平方米，建筑面积 1.602 万平方米。2021 年，职工总数 244 人，其中卫生技术人员 203 人，占职工总数的 83％；行政后勤人员 41 人，占职工总数的 17％。卫生技术人员中，高级职称 24 人，中级职称 71 人，初级职称 108 人，分别占卫生技术人员的 11.8％、35％、53.2％。医院编制床位 240 张，实际开放床位 300 张，设职能科室 14 个、临床科室 22 个、医技科室 7 个，医院下设门诊部 3 个。

业务工作　2021 年，门、急诊量 181845 人次，其中急诊 19705 人次；收治住院病人 3909 人次；床位使用率 82.8％，入出院诊断符合率 100％，手术前后诊断符合率 100％，甲级病案符合率 98％，无菌手术切口感染率为 0，法定传染病报告率 100％。

业务收入　2021 年，业务收入 9323.26 万元。

固定资产　2021 年，固定资产总值 6708.77 万元，比上年增长 29.5％。

基础建设　修建住院二部与门诊楼连廊。

医疗设备更新　2021 年，购置飞利浦 60 排 120 层螺旋 CT、GE-LOGIQ S8 冰晶版全身彩超机等设备。

医疗特色　2021 年，血透室配置先进的血液透析滤过机，为长期尿毒症患者进行血液滤过透析、血液灌流治疗。体外震波碎石科使用先进的碎石机。

内镜室新进奥林巴斯内镜、电刀等设备,全面开展经胃肠镜微创治疗项目,老年病病房提供优质服务。

科研工作　2021年,在国内杂志发表论文50余篇。

继续教育　2021年,外派山东大学齐鲁医院等医院进修、学术交流20人次,开展市级继续教育项目培训3项;请三级医院专家会诊、手术20余次。

大事记

1月,完成方舱CT的建设、验收等工作。

3月,全面升级改造海伦路、海琴及兴隆路三个门诊部的HIS系统。

9月,引进飞利浦60排120层高端螺旋CT,CT室先后开展肺结节分析、冠状动脉CT三维成像、肺动脉、头颈动脉等CT三维成像新项目。

精神文明建设　2021年,派出3名医务人员前往甘肃省进行对口帮扶,完成支医任务。先后派出2名医务人员前往城阳应急门诊支援,主要承担临床检验及核酸检测工作。健全医院爱国卫生工作管理组织,细化各项卫生管理制度,完善卫生检查、考核等配套措施,建立卫生长效管理机制。持续推进"两学一做"学习教育常态化制度化,开展党史学习教育活动。不断提高群众满意度,门诊、住院病人满意度均达98%以上。青岛市48家二级以上公立医院移动互联网满意度调查中门诊患者满意度调查全市排名第二;住院患者满意度调查全市排名第五;员工满意度调查全市排名第一。

荣誉称号　2021年,获评青岛市文明单位。

党总支书记、院长:于　波

党总支副书记:吴海涛　赵　红

副 院 长:赵　红

院长助理:王文青

电　　话:83720868(传真)

网　　址:www.sfhospital.com

邮政编码:266033

地　　址:青岛市市北区抚顺路25号

(撰稿人:王锡伟)

青岛市市北区卫生健康局综合监督执法局

概况　2021年,核定编制33人,领导职数一正三副。内设综合科、法规稽查科、公共场所监督一科、公共场所监督二科、医疗监督科、职业与学校卫生监督科。在编在岗28人,其中专业技术人员19人、管理人员8人、工勤人员1人;高级专业技术人员3人、中级专业技术人员13人。50岁以上5人,平均年龄42岁。承担全区公共场所、生活饮用水、医疗卫生、职业卫生、放射卫生、学校卫生及托育机构的日常卫生监督检查和抽样检测以及依法行政等工作。

固定资产　2021年,固定资产总值214.30万元,比上年增加26.08万元。

传染病防控　2021年,落实疫情防控责任,结合"蓝盾行动""百日奋战"拉网式网格"双查"活动以及医疗机构传染病防治分类监督综合评价等重点工作,开展对辖区一级及以下医疗机构拉网式执法检查,填报《市北区医疗机构疫情防控督导表》1600余份,传达卫生监督意见书600余份。监督检查5家酒店的7个集中隔离场所的医疗废物存储、登记、消毒、集中空调通风系统等开展66家次。对人员密集、流动性大的14家大型商超的集中空调通风系统进行卫生监督专项执法检查,委托第三方检测机构对其进行卫生学检测,行政处罚检测不合格单位3家。开展学校卫生春季传染病防控;新冠疫情防控及突发公共卫生事件处置;中小学校、托幼机构、校外培训机构采光和照明抽检;学校医务室专项监督检查等工作。

依法行政　2021年,国家"双随机、一公开"完结率100%,监督、抽检公共场所单位238家、医疗机构43家、放射卫生单位18家、中小学校24所、托幼机构及校外培训机构35家、学校医务室11处。以长途汽车站、邮轮码头及购物商圈为中心辐射周边公共场所,重点监督检查1686家次,经国家卫生城市实地测评组测评,"四小"场所均符合标准。划分职能责任分类依法行政,公共场所日常卫生监督检查2800余家次,行政处罚立案102起,收缴罚款2.25万元,全覆盖抽检15家二次供水单位水质;监督检查各类医疗卫生机构1800余家次,立案184起,收缴罚款53.04万元,罚没器械2宗;监督评价一级以下各类医疗机构688家,其中优秀单位11家、合格单位650家、重点监控单位27家,综合评价工作覆盖率达到100%;职业卫生工作监督检查122家次,行政处罚51起,收缴罚款18.1万元,率先突破职业卫生行政执法零处罚;与市北区行政审批局联动,协同严把放射校验关,放射卫生单位经常性监督检查132家,监督覆盖率100%,完成放射单位建设项目职业病危害设施竣工验收评审60余家,此项工作在青岛市放射卫生监督会议上作为工作亮点作交流汇报。

机构建设　2021年,开展规范化卫生监督机构创建工作。加大日常监督检查力度,保持监督覆盖率达100%。规范信访、投诉、案件查处机制,受理信访案件 7 件,案件办结率 100%;接到投诉举报 459 起,回复 302 起,回退 157 起。申请法院强制执行案件 4 起,结案 1 起,强制执行 2000 元。

宣传培训　2021 年,利用官微和新闻媒体进行信息报道宣传 50 余篇,开展"送法进企业"法律宣传活动,多次组织被监管单位进行行业卫生知识培训。对卫生监督协管员进行培训并配合社区科、社管办对全区 87 家社区卫生服务中心(站)进行督导检查,覆盖率 100%。

大事记

11 月 16 日,卫生监督员马猛被评为青岛市卫生健康始监督执法十佳办案能手;王翠被评为青岛市卫生健康监督执法办案能手。

荣誉称号　获 2021 年度市级文明单位荣誉称号。

党支部书记、局长:桂文盛

副　局　长:张克胜、胡　凯

值班电话:83779885

电子信箱:sbqjdgk@qd.shandong.cn

邮政编码:266033

地　　　址:市北区辽阳西路 18 号

（撰稿人:刘卫东）

青岛市市北区疾病预防控制中心

概况　2021 年,职工总数 105 人,其中,卫生专业技术人员 101 人,行政工勤人员 4 人。卫生专业技术人员中,正高级职称 5 人、副高级职称 15 人、中级职称 21 人、初级职称 60 人,分别占卫生专业技术人员的 4.9%、14.8%、20.7% 和 59.4%。

固定资产　2021 年,固定资产净值 2751 万元,比上年减少 5%。

疫情防控　2021 年,做好常态化疫情防控,建立"一班十组"机制,设置 1 个疫情防控专班,设立综合协调、信息宣传、消杀、检验、监测处置、集中隔离(服务)点、复工复学、疫苗接种、冷链非冷链、海港防控 10 个工作小组。确立防控重点"三点五线",即紧盯集中隔离点、集中服务点和疫苗接种点"三点"管理,执行疫情防控指导员制度和接种门诊巡查制度,落实 24 小时"一对一"指导模式,实施日常巡查督导 952 次,完成 68 批次 1.2 万入境人员集中隔离观察,重点人员检测 11.4 万人次,接种服务 275 万剂次,处理密切接触者 228 人,次密接触者和一般接触者 885 人;做好研判预警,围绕六大"风险点",专业监测与重点监控相结合,健全常态化风险监测机制,及时研判预

警 55 次,落实"四早"防控策略;做好核酸检测,落实重点人员疾控采样监测实验室核酸检测能力达到 2400 管/日,检测生物学样本 17.8 万余人次,环境样品 2.2 万余个;做好应急处置,执行"动态清零"政策,保持"战时"状态不变,8 支应急处置分队和一支集中服务点应急处置队 24 小时值守待命;做好指导培训,制定规范性文件 91 项,实现对区级部组、街道社区、重点场所、重大活动等指导培训全覆盖,指导培训贯穿疫情防控全流程,开展培训演练 2129 人次;做好新冠疫苗接种,设置固定门诊 46 个,开设临时接种点 188 个,培训接种人员 862 人,接种能力达到 3.9 万剂次/日,5 支督导队伍包干巡查,零延误全程冷链运转疫苗 7000 余批 245.75 万剂,提供接种服务 239.5 万剂次。开展各类疫情防控、隔离消毒培训 23 场,培训人员 2000 余人次。参与全民核酸检测、进口冷链食品及非冷链货物应急处置等演练活动 10 余次。

卫生应急　2021 年,公开招聘 31 名专业技术人员,加强基层专业公共卫生人员培训,培训覆盖面和合格率均达 100%。指导各卫生单位储备各类卫生应急物资六大类 220 余种。

传染病防治　2021 年,聘任传染病防制专业领域首席专家 1 名,审核管理传染病 5275 余例,疫情报告质量综合管理率 100%,处置聚集性发病疫情 206 起,流调处置各类传染病 630 例,强化手足口病、流感、致泻性弧菌、病毒性腹泻监测哨点工作,病原学采样 2338 例,样本采集和运送率达 95% 以上,居全市首位。启用山东省人群健康检测信息报送系统,录入上报核酸数据 406 万余条,各类风险人员信息 2000 余条,在 24 小时内完成回访和风险研判,不明原因肺炎、流感、出血热、猩红热、发热伴等重点传染病监测哨点覆盖率提升 50%。

艾滋病防控　2021 年,通过国家督导组对青岛市第四轮艾滋病示范区创建工作的中期评估。落实艾滋病"四免一关怀"政策,新报告病例 99 例,HIV抗体筛查 31 万余人次,重点人群干预 1 万余人,自愿咨询检测 1045 人次,发现并确认 3 例阳性。年度随访管理率 100%。全市率先实现"符合治疗条件的感染者和病人接受抗病毒治疗比例达 90% 以上"指标任务。梅毒、淋病等性传播疾病防控工作运行平稳。

结核病防治　2021 年,新报肺结核患者 272 例,新增耐药肺结核患者 11 例,肺结核患者系统管理率达 100%。规范处置辖区学校结核疫情 22 起,筛查密切接触者 2270 人次。全面做好 2022 年冬奥会和冬残奥会筹办期、举办期结核病防控工作,对辖区 450

名新疆、西藏班师生进行结核筛查,落实长期照护机构的疫情监测。巩固扩大"百千万志愿者结核病防治知识传播行动"成果,市北区在全市评比中获"考核评价优秀奖"。

卫生监测　2021年,开展城市生活饮用水水质监测、病媒生物监测、公共场所健康危害因素监测、学校采光照明"双随机"抽查等监测任务,完善食品安全风险监测新体系建设,食源性疾病监测报告信息达到3787例。增加鼠类、蟑螂、蜱虫、成蚊监测项目,开展蝇类监测64次,报送监测数据600余个,开展成蚊监测48次。开展终末消毒,对65处疫点进行终末消毒68次,消毒面积11.07万平方米;预防性消毒总面积37.37万平方米。

免疫规划　2021年,落实国家免疫规划政策、疫苗流通与预防接种管理条例,接种疫苗24.2万剂次,适龄儿童接种率保持在90%以上,完善疫苗管理机制,规范采购、供应、温控监测,疑似预防接种异常反应管理率达100%,处理群众举报投诉、咨询事件3600起,处置及时率和满意率均为100%,调查处置疫苗针对性传染病870例,加强预防接种队伍建设,实现区疾控中心和44家接种单位疫苗全程电子追溯工作,组建疫苗接种应急队伍20支,医护人员260人,开展接种人员上岗资质培训考核852人,出动流动接种任务130余次。接种新冠疫苗2404365剂次,其中首剂接种人数1026794人,第二剂接种人数995502人,第三剂接种人数77248人,加强免疫304821人。

慢病监测　2021年,省级慢性病综合防控示范区建设以优异成绩通过复审验收。组织全区慢病防控工作岗位技能竞赛。开展全国肿瘤防治宣传周、全民健康生活方式宣传月、万步有约等主题活动,开展优秀健康示范餐厅、健康示范单位和健康家庭参加省、市级评选及展播活动,有2家健康家庭参加省级优秀作品评选,进入全省前10名。完成国家、省、市级慢病监测任务,审核管理监测卡片4万张。

公共卫生服务　2021年,创新慢病项目工作模式。承接中国居民心血管病及其危险因素监测项目。聘任基本公共卫生服务领域首席专家1名,成立市北区基本公共卫生服务质量控制与指导中心,集中开展业务培训3次,实施线上指导服务模式,覆盖84家社区服务机构。随访患者5万余人次。

地方病防制　2021年,有序推进重点地方病消除评价及地方病专项攻坚行动,完成5个街道和500名重点人群碘缺乏病监测及其健康教育效果评价,6个疟疾监测点完成血检1107人,规范处置疟疾病例2例、疫点1个,间日疟病例实行"1-0-3"处置模式,此模式参加青岛市卫生健康系统第四届"健康杯"职工创新成果擂台赛,获三等奖。

健康教育　2021年,巩固省级健康促进示范区创建成果,打造健康促进场所、全民健康工程、肿瘤健康教育基地和健康服务网格化管理等亮点工作,在13个健康大学堂中利用新媒体完成200场线上科普讲座。在大众网等主流媒体开展100多次网络宣传,完成2021年省级健康促进区复评审工作,完成2021年居民健康素养监测工作。开展卫生城市复审技术培训和督导20余次,提供健康科普素材15篇。

学校卫生　2021年,开展"青岛市学生常见病及健康影响因素监测"工作,对辖区10所托幼机构及学校开展教学环境监测。学校因病缺课症状监测系统覆盖119所学校,处置红色预警154起,加强学校卫生教师业务培训,落实免费预防性健康体检政策,完成体检服务9万余名,完成93所中小学健康查体工作。做好复学核验和中、高考保障工作。

职业卫生　2021年,通过线上、线下相结合的方式,开展《职业病防治法》宣传周活动,对职业病诊断机构和职业健康检查机构开展季度专项业务督导,报告职业病监测信息12例、职业病健康检查信息13108例,开展职业性尘肺病随访与回顾性调查159人、职业病危害现状调查30家、工作场所职业病危害因素监测工作4家。

质量管理和检验　2021年,健全中心质量管理体系,规范开展内审、管理评审工作,计量校准仪器设备168件,顺利通过省、市级7个项目24份样本的质控考核。建立中心核酸检测实验室,规范开展新冠病毒核酸检测工作。检测人员核酸样本164402人次,环境核酸样本21489个,生活饮用水样本36份,食品安全事故样本427份、食品安全风险监测样本170份,地方病样本310份,HIV样本2148份。开展食源性疾病应急检测、食品污染物、生活饮用水、艾滋病等检测任务。

动物疫病防控　2021年,落实区防控重大动物疫病指挥部办公室职责,执行重大动物疫病防控责任制,健全组织领导。全面推进犬只狂犬病免疫。设置社区便民服务点和"科普角",普及狂犬病防控知识社区服务覆盖率100%,完成犬只狂犬病免疫8076只,免疫犬只建档率达到100%,抗体合格率达70%以上。

科研工作　2021年,发表国家级论文13篇。

党建工作　2021年,以党史学习教育为抓手,组织开展"当好排头兵，建设核心区""双报到""我为群众办实事"等活动，完善政治学习小组制度，强化政治学习。定期组织"党性体检"活动，严格落实"三重一大"决策制度。

大事记

1月18日，印发《集中隔离场所（服务点）疫情防控指导员工作制度》，执行隔离场所指导员制度。

2月24日，迎接山东省核酸检测实验室专项督导。

3月20日，启动市北区全民新冠肺炎疫苗接种。

3月24日—27日，开展对本辖区管理的新冠肺炎患者及无症状感染者样本采集送检及健康状况调查工作。

5月12日，启用区级公共卫生应急中心。

5月31日，参加全市新冠疫情处置应急演练。

6月28日，市北区首辆新冠肺炎疫苗移动接种车启用。

6月28日，完成中国居民心血管病及其危险因素监测现场调查任务。

7月13日，王军、彭勇硕分别前往菏泽市成武县、陇南市西和县参与支医工作。

7月26日，区人社局任命王春辉为中心副主任（副科级）。

8月31日，参与承办"青岛市新冠病毒初检阳性人员信息报告情景桌面推演"。

9月24日，迎接省卫生健康委对市北区省级健康促进区复评审。

11月2日，全面启动3～11岁新冠疫苗接种工作。

12月23日，山东省卫生健康委员会对市北区省级慢性病综合防控示范区复审工作进行线上验收。

荣誉称号　2021年，获评脱贫攻坚专项工作嘉奖；青岛市先进基层党组织；青岛市抗击新冠肺炎疫情先进集体；青岛市慢病非传染性疾病预防控制工作岗位技能竞赛团体三等奖；青岛市核酸检测工作岗位技能竞赛团体一等奖；青岛市青年志愿服务先进集体；山东省寄生虫病防治先进集体。

党支部书记：陈祥国

主　　任：惠建文

副 主 任：辛乐忠、杨　敏、邹健红、王春辉

联系电话：82812985

传真电话：82812990

电子邮箱：sbqjkzxgk@qd.shandong.cn

邮政编码：266012

地　　址：青岛市市北区德平路3号丁

青岛市市北区妇幼保健计划生育服务中心

概况　2021年，有服务场所5处，建筑面积5600.95平方米，分别位于抚顺路25号乙、台东五路85号、北仲路47号、高苑路13号甲、乐环路18号；市北区妇幼保健计划生育服务中心编制数68人，在岗职工62人，其中卫生专业技术人员54人，占在职职工总数87.10%。卫生专业技术人员中高级职称11人，中级职称32人，初级职称11人，分别占卫生专业技术人员的20.37%、59.26%和20.37%。

业务工作　2021年，提供各项服务7万余人次，在全市妇幼健康绩效考核中排名第一。全面强化疫情防控网格化管理，开展常态化巡查督导，建立疫情防控群，加强防护与消毒管理指导，开展培训，举行应急演练，加大对医疗废物、污水处理管理力度。建立辖区"1+8+24"网格化、系统化、多样化、普惠化诊疗服务体系，开辟妇儿转诊、救治绿色通道，落实高危孕产妇、高危儿三级转诊制度和专案管理。实现辖区孕产妇死亡率为零的目标，全区婴儿死亡率和5岁以下儿童死亡率分别为2.44‰和3.13‰，分别低于《两纲》目标1～2个千分点，辖区孕产妇早孕建册率、0～6岁儿童系统保健管理率均达90%以上；妇女常见病防治实现双向转诊，检验结果实现"一单通"。

2021年，免费婚前医学检查7348人，婚检率达85.09%；完成孕前优生服务5200人，项目覆盖率100%；提供孕产妇保健服务28854人次，随访橙色高风险及红色分级孕产妇4326人次，高危孕产妇个案管理覆盖率达到100%；开展妇科常见疾病筛查11183人次，辖区妇女常见病普查率达89.85%。提供0～3岁儿童系统保健，以及儿童中医体质辨识、婴儿骨密度检测、心理发育评价及新项目服务4835人次；辖区托幼机构儿童入园体检8656人次，保教人员查体5487人次。

业务收入　2021年，业务总收入953.23万元，其中医疗收入492.23万元，惠民资金投入461万元。

固定资产　2021年，固定资产总值3022.13万元。

医疗设备更新　2021年，投入91万元更新尿液分析工作站、血球分析仪、半自动尿仪和显微镜等检验设备。

医疗特色　2021年，推广中医疗法，在全市率先开展孕妇中医体质辨识与辩证施膳指导，以及小儿推拿、穴位贴敷等中医药绿色服务。严把出生缺陷第一

关口,在区婚姻登记处打造"妇幼健康宣传驿站",创新一站式服务,并将目标人群扩大到常住市北区的新婚及待孕夫妇。

惠民实事　2021年,推进惠民实事项目,区办实事"三筛两补"项目孕期免费耳聋、叶酸基因筛查4000人次;妇女免费HPV筛查2000人次;孕前、孕期妇女免费发放多维元素胶囊8000盒;0～1岁儿童免费维生素D发放4000盒,免费金额达303.6万元。市办实事完成DNA直免与报销、产前检测直免与报销、羊水穿刺报销、听筛和新筛报销等9134人次,免费金额210.9万余元。

药具管理　2021年,利用互联网动态实现药具管理数字化,发放免费避孕套70万余只,服务已婚育龄妇女7万余人。完善传统药具发放网点,扩大避孕药具自助机布局安装,为辖区25家社区卫生服务中心(站)、2所高校、3家医院安装药具自助发放机共计30台,实现免费避孕药具进入综合医院、社区卫生服务中心(站)、高校等单位发放。

基本公卫　2021年,创新推出情景剧本、闭环管理强化基本公卫督导,建立问题台账和整改措施台账,解决实际问题75件次,利用腾讯APP、微信群等"云"方式以及实地带教开展岗前培训18次。开展托幼卫生评价9家、督导评估87家、培训2767人次。开展线上签发出生医学证明便民服务,出生证明首次签发17780余份,签发规范管理率100%。

健康教育　2021年,打造健康教育"四送七进"服务品牌,深入街头广场、幼儿园、社区等开展义诊宣传15万余次,发放宣传材料1.5万余份,受益人群20万余人;利用微信公众平台和微博、儿童和孕妇学校"宣教课堂",定期发布保健知识、惠民政策,推送自制科普文档、视频,举办出生缺陷防治知识线上、线下讲座20余期,多次被国家、省市妇幼保健专刊给予报道。

科研工作　2021年,开展"青岛地区0～6岁儿童眼健康情况及影响因素"市级课题1项,累计统计样本量2789例;发表国家、省级论文10余篇。

继续教育　2021年,组织开展专题学习38次;开展不同专业科室内部相互间学习交流14次。

党建和精神文明建设　2021年,开展党史学习教育活动,与台东步行街社区委员会结对共建开展主题党日活动2次;组织开展"慈善一日捐"、"天使风采"摄影展、"趣味运动会"、"迎三八、抗疫情、学党史"有奖知识答题活动等活动10余次;组织党员志愿队

"四送七进"服务20余次,受益人群5000余人,以实际行动践行"我为群众办实事"服务承诺。

大事记

2月25日,制订《全区妇幼保健免费"三筛两补"实施方案》,将惠民服务落实落地。

3月18日,以《紧扣四组关键词,做足母婴安全》为题在全市妇幼工作交流会发言。

3月26日,经区卫健局批准,增加抚顺路25号乙办公用房,建筑面积2288平方米,其中业务用房面积增加1588平方米。

3月31日,中共青岛市市北区委机构编制委员会印发《关于印发区卫生健康局所属处级事业单位机构职能编制规定的通知》,重新命名8个内设机构名称及职能。

5月24日,区人力资源和社会保障局调整中心中层干部任命。

7月1日,全面启用电子收费票据系统,保健对象通过扫码即可打印电子发票。

7月13日,修订《市北区妇幼保健计划生育服务中心"三重一大"事项决策制度的实施办法》。

9月24日,完成省避孕药具项目绩效评价现场复核工作。

代表市北区参加全市基本公卫孕产妇健康管理工作交流。

10月12日,完成国家卫生健康委妇幼司对辖区《出生医学证明》签发管理调研工作。

10月22日,以《强化管理、制度先行、梳理赌点、便捷群众》为题在全市《出生医学证明》管理现场调度会作专题工作报告。

11月30日,区办实事"三筛两补"获评全市优质卫健服务"十大举措"。

荣誉称号　2021年,获青岛市文明单位标兵、甘肃省定西市东西协作帮扶先进单位称号,市北区脱贫攻坚工作嘉奖。

主　　任:王秀香
副 主 任:孙道媛、周浙青、张春光、丁　艳、元　红
办公电话:66008056
传　　真:83656372
电子邮箱:sbqfygk@qd.shandong.cn
邮政编码:266021
地　　址:青岛市市北区台东五路85号、抚顺路25号乙、乐环路18号、北仲路47号、高苑路13号甲
　　　　　　　　　　(撰稿人:孙凯燕、任　涛)

李 沧 区

青岛市李沧区卫生健康局

概况 2021 年,全区有各级各类卫生机构 513 家,床位 4512 张,常住人口每千人拥有床位 6.8 张。其中,三级医院 4 家,二级医疗机构 12 家,一级医院 14 家,社区卫生机构 60 家,门诊部、诊所等其他医疗机构 427 家,疾病预防控制中心、卫生计生综合监督执法局、妇幼保健计划生育服务中心各 1 家。医疗机构卫生技术人员总数 7150 人,其中,执业(助理)医师 3004 人,注册护士 3383 人,其他卫生技术人员 763 人。2021 年,诊疗 5776597 人次,门急诊 2890187 人次,健康查体 322824 人次,住院 58418 人次。

李沧区卫生健康局及局属单位有职工 460 人。其中,卫生技术人员 370 人,高、中、初级职称分别为 39 人、134 人、197 人,分别占卫生技术人员的 10.5%、36.2%、53.3%。下设事业单位 9 家,其中:全额拨款 3 家,差额拨款 6 家。

重点项目和区办实事 2021 年,落实重点项目和惠民政策。市第八人民医院东院区主体封顶,市中心医院北院区成立,市第三人民医院复工复产,区内三级综合医院增至 3 家。投资 1200 余万元对区中心医院和永清路社区医院进行标准化建设提升改造,投入 112 万元为 3 家政府办社区卫生服务中心配备彩色 B 超设备。开展"我为群众办实事"实践活动,推出办实事项目 35 项,全年约 60 万人受益。完成白内障康复手术救助 1602 例。起草《李沧区"十四五"卫生健康发展规划》。

新冠疫情防控 2021 年,承担李沧区疫情防治组职责。制订演练方案,组织大规模疫情防控演练 3 次。追踪随访登记患者 21047 人,管理新冠肺炎治愈出院患者 29 人。将各类重点人群与重点环境纳入应检尽检范围,开展系统培训 3 次,完善省公共卫生快速填报系统"应检尽检"模块人员基础数据库并建立检测情况定期通报制度。承担李沧区医院药店督导部职责,对医院和零售药店开展督导检查 170 余次,专项检查 10 次,制发通报 156 期、工作提示 32 期。提升核酸检测能力。制订《全员新型冠状病毒核酸检测实施方案(修订版)》。启用李沧区核酸检测机构 6 家,实行 24 小时检测,日最大检测能力 3 万管。举行 3 次全员核酸检测培训,培训 2500 人次。全面推进预防接种,设置疫苗接种点 27 个,累计接种疫苗 160.28 万剂次,第一针接种 69.05 万人,66.34 万人完成全程接种,20.29 万人完成加强针接种。

医政工作 2021 年,组织开展"卫生法规学习月"活动,开展医疗乱象专项整治行动。举办护理大赛、医师大赛、药品安全知识大赛等技能比赛。举办"李沧区医疗机构从业人员合理使用培训班"。核准开展静脉输注抗菌药物机构 215 家。实行医疗废物第三方转运服务及互联网＋平台监管服务,设立 3 处收集点。成立 8 个"百日奋战"工作组,建立院感监督员制度。开展改善医疗服务"六个一"行动,开展群众就医体验大提升活动,开展万名医护下基层活动。持续推进国家基本药物制度,实行零差额销售。完善心理健康服务网络,建成区级未成年人心理辅导中心和职工心理健康服务中心,在街道、社区设立心理咨询室 132 个,在公安监管、社区戒毒场所设立心理咨询区 11 处,在辖区中小学校设立心理辅导中心 56 个,在医疗机构开设精神(心理)门诊 27 处。专项培养精神科医师 17 名、心理健康指导师 30 名,组建心理危机干预专业团队 1 支、"护心"志愿者服务团队 11 支 600 余人。开通心理咨询专线 15 条、24 小时心理援助热线 4 条、区级心理援助邮箱 2 个,接受心理危机干预和心理疏导服务 700 余人次。

中医药服务 2021 年,开展免费"冬病夏治"三伏贴和"冬病冬治"三九贴中医药公共卫生服务项目。健全 20 处"国医馆"、5 家精品国医馆和国药坊。1 人获"山东省基层名中医"称号,2 人通过 2021 年度山东省确有专长人员医师资格考核,建成中医骨伤、蜂毒疗法、浮针疗法、五运六气、中医肛肠等 20 多个特色专科。制定《李沧区中医药特色服务指南(2020 年版)》。财政投入 30 多万元,免费提供中药方剂 10006 剂。投入中医专项经费 18 万元,在永清路社区卫生服务中心建设李沧区中医适宜技术培训基地。建成李沧区中医药特色医养结合服务医疗机构25家。

老龄健康工作 2021年,开展老年友善医疗机构创建工作,李村街道社区卫生服务中心被评为市级老年友善医疗机构,区中心医院等20家医疗机构被评为区级示范性老年友善医疗机构。实施老年健康素养提升行动,建立虎山路街道社区卫生服务中心筛查点,开展65岁及以上老年人失能失智筛查。新增3家医养结合机构,39家医养结合机构登记总床位5072张,千名老人床位数约56张。组织全区医养结合机构参加国家、省、市各类培训7批。选拔4名康复治疗师参加首届青岛市医养结合技能(康复)竞赛,参赛队员获优秀奖,区卫生健康局获优秀组织奖。圣德脑血管病医院被评为第二批老龄健康医养结合远程协同服务试点机构。建成圣德脑血管病医院等6家市级安宁疗护试点基地。省级医养结合示范乡镇(街道)实现11个街道全覆盖。开展老年健康宣传周和"敬老月"活动,为78位老人提供银龄幸福助老服务,开展智慧助老行动,逐步解决老年人"数字鸿沟问题"。完成年度全国医养结合监测工作。完成第五次中国城乡老年人生活状况抽样调查。上流佳苑社区被命名为"全国示范性老年友好型社区"。

监督执法 2021年,开展医疗机构、公共场所经常性监督工作,各专业监督覆盖率为100%。开展卫生行政处罚136起,罚没款159.69万余元。完成青岛市"蓝盾行动"专项整治。开展医疗美容专项整治行动,对非法开展医疗美容的机构和个人立案处罚11起,没收医疗器械、药品8宗,罚没款101.4万余元;开展疫苗接种管理专项整治行动,对辖区疾病预防控制中心、接种门诊、临时接种点共50余家单位进行全面督导检查;开展医疗机构依法执业风险排查专项整治行动,对李沧区22家一级以上医疗机构依法执业情况进行监督检查,立案查处3起;落实国家、省其他重点执法检查任务,严厉打击卫生健康领域违法违规行为。对辖区99家企业职业卫生工作进行监督指导。对73家医疗机构放射诊疗活动开展卫生监督检查。接受国家"双随机"卫生监督检查任务231件,任务完成率、完结率均为100%,对检查中发现的违法行为开展行政处罚11起。

妇幼健康服务 2021年,加强妇幼健康联合体建设。制订《关于建立城市妇幼健康服务联合体的实施方案》,积极推动建立市、区、社区三级医疗机构技术协作、业务指导、双向转诊等合作,逐步实现妇幼健康资源下沉服务、惠及基层。全年管理孕产妇7600余人,0~6岁儿童6.4万余人。完成3万余名托幼儿童年度体检、900余名2岁儿童心理行为筛查。继续实施孕产妇服务项目"零跑腿",直免产筛1374例、无创DNA173例、新筛听筛330余人。

社区卫生服务 2021年,有序推进国家基本公共卫生服务项目,清算2020年项目资金,预拨2021年项目资金。落实社区卫生服务机构绩效考核制度。推进60岁以上老年人免费体检工作,免费为60岁以上老年人查体6.5万余人,其中60~64周岁户籍老年人查体1万余人。有序开展家庭医生签约服务,以"携手家医同心抗疫"为主题,组织开展家庭医生签约服务宣传活动,组建167支家庭医生签约服务队伍,签约29万余人。稳步推进优质服务基层行活动,所有社区卫生服务中心均达到国家基本标准;1家社区卫生服务中心达到国家推荐标准,被国家卫生健康委通报表扬。2家社区卫生服务中心创建青岛市特色专科门诊;1人获评齐鲁基层名医。推进基层医疗机构医防融合体系建立,制订《李沧区"三高共管 六病同防"医防融合慢性病管理试点工作方案》,建立2所"三高中心",11所"三高基地",构建"三高共管、三级协同"服务体系。

政务服务 2021年,现场审核医疗机构65家。梳理李沧政务服务网发布政务服务事项37条,全部开通网办路径,100%实现一次办好。完成对"互联网+监管"系统监管事项和权责清单事项(省政务服务事项)的关联映射,汇总"互联网+监管"事项清单梳理对照表。涉及李沧区卫生健康局433项事项已全部映射完毕,做到"互联网+监管"系统监管事项100%关联权责清单事项。

卫生应急 2021年,卫生行业内开展应急业务培训23次,参加培训2231人次;组建流调队伍5支;组织开展全员核酸检测演练、本土疫情处置演练等大型卫生应急综合实战演练4次;开展应急宣传教育活动5次;出动医护200余人次、救护车1200余车次,做好疫情重点人员转运、重要会议及突发应急事件的应急保障工作。

对口帮扶 2021年,做好陇南康县、菏泽单县对口帮扶工作,派出两批6名优秀医务人员分别前往康县、单县开展为期3个月到1年不等的医疗驻点帮扶;派出2支医疗队伍到康县、单县开展义诊与培训工作,义诊当地群众400余人次,培训当地医务人员220余人;派出10名医务人员到康县开展为期1个月的疫情应急支援行动,协助完成疫情应急任务;捐赠卫生扶助资金8万元,做好医疗物资援助;组织卫健系统购买20万元扶贫物资。

人口家庭与监测　2021 年,全区户籍人口出生 3751 人,同比减少 9.98%,合法生育率 99.52%,出生人口性别比为 106.5。科学设立计划生育目标责任制考核指标,全面落实计划生育利导政策,建立"三级联动、关怀一生"的计划生育家庭救助新模式。落实各项计划生育奖励政策及特殊困难家庭救助 8438.96 万元,涉及 12046 人。区政府实事"为计划生育特殊家庭购买住院陪护险"累计赔付 1005 人次,赔付金额达 200.14 万元。开展"十二免十二优"活动,服务生育全过程,惠及妇儿 9 万余人次。持续开展"乳腺癌、宫颈癌"筛查及精准帮扶,发放救助金 38 万元。成立"李沧区婴幼儿养育照护指导中心",开展专业指导培训 5 场次,培训人群 200 余人次;通过视频号线上开展家庭养育照护讲座 4 期,受众人群 8000 余人。承办全市 3 岁以下婴幼儿照护服务工作推进会,并作经验交流发言。建成省级、市级示范托育服务机构各 1 家,完成 2 家机构的备案工作,全区可提供 0～3 岁婴幼儿照护托位 1184 个。

计生协会工作　2021 年,开展"计生助福"行动。为 384 户计生特殊家庭发放慰问金 38.4 万元,"人口关爱基金"募集捐款 15.1 万元。指导全区 11 个街道和 100 余个社区、企业等全面开展计生协会换届工作。在全区设立 14 个市民健康大学堂,开展健康讲座、宣传教育等活动。以"永远跟党走 奋进新征程——庆祝中国共产党成立 100 周年"为主题,组织各街道、社区开展"会员活动日"宣传服务活动 100 余场次。

爱国卫生　2021 年,完成迎接国家卫生城市复审工作。开展第 33 个爱国卫生月集中宣传和环境卫生整治活动,印制发放宣传海报、倡议书 10 万份;组织各街道办事处在辖区 20 余个整治点开展"绿色家园齐守护"环境卫生集中整治活动 30 余次,清理卫生死角 3000 余处,清运垃圾 50 余吨。组织开展冬、春两季集中灭鼠工作和夏、秋季蚊蝇消杀工作,对全区开放式楼院实施免费蚊蝇消杀和灭鼠毒饵站示范建设工作,消杀面积约 779 万平方米,更新和规范设置灭鼠毒饵站 2200 余个,向社区和重点部门配发电动喷雾器 141 台,消杀药品 10 余吨、鼠药 8000 千克、粘鼠板 5000 余张。组织指导创建青岛市"灭蚊达标小区"30 个和青岛市病媒生物防制示范街道 1 个。推进无烟环境创建,开展控烟集中宣传月和执法周活动,统一印制、张贴禁烟标识 2 万张;发放禁烟宣传材料 1 万余份。创建"青岛市无烟家庭"472 个,省级无烟示范机关 1 个、市级无烟示范机关 55 个,全区党政机关 100% 达到无烟示范机关标准。

党建工作　2021 年,推进"两学一做"和"不忘初心 牢记使命"主题教育常态化学习。开展党史学习教育活动。创新直播"党史故事我来讲",开播 8 期总点击量超 10 万人次。开展"我为群众办实事"实践活动,建立清单确定 18 件实事项目。组织党史学习教育宣传活动 10 余场次,召开党史学习教育专题组织生活会等。制定《李沧区卫生健康局贯彻落实意识形态工作责任制实施办法》。组织全系统 1300 名党员职工参与"学习强国"平台学习,并在平台供稿 11 篇。

大事记

1 月,完成事业单位改革中撤销四个局属事业单位(李沧区社区卫生服务管理中心、李沧区畜牧兽医站、李沧区卫生事业服务中心、李沧区卫生人才工作站)的人员划转工作。

4 月,通过社会公开招考引进 20 名专业技术人才。

5 月,中国成年人慢性病前瞻性研究项目(CKB)青岛项目点第三次重复调查在永清路社区卫生服务中心启动。

6 月,被青岛市委、市政府授予"青岛市抗击疫情先进集体"称号;被青岛市委授予"青岛市先进基层党组织"称号。

7 月,国务院妇儿工委"两纲"终期评估检查组到李沧区开展《2011—2020 年妇女儿童发展纲要》终期评估检查工作。

11 月,李沧区顺利通过国家卫健委组织的第三批国家慢性病综合防控示范区复审。

青岛市医疗美容卫生监督执法经验交流暨培训班在李沧区召开,李沧区卫生计生综合监督执法局在会上作经验交流发言。

12 月,确定李沧区永清路社区卫生服务中心为青岛市中西协同"旗舰"基层卫生机构建设项目。

党组书记、局长:李　蕾

党组成员、副局长:宫　伟、张红燕、刘继章

电　　话:87627622(传真)

电子邮箱:lcqwshjhsyj@qd.shandong.cn

邮政编码:266100

地　　址:李沧区黑龙江中路 615 号

青岛市李沧区中心医院

概况　2021 年,开放床位 150 张,在编职工总数

137 人,其中,卫生技术人员 126 人,占职工总数的 92％,其他专业技术人员 8 人,占职工总数的 5％;高级职称 18 人,占职工总数的 13％,中级职称 60 人,占职工总数的 43％。内设行政职能科室和业务科室 38 个。

业务工作　2021 年,门、急诊 129038 人次,比上年下降 0.14％,出院 751 人次,比上年增长 3.3％,入院与出院诊断符合率为 100％,手术前后诊断符合率为 100％,治愈率 4％,好转率 91％,病死率 3％,院内感染率为 0.6％。

业务收入　2021 年,总收入 2781.53 万元,比上年增长 6.2％。

卫生改革　2021 年,顺利完成区办实事标准化建设医院道路地下管网改造、污水处理系统升级改造工程。发热门诊及核酸实验室通过验收,实行 24 小时值班。核酸采样点经多次改造,实行 24 小时值班,完成核酸采样 4.5 万人次,完成核酸检测 2.9 万人次。承担 6 个固定新冠疫苗接种点及 2 个临时接种点的医疗保障任务,参与医师 50 余人,新冠疫苗接种 50000 余人剂。选派 4 名医务人员援助康县采样工作。完成基药销售品种占全部药品的 65％ 以上的市考核任务。与青岛市第三人民医院成立紧密型医联体,设立医联体专家门诊及联体合作病房,合作完成手术 50 余例;与青岛大学附属心血管病医院联合成立心脏康复中心医联体,建立李沧区中心医院心脏康复中心,共同开展心脏康复工作;开展糖尿病足、压疮科专科,发展中医特色门诊,开展中医中药、针灸、理疗。发放护理满意度调查表 1000 余份,患者对护理服务满意度 98.2％,回访率 100％,出院病人满意度 97.8％。

疾病预防　2021 年,承担李沧区 900 余位特扶家庭人员查体工作;为育龄妇女开展"两癌"筛查、"四术"免费服务;完成孕产妇管理 676 人次;完成 0～6 岁儿童管理及儿童预防接种管理 4000 余人;为学龄前儿童进行免费查体、护齿;完成公务员等查体等健康体检 1 万余人次;开展"三伏贴、三九贴",免费为 60 岁以上老年人、残疾人贴敷,残障居民贴敷 72 人次,开展社区健康知识讲座及义诊,为残疾人及贫困家庭进行义诊,惠及社区居民 700 余人次。

党支部书记、院长:脱　皎
电　　话:66085588
电子信箱:lczxyy@sina.com
地　　址:青岛市李沧区兴城路 49 号

青岛市李沧区卫生计生综合监督执法局

概况　2021 年,办公场所建筑面积 634.27 平方米。编制 13 人,职工总数 11 人,其中卫生技术人员 8 人,占职工总数的 73％;行政工勤人员 3 人,占职工总数的 27％。在职卫生技术人员中,高级职称 1 人,占 12.5％;中级职称 2 人,占 25％;初级职称 5 人,占 62.5％。

业务工作　2021 年,对辖区 500 余家医疗机构进行拉网式疫情防控专项检查。开展医疗机构、公共场所经常性监督工作,各专业监督覆盖率为 100％。卫生行政处罚 136 起,罚没款 159.69 万余元。受理群众投诉举报 205 件。

"蓝盾行动"专项整治　2021 年,开展医疗美容专项整治行动,立案处罚 11 起,没收医疗器械、药品 8 宗,罚没款 101.4 万余元,注销医师执业注册 1 起。开展疫苗接种管理专项整治行动,督导检查辖区疾病预防控制中心、接种门诊、临时接种点 50 余家。开展医疗机构依法执业风险排查专项整治行动,立案查处 3 起,罚没款 1.2 万元。落实国家、省其他重点执法检查任务,组织开展公共场所通风卫生、病原微生物实验室生物安全、学校采光照明、备案制中医诊所、健康体检机构等专项执法检查。开展对辖区 99 家企业职业卫生工作进行监督指导,开展职业健康宣传、培训 7 次。对 73 家医疗机构放射诊疗活动开展卫生监督检查。接受国家"双随机"卫生监督检查任务 231 件,任务完成率、完结率均为 100％,对检查中发现的违法行为行政处罚 11 起,罚款 3.70 万元。开展国家卫生城市复审迎检工作,监督指导辖区公共场所和医疗机构 6200 余户次。

亮点工作　2021 年,青岛市医疗美容卫生监督执法经验交流暨培训班在李沧区召开,李沧区卫生计生综合监督执法局在会上作经验交流发言。

荣誉称号　《李某未取得〈医疗机构执业许可证〉擅自开展医疗美容活动案》被评为 2021 年全市卫生健康行政处罚优秀典型案卷;渠刘中获 2020 年度山东省卫生监督执法办案能手称号;张林获 2020 年度青岛市卫生健康监督执法办案能手称号。

党支部书记、局长:王本峰
联系电话:87061437(传真)
电子信箱:lcqzhjdzfj@qd.shandong.cn
邮政编码:266041
地　　址:李沧区永年路 20 号

青岛市李沧区疾病预防控制中心

概况　2021年,职工总数64人,其中卫生技术人员53人,占职工总数的82.8%;其他专业技术人员8人,占职工总数的12.5%。卫生技术人员中,高、中、初级职称分别为9人、13人、31人,分别占职工总数的14.1%、20.3%、48.4%。

疫情防控　2021年,规范处置核酸阳性病例21例,其中15例确诊病例、6例无症状感染者。境外输入复阳病例2例。隔离密切接触者621人,次密接307人,一般接触者67人。完成终末消毒23处,出动人员70余人次,消毒面积3210余平方米。管控入境人员4605人,开展核酸检测19840人次,中心出动采样人员1080人次。实验室日最大核酸检测能力达到2400份,检测样本40042份。在13家社区医疗机构建设核酸检测采样点。处置协查函800余件。审批回复各种会议活动请示400余件,对各类机构开展疫情防控技术指导200余次,对重点场所、重点人群、冷链、非冷链的消毒技术培训800余人次。成立全区疫情防控消毒机动队,培训人员100余人次。在全区设置27个固定新冠疫苗接种点,设置多个临时接种点,接种新冠疫苗1602839剂次,3岁以上人群第一剂次接种率96.74%,全程接种率92.87%。

慢性病防控　2021年,通过国家慢病综合防控示范区复审,完成中国慢性病前瞻性研究项目第三次重复调查。推进脑卒中高危人群筛查、干预项目和城市癌症早诊早治项目,癌症早诊早治完成筛查评估726人,临床检查521人次。新建健康宣传栏300余块,上墙展板572块。

免疫规划　2021年,为0~6岁儿童办理预防接种手续10919人,发证率达100%;做好适龄儿童Ⅰ、Ⅱ类疫苗的接种工作,Ⅰ类疫苗接种约16.6万人次;Ⅱ类疫苗接种约15.6万人次。每月做好2岁以下、每季度做好6岁以下儿童疫苗查漏补种工作。做好23价肺炎疫苗、水痘、灭活脊灰疫苗的免费接种工作,免费为辖区户籍60岁以上老年人免费接种23价肺炎疫苗550人次。

重大传染病防控　2021年,落实学校结核病防控常态化达标考核机制,报告结核病213例,管理结核病167例。做好艾滋病防控管理,新发报告66例,累计管理476例。完成病媒生物、食品安全、公共场所与饮用水卫生、工作场所职业病危害因素等各类监测任务;完成国家人体生物监测项目工作。规范处置食源性疾病暴发事件46起。

人才队伍建设　2021年,公开招聘专业技术人员20名,并完成1名首席专家人选推荐。

党支部书记、主任:吕思禄
电　　　话:87896401(传真)
电子邮箱:lcjkbgs@qd.shangdong.cn
地　　　址:李沧区永年路20号

青岛市李沧区妇幼保健计划生育服务中心

概况　2021年,在职职工47人,其中专业技术人员36人,占职工总数的76.5%;副高级职称4人,占专业技术人员的11%,中级职称15人,占专业技术人员的41.6%;初级职称17人,占专业技术人员的47.2%,设行政职能及业务科室7个。

业务工作　2021年,组织开展助产机构高风险和封闭管理社区居家隔离的孕产妇和儿童就诊实操演练。实施"母婴安全行动提升计划",落实五项制度,召开母婴安全例会2次,组织危重孕产妇和围产儿死亡评审2次,"四不两直"督导检查4次,上报重点高危孕产妇1129例,成功救治危重孕产妇7例。湘潭社区中心在全市相关会议上介绍高危孕产妇管理经验。出生缺陷综合防控筛查率均保持在99%以上。组织制定辖区预防母婴传播工作方案和实施细则,全面落实相关免费或补助政策,规范提供综合干预服务,早检率达70%以上。实施国家基本公卫妇幼项目融合服务,完善基本公卫项目服务工作方案,妇幼项目指标均达标。沧口社区中心妇幼健康管理经验在全市妇幼健康工作会议上作交流发言。规范托幼(托育)机构卫生保健管理,组织开展"三员"培训2000余人次、配合开展托幼督导92处次、现场卫生评价18处。组织完成托幼(托育)机构工作人员年度体检3700余人、儿童入园体检1.4万人。开展线上讲座、《托育服务进行时》直播、社区宣讲,全市婴幼儿养育照护工作推进现场会组织到妇幼中心现场观摩。加强《出生医学证明》精细化管理,组织开展季度督导培训4次,办理换发补发160余份、线上办理297份。建立完善出生医学证明原始签发档案数据库和电子照片档案,在全市推广学习。

亮点工作　2021年,代表山东接受国务院"两纲"终期评估,国务院妇女儿童工作委员会"两纲"终期评估检查组一行实地查看档案、听取汇报、提问、座谈,开展综合评估检查,对李沧区落实"两纲"妇幼健康工作取得的成绩给予充分肯定和好评。率先开展"孕期抑郁情绪状况调查",筛查孕妇450人次,完成重点孕妇追访32人。

荣誉称号 2021年,获李沧区卫生健康系统抗击新冠肺炎疫情"先进集体"称号。

党支部书记、主任:刘 梅
电 话:66766602(传真)
电子邮箱:lcqfybjjhsyfw@qd.shandong.cn
地 址:李沧区永年路20号

青岛市李沧区李村街道社区卫生服务中心

概况 2021年,有在职职工47人,其中卫生技术人员39人,占职工总数的83%;其他专业技术人员8人,占职工总数的17%;中级以上职称17人,占职工总数的36%;内设行政职能科室和业务科室22个。

业务工作 2021年,免费为60岁以上老年人健康查体2463人,完成6龄齿学生窝沟封闭4158人,0～6岁儿童健康查体3723人、3～6岁入园查体700人、托幼机构查体2481人,孕妇早孕建册288人、产后访视294人,从业人员预防性健康体检10674人,"三免"人员献血查体37人。完成中国成年人慢性病前瞻性研究项目(CKB)青岛项目点第三次重复调查290人。完成家庭医生签约地图机构注册,签约13000余人。启动青新发热病人回访系统,完善每日自查巡检制度,巡查辖区医疗场所1056次;开展预检分诊、消毒灭菌、医疗垃圾处置、全区核酸检测、与辖区学校托幼机构联防联控等应急演练8场;积极推进新冠疫苗接种工作,成立新冠疫苗接种医护小分队3支,接种66933剂次;集中医学隔离点接待入境人员16批1633人,转运核酸阳性者8人次;启动辖区9所中小学校及8所托幼机构核酸定期抽检八轮4408人次。赴城阳应急门诊工作1人次,协助烟台核酸检测工作1人次。

党支部书记、主任:刘兴同
电 话:87668895(传真)
电子邮箱:lcqlcjdsq@qd.shandong.cn
地 址:李沧区东山四路51号

青岛市李沧区永清路社区卫生服务中心

概况 2021年,业务用房面积6878平方米。有职工33人,其中卫生技术人员26人,占职工总数78%,其他专业技术人员7人,占职工总数21%;中级以上职称14人,占职工总数的42%。内设行政职能科室和业务科室共19个。

业务工作 2021年,门诊量48358人次,比上年增长13.74%。收治住院病人139人。

基础建设 2021年,治理应急道路,更换道路地下主水管道。

卫生改革 2021年,设置中医、西医教学实践区,开展中西医教育教学培训。设置健康教育区,为居民开展健康教育宣讲以及科学养生知识传播。标准化建设影像中心,接入市第八人民医院影像中心新PACS系统,引进62排西门子CT,实现放射影像远程实时会诊。与市第八人民医院实现远程转送拍片和诊断报告。

社区医院工作 2021年,实现远程自助挂号、自助缴费、远程PACS及线上会诊等远程医疗服务。与市第八人民医院联合举办大型义诊活动。

基本公共卫生服务 2021年,国家十二项社区公共卫生服务工作全覆盖,电子健康档案建档数30373份,建档率91.2%;管理65岁以上老年人2515人,管理高血压患者2020人,规范管理1291人,规范管理率51.3%;管理糖尿病患者811人,规范管理513人,规范管理率63.3%;管理重性精神疾病155人。传染病上报率100%。新生儿入户访视305人,查体1679人次,0～36个月中医指导927人次;完成7所幼儿园1286名儿童查体工作。儿童预防接种门诊接种12岁以上人群3153人次,3826剂次。建立孕产妇保健手册332人;产后访视302人次。60～64岁免费查体403人,比上年减少19%。65岁及以上老年人免费查体1675人,比上年减少1%;65岁及以上老年人中医体质辨识服务1564人,老年人中医药健康管理服务率62.2%。健康教育发放健康教育印刷资料24种2万余份;完成健康教育讲座12场次,参与居民400余人次。开展"冬病夏治"和"冬病冬治"中医贴敷工作,为60岁以上辖区居民免费三伏贴、三九贴服务2640人次。完成0～36个月儿童中医调养服务815人,0～36个月儿童中医药健康管理服务率60.1%。家庭医生签约1.5万余人,其中老年人、儿童、计划生育特殊家庭、残疾人等弱势群体签约率全部达标,提供家庭医生履约服务2万余人次。

新冠疫情防控 2021年,预检分诊执行首诊负责制,分诊诊疗率100%。参加隔离酒店保障224人次;飞机场保障61人次;转运"密接、次密接"152人次;疫情防控培训7次、演练176人次;防控物资发

950 件。为疫情防控人员煎煮中药汤剂 10202 剂次。完成应检尽检人员检测 68341 人次。新冠疫苗接种 37927 人次，66420 剂次；儿童预防接种门诊接种 12 岁以上人群 3153 人次，3826 剂次；完成 3～11 岁儿童新冠疫苗接种 3037 人次。

精神文明建设　2021 年，结合行业特点，提升社区卫生服务意识。对先进典型、工作亮点、为民服务、医疗技能等进行挖掘，通过"主题党日"学习激发每个干部职工的政治热情，树立爱岗敬业精神。筑牢党风廉洁的思想根基，落实各项工作指标。做好基本公共卫生服务，免费体检、家庭医生签约服务、为特殊人群上门送医送药等。

党委书记、主任：韩先勇

副　主　任：李　娜

联系电话：84662702

电子信箱：lcqyqlsq@qd.shandong.cn

邮政编码：266041

地　　址：青岛市李沧区振华路 15 号

青岛市李沧区九水街道
社区卫生服务中心

概况　2021 年，业务用房面积 1500 平方米。编制职工 27 人，在职职工 26 人，其中卫生技术人员 22 人，占职工总数的 84.6%；管理及其他专业技术人员 4 人，占职工总数的 15.4%。内设各类科室 13 个。

业务工作　2021 年，总服务量 154681 人次，其中全科诊室接诊 62357 人次、中医科接诊 18210 人次（含基本公共卫生服务）、新冠疫苗接种 74114 人次。基本药物品种 596 种，中草药 353 种，中成药 89 种。

业务收入　2021 年，业务收入 506 万元

固定资产　2021 年，固定资产总值 360.5 万元。

业务工作　2021 年，加强基本公共卫生服务，居民活动档案 19067 份，建档率为 60%，档案使用 11994 份，使用率 60%，比上年同期增长 18.1%；60 岁以上老年人健康管理 1316 人，规范管理率 90%；高血压患者年内管理 1491 人，规范管理 865 人，比上年同期分别增长 37.3%、43.41%；糖尿病患者年内管理 640 人，规范管理 363 人，比上年同期分别增长 58.6%、68.2%；0～3 岁儿童实管 1372 人，开展服务 2530 人次；4～6 岁实管 2385 人，新生儿入户访视 248 人；儿童中医指导 1129 人，1611 人次；孕产妇新建册 225 人，访视 1886 人次；产后随访 262 人次，产后 42 天健康管理 262 人次，高危随访 141 人次；预防接种

管理 2476 人，接种 3037 人，接种 7430 针次；重性精神病患者管理 125 人，规范率 100%；开展健康教育讲座 24 次，受益居民 900 余人次。与办事处联合开展"健康大课堂微信讲座"活动 13 期，受益居民 10437 人次。开展社区公共咨询 11 次、义诊 2 次，受益居民 1590 人次。发放各类居民健康教育材料 16 种 20789 份。

2021 年，国医馆门诊量逐步提升，设有中医专家门诊、康复理疗室、艾灸督灸室、中药贴敷室、浮针特色专科、疼痛治疗特色专科、中药房和煎药室，可开展中医中药、针灸、浮针、葫芦灸、督灸、拔罐、穴位埋线、三伏贴、点刺放血、耳穴压豆、小儿推拿、代煎中药等项目。有中医硕士研究生 3 名，中医主治医师 1 名。

党支部书记、主任：胡蕾蕾

电　　话：68076605（传真）

电子信箱：lcqyqlsq@qd.shandong.cn

地　　址：青岛市李沧区宜川路 37 号-1

青岛市李沧区湘潭路街道
社区卫生服务中心

概况　2021 年，业务用房面积 1400 平方米，现有在职职工 27 人，在职卫生技术人员中，高级 4 人，占 14%；中级 13 人，占 48%。内设科室 14 个。

业务工作　2021 年，开展基本医疗和基本公共卫生服务。建立居民档案 18101 份，门诊总量 23314 人次，开展三伏贴 270 人次，三九贴服务 130 人次，家庭医生签约 10918 人。完成国家重大公卫项目——2021 年度脑卒中高危人群筛查与干预项目任务，筛查 2000 余人。小学生体检及信息汇总录入提报工作完成 8000 余名。

医疗特色　2021 年，培养中医师学习浮针治疗技术，加大中医药诊疗服务的宣传及推广。安排医生参加全市住院医师规范化培训，提高基本公卫各项目管理服务规范，全面落实家庭医生"三约合一"式服务，完成签约率。

精神文明建设　2021 年，打造"精诚服务，健康万家"的服务品牌，以"我为群众办实事"为主线，开展党史学习教育活动。学雷锋志愿小组长期结对帮扶社区孤寡老人；医务人员关爱保护未成年人身心健康。面对新冠疫情防控等重要任务，多名党员及业务骨干发挥模范带头作用，2 名医护人员主动请缨，先后赴山东菏泽单县、甘肃陇南康县开展医疗帮扶；推进新冠疫苗集中接种任务，接种 8 万余人次。

荣誉称号　2021年,获李沧区卫生监督协管先进单位;获首批区级示范性老年友善医疗机构;获青岛市卫生先进单位称号。

党支部书记、主任:王建业
电　　话:87669120(传真)
电子信箱:lcxtljdsq@qd.shandong.cn
地　　址:李沧区湘潭路38号

青岛市李沧区沧口街道社区卫生服务中心

概况　2021年,业务用房面积2500平方米,在编在岗职工48人,其中卫生技术人员42人,占职工总数的87.5%;其他专业技术人员6人,占职工总数的12.5%。内设行政职能科室和业务科室12个。

业务工作　2021年,总服务量突破16.2万人次,其中全科门诊量达7.3万人次,同比增长7.6%;基药销售640.8万元,同比增长8.9%;门诊统筹签约1.02万余人,家庭医生签约1.35万人,办理大病统筹1000余人,家庭病床巡诊巡护800余次。

业务收入　2021年,总收入2225.57万元,同比增长3.8%

基本公共卫生服务项目　2021年,建档2100份,新建老年人档案677份,新建高血压患者档案281份,新建糖尿病患者档案46份。孕产妇建册250人,早孕建册率达92.3%,产前随访983次,产后访视286人。0～3岁儿童建档400余份,查体1696人4000人次。疫苗接种办证建卡300余人,转入90人,接种一类、二类疫苗1.01万剂次。完成65岁以上老年人中医体质辨识和指导2900余人次,0～6岁儿童中医健康指导1600人次。对辖区内所有的公共场所进行拉网式排查150次,巡查率达100%。开展检验工作,血液标本检验3万余人次。完成辖区8所托幼机构的1836名儿童查体、8所中小学8500名学生健康查体工作。

医疗特色　2021年,中医药服务门诊量持续增长,达2万人次,同比增长5%。穴位埋线获市级基层特色专科。打造特色专家门诊,坐诊专家累计240人次,涉及专业学科6个,带教8人,培训10次。专家门诊3000余人次,远程诊疗80人次,"基层检查上级诊断"远程心电诊疗项目100余人次。联合青岛眼科医院开展AI免散瞳眼底照相检查,筛查200余人次。设立特色疼痛门诊,聘请医联体专家指导,综合全科门诊,中医针灸理疗科系统治疗,接诊患者300余人。

疫情防控　2021年,执行重点人员转运118车144人,救护车保障40余次,疫苗接种保障181次,酒店集中隔离点医疗保障任务182天,派出医护人员400人次,选派1人到城阳人民医院定点门诊值班2个月,参与山林防火执勤4次、考场保障75人次。采用"四到位工作法"保障新冠疫苗接种工作推进,接种5.9万针次,全程零差错。

大事记
10月,成为青岛市中医药学会基层中医药专业委员会主委单位。

荣誉称号　2021年,获"青岛市巾帼文明岗";青岛市抗击新冠肺炎疫情先进个人。

党支部书记、主任:胡　丹
电　　话:87667120(传真)
电子邮箱:ckjdsqws@163.com
地　　址:李沧区平顺路3号甲

崂　山　区

青岛市崂山区卫生健康局

概况　2021年,崂山区有各级各类医疗机构525家,其中,二级以上综合医院2家,其他各级各类医院30家,卫生院(社区卫生服务中心)5家,社区卫生服务站33家,卫生室92家,其他医疗卫生机构318家。每千常住人口拥有床位6.6张,有执业(助理)医师2666人、执业护士2636人,平均每千人拥有执业医师5.22人、执业护士5.16人。出生2184人,出生率6.7‰,自增率0.20‰,合法生育率99.5%,出生人口性别比106.7。

基层卫生服务体系建设　2021 年,创新建立院前急救、乡医及志愿者联合救治工作机制,有 40 家社区卫生室、80 名乡医志愿者参与服务,实现偏远社区"120-乡医联动急救"全覆盖。启动"智医助理"辅助诊疗平台,服务社区居民 1.1 万人次。在区内 130 家基层医疗机构部署人工智能辅助诊断系统,启用 DUCG 人工智能辅助诊断系统。面向部分农村社区糖尿病患者、高血压患者和老年人等重点人群,启动人工智能眼底筛查项目。统筹开展康复科、儿科、外科等建设,崂山区社区卫生服务中心老年记忆运动障碍门诊、沙子口卫生院认知障碍门诊获青岛市"基层特色专科"称号。王哥庄街道社区卫生服务中心达到"优质服务基层行"活动推荐标准,获国家卫生健康委通报表扬。

人口监测与家庭发展　2021 年,实现生育登记服务事项街道、管区、社区均可办理,落实全省通办及婚育联办政策,累计办理服务手册 2294 个,生育登记覆盖率达到 92%,再生育审批 32 个,再生育办结及时率、群众满意度均达 100%。审核发放计划生育家庭奖励扶助特别扶助资金等 4700 余万元,惠及 3 万余人。扩大范围开展肺炎疫苗接种,免费为 1.5 万名 55～60 岁中老年人接种 23 价肺炎链球菌疫苗。

中医药工作　2021 年,山东中医药大学附属医院青岛医院落户崂山区,中国中医科学院名医传承教育基地启用,123 家社区卫生服务机构均能提供中医药服务,实现"10 分钟中医就医圈"。将"中医治未病"更年期妇女症状早期干预补贴范围由崂山区户籍扩展到常住妇女,年龄段扩展到 45～60 岁,累计服务 3000 余人。创新"中医药＋互联网"智能模式优化传统中医门诊流程,实现中药材全流程可追溯。开展民间中医药秘方发掘整理项目,推广"中医药＋养生"旅游,"沙子口中医药特色小镇"入选全市首批中医药特色小镇。

妇幼健康　2021 年,创新儿童保健管理新模式,建成"崂山云端宝宝"服务平台,"科普大讲堂"参与收听人员超过 1 万人次。建立、完善托育机构卫生保健、安全生产、人员管理、年度核验等制度。完成"两癌"筛查 1.89 万人次,发现异常人员 3489 人,确诊宫颈癌 1 人,确诊乳腺癌 7 人。崂山区创建宫颈癌综合防控的新模式在全市妇幼健康工作会议上作典型经验发言。

卫生综合监督　2021 年,以大型酒店、小型旅馆、公寓民宿等为重点,开展住宿场所卫生监督,构建旅游秩序整治长效监管机制。完善安全生产网格化管理,组织辖区内 130 余家诊所集中进行安全生产培训并签订安全生产承诺书。建立餐具饮具集中消毒服务单位标准化建设新模式,推动新国际标准应用并在全市推广,全市餐具饮具集中消毒服务单位卫生监督工作现场会在崂山区举办。崂山区被确定为全市卫生健康基层食品安全试点区,在全市卫生健康监督食安工作会议上作典型交流发言。重点监督执法检查医疗机构、公共场所等公共卫生领域,查处违法案件 239 起,受理投诉举报 204 件,100% 办结。保障崂山区"两会""中高考""如梦之梦话剧演出"等重大活动的公共卫生安全。

疾病预防控制　2021 年,在全市率先为发热哨点配备核酸快检设备、移动 DR、方舱 CT 等,打通落实"四早"措施的关键环节。在全市基层发热哨点诊室率先开展 24 小时核酸快检服务,为偏远地区发热、腹泻等突发症状患者提供就医便利。创新研发"多验合一智能终端",实现无接触式快速扫码通行。作为全市"青新监测系统"试点,发挥全区药店和医疗机构"哨点"作用,建立完善"症状监测、应急处置、筛查回访、精准溯源"的多点预警闭环管理机制。推广应用新冠疫苗接种信息化平台,全区有新冠病毒疫苗接种点 24 处,流动接种队 14 支,日接种能力达 2 万剂。

大事记

1 月 20 日,制发《崂山区促进中医药发展工作领导小组关于印发领导小组工作规则、办公室工作细则的通知》,组织召开崂山区促进中医药发展工作领导小组第一次全体会议。

2 月 23 日,根据《青岛市崂山区人民政府关于刘志扬等工作人员任免职的通知》文件,王绍美为崂山区中医药局局长;金善超为崂山区中医药局副局长。

3 月 18 日,与北京一药良心信息科技有限公司签订崂山区中药药事服务中心共建协议,崂山区中药药事服务中心正式成立。

4 月 27 日,制发《关于开展青岛市崂山区民间中医药秘方发掘整理工作的通知》,崂山区民间中医药秘方发掘整理工作全面启动。

4 月,在王哥庄街道社区卫生服务中心、北宅卫生院试点开展社区门诊保障制度改革试点工作。

5 月 8 日,完成区内四家出生医学证明签发机构印章更换并在公安备案。

5 月 17 日,组织家庭医生义诊活动。

5 月 18 日,山东省疫情防控督导组督查崂山区民营医疗机构,并对崂山区的疫情防控工作给予充分肯定。

6月28日，制发《青岛市崂山区关于做好乡村医生社会保障工作的实施方案》，列入青岛市办实事。

组织推荐崂山区"两优一先"候选名单。

制发《关于印发崂山区健康企业建设活动实施方案的通知》，开展健康职业健康保护行动。

6月29日，全区医疗机构疫情防控工作会议召开。

9月14日，崂山区沙子口中医药特色小镇被评为青岛市首批中医药特色小镇（街区）

12月12日，崂山区牛洪峰的牛氏元柔正骨术入选山东省中医药特色疗法（民营机构和民间）。

荣誉称号 2021年，获青岛市抗击新冠肺炎疫情先进集体、崂山区先进基层党组织称号。

党组书记、局长：王绍美

副　局　长：金善超、徐晓东

电　　　话：88997527（传真）

电子邮箱：lsqwsj@qd.shandong.cn

邮政编码：266061

地　　　址：青岛市崂山区行政大厦

青岛市崂山区卫生健康局综合监督执法局

概况 2021年，编制20人，在岗职工19人。其中，管理岗位15人，专业技术岗位副高职称1人、中级职称3人。办公用房面积823.61平方米，设综合科、监督一科、监督二科、监督三科、监督四科5个职能科室，承担着辖区内金家岭、中韩、沙子口、王哥庄、北宅5个街道的医疗机构、职业卫生、计划生育违法调查、传染病防控监督检查以及公共场所、学校和托幼机构、放射诊疗机构、供水单位、餐具、饮具集中消毒企业等单位的监督管理工作。

业务工作 2021年，全力保障全区医疗机构疫情防控措施的落实。创新监管方式，助力国家卫生、文明、食安城市测评。排查崂山辖区创城重点区域的公共场所经营单位1210家次，清理无证经营单位138家，传达《卫生监督意见书》358份，控烟标识标贴等材料发放1420余张，新办证148家，行政处罚19家。开展中小学校周边200米范围内区域卫生巡查工作，出动执法人员180人次，巡查56所学校周边，检查医疗机构87家。

医疗机构执业监管 2021年，开展民营诊所安全生产检查，签订安全生产承诺书并进行安全生产培训。开展打击非法行医专项行动，专项查处无证行医等违法行为。开展医疗美容专项监督检查，委托第三方检测机构检测13家医疗机构消毒情况。立案查处16起医疗美容违法行为，罚款9.75万元，其中医疗机构处罚15起，罚款8.75万元，对医生处罚1起，罚款1万元；处理投诉举报43件，办结43件，实施行政处罚6件，反馈43件，举报人满意率100％。

卫生监督执法 2021年，开展住宿场所卫生监督执法工作，对海林山庄酒店、崂山湾大酒店等9家酒店实施"A级"评审。督导150余家小型旅馆、旅店的证件管理及清洗消毒制度落实等工作。开展公寓、民宿类场所专项整治。

职业病防护 2021年，规范放射卫生监管，监督检查企业160家，调查4起职业病新发病人情况，对11家用人单位进行行政处罚，罚款金额2.2万元。开展全国第19个《职业病防治法》宣传周活动，深入开展职业健康知识"六进"活动。

生活用水专项整治 2021年，水质检测合格率89％；组织开展农村小型集中式供水单位专项检查及水质抽检，召开约谈会议，通报检查结果。抽检二次供水单位21份水质，合格率为95％，行政处罚2家违法单位，罚款3.3万元。开展现制现供水卫生监督检查和水质抽检，监督检查13家经营单位，抽检78台现制现供饮用水机，合格率100％。

餐具消毒专项监管 2021年，创建餐饮具集中消毒示范单位。开展餐饮具集中消毒服务单位监督检查和抽样检测，抽检消毒后待出厂餐饮具、生产用水60批次，合格率83％。10月，青岛市迎接省级"食品安全城市"复审餐具饮具集中消毒服务单位监管工作现场会召开，区卫生健康局综合监督执法局在会上作典型发言。

学校卫生 2021年，制订监督检查和抽检方案，监督检查各级各类中小学校56所，托幼机构70家，督导整改检测不合格单位，行政处罚3家饮用水不合格单位。保障高考、中考卫生工作。开展秋季开学疫情防控专项检查活动。

信息宣传 2021年，开展控烟执法集中宣传、医疗美容监督和多种形式的职业卫生监督等系列主题宣传活动。在大众网、《青岛财经》等新闻媒体刊发稿件147篇，《青岛卫生计生综合信息》和《新崂山》等政务信息中刊登信息36条。

精神文明建设 2021年，强化单位内部管理，制订《崂山区卫生健康局综合监督执法局平时考核工作实施方案》《关于修订严格遵守工作日禁酒制度的通知》等制度，加强单位纪律作风建设。

大事记

2月8日,联合区疾病预防控制中心督导中国海洋大学崂山校区、青岛第六十八中学传染病防控工作。

4月22日,召开崂山区职业卫生监督执法工作部署会议,并举行《职业病防治法》宣传周启动仪式。

5月13日,召开崂山区生活饮用水卫生监督管理工作部署暨培训会议。

6月10日,启动学校卫生监督检查国家"双随机"项目。

7月6日—18日,监督保障第十四届全国学生运动会举办辖区内涉及的体育场、住宿场所卫生工作。

11月19日—22日,派出3名工作人员对口帮扶甘肃省陇南市礼县卫生和计划生育局综合监督执法所。

荣誉称号　2021年,获青岛市卫生先进单位称号。

局　　　长:黄克佳

副 局 长:崔宏涛、霍国全

办公电话:66711339

传真号码:66711338

电子邮箱:lsqwsjszhjdzfj@qd.shandong.cn

邮政编码:266101

地　　　址:青岛市银川东路9号

（撰稿人:孙　凤）

青岛市崂山区疾病预防控制中心

概况　2021年,在职人员57人,其中,卫生专业技术人员35人,行政工勤人员22人。卫生专业技术人员中,副高级、中级、初级职称分别为6人、20人、9人。

固定资产　2021年,固定资产总值2153万元。

健康促进　2021年,新申报健康社区20个、健康机关11个、健康企业2个、健康学校3个、健康医院11个、健康家庭210个,顺利通过省级健康促进示范区复评工作。在全区各类餐饮单位广泛推广科学营养、合理膳食,打造健康生活、健康运动、健康饮食、健康教育"四位一体"服务模式,创建全市首个国家级营养社区。通过崂山融媒体制作播出《预防疾病　相约健康》22期,开展全民健康教育大讲堂100场,与区教体局联合开展"培育健康文化,缔造美好人生"健康教育主题活动,在44所中小学校开展"拒吸第一支烟,做不吸烟新一代"的签名活动。全区居民健康素养水平达到29.34%,指导96家基层医疗卫生机构开展健康教育项目技术。

社会心理服务体系建设　2021年,组织召开全区社会心理服务体系建设暨严重精神障碍患者服务工作会议,制发《崂山区社会心理服务体系建设2021年重点目标任务》等文件,组织各成员单位开展社会心理服务体系建设工作。举办全区社会心理健康指导师暨社会心理服务专员培训班,培训社会心理健康指导师100名和社会心理服务专员100名。全面开展心理健康科普宣传,举办"心怡崂山·心课堂"系列科普讲座活动30余场,在崂山电视台累计制作播出《心怡崂山》24期,全年发放心理健康宣传材料1万余份。制发《青岛市崂山区严重精神障碍患者免费救治救助实施细则(试行)》。

免疫规划　2021年,新建并启用7家成人预防接种门诊、1家儿童预防接种门诊,建设5家新冠疫苗临时接种点,建立14支新冠疫苗流动接种队。组织开展预防接种技术培训20余次,督导检查21轮,培训预防接种上岗人员900余名。接种国家免疫规划疫苗7万余剂次、非免疫规划疫苗6万余剂次,接种新冠疫苗123万剂次。连续6年为60岁以上人群免费接种23价肺炎链球菌疫苗。将免费接种范围扩面到55~60岁中老年人,并纳入政府实事项目,累计免费接种近6万人次。

慢病防控　2021年,崂山区居民期望寿命再创新高,达到82.74岁,慢病早死率降到新低的11.15%。形成2020年居民死因监测、肿瘤发病和死亡监测、心脑血管发病和死亡监测、伤害病例监测等慢病"六大"监测分析报告。顺利通过国家慢性病综合防控示范区线上复审。开展全民健康生活方式行动支持性环境创建工作,创建健康单位、健康学校等健康细胞2100余个。举办第六届全国"万步有约"健走激励大赛和减重大赛,组织餐饮单位开展"三减控三高"项目。

卫生应急　2021年,报告法定传染病17种888例,比上年下降13.59%,全区8个疫情网络直报单位传染病报告率、及时率、完成率均为100%;处置预警疫情109起,排除聚集性疫情66起,处理水痘聚集27起。完成区属公办医疗机构HIS系统改造升级,加入食源性疾病监测报告模块,全面推进食源性疾病监测县、乡、村三级网络覆盖,将全区140家承担公共卫生服务的卫生室(社区卫生服务站)全部纳入监测报告网络。食源性疾病监测与食源性疾病事件调查报告病例2104例,病例报告及时率97.5%;王哥庄社区卫生服务中心食源性疾病病例上报数量位居全市基层社区卫生服务中心(卫生院)第一;规范调查处置食源性疾病事件 27 起。

新冠肺炎疫情防控 2021 年,全区报告确诊病例 5 例,无症状感染者 1 例,均为境外输入病例,精准追踪处置密切接触者 323 人、次密接者 223 人、一般接触者 59 人及疫情相关重点人员 60 人,出动采样队 2300 余次,采样检测 2.7 万余人次。提升"应检尽检"检测率,协调完成 52.8 万人次"应检尽检",4.3 万人次"愿检尽检"及 2.6 万物次重点场所外环境核酸检测工作。持续强化核酸检测能力,招聘 1 名检验技术人员,提高实验室生物安全管理和检测技术水平,日检测能力提升至 2160 份(720 管/套计算)。推进新冠疫苗接种工作,累计接种新冠病毒疫苗 123 万剂次,夯实社会免疫屏障。强化重点场所疫情防控,累计审核修改防控方案 300 余件,举办 5 场新冠肺炎疫情应急演练,组织现场指导 80 余次,参加市、区级疫情防控督导检查 70 余次,全程驻点"两会"、企业家大会、啤酒节、第十四届全国学生运动会、微博红人节等知名度大、影响力广的重要活动,及时妥善处置发热等紧急异常情况。

传染病防治 2021 年,开展学校传染病防控培训和技术督导检查,开展 51 所学校因病缺课症状监测和症状聚集处置,编制因病缺课症状监测周报告 40 期。报告肺结核病患者 123 例,其中病原学阳性 89 例。实施"一地一策"高校艾滋病防控创新模式。开展结核病、艾滋病防治"十三五"规划终期评估工作。开展"世界防治结核病日、艾滋病日"等宣传活动。

公共卫生技术服务 2021 年,对全区 36 家单位开展放射诊疗、放射治疗、核医学情况调查,组织职业病危害因素现状摸底调查,培训 5 个街道 12 名调查员,指导各街道对辖区 6500 余家企业开展职业病危害因素初筛。完成 46 名尘肺病患者随访,为定点基层医疗卫生机构配备肺功能仪,有序开展辖区 40 岁以上居民呼吸系统疾病早期筛查工作,推进完成全区城乡饮用水安全水质监测。联合区教体局和各卫生院完成 200 余名 8～10 岁儿童、100 名孕妇碘缺乏病监测工作。做好疟原虫血检工作,协调全区医疗机构完成 327 名发热病人血检,未发现疟疾病人。

党建与精神文明建设 2021 年,开展党史学习教育和党风廉政建设,推动"不忘初心、牢记使命"主题教育常态化制度化,举办各类学习教育和实践活动 40 场,开展"双报到"活动 11 次、专题"三述"4 场、"书记讲党课"3 场。

大事记

4 月 12 日,银丰集团移动核酸检验实验室捐赠仪式举行。

4 月 24 日,承接马尼拉、首尔航班入境人员转运工作。

6 月 25 日,中国疾病预防控制中心营养与健康所主任刘爱玲一行 3 人到崂山区视察国家营养社区建设试点工作。

9 月 7 日,全区严重精神障碍患者服务管理工作会议召开。

9 月 17 日,崂山区疾病预防控制中心干部调整大会召开。林思夏任区卫生健康局党组成员、区疾病预防控制中心党总支书记、区委重大疾病和传染病(艾滋病)防治工作领导小组办公室副主任,郭鹏任区疾病预防控制中心主任。

9 月 28 日,迎接全国健康促进区省级复评并通过复评。

10 月 1 日—7 日,组织 12 家接种单位值守开诊提供新型冠状病毒疫苗接种服务,累计完成近 2000 剂次新型冠状病毒疫苗接种。

10 月 12 日,启动崂山区新型冠状病毒疫苗加强免疫接种工作。

11 月 2 日,全面启动 3～11 岁儿童新型冠状病毒疫苗接种工作。

12 月 17 日,全区新冠肺炎聚集性疫情联合流调应急处置演练举行。

12 月 23 日,青岛市国家示范营养社区授牌仪式在崂山区举行。崂山区疾病预防控制中心、崂山区东城国际社区、崂山区第二实验小学、青岛市军休活动中心 4 家单位获国家示范营养社区称号。

荣誉称号 2021 年,获中国疾病预防控制中心慢病中心颁布的全国优秀健走组织单位奖;"智慧接种"获中华医学会创新免疫服务实践和管理案例称号;智慧接种工作获评国家卫生健康委健康报"寻找疾控科普传播创新案例优秀案例"。

党总支书记:林思夏
主　　任:郭　鹏
副 主 任:段　超、印　璠、徐　伟
联系电话:66711318
传真号码:66711317
邮政编码:266101
地　　址:青岛市崂山区辽阳东路 35 号

(撰稿人:修德健)

青岛市崂山区妇幼保健
计划生育服务中心

概况 崂山区妇幼保健计划生育服务中心始建于 1994 年,是全区的妇幼保健、计划生育业务指导中心。先后获"爱国卫生先进单位""巾帼文明示范岗""三八红旗集体"等荣誉。开设孕产保健科、儿童保健科、妇女保健科、婚前孕前检查科等业务科室及检验科、特检科、药房医技科室。有职工 43 人,其中专业技术人员占 83.7%,高级职称 13 人,中级职称 8 人,博士研究生 1 名、硕士研究生 5 名。拥有飞利浦数字四维彩超、全自动免疫生化一体机、全自动血凝仪、全自动血细胞分析仪、全自动尿液分析仪等大中型医疗设备。

业务工作 2021 年,崂山区免费婚前医学检查实现区内城乡人群全覆盖,增加免费妇科超声检查,婚前医学查体 393 对。扩大范围发放多维元素片,实现区内常住人口全覆盖,为 1429 人发放多维元素片 7143 瓶。无创 DNA 和产前诊断直免报销制度在青岛市市立医院和青岛市妇女儿童医院实施,完成产筛 2819 例,报销无创 DNA(羊水穿刺)499 例。耳聋基因筛查项目范围扩大到筛查阳性孕妇的配偶、孕妇夫妻双方携带同一耳聋基因需进行产前诊断的人群,完成免费耳聋基因筛查 1709 例,筛查出耳聋基因阳性 101 例,71 例符合免费条件的孕妇配偶实行免费耳聋基因检测。

2021 年,创新开展 3 周岁以下婴幼儿静脉采血,按时按照国家要求进行相关检测,明确母婴传播干预效果。联合国药集团青岛儿童健康中心推出"云端宝宝"健康教育大讲堂,累计有 2 万余人在线观看。创建 12 家托幼机构卫生保健工作人员培训基地,培训新上岗保育员及炊事员 370 余人。在儿童眼保健和视力检查项目信息化管理的基础上,建立市级诊断机构、区妇幼保健计划生育服务中心、各社区卫生服务中心(卫生院)、各托幼机构多方参与的上下联动体系。

2021 年,联合市内知名心理健康团队(青岛市新阳光心理研究所及市妇幼团队),全面开展儿童期、青春期、孕产期、孕产妇、更年期心理健康教育促进工作。举办 13 期妇女心理大讲堂和 14 期儿童心理大讲堂,收看直播和回放人数达到 3.3 万余人次。在托幼机构开展"4~6 岁幼儿多动症倾向调查研究",完成调查问卷 707 份(男生 371 份,女生 336 份),并聘请市妇幼专家对"多动症倾向"儿童进行一对一评估,完成评估 15 人。开展"孕妇妊娠焦虑状况及相关影响因素分析",完成调查问卷 500 余份。

2021 年,加强"两癌"筛查质量控制,对定点筛查机构、金域医学检验所分别进行现场质控。在 5 个街道分别组织妇科、乳腺专家进行查体异常者集中反馈,对筛查异常人员进行个性化指导服务,先后举办 7 场专家下基层活动,受益 400 余人。宫颈癌检查 9463 人,乳腺癌检查 9474 人,为 48 例确诊宫颈癌前病变及宫颈癌患者发放补助 28 万元。

固定资产 2021 年,固定资产总值 1060.55 万元。

精神文明建设 2021 年,开展与妇女儿童健康相关的基本医疗服务。强化首诊医疗机构妊娠风险筛查和辖区助产机构妊娠风险评估,严格进行高危孕产妇专案管理,全面加强危急重症救治,完善危急重症救治网络,畅通危急重症转诊救治绿色通道,提升危急重症临床救治能力,确保母婴安全。在全市率先开展孕妇免费耳聋基因筛查。在全省率先建立崂山区托育机构协会。创新托幼机构卫生保健工作人员培训基地建设。实施融合健康教育促进、免费筛查、关爱补助的宫颈癌三级防控策略,探索创建消除宫颈癌先行示范区。

大事记

2 月 1 日,在全区启动多维元素提质扩面免费发放工作。

3 月 13 日,"云端宝宝"儿童保健线上健康教育活动启动。

3 月 16 日,崂山区产前筛查高危孕妇免费无创 DNA 产前检测和产前诊断项目在青岛市妇儿医院开始实施直免报销。

4 月 23 日,在全区启动出生医学证明线上办理业务。

6 月 11 日,崂山区托幼机构卫生保健工作人员培训基地授牌仪式举行。

9 月 6 日,"爱心传递预防出生缺陷"公益行义诊活动在沙子口街道南宅社区举办。

9 月 28 日,青岛市崂山区人民政府《关于于志等工作人员任免职的通知》中任命王明涛为崂山区妇幼保健计划生育服务中心主任;林思夏原职务随机构改革自然免除。

10 月 27 日,医疗机构执业许可证法人变更;启用新印鉴。

11 月 1 日,出台《崂山区预防艾滋病、梅毒和乙肝母婴传播实施细则》。

党支部书记、主任:王明涛

副　主　任:辛志峰、曲春雁

联系电话:66716619

邮政编码:266101

地　　　址:青岛市崂山区辽阳东路35号

（撰稿人:王　宁）

青岛市崂山区社区卫生服务中心

概况　2021年,有工作人员187人,其中,卫生专业技术人员164人。研究生学历18人,本科学历83人,专科及以下学历86人。基层正高2人、基层副高2人、副高17人;中级职称58人,初级职称108人。

业务收入　2021年,业务收入3909.6万元,同比提高6.3%。

基本公共卫生服务　2021年,管理21849名高血压患者、9643名糖尿病患者,高血压健康管理率51.13%,规范管理率70.81%;糖尿病健康管理率58.11%,规范管理率70.76%。

家庭医生签约　2021年,签约家庭医生服务84639人,全人群签约率为40.59%;重点人群签约38860人,重点人群签约率为100%;老年人签约19489人,老年人签约率为61.78%;个性化签约4952人;签约居民知晓率100%。

儿童保健　2021年,管理0～3岁儿童5825人,查体5123人次。建卡718人,接种人数15666人,接种34918人次。为29所幼儿园、11所小学、3所初中入托入学查漏补种4103人。管理0～3岁儿童共5825人,查体5123人次。完成3.54万名幼儿园儿童及中小学生查体。完成幼儿春、秋两季19460人次的口腔涂氟工作。

孕产妇保健　2021年,建立孕产妇《母子健康手册》642份,随访中晚孕期孕妇2800人次,产后访视637人次,新生儿访视654人次,免费产前筛查104例,随访高危孕产妇534人次,筛查耳聋基因403例。收集报销材料孕产妇住院分娩补助1100份,新生儿听力及疾病筛查1014份,产筛408份,无创DNA 157份,羊水穿刺59份,发放金额11.42万元。开具无创DNA及羊水穿刺的直免卡82人次。

老年人体检　2021年,为21345名60岁以上老年人和834名40～59岁高血压患者增加体检检测项目。完成中老年人体检24507人,完成健康证查体

15101人;入职体检3206人;高考查体3509人;幼师查体1928人;机关干部查体400人;车管所体检18231人。

健康教育　2021年,举办健康教育大讲堂22场、公共卫生服务项目讲座12场、健康教育咨询9场,更换宣传栏11期,完成健康教育进学校21次,完成市对健康促进医院2020—2021年度档案材料的复核;培养健康教育储备讲师2名。

基本医疗　2021年,预检分诊529101人次。开展全员培训和实战演练8次。完成医疗保障138天,出动医务人员151人次。开展国家级、省级、青岛市临床检验质控中心的室间质评工作,连续9年通过"国家卫健委临床检验中心全国糖化血红蛋白室间质量评价标准",连续7年通过"山东省临床检验中心室间质量评价标准"和连续11年通过"青岛市临床检验质量中心室间质量评价标准",确保检验结果在全市各级各类医疗机构予以互相认可。放射科的CT、DR等设备通过PACS系统与青岛市市立医院东院区实现远程连接。

名医下乡　2021年,开展万名医护下基层活动进社区3次,参加人数13人,教育培训82人,受益人数187人,强基专家15人,支农专家3人,医务人员到基层一线1人。

继续教育及科研　2021年,完成青岛市医药卫生科研计划项目申报3项;申报市级继续医学项目1项;完成山东省基层卫生科技创新计划项目结题报告2项。完成省级全科住院医师规范化培训基层实践基地验收检查。

中医药服务　2021年,开发中医驱蚊避疫香囊、痛风泡脚包等中医药特色产品。开展中医药文化"进社区、进机关、进学校"健康教育讲座6次;中医药义诊咨询6次。完成中老年中医体质辨识5000余人次,发放中医体质辨识宣传扇子1500余把。名老中医工作室门诊坐诊带教81次,门诊就诊患者1601人次;带教授课1次。完善各项带教笔记、材料;收集各项门诊病历300余份。完成中医理疗科流程改造,设置艾灸室,开展各项灸疗服务62人次,增设蜡疗机,开展蜡疗治疗78人次。开展"冬病夏治、冬病冬治"健康教育讲座1次,通过官微、大屏幕、悬挂横幅、发放宣传材料宣传"冬病夏治、冬病冬治",治疗468人次。

技能比武　2021年,代表区卫生健康局参加青岛市突发事件紧急救援技能大赛,获得团体三等奖。董桂英获评市卫健系统优秀护士;王和举获评市优秀

志愿服务先进个人;王彤彤获评市优秀共青团员;张家瑞获评区青年志愿服务先进个人;王娇娇获评区优秀共青团员;曲安娜获评区乡村好青年;何程程获评区青年岗位能手。

信息宣传　2021年,开展新闻信息宣传工作,撰写信息稿件、发布微信公众号、推送媒体新闻,策划采访等;独立制作重大节日、医师宣传名片、二十四节气养生等网络传播图片近40张;在媒体设立"药师说""崂有好医共话健康"两个健康教育专栏。

精神文明建设　2021年,推行无假日门诊、无假日预防接种门诊和先住院后付费服务,代办大病门诊及一次性告知事项。预防接种每2周举办一次妈妈课堂,并提供微信预约服务。检验项目通过国家卫健委临检中心、山东省临检中心和青岛市临床检验质控中心的室间质评。化验结果在全市各大医院得到认可,并实现自助打印。开设24小时用药服务热线,并提供代煎中药和中药快递服务。实施信息化升级,实现医生端和居民端的手机APP签约、随访、检测;实现网上预约和医生就诊后预约。组织开展安全生产知识暨生活垃圾分类知识培训、安全"五进"宣传活动,每月开展一次安全生产大检查和隐患排查活动。组织开展微型消防站演练、电梯应急演练各2次,疏散逃生应急演练、防汛演练各1次。组织全院职工参与安全培训答题等竞赛活动。组织开展全国卫生城市、文明典范城市的创建,完成中心内部改造升级。"慈善一日捐"捐款11930元。中心"红马甲"医疗志愿服务队为重疾老人等弱势群体提供医疗服务累计600余小时;开展急救知识培训与指导,累计100余人次。

大事记

1月20日,山东省卫生健康委督导检查组到中心督导检查疫情防控和安全生产工作。

3月14日,被崂山区爱国卫生委员会确认为区级文明单位。

4月8日,山东省安全生产专项检查督导组到中心督导检查安全生产工作。

4月28日,全市"推进分级诊疗,完善疫情常态化防控下的疾病医疗与预防体系"调研现场会在崂山区社区卫生服务中心举行,市政协副主席卞建平一行调研中心分级诊疗工作。

12月31日,被山东省爱国卫生委员会确认为山东省卫生先进单位。

荣誉称号　2021年,获区级文明单位;山东省卫生先进单位称号。

党支部书记、主任:蔡学民
党支部副书记:任文睦
副　主　任:王　磊、于雪莲
电　　　话:66711366
传　　　真:66711303
网　　　址:www.lschs.gov.cn
邮政编码:266001
地　　　址:崂山区辽阳东路35号

（撰稿人:徐　毅）

青岛市崂山区沙子口卫生院

概况　2021年,有工作人员114人,其中高级职称14人,中级职称40人。主要承担辖区约8万居民的基本医疗、基本公共卫生服务、卫生室管理、院前急救等职能。有床位30张,设有全科门诊、120急救中心、中医科、妇科、口腔科、预防接种门诊等临床科室,配备有锐柯DR、联影CT、百胜彩超、全自动生化分析仪、五分类血常规分析仪、动态心电图系统等设备。

业务工作　2021年,门诊量9.3万人次,基本公共卫生服务1.1万余人次,门诊输液病人2414人次,接种狂犬疫苗2342针次,门诊导尿51人次。120院前急救出车1368车次,救治转运病人1252名,参加中高考等医疗保障、崂山100山地越野赛等医疗保障任务38次。建立居民健康档案61674人,建档率为77.3%;档案使用数35801人,使用率58.05%。65岁及以上老年人健康管理7652人,健康管理率63.2%;60～64岁老年人体检2985人,体检率69.44%;40～59岁中年人体检5348人,体检率50.74%。建立严重性精神障碍患者健康档案374人,检出率46.7‰,累计确诊肺结核患者12人,管理12人,管理率达到100%;肺结核患者规则服药12人,规则服药率达到100%。医保工作站受理门诊大病业务共计550多笔,门诊大病定点975人,居家照护初评10余人次。

业务收入　2021年,业务收入1974.16万元。

固定资产　2021年,固定资产总值1533万元。

基础建设　2021年,新建发热哨点诊室,配备核酸快检设备,检测362人次;安装多验合一智能闸机,实现同步验证身份证、山东健康码、口罩识别及人体测温、核酸检测信息和新冠疫苗接种状态。改扩建中医诊室,增加诊室1间。新开展CT检查项目。

卫生改革　2021年,创建呼吸慢病特色专科,累计筛查管理200余人次。院前急救体系创新性纳入乡医,对一体化卫生室乡村医生开展急救培训。开设

"药师门诊",邀请青岛市市立医院临床药师为社区居民提供精准用药服务,服务患者100余人次。开展"移动药师门诊"巡诊服务,为失能、半失能多种疾病并发的慢性病患者入户巡诊。在松山后社区日间照料中心开展医养融合试点,打造沙子口街道医养结合的示范样板。家庭医生团队为瘫痪、生活不能自理、需长期卧床照护的老年人提供诊疗、换尿管、压疮预防和护理指导、换药等医疗护理服务700余人次,健康管理失智老人60人,免费发放治疗药物20.17万元。

医疗特色　2021年,开设认知障碍门诊、颈肩腰腿痛门诊、面瘫门诊、小儿推拿等特色专科。新开展督灸治疗。脾胃病专科门诊获青岛市特色专科称号。

科研工作　2021年,"社区空巢老人多元化服务模式探讨""全科专科协同共管模式对糖尿病综合管理作用分析""借力家庭医生签约服务探索优化订单定向乡医管理模式"3项基层卫生科研课题结题,分获二等奖、三等奖。

疫情防控　2021年,开展当好防疫卫士的"百日奋战"行动。成立院感科专职院感工作,主要领导负责院感工作,建立院感防控"网上监控、线下督导、巡回督查"和院感专题会议研究工作机制。修订和完善《崂山区沙子口卫生院新冠肺炎常态化疫情防控工作方案细则》《沙子口卫生院医院感染暴发报告流程与预案》《沙子口卫生院新冠病毒感染"一岗一科一策"院感防控手册》《沙子口卫生院院感防控自查巡检制度》,成立院感防控"指导队、督查队、消杀队"三支队伍建设。开展全员培训,进行突发疫情的应急预案演练8次。规范使用"青新发热病人管理系统",闭环式管理发热等疑似症状患者。督导辖区44家社区卫生室及卫生服务站12轮36次。启动发热哨点诊室,完成核酸检测人员培训,接诊患者990余人次。严格外防输入,隔离酒店医疗服务4000余人次。规范落实检测频率,采样63000余人次。有序推进新冠疫苗接种工作,接种82000余剂次。先后3次共派遣3名工作人员完成城阳区应急门诊及烟台新冠核酸筛查的支援工作。

继续教育　2021年,申办主题为"上下联动 提升基层卫生服务能力"继续教育项目,组织全院业务培训15次,选派2名医师、护士到医联体医院进修学习。

党建与精神文明建设　2021年,党支部开展党史学习教育,组织党员干部参加党风廉政建设培训班,同科主任、党员开展日常廉政谈话22人,开展医德医风教育培训、意识形态研讨会。开展"七个一"系列活动。开展"双报到"活动、健康科普和义诊活动进社区、药师入户巡诊、家庭医生签约服务等。卫生院"红马甲"医疗志愿服务队获山东省学雷锋最佳志愿服务组织称号,失智失能老人健康管理志愿服务项目获崂山区2021年新时代文明实践志愿服务项目创益大赛优秀奖,卫生院党支部被评为崂山区直机关先进基层党组织。袁立久在疫情防控中表现突出被评为青岛市抗击新冠肺炎疫情先进个人,卢明、韩锡林外出支援甘肃、菏泽地区获"脱贫攻坚嘉奖",孔存广、卢明获"青岛好医生"荣誉称号,王广文被评为青岛市第三届"新时代最美劳动者"。

大事记

1月1日,发热哨点投入使用。

1月9日,预防接种智慧门诊启用。

1月28日,开设愿检尽检及返乡人员采样点。

2月18日,认知障碍门诊被评为青岛市"基层特色专科"。

2月20日,被青岛市卫健委评为"开展老年健康综合管理试点单位"。

3月24日,启动新冠疫苗接种工作。

4月7日,开设颐和星苑新冠疫苗接种点。

4月15日,药师门诊开诊,由青岛市市立医院药剂科派出高年资临床药师坐诊,提供用药指导。

6月7日,联合沙子口街道疫情防控指挥部、综治办在临时接种点进行新冠疫苗预防接种异常反应医疗救治工作应急演练。

6月18日,呼吸慢病门诊开诊。

6月19日,联合青岛市市立医院举办百名医生下基层义诊活动。

6月21日,沙子口管区临时疫苗接种点启动。

8月9日,协同沙子口街道开展"全场景 全要素 全流程"全员核酸检测应急演练。

11月11日,沙子口辖区非一体化卫生室——南崂社区卫生室A开始实施零差率销售基本药物。

荣誉称号　2021年,获评2020年度青岛市院前急救先进集体;青岛市中西协同"旗舰"基层卫生机构。

党支部书记、院长:袁立久

副　院　长:梁泽光、杨宏强、孙彩霞

电　　话:88811647

传　　真:88810670

邮政编码:266102

地　　址:青岛市崂山区沙子口街道崂山路179号

（撰稿人:梅　君）

青岛市崂山区王哥庄街道社区卫生服务中心

概况 2021年，中心编制65人，有工作人员108人，其中在编59人，雇员35人，派遣制人员14人；专业技术人员94人，其中卫生专业技术人员87人；高级职称14人，中级职称34人；执业医师35人，全科医师注册的临床和中医医师17人，公卫医师5人，注册护士32人。编制床位30张，开设全科门诊、妇产科、中医科、理疗科、口腔科、五官科、检验科、放射科、防保科、一体化管理办公室、120急救站等19个科室。

业务工作 2021年，门诊量13万人次，比上年增加7%，120急救分中心接诊1074人次，救治病人1001人，比上年提高15.18%，执行医疗保障任务60余次，无医疗差错和责任事故发生。

业务收入 2021年，医疗收入1676.96万元，比上年增长17.05%；药品收入1010.14万元，比上年增长2.4%。

固定资产 2021年，固定资产总值1203.16万元，同比增长1.1%。

基本公共卫生服务 2021年，落实街道资金100万元，实施中老年人"两关爱"健康体检项目。34个社区60岁以上老年人健康体检17832人，其中，65岁以上老年人体检率达到85.2%。中年人健康体检19个社区6486人。启动全民新冠病毒疫苗接种工作。落实街道办事处资金40万元建设新冠疫苗临时接种点，日最高接种4100人次。截至12月20日新冠病毒疫苗接种95965剂次，其中第一针接种41048剂次，第二针接种40531剂次，第三针（智飞）接种3736剂次，加强针接种10650剂次。

医疗特色 2021年，实施"名医下乡"工程，增加名医下乡专业，新引进影像学、中医皮肤专家定期到中心坐诊、带教，全年开展名医下乡418人次，诊疗3218人次。开展紧密型医联体建设，持续开展"教学助长"等人才培塑项目。启动"120-乡医"急救联动，持续开展乡村医生急救知识培训，16家一体化卫生室设置"急救角"，配置电动自行车、急救背包、除颤仪等急救设备，乡医参与急救工作11次。为辖区内1050名更年期早期症状妇女提供中医药服务干预。加强特色专科、特色加工等服务，康复技术服务385人次，膏方、浓缩剂100余人次。推广中医药健康教育宣传，开展"中医中药进万家"活动。

继续教育 2021年，"教学助长"项目开展急诊医学、神经内科、呼吸内科3个专业的教学，授课11次，培训423人次，进修10人次。

精神文明建设 2021年，创建市级文明单位标兵，组织开展"庆祝建党100周年'我为群众办实事'专家社区巡诊暨'万名医护下基层'专家义诊活动"，争创"学雷锋志愿服务岗"活动。持续开展"红马甲"医疗志愿服务，开展各类义诊、疫情防控知识科普、健康知识讲座等志愿服务活动29场，服务1600余人次，发放健康教育等宣传材料5800余份。

大事记

1月1日，在全市基层医疗机构率先设立发热哨点诊室。

1月31日，与青山社区卫生室启动"120乡医急救联动"，成功实施现场急救支援任务。

2月7日，作为先进典型在崂山区疫情防控先进典型经验交流会上进行发言。

2月22日，启动2021年妇女更年期中医药早期干预项目。

2月25日，同辖区34家一体化卫生室签订年度安全生产责任书，开展安全生产大检查。

3月16日，启动全民新冠病毒疫苗接种工作。

4月29日，启动全市首批社区门诊保障制度改革试点。

5月14日，启动2021年度"教学助长"项目。

8月11日，迎接国家联防联控督导组卫生室督导检查。

9月13日，率先开展24小时核酸快检服务。

10月11日，设立"愿检尽检"监测点。

11月25日，成立新一届党支部领导班子。

荣誉称号 2021年，获青岛市老年友善医疗机构、青岛市公共机构节水型单位、青岛市院前急救先进集体称号。

党支部书记：崔成磊

中心副主任：蓝雪鹏、李　珍、董　航

电　　话：87841215（传真）

邮政编码：266105

地　　址：青岛市崂山区王哥庄街道王哥庄社区

（撰稿人：张香凝）

青岛市崂山区北宅卫生院

概况 2021年，有职工87人，其中卫生专业人员74人，占85%；副高级职称9人、中级职称32人，

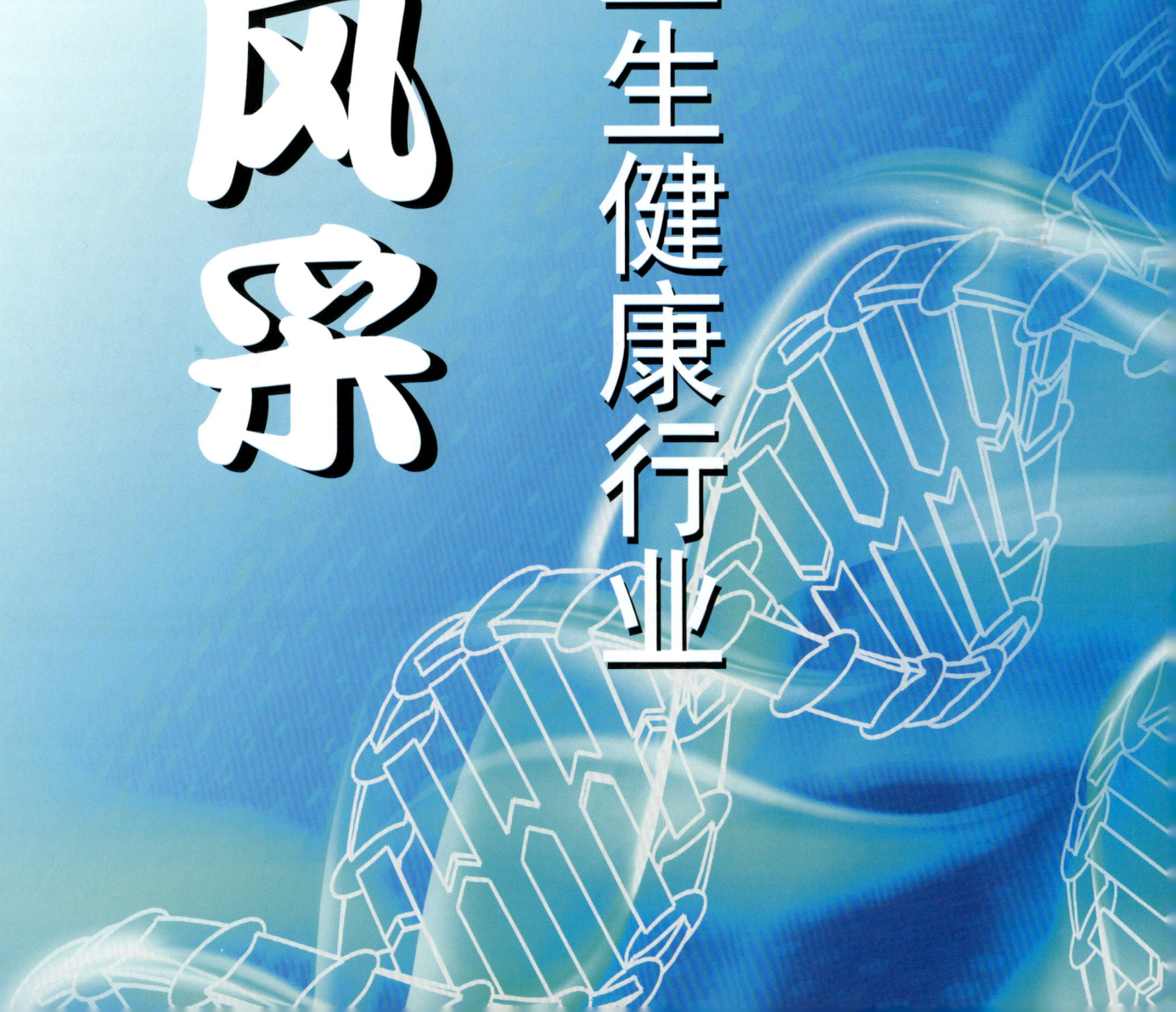

风采

青岛市卫生健康行业

青岛市市立医院

青岛市市立医院始建于1916年，辖本部、东院、西院、市皮肤病防治院、临床检验中心5个院区，是一所集医疗、教学、科研、预防、保健、康复于一体的综合性三级甲等医疗集团。是山东省综合类别区域医疗中心、山东省重大突发事件卫生应急救援基地。在国家三级公立医院绩效考核中连续两年蝉联A+等级，位列全国前10%。在中国医院科技量值排行榜中，上榜学科数量连续7年位列山东省第四。

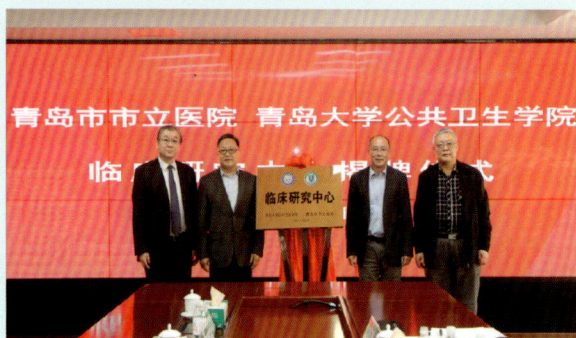

2021年4月9日，"青岛市市立医院·青岛大学公共卫生学院临床研究中心"揭牌仪式举行。北京大学公共卫生学院教授曹卫华，青岛大学公共卫生学院院长郑玉新，青岛市卫生健康委员会主任薄涛（左2）出席。

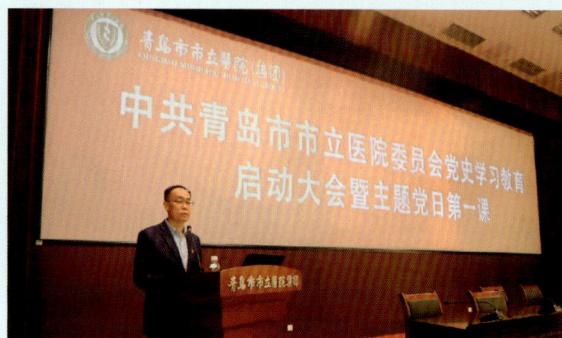

2021年4月13日，青岛市市立医院召开党史学习教育启动大会暨主题党日第一课。

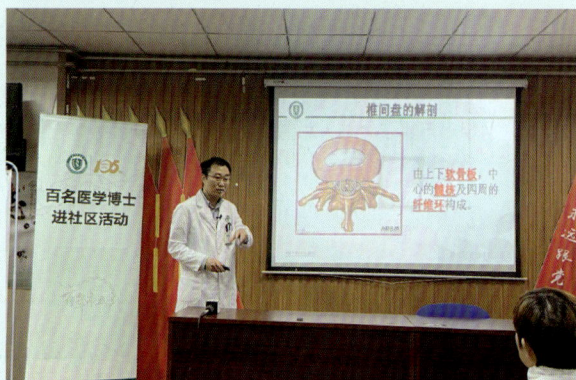

2021年4月18日，青岛市市立医院联合青岛电视台推出"迎接中国共产党成立100周年暨建院105周年系列活动——百名医学博士进社区活动"。

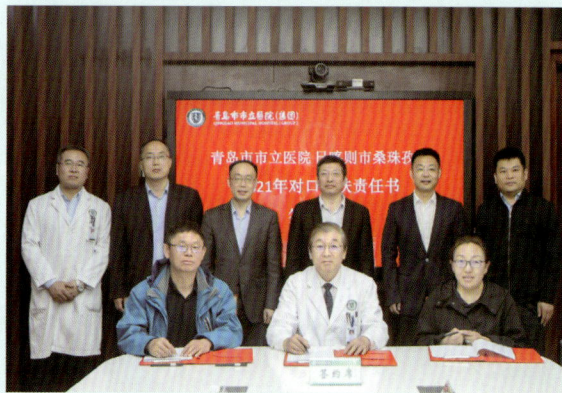

2021年5月7日，西藏日喀则市桑珠孜区领导和医务人员到青岛市市立医院座谈，双方签订2021年对口帮扶责任书。

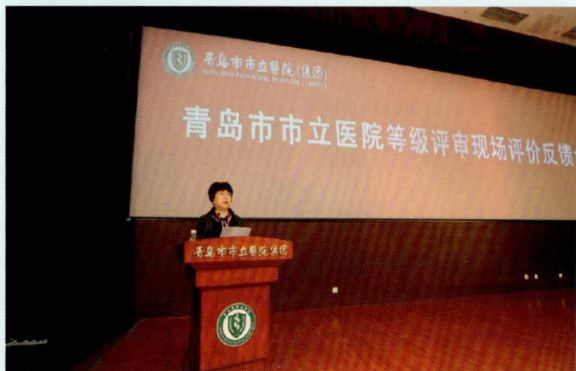

2021年6月2日—4日，山东省卫生健康委员会专家组一行对青岛市市立医院进行为期3天的等级复审现场评审，医院顺利通过三级甲等医院复审现场评审。

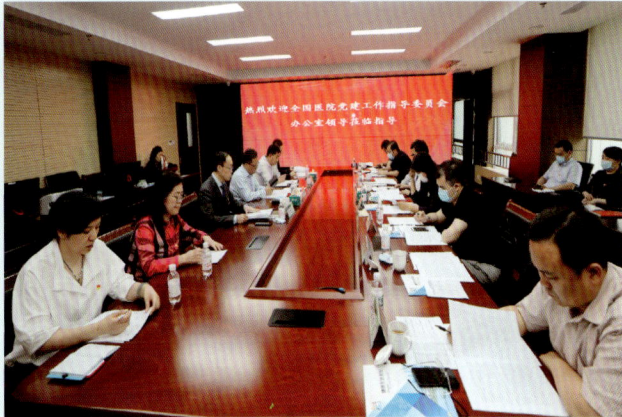

2021年6月2日，全国医院党建工作指导委员会办公室专家组一行到青岛市市立医院专题调研公立医院基层党组织建设工作。

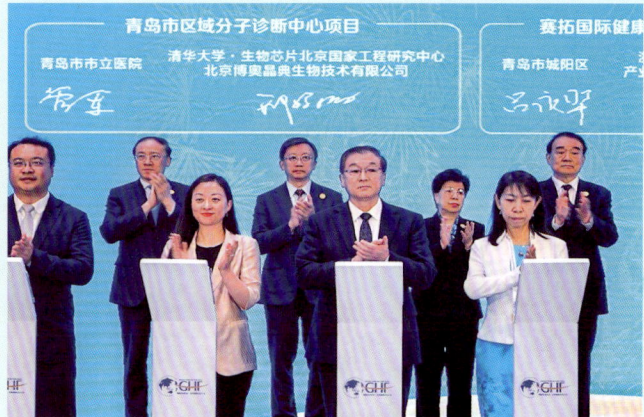

2021年6月3日，在博鳌亚洲论坛全球健康论坛第二届大会青岛签约会上，青岛市市立医院与清华大学生物芯片北京国家工程研究中心签署共建青岛市区域分子诊断中心的合作协议。

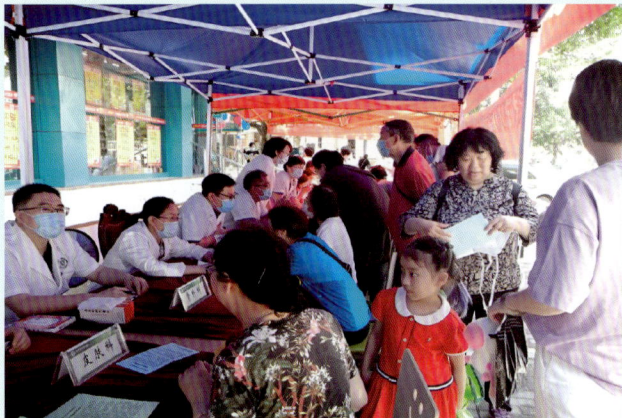

2021年6月19日，为庆祝中国共产党成立100周年，结合"我为群众办实事"实践活动，青岛市市立医院在全市十个区（市）举办大型义诊活动。

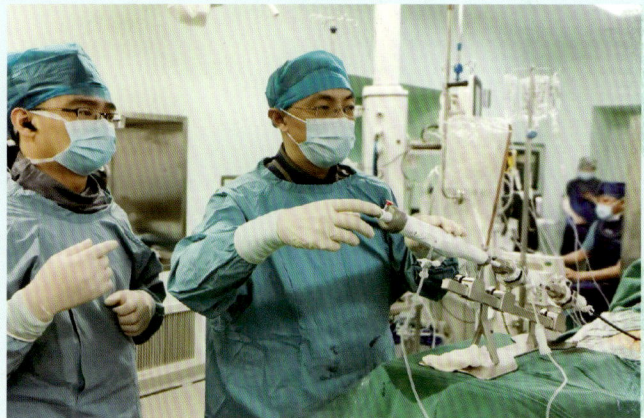

2021年6月25日，青岛市市立医院心脏中心团队完成DragonFly二尖瓣瓣膜夹在山东省的首次临床应用，成功为患者实施经股静脉二尖瓣修复手术。

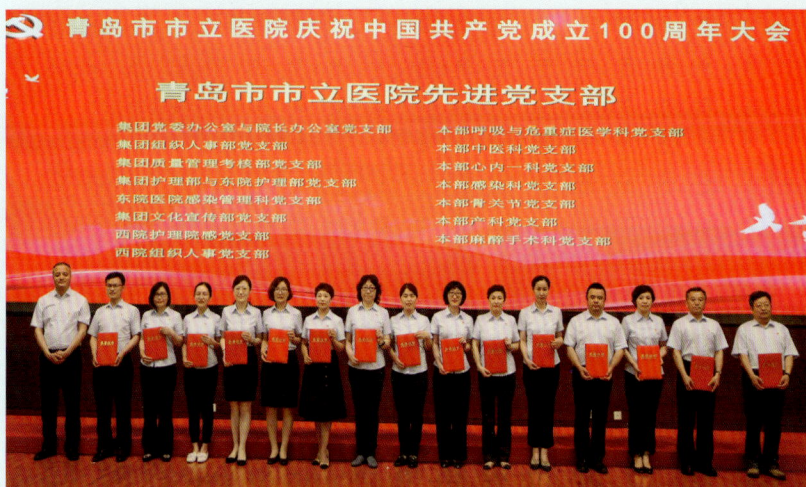

2021年6月28日，青岛市市立医院庆祝中国共产党成立100周年大会举行。会上表彰2021年度146名优秀共产党员、48名优秀党务工作者和44个先进党支部。

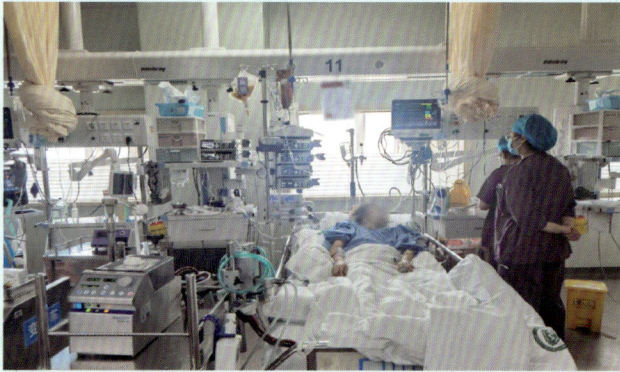

2021年6月，青岛市市立医院临床多学科团队应用ECMO技术成功救治暴发性心肌炎危重孕妇。

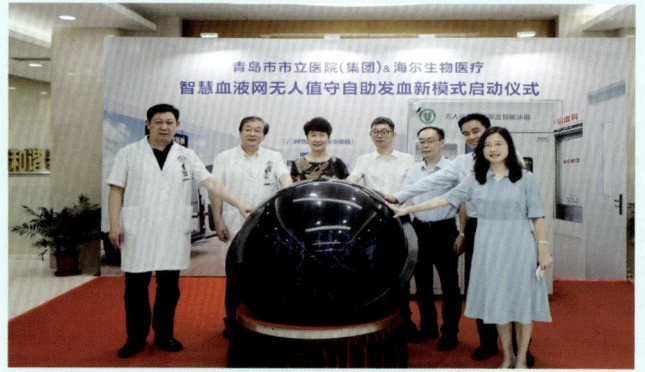

2021年7月15日，青岛市市立医院与海尔生物医疗战略合作签约仪式举行。双方共建全国首个智慧血液网示范医院及联合研发实验基地，并启动首个创新成果——智慧血液网无人值守自助发血新模式。

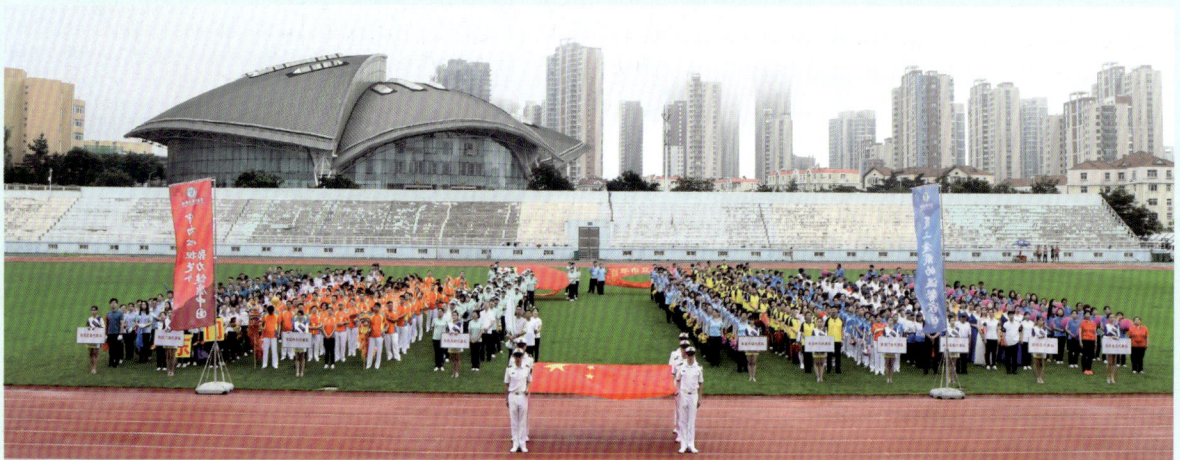

2021年7月17日，青岛市市立医院举办2021年职工田径运动会，900余名职工参加58个竞赛项目的角逐。

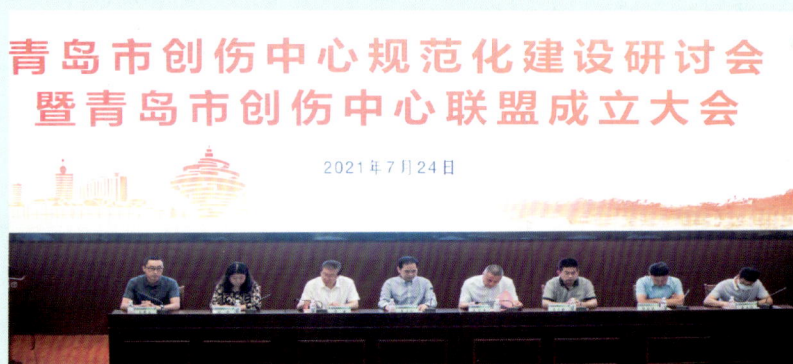

2021年7月24日，青岛市创伤中心规范化建设研讨会暨青岛市创伤中心联盟成立大会在青岛市市立医院举行，由医院牵头组建的青岛市创伤中心联盟成立。

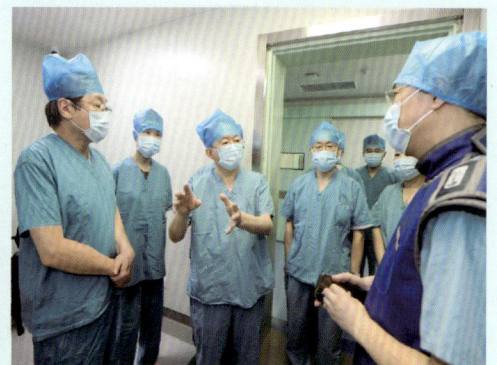

2021年7月30日，国家卫生健康委体制改革司司长许树强一行到青岛市市立医院调研深化医改和公立医院高质量发展工作并进行座谈交流。山东省卫生健康委党组副书记、副主任庄严参加调研。

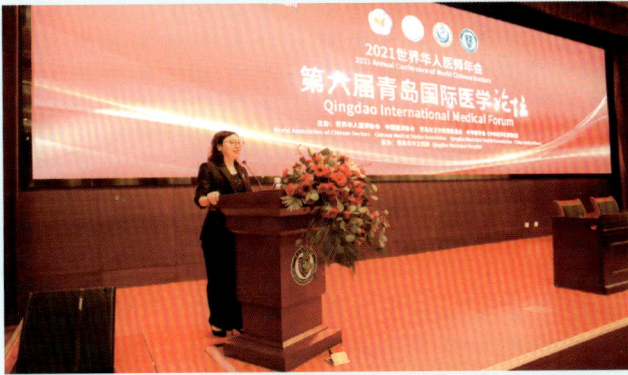

2021年9月18日，青岛市市立医院承办2021世界华人医师年会第六届青岛国际医学论坛。

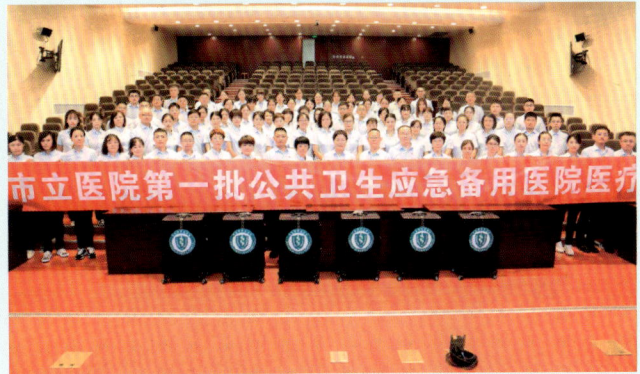

2021年9月25日，青岛市市立医院选派94名医护骨干组成驻点医疗队，全面接管青岛市公共卫生应急备用医院。

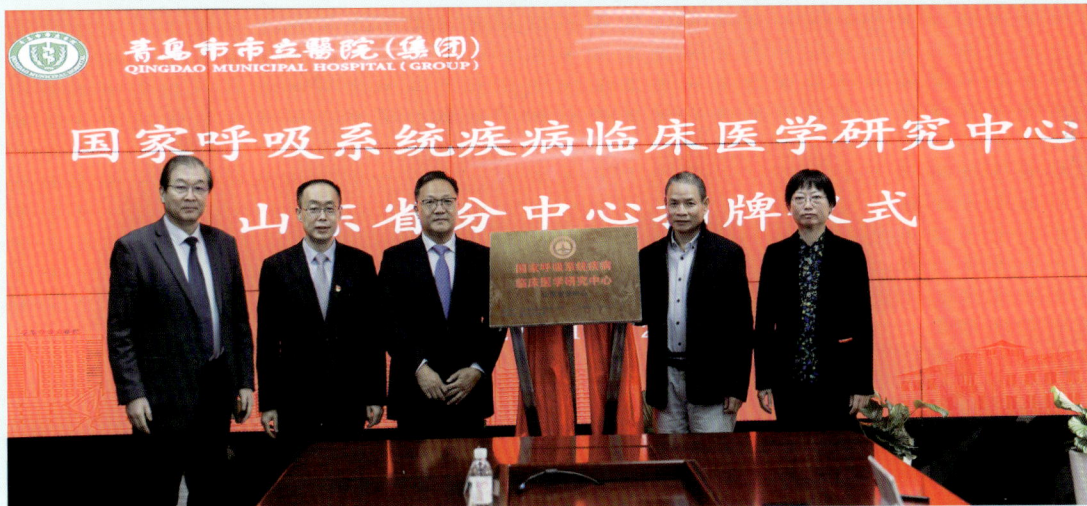

2021年10月29日，国家呼吸系统疾病临床医学研究中心山东省分中心在青岛市市立医院揭牌成立，国家呼吸系统疾病临床医学研究中心主任、共和国勋章获得者钟南山院士视频致辞。

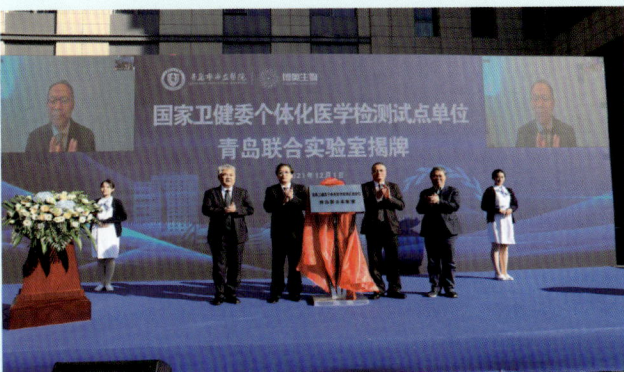

2021年12月1日，青岛市市立医院与中国工程院程京院士合作共建的"国家卫健委个体化医学检测试点单位青岛联合实验室"揭牌仪式举行。

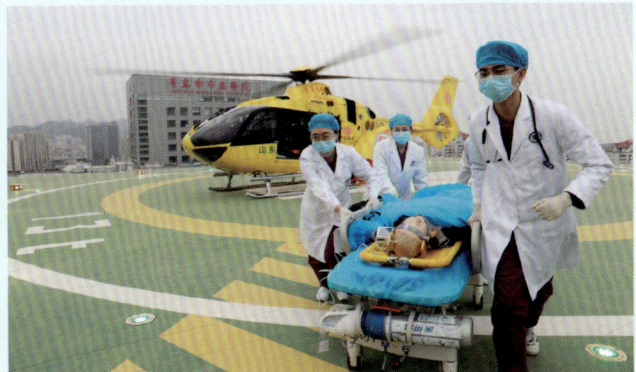

2021年12月9日，青岛市市立医院与青岛市急救中心、青岛胶东国际机场联合首次开展直升机医疗救援应急演练。

青岛市中医医院（市海慈医院）

青岛市中医医院（市海慈医院）、市康复医学研究所，是全国文明单位、国家重点中医医院建设单位、国家医师资格考试基地、国家中医药管理局国际合作基地、青岛大学直属附属医院、山东中医药大学附属医院。中华中医药学会血栓病分会、市中西医结合学会、市针灸学会、全国针灸临床研究中心青岛分中心、市药膳研究会等机构挂靠在医院。

2021年，医院建筑面积11万平方米，实际开放床位2133张。职工总数2270人，其中，卫生技术人员2083人，占职工总数91.8%；行政工勤人员187人，占职工总数8.2%。卫生技术人员中，高级职称311人，占14.9%；中级职称790人，占37.9%，初级职称982人，占47.2%。医生与护士之比1：1.6。设置职能科室30个、临床科室43个和医技科室7个。

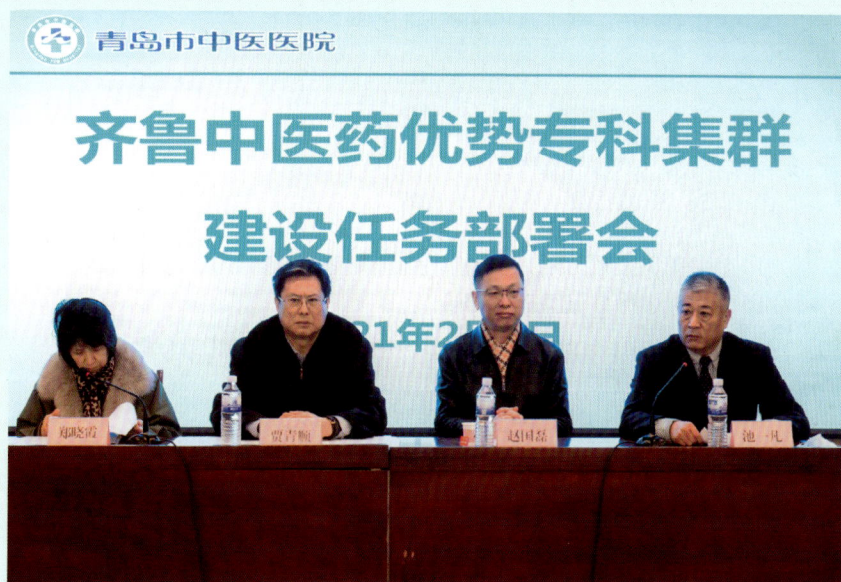

2021年2月28日，山东省齐鲁中医药优势专科集群建设任务部署会在青岛市中医医院（市海慈医院）召开。

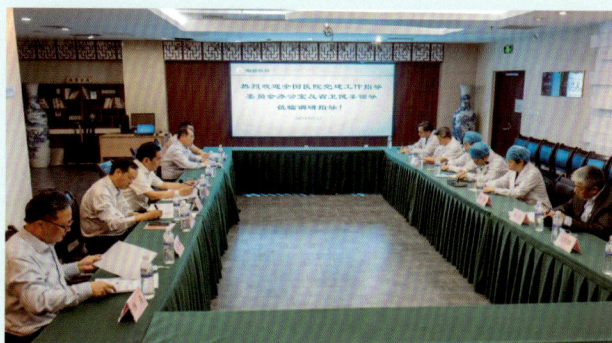

2021年6月2日，国家卫健委直属机关党委常务副书记兼人事司副司长、全国医院党建工作指导委员会办公室主任杨建立到青岛市中医医院（市海慈医院）专题调研公立医院基层党的建设工作。

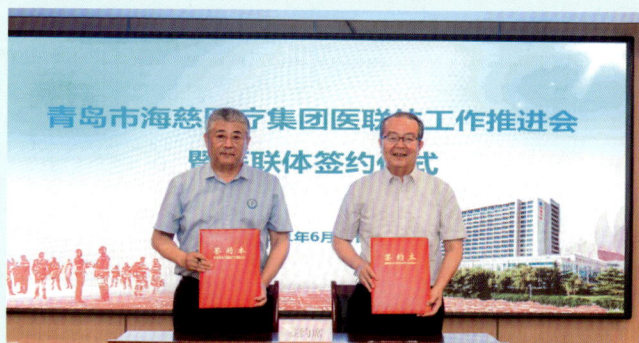

2021年6月24日，青岛市中医医院（市海慈医院）医联体工作推进会暨医联体签约仪式举行，签约80家城市医联体单位。

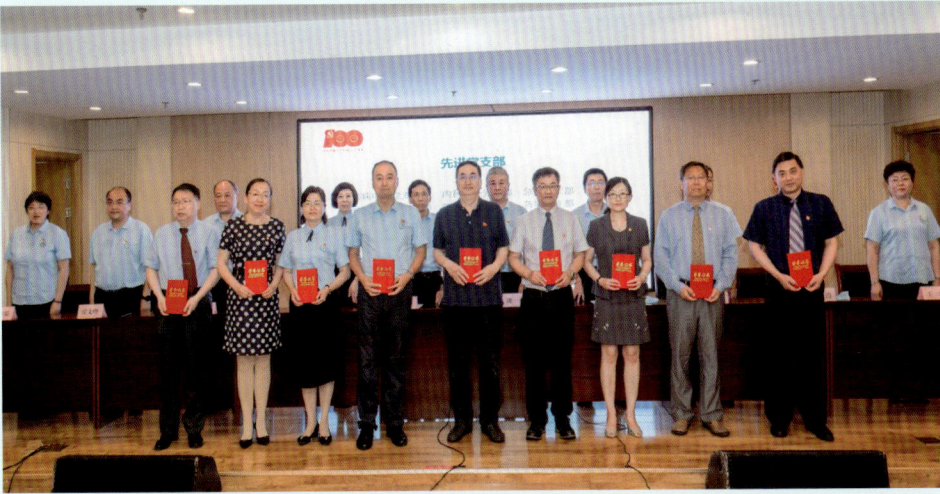

2021年6月28日，青岛市中医医院（市海慈医院）庆祝中国共产党成立100周年表彰大会举行。

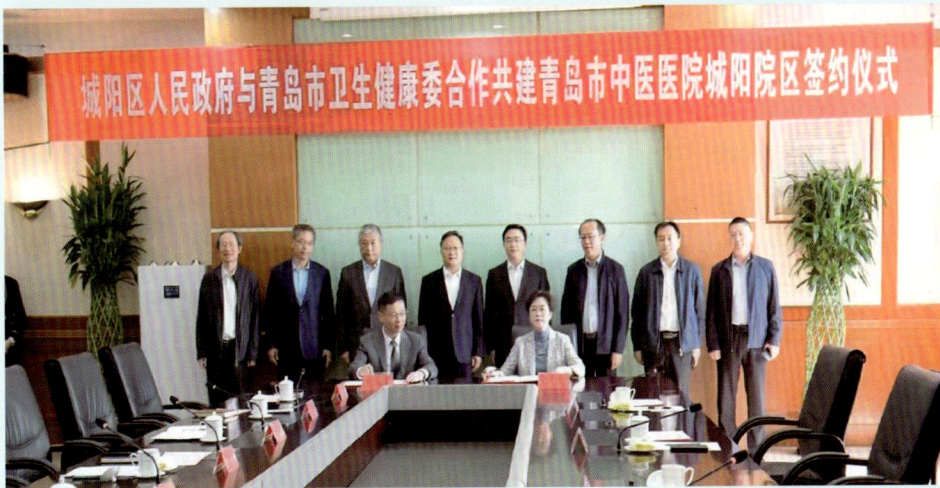

2021年10月12日，城阳区人民政府与青岛市卫生健康委合作共建青岛市中医医院城阳院区签约仪式举行。

2021年10月18日，青岛市中医医院（市海慈医院）全面落实国家十八项医疗质量安全核心制度专题动员大会和首期培训举行。

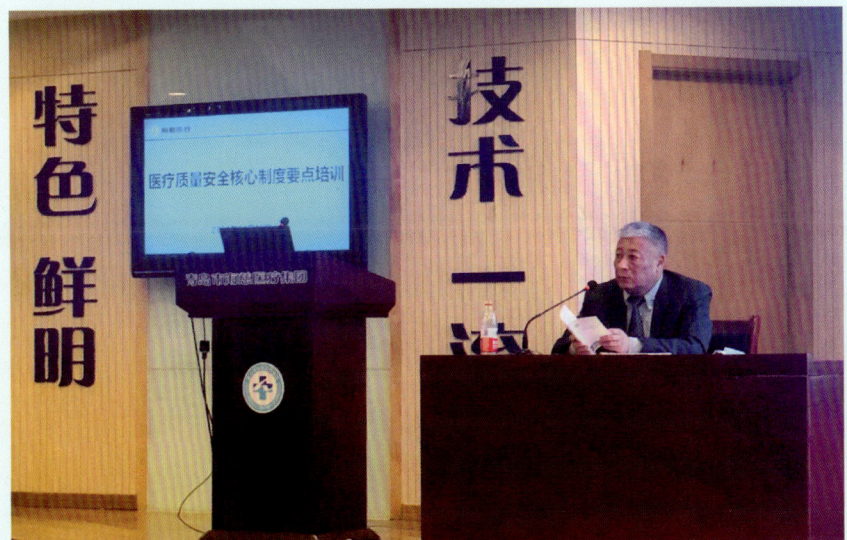

2021年11月16日，青岛市中医医院（市海慈医院）与青岛西海岸新区中心医院签订全面战略合作协议和医联体合作协议。

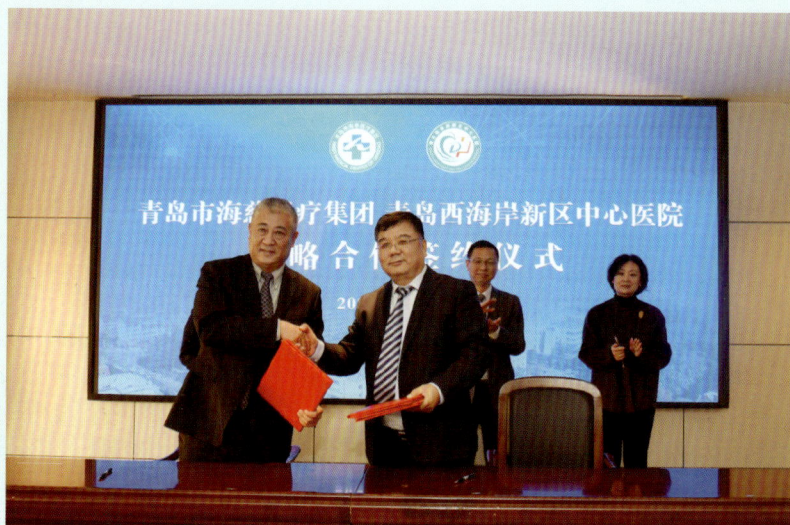

2021年11月24日，青岛市中医医院（市海慈医院）组建98人轮值医疗队入驻青岛市公共卫生应急备用医院开展医疗工作。

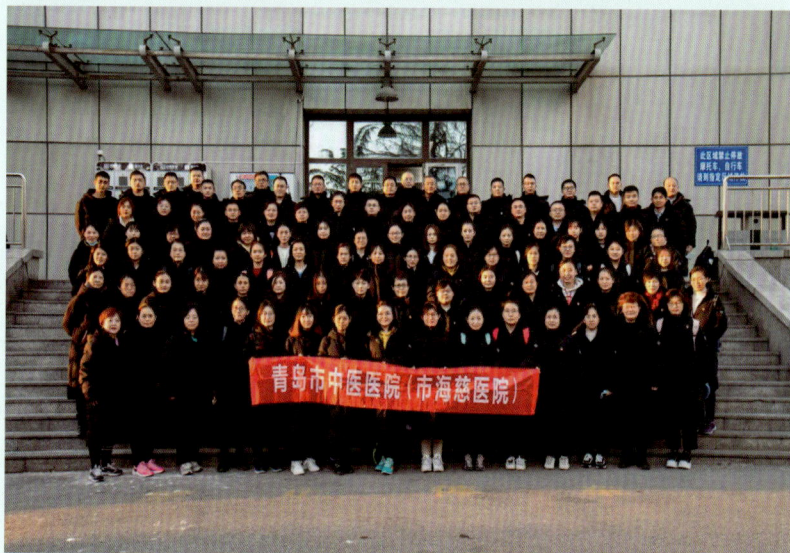

2021年，青岛市中医医院（市海慈医院）心脏外科开展经导管主动脉瓣植入术（TAVI）。

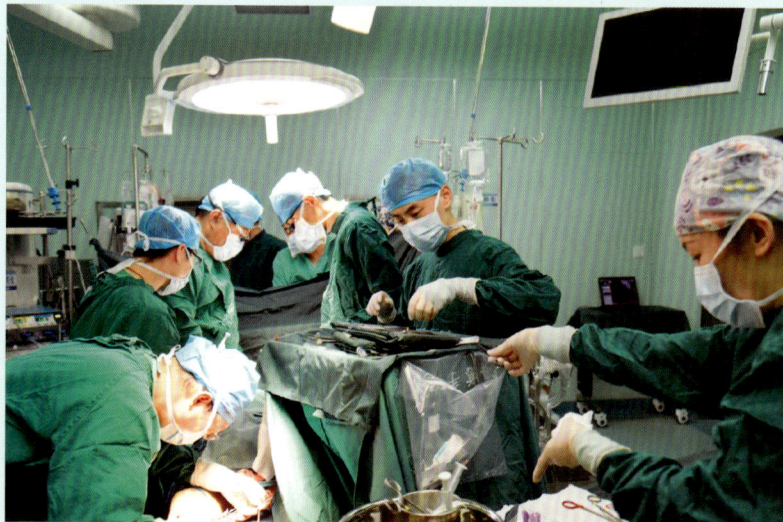

青岛市中心（肿瘤）医院

青岛市中心（肿瘤）医院由青岛市中心医院、青岛市肿瘤医院、青岛市胸科医院、青岛市职业病防治院共同组建而成。青岛市中心医院是青岛市首批三级甲等医院。

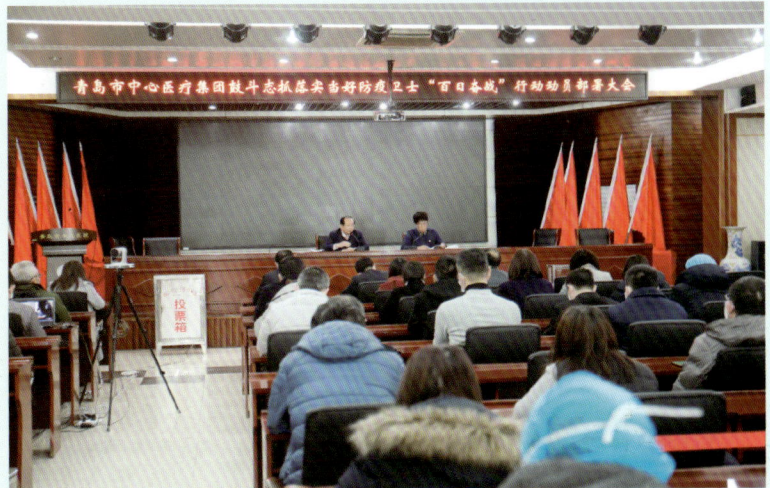

2021年1月8日，青岛市中心医院召开"百日奋战"行动动员部署大会。

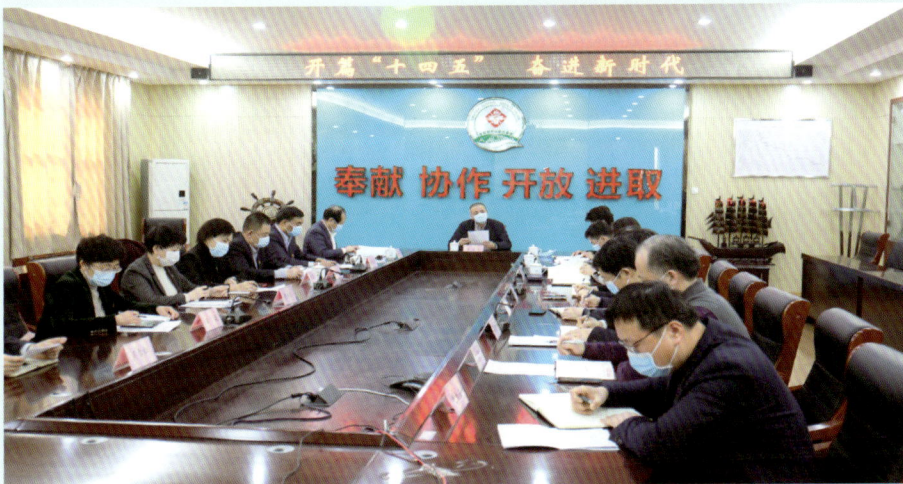

2021年2月7日，青岛市中心医院召开党员领导干部民主生活会。

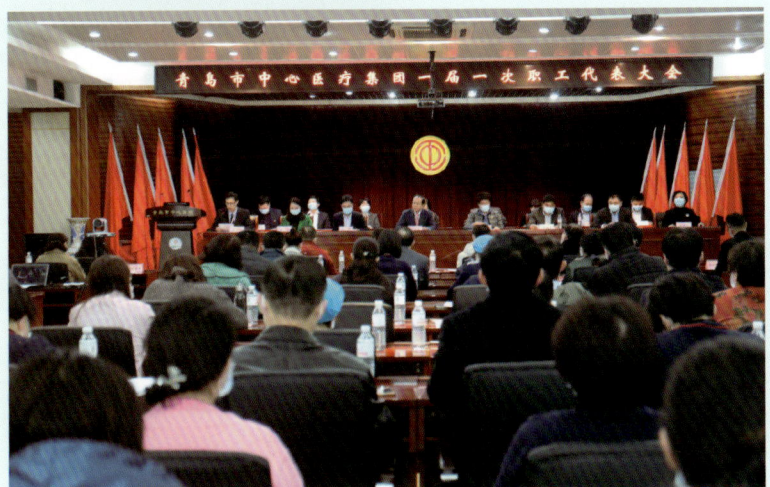

2021年2月7日，青岛市中心医院召开一届一次职工代表大会。

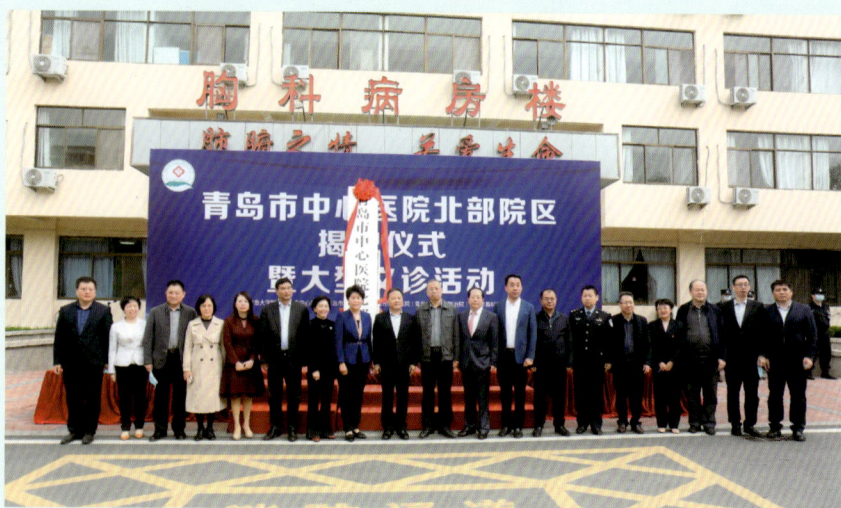

2021年4月29日，青岛市中心医院北部院区正式挂牌，集团化建设加速发展，同质化管理日趋完善。

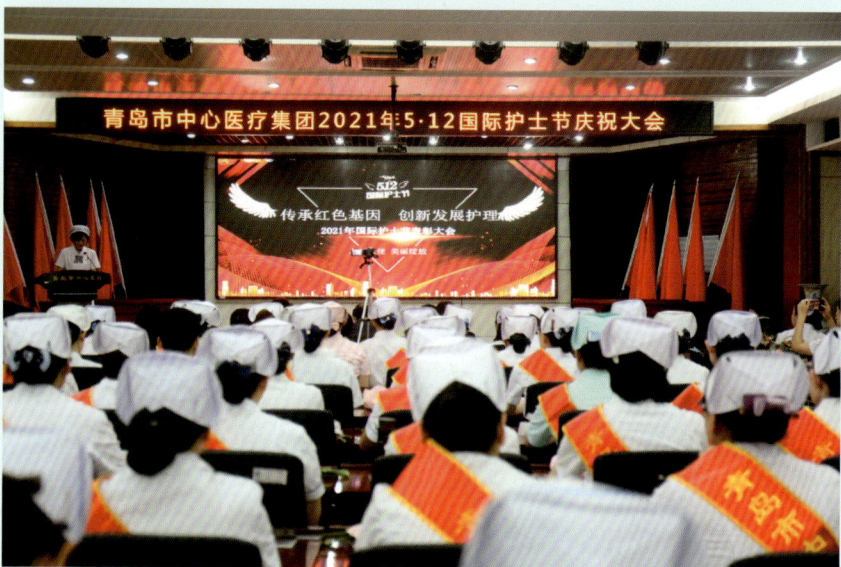

2021年5月12日，青岛市中心医院国际护士节庆祝大会举行。

2021年6月25日，青岛市中心医院召开"医心向党 医心为民"庆祝中国共产党成立100周年表彰大会。

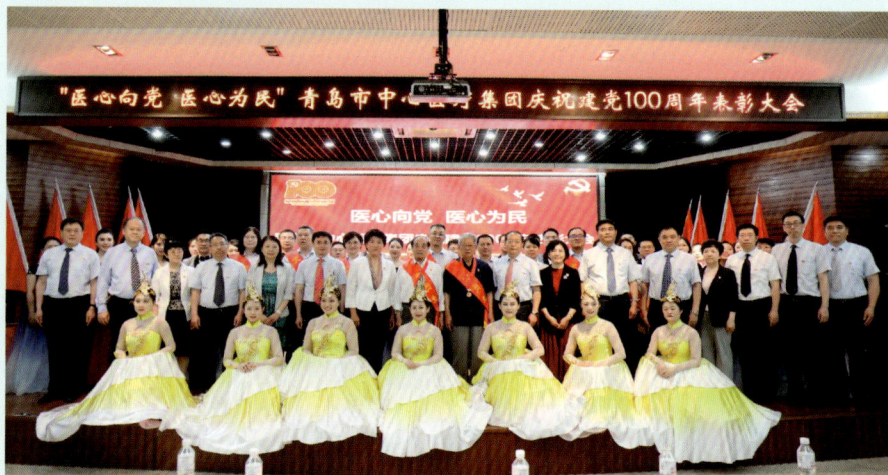

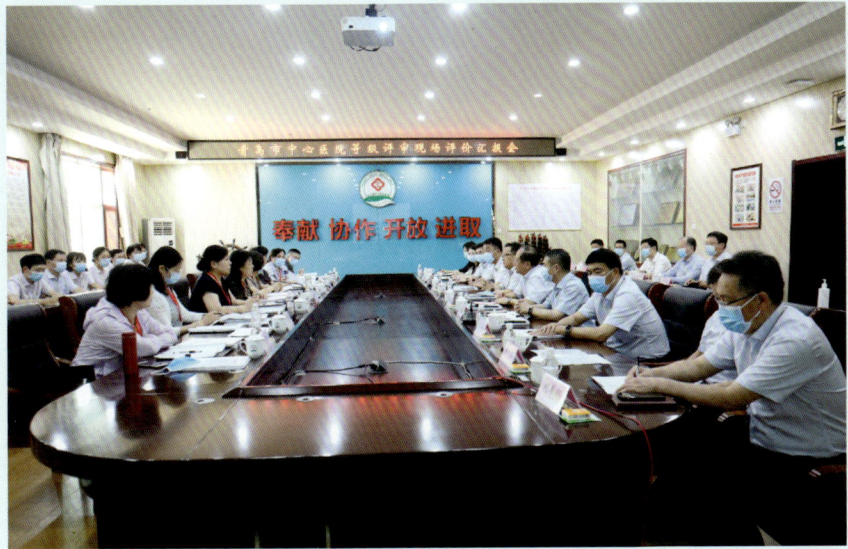

2021年6月30日，青岛市中心医院高分通过"三甲复审"。

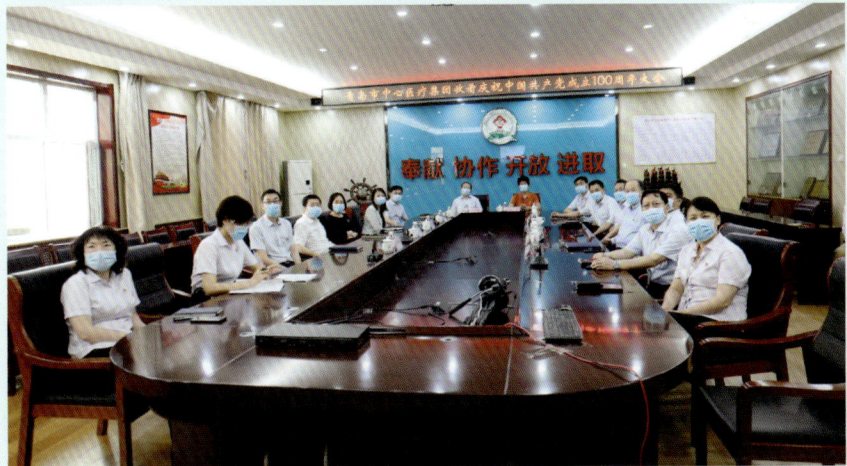

2021年7月1日，青岛市中心医院组织职工收看庆祝中国共产党成立100周年大会。

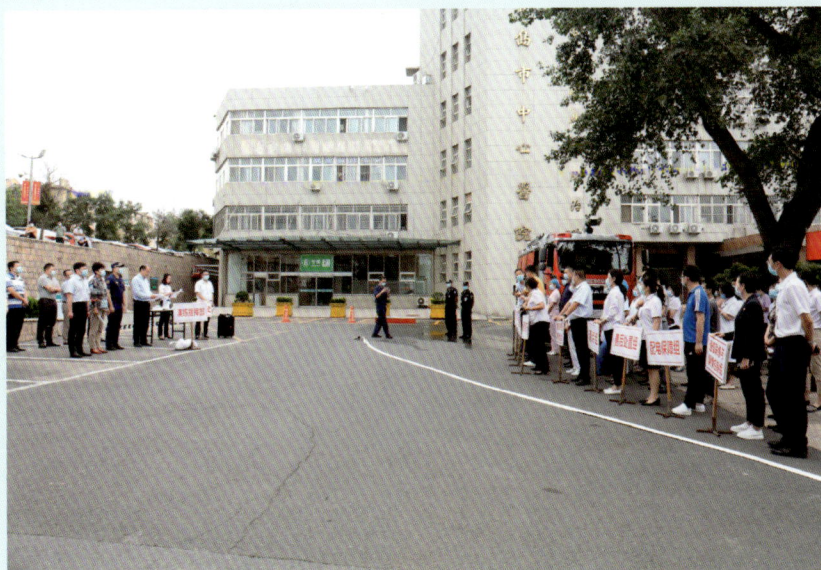

2021年9月24日，青岛市中心医院开展2021年度消防应急演练活动。

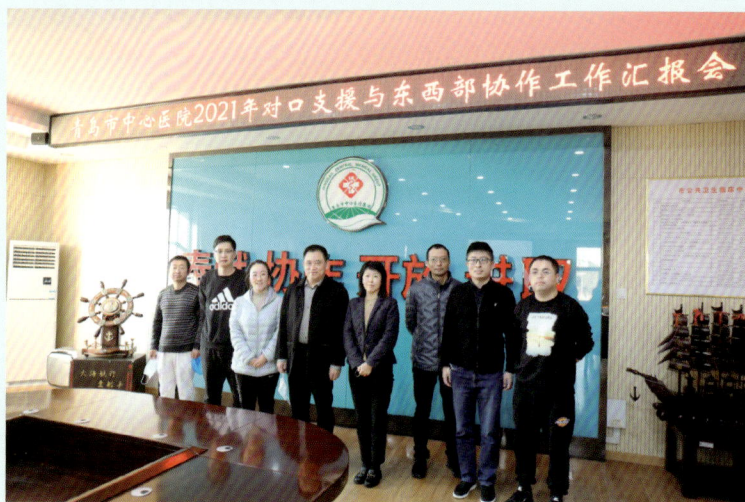

2021年11月9日，青岛市中心医院召开2021年对口支援与东西部协作工作汇报会。

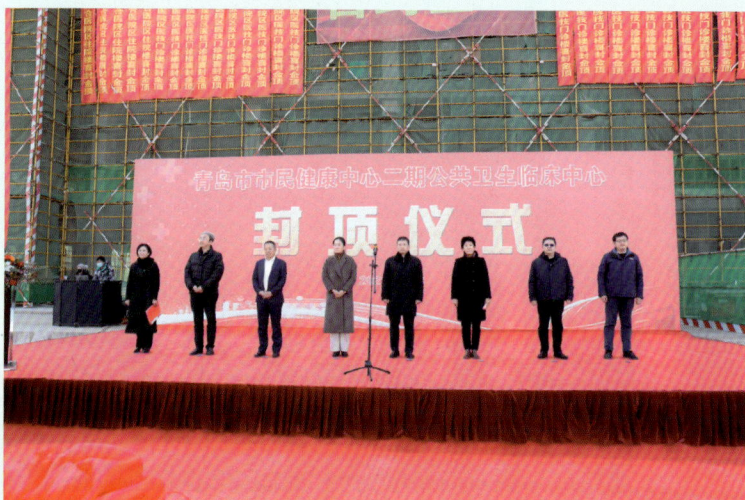

2021年12月28日，青岛市公共卫生临床中心（青岛市中心医院红岛院区）综合楼主体封顶。

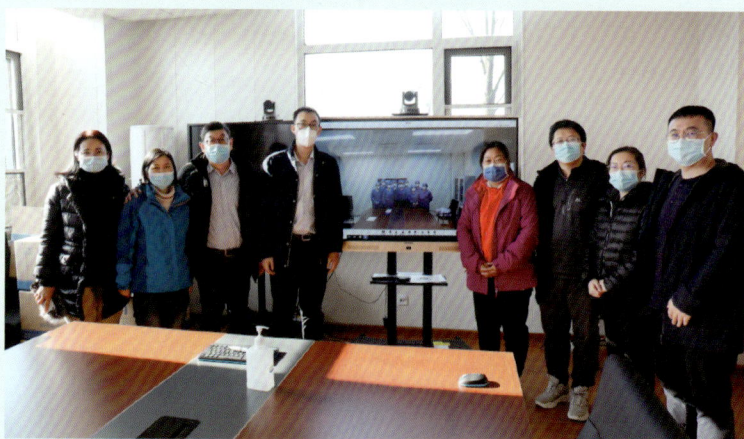

2021年12月31日，青岛市中心医院工会、组织老干科走访慰问应急门诊一线医务人员。

青岛市第三人民医院

青岛市第三人民医院是青岛市卫生健康委直属的三级综合性医院，是青岛市涉外定点医院、山东省爱婴医院、青岛市首家基于"全景医疗数据平台"的互联网医院。医院设有47个临床医技科室，拥有体外膜肺氧合设备、大型C臂数字血管造影机、磁共振成像系统、超高端CT机、数字胃肠机、移动DR机、高端彩色多普勒超声诊断仪、腹腔镜、血液净化设备等先进医疗设备。是滨州医学院临床教学医院、齐鲁医药学院临床教学基地，是岛城首家由中国医师协会挂牌的妇科内分泌培训基地、中华医学会精准心血管病学分组合作基地、中国医师协会内镜保胆培训基地、国家远程医疗与互联网医学中心协作单位、山东省结石病微创治疗技术联盟成员单位、青岛市高血压防治临床基地，是北京积水潭医院骨科研究联盟单位、北京友谊医院消化系统疾病合作医院。

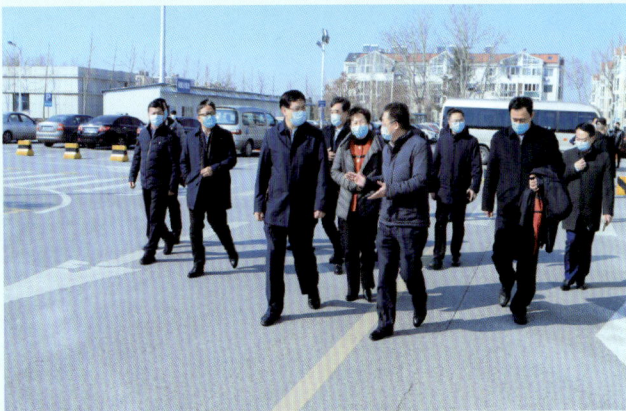

2021年2月19日，市委副书记、市长赵豪志（前排左）一行到青岛市第三人民医院调研医疗卫生事业发展、医院项目建设和疫情防控有关工作。

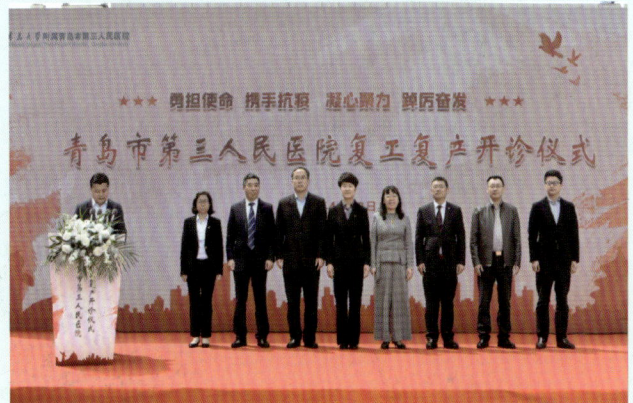

2021年4月30日，青岛市第三人民医院复工复产开诊仪式举行。

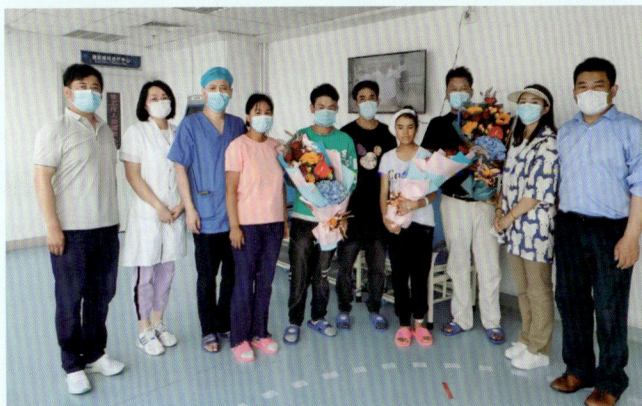

2021年10月，由青岛市第三人民医院救治的西藏日喀则桑珠孜区失聪儿童治愈出院。

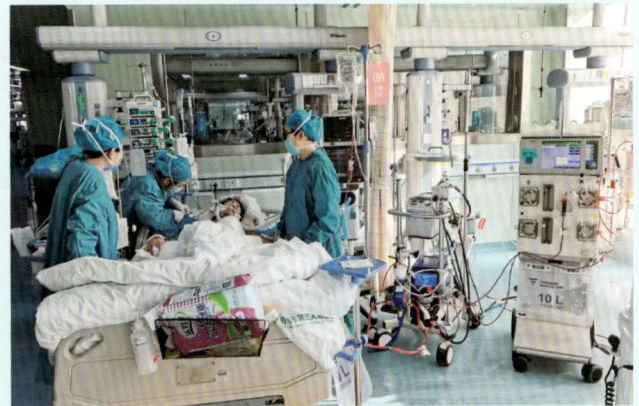

2021年12月，青岛市第三人民医院成功完成首例ECMO救治。

青岛市第八人民医院

青岛市第八人民医院始建于1951年，是一所集医疗、教学、科研、预防、保健、康复、急救于一体的大型综合三级公立医院，是青岛市北部重要的区域性医疗中心。医院先后获得"全国卫生文化建设先进单位""全国综合医院中医药工作示范单位""国家级爱婴医院""省文明单位""全省改善医疗服务示范医院"等荣誉称号。

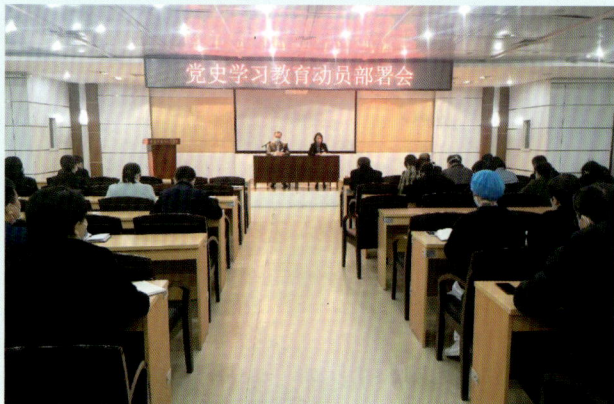

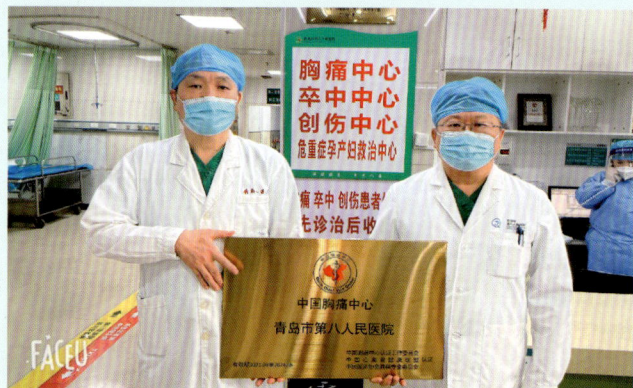

2021年3月22日，青岛市第八人民医院召开党史学习教育动员部署会。

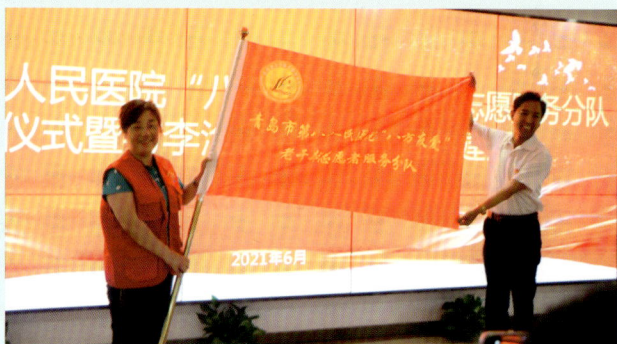

2021年6月25日，青岛市第八人民医院举行"八方友爱"老干部志愿服务队成立仪式暨与李沧区委老干部局共建活动。

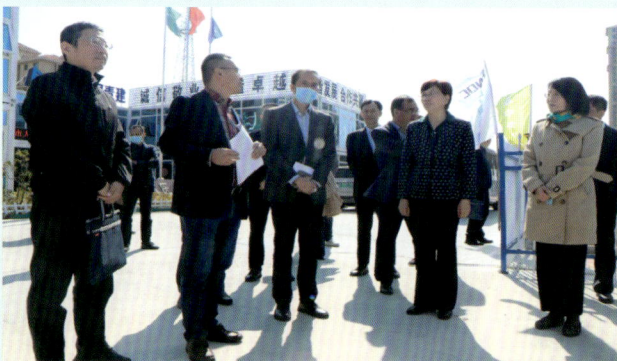

2021年8月26日，青岛市第八人民医院通过国家级胸痛中心认证。

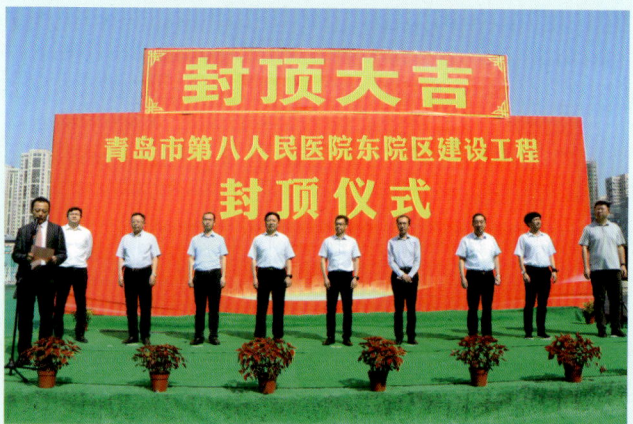

2021年10月19日，青岛市人大常委会副主任、教科文卫委员会主任委员刘圣珍（前排右2）一行到青岛市第八人民医院东院区视察调研。

2021年9月30日，青岛市第八人民医院东院区建设工程顺利完成主体工程封顶。

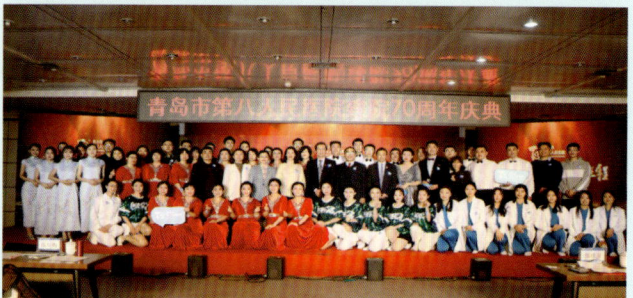

2021年12月27日，青岛市第八人民医院举办"奋进七十年，筑梦新征程"建院70周年庆祝活动。

青岛市胶州中心医院

　　青岛市胶州中心医院始建于1943年，前身为八路军滨北干部休养所，是青岛市卫生健康委员会直属三级综合性医院。医院占地面积2.95万平方米，建筑总面积4.46万平方米，其中业务用房面积3.13万平方米。2021年，职工总数1410人，其中卫生技术人员1270人，占职工总数的90.07％；行政工勤人员140人，占职工总数的9.93％。卫生技术人员中，高级职称209人，占16.46％，中级职称683人，占53.78％，初级职称378人，占29.76％，医生与护士之比1：1.78。医院编制床位900张，设职能科室25个、临床科室33个、医技科室15个。

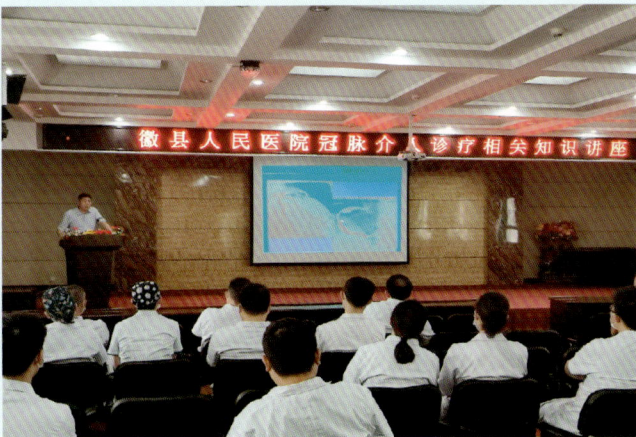

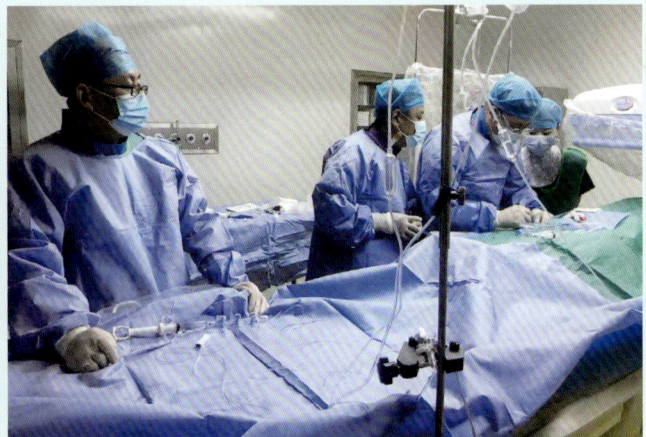

　　2021年8月，青岛市胶州中心医院对口帮扶甘肃省陇南市徽县人民医院。图为张金忠医师举办冠脉介入诊疗相关知识讲座和开展心血管介入手术。

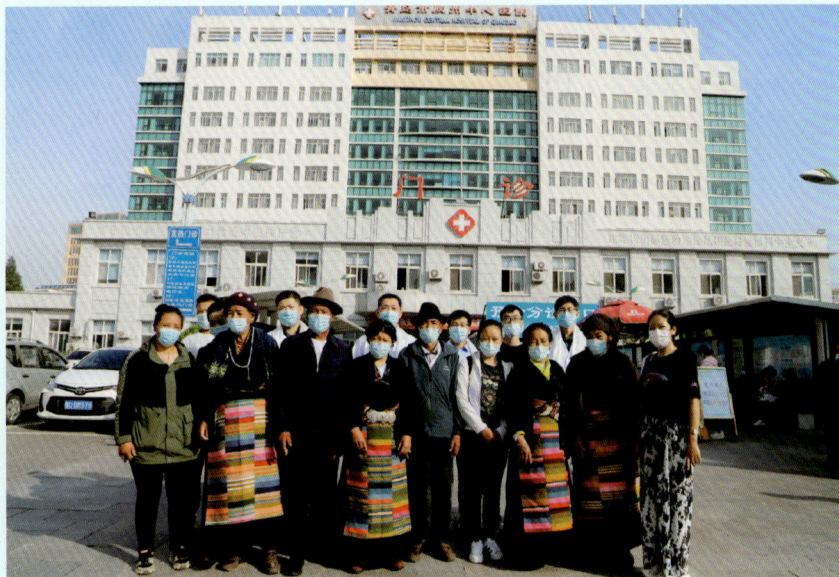

　　2021年10月，西藏日喀则市5位免费关节置换手术患者到青岛市胶州中心医院治疗，图为患者出院时与关节外科医师合影。

青岛市妇女儿童医院
（青岛大学附属妇女儿童医院、青岛市妇幼保健院）

青岛市妇女儿童医院（青岛大学附属妇女儿童医院、青岛市妇幼保健院），是省级儿童专科区域医疗中心、省儿童健康与疾病临床医学研究中心，青岛大学医学部平行二级学科单位，是一所专业特色突出，集医疗、保健、康复、科研、教学于一体全面发展的三级甲等专科医院。是国家住院医师规范化培训基地、国家药物临床试验机构（GCP）、全国出生缺陷防治人才培训项目培训协同单位、中国妇幼保健协会党建工作和医院文化建设委员会主委单位，获评全国卫生计生系统先进集体、全国母婴安全优质服务单位。拥有3个国家级特色专科、5个省级临床重点学科，妇产、儿科分列中国医学科学院"2020年度中国医院科技量值（STEM）"18位和21位，位列国家公立医院绩效考核全国16名、连续三年居山东省妇幼专科医院第一名。

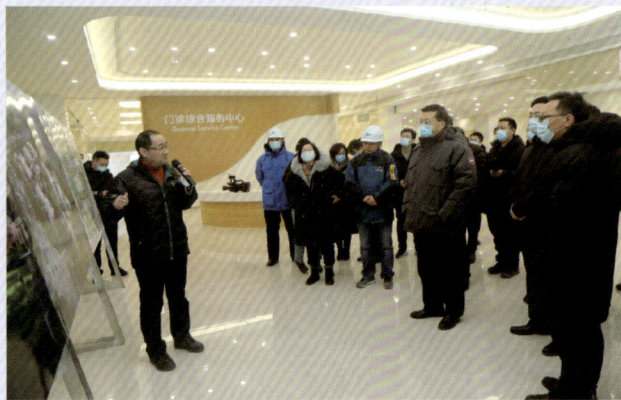

2021年1月8日，青岛市政协主席、党组书记杨军，市政协副主席、党组成员卜建平到市公共卫生应急备用医院调研建设情况。

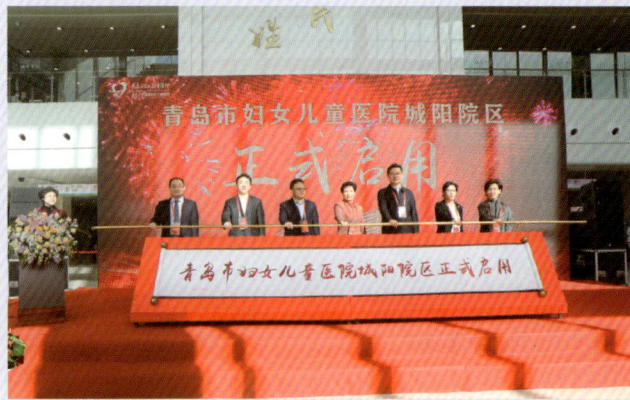

2021年1月28日，青岛市妇女儿童医院城阳院区正式启用，成为进驻城阳区的首家公立三甲医院。

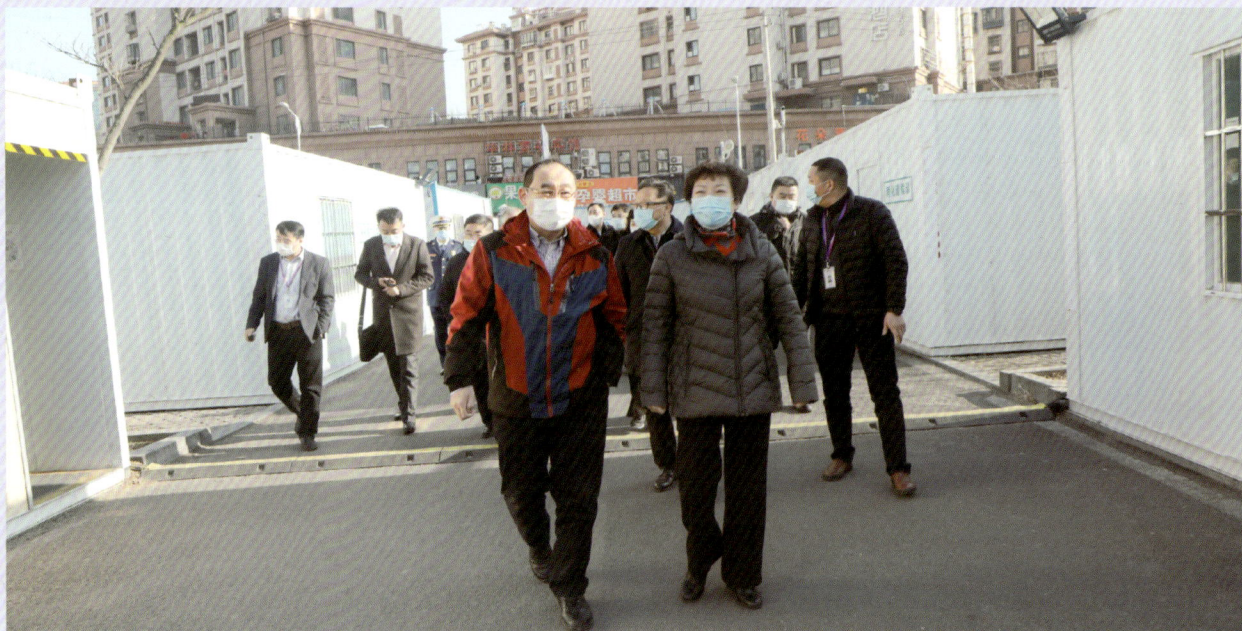

2021年2月9日，青岛市副市长栾新带队到市妇女儿童医院检查安全生产和疫情防控工作。

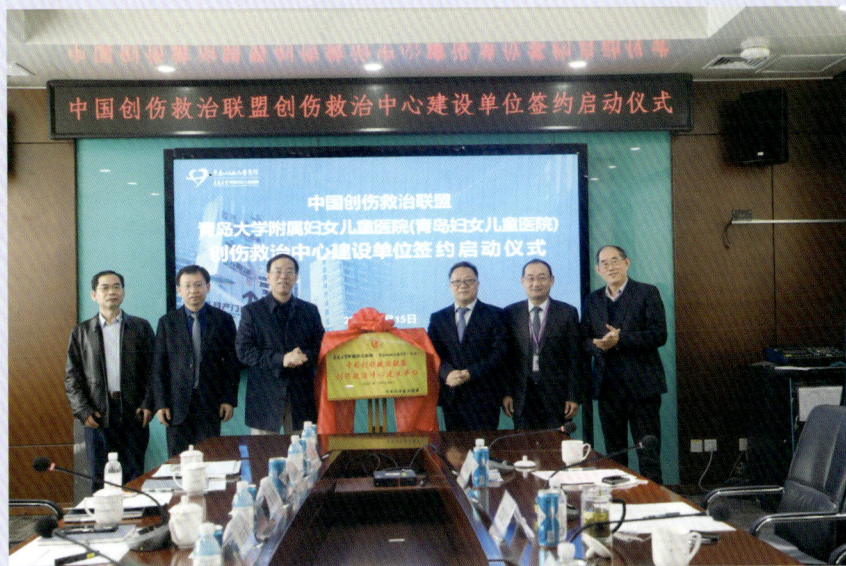

2021年4月15日，中国创伤救治联盟"青岛大学附属妇女儿童医院（青岛市妇女儿童医院）创伤救治中心建设单位"签约启动仪式在市妇女儿童医院举行。

2021年4月19日，青岛市妇女儿童医院党委组织开展党史学习教育专题培训。

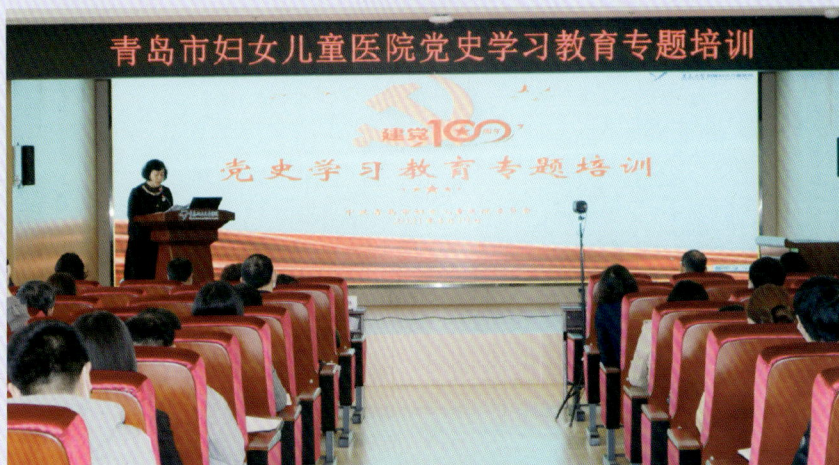

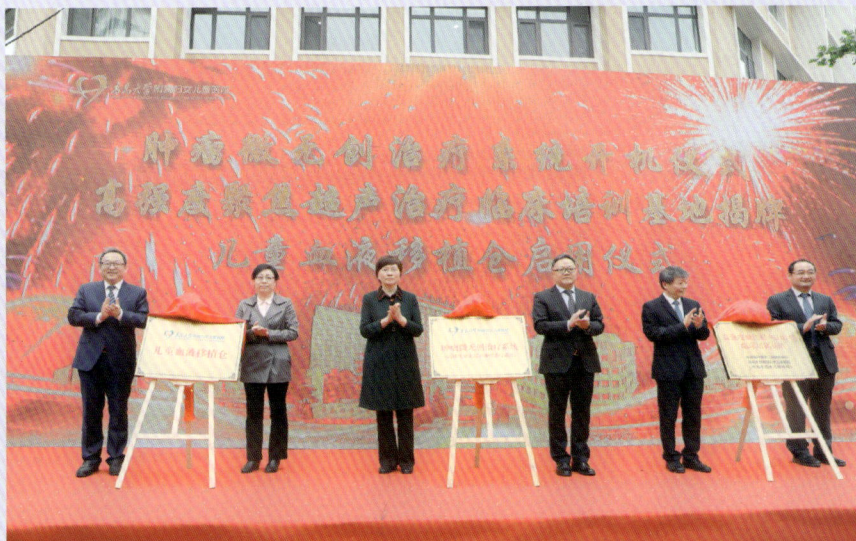

2021年5月10日，青岛市妇女儿童医院海泊路院区举行肿瘤微无创治疗机开机、高强度聚焦超声临床培训基地揭牌、儿童血液移植仓启用仪式，这标志着医院血液肿瘤康复中心（海泊路院区）正式启用，该中心承担中晚期血液肿瘤治疗、安宁疗护与临终关怀一体化诊疗服务。

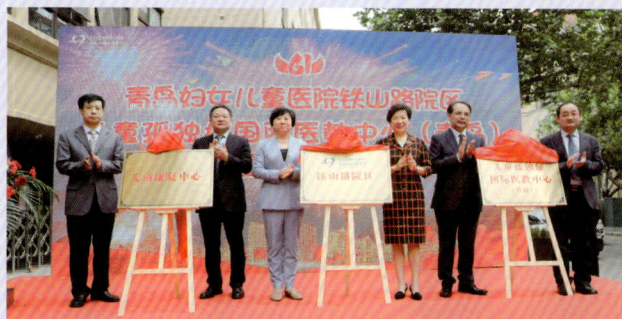

2021年6月1日，青岛市妇女儿童医院铁山路院区暨儿童孤独症国际医教中心（青岛）正式启用，创新打造儿童孤独症国际医教中心（青岛）和儿童康复中心，为特殊儿童提供医疗、教育、社会协同发展的治疗模式。

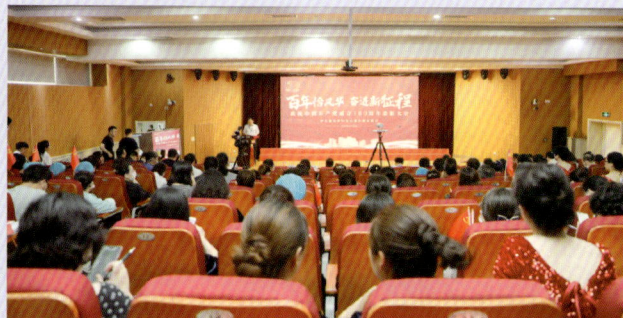

2021年6月29日，青岛市妇女儿童医院召开庆祝中国共产党成立100周年表彰大会。

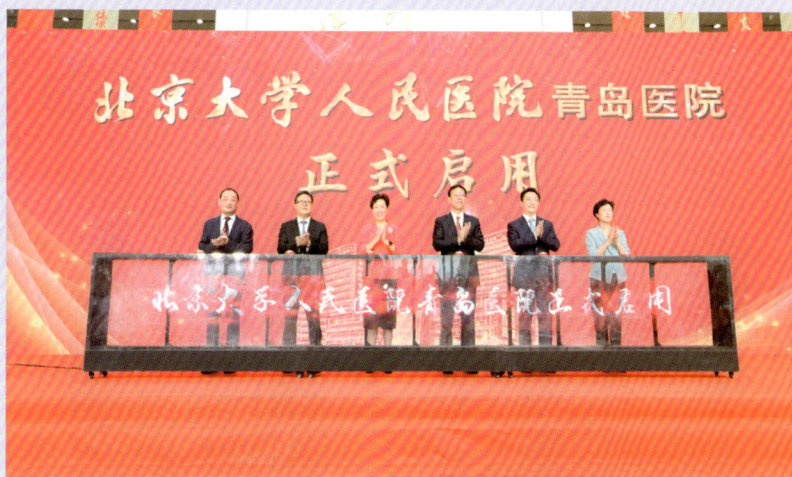

2021年7月8日，北京大学人民医院青岛医院正式启用。

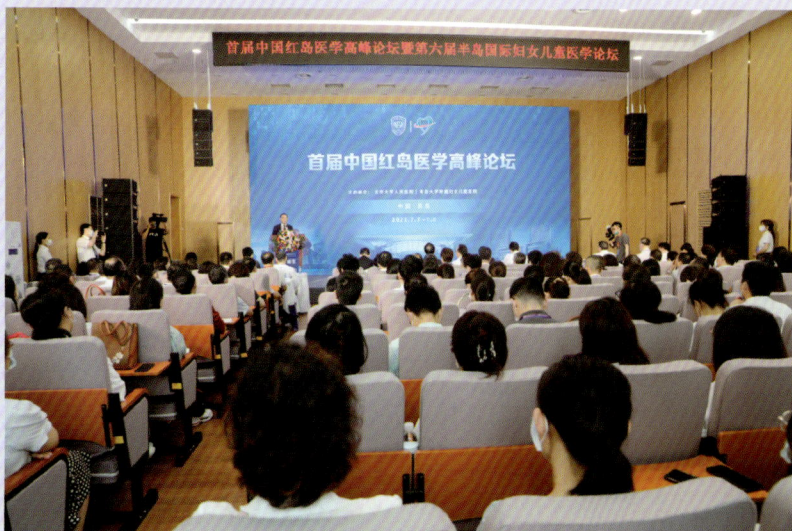

2021年7月7日-8日，青岛市妇女儿童医院举办首届中国红岛医学高峰论坛暨第六届半岛国际妇女儿童医学论坛。

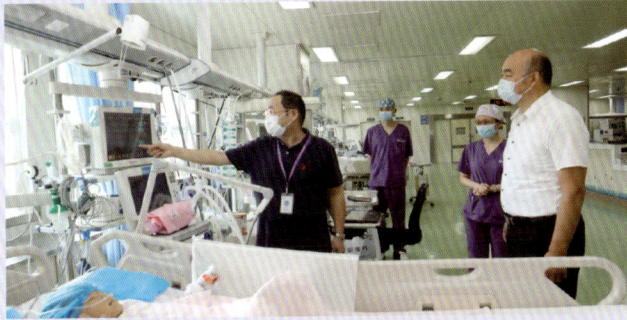

2021年8月31日，青岛市人大常委会副主任张大勇到青岛市妇女儿童医院调研建设发展情况。

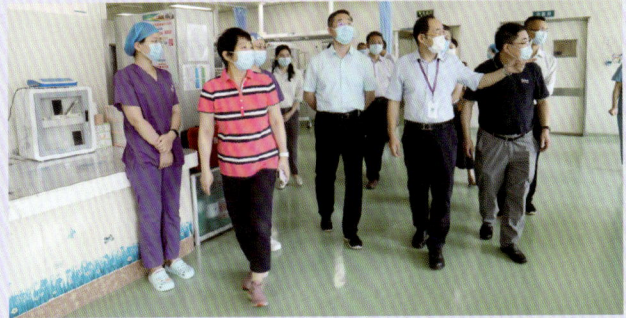

2021年9月8日，国家卫生健康委人口家庭司一级巡视员闫宏、二级巡视员徐拥军一行到青岛市妇女儿童医院调研婴幼儿养育指导中心及母婴设施建设情况。

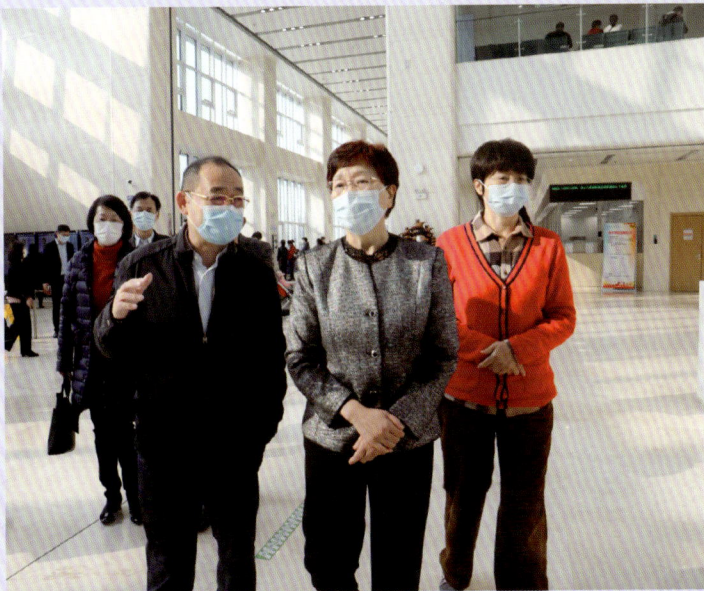

2021年11月16日，青岛市人大常委会副主任刘圣珍、副秘书长童煜一行到北京大学人民医院青岛医院（市妇女儿童医院城阳院区）调研建设发展情况。

2021年12月22日，国家创伤医学中心科创基地暨北京大学人民医院青岛医院二期项目在北京大学人民医院青岛医院（市妇女儿童医院城阳院区）奠基。

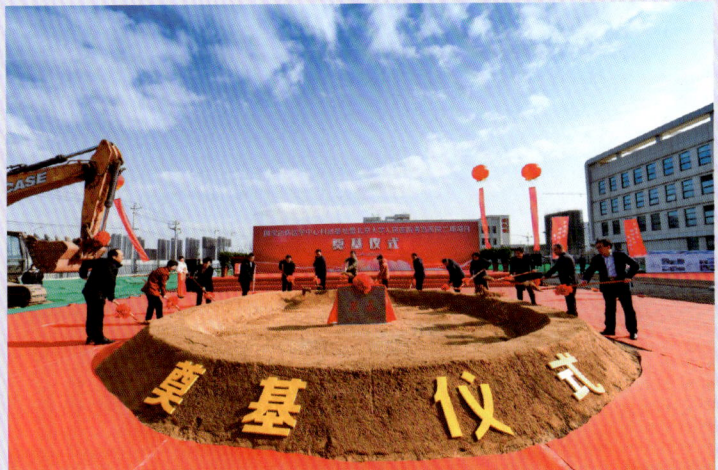

青岛市第六人民医院
(青岛市传染病医院)

　　2021年，青岛市第六人民医院（青岛市传染病医院）占地面积2.83万平方米，总建筑面积约2.1万平方米，业务及附属用房面积约1.5万平方米。职工总数523人，其中卫生技术人员444人，占职工总数的84.9%；行政工勤人员79人，占职工总数的15.1%。卫生技术人员中高、中、初级职称分别是79人、153人、212人，分别占卫生专业技术人员的17.8%、34.5%、47.7%。医生154人，护士237人，医护比为1:1.5。医院编制床位400张，实际开放床位566张，设职能科室28个、临床科室22个、医技科室6个。

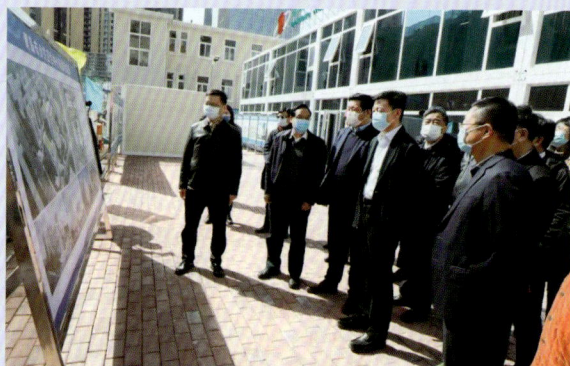

2021年3月22日，市政协副主席刘赞松带队调研青岛市第六人民医院市公共卫生中心工程建设项目。

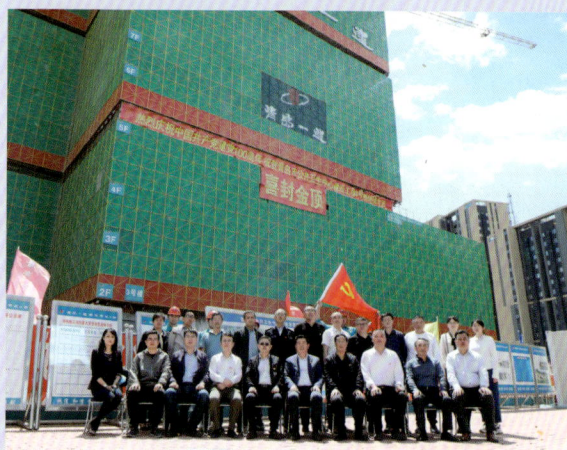

2021年5月28日，青岛市第六人民医院市公共卫生中心项目门诊病房综合楼建设工程完成主体结构封顶。图为参建单位举行纪念仪式。

2021年6月30日，青岛市第六人民医院庆祝中国共产党成立100周年大会暨党建品牌揭牌仪式举行。

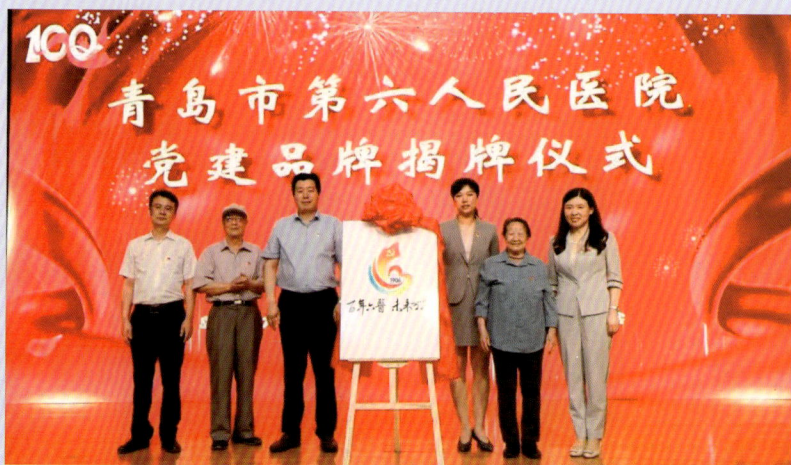

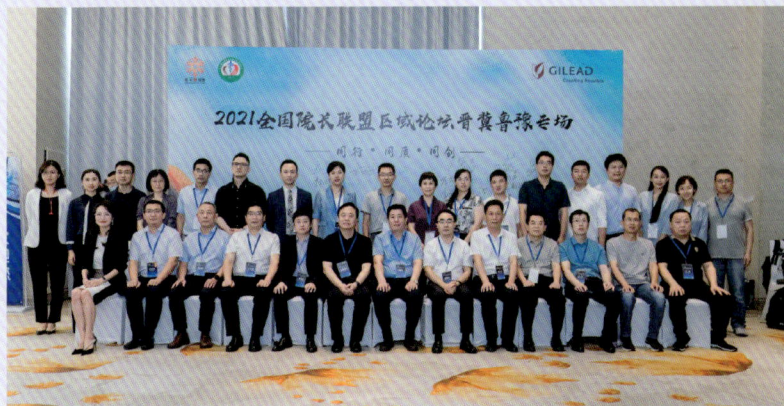

2021年7月31日，全国院长联盟区域论坛晋冀鲁豫专场在青岛举行，来自全国40余名传染病医院院长和专家参加会议。

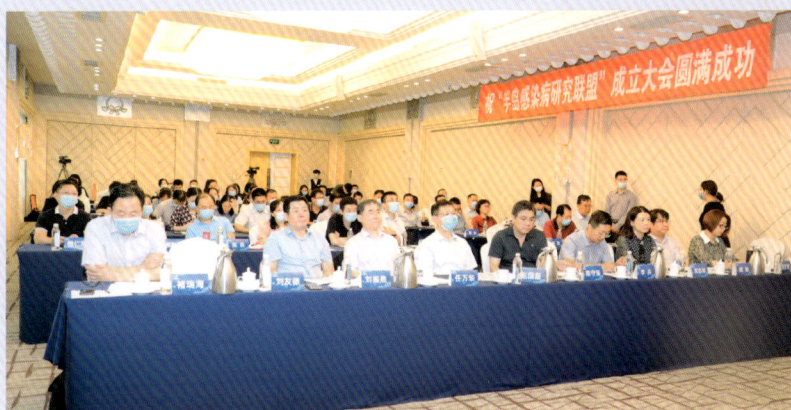

2021年9月25日，青岛市第六人民医院牵头组建成立半岛感染病研究联盟，启动慢乙肝患者骨肾安全关爱项目，以"创新共享 融合共赢"为主题，推进区域内医院感染病学科密切协作。

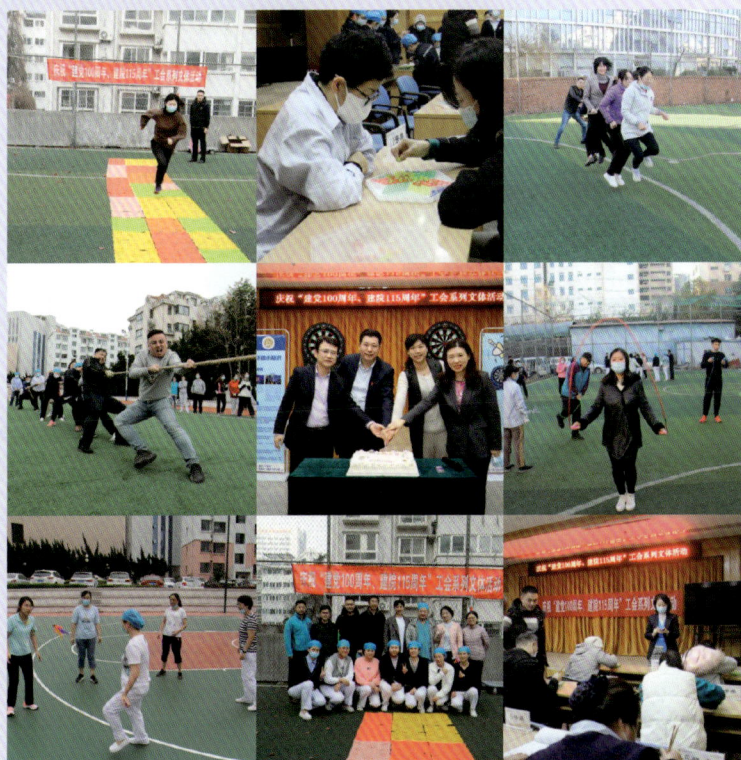

2021年9月26日，青岛市第六人民医院庆祝建院115周年系列文体活动举行。

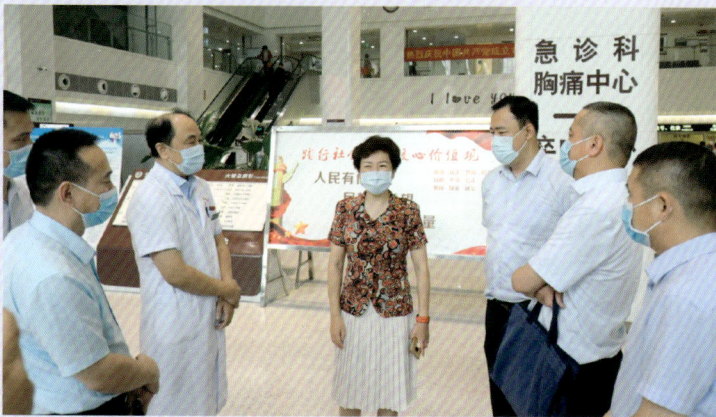
2021年8月27日,副市长栾新到青岛阜外心血管病医院督导疫情防控工作。

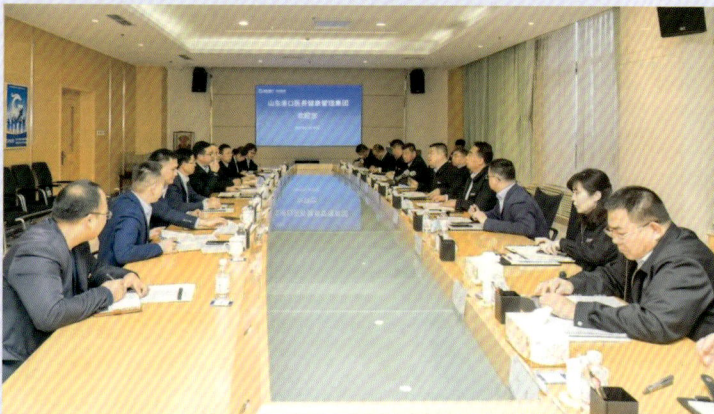
2021年11月29日,山东省港口集团党委领导到青岛阜外心血管病医院调研座谈。

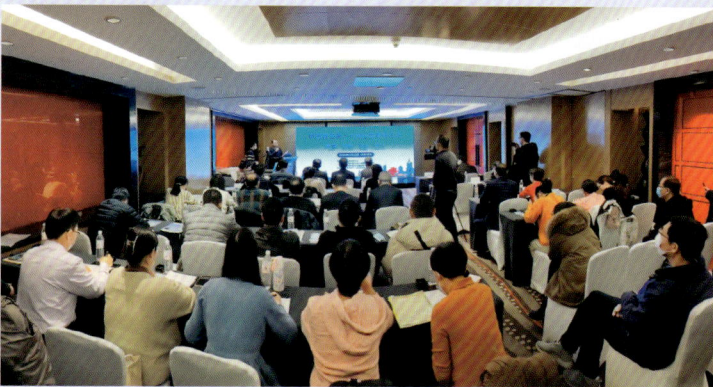
青岛阜外心血管病医院举办中国青岛第十六届心血管病论坛。

青岛阜外心血管病医院

青岛阜外心血管病医院前身是青岛港口医院。2006年5月12日,在国家卫健委、中国医学科学院及省市领导的关心支持下,山东港口青岛港与中国医学科学院阜外医院合作成立。十余年来,医院开展的心脏手术复杂程度、手术质量指标和手术总量位于山东省前列。

医院位于青岛市中央商务区核心区,占地3万平方米,建筑面积10万平方米,南北楼900张床位,开放750张,在岗职工1000人。年门(急)诊量40万人次,年心脏手术近5000例,是集医疗、科研、教学、预防、康复功能于一体的公立医院。

医院特色专科心脏中心采用内外科一体化管理,是山东半岛规模最大、专业最细、手术量最多的心血管病诊疗中心,拥有独立的CCU病房、ICU病房、导管室、麻醉手术室、心外科病房、结构性心脏病病房和心脏康复病区,率先在青岛市开展心脏康复,建设有国家级胸痛中心、心脏康复中心、房颤中心、高血压达标中心和心衰中心"五大中心"。医院康复中心为青岛市工伤康复中心,设有5个病区和1个康复治疗区,规模和社会效益行业领先。综合内科、神经内科、急诊科、查体中心等快速发展。

医院全力做好疫情防控各项工作,开展好"应检尽检"人员核酸检测。医院建有独立的核酸检测实验室,独立设置"应检尽检"、社会"愿检尽检"人员核酸采集区,医院借助信息化手段实现挂号、开单、缴费、报告查询功能全程无接触,最大限度减少人员聚集及交叉感染风险。

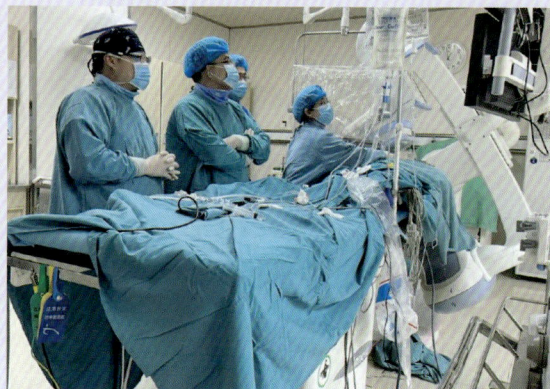
青岛阜外心血管病医院开展首例"房颤冷冻球囊消融+左心耳封堵术"一站式手术。

青岛市疾病预防控制中心
（青岛市预防医学研究院、青岛市卫生健康大数据中心）

青岛市疾病预防控制中心（青岛市预防医学研究院、青岛市卫生健康大数据中心）是市卫生健康委直属的承担政府疾病预防控制职能的公益一类事业单位和预防医学研究机构。中心（研究院、大数据中心）现有办公大楼近17000平方米，其中实验室用房7800余平方米。规划中的青岛市公共卫生中心于2016年开工建设，建筑面积约12万平方米，总投资8.9亿元，一期大楼内部安装基本完成。2021年，中心编制337人，在职309人，其中博士35人、硕士162人，硕士以上人员占比63.75%；专业技术人员264人，占比85.43%，高级职称占比34%。

中心（研究院、大数据中心）主要承担全市疾病预防与控制、检测检验与评价、健康教育与促进、应用研究与指导、技术管理与服务、对外交流与合作等职能，是中国疾控中心公共卫生实践培养基地、病毒病所青岛研究基地，是北京大学、山东大学、青岛大学等6所高校的预防医学教研实习基地。中心（研究院、大数据中心）持续推进体系建设、能力建设、文化建设，推动党建、业务、项目、科研等各项工作全面发展，确保全市艾滋病、结核病等重大传染病得到有力控制，确保H7N9流感、新冠肺炎等突发、新发传染病得到有效处置，确保全市各类重大活动公共卫生安全，为推动青岛市经济社会发展和维护市民健康提供有力保障。

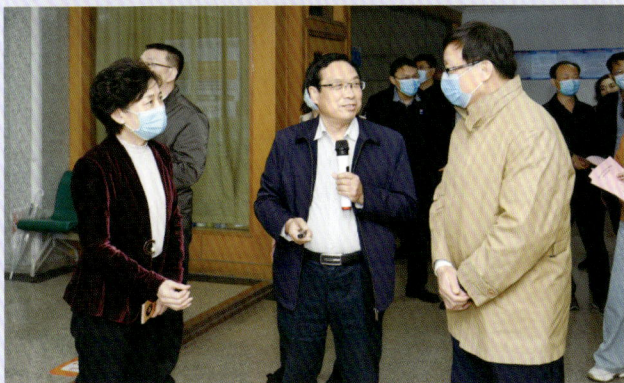

2021年4月29日，内蒙古自治区政协副主席欧阳晓晖一行到青岛市疾病预防控制中心就加强公共卫生监测预警体系建设进行考察调研。山东省政协教科文体委员会副主任蒋永涛，青岛市政协副主席卜建平，市卫生健康委党组副书记、副主任，市疾控中心党委书记张华，市疾控中心党委副书记、主任高汝钦等陪同调研。

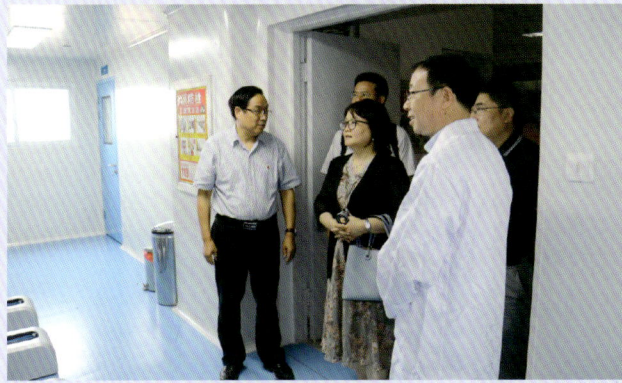

2021年7月8日，中国疾病预防控制中心党委副书记、纪委书记严俊一行到青岛市疾病预防控制中心调研疾控信息化工作。严俊一行实地查看中心免疫规划科、慢性非传染病防制科、地方病与寄生虫病防制科、微生物检验科，详细了解新冠病毒疫苗接种和核酸检测能力情况，并向一线工作人员表达慰问。市计划生育协会专职副会长董新春及中心领导班子陪同调研。

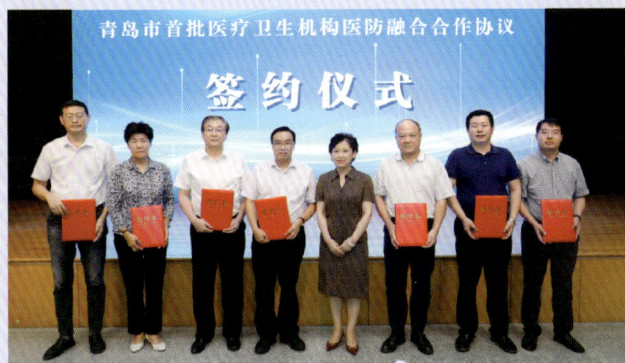

2021年9月17日，青岛市首批医疗卫生机构医防融合合作协议签约仪式在青岛市疾病预防控制中心举行。中心党委副书记、主任高汝钦代表市疾控中心与青岛市市立医院、青岛市中医医院（市海慈医院）、青岛市中心（肿瘤）医院、青岛市妇女儿童医院、青岛市口腔医院、青岛市第六人民医院分别签订医防融合合作协议，全方位开展业务合作。市卫生健康委党组副书记、副主任，市疾控中心党委书记张华出席会议并讲话。

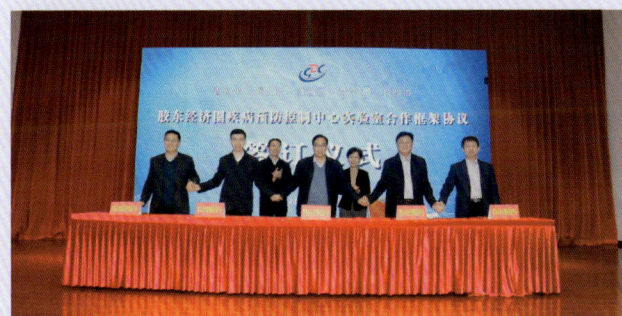

2021年11月23日，胶东经济圈疾病预防控制中心实验室合作框架协议签订仪式暨卫生检验和海洋食品风险监测评估技术论坛在青岛举行，青岛、烟台、潍坊、威海、日照五市疾控中心签署《胶东经济圈疾病预防控制中心实验室一体化发展合作框架协议》。山东省疾病预防控制中心副主任张天亮、青岛市卫生健康委党组书记、副主任，市疾控中心党委书记张华出席仪式并致辞，青岛市疾控中心党委副书记、主任高汝钦主持签约仪式。

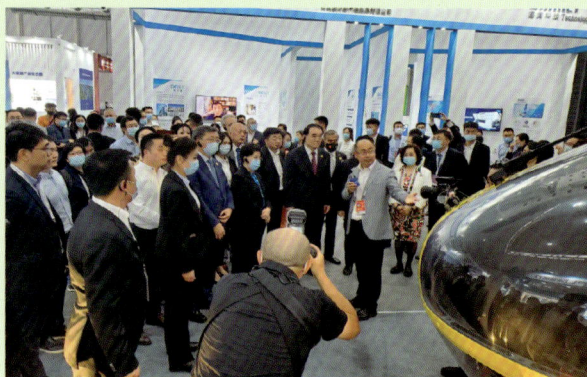

2021年6月4日，博鳌亚洲论坛全球健康论坛第二届大会航空医疗救援论坛专题研讨会举行。青岛市急救中心主任盛学岐向博鳌亚洲论坛秘书长李保东、全球健康论坛大会主席陈冯富珍、山东省副省长孙继业、青岛市副市长薛庆国等汇报青岛市航空医疗救援取得的成果。

青岛市急救中心

青岛市急救中心始建于1965年12月2日，为市卫生健康委所属正处级公益一类事业单位。2021年，深入贯彻新时代卫生健康工作方针，全面发挥党建引领作用，持续补短板、强弱项，接听电话2.32万次、调派救护车8.7万车次、转运患者8.1万人次，处置突发事件441起、调派救护车575车次、转运伤病员789人次，完成第二届"一带一路"能源部长会议等活动、赛事、会议急救保障34次，高标准完成年度各项重点工作任务。获国家卫生健康委先进基层党组织典型案例和全省卫生健康统计工作先进单位、青岛市抗击新冠肺炎疫情先进集体、青岛市民兵工作领导小组先进标兵单位等荣誉。

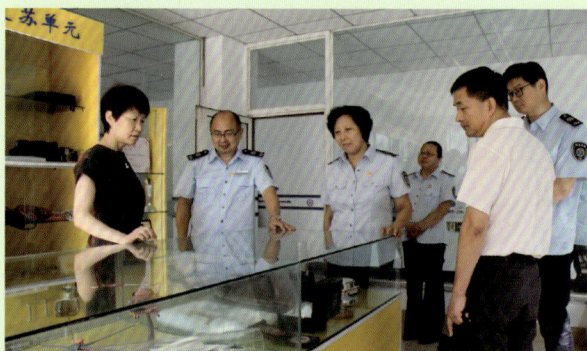

2021年9月15日，市卫生健康委党组副书记赵宝玲到青岛市急救中心视察急救工作。

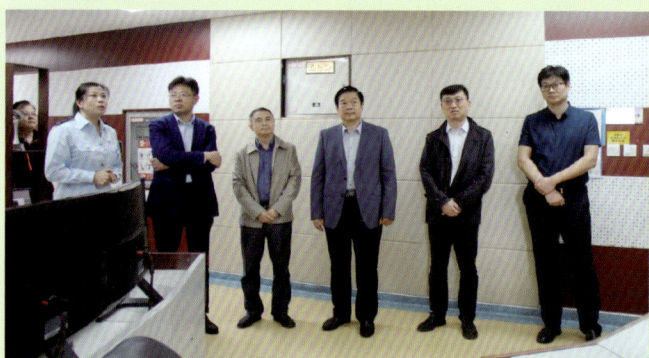

2021年10月13日，山东省卫生健康委医政医管处副处长战涛、济南市急救中心主任刘家良等到青岛市急救中心调研非急救转运工作。

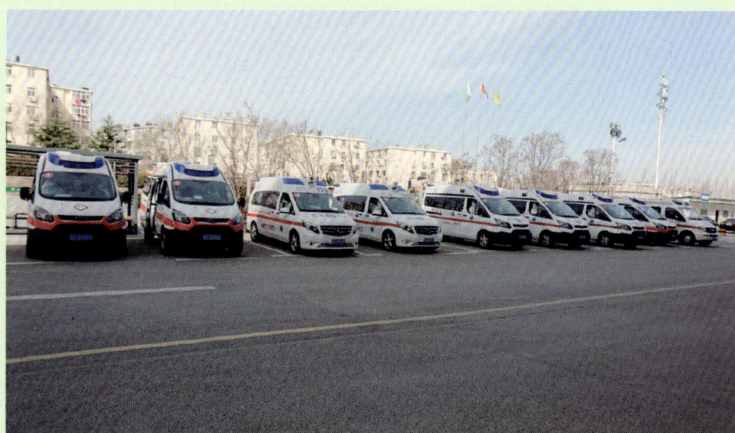

2021年3月31日，青岛市急救中心调度全市9个负压救护车车组完成市第三人民医院至应急备用医院集中转运任务。

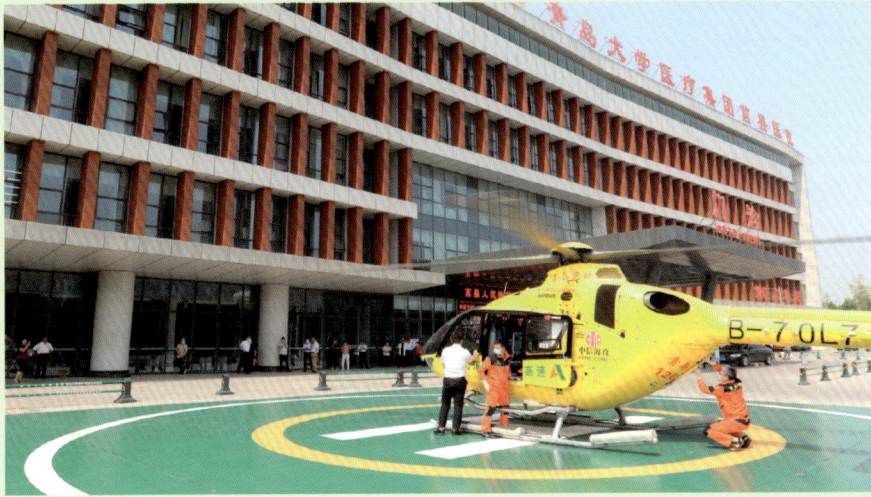

2021年6月22日，青岛市急救中心调派H135直升机将1名严重消化道出血病人，从莒县人民医院新院区成功转运到山东大学齐鲁医院（青岛）实施救治。

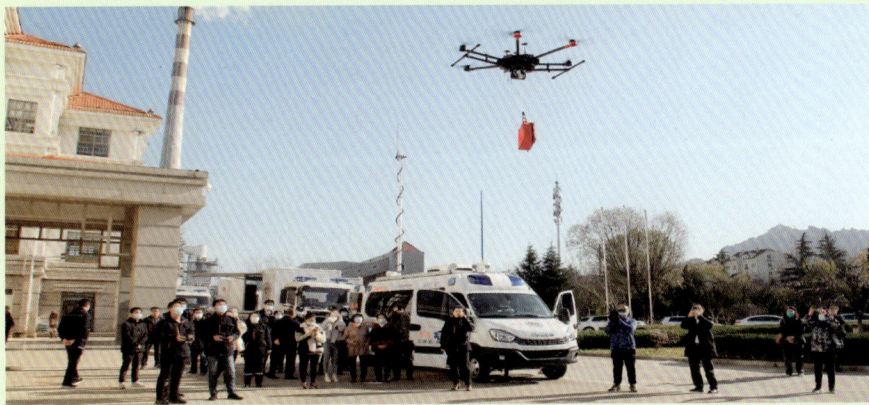

2021年12月3日，青岛市急救中心举办2021年市办实事"加强紧急医学救援能力建设"项目向市民汇报活动。

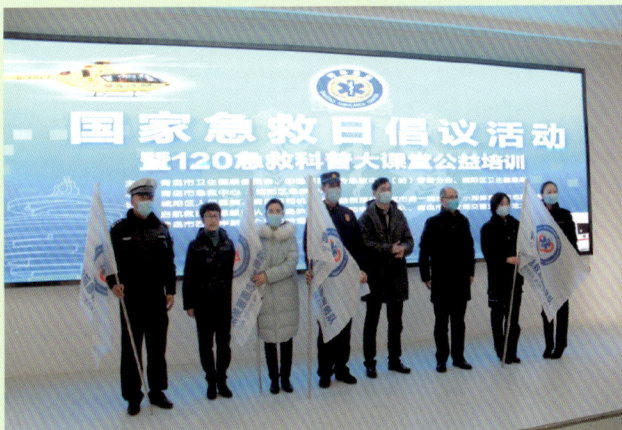

2021年1月17日，青岛市急救中心在城阳区万科文化创意产业园举办"国家急救日暨120急救科普大课堂公益培训"活动。

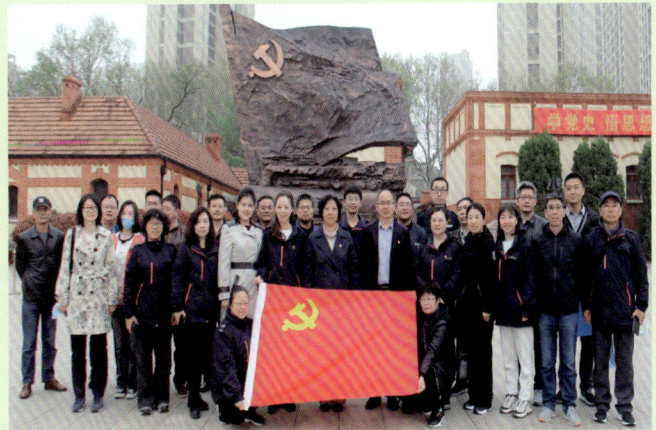

2021年4月23日，青岛市急救中心党员40余人参观青岛市党史纪念馆。

青岛市中心血站

　　青岛市中心血站成立于1993年8月（前身青岛市献血管理站1965年9月成立），是青岛市卫生健康委员会直属的公益一类事业单位。中心血站负责青岛市无偿献血宣传和组织发动工作，为七区三市1000余万人口、96家医疗机构提供临床用血，同时承担指导临床科学合理用血、输血医学研究以及青岛市输血质量控制中心、中华造血干细胞捐献者资料库组织配型实验室等工作；承担大连医科大学、青岛大学青岛医学院、潍坊医学院教学任务。市中心血站坚持"科教兴站"战略，多项工作走在国内同行业前列，科研项目多次获得科技管理部门表彰，全市临床成分输血率达到国际先进水平。市中心血站先后被评为国家、省卫生系统先进集体、省无偿献血先进单位、省文明单位、省卫生系统为民服务创先争优"示范窗口单位"，授予省"富民兴鲁劳动奖状"；获全国首批"健康促进与教育优秀实践基地""山东省科普教育基地""山东省健康教育基地"等荣誉称号。青岛市连续12次获"全国无偿献血先进市"殊荣。

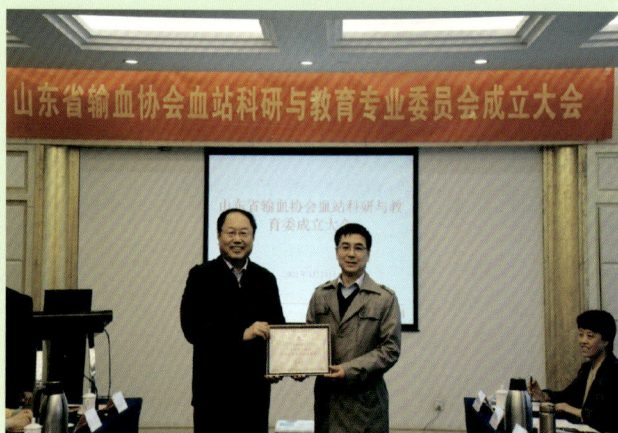

2021年4月14日-15日，山东省输血协会血站科研与教育专业委员会成立暨科研提升培训班在青岛举办。

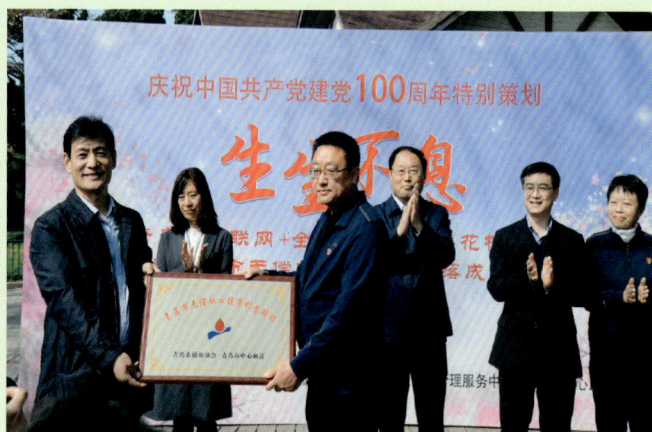

2021年4月15日，庆祝中国共产党成立100周年特别活动——青岛市互联网＋全民义务植树樱花树认养暨青岛市无偿献血创意雕塑落成仪式在青岛市中山公园举行。

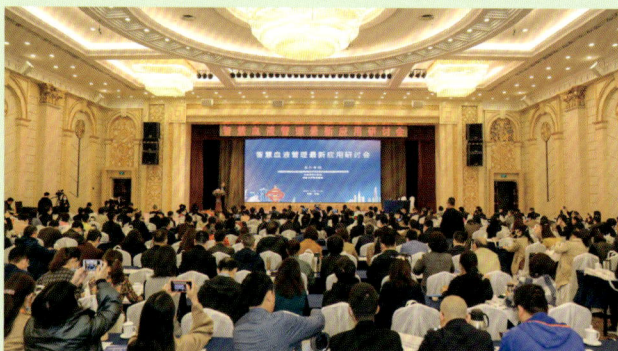

2021年4月15日-16日，全国智慧血液管理最新应用研讨会在青岛召开。

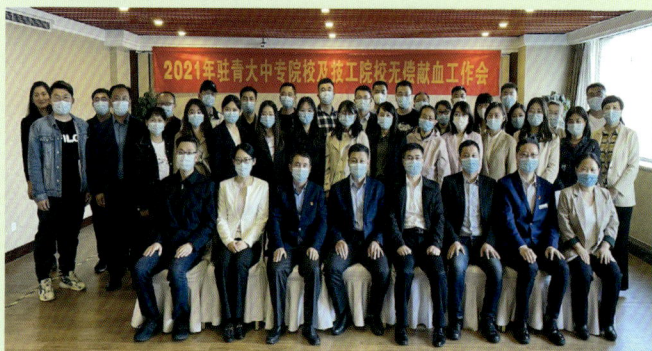

2021年5月20日，青岛市中心血站召开驻青大中专院校及技工院校无偿献血工作会。

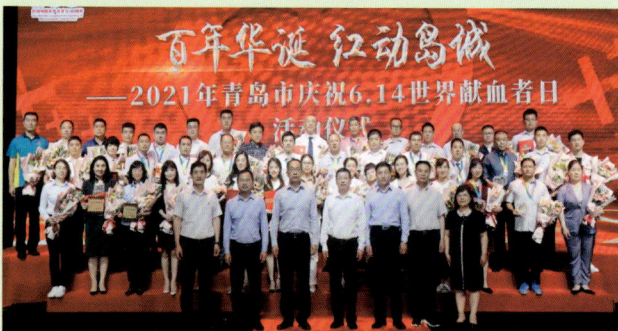

2021年6月10日，"百年华诞，红动岛城——2021年青岛市庆祝'6·14'世界献血者日"活动在青岛市广电影视剧场举行。

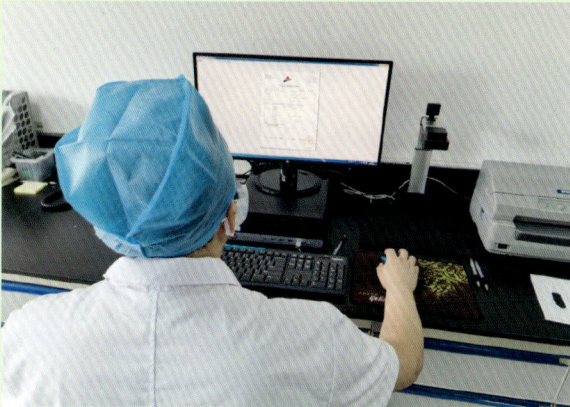

2021年8月26日，输血医学研究所血型参比实验室正式启用电子签名系统，青岛市中心血站是全国采供血系统首个启用电子报告的血站。

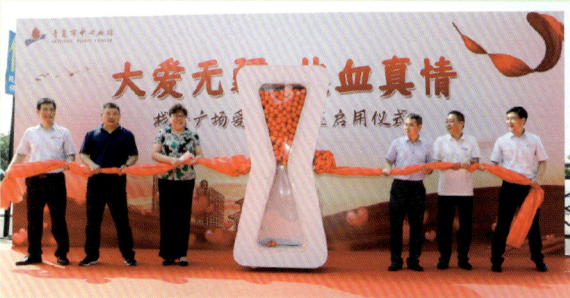

2021年9月17日，青岛市中心血站栈桥广场爱心献血屋正式启用。

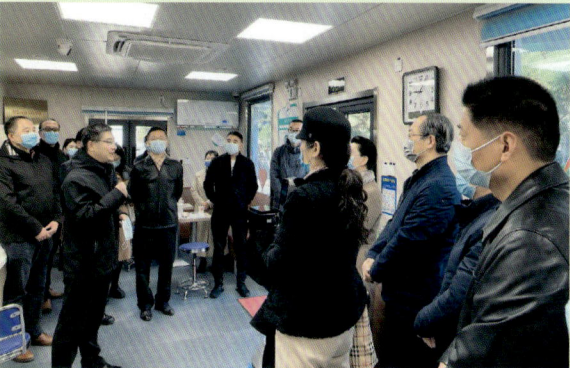

2021年11月9日，青岛市卫生健康委员会举行"政府开放日"活动，邀请市人大代表、机关干部代表和无偿献血社会监督员、乡村医生代表、新闻媒体记者对市办实事献血屋设置等项目进行现场观摩。

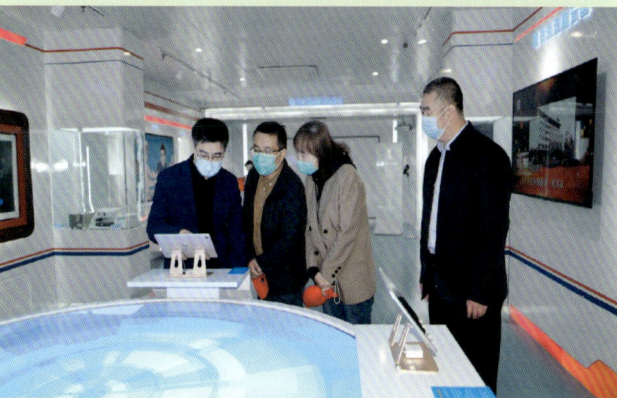

2021年11月16日，青岛市中心血站无偿献血健康科普基地顺利通过山东省健康科普基地评审专家组验收，获 2021—2024 年度"山东省健康教育基地"荣誉称号。

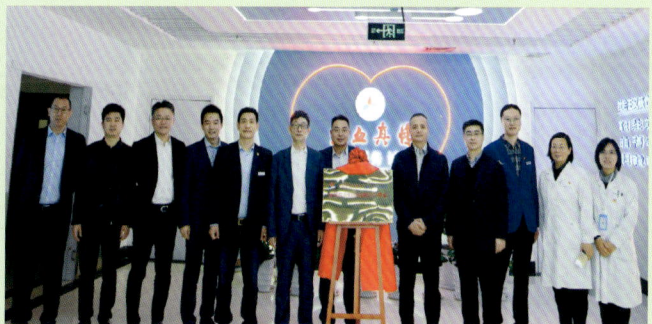

2021年12月9日，青岛市中心血站与海尔生物医疗战略合作签约暨智慧血液科研战略合作单位揭牌仪式举行。

山东省青岛卫生学校

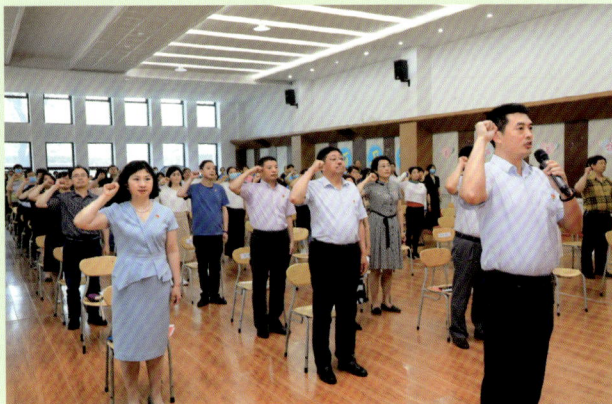

山东省青岛卫生学校开展"百年党史初心依旧　丙申卫校使命担当"特色党课。

山东省青岛卫生学校占地面积4.4万平方米，教学及辅助用房建筑面积2.51万平方米，行政办公用房建筑面积0.1万平方米，生活用房面积1.05万平方米。设有办公室、人事科、安保科、老干科、总务科、财务科、审计科、学生科、招生就业办、教务科、成教科、高职办、设备仪器管理科、信息技术科、工会15个职能科室；设有公共基础课教研室一、公共基础课教研室二、专业基础教研室，基础护理教研室，临床护理教研室，药学专业教研室，口腔专业教研室7个教研室。

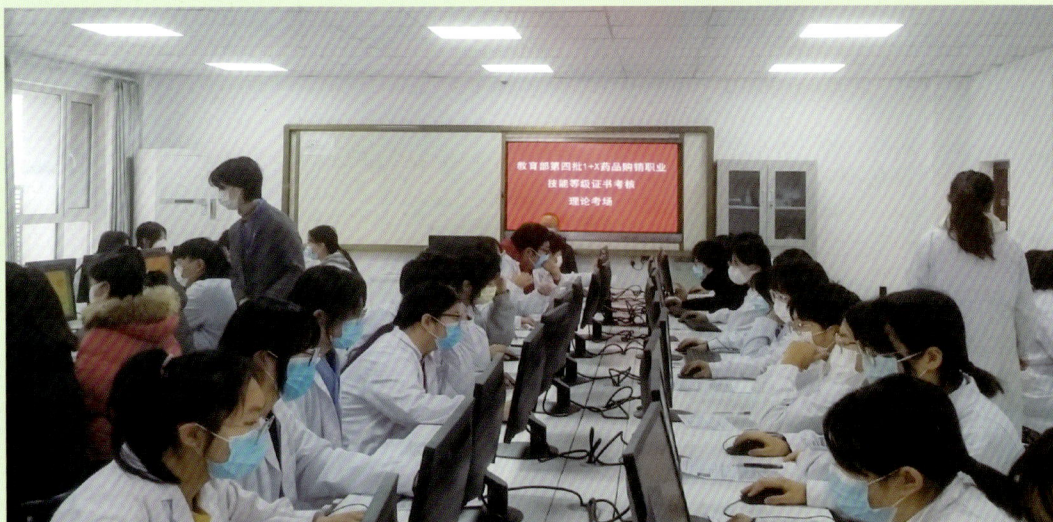

山东省青岛卫生学校承担教育部1+X药品购销职业技能等级证书考核理论考试考务工作。图为考试现场。

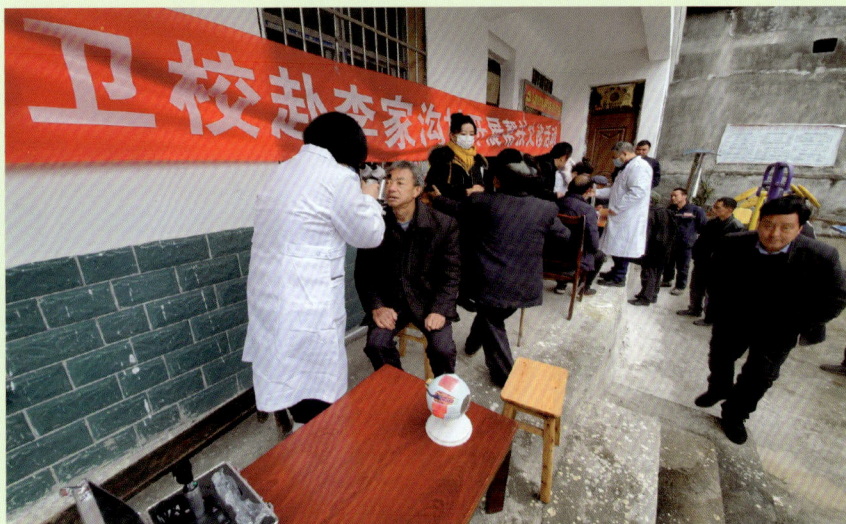

山东省青岛卫生学校长期对口帮扶甘肃省陇南市卫生学校。图为帮扶老师在当地义诊。

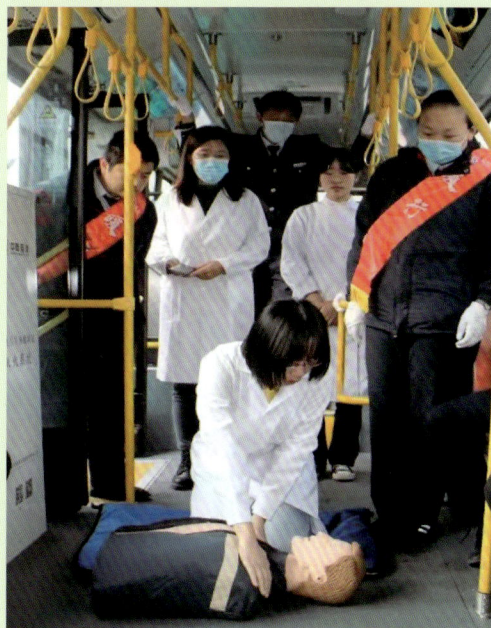

山东省青岛卫生学校"微笑天使"教师志愿服务队开展车厢内急救知识培训。

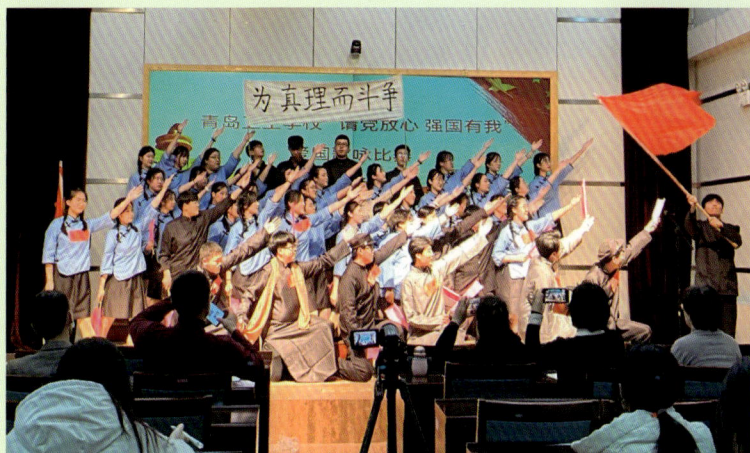

山东省青岛卫生学校举办"请党放心 强国有我"歌咏比赛。

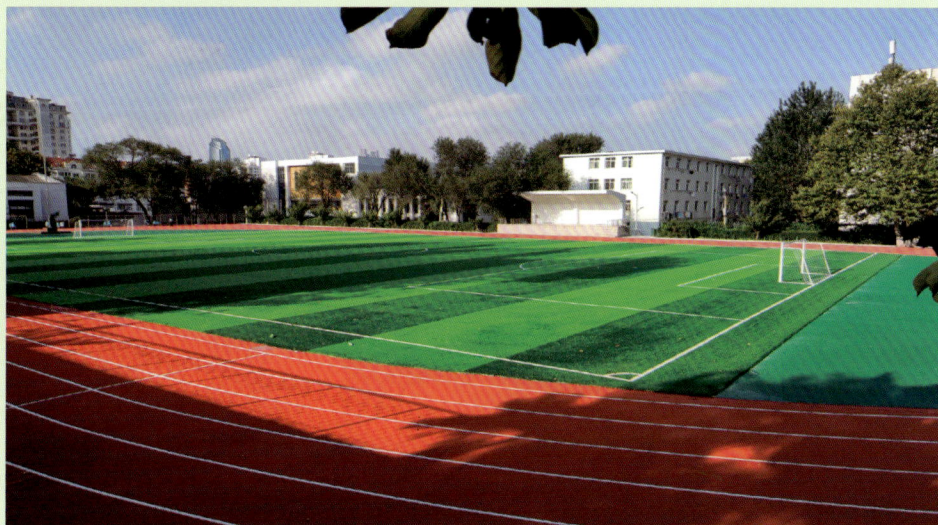

山东省青岛卫生学校年度重点工程——运动场改造项目竣工并投入使用。

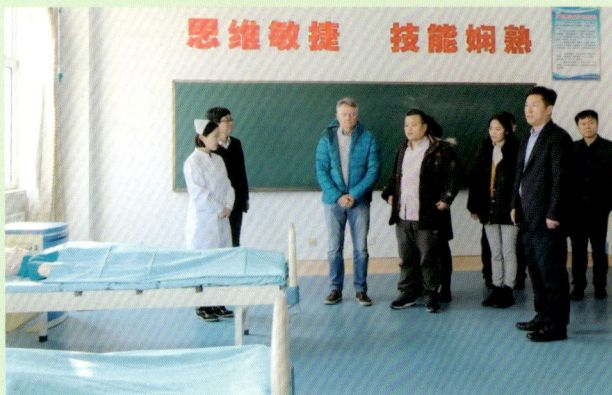

山东省青岛第二卫生学校

2021年，教职工总数111人，其中，专任教师93人，占教职工总数的83.8%；行政工勤人员18人，占教职工总数的16.2%。专任教师中，高级职称22人，占专任教师的23.7%；中级职称42人，占专任教师的45.2%。

学校内设机构有办公室、党委办公室、人事科、财务科、教务科、学生科、总务科、招生就业科、团委、安全保卫科，信息技术科；教务科设教育研究室、文化教研室、基础教研室、护理教研室、临床教研室。

德国赛德尔基金会项目首席代表到山东省青岛第二卫生学校参观访问。

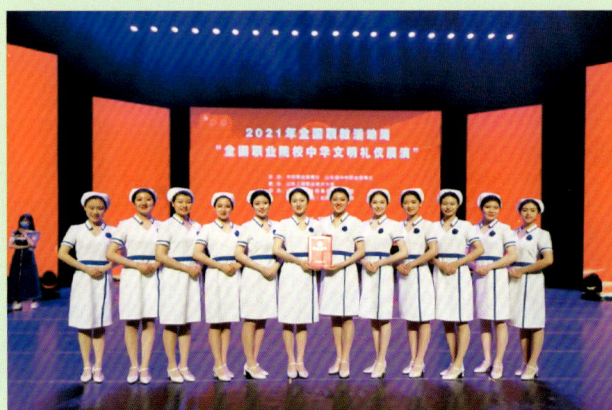

山东省青岛第二卫生学校获得"全国职业院校中华文明礼仪展演"二等奖。

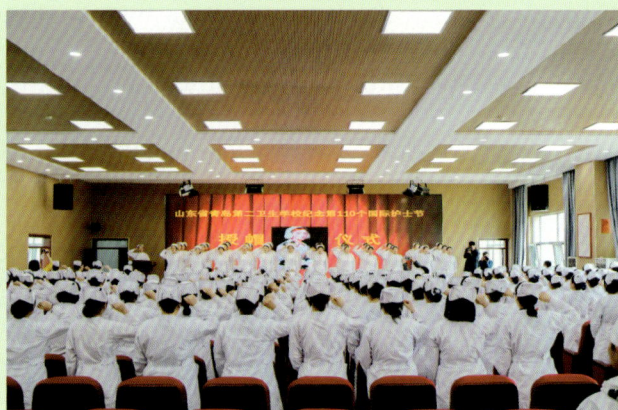

山东省青岛第二卫生学校纪念第110个国际护士节授帽仪式举行。

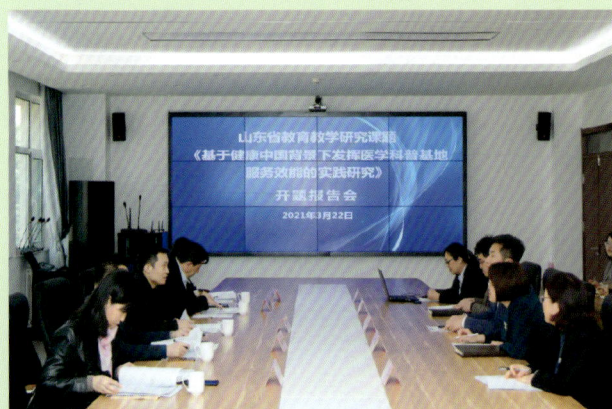

山东省青岛第二卫生学校省级教研课题开题报告会举行。

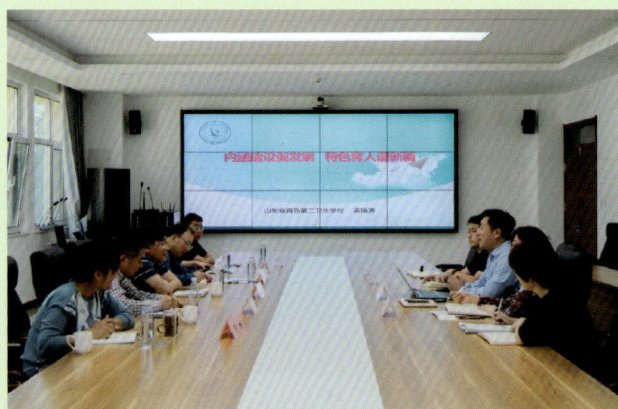

青岛市教科院专家到山东省青岛第二卫生学校开展教学调研指导。

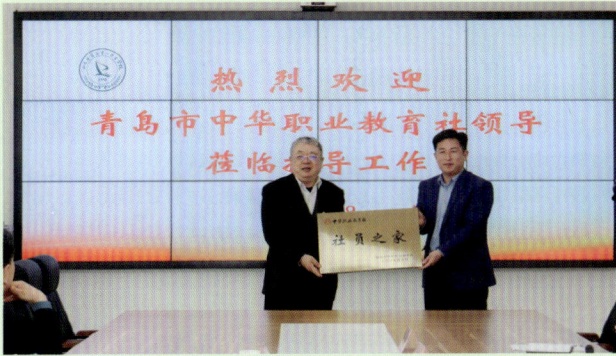

青岛市中华职业教育社主任方漪一行到山东省青岛第二卫生学校指导工作。

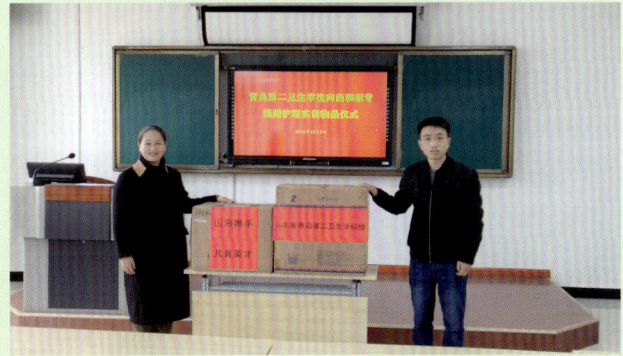

山东省青岛第二卫生学校对口帮扶西和县职业中等专业学校护理专业建设。

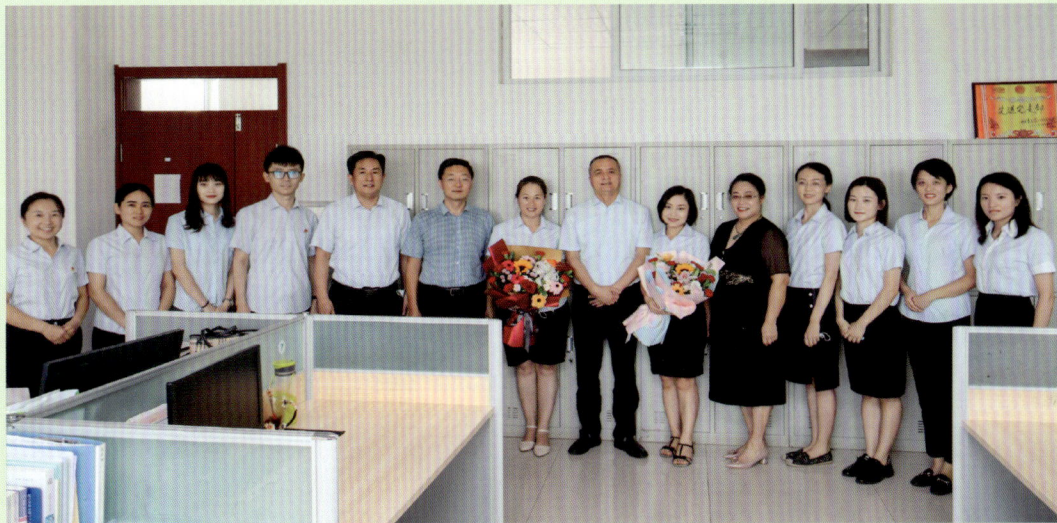

市卫生健康委领导到山东省青岛第二卫生学校看望慰问教师。

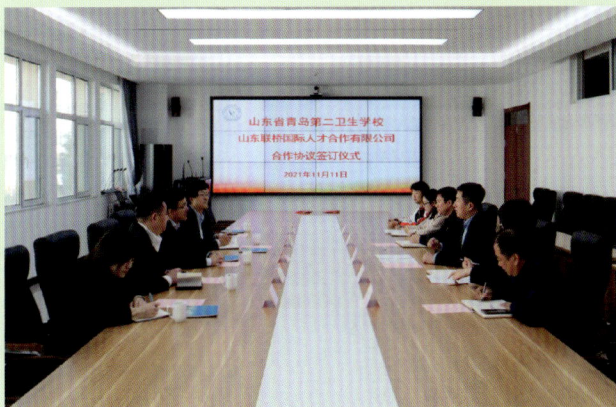

山东省青岛第二卫生学校与山东联桥国际人才合作有限公司签订合作协议。

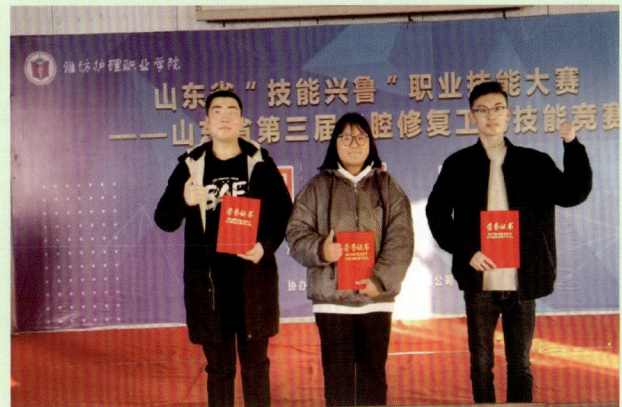

山东省青岛第二卫生学校在山东省第三届口腔修复工艺技能竞赛中获优异成绩。

青岛市卫生健康委员会医院发展中心

　　青岛市卫生健康委员会医院发展中心位于青岛市市南区龙山路1号甲，占地面积3100平方米，机构编制32人，为青岛市卫生健康委员会正处级公益一类事业单位。中心前身为青岛市卫生科技宣传馆，成立于1982年5月，由原市卫生局图书馆、科技情报室、业余医科大学和市卫生防疫站宣传科组成。1996年经市人事局批准，市卫生科技宣传馆与市卫生防疫站《健康生活报》编辑部组成青岛市健康教育所，系独立建制的正处级全额事业单位。2003年经市人事局批准，恢复青岛市卫生科技宣传馆的独立建制，名称、单位性质、人员编制不变。2015年、2019年经市机构编制委员会批复，先后更名为青岛市卫生计生科技教育中心、青岛市卫生健康科技教育中心。2020年12月，中共青岛市委办公厅、青岛市人民政府办公厅印发文件，青岛市卫生健康科技教育中心更名为青岛市卫生健康委员会医院发展中心，2021年2月，正式挂牌成立。

　　中心主要职能：参与医改政策、医疗行业规范标准、医疗发展规划等研究工作；承担全市医疗机构运行、医疗技术及从业人员、医疗质量与安全、医疗服务及行业作风等监测、评价的技术性工作；承担全市公立医院绩效考核的事务性、技术性工作；承担全市卫生健康科技成果评价的事务性工作；承担医疗事故和医疗损害鉴定、病残儿医学鉴定、计划生育手术并发症鉴定等事务的组织工作。设综合部、行业发展部、医疗服务部、医疗质量部。设主任1名（正处级），副主任2名（副处级），正科级职数4名，副科级职数4名。

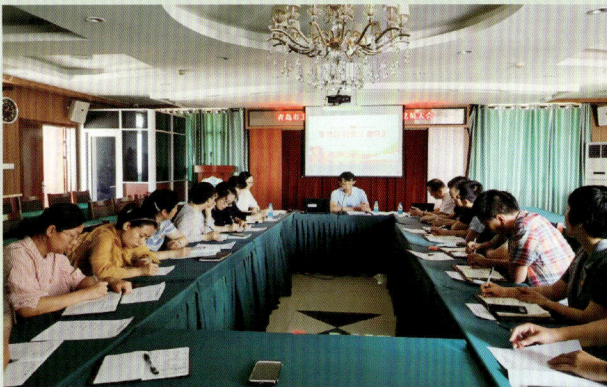

中心党支部组织集体学习

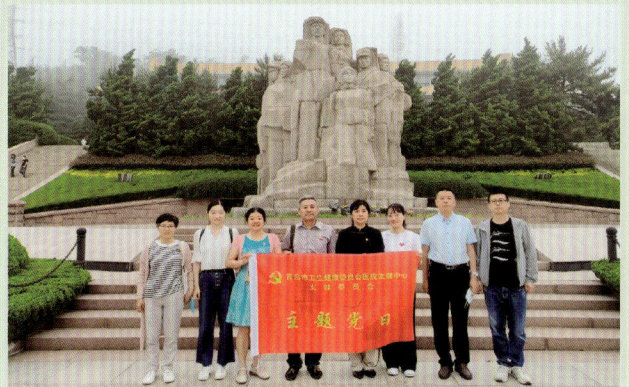

中心组织党员干部参观革命烈士纪念馆

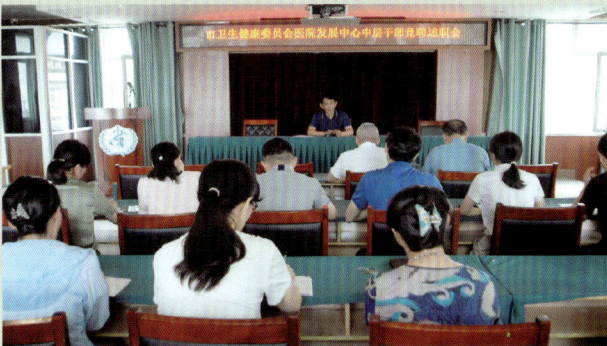

中心中层干部竞聘述职会

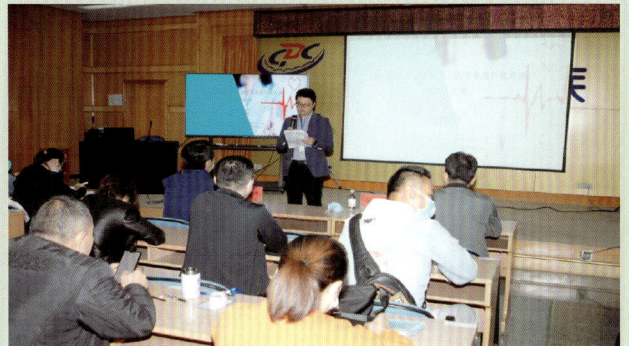

中心组织全市突发事件紧急医学救援技能大赛

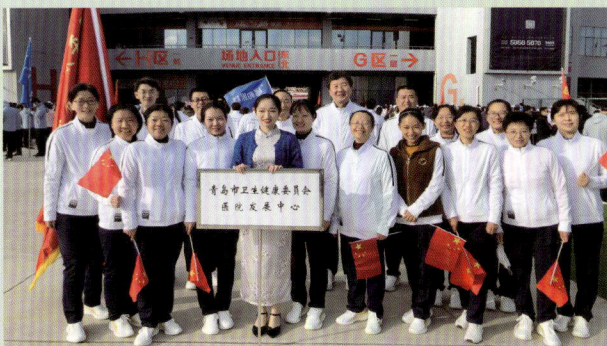

中心组织职工参加青岛市卫生
健康委运动会

青岛市李沧区卫生健康局

　　2021年，全区有各级各类卫生机构513家，其中，三级医院4家，二级医疗机构12家，一级医院14家，社区卫生机构60家，门诊部、诊所等其他医疗机构427家，疾病预防控制中心、卫生计生综合监督执法局、妇幼保健计划生育服务中心各1家。医疗机构卫生技术人员总数7150人，其中，执业（助理）医师3004人，注册护士3383人，其他卫生技术人员763人。2021年诊疗量5776597人次，门急诊2890187人次，健康查体322824人次，住院58418人次。共拥有床位4512张，常住人口每千人拥有床位6.8张。

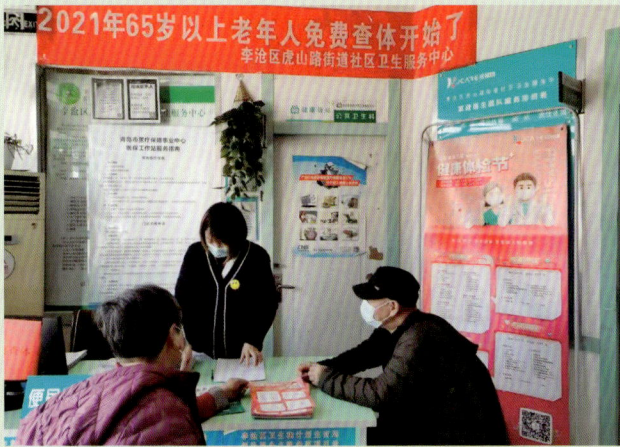

2021年1月，青岛市李沧区组织65岁以上老年人免费查体。

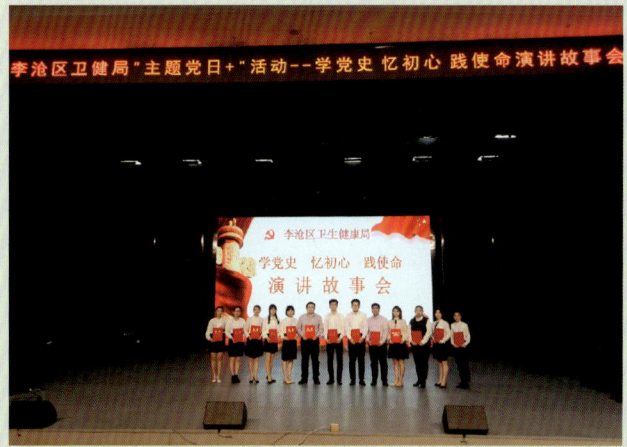

2021年4月，青岛市李沧区卫生健康局开展"主题党日+"活动。

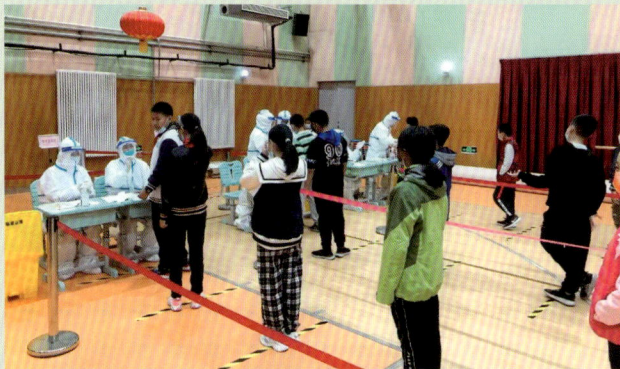

2021年10月，青岛市李沧区李村街道社区卫生服务中心组织核酸检测小分队到青岛市第六十一中学开展覆盖辖区9所中小学校的每周总人数5%核酸抽测工作。

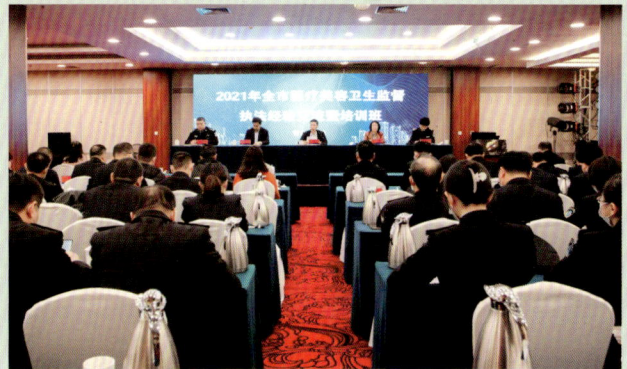

2021年11月，全市医疗美容卫生监督执法经验交流及培训班在李沧区举行。

2021年，青岛市李沧区春节走访医养结合机构。

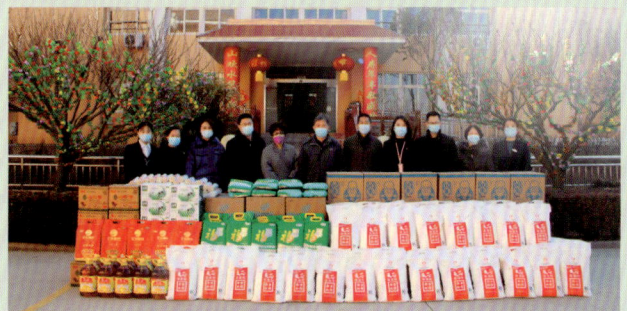

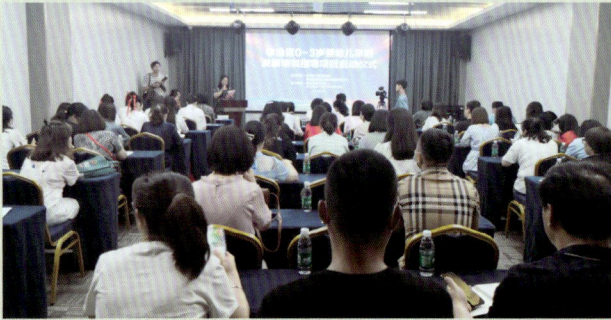

2021年7月2日，青岛市李沧区启动0-3岁婴幼儿早期发展培训指导项目建设。

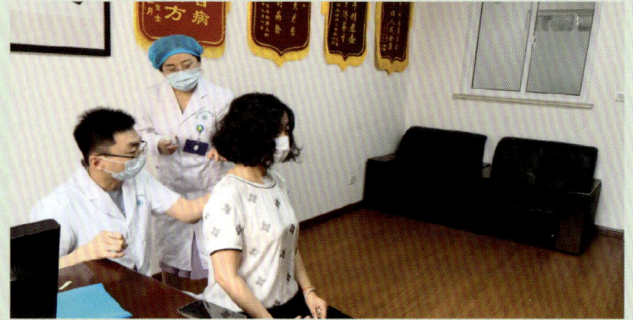

2021年，根据居民具体需要，青岛市李沧区国医馆医生们精心调制三伏贴为居民贴敷。

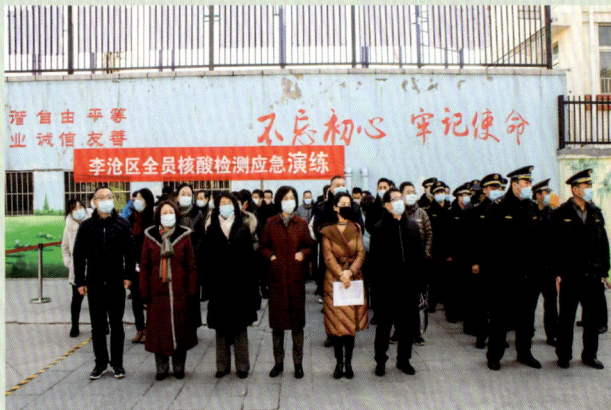

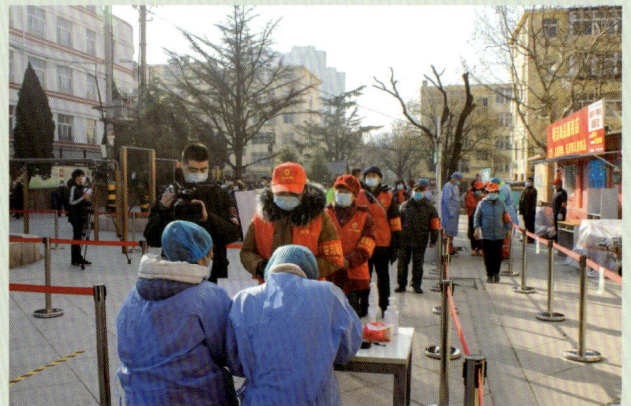

2021年，青岛市李沧区开展全员核酸检测演练。

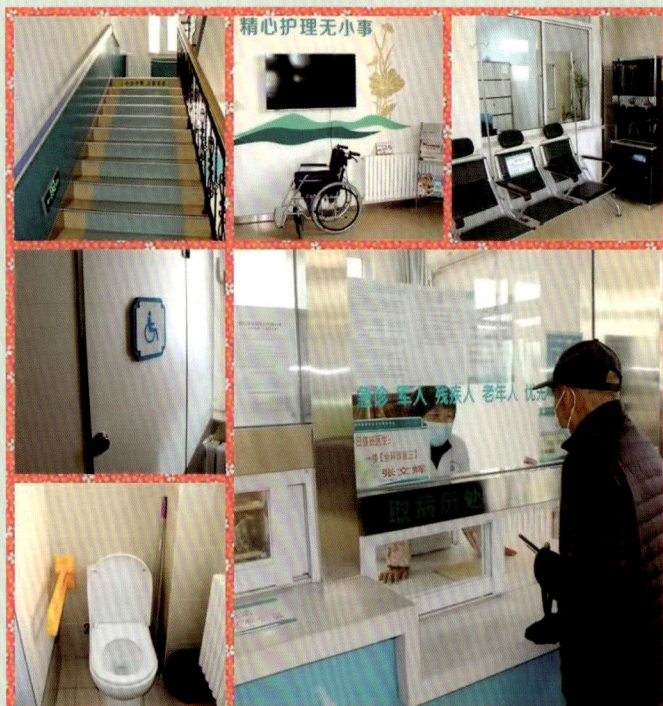

2021年，青岛市李沧区李村街道社区卫生服务中心上榜市级老年友善医疗机构。

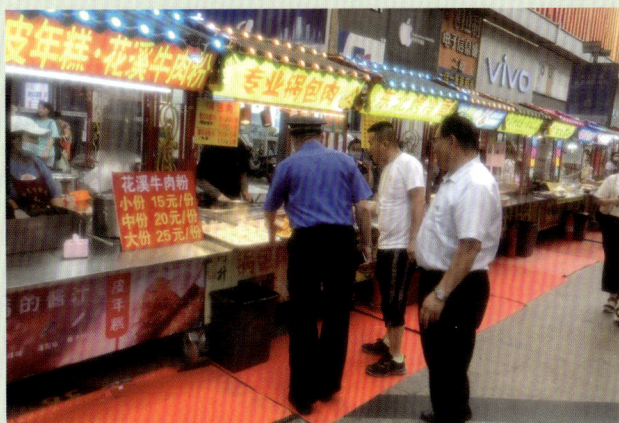

2021年，青岛市李沧区开展卫生城市复审督导。

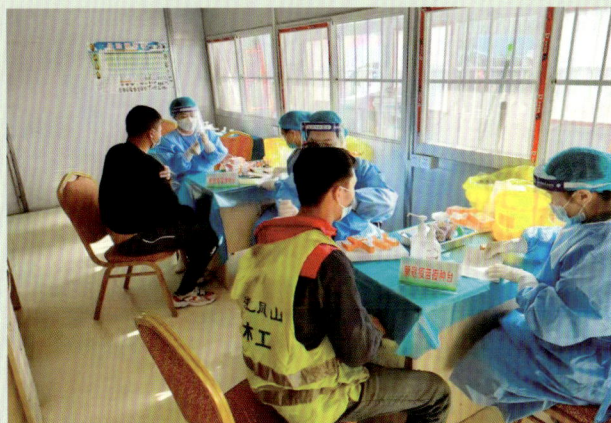

2021年，青岛市李沧区组织新冠疫苗接种进工地。

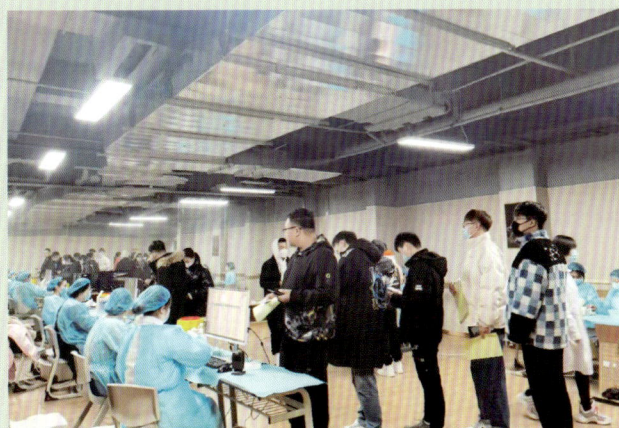

2021年，青岛市李沧区组织新冠疫苗接种进校园。

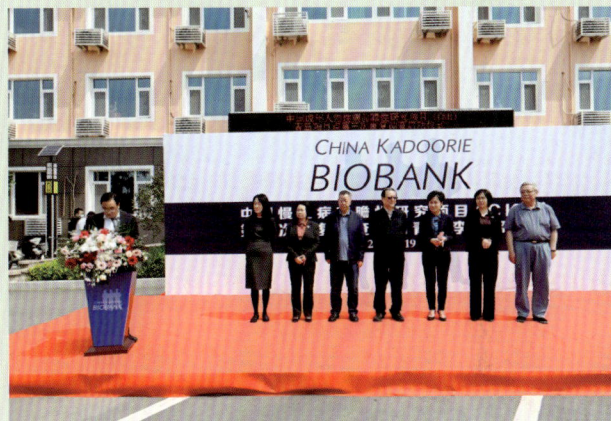

2021年5月19日，青岛市李沧区中国成年人慢性病前瞻性研究项目青岛项目点第三次重复调查启动。

2021年，青岛市李沧区专家做客青岛广播电视台——青岛市首档婴幼儿照护融媒体宣教节目《托育服务进行时》。

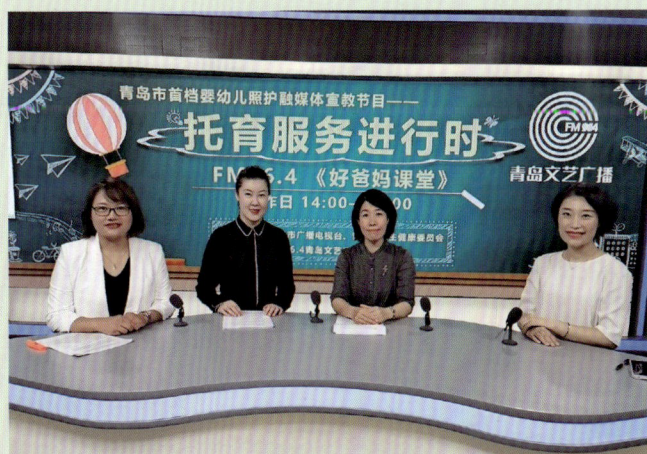

青岛西海岸新区人民医院

青岛西海岸新区人民医院始建于1950年7月，是集医疗、保健、教学、科研、急救于一体的三级综合性医院，青岛市涉外定点医院。医院占地面积7.9万平方米，建筑面积12.3万平米，编制床位1098张。医院现有职工1962人，其中卫生专技人员1580人，硕士研究生及以上学历318人。潍坊医学院教学基地讲师78人，副教授、教授36人，区拔尖人才8人。神经外科为青岛市医疗卫生B类重点学科，普外科、骨科、心血管内科、呼吸与危重症医学科、中医康复科为青岛市医疗卫生C类重点学科，肝炎治疗为青岛市特色诊疗项目，中医科是青岛市国医示范门诊。医院积极开展"六大中心"创建工作，拥有国家级胸痛中心，省级卒中防治中心，区级创伤中心、危重孕产妇中心、癌症规范化诊疗病房和危重新生儿救治中心。

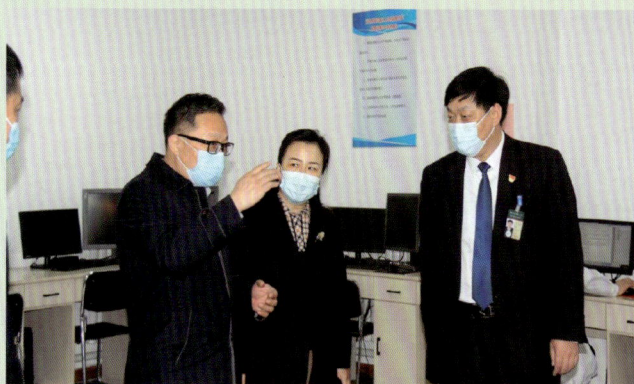

2021年3月9日，青岛市卫生健康委主任薄涛莅临青岛西海岸新区人民医院健共体总院及泊里院区，调研人民医院健共体管理和建设工作。

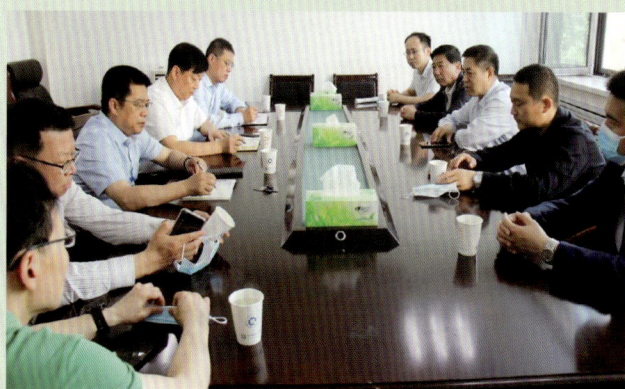

2021年5月24日，山东省疫情防控指挥部驻青督导组组长臧永旺带队到青岛西海岸新区人民医院，督导检查医院疫情防控工作开展情况。

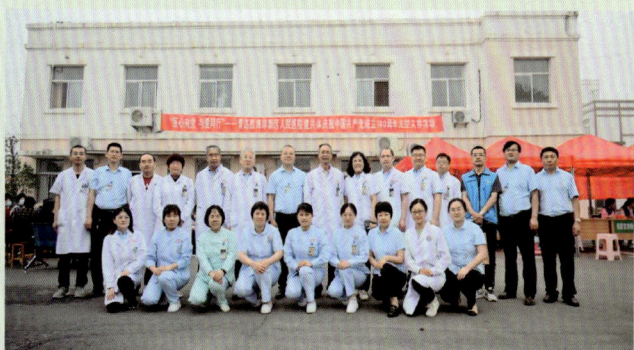

2021年6月5日-7月1日，青岛西海岸新区人民医院健共体举办"医心向党，与爱同行"庆祝中国共产党成立100周年大型义诊活动。

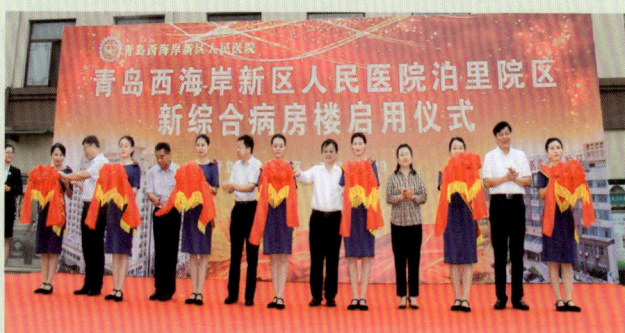

2021年6月29日，青岛西海岸新区人民医院泊里院区新综合病房楼正式启用。

2021年9月8日，青岛市医保局局长姜水清一行莅临青岛西海岸新区人民医院指导调研医保支付方式改革工作。

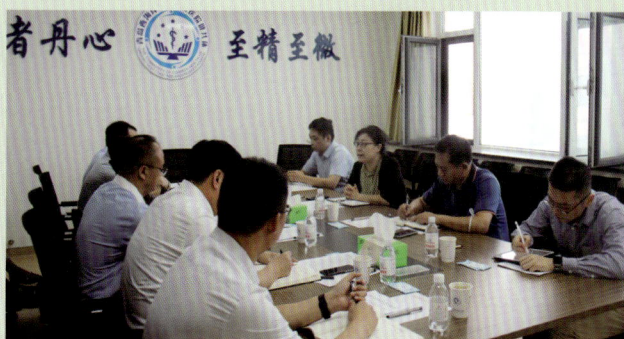

青岛西海岸新区中心医院

青岛西海岸新区中心医院地处青岛西海岸新区东部城区中心，是一家集医疗、科研、教学、预防、保健、康复功能于一体的三级综合性医院，是辐射周边100万以上人口的医疗保健和急救中心。拥有职工1458名，编制床位1000张，设有50个临床、医技科室，其中口腔科为2020年度县域省级临床重点专科、青岛市医疗卫生B类重点学科，普通外科、骨科、脑病中心、消化内科、产科、重症医学科为青岛市医疗卫生C类重点学科；银屑病门诊为青岛市中医专病特色门诊。

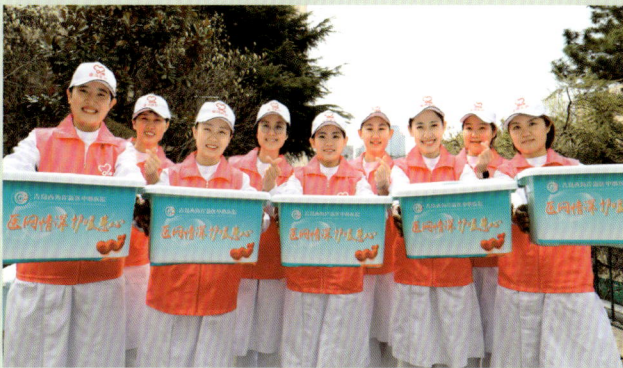

2021年，青岛西海岸新区中心医院率先探索实践"互联网+护理"服务模式。

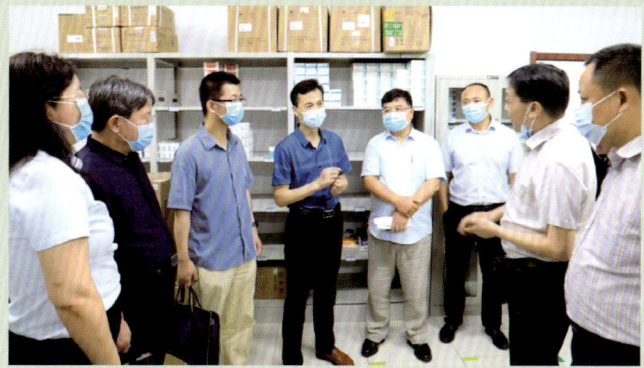

2021年7月15日，国家卫健委药政司、山东省卫健委药政处领导到青岛西海岸新区中心医院调研国家基本药物和集中带量采购药品配备使用情况。

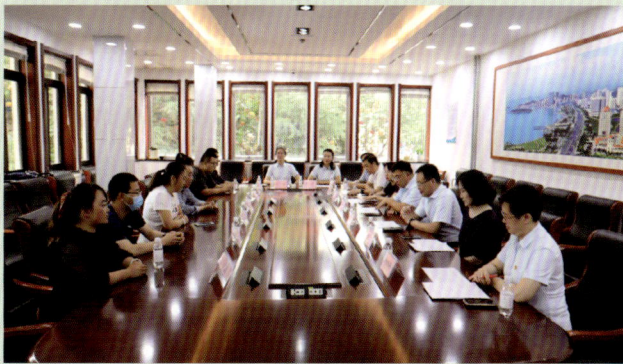

2021年7月20日，甘肃省武都区、岷县卫生健康系统到青岛西海岸新区中心医院调研座谈。

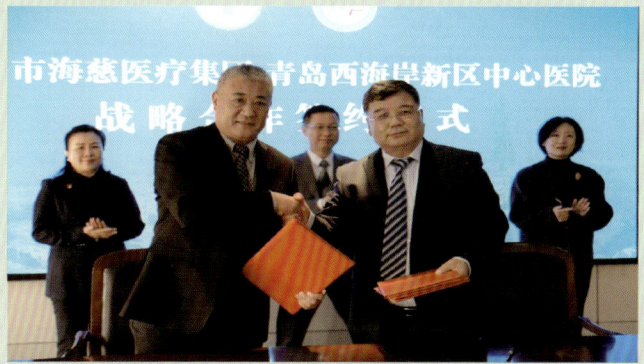

2021年11月16日，青岛西海岸新区中心医院与青岛市中医医院（市海慈医院）达成战略合作协议。

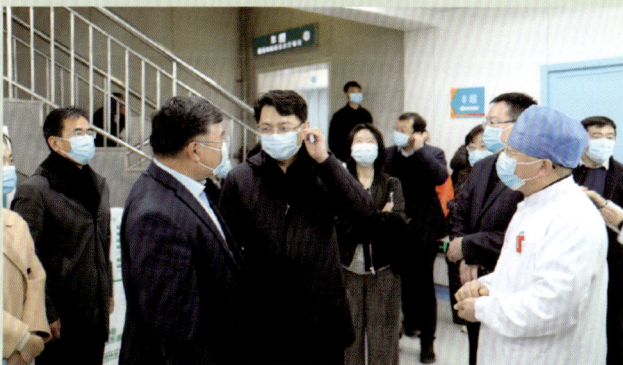

2021年11月24日，"健康山东"督导检查组到青岛西海岸新区中心医院实地调研。

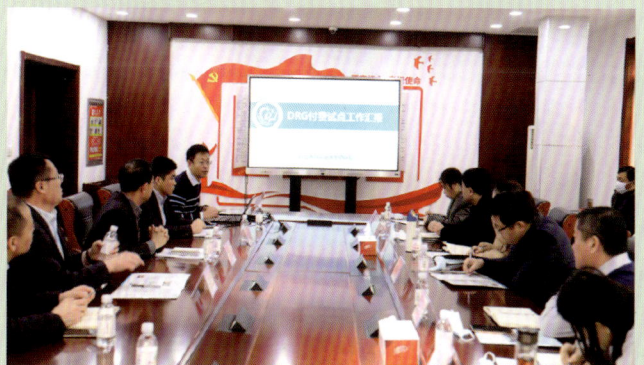

2021年12月16日，山东省肥城市医保局到青岛西海岸新区中心医院了解学习DRG付费改革相关经验。

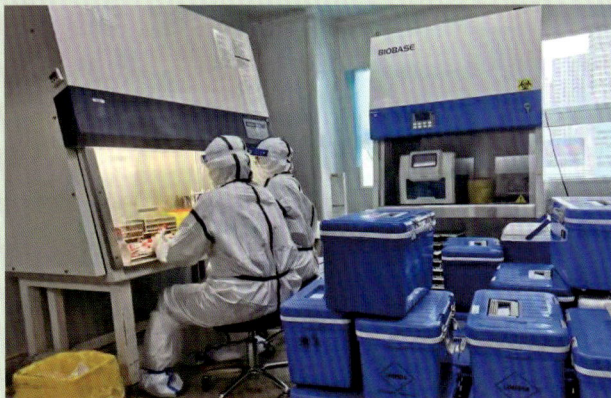

2021年，青岛西海岸新区疾病预防控制中心合理调配防疫工作力量，完成新冠病毒核酸检测样本38万余份。

青岛西海岸新区疾病预防控制中心

2021年，青岛西海岸新区疾病预防控制中心坚持完善稳中求进和创新发展的工作模式，着力优化提升疾病防控工作水准，始终坚持"预防为主"的工作方针，秉承"为人民健康保驾护航"的初心和使命，坚守职责，开拓创新，奋力谱写疾控事业高质量发展新篇章。

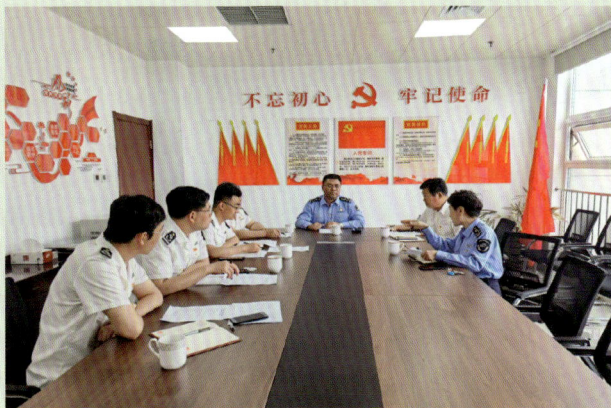

2021年7月，为深入学习贯彻习近平总书记"七一"重要讲话精神，青岛西海岸新区疾病预防控制中心加强政治思想建设，扎实开展党史学习教育。

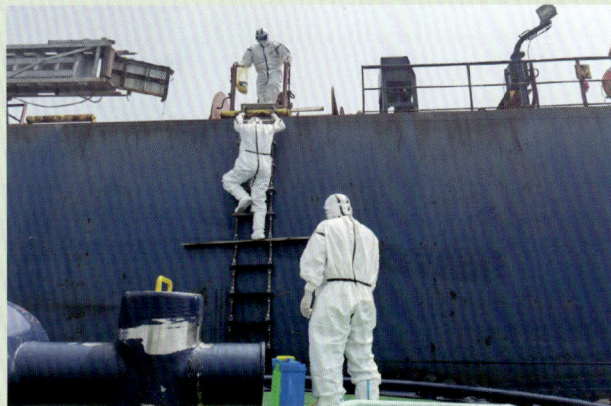

2021年7月，青岛西海岸新区疾病预防控制中心参加青岛国际啤酒节保障活动，发挥专业优势强化业务指导，精益求精做好重大活动保障工作。

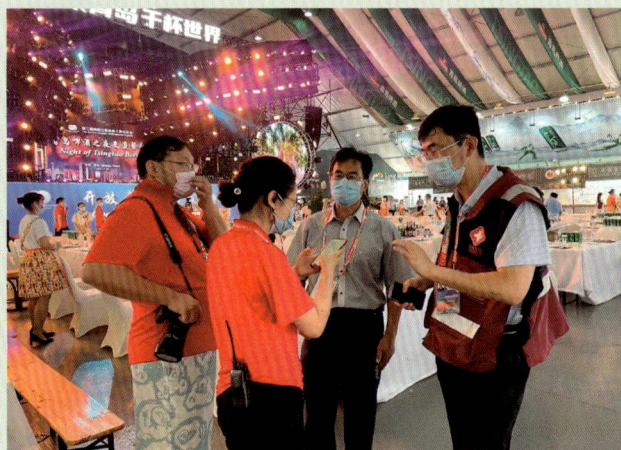

2021年11月，青岛西海岸新区疾病预防控制中心联动青岛海关和边检部门开展国际航行船舶和入境国际航班疫情防控工作，控制潜在疫情传播风险。

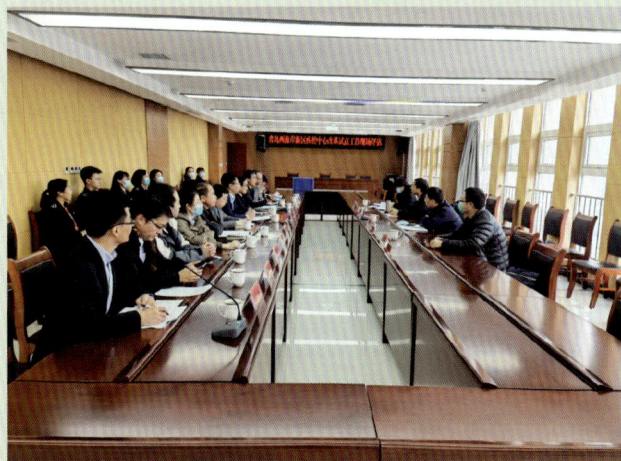

2021年12月，青岛西海岸新区疾病预防控制中心以改革试点为契机，全力打造与新区功能定位和发展目标相适应的专业化、现代化疾病预防控制体系。

青岛西海岸新区急救中心

　　青岛西海岸新区急救中心始建于2005年，为隶属于青岛西海岸新区卫生健康局的全额拨款事业单位，核定编制25人，内设综合办公室、指挥调度科、急救科三个科室。急救服务范围覆盖面积陆域约2128平方千米，服务人口213万，采取与医院协办模式，设29个急救站、36个急救单元。主要承担全区日常急救调度指挥及急救资源的组织、协调工作；参与重大突发事件的紧急救援及重大活动医疗保障；组织开展医疗急救培训，急救知识科普宣传，急救网络管理和急救站业务指导等工作。

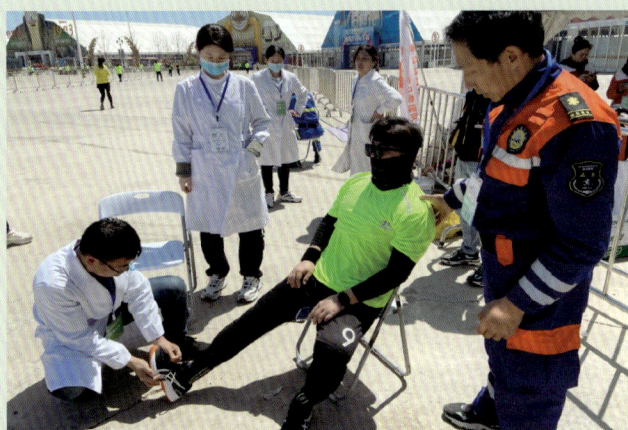

2021年4月18日，青岛西海岸新区急救中心参加新区马拉松比赛医疗保障工作。

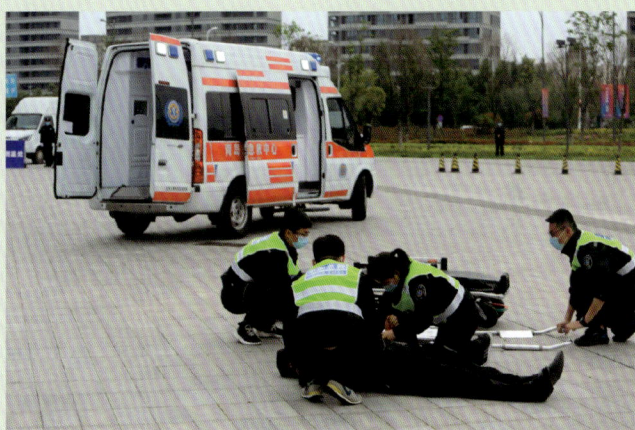

2021年5月21日，青岛西海岸新区急救中心参加西海岸新区相关部门恐怖袭击事件应急预案实战演练。

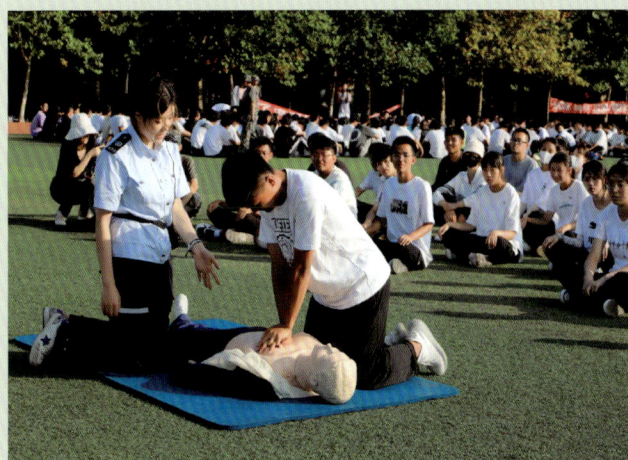

2021年9月7日，青岛西海岸新区急救中心"安心小分队"急救导师团到青岛理工大学为新生开展急救技能培训。

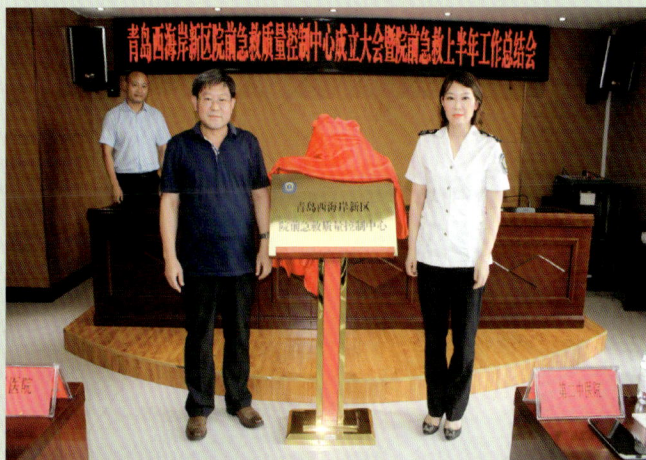

2021年9月9日，青岛西海岸新区院前急救质量控制中心成立。

胶州市卫生健康局

　　青岛市胶州市卫生健康局是胶州市政府工作部门（正科级），加挂胶州市中医药管理局牌子。2021年，胶州市有医疗卫生机构1033家，编制床位5964张，每千人口医疗床位数达到6张；全市有执业（助理）医师3181人，注册护士4010人，每千人拥有执业（助理）医师3.2人、注册护士4.1人。

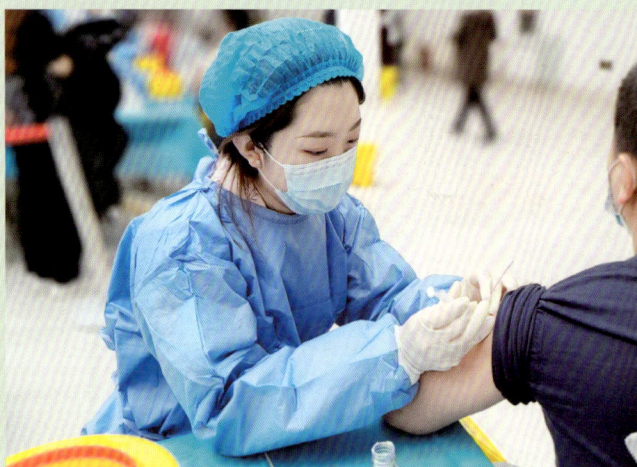

2021年3月，胶州市卫生健康局新冠疫苗接种"百日攻坚"，全市医护人员"借您一臂之力"，奋战在疫苗接种一线。

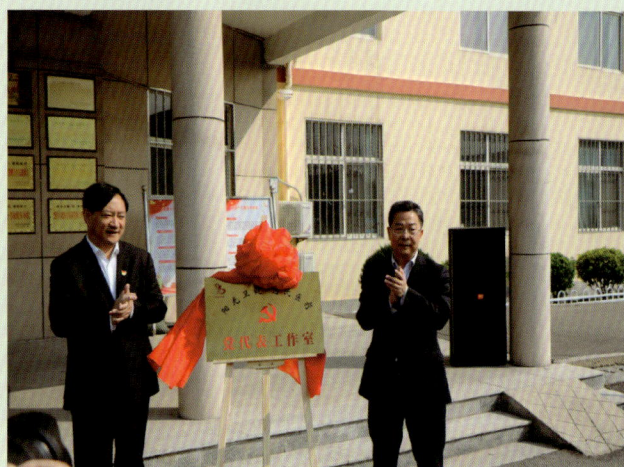

2021年4月9日，办群众满意的卫生健康——胶州首家党代表工作室在卫生健康系统揭牌。

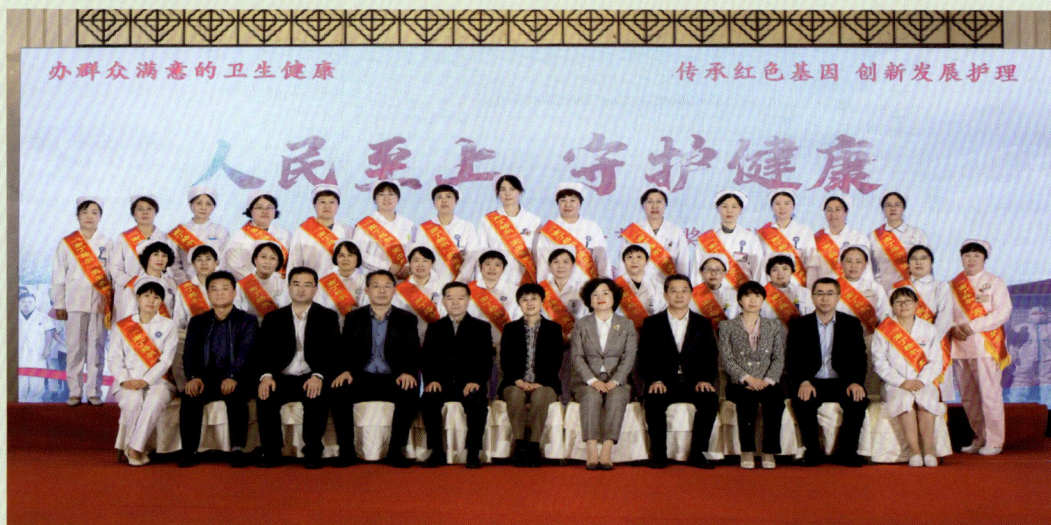

2021年5月12日，"传承红色基因 创新发展护理"——胶州市卫生健康系统开展庆祝"5·12"护士节系列活动。

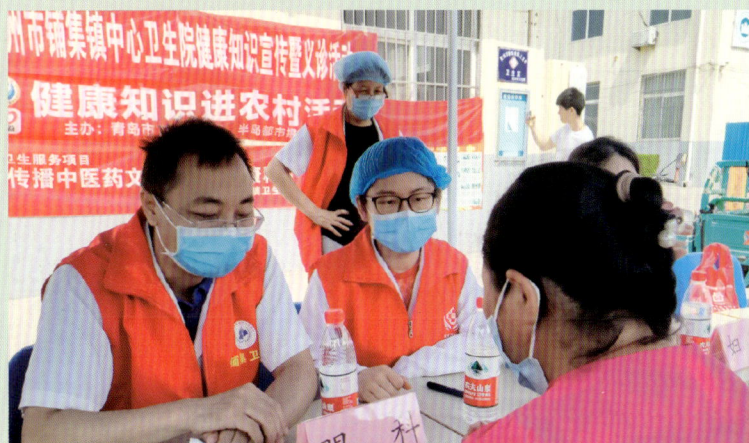

2021年6月22日，胶州市卫生健康系统开展健康知识进农村活动。

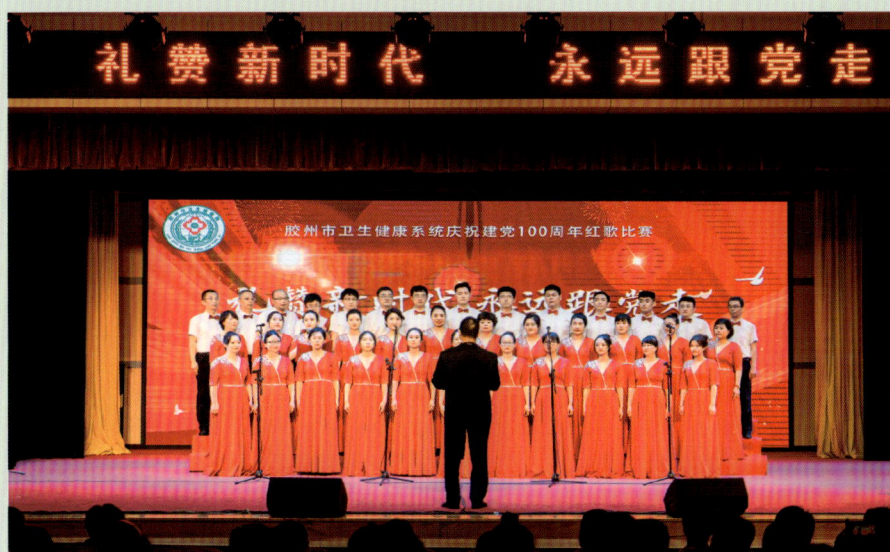

2021年7月1日，胶州市卫生健康系统举办庆祝中国共产党成立100周年红歌比赛。

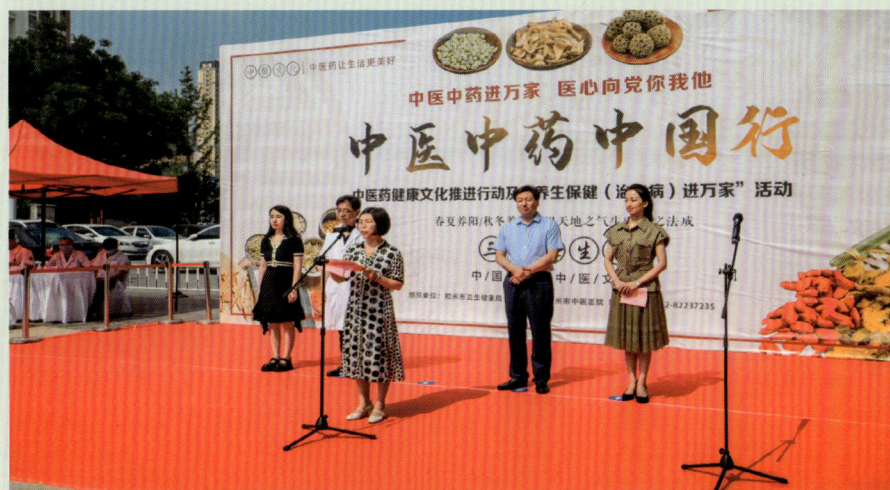

2021年7月9日，胶州市开展第六届三伏养生节活动。

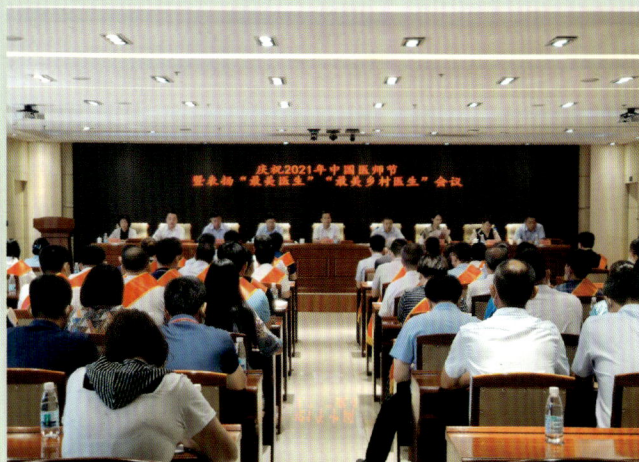

2021年8月19日 ，胶州市"百年华诞同筑梦，医者担当践初心"——庆祝2021年中国医师节暨表扬"最美医生""最美乡村医生"会议举行。

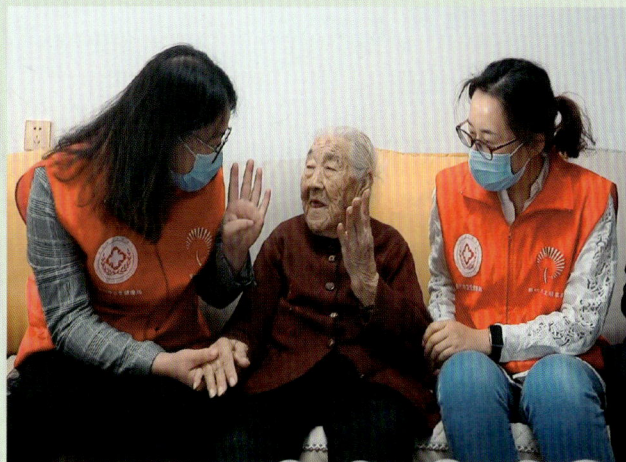

2021年10月，胶州市卫生健康局开展"九九重阳喜，浓浓敬老情"全国敬老月系列活动。图为医护人员上门访视百岁老人。

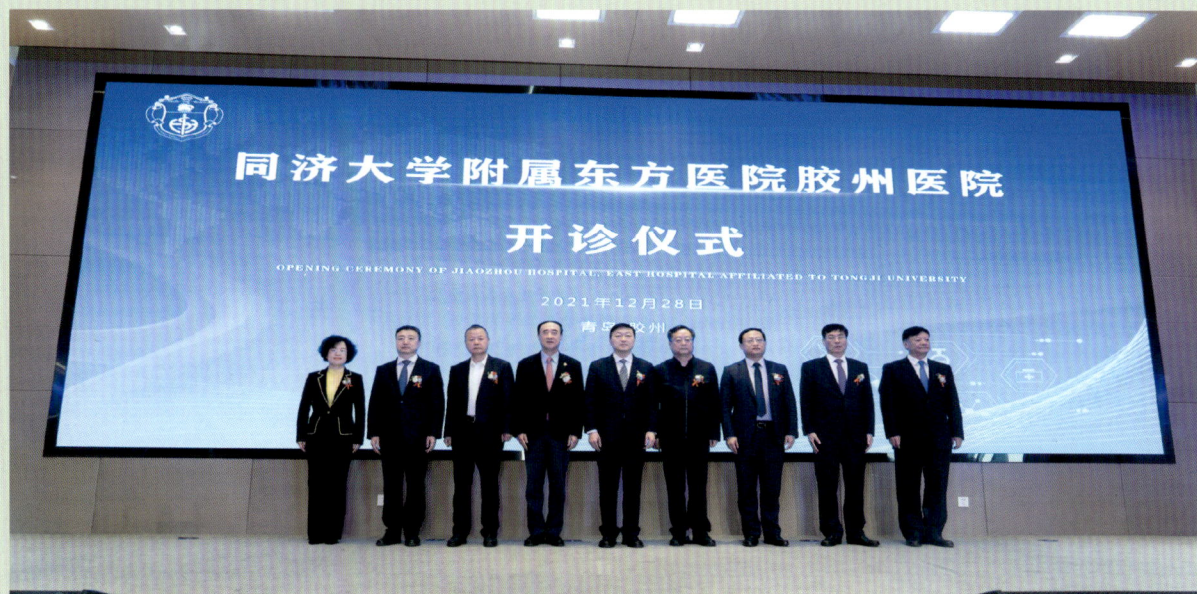

2021年12月28日，同济大学附属东方医院胶州医院开诊。

研究生学历 3 人、本科学历 37 人。医院设有全科门诊、中医科、妇科、口腔科、特检科、药剂科、计划免疫、儿童保健科等 14 个业务科室，拥有 CR、彩超、全自动生化分析仪等大型医疗设备。

业务工作　2021 年，门诊量 6.9 万人次，比上年同期下降 20％。

业务收入　2021 年，医疗收入 1286.5 万元。

固定资产　2021 年，固定资产总值 1342.7 万元。

基本公卫　2021 年，成立公共卫生科。慢病患者规范管理率、老年人健康管理率同比分别提高 5.1％、7.2％。制作发放健康教育宣传材料 2.7 万份；开展公众健康咨询宣传活动 9 次，受益 2000 余人次；举办健康知识讲座 22 场，参与听课群众 900 余人次。在全区基本公卫年终考核中取得第一名，并代表崂山区参加全市年终考核，获第三名。

家庭医生签约　2021 年，建立家庭医生团队长项目责任制，促进慢病精准管理。举办家庭医生好讲师评选活动。开展家医签约宣传，发放《家庭医生 守护您健康的朋友》宣传单 1500 张。家庭医生签约服务包签约 13611 例，签约率 33.03％；重点人群签约 5839 人，签约率 64.16％；其中基本包 13086 例，个性签约服务包 525 例，高血压包 314 例、糖尿病包 94 例、高血压合并糖尿病包 55 例、育龄妇女包 56 例、0～6 岁儿童包 6 例。

疫情防控工作　2021 年，增设临时接种点，组建流动接种队进企业、进社区，配置登记扫描设备。完成疫苗接种 77639 人次，其中一剂次 31211 人、两剂次 32409 人、加强针 14019 人、60 岁以上老年人 6321 人。与街道疫苗接种工作领导小组建立沟通协调机制。承担崂山区夜间采样点工作，采样 6508 人次。"应检尽检"采样点采样 4076 人次，为辖区内的医疗机构工作人员核酸采样 6300 人次。为街道办事处"两会"保障人员核酸采样 313 人次、啤酒节服务酒店工作人员核酸采样 207 人份。发热哨点为发热等可疑症状患者核酸快检 582 人次。协助北宅街道办事处完成全员核酸采样培训 3 次，应急演练 3 次，核酸检测技能培训 1 次。完成各类疫情防控及业务知识培训 16 次，培训人员近 1000 人次。完成疫情防控应急演练 6 次。加大院感"日巡查"工作力度。

卫生改革　2021 年，取消健康社区、健康驿站建设资金投入项目，对高血压、糖尿病等慢病人群开展智能化全方位管理。为高血压患者配备无线传输电子测量血压计，开展重点人群人工智能眼底筛查，增加群众免费药品种。继续实施"一增、两减、三免"惠民项目，巡诊 360 人次，减免费用 67795.8 元。

创新性工作　2021 年，与北京一药良心信息科技有限公司正式签约，成立崂山中医药药事服务中心。患者在医院完成挂号、开处方、缴费后，医院的信息化系统会将患者处方自动推送至药事服务中心，患者即可回家候药，其余流程由药事中心工作人员完成后，专门的物流团队配送上门。

党建与精神文明建设　2021 年，结合党史学习教育"我为群众办实事"，分别与青岛大学附属医院神经内科、山东大学齐鲁医院（青岛）综合内科、崂山区民营医疗机构协会等联合进社区开展"庆祝中国共产党成立 100 周年""情暖重阳节""冬日暖阳"义诊活动，免费为社区慢性病居民开展诊疗、健康指导等。深入开展"健康北宅"惠民工程，通过红马甲巡诊服务，为服务对象定期上门进行巡诊服务，提供高质量全免费的健康评估、用药指导、检验检查、中医理疗、换药导尿等服务。开展"三会一课"、"党员双报道"、庆祝中国共产党成立 100 周年大合唱等党建活动。

大事记

3 月 18 日，与北京一药良心签约建设崂山区药事服务中心。

4 月 2 日，开启"健康北宅"年度第一轮巡诊服务。

6 月 16 日，开展"万名医护下基层"义诊活动。

6 月 22 日，山东省疫苗督导组到院督导新冠疫苗接种工作。

7 月 28 日，开展眼底筛查工作。

荣誉称号　2021 年，获评青岛市院前急救先进集体；青岛市"真情协商·和谐共赢"品牌创建活动星级单位。

党支部书记、院长：陈　振
副院长：刘　军、于　涛
院办电话：87851081（传真）
电子信箱：lsbzwsy@126.com
邮政编码：266104
地　　址：崂山区北宅街道华阳社区东侧
（撰稿人：李蓓蓓）

城　阳　区

青岛市城阳区卫生健康局

概况　2021 年,城阳区卫生健康局下设单位 24 处,其中处级单位 6 处,分别是城阳区人民医院、青岛市红岛人民医院、城阳区第二人民医院(区第二人民医院由青岛市妇女儿童医院托管,保留名称)、区卫生健康事业服务中心、区疾病预防控制中心、区卫生健康综合监督执法大队;科级单位 18 处,分别是城阳区第三人民医院、城阳区妇幼保健计划生育服务中心、街道卫生院(社区卫生服务中心)8 处、街道卫生健康工作站 8 处。城阳区卫生健康系统实有在编职工 2288 人,其中公立医院备案制 523 人。全系统专业技术人员 2001 人,其中高级职称 198 人、占 9.90%,中级职称 1067 人、占 53.32%,初级职称 736 人、占 36.78%。

新冠肺炎疫情防治　2021 年,健全完善联防联控工作机制。组建 20 支区级流调处置队伍,开展涉疫进口食品消毒效果评价,实行冷链食品专仓每月环境抽检采样工作机制。现场流调处置境外输入确诊病例 6 例、密切接触者(含按密接管理)335 例,完成入境人员及应检尽检核酸采样 63641 人次,处置新大地等企业 10 起涉疫货物相关疫情。启用移动接种车和智慧接种方舱,城阳区 3 岁以上人群第一剂次接种率 107.25%;3 岁以上人群全程接种率 104.84%;60～69 岁人群接种率 90.95%;3～11 岁人群接种率 103.68%;3～11 岁人群全程接种率 87.78%。落实"三级预检分诊"制度,登记发热患者 10415 人;核酸日检测能力为 4.26 万人份(单管);配备接种医务人员 980 余名、救护车 20 辆参与接种点医疗保障工作,接种 283 万剂次;分级分类落实全员培训,多形式开展培训 221 次 14260 余人;完成 63641 人次核酸和 2035 份环境采样,检测标本 68541 份(含混检),追踪管控 1262 名密接、次密接等重点人群,流调处置 1087 起发烧预警等信息,开展疫情防控指导和保障 160 余场次。全面加强传染病和突发公共卫生事件防控工作,健全管理制度,加强应急演练,完善应急物资配备。登记传染病病例 49 例,上报 49 例,及时上报 49 例,上报率和及时上报率均为 100%。

医政管理　2021 年,全区有社会办医疗机构 637 家,其中三级医院 1 家,二级医院 15 家,一级医院 10 家,社区卫生服务机构 14 家,门诊部 71 家,诊所 305 家,卫生室 207 家,医务室 14 家。新增社会办医疗机构 63 家,注销社会办医疗机构 46 家。推进健共体建设,组织城阳区人民医院等单位到费县学习健共体经验,试点优质专家资源下沉,完成专家坐诊 1460 人次,其他人员坐诊 1740 人次。加强妇幼健康服务能力建设,建立出生缺陷转诊绿色通道,组织缺陷预防相关知识培训,为 30 多个家庭提供精准服务,监测出生缺陷率 1.29%,其中活产缺陷率 1.22%。为 3021 人发放叶酸,孕前优生健康检查 4376 人,筛查高风险病例 826 例。产前筛查 8998 例、免费基因检测 1118 例、产前诊断 243 例。新生儿疾病筛查 7267 例,筛查率 99.7%。新生儿听力筛查 7241 人,筛查率 99.3%。新生儿先心病筛查 7209 人,筛查率 98.9%。

综合改革　2021 年,提高医院综合服务能力和水平,投资 1500 万元为城阳区人民医院引进 B 超设备,持续推行公立医疗机构药品零差率销售,建立三级智慧健康管理平台,实现居民基本信息、诊疗记录、体检信息、慢病随访信息、协诊记录存储,"三高"信息平台精细化管理 7.2 万人,协诊 3.2 万人。

2021 年,推进基层医疗卫生机构标准化建设。高新区社区卫生服务中心、惜福镇街道卫生院分别通过优质服务基层行基本标准和推荐标准的区级初审;棘洪滩街道卫生院通过社区医院建设评审 5 个特色科室、2 处省级示范卫生室、9 处市级示范卫生室通过区级初审。全区 65 岁及以上老年人健康体检 7.8 万余人,规范管理高血压患者 6.5 万余人,规范管理糖尿病患者 3.5 万人,管理严重精神障碍患者 0.35 万人,完成农村妇女"两癌"筛查 1.7 万余人。完成"三约合一"签约 22.08 万人,"二约合一"签约 29.5 万人。签约率为 34.79%,65 岁及以上老年人签约率 75.77%,高血压患者签约率 80.99%,糖尿病患者签约率 77.71%。

2021年，建设社会心理服务体系，成功举办第三届中国社会心理服务高峰论坛，城阳区社会心理服务工作经验连续两年被央视宣传并被国家卫生健康委推广。打造社会心理服务15分钟便民"服务圈"，健全区、街道、社区三级社会心理服务中心运行管理机制，投入300余万元为237个社会心理服务中心创新实施政府购买心理专业服务。日常化开展心理科普4030场次，心理讲座、团体活动1291场，心理调研、测评和问询等20余万人次。投入500万元在全市范围率先自主研发社会心理服务智慧云平台，推出互联互通的数字化心理健康"云端服务"。举办社会心理服务专员培训班，组织开展全区80个机关事业单位干部心理健康体检3539人，开展0～6岁儿童心理行为筛查干预5646例、孕产妇抑郁症筛查干预3708例、60周岁以上老年痴呆筛查干预4338例，医疗机构精神卫生、心理健康知识培训率100%。在全市范围内率先为5400余名居民开展居民心理健康素养和需求调研，居民心理健康素养水平8.7%、心理健康知识知晓率65.5%。举办线上线下心理宣传活动600余场，发放宣传材料20余万份，惠及10万余人次。

疾病预防控制与卫生应急　2021年，印发《青岛市城阳区人民政府关于健全完善公共卫生体系的实施意见》《青岛市城阳区疾病预防控制中心标准化建设行动实施方案（2021年—2022年）》，推进疾控中心标准化建设。全区报告乙类传染病共1282例；报告死亡5例。报告丙类传染病1375例。接到传染病预警信息260起。报告活动性肺结核病人264例，结核病患者密切接触者筛查率100%。无学校结核病聚集性疫情发生、无突发公共卫生事件发生，处置当地学校结核病疫情24起，开展密切接触者筛查1487例。指导寄宿制学校传染病防控工作20余次。

2021年，开展城阳区碘缺乏病监测、饮水型氟中毒监测工作。采集200名8～10岁学生、100名孕妇的盐样和尿样进行监测。开展疟疾防治工作，报告疟疾病例3起，均为境外输入性疟疾病人。开展地方病宣传活动，发放宣传材料1万余份，接受咨询500余人次。建立区级健康科普专家库，持续推进健康场所建设，创建市级健康促进医院1个、健康促进学校2所、健康促进机关2个、健康促进企业2家、健康促进社区2个、健康促进家庭20户。打造6家区级健康教育基地，成功创建省级健康教育基地3家，开展活动127次，受教育群众12000余人次。建立覆盖全区8个街道、203个社区的市民健康教育微信大学堂。

中医药事业发展　2021年，建设青岛市中医医院城阳院区和北部院区2个院区。城阳古镇正骨医院打造齐鲁中医药骨伤专科集群，骨伤科被评为省级中医药临床重点专科。青岛新万增中医医院（原新泰康中医医院）被评为省级第一批中医药特色医养结合示范基地创建单位。棘洪滩卫生院、青岛新万增中医医院、青岛颐德康复医院获批市级中医药特色医养结合示范基地，流亭街道卫生院被确定为市级中西协同"旗舰"基层卫生机构建设项目。开展中医药适宜技术精准推广，全区27名医疗人员通过市级考核。组织各级各类医疗机构60名人员参加"西学中"培训。城阳区人民医院完成市级中医药科技项目申报项目1个。开展65岁及以上老年人中医辨识和指导83984人，老年人中医药健康管理率65.3%；开展0～36月龄儿童中医药健康管理服务35654人，儿童中医药健康管理率72.53%。

卫生综合监督　2021年，加强防控督导闭环管理，实施督导、整改、复查及跟进处置措施等各环节无缝衔接的工作机制，督导基层医疗机构开展疫情防控4000余家次。开展职业卫生分类分级监管试点。优化"城阳区职业卫生分类分级信息系统"，指导589家企业通过"青岛市职业病防治信息系统"上报分类分级情况，完成449家企业的分类分级核查和非现场监管，评出甲类企业47家、乙类企业144家、丙类企业258家，督促417家企业上传自查报告，600余家企业完成分类分级。开展职业病危害基本情况现状调查、职业健康查体机构监督检查、尘毒专项治理"回头看"、使用三氯乙烯等有机溶剂用人单位职业病危害专项治理、建设项目职业病防护设施"三同时"、新发职业病溯源等专项工作，监督检查用人单位500余家，开展用人单位职业病危害申报审核1000余家。

人口与计划生育　2021年，全区户籍出生5913人，其中一孩3047人、二孩2670人，人口出生率为4.98‰，符合政策生育率为99.2%。出生人口性别比为107%。完善人口动态监测机制，完成中国老年健康和家庭幸福影响因素跟踪调查50户、第五次中国城乡老年人生活状况抽样调查400户。在新一轮创国优活动中被国家卫生健康委命名为"全国计划生育优质服务先进单位"，计划生育服务群众满意度达95%以上。继续实施"关注生命之初1000天"家庭抚育项目，新增12个农村社区，受益人群3.3万人次；完善0～3岁婴幼儿照护指导中心服务，区域内常住人员免费享受4次个性化服务、1次产后中药泡浴、线上线下双课堂、"15分钟微课堂"等系列服务；打造多元化托育机构示范点，"惠洛克儿童国际之家"是省级托育示范机构,"仟佰墅幼儿园"获评市级托育示范机构。国家卫生健康委人口家庭司副司长闫宏、山东省计生协会副会长于富军先后带队到城阳区调研,给予托育工作高度评价。加强基层工作转型发展,先后组织婴幼儿照护培训班15期,举办育婴师、保育员技能培训4期;编制《社区托育点设置标准和规范(试行)》基础版和标准版,印制《托育机构设置标准和规范》1万册、《托育机构备案指南》1万册、《0~3岁婴幼儿照护40问》2万册、利导政策折页4万份,指导基层进一步适应人口形势新变化、新任务,满足新时期育龄家庭多元化、高标准的生育需求。

爱国卫生　2021年,开展以"文明健康　绿色环保"为主题的全国第33个爱国卫生月宣传活动。组织发放各类宣传材料5000份、灭蚊气雾罐100余箱、灭蟑药1000份、灭蟑胶饵500支、灭鼠药(硫酸钡)2000千克、粘鼠板1000张。印制张贴病媒生物防制宣传海报3000张,其他病媒生物宣传材料2万份。张贴病媒生物防制宣传海报1000余处,覆盖社区280个、物业小区300个。清理卫生死角50余处,清除垃圾30余吨,出动20余车次。清洁大水体3处,清理小水体20余处,发动人员参与300余人次。组织开展五轮集中消杀行动。喷洒杀灭蚊蝇成虫面积6万平方米,喷洒药物原液500余千克;投放杀灭蚊蝇幼虫药物300余千克;投放鼠药1000余千克;出动人力800余人次,车辆10余车次。设置灭蚊(蝇)灯等物理设施50处,布设鼠屋1000余个;布设粘鼠板800余张。创建青岛市无烟家庭240户、青岛市无烟示范机关28个,创建青岛市无烟示范机关达到67个,省级无烟示范机关2个。新申请创建省级卫生村18家,市级卫生单位9家,省级卫生单位28家,全区230个农村社区全部完成省级卫生村创建,创建比例达到100%。

大事记

1月9日,中国胸痛中心执行委员会委员、上海交通大学医学院苏州九龙医院院长刘峰一行4人到城阳区人民医院进行胸痛中心现场评审工作。

1月28日,青岛市妇女儿童医院城阳院区启用。

1月29日,流亭街道卫生健康工作站被评为"2020年度山东省卫生先进单位"。

2月11日,城阳区委副书记、区长解宏劲,副区长李明钢带队到城阳区人民医院看望慰问节日期间坚守一线的医护人员。

3月23日,城阳区卫生健康局在全市卫生健康综合监督与食品安全监测工作视频会议上作《多点发力助推卫生健康监督执法提质增效》的典型发言。

3月,城阳区委编委批复成立城阳区卫生健康事业服务中心。

4月10日,流亭街道卫生院在全国第二届基层卫生健康发展与传播大会上获评青岛市唯一一家全国基层服务能力提升亮点机构。

4月13日,青岛市城阳区人民医院通过中国胸痛中心总部认证,成为国家级胸痛中心(标准版)。

5月18日,国家标准化代谢性疾病管理中心正式授牌。

6月23日,城阳区建设国家级健康促进区工作推进会议召开。

6月,城阳区急救中心通过国际紧急调派院的绩优急救中心认证。

7月8日,北京大学人民医院青岛医院启用。

7月13日,中国环境与健康相关产品安全所政策与法规标准室主任程义斌一行到区域人群气象敏感性疾病科学调查项目城阳基地进行现场验收并为基地授牌。

7月29日,由山东省卫生健康委主办,青岛市卫生健康委、城阳区卫生健康局、城阳区人民医院承办的全省基层卫生健康政策暨"三高共管　六病同防"医防融合慢性病管理试点现场培训班举办。

7月30日,山东省计生协常务副会长于富军调研棘洪滩婴幼儿照护指导中心、省级托育示范点惠洛克国际儿童之家,并进行座谈。

8月,青岛市首家儿童青少年近视防控主题健康教育基地建成并对外开放。

9月8日,国家卫生健康委人口家庭司闫宏一行调研城阳区东旺疃社区服务中心托育点、"蓓蕾佳"居家托育点、棘洪滩婴幼儿照护指导中心、省级托育示范点惠洛克国际儿童之家。

9月24日,举办第三届中国社会心理服务高峰论坛。

9月,国家级评估专家组对城阳区国家级健康促进区建设开展现场综合评估,城阳区以全省第一名顺利评估验收。

10月12日,青岛市中医医院城阳院区签约仪式举行。

11月2日,青岛市城阳区人医院与北京大学第三医院合作签约仪式举行。

11月8日,区委编委批复区妇幼中心为科级单位,编制为54人。

11月12日,城阳区棘洪滩卫生院、青岛新万增中医医院、青岛颐德康复医院被评为市级中医药特色医养结合示范基地项目。

12月6日，青岛市城阳区第二人民医院迁建工程获2021年国家优质工程奖。

12月15日，城阳古镇正骨医院骨伤科被评为省级中医药临床重点专科。

12月20日，城阳区心理健康教育基地、瑞阳心语心理健康综合体验训练基地、青岛正阳心理医院心理健康教育基地通过省级验收并获"2021—2024年度山东省健康教育基地"称号。

12月22日，国家创伤医学中心科技创新基地暨北京大学人民医院青岛医院二期项目奠基仪式举行。

12月31日，城阳区卫生健康综合监督执法大队被山东省爱国卫生运动委员会评为2021年度山东省卫生先进单位。

荣誉称号 2021年，获全国计划生育优质服务先进单位、中国计生协2021年"暖心家园"项目点、第六届"万步有约"全国优秀健走示范区、全国文明城市创建工作先进单位、山东省卫生健康教育基地等称号。

党组书记、局长：韩锡宏
党组副书记：宋淑青
党组成员、副局长：江喜范、张明福、韩香萍、韩通极
党组成员：牛锡志
二级调研员：孙开旬、陈正杰
副 局 长：于 芝
副 处 级：刘世友、韩德福
单位电话：58659876
邮政编码：266109
地 址：青岛市城阳区华城路三小区16号楼

青岛市城阳区人民医院

概况 2021年，占地面积76767平方米，业务用房面积90554平方米。职工总数1788人，其中卫生技术人员1522人，占职工总数的85.12%；行政工勤人员251人，占职工总数的14.04%。卫生技术人员中，高级职称149人占9.79%、中级职称737人占48.42%、初级职称636人占41.79%，医生与护士之比1：1.5。医院床位总数1200张，实际开放床位数1013张。职能科室27个，临床科室40个，医技科室10个。

业务工作 2021年，门、急诊量1389374人次，比上年增长19.49%；其中急诊293756人次，比上年增长19.88%。2021年出院人数38603人，比上年增长16.82%；床位使用率68.67%，比上年增长12.27%；床位周转次数36.15次，比上年增长31.26%；出入院诊断符合率98.11%，比上年增长0.25%；手术前后诊断符合率99.20%，与上年持平；抢救危重病人5847人次，比上年增长14.62%；抢救成功率94.15%，比上年增高1.38%；治愈率42.07%，比上年降低0.1%；好转率52.64%，比上年增长1.2%；病死率0.03%，比上年下降0.01%；院内感染率0.43%，比上年下降0.03%；甲级病案符合率99.94%，比上年提高0.06%。

业务收入 2021年，业务收入82486.51万元，比上年增长9.39%。

固定资产 2021年，固定资产总值72482.39万元，比上年增长5.95%。

医疗设备更新 2021年，新增SOMATOM go. Top型CT机1台、新增飞利浦Ingenia 3.0T磁共振机1台。

卫生改革 2021年，"三高共管 六病同防 医防融合"慢病管理模式全省推广，成功入选由国家卫健委能力建设和继续教育中心主办的中国现代医院管理典型案例，纳入管理的"三高"患者9万余例，给予协诊患者3万余例。落实国家、省药品集中采购政策，确保医院集中采购药品的使用。国家集采落实5批次133个品规，比上年增加63个品规。落实山东省首批药品带量采购工作57个品规。集采药品销售金额870.12万元，比上年增长197.57%，占全院总药品销售（饮片除外）的4.13%，因集采药品降价因素，节约医保或患者药费2200余万元，降低院内药占比约2.8个百分点。

医疗特色 2021年，审核通过36项新技术和新项目，创新性开展早期咽喉肿瘤等离子微创手术、腹腔镜下腹股沟疝无张力修补术、全耳内镜下人工听骨链重建术、UBE技术（单侧双通道内镜技术）治疗脊柱退行性疾病等多项新技术。手术量和三、四级手术量较同期分别提升15.37%、41.88%，重点病种和手术诊疗质量稳中有升；推进以病人为中心的多学科诊疗模式（MDT）等先进的诊疗方式方法。

科研工作 2021年，医院自选课题15项、青岛市医药卫生科技计划项目4项、山东省医药卫生科技计划项目1项，完成科研项目成果评价2项，获评山东医学科技创新成果三等奖1项。发表学术论文48篇，其中SCI收录论文7篇，中华级论文2篇，核心论文18篇。

继续教育　2021年,3D打印技术在基层医疗机构骨科临床中的推广应用、肺部感染性疾病诊疗学习班、家庭医生"三高共管　三级协同"整合型慢病管理模式探讨3个项目获批省级继续教育项目;21个项目获批市级继教项目;继续教育项目举办完成率达100%;"青岛内分泌与代谢性骨病论坛"获评青岛市优秀市级继续教育项目,医院获评青岛市继续医学教育先进单位,并在青岛市卫生系统继续医学教育工作会议上作交流。外派到北京大学第三医院、北京大学人民医院、上海市东方医院等进修学习30人,接受甘肃省渭源县等医疗机构来院进修人员23人。

精神文明建设　2021年,完善工作组织,提升干部职工的思想道德素质、文明服务水平,强化社会责任,积极开展乡村振兴帮扶共建、志愿服务、公益巡诊等各种社会公益活动,加强人才引进与培养,强化学科建设,提升医疗服务,深化优质护理服务,建设一站式阳光服务中心,全面拓展智慧医疗应用。

大事记

1月9日,中国胸痛中心执行委员会委员、上海交通大学医学院苏州九龙医院院长刘峰带队一行到城阳区人民医院进行国家胸痛中心现场评审工作。

2月11日,城阳区委副书记、区长解宏劲,副区长李明钢带队看望慰问节日期间坚守一线的医护人员。

3月24日,武城县医共体党委书记、县医院党委书记赵子坡一行参观学习医共体建设以及区域"三高共管、三级协同"建设相关情况。

4月13日,青岛市城阳区人民医院顺利通过中国胸痛中心总部认证,成为国家级胸痛中心(标准版)。

4月16日,青岛市生殖健康高峰论坛——城阳论坛举办。

4月24日,国医馆开业仪式举行。

4月27日,心血管内科主任、主任医师王均志获全国五一劳动奖章。

5月18日,国家标准化代谢性疾病管理中心正式授牌。

7月6日,世界银行中国医疗卫生改革促进项目医改经验交流培训班(第二期)成员现场考察"三高共管"慢性病综合管理服务模式建设工作。

7月29日,由山东省卫生健康委主办,青岛市卫生健康委、城阳区卫生健康局、城阳区人民医院承办的全省基层卫生健康政策暨"三高共管　六病同防"医防融合慢性病管理试点现场培训班举办。

9月26日,接收校园招聘备案制人员19人。

10月22日,山东省卒中学会会长周盛年教授带领省卒中学会专家团队现场指导卒中心建设。

11月2日,青岛市城阳区人民医院与北京大学第三医院合作签约仪式举行。

12月29日,接收公开招聘备案制人员41人。

荣誉称号　2021年,获全国医院管理持续改进优秀单位、山东省文明单位、青岛市抗击新冠肺炎疫情先进集体、青岛市健康促进医院、青岛市公共机构节水型单位、青岛市质量管理小组活动优秀企业、青岛市首批市级老年友善医疗机构等荣誉称号,在全国第六届万步有约健走激励大赛、中国现代医院管理典型案例评选等活动中获得优秀组织奖,受邀在全国县级医院党务干部培训班上交流发言,党建工作成效被省卫健委刊发。

其他　2021年,持续发挥医院疫情防控"哨点"作用。落实医院入口防控管理,发热门诊病人实施闭环管理,落实院感防控各项措施和要求,加强全院人员疫情防控管理和自我防护意识,加强住院患者、陪护防控管理,全面做好院内环境消杀、医疗废物管理工作,强化制度规范修订、培训提升、专项演练等,开展"院长带您学规范"系列讲座,强化院内督查督导,落实"每日巡检"制度。成功创建国家级胸痛中心(标准版),急性胸痛病人从进入医院大门到导丝通过的时间(D-W)平均缩短到70分钟之内。

党委书记:胡孝潭
党委副书记、院长:杨　诚
党委副书记、副院长:马建林
党委委员、副院长:刘英勋
党委委员、纪委书记:王广超
党委委员、副院长:赵同梅、黄俊谦、李　黎
党委委员:任　波
总会计师:于惠兰
院办电话:58000716
总机电话:4001999120
电子信箱:cyyydzb@126.com
邮政编码:266109
地　　址:青岛市城阳区长城路600号
（撰稿人:赵　波、于　洁）

青岛市红岛人民医院

概况　2021年,在岗职工266人,其中卫生专业技术人员228人,占职工总数的85.71%;行政工勤人

员 38 人，占职工总数的 14.29％。卫生专业技术人员中，高级职称 18 人、中级职称 70 人、初级职称 140 人，分别占 7.9％、30.7％、61.4％，医生与护士之比为 1∶2。编制床位 240 张。

　　业务工作　2021 年，门、急诊接诊 114799 人次，比上年增长 41.77％，其中急诊 28656 人次，收治住院病人 3186 人次，比上年减少 25.30％，床位使用率 25.5％，比上年下降 32％，床位周转次数 13.4 次，入院与出院诊断符合率 97.54％，手术前后诊断符合率 100％，抢救危重病人 122 人次，抢救成功率 58.20％，治愈率 18％，好转率 81％，病死率 0.5％，院内感染率 0。甲级病案符合率 98.05％。

　　业务收入　2021 年，业务收入比上年下降 8.7％。

　　固定资产　2021 年，固定资产总值 3456.48 万元，比上年增长 14.86％。

　　卫生改革　2021 年，加强科室目标管理和工作质量考核，持续改进医疗质量与安全。加强绩效考核分配管理，执行药品、高值耗材网上集中采购政策，执行"两票制"要求，落实国家"4＋7"带量采购任务，调整供应结构，科学采购，保障临床需要，不断完善处方点评制度，加强临床合理检查、合理用药指导。

　　医疗特色　2021 年，擅长心脑血管系统、消化系统、呼吸系统等内科疾病，各种创伤骨科、骨病、颅脑外科、普外科等外科疾病，各类妇科、产科手术，急性农药中毒的诊治，开展常见肿瘤的规范化治疗。

　　精神文明建设　2021 年，深开展医德医风、文明服务教育。组织开展"5·12"国际护士节、"中国医师节"、庆祝中国共产党成立 100 周年朗诵比赛、党史知识竞赛、无偿献血等系列活动；结合各类主题日和重大节日，开展形式多样的健康义诊活动，健康知识进企业、社区、学校等宣传教育活动。

　　大事记

　　2 月 4 日，根据《中共青岛市城阳区委关于王英伟等同志任免职务的通知》，孙开旬任青岛市红岛人民医院党总支书记。

　　2 月 10 日，启用西门子方舱 CT。

　　2 月 23 日，根据《青岛市城阳区人民政府关于黄绪春等同志任免职务的通知》，孙开旬任青岛市红岛人民医院院长，韩德福同志不再担任青岛市红岛人民医院院长职务。

　　10 月 26 日，通过青岛市医疗卫生机构三级安全生产标准化达标复审。

　　荣誉称号　2021 年，获评青岛市文明单位标兵、城阳区卫生健康系统疫情防控先进单位、城阳区卫生健康系统安全生产先进单位。

党总支书记、院长：孙开旬
副　院　长：纪村传
院办电话：87811082（传真）
电子信箱：87811082@163.com
邮政编码：266112
地　　　址：城阳区上马街道驻地
（撰稿人：谢宗慧）

青岛市城阳区第三人民医院

　　概况　2021 年，占地面积 10282 平方米，业务用房 8349 平方米。职工总数 464 人，其中卫生技术人员 365 人，占职工总数的 78.8％，行政工勤人员 99 人，占职工总数的 21.2％。卫生技术人员中，副高级以上职称 29 人，中级职称 119 人，初级职称 217 人，分别占卫生技术人员的 7.9％、32.6％和 59.5％。医生 105 人，护士 183 人，医生与护士之比为 1∶1.7。医院开放床位 253 张，有 42 个科室，其中职能科室 16 个、临床科室 18 个、医技科室 8 个。

　　业务工作　2021 年，门、急诊量 251153 人次，比上年增长 64.60％，其中急诊 28707 人次。收住院 5503 人次，比上年减少 4.86％。床位使用率为 53.58％，床位周转次数 23.54 次，出院与入院诊断符合率为 94％，手术前后诊断符合率≥95％，抢救危重病人 110 人次，抢救成功率 88％，治愈率 21％，好转率 84％以上，病死率 0.38％，院内感染率为 0.3％。甲级病案符合率≥97％。

　　业务收入　2021 年，完成业务收入 7640.24 万元，比上年增长 26.26％。

　　固定资产　2021 年，固定资产总值 4658.70 万元，比上年增长 3.52％。

　　医疗设备更新　2021 年，新增美国 GE 原装腹腔超声探头、日本福田 ST-150 肺协能仪。为发热门诊配备输液泵、手持脉搏血氧饱和度测定仪、无创呼吸机、心肺复苏仪、化学发光免疫分析仪、心电监护工作站、全自动特定蛋白分析仪、全自动尿沉渣分析仪、全自动粪便分析仪、双通道注射泵配工作站。

　　卫生改革　2021 年，加强医院管理，建立健全医院内部管理机构、管理制度，加强医疗质量管理，建立医疗质量管理体系，规范医师诊疗行为，合理控制医疗费用，提高群众满意度。

　　医疗特色　2021 年，开展脑脊液鼻漏修补术、颈肩腰腿痛及骨关节炎筋骨病特色治疗、跟骨粉碎性微创切开复位，理疗科开展小针刀治疗颈肩腰腿痛，小儿推拿及中药贴敷治疗等多个新项目。

科研工作　2021 年，在省级以上刊物发表论文12 篇。

精神文明建设　2021 年，加强医院文化建设，组织党员干部观看"微党课"大赛，加强医院作风建设和廉政文化建设，丰富医院职工的文化生活，参与全国第六届"万步有约"健走激励大赛、区第七届"健康杯"技能竞赛系列活动，以及"我们的节日"系列活动。

大事记

1 月 6 日，PCR 实验室启用。

1 月 10 日，启用核酸采样点进行应检尽检、愿检尽检工作。

2 月 20 日，方舱 CT 机安装到位。

6 月 1 日，启用全市统一的区域诊疗卡，升级门诊电子处方，改造收款建档流程。

7 月 30 日，医保实现省内普通门诊和慢特病、省外普通门诊的跨地域报销。

10 月 8 日，通过安全生产标准化复审。

荣誉称号　2021 年，获评山东省卫生先进单位、2020 年青岛市文明单位。

院　　　长：孟春霞

党支部书记：常　京

副 院 长：常　京、纪玉奎、孙支兰

院办电话：87871270（传真）

总机电话：87872266

电子邮箱：cyqdsrmyy@qd.shandong.cn

邮政编码：266107

地　　　址：青岛市城阳区夏庄街道夏塔路 16 号

（撰稿人：栾　青）

青岛市城阳区卫生健康
综合监督执法大队

概况　青岛市城阳区卫生健康综合监督执法大队，是青岛市城阳区卫生健康局集中行使公共卫生、医疗卫生、妇幼和计划生育等综合监督执法职权的执行机构，规格为副处级，财政拨款事业单位，核定编制42 人；内设综合科、医疗机构监督科、公共场所与学校卫生监督科、市场卫生监督科、妇幼卫生与计划生育监督科、放射与职业卫生监督科 6 个科室。

2021 年，有职工 37 人，其中卫生专业技术人员19 人，占职工总数的 51.4%，行政工勤人员 18 人，占

职工总数的 48.6%。卫生技术人员中，高级职称 3人，占卫生技术人员的 15.79%，中级职称 12 人，占卫生技术人员的 63.16%、初级职称 4 人，占卫生技术人员的 21.05%。

业务工作　2021 年，加强防控督导闭环管理，实施督导、整改、复查及跟进处置措施等各环节无缝衔接的工作机制，对全区基层医疗机构开展疫情防控督导达 4000 余家次。加大重点行业检查和规范力度，开展消毒产品生产经营单位、医疗美容、人类辅助生殖、实验室生物安全、疫苗接种管理等监督执法"蓝盾行动"专项整治，对重点行业监督检查 300 余家次。落实医疗机构依法执业监督职责，规范整改辖区医疗机构资质、人员管理、医废处置、传染病防控等工作。开展公共场所、学校卫生、餐饮具集中消毒单位的监督检查，对所有行业实现监督全覆盖。开展职业病危害基本情况现状调查、职业健康查体机构监督检查、尘毒专项治理"回头看"、使用三氯乙烯等有机溶剂用人单位职业病危害专项治理、建设项目职业病防护设施"三同时"、新发职业病溯源等专项工作，监督检查用人单位 500 余家，开展用人单位职业病危害申报审核 1000 余家。加大案件查办力度，全区卫生健康处罚案件达 488 起，其中一般程序案件立案近 400 起，罚没款 96 万余元，调查处理投诉举报 700 余起。

2021 年，加大监督抽检力度，开展生活饮用水抽检 918 批次，餐饮具抽检 34 批次，"双随机"抽检 280批次，公共卫生抽检 200 批次，职业卫生抽检 50 家。立案处罚检测不合格的 17 家单位。开展"信用＋综合监管"试点，创新监管模式，开展医疗机构信用评价工作，创新开展口腔诊疗机构、中医诊所分级管理。开展职业卫生分类分级监管试点，优化"城阳区职业卫生分类分级信息系统"，指导 589 家企业通过"青岛市职业病防治信息系统"上报分类分级情况，完成449 家企业的分类分级核查和非现场监管，评出甲类企业 47 家、乙类企业 144 家、丙类企业 258 家，督促417 家企业上传自查报告。完成 600 余家企业的分类分级。

2021 年，强化宣传培训，提升执法能力和群众满意度。卫生健康监督执法宣教工作以线上宣传培训为主，小规模宣教为辅的形式开展，组织城阳区"健康杯"监督员执法技能竞赛，全区 60 余名监督执法人员参加比赛。

党建与精神文明建设　2021 年，开展精神文明建设和党风廉政建设，大队健康彩虹——卫监蓝志愿服务队伍始终活跃在卫生防病、普法教育、健康维权

的社会前沿,定期"进企业、进医院、进社区、进学校"开展卫生法律法规知识宣讲,在商场、广场或车站等公共场所开展卫生健康知识传播,积极引导公众参与卫生监督工作,促进公众健康生活。

大事记

6月,被中共青岛市城阳区委员会授予城阳区先进基层党组织称号。

11月23日,城阳区在全省职业卫生监督暨职业卫生分类分级监督执法试点工作现场会上作典型发言。

12月31日,被山东省爱国卫生运动委员会评为2021年度山东省卫生先进单位。

荣誉称号 获城阳区先进基层党组织称号,被评为2021年度山东省卫生先进单位。

党支部书记、大队长:于洪斌
单位电话:88089786
电子信箱:qdcywj@qd.shandong.cn
邮政编码:266109
地　　址:青岛市城阳区华城路三小区16号楼
（撰稿人:马秋平）

青岛市城阳区疾病预防控制中心

概况 2021年,占地面积8800平方米,业务用房面积3340平方米。年内职工总数103人,其中卫生技术人员71人,占职工总数的68.9%;行政工勤人员23人,占职工总数的22.3%。卫生技术人员中,高级职称12人,占卫生技术人员的16.9%,中级职称28人、占卫生技术人员的39.4%,初级职称31人、占卫生技术人员的43.7%。

固定资产 2021年,固定资产总值2058万元。

医疗设备更新 2021年,增配化学发光法核酸检测仪器。

基础建设 2021年,在城阳区疾控中心办公楼北侧建成容量300立方米的应急物资库。

新冠疫情防控 2021年,健全完善联防联控,落实三公(工)联动;参与组建区级流调队伍,并承担第一梯队任务;坚持全天候疫情监测和应急值守,流调处置境外输入确诊病例6例、密接(含按密接管理)335例,转运市定点医院核酸样本220余份,完成63641人次核酸和2035份环境采样,检测标本68541份(含混检),追踪管控1262名密接、次密接等重点人群,流调处置1087起发烧预警等信息、10起涉疫货物疫情,培训指导预防性全面消毒96次。开展疫情防控指导和保障160余场次。

免疫接种 2021年,领取新冠疫苗264.31万剂次、发放263.35万剂次,完成接种115.03万人、接种260.53万剂次。全区3岁以上人群第一剂次接种率、3~11岁人群全程接种率、3岁以上人群全程接种率等多项指标位列全市第一名。深化"小花团队"品牌建设,成立两家预防接种示教基地。举办38期疫苗接种专题班共计培训5636人次,开展督导指导300余次;制作《小花说新冠疫苗》科普视频20期,发放宣传资料近300万份。

疾病防控 2021年,创建国家级健康促进区,以全省最高分通过国家评估组现场验收,入选全国健康促进优秀案例;成功申报省级健教基地3家、市级6家。巩固国家慢病示范区建设成效,推进"一评二控三减四健"专项行动。以全国社会心理服务体系建设试点城市和基层试点为契机,多维度推进社会心理服务工作,开展"你点我讲"心理宣教活动10次,发放材料3万余份。开展健康危害因素、重点传染病监测工作,科学评估健康风险,处置、上报传染病疫情信息612起,开展第四轮全国艾滋病示范区建设。

大事记

1月18日,山东省驻青岛市疫情防控督导组参观调研"阳光心灵"健康体验馆。

2月5日,启用容量300立方米的应急物资库,创新性开展应急物资库7S精细化管理。

3月27日,在"2020年免疫规划工作成就宣传总结暨2021疾控传播能力提升年活动启动会议"上作管理经验交流分享。

4月13日,城阳区召开建设国家级健康促进区部署会议。

5月25日,中国健康教育中心副主任吴敬到城阳区调研指导国家健康促进区建设工作,并作"将健康融入所有政策"专题培训。

6月23日,城阳区召开建设国家级健康促进区工作推进会议。

7月4日,在"山东省夏季传染病防控策略研讨会"上作新冠疫苗接种及小花团队管理经验交流分享。

7月8日,山东省卫健委疾控处处长陈国锋、山东省疾控中心艾防所所长王国永一行现场评估艾滋病示范区工作。

7月13日,中国环境与健康相关产品安全所政策与法规标准室主任程义斌一行对区域人群气象敏感性疾病科学调查项目城阳基地进行现场验收并为基地授牌。

7 月 27 日,山东省卫健委宣传处处长吴黎明率省专家组一行预评估建设国家级健康促进区工作。

8 月 23 日,根据区人社局《关于郭德茂等同志任免职务的通知》,任命:郭德茂同志为传染病防制科科长、江海英同志为检验科科长、魏微同志为学校卫生科副科长、蓝震同志为心理卫生科副科长、高超同志为慢性病防制科副科长。

9 月 10 日,城阳区召开建设国家级健康促进区迎检工作部署会议。

9 月 12 日,在 2020 年度"生命英雄.免疫英雄"推选宣传活动总结会上作典型发言。

9 月 17 日,由四川省卫生健康委宣传处二级调研员刘治中、四川省疾控中心健教所所长程刚、西藏自治区疾控中心健康教育所所长拉巴卓玛、西藏自治区疾控中心健教所项目负责人索朗德吉组成的国家级评估专家组,对城阳区建设国家级健康促进区工作进行评估验收。

10 月 18 日,根据区人社局《关于郭德茂等同志任免职务的通知》,任命:郭德茂同志为区疾病预防控制中心副主任、江海英同志为区疾病预防控制中心副主任;免去:郭德茂同志传染病防制科科长职务、江海英同志检验科科长职务。

11 月 27 日,城阳区艾滋病日暨性病防治宣传主题宣传活动举行。

12 月 5 日,代表青岛市参加中华预防医学会举办的第二届大湾区疫苗峰会,并展示创新案例和成果。

12 月 18 日,中华预防医学会第三期预防接种与疫苗流通规范化管理实践交流现场会在城阳区举行,中心主任柳维林作欢迎致辞。

12 月 24 日,城阳区疾控中心在华东免疫预防协作委员会十三届一次会议上作新冠疫苗接种经验分享。

12 月 28 日,城阳区疾控中心主任柳维林代表城阳区在国家级健康促进县区建设现场经验交流会作典型经验交流发言。

荣誉称号 2021 年,通过国家级健康促进区考评,获评"生命英雄·免疫英雄"全国服务先锋、"第六届万步有约健走激励大赛全国优秀健走示范区"、全国优秀健走组织单位奖、山东省卫生先进单位、山东省城市癌症早诊早治项目先进集体、省"十三五"结核病防治规划实施先进单位、抗击新冠肺炎疫情山东省三八红旗集体、青岛市青年文明号、青岛市最佳志愿

服务项目、城阳区阳光团支部、城阳区星级文明实践站、城阳区健康促进机关、城阳区卫生健康系统疫情防控先进单位。

党支部书记、主任:柳维林
副　主　任:郭德茂、栾素英、江海英、张国信
办公室电话:87868062
传真号码:87868225
电子邮箱:cdc0532@163.com
邮政编码:266109
地　　　址:青岛市城阳区山城路 201 号

（撰稿人:董西智）

青岛市城阳区妇幼保健计划生育服务中心

概况 2021 年,占地面积 2784 平方米,建筑面积 2106 平方米。职工总数 38 人,其中卫生技术人员 27 人,占职工总数的 66.7%。卫生技术人员中,高级职称 4 人,中级职称 16 人,初级职称 7 人,分别占卫生技术人员的 14.8%、59.3%、25.9%。内设科室 9 个。

业务工作 2021 年,门诊量 32608 人次,比上年减少 10.4%。孕产妇死亡 1 例,经三级评审为不可避免死亡。全面推进免费叶酸补服、孕前优生、孕产妇健康管理、艾滋病梅毒乙肝母婴阻断、产前筛查、新生儿疾病筛查、"两癌"筛查等项目落实。为 3021 人发放叶酸,完成孕前优生健康检查 4376 人,筛查高风险病例 826 例。艾滋病梅毒乙肝母婴传播孕期筛查 9374 人。农村妇女宫颈癌筛查 17446 人,查出宫颈 HPV 病毒阳性 1311 人,宫颈低级别病变 119 人,宫颈高级别病变以上 87 例,其他恶性肿瘤 3 例;乳腺癌筛查 17669 例,筛出乳腺癌及癌前病变 22 例,筛查乳腺钼靶 3 级以上者 295 例。完成产前筛查 8998 人,免费无创 DNA 筛查 1118 人,免费产前诊断 243 人,城阳区优生工程免费人群 468 人。辖区新生儿遗传代谢病筛查 8156 人,新生儿听力筛查 8157 人,新生儿先天性心脏病筛查 8076 人。

业务收入 2021 年,业务收入 310 万元,比上年减少 3.13%。

固定资产 2021 年,固定资产总值 974 万元,与上年持平。

医疗特色 2021 年,开展多层级妇幼卫生技术和孕产妇风险管理知识培训,每季度进行危重孕产妇抢救成功病例评审,开展多学科共同参与的案例教学

4次。进行辖区所有产科医院质量督导2次,基层督导4次,模拟急救演练2次。对高风险孕产妇实行全程专人专案管理,筛查孕产妇12238例,管理高风险孕产妇4735例,管理红色风险157例,其中不宜继续妊娠14例、危重孕产妇88例。明确孕产妇风险分级分类管理各机构职责分工,增加产筛环节对建册质量和风险评估的质控。

2021年,建立出生缺陷转诊绿色通道,组织缺陷预防相关知识培训4期,为30多个家庭提供精准服务。院内监测出生缺陷率1.29%,其中活产缺陷率1.22%,无神经管缺陷儿出生,无其他严重致残缺陷活产儿出生。加强托幼(育)机构卫生保健管理,新增4处入托体检机构,指导落实各项卫生保健制度,开展新注册机构招生前卫生评价13处,注册机构卫生评估105处,完成托幼机构工作人员健康查体5599人。

精神文明建设 2021年,开展党史学习教育,庆祝中国共产党成立100周年。加强公益宣传教育和文明健康教育,广泛开展普及疫情防控知识。积极参加公共文明引导志愿服务活动,安排志愿者参与维护交通秩序引导,在城阳区婚姻登记处设立妇幼健康宣传驿站,向新婚夫妇介绍免费婚前医学检查、免费孕前优生健康体检等相关知识。持续开展结对帮扶活动,帮扶夏庄街道夏塔路社区5户困难群众。在中国共产党成立100周年前夕,工作人员为驻地某部队开展"军民共建,心手相连,健康查体"活动,为30余名女兵免费进行健康体检。

大事记

7月15日,东阿县卫生健康局党组成员赵中翔一行参观学习城阳区妇幼中心心理健康服务建设。

10月22日,城阳区编办批复区妇幼中心为科级单位,编制为54人。

12月21日,城阳区妇幼中心主要负责人进行调整,韩玉芬同志不再兼任区妇幼中心负责人,纪素春同志担任区妇幼中心负责人。

荣誉称号 2021年,获评山东省卫生先进单位、青岛市精神文明单位标兵、山东省婚前孕前保健工作质控管理优秀单位、山东省艾滋病筛查实验室考核优秀单位。

副 主 任:纪素春(主持工作)、王红霞
办公电话:87968561
电子信箱:cyqfybjjhsyfwzx@qd.shandong.cn
邮政编码:266109
地　　址:青岛市城阳区安城路11号
（撰稿人:王桂亮）

青岛西海岸新区

青岛西海岸新区卫生健康局

概况 2021年,青岛西海岸新区有卫生机构1361家,其中公立医疗机构735家、民营医疗机构626家。三级医院7家,其中公立4家、民营3家。三甲医院2家。二级综合医院3家,三级中医医院1家,二级中医医院1家,镇(街)卫生院16家,社区卫生服务中心18家,社区卫生服务站17家,村卫生室652家;疾病控制、卫生计生综合监督、急救指挥机构各1家,妇幼保健院(所)2家,专科疾病防治站(所)2家;民营一级综合医院33家,民营专科及二级综合医院7家,诊所、医务室和门诊部558家。全区医疗卫生机构共有床位12193张,其中公立医疗机构床位8972张。年末医疗护理人员总数15792人(含乡村医生912人),其中执业医师(含执业助理医师)5298人、注册护士8638人。

医疗卫生体制改革 2021年,出台《关于加快建设半岛区域医疗中心的实施意见》,调整区深化医药卫生体制改革工作领导小组和区公立医院管理委员会。出台《关于加快建设半岛区域医疗中心的实施意见》,加快清华大学附属青岛医院、青岛妇儿医院西海岸院区、西海岸肿瘤医院等重大项目建设步伐,加速推进第二中医医院、中医医院迁建及精神卫生专科医院等医疗卫生项目。出台《社会办医专项扶持资金兑现实施细则》,全力支持军民融合医院、爱尔眼科等民营高端机构发展。全面推进按疾病诊断相关分组(DRG)付费国家试点工作。婴儿死亡率为1.23‰,5岁以下儿童死亡率为1.64‰,孕产妇死亡率为0。

医政管理 2021年,深入推进加快推动医学重点学科建设、加快国家基本药物综合试点、全面推进六大中心建设、加快改善医疗服务行动、推进"放管服"等改革事项。创新多学科诊疗模式、非急救转运、互联网＋护理、互联网诊疗等。遴选区级优质医疗资源,新增院前急救、门诊质量、中药药事管理、内分泌科、肛肠外科、泌尿外科、耳鼻咽喉头颈外科、精神卫生等 8 个专业区级医疗质量控制中心。落实财政投资 650 万元,采购负压救护车、呼吸机、自动心肺复苏机、除颤器,在公共场所配置 60 台 AED 体外自动除颤器。健全和落实廉政风险防控机制,全面推进温馨清廉医院建设。组织开展第三届"最美健康卫士"评选宣传活动,新区 370 名优秀医务人员获得新区工委、管委表彰;启动医疗机构虚假宣传、小病大治、捆绑推销药品耗材、民营医疗机构管理年、不合理医疗检查、群众身边腐败和不正之风整治行动。

药政管理　2021 年,全面推进国家基本药物制度综合试点任务,完善议价采购机制,规范全区各级公立医疗卫生单位网上集中采购行为,建立健全短缺药品供应保障机制体系,实施全处方点评、病历医嘱点评、抗菌药物专项点评等措施提升临床合理用药水平,全面落实取消全区公立医疗机构医用耗材加成,建立合理补偿机制,推进区域"中心药房"建设。7月,国家卫健委药政司和省卫生健康委药政处领导一行到青岛西海岸新区对基本药物制度实施情况进行专题调研,对西海岸新区以健共体为依托,加大资金投入,实现上下用药衔接、药学门诊下沉、处方审核点评、基本药物优先配备使用、慢病基本药物免费供应等基本药物制度综合试点方面予以高度评价。

中医药事业　2021 年,建立中医药投入刚性增长机制,全区中医医疗机构达到 139 家,启动实施中医医院和第二中医医院新建项目,规划中医床位1800 张。组建 2 个中医特色健共体,96 名区级中医专家常态化下沉基层坐诊、查房 6000 余人次;300 个家庭医生团队走村入户为群众提供中医体质辨识、保健指导服务,全区高血压、糖尿病患者控制率分别达到 86.8%、67.9%;26 家基层医疗机构全部建成市级国医馆,配制中药饮片 300 种以上,90%以上村卫生室能开展中医药服务,基层中医诊疗 39.5 万人次,占全区中医总诊疗人次比例达到 45.6%;为全区新冠肺炎密切接触者和一线防疫人员免费发放中医药预防方剂 15600 剂。区第二中医医院在全省率先试行中医经典、外治技术、康复、治未病和护理"五个全科化"建设。

人才队伍建设　2021 年,有在编卫生专业技术人员 5482 人,其中正高级卫生专业技术人员 188 人,副高级卫生专业技术人员 739 人,中级卫生专业技术人员 2687 人,初级卫生专业技术人员 1868 人。2021年面向社会公开招聘 428 人,校园招聘 108 人,充实卫生专业技术人员队伍。2021 年组织参加卫生系列正高级专业技术职务评审 151 人,评审通过 114 人;621 人参加卫生系列副高级专业技术职务评审,其中344 人通过评审。根据省、市有关文件规定,2021 年组织 12 人参加基层卫生系列正高级专业技术职务评审,评审通过 12 人;参加基层卫生系列副高级专业技术职务评审 19 人,评审通过 15 人。

基层卫生　2021 年,家庭医生签约服务签约 92万人,落实慢病免费服药制度、长处方制度,建立家庭医生签约服务免费药物动态调整机制。完成 733 名区级下沉专家备案,常态化下沉基层 2 万余人次,选派医护人员 102 名,帮助基层开展新技术新项目达203 个,建设孕产妇一体化管理、口腔全科联盟、慢病精准化管理、基层中医特色病区等重点项目。推进基层服务能力提升,开展国家"优质服务基层行"、社区医院、青岛市特色专科科室等创建,全区基层医疗卫生机构达到国家推荐标准 11 家、基本标准 14 家,创建成社区医院 6 家,培育打造市级特色专科 26 个。推进基层慢病医防融合工作,加强 0～6 岁儿童健康管理,突出儿童眼保健及视力健康服务重点工作,规范 65 岁及以上老年人健康管理,推进居民健康档案务实应用。强化基层人才队伍建设,"区招镇用"派遣制专技人员 120 人、大学生乡医 138 人,632 名在岗乡医实现职业化,财政每人每年缴纳社会保险和公积金1.2 万元。落实健康扶贫政策,34 家原健康扶贫定点医疗机构持续落实对脱贫政策享受人口"先诊疗后付费""三免两减半"等政策,全区医疗卫生机构"三免两减半"门诊减免费用惠及 13578 人次,减免金额100136 元,住院减免费用惠及 1278 人次,累计减免120305 元,制订新区卫生健康系统关于做好防止返贫动态监测方案。加强基层标准化建设,23 处镇街医疗机构完成安全整治,完成 675 处村卫生室提升任务剩余的 196 处提升,全区完成省级示范标准创建 27处、市级示范标准卫生室 164 处。

疾病预防控制　2021 年,未发生重大传染病疫情。参与山东省县级疾病预防控制改革试点工作,成立重大疾病和传染病防治工作领导小组并配备 12 名工作人员集中办公。加强高层次人才梯队建设,完成39 名专业技术人才招聘,选聘 3 名首席专家。完善艾滋病自愿咨询检测服务网络,推进艾滋病检测点网络建设,对各类人群进行 HIV 筛查达 17.5 万人次。24 家狂犬病暴露处置门诊完成信息化建设。强化新冠肺炎疫情防控工作常态化运行,统筹设置 51 处新冠疫苗接种点,培训医务人员 3000 余人,接种新冠疫苗 444.26 万剂次。免疫规划疫苗接种率达到国家考核要求。开展全区健康素养监测,设置 20 处监测点,监测人数达 2000 人,加快 141 个高氟生活饮用水村庄改水进度,开展生活饮用水氟含量监测,8～12 周岁儿童氟斑牙患病情况监测以及地方性氟中毒健康教育。完成第 31 届青岛国际啤酒节、博鳌论坛全球健康论坛第二届大会、跨国公司领导人青岛峰会、影视博览会等重大活动卫生保障任务。完善"人＋物＋环境"《疫情防控方案》《应急处置预案》,动态完善 12 个场景疫情防控技术指南、7 类重点场所预防性消毒技术指引,通过电子围栏监测、排查确定重点地区人员 1560 人。细化食源性疾病应急处置三级联动模式,对 30 家哨点医院上报的食源性疾病监测病例信息进行审核,审核个案病例 3464 例。完成省、市疾控样品采集及送检工作 171 份,区样本采集及检测 110 份,完成全区城区 14 个市政供水点和 33 处农村供水点水质检测工作,采集水样 133 份,分析项目≥3000 项;完成公共场所监测 20 家,检测样品点次≥2000 余份,现状问卷调查 140 份。对驻区所有高校及中高等职业学校开展新生 PPD 筛查,完成筛查 20823 人。成功举办"3·24 古松志风 遏制结核"志愿服务启动仪式并作经验分享。

监督执法 2021 年,完成博鳌亚洲论坛全球健康论坛大会、东亚海洋合作论坛平台、青岛国际啤酒节等重大活动的卫生执法监督任务。开展迎接国家卫生城市复审工作,检查公共场所单位(四小场所)2800 余家,巡查覆盖率 100%,达标率 99.08%,发放公共场所卫生管理要求明白纸及相关事项办理须知等宣传材料 10000 余份,发放公示栏、消毒记录本、皮肤病专用箱等迎卫复审用品 11000 余份。完成区督导组的督导问题交办台账,现场查看督导问题单位 250 余家,整改问题 300 余条。以规范医疗机构执业行为、医疗废物处置、疫苗接种管理、医师"挂证"、严惩非法行医、打击非法医疗美容等工作为重点开展医疗乱象专项整治;监督检查用人单位 8965 户次,结案 384 起,其中简易程序案件 162 起、一般程序案件 222 起,罚款 103.97 万元。

卫生应急 2021 年,接报急救电话 189403 个,出诊 32434 车次,转运新冠肺炎相关人员 2594 人次。完成重大活动保障任务 112 次,出动车辆 603 次、医护人员 1807 人次,处置突发事件 10 次,救治 38 人,开展各类培训 16 次,培训 474 人次,第 31 届青岛国际啤酒节、青岛影博会等重大活动期间,开展卫生应急实战演练 7 场。完善应急体系和硬件设施建设,全区设立急救站 29 处、急救单元 36 个。落实政府资金 500 万元,购置呼吸机、自动心肺复苏机、除颤器等急救设备,购入负压救护车 3 辆,实现新区一线出诊负压救护车达到 14 辆的水平。加强区人民医院和区中心医院 2 处紧急医疗救援基地内涵建设。与区总工会联合举办"青岛西海岸新区首届突发事件紧急医学救援技能竞赛",35 家医疗卫生机构应急专业人员参加实践技能操作比赛。派出 4 名选手参加青岛市选拔赛并获"2021 年全市突发事件紧急医学救援技能竞赛活动优秀组织奖""2021 年全市突发事件紧急医学救援技能竞赛活动团体二等奖"等荣誉称号。组织开展全系统卫生应急网络技能培训、新冠肺炎专项防控知识培训,参加山东省卫生应急指挥决策系统线上培训,完成指挥决策系统内各项数据的录入工作。修订、印发《青岛西海岸新区(黄岛区)急性职业中毒事件应急预案》《青岛西海岸新区(黄岛区)传染病疫情和群体性不明原因疾病处置应急预案》,完成桌面推演。

职业健康 2021 年,全面推进职业卫生工作落实,开展尘毒危害"六大行业"专项整治。开展职业卫生分类分级监督执法工作,完成用人单位职业病防治自查及风险评估 300 余家。区、市联动对 4 家职业卫生技术服务机构开展监督检查,配合省疾控中心对 4 家机构进行质控,全市首次技术服务机构对在用人单位监督检查中发现的违法行为延伸检查并立案。完成职业病危害项目申报系统 2022 家次。与 300 余家用人单位签订职业病防治承诺书。对 1600 余家用人单位免费开展职业健康体检。筹建职业卫生 VR 实训基地及职业卫生智慧卫监平台,搭建"职业健康＋云服务"体系。

老龄健康 2021 年,编制"十四五"老龄事业发展规划和老龄事业发展规划三年行动计划,全面部署实施积极应对人口老龄化战略。制定《关于全面落实老年人优待政策的通知》,对尚未参加城乡居民医疗保险的老年人,减免不低于 20% 的治疗、检查、住院普通床位等费用。开展敬老月系列活动,走访慰问老年人 6796 人,发放慰问金 356 万元。开展老年友善医疗机构创建活动,评选青岛市级老年友善医疗机构 1 家、区级老年友善医疗机构 39 家。在涉老、医院、景点等公共服务窗口设置老年人优待标志,年度拨付老年人免费乘车优待财政补贴 2432 万元。在长江路社区卫生服务中心西于家社区服务点建立筛查点,开展失能失智老年人筛查、预防、干预试点,筛查、干预老年人 150 人。

妇幼健康　2021 年,牵头创办妇幼民生手机 APP 系统,实现妇幼民生项目"马上办、网上办、一次办",广泛开展"爱婴医院"建设。推进适龄妇女"两癌"关爱活动,开展出生缺陷防治工作,实施妇女及新生儿免费基因检测 36.6 万人次,检出高风险人群、确诊患者 1.87 万例并对其进行精准干预、治疗,出生缺陷综合防治率达到 96%,节约社会成本上千万元。

爱国卫生　2021 年,区卫生健康局完成青岛市国家卫生城市复审工作。制订《青岛西海岸新区迎接国家卫生城市复审工作方案》,聚焦城市管理突出问题,组织治理占道经营、乱搭乱放等"管理顽疾",强化背街小巷、城乡接合部、农贸市场综合整治。检查"八小场所"5.17 万处,清运垃圾 4.2 万吨,整改损坏广告牌 4155 块、工地围挡 1252 块;科学指导病媒生物防制工作。制订《2021 年青岛西海岸新区病媒生物防制工作方案》,指导全区开展"四害"消杀,集中开展夏秋季灭蚊工作 2 次、春冬季集中灭鼠工作 2 次、配比高效氟氯氰菊酯药物 376 吨,设置粘鼠板 5260 处,补投鼠药 1960 克,答复病媒生物防制工作咨询电话 96 例,印制、发放爱国卫生宣传画 1.7 万张、宣传折页 1.5 万张,发放病媒生物防制药品(灭蚊蝇、蟑螂、鼠等)2857 箱,共 27.2 吨;积极做好控烟工作,112 处区级党政机关被评为"青岛市无烟示范机关"。开展各级卫生乡镇创建工作,创建国家卫生镇 3 处、省级卫生乡镇街 23 处、省级卫生村 298 个、省级卫生单位 28 个、青岛市卫生先进单位 4 个、市级健康企业 3 家。

家庭发展　2021 年,打造标准化托育机构 13 家,区级示范机构 3 家,推荐市级示范机构 2 家,有可提供托育服务机构 85 家,可提供托位 3330 个,千人托位数达 1.74 个。计划生育政策落实到位,落实首接负责制、个人承诺制,开展"帮办"和"代办"服务,在独生子女父母光荣证和生育服务登记事项中实现让群众"零跑腿、全满意"。全面落实计划生育利益导向政策。对"全面两孩"政策调整前的独生子女家庭和农村计划生育家庭,继续实行现行各项奖励扶助制度和优惠政策,维护好计划生育家庭的合法权益。发放奖扶、特扶、独生子女父母奖励和住院分娩补助等资金 11349.6 万余元,受益 17 万余人次,其中,为 52627 人次发放奖扶金 5036.3 万余元,为 2358 人次发放计划生育特殊家庭奖励扶助 1986.2 万余元,落实城镇失业、无业独生子女父母奖励政策 9855 人,发放资金 3498.3 万余元。

心理健康　2021 年,全力创建"心安西海岸"心理健康服务品牌,社会心理服务体系建设试点工作取得初步成效。完成基层医疗机构精神科医师转岗培训 7 名,培育基层医疗机构心理健康指导师 27 名,培训社会心理工作者 400 名。开展心理健康"六进"宣传活动及心理健康教育讲座 30 余场,制作宣传短片,利用电视、报纸及微信等播放"心理健康小常识",邀请心理专家做客 FM95.7 交通广播电台心理健康栏目与听众分享 80 余个心理健康话题。在 23 个镇(街道)开展心理健康素养、抑郁症、老年痴呆防治筛查,其中抑郁症筛查 7033 人,老年痴呆症筛查 3550 人,心理健康素养调查 4000 人。优化心理健康类社会组织登记程序,审批社会心理服务机构 34 家。投入 760 余万元为 12 家医疗机构心理门诊配备诊断、治疗、康复一体的人工脑机专业设备;投入 500 余万元开发建设大数据信息化心理服务体系云平台。加大免费救治政策宣传,印制免费救治宣传海报,分发到各镇街,张贴每个社区、村,免费救治门诊患者 21408 人次,住院患者 1342 人次,减免费用 695.80 万元。创新管理模式,在区第六人民医院探索开展精神分裂症长效针剂试点工作,对 56 名精神分裂症患者实施治疗。

大事记

1 月 15 日,"青岛西海岸新区健共体信息一体化管理及基层医疗机构信息系统项目启动会议"在青岛西海岸新区人民医院召开。

3 月 9 日,青岛市卫生健康委主任薄涛、副局级干部吕富杰到青岛西海岸新区调研健共体及基层医疗卫生机构建设工作。

4 月 24 日—25 日,第十一届中国医院院长大会在青岛西海岸新区银沙滩温德姆至尊酒店举行。

5 月 17 日,青岛西海岸新区高端肿瘤筛查中心揭牌仪式暨青岛慧康医院 PET-MR 开机典礼在青岛慧康医院举行。

5 月 22 日,"2021 年山东省肝胆胰肿瘤精准治疗高峰论坛"学术会议在青岛西海岸新区举行。

6 月 1 日—4 日,博鳌亚洲论坛全球健康论坛第二届大会在青岛西海岸新区举办。

6 月 10 日,山东省长效针剂社区项目推进会暨青岛项目启动会在青岛西海岸新区举行。

9 月 9 日,青岛西海岸新区院前急救质量控制中心成立大会举行。

9 月 22 日,青岛西海岸新区"三高共管　六病同防"医防融合慢性病管理试点工作正式启动。

9月24日,青岛西海岸新区妇幼保健计划生育服务中心代表西海岸新区在青岛市卫生健康委召开的基本公共卫生项目孕产妇健康管理培训会议上作题为《利用健共体专家资源下沉有效提升基层孕产妇服务能力》经验介绍。

9月27日,第33届全国学术大会在青岛西海岸新区星光岛举办。

11月5日,第二中医医院项目奠基仪式举行。

11月26日,"2021青岛西海岸新区高校健康论坛"在中国石油大学(华东)教育发展中心举行。

12月3日,青岛市精神卫生管理论坛暨青岛市精神卫生医联体会议在青岛西海岸新区举行。

荣誉称号　2021年,获"届青岛市医养结技能(康复)竞赛优秀组织奖""2021年全市突发事件紧急医学救援技能竞赛活动优秀组织奖""青岛市2018—2020年度全国文明城市创建工作先进单位"等荣誉。

党组书记、局长:薛立群

副　局　长:张秀山、杨学军、徐　刚、赵玉峰

电　　　话:86169110

电子邮箱:hdqwjjbgs@qd.shandong.cn

邮政编码:266400

地　　　址:青岛西海岸新区双珠中路166号

青岛西海岸新区人民医院

概况　青岛西海岸新区人民医院始建于1950年7月,是集医疗、保健、教学、科研、急救于一体的三级综合性医院,青岛市涉外定点医院。医院占地面积7.9万平方米,建筑面积12.3万平方米,编制床位1098张。2021年,有职工1901人,其中卫生专技人员1598人,中级职称466人,高级职称254人,硕士研究生及以上学历240人。医院拥有36个临床科室,16个医技科室,45个职能科室。

业务工作　2021年,门、急诊量为86万人次,同比增长39.5%;出院量40049人次,同比增长8.2%;手术量19174人次,同比增长37.6%。全年床位使用率65.5%,同比增长4.1%,床位周转加快,手术量增加约38%,门诊人次均费降幅约17%。平均住院日6.3天,同比下降1.3天。质控出院病历39407份,甲级率99.63%。

业务收入　2021年,总收入7.4亿元,同比增长5%。

固定资产　2021年,固定资产总值6.5亿元,同比下降2.14%。

医疗设备更新　2021年,购置移动CT车、鼻内镜手术系统、超声眼科晶状体摘除和玻璃体切除设备、彩色超声诊断仪、超声诊断仪、移动式手术C形臂X射线机、彩色超声诊断系统、超声探头系统等专业设备;落实政府固定资产投资项目,购置PET-CT、256排CT、直线加速器等高端设备。

基础建设　2021年,基建项目投资2108万元,完成3号楼整体装修改造、7号楼发热门诊及普通发热门诊改造、1号楼中央空调更换、皮肤科扩建、智能立体停车场建设、急诊楼外窗更换、放疗室改造、眼科中心改造、内镜室布局改造、产科及神经内科搬迁、医院绿化等。

卫生改革　2021年,完成临床路径31054例,同比增加6638例,平均入径率为99.46%,同比上升1.04个百分点;平均变异率2.63%,与上年持平;平均路占比78.42%,同比上升0.84个百分点。7月1日实施DRG付费工作。加强三级医院疑难病、特殊病种门诊多学科协作诊疗建设及推广,建成肺结节、肺癌介入、急性上消化道出血MDT等,并积极探索与上海中山医院、北医三院等知名医院线上MDT机制。建立医防融合的精准慢性病防治体系,对每一名慢病患者实现"一对一慢病管理,面对面精准服务"。采取专家定向、定期,特色专科下沉的办法,通过网格化管理,将专家下沉与基层家医团队相融合。

医疗特色　2021年,神经外科顺利通过青岛市B类重点学科届中评估,普外科、骨科、心内科顺利通过青岛市C类重点学科届终评估。成功举办青岛市神经外科年会、新区基层出血性脑血管病论坛、第二届普外高峰论坛、第五届肝病论坛、第二届骨科高峰论坛、第十届心血管病学论坛等。继续加强"六大中心"建设。完善胸痛中心区域协同一体化救治体系,缩短STEMI患者介入治疗救治时间。卒中中心静脉溶栓371例,DNT中位数40分钟,开展4.5～6小时超时间窗急性缺血性脑卒中静脉溶栓治疗。提高创伤中心、危重孕产妇和癌痛规范化病房建设软硬件配备标准。42项新技术新项目通过准入。

科研工作　2021年,成立科研办公室,组织申报省级科技创新成果奖4项,获得齐鲁护理科技奖二等奖1项、省老年医学科技奖三等奖1项,与青岛滨海学院联合获得省教改重点科研项目1项;组织申报青岛市卫健委科研计划立项19项,其中10项通过评审立项,其余9项作为院内立项继续开展科研工作。

继续教育　2021年,获批山东省继续教育项目9

项、青岛市级继续教育项目 18 项,申报人事局继续教育项目 3 项,举办学术会议 36 项。举办国家级实用妇科内分泌培训工程(2021)暨青岛西海岸新区人民医院第十届妇科内分泌学习班。创新多种线上培训方式,健共体疫情防控知识全员培训组织 6 次,钉钉上线 5000 余人次;多次采用腾讯会议、G 直播等方式开展学术会议。心血管内科采用"线上与线下相结合的方式"举办青岛琅琊心血管病学会议。

精神文明建设 2021 年,将文化建设纳入医院"十四五"发展规划,制订医院文化建设实施方案。医院职工获"山东省五一劳动奖章""山东省优秀共产党员""青岛市优秀共产党员""青岛市先进工作者"等称号,完成文明典范城市、国家卫生城市创建任务。参加区庆祝中国共产党成立 100 周年文艺系列演出,原创舞蹈在全区特色党课比赛获一等奖;举办"学党史助力乡村振兴"等多项志愿服务活动。服务中心、内分泌科获青岛市级"青年文明号"。

大事记

3 月 9 日,青岛市卫生健康委主任薄涛到区人民医院健共体总院及泊里院区,调研人民医院健共体管理和建设工作。

5 月 24 日,山东省疫情防控指挥部驻青督导组组长臧永旺带队,督导检查医院疫情防控工作开展情况。

6 月 5 日,经个人报名、民主推荐、组织考察、任前公示、院党委会研究并报区卫生健康局批复:任命李桂鹏、王其军、许丽琴为院长助理。

6 月 29 日,启用人民医院泊里院区新综合病房楼。

7 月 8 日,经区卫生健康局党组研究同意,中共青岛西海岸新区皮肤病防治站支部委员会的隶属关系由区局机关党委管理调整为由区人民医院党委管理。

7 月 30 日,与甘肃省陇南市武都区第一人民医院签署东西部对口支援友好帮扶协议。

9 月 8 日,青岛市医保局局长姜水清一行到医院调研医保支付方式改革工作。

10 月 22 日,青岛西海岸新区门诊质量管理控制中心成立大会在区人民医院举行。

11 月 24 日,山东省卫生健康委党组成员、副主任吴向东一行到医院视察健康山东建设工作。

12 月 13 日,黄岛洪强医院加入青岛西海岸新区人民医院医联体签约仪式举行。

荣誉称号 2021 年,获全区档案工作先进单位、青岛市继续医学教育先进单位、年度文明城市创建工作先进单位、抗击新冠肺炎疫情山东省三八红旗集体、东西部协作帮扶先进单位、青岛市院前急救工作先进集体、新区卫生健康工作先进集体、新区首批"红旗党组织"、省级精神文明单位、青岛市新时代十佳职工信赖的职工之家等称号。

党委书记、院长:许学兵
党委副书记、纪委书记、副院长:臧乃谅
副 院 长:刘春林、刘 鹏
院办电话:86114975 86114959
总机电话:86190000 18866221122
传真号码:86162770
电子信箱:hdqrmyy@126.com
邮政编码:266400
地 址:青岛市黄岛区灵山湾路 2877 号

(撰稿人:李欣阳)

青岛西海岸新区中心医院

概况 2021 年,青岛西海岸新区中心医院占地面积 3.7 万平方米,建筑面积 4.7 万平方米,固定资产总值 4.3 亿元。职工总数 1458 人,其中卫生技术人员 1278 名,占职工总数的 87.8%;行政工勤人员 180 名,占职工总数的 12.2%。卫生技术人员中,高级职称 113 名,中级职称 469 名,初级职称 612 名,分别占 8.8%、36.6%、47.9%,医生与护士之比为 0.87∶1。开放床位 1000 张,社 63 个科室,其中行政职能科室 19 个、临床医技科室 44 个。口腔科为 2020 年度县域省级临床重点专科、青岛市医疗卫生 B 类重点学科,口腔美学、普外一科、脊柱外科、神经内科、消化内科为青岛市医疗卫生 C 类重点学科,银屑病门诊为青岛市中医专病特色门诊。现为滨州医学院教学医院,是青岛大学医学院、潍坊医学院、滨州医学院等多所医学高等院校的教学实习基地,是潍坊医学院暨青岛大学医学院研究生培养基地,是青岛市涉外定点医院。

业务工作 2021 年,门、急诊量 110.8 万人次,比上年同期增长 64.6%,其中急诊量 90609 人次,比上年同期增长 44.4%;住院病人 2.98 万人次,比上年同期增长 16%;完成手术 9199 例,比上年同期上升 62.9%;床位使用率达 69.0%,比上年同期持平;床位周转次数 35.5 次,比上年同期增长 16.0%;入院与出院诊断符合率和手术前后诊断符合率均达 100%,与上年同期持平;抢救危重病人 376 例,抢救成功率达 88.8%,比上年同期降低 8.3%;治愈好转率达

99.1％，比上年同期增长 27.6％；病死率 0.3％，比上年同期下降 0.2％；院内感染率达到 0.7％，比上年同期下降 0.2％；甲级病案符合率达到 99.9％，与上年同期持平。

业务收入　2021年，医疗收入 5.35 亿元，比上年增长 20.5％。

固定资产　2021年，固定资产总值 4.3 亿元，比上年增长 15.1％。

医疗设备更新　2021年，投入 1200 余万元购置 1 万元以上设备 30 余台件，包括过氧化氢低温等离子灭菌器、彩色多普勒超声诊断仪、前庭功能检测系统等设备。

基础建设　2021年，修缮改造门诊楼部分区域（儿科、眼科、皮肤科、耳鼻喉科、国医馆区域及其他公共区域）和 DSA 介入室、手术室、产房区域，新建成人预防接种门诊，营造良好就医环境。

卫生改革　2021年，深化与青大附院的友好合作，与青岛市中医医院（市海慈医院）建立全面战略合作关系；建设"紧密型"健共体，打造健共体"基层药事服务体系""区域孕产妇一体化管理中心""口腔全科联盟""妊娠期糖尿病一日门诊"等四大重点项目，实行同质化建设；成功通过急性上消化道出血急诊救治快速通道评审；构建多学科诊疗模式（MDT）；成功创建"老年友善医院"；创新开展"互联网＋护理服务"服务，获 27 家媒体报道，新华社记者实地调研直播，并登上中央、省、市电视台，在省、市、区作"互联网＋护理服务"成功经验分享，建成青岛市"互联网＋护理服务"理论及技能培训基地。

医疗特色　2021年，审核通过骨科、普通外科等科室开展的关节镜下后交叉韧带重建术、乳腺术后即刻假体植入重建乳房术、结直肠息肉内镜下冷圈套切除技术等 46 个新技术、新项目。建立以心电图室为诊断核心网络系统服务平台，打造区域"心电一张网"，推进医院无线心电诊断中心的建设。实施医院胸痛、卒中双中心系统，急诊预检分诊系统。

科研工作　2021年，学科建设保持 1 个省级重点专科、1 个青岛市 B 重点学科、5 个青岛市 C 类重点学科规模。申报青岛市卫生健康委科研立项 9 项、青岛大学医疗集团科研专项立项 3 项。获实用新型专利 9 项、发明专利 26 项；发表 SCI 论文 12 篇，出版著作 54 部。

继续教育　2021年，承担山东省中医药继续教育项目 1 项、青岛市继教项目 14 项，外派进修学习 27 人，全院继续教育覆盖率 100％。开展国家级、省级、市级学术会议 13 场次。

精神文明建设　2021年，实施"战斗堡垒"、"服务创新"、"为群众办实事"和"人文文化建设"4 项工程，坚持用活载体，多种形式开展党史学习教育。开展"五星党组织"和"合格支部、过硬支部、示范支部"等党支部标准化建设，全部达标。谭迎花、王超等 11 名同志获评优秀共产党员，邵竹蕾、丁梅获评优秀党务工作者，医院被评为"区直机关先进基层党组织"，行政后勤一支部获"全区卫生健康系统先进基层党组织"称号，急诊科获"青年文明号"称号，赵琼被评为"最美巾帼建功者"，朱雅楠被聘为"2021—2023 年度青岛市百姓宣讲员"。

大事记

4 月 21 日，青岛大学医疗集团"于文成教授（呼吸内科团队）名医工作室"签约暨揭牌仪式举行。

5 月 10 日，护理团队在区卫健局、区人社局、区总工会、区团委、区妇联联合举办的新区第一届"康鸿杯"互联网＋护理技能大赛中荣获团体一等奖、突出贡献奖。

5 月 14 日，山东省医院服务质量提升系列巡讲活动——青岛站在医院举行。

5 月 15 日，协同青岛大学附属医院西海岸院区启用 5G 智慧病理协同创新中心。

5 月 27 日，经院党委会研究决定，刘琳琳同志、姜永杰同志任中心医院院长助理。

6 月 11 日，经院党委会研究决定，刘琳琳同志任中心医院院长助理，主持长江路街道社区卫生服务中心（含下设服务站及延伸点）工作，协助李国华副院长分管总院健共体单位相关工作。

7 月 15 日，国家卫健委药政司、山东省卫健委药政处领导到医院调研国家基本药物和集中带量采购药品配备使用情况。

7 月 20 日，甘肃武都区、岷县卫生健康系统一行 57 人到青岛西海岸新区中心医院进行东西协作参观交流、实地调研和工作座谈。

10 月 15 日，薛丹萍护士参赛作品《"静"诚所至"畅"享未来——NS 患者外周静脉留置针防堵管的特异性研究》在全国外周静脉输液治疗护理创新案例演讲决赛中，以总成绩第一名获全国特等奖。

10 月 19 日，健共体报送案例《基于紧密型健共体的药学服务模式探索》在 2021 年全国医院医联体建设实践案例征集活动中获县域医共体新锐奖，《"医联体、健共体"融合发展　共"健"奏响海岛强音》获年度创新案例、中国公立医院高质量发展论坛医院创新管理典型案例。

10月27日—11月7日,选派10名护士组成核酸检测队伍驰援日照五莲疫情防控工作,圆满完成相关任务。

11月16日,青岛市海慈医疗集团与医院达成战略合作关系,并举行战略合作签约仪式。

12月17日,正式通过2021年急性上消化道出血急诊救治快速通道项目第三批评估,成为四星级急性上消化道出血急诊救治快速通道救治基地。

荣誉称号　2021年,获山东省节约型公共机构示范单位、青岛市"五一劳动奖状"、青岛市"三八"红旗集体、青岛市市级健康促进场所、新区"五四"红旗团委、新区卫生健康系统改革创新先进单位、新区卫生健康工作先进集体、新区2018—2020年度文明城市创建工作先进单位等称号。

党委书记、院长:颜晓波
副　院　长:周雷升、李国华、王志余
院办电话:86895767　86896556
总机电话:86895767
传真号码:86894291
电子信箱:kfqdyrmyy@126.com
邮政编码:266555
地　　　址:青岛市黄岛区黄浦江路9号
（撰稿人:李相伯）

青岛西海岸新区中医医院

概况　青岛西海岸新区中医医院是一所集医疗、预防、保健、教学、科研、康复与心理医学于一体的三级甲等中医医院,山东中医药大学非直属附属医院。医院总建筑面积4.77万平方米,业务用房4.47万平方米。2021年,有职工1128人,其中卫生技术人员1003人,占职工总数的88.92%;行政工勤人员125人,占职工总数的11.08%。卫生技术人员中,高级技术职称91人,占卫生技术人员的9.07%;中级技术职称420人,占卫生技术人员的41.87%,初级技术职称433人,占卫生技术人员的43.17%;护理人员512人,占卫生技术人员的51.05%;医护之比为0.7∶1。注册床位820张,共设71个科室,其中职能科室27个、临床科室34个、医技科室9个、综合门诊部1个。

业务工作　2021年,门诊69.85万人次,比上年增长43.60%;收住院22399人次,比上年增长2.03%;手术6067人次,比上年增长12.87%;抢救急、危、重、疑难病人5193人次,成功5063人次,成功率97.49%;抢救急诊病人36652人次,成功36543人次,成功率99.70%。

业务收入　2021年,总收入4.23亿元,比上年增长5.81%。

固定资产　2021年,固定资产总值30712万元,同比增长13.6%。

医疗设备更新　2021年,自筹资金购置永磁旋振治疗仪、彩色多普勒超声诊断仪、表面肌电图、高压灭菌器、电热蒸汽发生器、便携式超声诊断仪等医疗设备;落实政府资金购置彩色多普勒超声诊断仪、CT、钬激光等医疗设备。

基础建设　2021年,自筹资金装修改造门诊楼和内科楼、更换全院病房储物柜、升级改造产科病房,建设温馨病房17间。外科楼扩建项目完工并启用,新增普通病床64张、ICU床位5张。落实政府资金建设立体停车场。

医院管理　2021年,落实院感管理三级体系,构建疫情防控"四级督导机制",实施院感网格化管理。推出2021版中药预防方、中药香囊方、中药艾熏方。开展核酸"应检尽检",工作人员核酸检测59250人次。做好九鼎峰、嘉年华、灵珠山三处隔离点的医疗保障工作,派驻医护人员215人次。成立成人接种门诊,组建新冠疫苗接种专班,承接山东科技大学等5处疫苗接种点,接种疫苗138716人次,抽调符合资质的医护人员3883人次进行疫苗接种保障工作。完善感染科人员配备及基础设施建设,接诊成人发热患者6298例、儿童发热患者22636例、转诊发热患者120人次。制定实施《三级公立中医医院绩效考核指标管理办法》,建立三级公立中医医院绩效考核指标体系,获批"中医医院信息化水平和电子病历系统功能应用水平能力提升项目"资金89万元。健全医疗质量管理体系,完善院、科两级医疗质量管理组织制定专门的质控标准,规范病案首页填写,制定实施医疗纠纷院内专家评估制度,成立评估专家组,把"规范护理文书书写"列为护理质量提升专项,修订9种护理记录单,规范评估单的应用,召开护理不良事件讨论会7次,利用信息化方式统计分析护理质量控制指标,规范交接班流程。启用麻醉药品、第一类精神药品"电子印鉴卡"和"两票制"电子查验系统,引进并使用中选药品176种,优先配备使用基本药物,引进基本药物70余种,品种数占比50.12%。完成抗菌药物分级管理目录备案工作,在全区首家上线处方前置审核系统,设置中药饮片处方点评模块,点评中药处方19000份。实施健共体建设同质化管理,接收成员单位进修人员 10 名,组织 21 个临床专业专家帮扶 1385 人次、门诊诊疗 12493 人次、查房 438 次、培训讲座 53 次,开展中医适宜技术 18 项、实施手术 20 例、B 超 2473 人次、组织各种义诊 84 次。

医疗特色　2021 年,开展食管球囊扩张术、介入超声、三维适型放疗、静脉输液港植入术 4 项新技术;开展神经介入诊疗,成功完成脑动脉造影术、择期脑动脉支架植入术等神经介入手术 316 台。开展微创手术 1757 例,占比 30.03%;开展三、四级手术 3347 例,占比 57.2%。推出中医优势病种诊疗方案 59 个、中医优势病种临床路径 74 个、应用中医医疗技术项目 70 种。开展中医临床路径,全院中医临床路径完成率由原来的 42% 提高到 57%。

科研工作　2021 年,山东省中医药科技项目立项 2 项,青岛市中医药科研立项 6 项,青岛西海岸新区科技项目 2 项,青岛市医药科研指导计划 3 项。

继续教育　2021 年,组织申报国家级及省级中医药继续教育项目 3 项、青岛市继续教育项目 6 项。举办续教育项目"骨盆骨折中西医结合治疗新进展学习班""慢性肾脏并中西医一体化治疗"等 5 项。承担西海岸新区继续教育培训授课任务,组织中医四大经典理论培训内容的培训课程,参加各级各类培训共 200 余人次;院内专家讲座 10 次,审验 459 人次继续教育学分,开展全省第三批、第四批"西医学习中医"培训 347 人;完成中医类别全科医生骨干师资转岗培训 54 人。

国际交流　2021 年,中国石油大学(华东)"国际学生中医药文化体验基地"揭牌仪式暨文化体验活动举行,医院院长卢彦敏和中国石油大学国际教育学院院长栾凤池共同为基地揭牌,15 名国际学生参加揭牌仪式并体验中医药文化。青岛西海岸新区中医医院在博鳌亚洲论坛全球健康论坛大会中医体验馆设置 5 个中医体验区域,为来自世界各国与地区的与会人员提供中医药文化交流活动与体验服务。

精神文明建设　2021 年,开展卫生城市、文明典范城市创建活动,在医师节、护士节举办系列庆祝活动,开展多种形式的志愿服务活动,组织开展健步行、青年联谊等活动,看望慰问抗疫一线医护人员,组织全院职工进行健康体检。举办"护理服务品牌大赛",推出"本草初心"护理服务品牌,加大对"医路先锋""莲子心"等品牌的宣传推广力度。建成中国石油大学(华东)国际学生中医药文化体验基地,在第二届博鳌亚洲论坛全球健康论坛大会现场设置中医药体验区,开展中医药科普,获批山东省体医融合基地第二

批建设单位,通过青岛市中医药健康教育基地评审,推荐各级各类优秀科普专家、科普志愿者 32 人。

大事记

2 月 20 日,胸痛中心启动心脏健康关爱计划。

3 月,脑病科成功为 2 名脑动脉重度狭窄的患者实施颈部动脉支架植入术。

4 月 23 日,中国石油大学(华东)"国际学生中医药文化体验基地"揭牌仪式暨文化体验活动举行。

5 月 20 日,医院顺利完成山东中医药大学临床教学基地检查工作。

6 月 1 日—4 日,承办博鳌亚洲论坛全球健康论坛大会中医体验馆,为与会人员提供中医药体验服务。

7 月 23 日,"志意辨证学术流派阎兆君教授传承工作室""山东省名中医药专家阎兆君教授传承工作室"揭牌仪式举行。

8 月 13 日,儿童保健门诊、新生儿科门诊开诊。

10 月 26 日,改造升级的产科病区投入使用。

10 月 28 日,在西海岸新区率先完成日间手术医保支付定点医院现场验收。

10 月 29 日,与中国抗癌协会肿瘤传统医学专业委员会主委、天津中医药大学第一附属医院肿瘤科学术带头人贾英杰教授华北区域中医肿瘤防治联盟专科协同共建科室暨贾英杰名中医工作室合作单位云授牌仪式举行。

11 月 6 日,青岛西海岸新区第二届暨区中医医院第五届膏方文化节开幕。

11 月 19 日,接受青岛市体医融合试点推广单位授牌,成为青岛市体医融合试点推广单位。

11 月 24 日,通过青岛市医疗卫生机构安全生产标准化达标复审。

11 月,被确定为首批市级老年友善医疗机构。

12 月 15 日,康复科、肝胆病科、内分泌科、骨伤科被确定为省级中医药临床重点专科。

12 月 18 日,新生儿儿童保健科成立。

12 月 23 日,成为中国基层胸痛中心认证单位,是青岛市第一个通过国家胸痛中心认证的中医医院。

荣誉称号　2021 年,获山东省文明单位,西海岸新区卫生健康系统先进基层党组织、区卫生健康系统改革创新先进单位、区卫生健康工作先进集体、卫生健康系统科学发展综合考核优秀单位、第 31 届青岛国际啤酒节疫情防控工作突出贡献单位、服务保障工作先进单位、区集中隔离工作先进单位、区卫生健康系统感控工作先进集体、区档案工作先进单位等

称号。

党委书记、院　长：卢彦敏

副 院 长：袁　超、丁相龙、丁　刚

工会主席：窦美芳

院办电话：86858887　86868333

总机电话：86852750

传　　真：86867238

邮政编码：266500

网　　址：http://www.hdzyy.com.cn

E-mail：zhyyadmin1@qd.shandong.cn

地　　址：青岛市西海岸新区海南岛路 158 号

（撰稿人：逄世丽）

青岛西海岸新区第二中医医院

概况　青岛西海岸新区第二中医医院是一所集医疗、教学、科研、预防、保健于一体的二级甲等中医医院，单位占地面积 1.2 万平方米，业务用房面积 1.7 万平方米。2021 年，职工总数 776 人，其中卫生技术人员 680 人，占职工总数的 87.6%；行政工勤人员 50 人，占职工总数的 6.4%。卫生技术人员中，高级职称 78 人，占卫生技术人员的 11.4%，中级职称 236 人，占卫生技术人员的 34.7%，初级职称 329 人，占卫生技术人员的 48.3%。开放床位 650 张，现有临床科室 23 个、医技科室 8 个、职能科室 29 个。

业务工作　2021 年，门、急诊量 259233 人次，比上年增长 59.74%，其中急诊 32219 人次。收治住院病人 12636 人次，比上年减少 4.38%；病床使用率 62.48%，与上年基本持平；床位周转次数 23.30 次，比上年减少 1.17 次；出院人数 12608 人次，比上年降低 4.95%；入、出院诊断符合率 93.90%；手术 2627 例，术前后诊断符合率 100%；住院抢救危重病人 439 人次，成功率 83.37%；出院病人治愈率 3%，好转率 87.71%，病死率 0.59%；感染人数 86 人，院内感染率 0.69%；甲级病案符合率 98.62%。

业务收入　2021 年，业务收入 19014 万元，比上年增长 5.38%。

固定资产　2021 年，固定资产总值 13085 万元，比上年增长 21.2%。

医疗设备更新　2021 年，购入 GE 彩色超声多普勒系统、华诺康 4K 腹腔镜、牙科数字影像板扫描仪、牙科移动式 X 射线机、连体式牙科综合治疗机、便携式彩超、福田心电图机、麻醉机等医疗设备 26 台。

基础建设　2021 年，投资 100 万元改造提升 2800 平方米的门诊楼，新建门诊楼大厅、走廊，设立中医药文化展柜。投资 100 万元租赁医院西邻牌坊街处 2300 平方米的三层楼房，整体搬迁儿童接种门诊、口腔科、供应室、检验中心、康复训练中心、病案室。

卫生改革　2021 年，与青岛西海岸新区慈善总会联合开展"青少年神志病治疗专项援助项目"，筛选 101 人就诊，为患者制订实施个体化中医特色治疗方案。启动中医临床路径管理项目，制定常见病种临床路径 41 个，入信息化系统的中医临床路径 17 个，常见病种临床路径入径 621 人，完成 533 人。制定《中层干部管理办法》及《2021 年中层干部竞聘实施方案》，修订《绩效管理办法》，编制《科室主任目标责任书》，修订《中药业务量单项考核办法》。

医疗特色　介入科成功开展冠脉造影支架植入术、肠道支架植入术、食管支架植入术、肺动脉栓塞术、肾动脉造影术、肝动脉栓塞术、下腔静脉滤器植入取出术；皮肤医学美容科新开展强脉冲光疗法、二氧化碳点阵激光疗法、面部皮肤注射泵项目、紫外线谱窄全仓治疗仪项目；重症医学科掌握多项穿刺技术，配备血滤机、血液分析仪等仪器，设立门诊中医综合诊疗区，开展急救技能比武及临床实践技术比武。确定针推科、肺病科、康复科为山东省齐鲁中医药优势专科集群建设重点科室，制订《齐鲁中医药优势专科集群建设工作方案》，制订《重点专科（学科）建设实施方案（2021—2031）》，实施区域诊疗中心重点专科建设规划，脑病科、针推一科继续保持省级重点专科水平；肿瘤科、肺病科保持市级 C 类重点专科水平，争创省级重点专科；康复科、泌尿外科、治未病科、中医骨科达到青岛市 C 类重点专科水平的工作目标。肺病科开展电子支气管镜诊疗、慢阻肺及哮喘慢病管理等项目；肿瘤科开展首例肺肿瘤微波消融术，与介入科合作开展院内首例肝癌经肝动脉灌注栓塞术（TACE）。康复科开展膀胱容量压力测定、循经灸、五音疗法、筋膜刀疗法。针推二科开展改良版中药贴敷治疗各种痛症。血透室成功举办首次肾友会；心病肾病科开展首例经皮冠状动脉支架植入术；治未病科开展气交灸项目；手术室开展首例无痛支气管镜项目；骨二科开展首例 PCA 手术和粗隆骨折半髋关节置换手术以及股骨颈骨折 FNS 手术治疗；放射科将肺动脉血管三维成像传统经验法改为小剂量监测法。医院新康复医学中心、儿童接种门诊、新口腔科、供应室、内镜室、新检验中心、治未病健康管理中心启用。

科研工作　医院是青岛市唯一一所"五个全科

化"试点单位,成立五个全科化专项小组,制订《中医外治技术全科化工作实施方案》。组建神经康复团队、心肺康复团队、骨科康复团队,制订体质干预方案和神志病干预方案,对适宜人群进行体质辨识和养生健康指导。成立中医护理小组、专科护理小组、优质护理小组,汇编医院护士手册、中西医操作标准,完善护理操作规范,实现优质中医护理服务。根据中医经典全科化实施方案,全院中医医师线上培训中医经典课程。定期开展门诊、查房、带教、培训、病例讨论,推广应用中医中药、中医适宜技术、中医护理等中医特色项目,协助基层卫生院打造青岛市特色专科。

2021年,青岛市卫生科技计划立项:外科"猪蹄汤淋洗促进肛瘘术后创面的临床研究";青岛市中医药科技项目立项:针推二科"小针刀配合手法对神经根型颈椎病治疗的临床研究"。申报2022年青岛市科研项目6项,其中治未病科"调神解郁八穴治疗儿童青少年失眠症的临床疗效观察";针推二科"美式电动整脊枪配合针刺治疗腰椎间盘突出伴神经根病的临床研究";肺病科"肺小结节与中医体质类型相关性研究及中药干预疗效"获得立项。通过科研评价1项:肿瘤科"脐灸治疗虚寒型晚期消化道癌痛的临床研究"。发表论文51篇。获得社会兼职30人次。

继续教育 2021年,成功举办省级继续教育项目1项、区级继续教育项目4项;完成2022年市级继续教育项目申报,针推一科、脑病科、肺病科、肿瘤科、康复科学分13分。外聘专家讲课3次,开展业务培训20余次;开展线上培训10次。外出进修18人;外出参加学术会议36人,进修结业人员16人。2021年接收实习学生86人,接收健共体进修人员5人,接收陇南进修人员2人。

大事记

1月28日,新康复大厅启用。

3月15日,东风路社区卫生服务站独立运营。

4月23日,新口腔科启用。

4月24日,举行山东省立医院泌尿外科专科联盟签约、义诊、讲座系列活动。

4月26日,介入科开诊。

5月18日,与墨香路社区签订"医心为民"健康服务协议。

5月22日,皮肤医学美容科正式开诊。

7月2日,临床路径管理项目启动仪式暨临床路径实施方案培训会举办。

10月16日,青岛西海岸新区泌尿外科质量控制中心揭牌仪式暨第四届西海岸泌尿外科论坛举办。

10月22日,世界传统医药日暨门诊提升工程落成启用庆祝活动举行。

10月26日,首次参与并通过档案工作业务建设评价的现场核查。

11月5日,青岛西海岸新区第二中医医院新院项目奠基。

12月2日,青岛西海岸新区第二中医医院"金德浩劳模工作室"挂牌成立。

12月14日,通过青岛市医疗卫生机构安全生产标准化达标复审。

精神文明建设 2021年,举办第一届"中医药文化节"系列活动,创作发布医院吉祥物"海豚禾禾"、新院歌《杏林春暖》、制作微视频《中医在我身边》、中医药科普创意系列作品"英姐姐健康电台"、评选"中医药文化传播大使"、联合《青岛西海岸报》开设"中医角"专栏、举办健共体职工第一届中医药文创比赛、第二届八段锦比赛、开展"中医药六进"、健康义诊、适宜技术体验等活动,普及中医药养生保健知识,先后由《工人日报》、大众网、齐鲁网、海报新闻、健康山东、观海新闻、青岛新闻网、西海岸传媒、民生新闻坊、《青岛西海岸报》十家媒体报道。

落实档案管理、健康教育、慢病管理、老年人健康管理、孕产妇健康管理、儿童健康管理、重精管理、肺结核管理、中医药健康管理等各项基本公共卫生管理任务。开展疾病监测、食品安全城市创建、中小学生健康体检等工作,食源性疾病上报181例,针对6所小学、2所中学、1所特教学校的学生进行健康体检,累计查体11097人。先后组织开展"全国高血压日"健康义诊、"糖尿病日"健康宣教、"全国肿瘤防治宣传周"义诊、"世界卒中日"全国健康科普、"爱耳日"健康义诊、"世界家庭医生日"主题义诊等系列活动。

荣誉称号 2021年,获中国公立医院高质量发展论坛医院创新管理典型案例奖2项、山东省档案工作先进单位、青岛市级文明单位标兵、青岛市体医融合试点推广单位、青岛西海岸新区慈善工作先进单位、青岛西海岸新区老年友善医疗机构、巾帼建功先进集体等荣誉。

党委书记、院长:束凯伟
党委副书记:刘京运
副院长:张腊梅、陈维东
院长助理:苑奇志、陈英、刘泽庆
办公室主任:陈英
院办电话:88181110 88192806
电子信箱:hdqdezyyy@163.com

邮政编码:266400

地　　址:青岛西海岸新区中原街 333 号

（撰稿人:王天昊）

青岛西海岸新区区立医院
（青岛西海岸新区第二人民医院）

概况　2021 年,青岛西海岸新区区立医院（青岛西海岸新区第二人民医院）占地面积 53408.62 平方米,业务用房面积 15200 平方米。正在建设中的二期综合病房楼建设工程地上 18 层,地下 1 层,局部 19 层,建筑面积 48793.6 平方米,其中地上建筑面积 40909.6 平方米、地下建筑面积 6884 平方米、连廊建筑面积 1000 平方米。职工共 705 人,其中卫生技术人员 619 人,占职工总数的 87.8%;行政工勤人员 86 人,占职工总数的 12.2%。卫生技术人员中,高、中、初级职称分别是 69、241、309 人,分别占专业技术人员 11.2%、38.9% 和 49.9%,医生与护士之比 1:1.23。医院编制床位 600 张,设职能科室 25 个、临床科室 22 个、医技科室 4 个。

业务工作　2021 年,门、急诊量 372041 人次,比上年增长 42.2%;其中急诊 127240 人次,比上年增长 136.6%;收住院 11578 人次,比上年下降 0.2%;床位周转次数 26.1 次;入院与出院诊断符合率 98.4%;手术前后诊断符合率 96.9%;治愈好转率 54.4%;病死率 0.8%。

业务收入　2021 年,业务收入 18817 万元,比上年下降 4.40%。

固定资产　2021 年,固定资产总值 14359 万元,比上年增长 10.93%。

医疗设备更新　2021 年,新增大型医疗设备:安科 64 层 CT 1 台;开立高清腹腔镜 1 套;GE 高端彩超 1 台。

基础建设　2021 年,完成立体停车场的主体工程;完成 CT 房屋的改造;二期病房楼土建完成,水电安装完成 80%,通风消防安装完成 80%。

卫生改革　2021 年,建立健全院内各项管理制度流程,加强病案首页质控。重新调整医疗质量与安全管理委员会、医疗技术委员会、医学伦理委员会等委员会成员,重新修订并明确各委员会职责。持续推进"六大中心"建设,不断规范诊疗流程。申报通过 1 名区级拔尖人才和 2 名区级优秀青年人才。启用电子票据,规范 DRG 付费工作,落实人脸识别,完成医保信息业务编码贯标工作,全面启用国家编码进行结算。加快推进智慧医院信息化建设,完成医保系统与医院 HIS 系统的接口维护和升级工作,完成食源性疾病上传端口对接及数据上报,通过医院信息化系统等级保护测评,安装预检分诊闸机。重新修订绩效考核分配方案。启用智能化办公软件"感控工作间"。助推第五人民医院相继开设儿科、内镜中心、供应室、老年保健科、中医病区 5 个新科室,开展半髋置换术、粗隆间骨折内固定手术、白内障手术、无痛胃肠镜等多项新技术;助推黄山卫生院开展心脏超声新业务;助推易通路社区卫生服务中心创建精品国医馆,完成中医诊疗 6000 余人次;助推兰东路社区卫生服务中心完成村卫生室业务对接及村卫生室医保系统更换及审批等工作。下沉专家服务基层累计 527 人次。

医疗特色　2021 年,组织召开"重点学科建设规划专题工作会",通过《青岛西海岸新区区立医院重点学科建设实施方案》,超声科为青岛市医疗卫生 C 类重点学科,呼吸内科、普外科、骨科、麻醉科、眼科为院级重点学科,耳鼻咽喉头颈外科、放射科为院级重点扶持学科。开展"经腹腔镜直肠癌根治术""经腹腔镜保留脾脏及脾血管胰体尾切除术""经腹腔镜胃癌根治术""髋关节前侧入路人工关节置换术""微创经皮钢板内固定术""胸腰椎骨折微创置钉复位内固定术""腹腔镜下重复肾切除术""腹腔镜肾上腺肿瘤切除术""盆底超声检查""多层螺旋 CT 在阑尾炎诊断中的应用"等 20 项新技术。

科研工作　2021 年,获市级科研立项 1 项:"互联网＋护理"对失能/半失能患者的延伸护理服务的实证研究。发表论文 66 篇（非核心期刊）,出版论著 8 部。

继续教育　2021 年,成功申报青岛市级继续医学教育项目 6 项、区级继续教育项目 1 项,各继教项目邀请三级以上医院专家进行授课;举行院级业务培训 40 余次,培训内容涵盖新冠疫情院感防控、合理输血、抗菌药物相关政策及临床合理应用、自然疫源性疾病培训、新冠疫苗常见疑似预防接种异常反应救治、DRG 付费等;对 69 名新职工举行岗前培训;有 11 名临床医师分别到山东省立医院、青大附院、齐鲁医院青岛院区等三级甲等医院及专科医院进修学习;接收健共体成员单位来院进修 7 人;接收甘肃定西岷县医师来院进修 5 人;接收青岛求实职业技术学院护理专业学生 17 人,青岛第二卫生学校 27 人,自主来院联系实习生 10 人。

精神文明建设　2021 年,推广使用"学习强国"学习平台,加强学习型党组织建设。完成全国文明城市创建及迎检工作。组织志愿者参加志愿服务网上注册252人,开展新时代文明实践、健康义诊、垃圾分类、普法宣传志愿活动,志愿服务时长900小时。

大事记

3月17日,经山东省卫健委爱婴医院省级复核评估专家组一行现场评估,医院通过爱婴医院省级复核。

3月18日,开设心理门诊。

3月27日,成功完成无痛支气管镜的检查及活检术。

5月30日,由青岛市医学会骨科学分会脊柱学组、脊柱微创学组、青岛市医学会数字医学分会共同主办、青岛西海岸新区区立医院承办的"超声骨组织手术技术高峰论坛暨2021年青岛脊柱新技术研讨会西海岸新区第二届骨科学术沙龙"举行。

6月18日,举办"西海岸新区耳鼻喉头颈外科质控中心成立大会暨咽喉头颈肿瘤MDT诊治学术会议"。

7月15日,国家卫生健康委药政司调研组到医院开展药品配备使用情况调研。

7月22日,甘肃省定西市岷县中医院副院长王勤俭一行到医院进行东西部协作参观交流。

8月14日,青岛西海岸新区第四届超声论坛举行。

8月,选派3名医生到甘肃省定西市岷县中医院进行东西部对口协作工作。

10月10日,甘肃省定西市岷县卫生健康局工委副书记秦卫平一行21人到医院进行交流学习。

11月26日,通过青岛市医疗卫生机构安全生产标准化复审。

12月2日,山东中医药大学健康学院院长韩辉一行到医院对接实践教学基地创建工作。

12月8日,老年友善医疗机构揭牌仪式举行。

荣誉称号 2021年,继续保持"省级文明单位"荣誉称号;获东西协作帮扶先进单位;在青岛市第九届"健康杯"健康管理技能大赛和护理技能大赛中分别获得团体二等奖,超声技能大赛获得团体三等奖。

党委书记、院长:丁海升

党委委员:刘思新、孙建伟、朱 钦、周庆亮

副 院 长:孙建伟、丁 宁、朱 钦

院办电话:85165110

电子信箱:qxxqqlyy@163.com

邮政编码:266400

地   址:青岛西海岸新区双珠路269号

(编撰人:李志娟)

青岛西海岸新区第三人民医院

概况 青岛西海岸新区第三人民医院是一所集医疗、教学、预防、保健、康复与社区公共卫生服务于一体的二级乙等综合医院。医院占地面积4.67万平方米,业务用房建筑面积3万平方米,编制床位499张。2021年,有职工614人,其中正高级职称7人、副高级职称36人、中级职称145人。

业务工作 2021年,门、急诊量244689人次,比上年增长53%;收治住院病人7144人次,病床使用率比上年增长9.40%;病人床位周转次数22.08次,床位周转率比上年增长1.90%;入院与出院诊断符合率99.37%;手术量1077人次,比上年增长55.86%,手术前后诊断符合率99.76%;甲级病案符合率99.91%。

业务收入 2021年,医院业务收入6928.50万元,比上年增长45%。

医疗设备更新 2021年,新增GE Optima64排螺旋CT、GE SIGNA Explorer 1.5T磁共振、联影uCT 550 40排螺旋CT、菲利普16排螺旋CT、菲利普EPIQ7、全自动核酸提取仪、全自动核酸扩增仪、快速PCR仪、平板数字胃肠及500毫安遥控摇篮X光机等医疗设备。

基础建设 2021年6月29日,新综合病房楼正式启用,建筑面积2万平方米,增设床位288张。

卫生改革 2021年,根据青岛西海岸新区工委(区委)、管委(区政府)以及区卫生健康局统一部署,与青岛西海岸新区人民医院启动党政一体化管理,作为青岛西海岸新区人民医院泊里院区发展。实现青岛西海岸新区人民医院"健共体"深度融合,开展人民医院专家下沉,涉及32个学科,基本实现学科全覆盖,以常态化专家门诊、业务查房、带教指导及讲座培训等形式,从科室管理、学科建设到人才培养等环节建立紧密型"健共体"试点。

医疗特色 重点建设消化内科、心血管内科、内分泌科、骨外科、普外科、中医科等特色科室。拥有现代化手术室,新建CCU病房、血液透析室、电子内镜室及PCR实验室等。

继续教育 2021年,开展市级继续教育学分培训6次,外派进修38人次,考试合格率达100%,住院规培医师7人,通过山东省科教管理平台成功申报市级继续教育项目11项。

精神文明建设 2021年,利用"灯塔在线""学习

"强国"平台加强理论学习；开展党史学习教育实践活动。发展预备党员 7 名，转正党员 4 名，新培养入党积极分子 12 名。拒收红包 2 人次。收到锦旗 23 面、表扬信 12 封。落实患者随访制度，满意率 99.37％，收集到服务、流程、收费、环境、管理等方面建议共 53 项，均落实整改。

大事记

3 月 18 日，山东省爱婴医院复核评估专家组到医院开展爱婴医院评审。

4 月 1 日，青岛西海岸新区第三人民医院新综合病房楼开启试运行。

4 月 14 日，青岛西海岸新区疾控中心和纪律检查委员会领导一行到医院督查 PCR 实验室运营情况。

4 月 30 日，青岛西海岸新区卫生健康局领导及青岛西海岸新区中心医院专家到医院验收内镜室。

8 月 6 日，青岛西海岸新区人民医院党委委员、总会计师、院长助理李桂鹏任青岛西海岸新区第三人民医院院长。

11 月 22 日，青岛西海岸新区第三人民医院内三科成立。

荣誉称号 2021 年，获评青岛西海岸新区卫生健康工作先进集体、青岛西海岸新区老年友善医疗机构、青岛市院前急救先进集体等称号。

院　　长：李桂鹏
副 院 长：程永娟
院长助理：张智强、王晓东
院办电话：84181063
传真号码：84183801
电子邮箱：xhadsrmyy@126.com
邮政编码：266409
地　　址：青岛西海岸新区泊里镇泊里二路 429 号
（撰稿人：姜桐欣）

青岛西海岸新区妇幼保健院

概况 青岛西海岸新区妇幼保健院是一所集医疗、保健和计划生育技术服务于一体的二级甲等妇幼保健院，占地 15553 平方米，业务用房建筑面积 16482 平方米。2021 年，职工总数 298 人，其中卫生技术人员 244 人，占职工总数的 81.87％；行政工勤人员 54 人，占职工总数的 18.12％。卫生技术人员中，高级职称 21 人，中级职称 77 人，初级职称 146 人，分别占 8.60％、31.55％、59.83％，医生与护士之比为 1：

1.62。设住院床位 120 张，设有"孕产保健部、妇女保健部、儿童保健部"三大部及中医科，职能科室 18 个、医技科室 8 个。

业务工作 2021 年，门诊 171239 人次，比上年上升 6.08％；急诊 3738 人次，比上年上升 29.88％；收住院 2989 人次，比上年下降 12.65％；入院与出院诊断符合率 100％，手术前后诊断符合率 100％，抢救危重病人 5 例及抢救成功率 100％，治愈率 98.3％、好转率 1.7％，院内感染率 0。

业务收入 2021 年，收入 7289.61 万元，同比增长 7.23％。

固定资产 2021 年，固定资产总值 4609.42 万元（净值），同比下降 4.3％。

医疗设备更新 2021 年，新增添 1 台妊高征检测仪、1 台麻醉深度检测仪、1 台肌松检测仪、1 台高频电刀、1 台联影螺旋 CT、1 台飞利浦彩超。

基础建设 2021 年，投资 49 万元更换综合楼消防、暖气、自来水管道，投资 60 万元改建 CT 室，门诊楼、病房楼、综合楼及社区服务中心等地更换灭火器 340 支。

卫生改革 2021 年，医院开展"互联网＋护理服务"，网约护士为群众提供上门服务，参与校园招聘，招收和吸引优质人才，邀请第三方开展绩效改革，优化薪酬结构，引导实现精细化管理。

医疗特色 2021 年，在做好妇女儿童医疗和保健及其他常规工作的基础上，重点开展眼保健科和中医科业务。眼保健科自成立以来，全年门诊、18 岁以下婴幼儿、群体儿童视力筛查和眼疾病筛查 1 万余人次，对视力异常及眼疾病予以干预矫治或转诊；中医科以中医理疗和针灸推拿为特色，在妇产科疾病、儿科疾病、痛症治疗、养生保健等方面为群众提供优质的中医服务。

科研工作 2021 年，获省级立项 1 项、青岛市中医药立项 1 项；出版论著 16 部，发表国家级论文 61 篇，其中 SCI 论文 1 篇；获发明实用新型专利 17 个；获奖科研 4 个，其中国家卫健委"十三五"规划全国重点课题、科研成果一等奖 2 个，山东省科学技术厅三等奖 1 个，市内部审计协会三等奖 1 个。儿童保健科作为青岛市 C 类重点学科圆满完成 2 年的建设周期。

继续教育 2021 年，拥有青岛市优秀青年医学专家 2 人，区级拔尖人才 4 人，区级优秀青年人才 2 人，完成对口支援工作医师 1 人，新增对口支援医师 2 人；3 名护士长参加山东省专科护士培训，分别取得手术室、产科、老年专科护士证书,4 名护士长和 2 名护士参加青岛市老年临床护理技能培训并取得证书;全员完成继续教育学分 30 分,医务人员外出参加业务培训 168 人次;新入职员工培训 1 次,举办专项继续教育 3 个培训班,完成继续教育培训率 100%。

精神文明建设 2021 年,深入学习贯彻党的十九大及十九届三中、四中、五中、六中全会精神,每月固定开展主题党日、"三述"等活动,充分利用"灯塔""学习强国"多平台开展日常学习和交流研讨;开展党史学习教育动员大会、万名党员入万户、党总支书记讲党课等活动。开展警示教育活动。依托孕妇学校、"我们的节日"等开展新时代文明实践。

大事记

1 月 27 日,青岛市卫生健康委科技教育与交流合作处组织专家组到医院进行 C 类重点学科建设项目届中评估。

3 月 18 日,通过爱婴医院复核评估。

4 月 23 日,举办青岛市"两癌"检查项目技术培训班。

5 月 18 日,联影探测器 40 排 80 层螺旋 CT 投入使用。

7 月 21 日,对口协作的岷县妇幼保健院到医院参观学习。

9 月 28 日,医院作为典型代表在青岛市婚前孕前保健人员培训班进行经验分享。

10 月 14 日,网约护士正式出诊。

11 月 24 日,儿童眼保健科启用。

荣誉称号 2021 年,获中国科学家论坛理事会理事单位、山东省临床实验室质量管理先进集体、青岛市维稳安保工作集体嘉奖、青岛市公共机构节水型单位、青岛市文明单位标兵、西海岸新区卫生健康工作先进集体、第 31 届青岛国际啤酒节疫情防控工作先进单位、全区突发事件紧急医学救援技能竞赛优秀组织奖、区级老年友善医疗机构。

党总支书记、院长:贾 晓
党总支副书记、副院长:王立港
副 院 长:魏本荣、袁丽丽
院长助理:陈伟伟
院办电话:86163065、86176363(传真)
电子信箱:fbyzxadmin1@qd.shandong.cn
邮政编码:266400
地 址:青岛西海岸新区东楼路 168 号

(撰稿人:张文炯)

青岛西海岸新区卫生健康综合行政执法大队

概况 青岛西海岸新区卫生健康综合行政执法大队是隶属西海岸新区卫生健康局的副处级全额拨款事业单位。2021 年,人员编制 78 名,有职工 72 人,设有办公室、综合业务科、法规稽查科、职业卫生科 4 个科室,成立 7 个执法中队。

监督执法队伍建设 2021 年,完善"1+7+N"网格化综合行政执法新模式,配备执法取证工具、快速检测设备等,实行全过程执法记录。推行"双随机、一公开"制度,在区政务网"双随机、一公开"专题专栏、区卫生健康综合行政执法大队网站公示,实现"执法对象双随机、执法过程全记录、执法程序全透明"。卫生行政处罚立案 364 起,其中一般程序 208 起、简易程序 156 起。

启动"智慧卫监"建设 2021 年,投资 1100 余万元,开工建设"卫生监管综合执法平台",该平台建成后,将在全区医疗、放射、住宿、生活饮用水、有害因素企业等单位实现使用远程视频监控、在线监测等手段,对涉及社会群众健康安全的关键部门、重点场所、关键环节进行全程记录和实时监测,实现由静态"时点监督"向动态"过程监督"转变,实现"非现场执法"的信息化模式。

医疗机构疫情防控监督 2021 年,落实属地化监管,督促小型医疗机构张贴明白纸、告知书、宣传海报、"一封信"等 2000 余份,与 500 余家小型民营医疗机构签订《医疗机构院感责任防控状》《依法执业承诺书》等,制发《门诊部及以下小型民营医疗机构疫情防控工作要点》,上报巡查情况 73 期,落实医疗机构发热患者日报告制度,对医疗机构发热患者情况上报 258 期,完成省、市、区督导检查情况反馈,上报 62 期,督促并上报门诊部及以下医疗机构新冠疫苗接种情况,上报 115 期。

医疗机构市场监管 2021 年,开展二级以上医疗机构综合监督执法检查,传达监督意见书 20 份,发现问题 15 处,均整改完毕。开展人类辅助生殖技术专项整治活动,传达监督意见书 20 余份。对 116 家设有病原微生物实验室的医疗机构进行专项检查,传达卫生监督意见书 7 份。采用"监督+指导"的模式,对辖区 60 余家一级及以上医疗机构依法执业风险排查专项行动工作,签订《疫情防控承诺书》《依法执业承诺书》《安全生产责任书》,记录不良记分 35 分。开展医疗美容专项整治,监督检查持证机构 11 家,立案处罚 7 件,处罚金额 3.7 万元。监督检查预防接种门诊 100 余户次,传达《卫生监督意见书》40 余份。对 69 家一级以上医疗机构及 2 家健康体检机构开展专项监督检查工作,现场传达《卫生监督意见书》4 份。对 42 家备案制中医诊所开展事中事后监管。组织开展口腔医疗机构卫生监督量化分级管理,评定结果"A"级单位 4 家,"B"级单位 127 家,"C"级单位 12 家。

公共场所卫生监督 2021 年,印制公共场所公示栏、公共场所消毒记录本、皮肤病专用工具箱及标贴、一客一换一消毒标贴、禁止传染性皮肤病和性病患者入浴标贴、禁烟标识等 11000 余份,免费发放给公共场所经营单位,检查公共场所单位 2800 余家,现场查看督导问题单位 250 余家,整改问题 300 余条。开展公共场所经营单位场所通风专项监督检查,对影剧院等空间密闭性高、人群密集度大的公共场所以及使用地下空间举办的公共场所通风情况开展重点监督检查,对 61 家存在问题的单位传达卫生监督意见书。

学校卫生监督 2021 年,与区教体局联合检查 663 家学校、幼儿园安全工作,中、高考期间对辖区 5 家高考考点和 14 家食宿点、15 家中考考点及 22 家周边宾馆进行监督检查。完成幼儿园卫生保健合格评审 44 家,托育机构备案 2 家,托育机构卫生保健评审 24 家,托育机构评估指导 5 家。参与学校、幼儿园(含民办)安全联合检查、托育机构安全专项整治行动、学校、幼儿园(含民办)安全联合检查 3 次。

卫生安全监督 2021 年,制定《青岛西海岸新区卫生健康综合行政执法大队农村生活饮用水卫生安全蓝盾行动工作要点》。监督检查农村生活饮用水供水单位 670 家,传达卫生监督意见书 670 份;对 2020 年农村饮用水卫生安全专项监督检查中发现存在问题没有整改到位的供水单位进行重点"回头看";开展餐饮具集中消毒单位专项检查,完成 24 个批次的抽检任务,对抽检不合格单位立案 3 起,处罚金额 1.1 万元;开展抗(抑)菌制剂监督检查工作,对辖区抗(抑)菌生产企业、医药公司、105 家药店等销售的 170 余种消毒软膏消毒产品进行监督巡查,传达监督意见书 100 余份。

职业健康监督 2021 年,成立职业卫生监督科,起草《关于进一步完善职业卫生监督管理体系的通知》并由区政府印发,建立分级负责、属地管理的职业卫生执法联动机制。开展职业病防治法宣传周等普法宣传活动。制订《职业卫生分类分级监督执法工作实施方案》,启动职业卫生分类分级监督执法工作。加强职业卫生监管人员培训,外派学习 8 次,组织远程学习 2 期,定期理论学习 4 期,培训监督员 60 余人次;加强用人单位职业卫生监管培训,培训 11 期,监管对象 1000 余人。开展职业病诊断与鉴定相关单位监督检查和现场调查 9 次,处理职业卫生投诉举报 19 起。接听职业病危害项目申报咨询电话 279 次,完成职业病危害项目申报审核 714 家次。督促存在职业病危害建设项目依法依规开展建设项目职业病防护设施"三同时"工作,核查建设项目信息 480 余条。筹建职业卫生 VR 实训基地。开展专项整治、"双随机"及日常监督检查,监督检查用人单位 411 户次,职业卫生技术服务机构 8 户次、职业健康检查机构 12 户次,立案总数 67 起,罚款 33.5 万元。

卫生监督保障 2021 年,开展国家、省食品安生城市复审,国家、省环保督查,国家文明典范城市创建,全省校园安全大检查,全市医疗卫生行业监管检查等多项创建及迎检任务;完成"第 31 届青岛国际啤酒节""跨国公司领导人青岛峰会""博鳌亚洲论坛全球健康论坛第二届大会""第十四届全国学生运动会"等大型活动卫生保障 40 余次。

党总支副书记、大队长:杨　帆
党总支书记:薛焕欣
副大队长:张洪岩、张振双、李金星、侯德梓
办公室电话:86162830(传真)
电子信箱:qxwsjkzf@qd.shandong.cn
邮政编码:266400
地　　址:青岛西海岸新区灵山湾路 567 号
（撰稿人:陈　刚）

青岛西海岸新区疾病预防控制中心

概况 2021 年,编制 191 名,在职在编职工 159 人,设有办公室、人事科、财务科、审计科、应急管理科、传染病防制科、性病艾滋病防制科、消毒与病媒防制科、慢性非传染病防制科、地方病与寄生虫病防制科、卫生监测科、免疫规划科、职业健康科(门诊部)、学校卫生科、健康教育科、质量管理科、公共卫生指导科、微生物检验科、理化检验科、生态健康科 20 个科室,是全区疾病预防控制工作的技术指导中心和技术服务中心。

业务收入 2021 年,财政拨款 6796.74 万元,比上年增长 29.97%。

固定资产　　2021年,固定资产总值2417万元,比上年增长232.46%。

基础建设　　公共卫生服务中心占地8400平方米,建筑面积19200平方米。

卫生应急与重大活动保障　　2021年,针对青岛国际工业博览会、青岛啤酒节、博鳌亚洲论坛全球健康论坛大会、跨国公司领导人青岛峰会等重大活动、各类考试和展会等各项保障工作制订工作方案,开展传染病及病媒生物现场指导,开展现场卫生学采样检测及复检工作,派出70余名业务骨干现场驻点参与保障,举办新冠肺炎疫情防控应急处置演练。

传染病防制　　2021年,规范传染病信息报告管理,完善拓展基层传染病防控示范基地建设,制定《2021年青岛西海岸新区重点传染病防控业务工作意见》。报告法定传染病16种,总发病率217.01/10万;处置传染病预警362起,聚集性病例202起;规范处置新冠肺炎9例,排查密接1463例,次密接754例;肠道门诊于5月1日—10月31日24小时开诊;在二级医疗机构设立流感、手足口病、恙虫病监测哨点,采集患者鼻咽拭子及血清样本进行病原学监测;开展鼠情监测及相关动物进行病毒学监测;重点加强流行性出血热、手足口病防控,将发病率控制在较低水平;与军事医学科学院合作对发热伴血小板减少综合征开展深入研究;加强狂犬病防控,全区24家狂犬病门诊完成信息化建设;加强重点场所、重点人群特色防控,强化学校、托幼机构、养老院等场所传染病知识宣传。

免疫规划　　2021年,印发《2021年全区免疫预防管理工作意见》,组织上岗人员培训,各接种点增加开诊频次、延长开诊时间、增加接种单元,全区39处接种单位节假日不休息,2800余名接种医务人员坚守岗位,为全区居民提供接种服务,举办线上线下培训40余次共培训16000余人次,出动98000余名接种工作人员,对各接种单位开展全面督导指导200余次。各预防接种门诊每月组织开展儿童流脑疫苗查漏补种工作,全区儿童流脑A群疫苗查漏补种9041剂次,流脑A+C群疫苗共查漏补种5432剂次。

慢性病防制工作　　2021年,通过慢病网络监测直报系统报告死因、肿瘤、伤害、心脑血管病报告卡35374张,开展各类监测的分析报告,青岛西海岸新区居民人均期望寿命为81.53岁,其中男性为79.10岁,女性为84.15岁。完成2020年度慢性病综合防控示范区的信息收集与上报工作。开展"一评二控三减四健"专项行动,开展肿瘤防治宣传周等健康主题日宣传活动,组织辖区居民参加全国第六届"万步有约"职业人群健走大赛拓展赛,动员多部门823人参赛,开展中国疾控中心基层慢性病防控体系指标2015—2020年度数据收集、山东省卫健委"三减控三高"基线调查、山东省预包装食品营养标签信息收集、青岛市慢性病防控核心信息知晓情况问卷调查等项目。"三减控三高"基线调查3所中小学、3个街道15个社区,完成291人的询问调查与血液样本采集、153人膳食入户调查,完成401名学生的问卷调查工作;预包装食品营养标签信息收集各类预包装食品831条记录(肉制品和水产品571种、婴幼儿食品260种);组织开展大型超市"三减大赢家"活动,普及"三减"知识;组织30所小学开展减盐干预工作;完成基本公共卫生慢病项目工作督导、考核。组织开展全区慢病防控技能竞赛,组队参加全市竞赛取得市级竞赛团体及个人三等奖的成绩;慢病防控案例入选全国优秀案例,获中国疾病预防控制中心表彰;肿瘤登记监测数据近五年连续纳入《中国肿瘤登记年报》,被国家癌症中心授予肿瘤登记工作优秀奖。

健康教育工作　　2021年,新冠肺炎疫情防控常态化健康教育工作。制作《病毒预防小知识》《新冠疫苗接种》《安全食用冷冻食品》等群众喜闻乐见的动画小视频20个、印刷宣传材料30万份,通过讲座、现场宣传、网络媒体等方式进行知识传播;娱乐型宣传。线上+线下,将健康知识宣传融入娱乐活动,与FM957签订《百科全说》,发布健康提示300余次,健康专题4期,区广播电视台FM926签订温馨提示公益广告,不少于700次,各级各类报刊、网络发布信息130篇,微信公众号发布防病信息163篇,开展《百米长画卷　共绘健康梦》亲子百米绘画、"健康知识深入人心　让健康行为走进生活"健康素养知识竞答、健骨操社区推广等活动。持续做好"将健康融入所有政策",建设市级健康促进场所33处、区级健康促进场所226处,建成省级健康教育基地1处;健康素养监测工作。圆满完成全区健康素养监测工作,监测人数2000人,涉及20处监测点,居民健康素养水平达到26.84%。

卫生监测工作　　2021年,检测辖区内的重点公共场所,开展包括室内空气及酒店餐具微生物指标等检测项目,发放公共场所基本情况调查表及从业人员健康状况调查表收集信息。完成公共场所监测20家,检测样品2000余份。完成现状问卷调查140份,并分析上报数据。全面推广食源性疾病监测区镇村一体化工作,社区卫生服务站全区覆盖。审核30家哨点医院上报的食源性疾病监测病例信息个案病例3444 例。完成市级食品样品采集 171 份,辖区范围内样品采集 110 份。完成 15 个镇街的 33 处农村安全饮用水监测点水样采集工作,采集、化验、分析水样66 份。完成城区 14 个市政供水点进行水质检测工作,每季度一次,采集水样 56 份,分析项目 1904 项。做好第二届博鳌亚洲论坛全球健康论坛的公共场所抽检工作,对青岛世界博览城国际会议中心、青岛威斯汀酒店、福朋喜来登酒店等论坛活动场所进行包括空气质量(包括甲醛、苯、甲苯、二甲苯)、饮用水水质、客房公共用品用具等现场卫生学采样检测及复检工作,采集样品 1000 余份。

学校卫生工作　2021 年,完善"青岛市学生健康监测信息平台"数据信息,处置预警 192 起,其中呕吐6 起、腹泻 5 起、发热 152 起、感冒(流感)29 起,制作32 期周报。举办全区中小学生健康体检数据管理技术网络培训班、全区中小学生健康体检工作培训会议,完成中小学生健康体检工作,健康体检覆盖率100%,学校建档率、数据录入率、数据准确率和数据完整率均达 100%。选择 4 所学校开展学生常见病和健康影响因素监测与干预工作,监测数据录入系统并上报市疾控中心。对 25 所托幼机构、20 所校外培训机构进行"双随机"抽检监测,对 100 多家托幼(育)机构卫生保健合格评审复审,指导托幼(育)机构做好传染病及儿童常见病防控工作,对辖区内开办的托幼(育)机构卫生评价报告满 3 年的托幼机构进行卫生评价复审。联合传防科、计免科、卫生监测科等处置多起学校传染病、疑似食源性疾病事件,通过结核病日、爱眼日、营养日、"三进"等开展健康教育宣传活动。

职业健康工作　2021 年,重点职业病监测工作成绩优异,列全省第一名。获职业健康工作经费 135万。职业健康核心指标监测网络直报 117795 份,尘肺病主动监测 520 人,疑似职业病报告 97 例,职业禁忌证报告 3360 例。青岛市卫生健康委、市疾病预防控制中心在新区召开职业健康信息化建设现场观摩化,新区做法得到省卫生健康委认可推介。制作新区职业健康工作宣传片。筛选排查调查涉害企业名单,梳理各镇(街道)的涉害用人单位,填报涉害单位1179 家。开展工作场所职业病危害因素浓度(强度)主动监测工作,抽取辖区内混凝土行业 40 家用人单位,对其工作场所和相应岗位接触的 7 种重点监测职业病危害因素和省选取的 3 种职业病危害因素进行现场采样和检测。

消毒与病媒防制工作　2021 年,开展"四害"密度和消毒质量监测工作,监测报告率 100%。处置医疗垃圾 225 包 475.14 千克。开展对出血热发病村的防暑灭鼠技术指导。动态监测食盐加碘浓度、100 名儿童及 200 名特殊人群(孕妇)尿碘含量变化,监测结果显示合格碘盐 128 份,合格碘盐食用率 57.33%,孕妇尿碘中位数 146.18,孕妇碘营养水平低于正常范围。对 141 处历史高氟村水氟调查及 8~12 岁儿童氟斑牙开展筛查,儿童氟斑牙检出率 3.83%,141 个历史性高水氟村庄水氟均得到控制。落实国家、省消除疟疾行动,在全区范围内开展消除疟疾行动计划,疟疾病例实验室确诊率、规范治疗率和流调率均达到100%;开展异尖线虫病监测工作,采集 23 种鲜活海产品(206 条鱼),其中 73 条检出异尖线虫,检出率35.44%。开展碘缺乏、氟中毒以及异尖线虫病防治培训工作。为保障 2021 年跨国公司领导人青岛峰会、博鳌亚洲论坛全球健康论坛顺利召开,对接待单位开展病媒生物监测保障任务,完成《关于 2021 年跨国公司领导人青岛峰会接待单位病媒生物监测情况报告》《关于博鳌亚洲论坛全球健康论坛接待单位病媒生物监测情况报告》。参与青岛西海岸新区健康企业建设活动,对青岛东海药业有限公司、青岛董家口发展集团、青岛中加特电气股份有限公司、青岛海尔电冰箱有限公司、青岛海尔特种电冰柜有限公司、青岛海尔中央空调有限公司、赛轮集团股份有限公司、上汽通用五菱汽车股份有限公司青岛分公司进行病媒监测,并分别对 7 家企业完成病媒监测报告。

精神文明建设　2021 年,开展党史学习教育活动,以"我为群众办实事"实践活动为契机,健全体系,强化管理;关爱儿童健康,推广、培养青少年儿童健康生活方式;举办庆祝中国共产党成立 100 周年系列活动,营造浓厚氛围。

大事记

1 月 11 日,组织开展新冠肺炎疫情卫生应急演练。

1 月,"青岛西海岸新区预防医学健康教育基地"被命名为"山东省健康教育基地"。

8 月 3 日,召开应对新冠变异病毒德尔塔毒株疫情专题工作部署会议。

9 月 9 日,青岛市防止疟疾输入再传播工作检查组现场检查新区疾控中心防止疟疾输入和媒介按蚊监测等工作。

9 月,作为全省唯一的县区级代表在山东省艾滋病综合监测培训班作典型发言,交流艾滋病监测流调工作经验。

作为青岛市试点地区开展"三高共管 六病同防"医防融合慢性病管理试点工作。

10月15日,青岛西海岸新区举办2021年国家基本公共卫生服务项目培训班。

10月,为符合加强免疫条件的居民接种加强针。

协助山东省寄生虫病防治研究所在新区开展海产品异尖线虫调查。

荣誉称号 2021年,获"全省新冠肺炎疫情信息报告工作先进集体""2020年度青岛西海岸新区集中隔离工作先进单位""西海岸新区五四红旗团支部""区直机关先进基层党组织——中共青岛市黄岛区疾病预防控制中心疾控支部委员会""2020年度青岛西海岸新区卫生健康系统改革创新先进单位""青岛西海岸新区卫生健康工作先进集体""第31届青岛国际啤酒节疫情防控工作突出贡献单位"等荣誉。

主　任:吴磊

党委书记:李风芝

副 主 任:孟兆海、张振堂、蒋兴海、张栋

办公电话:86163110

传真号码:86996601

电子邮箱:hdqcdc@qd.shandong.cn

邮政编码:266400

地　　址:青岛西海岸新区灵山湾路567号

（撰稿人:张惠雯）

青岛西海岸新区妇幼保健计划生育服务中心

概况 2021年,占地面积2165平方米,业务用房面积4874.83平方米。有在岗在职职工21人,其中卫生技术人员17人,占在岗职工的81%;行政工勤人员4人,占在岗职工的19%。卫生技术人员中,高、中、初级技术职称分别为3人、11人和3人,分别占17.65%、64.7%和17.65%。设有一级业务科室4个(围产保健科、妇女保健科、儿童保健科、生殖健康科),其他辅助性科室9个。

业务工作 2021年,门诊量73856人次,孕产妇系统管理率96.26%,早孕建册率97.37%,围产儿死亡率4.10‰,新生儿疾病筛查率99.8%,新生儿听力筛查率为99.9%,门诊工作量同比下降26.18%。

业务收入 2021年,业务收入2999万元,比上年增长2.08%。

固定资产 2021年,固定资产总值4537万元(含无形资产103万元),比上年增长18.12%。

医疗设备更新 2021年,新增全自动凝血分析仪。

基础建设 2021年,启动立体化停车场建设。

疫情防控 2021年,修订新冠肺炎疫情防控工作方案、制度、预案、工作流程等,落实三级预检分诊、"应检尽检"、"四早"等工作,提升疫情监测预警能力,对重点科室、薄弱环节,分批、分期、分层次有针对性地开展全员专题培训及考核,紧急组建4人核酸检测采样队支援日照采样工作,应急演练12次,其中桌面推演4次、实战演练8次,对辖区妇幼保健机构疫情防控督导检查40余次,与妇保院疫情防控互查督导40余次,对辖区的医疗机构进行疫情防控巡查检查10余次。

医疗特色 2021年,健全妇幼健康服务体系,在全省妇幼保健机构绩效考核中,获全市同类机构第一名,构建紧密型孕产妇管理联合体,畅通高危危重孕产妇就诊绿色通道。特检项目逐步充实完善,创立"临床彩超双筛模式",开展小儿妇科超声、乳腺超声、小儿骨龄、成人心脏彩超、盆底超声等辅助检查。加强孕前优生健康查体、无创产前基因检测和传统血清学筛查等工作,孕前优生健康查体6247人次,高风险率16.5%。血清学产前筛查7968人,无创产前基因检测7511人,筛查高风险15人,其他染色体异常63人,羊穿并引产17人;利用生物工程技术,对症采取生物电刺激、盆底肌训练等治疗方式,有效缓解盆底功能障碍性疾病的不适症状,进行627人次盆底肌评估,1240人次盆底肌治疗,464人次腹直肌分离治疗。采取线下门诊和线上网络平台结合、中西医结合等多方面相结合的精准诊疗方法,对每位就诊者采取个体化全身心调理,新开展宫腔灌注诊疗项目,门诊接诊量6556人次,促使500多对夫妇健康受孕。加强0～6岁、学龄期、青春期儿童青少年身高管理,对生长迟缓的儿童进行身高和骨龄的评估和综合干预,通过妈咪宝贝电台、微信群、探客直播等方式进行宣传讲解。

继续教育 2021年,选派1人到上级医院进修,185人次参加网上学习培训。

精神文明建设 2021年,党员带领共青团员、志愿者等医务人员走进社区、企业、学校开展健康义诊和宣教活动累计20余次,开展"互联网＋护理服务",成立青年志愿服务队、学雷锋志愿服务点,推行出生证明网上办理。增设控烟标识、无障碍标识10余处,安排控烟监督员、巡查员与共青团员不定时进行巡

查,组织党员、团员、志愿者开展环境卫生大整顿活动。开展"声入人心""心肺复苏"等健康知识宣讲、技能比赛,开展品牌标识展示赛,开展红色教育、"三八妇女节"、"5·12 国际护士节"、"我们的节日——端午节"拓展训练等活动。

荣誉称号　2021 年,获青岛市文明单位标兵;青岛市青年文明号;区卫生健康工作先进集体;区卫生健康系统改革创新先进单位;新区巾帼建功先进集体;青岛市公共机构节水型单位称号。

主　　任:董晓静
党支部书记、副主任:李　艳
副　主　任:隋媛媛、陈凤芹
办公室电话:86996639(传真)
电子信箱:fuyou@qd.shandong.cn
邮政编码:266555
地　　址:青岛市黄岛区富春江路 236 号

（撰稿人:董庆香）

青岛西海岸新区急救中心

概况　2021 年,在岗职工总数 32 人,卫生技术人员 21 人,占职工总数的 65.63%;行政人员 4 人,占职工总数的 12.5%;高级职称 3 人,占职工总数的 9.38%;中级职称 10 人,占职工总数的 31.25%;初级职称 7 人,占职工总数的 21.88%;设有指挥调度科、急救科、综合办 3 个科室,急救服务范围覆盖西海岸新区面积约 2096 平方千米,服务人口 180 余万,采取与医院协办模式,设 29 个急救站、36 个急救单元。

业务工作　2021 年,受理急救电话 20.53 万余个,出车 3.56 万余车次,1 分钟内受理完成率达 100%,调度差错率、纠纷为 0。

设备更新　2021 年,落实政府投资 650 万元,采购负压救护车、呼吸机、自动心肺复苏机以及除颤器,并在公共场所配置 AED 体外自动除颤器 60 台。

疫情防控　2021 年,成立应急转运梯队。承担新区全部密接、次密接人员转运工作,成立 3 支应急集中转运梯队 24 小时值班,实现密接、次密接全部 8 小时完成集中转运,做到调度零差错、纠纷零投诉、院感零感染和零传播。建立调度小组长负责制,实行首接负责制。实施梯队调度,分为机场转运梯队、采样运送梯队、密接转运梯队及日常急救梯队等 9 个梯队,执行"首诊追踪制"。

医疗保障　2021 年,参加重要会议及活动保障任务 122 次,保障车辆 630 车次,保障医护人员 1888

人次,救治伤员 51 人次。

应急培训　2021 年,对院前急救工作人员开展医疗业务技术、驾驶安全技术、突发事件应急处置等业务培训 36 期,培训人员 1000 余人次。

应急宣传　2021 年,与青岛西海岸大众传媒有限公司签订《西海岸报广告发布业务合同》,撰稿 125 篇向各级媒体推送。

特色工作　2021 年,公共场所普及 AED,落实政府投资购置自动体外除颤器 60 台,区急救中心统筹规划,投放至新区政务中心、车站、体育场馆等处,并组织中心导师团为每处安装点培训至少 10 人的现场第一响应人。组建专业化 5 人培训导师团,全面开展急救技能、急救知识业务培训。成立院前急救质控中心,36 家医疗机构组成专家委员会。发布西海岸新区卒中急救地图 3.0 版,使新区脑卒中入院至溶栓时间平均缩短到 45 分钟内,溶栓病例好转或痊愈率达到 85%。

大事记

1 月 20 日,联合山东科技大学数学院举行"国家倡导急救日倡议活动暨 120 急救与疫情防控知识培训"活动。

2 月 3 日,与红石崖、黄岛街道社区卫生服务中心急救站对西海岸新区社区不同场景不同情形疫情应对进行大演练大培训。

2 月 25 日,以"夯实急救技能,奋进急救之路"为主题,开展心肺复苏术和自动体外除颤器（AED）使用的专题培训。

5 月 10 日—12 日,完成第 60 届全国药机博览会圆满完成药机博览会疫情防控和医疗保障任务。

6 月 1 日—4 日,西海岸新区急救中心圆满完成博鳌亚洲论坛全球健康论坛第二届大会医疗卫生及防疫保障工作。

7 月 16 日—8 月 2 日,西海岸新区急救中心圆满完成第 31 届青岛国际啤酒节保障任务。

8 月 17 日,承办 2021 年青岛西海岸新区首届突发事件紧急医学救援技能竞赛。

9 月 7 日,中心"安心小分队"急救导师团到青岛理工大学为新生开展急救技能培训。

10 月 15 日—17 日,完成"2021 青岛国际影视博览会"疫情防控保障工作。

10 月 26 日—28 日,完成 2021 中国国际农业机械展览会医疗保障工作。

11 月 12 日,发布西海岸新区卒中地图 3.0 版。

荣誉称号　2021 年,获评青岛市文明单位、青岛市院前急救先进集体、青岛西海岸新区卫生健康工作先进集体。

主　　任：陆蕾蕾

党支部书记：于建伟

副 主 任：薛　钊

办公室电话：86701152

电子信箱：jjzxadmin1@qd.shandong.cn

邮政编码：266400

地　　址：青岛西海岸新区灵山湾路 567 号

（撰稿人：薛青春）

即　墨　区

青岛市即墨区卫生健康局

概况　2021 年，即墨区有各级各类医疗卫生机构 1082 个。公立医疗卫生机构 32 个，其中医疗机构 28 个(城区有区人民医院系三级综合医院、区中医医院系三级甲等专科医院；镇街有第二人民医院系二级综合医院，另有卫生院 20 所、社区卫生服务中心 1 所、妇幼保健计生服务中心 1 所，精神病、结核病、皮肤病等专科医院各 1 所)、卫生健康事业服务中心 1 个、监督执法机构 1 个、疾病预防控制机构 1 个、120 急救指挥机构 1 个；非公立医疗机构 366 个(含民营医院 33 个，门诊部、个体诊所及医务室 333 个)；城区社区卫生服务站 20 个，村卫生室 646 个(规划内 598 个)。卫生系统人员总数 5358 人，其中编制内 4019 人、编外 1339 人。有执业(助理)医师 3200 人，执业护士 3230 人。医疗卫生机构总床位数(编制床位) 5336 张，实有床位 5461 张，千人口床位数 4.3 张。医疗机构完成门诊 73.51 万人次，住院 11.34 万人次，手术量 2.68 万台次。出生 7699 人，其中男孩 3985 人、女孩 3714 人，出生人口性别比 107.3。人口出生率 6.48‰，自然增长率－0.76‰，人口出生率和自然增长率分别比上年同期降低 0.716 和 0.67 个千分点。

2021 年，出台《即墨区医疗卫生服务能力提升行动三年计划(2021—2023 年)》，重点实施卫生人才"聚即行动"、区级医院"提质扩容"、卫生院"改薄提档"等八大工程；强化中心建设，拓展"健共体"，打造"温馨医院""廉洁医院""智慧医院"；做好全生命周期健康服务，落实各项计生奖扶政策，建立生育保健、妇幼健康、公共卫生联动工作机制，深入推进健康即墨建设，推进社会心理服务体系建设，做好"一老一小"照护服务；牵头做好国家卫生城市复审；组织开展"我为群众办实事"活动。

疫情防控　2021 年，严格落实外防输入、内防反弹。排查密切接触者 800 人，对 1.3 万余名入境人员实施全程服务，对 6 万余人次重点人员进行核酸检测。从严落实医疗机构院内感染"零容忍"要求，规范 4 处发热门诊及 21 处哨点诊室运行，预检分诊 510 万余人次，筛查发热病人 2.8 万余人次。构建全民免疫屏障，组建 29 处固定接种点、16 支流动接种队，增加 4 辆流动接种车，并在二级以上医院开辟绿色通道，接种新冠病毒疫苗 303 万剂次。做好全员核酸检测准备工作，落实核酸检测物资储备，加强采样、转运等工作流程的培训演练，引入国药器械核酸检测实验室，核酸日检测能力达到 50 万人份。

防控救治　2021 年，做好与即墨区相关的新冠肺炎无症状感染者、疑似病例、确诊病例的医疗救治工作及后续健康管理，救治管理相关病例 23 例，其中集中隔离期间发现核酸阳性确诊 20 例，其他省市入境确诊治愈出院后返即病例 3 例。组织开展有就医需求的居家隔离人员的就诊工作，接诊该类人员 38 人次。组织全区新冠血清抗体阳性人员的医疗排查，排查血清抗体阳性人员 34 例，均排除新冠肺炎。加强新冠疫苗接种疑似异常反应医疗救治工作，严格落实知情告知、留观等重点环节，统筹辖区医疗资源，按照"四有"原则落实每个接种点的医疗保障资源，开展多学科诊疗，及时处置不良反应，确保接种安全。规范发热门诊、后备医院建设管理，设置发热门诊 3 处，诊室 14 间，隔离留观床位 46 张。做好定点后备医院工作准备，区第二人民医院作为定点后备医院储备救治床位 200 张，完善应急预案，做好医院腾空、患者转运、定点医院启用等应急准备。做好全员核酸检测准备工作，全区 5 家检测机构有检测设备 52 套，日检测能力 5 万管，医疗机构组建采样队 2750 人，检测人员

135 人,各镇街、功能区、相关单位设置采样点 1435 个。

医政管理 2021 年,开展干部保健工作,组织健康查体。组织基层医疗机构基本药物制度绩效考核,规范基层药品采购使用管理,规范开展短缺药品报告工作,建立易短缺药品库存预警机制。区人民医院、区中医医院加强与国内知名医院的技术协作,新申报青岛市重点学科 7 个。规范运行胸痛、卒中等"六大中心"和消毒供应等区域共享中心,促进优质资源共享。医院病房优质护理服务覆盖率达到 100%,组织评选 229 名"优秀护士"。常态化开展疫情院感防控知识培训、考核,建立四级院感巡查制度,组织医疗机构建立分级包干责任清单。开展对口帮扶工作,来自青岛市、即墨区三级医院的 68 位帮扶专家对基层医疗卫生机构进行为期一年的支援帮扶,继续开展东西部健康帮扶活动。

妇幼管理 2021 年,全区活产数 8089 例(户籍),住院分娩率、高危孕妇管理率 100%,新生儿死亡率 1.36‰,婴儿死亡率 2.10‰,5 岁以下儿童死亡率 3.34‰。青岛昌德妇女儿童医院为爱婴医院新创建医疗机构。首次签发出生证明 7239 份,换发 31 份,补发 261 份,医疗机构外 13 份。落实国家重大妇幼公共卫生服务项目和市办实事项目,定点医疗机构为 38726 名适龄妇女进行"两癌"筛查;孕妇免费产前筛查数 5205 人,新生儿听力免费筛查数 4915 人,新生儿疾病免费筛查数 4928 人,孕妇产前筛查高风险基因检测费用免费人数为 853 人,产前诊断羊水穿刺免费人数 230 人;为 9276 名孕产妇进行艾滋病、梅毒和乙肝母婴阻断检测,检测率 100%。完善三级预防强化出生缺陷防治工作,为目标人群 3772 人进行免费孕前优生健康检查,目标人群覆盖率 100%,高风险随访率 100%;服用叶酸人数为 3980 人,发放叶酸 20490 瓶,孕妇产前筛查率 100%;新生儿疾病筛查率 100%;新生儿先天性心脏病筛查率 99.77%。围产儿出生缺陷率 52.56/万。

基层卫生 2021 年,开展优质服务基层行活动,新增青岛市基层特色科室 5 个。规范老年乡医死亡上报流程,完成乡村医生社会保障工作。指导村卫生室疫情防控工作,加强基层人员培训,组织 3 名卫生院骨干医师以及 10 名乡村医生到青岛市中心医院和青岛市第三人民医院参加基层卫生人才能力提升培训,19 名学员报名参加青岛市全科医师转岗培训;组织开展万名医护下基层活动。建立支援医院与基层医疗机构对口联系机制,举行义诊活动 118 场,下派

专家 439 人次,诊疗患者 10600 余人次。

基本公共卫生服务 2021 年,推进 12 项国家基本公共卫生服务项目工作,落实每年人均 70 元国家基本公共卫生服务项目经费,各项指标均达到要求。继续采用移动信息化体检车为全区 65 岁及以上老年人进行健康体检,免费体检 14.76 万名老年人,老年人健康管理率 73.54%,比上年提高 2.67%。家庭医生签约服务将"高血压糖尿病患者干预率、高血压糖尿病患者住院率增长率、签约居民知晓率、签约居民满意度"等纳入考核重要指标。在全区推行"高血压、高血糖、高血脂"的规范化、同质化管理,建立三级协同、医防融合的一体化分级诊疗服务模式。由区财政出资 93.9 万元,为 24 家卫生院(社区卫生服务中心)健康驿站配备与基层 HIS、家庭医生签约服务系统对接的健康一体机,实现就诊居民通过身份识别后在健康驿站完成自助检测、数据上传和打印报告。成立基层医疗机构家庭医生团队 243 个,总签约人数 62.25 万人,签约率 49.84%。享受家庭医生签约免费基本药物 8.69 万人次,费用合计 60.87 万元。定点医疗机构为低保家庭老年人免费安装义齿,10 家儿童口腔项目定点医疗机构为二年级学生涂氟防龋 12334 人,窝沟封闭 14796 人,封闭牙 39099 颗,早期龋充填牙 3598 颗。

社会卫生管理 2021 年,组织医疗、院感、检验、卫生监督专家对 35 家民营医疗机构进行两轮业务督导检查。每周组织专家对民营医疗机构进行疫情防控督导检查,对督导发现问题要求限时整改,整改情况进行回头看。

爱国卫生 2021 年,开展爱国卫生运动和健康中国行动,举办健康知识讲座 200 余场次,受益人群 5 万人,组织开展城乡环境综合整治 5 次。成立由区委书记、区长双组长的领导小组,保质保量完成国家卫生城市复审各项工作要求。开展控烟监督检查禁烟场所 126 个,集中宣传 3 次,发放禁烟标识 1 万余张。47 家单位创建青岛市无烟单位并通过验收,210 个家庭获得青岛市首批无烟家庭荣誉称号。统一布置毒饵站 3 万余个、投放鼠药 8.5 吨,在通济街道王家园村设立观摩点。开展健康即墨行动,制发推进健康即墨行动实施方案、(2021—2022)专项行动、工作要点、监测评估方案、成立专家委员会和专项行动工作组、工作规则等八个纲领性文件。

中医药工作 2021 年,理顺中医药管理体制,即墨区卫生健康局加挂区中医药管理局,医政医管科加挂中医药管理科。推动区中医医院开展学科建设,推

拿科获评省级中医药临床重点专科;肛肠科和妇科被评为县域中医药龙头专科;骨伤科、针灸科、康复科成为"齐鲁中医药优势专科集群建设单位成员专科";完成祝明浩全国基层名中医传承工作室验收;2 名专家获评青岛市中医药领军人才;医院中医药文化教育基地获评"山东省健康教育基地"。建成省中医药重点专科 2 个、市中医药重点学科 3 个,开发院内中药制剂 26 种,开展中医药非药物疗法 70 种,组建 6 个学组开展全院针灸全科化。在全区开展"中药贴服三伏节"、"冬令膏方节"和冬季养生保健宣传周活动。段泊岚卫生院和通济街道社区卫生服务中心被青岛市卫生健康委评为精品国医馆;孙惠芝等 4 名基层中医师获评青岛市基层名中医;46 人取得青岛市中医药适宜技术培训合格证书;组织开展首次省级中医医术确有专长考试。开展中医药+旅游产业,即墨区灵山街道和即墨古城被评为青岛市首批中医药特色小镇(街区)。

深化医药体制改革　2021 年,推广"三明医改"经验,推动"三医联动"改革。出台即墨区 2021 年深化医改重点工作任务责任分解通知,明确重点改革任务,加强统筹协调和研究论证,进一步推动医保、医疗、医药体制改革等工作。做好公立医院绩效考核各项工作。以现代医院管理制度建设引领医疗服务供给侧结构性改革,推动建立公立医院运行新机制。被山东省卫健委和省财政厅确立为省级公立医院综合改革示范区创建单位。

人口监测与家庭发展　2021 年,落实计划生育目标责任考核。对人口计生工作作出突出贡献的 10 个镇街和 16 个区直部门授予"2021 年度人口和计划生育工作先进单位"称号。做好出生人口动态监测工作,全面完成人口均衡发展指标。充分利用信息共享数据和 WIS 信息系统数据,对人口形势进行分析和监测预警,推进生育服务管理改革,全面做好生育政策配套服务工作。加强工作规范和流程优化,确保"一次性办好"。为群众办理生育登记 10078 人,为 7399 个计生家庭发放住院分娩补贴 369.95 万元。生育登记覆盖率 86%,再生育审批率 100%。加强政策衔接,落实"三孩"政策。推进母婴设施建设工作。指导应建场所和单位规范建设母婴室和爱心妈妈小屋,母婴设施建设覆盖率 100%;稳步推进 3 岁以下婴幼儿照护服务工作。参与国家普惠养老托育服务专项行动,筛选上报普惠托育专项行动项目 11 个,其中 5 个项目获得国家普惠资金 555 万元,总投资 1200 多万元,新增普惠性托位 560 个。即墨区总托位数 2270

个,每千人口托位数 1.7 个。

奖励扶助　2021 年,落实各项奖励政策。农村计划生育家庭奖励扶助对象为 69133 人,发放扶助金 6615.84 万元。符合计划生育家庭特别扶助金申领条件的特扶对象为 2562 人,发放扶助金 2244.405 万元;城镇其他居民奖扶对象 2347 人,发放金额 268.80 万元。落实计生特殊家庭"三个全覆盖"。全面落实"双岗"联系人制度、就医"绿色通道"、家庭医生签约服务"三个全覆盖",春节、中秋节认真组织各镇街对全区计生特殊家庭开展走访慰问活动,发放慰问金(品)57.38 万元。

计生协会工作　2021 年,推进"暖心"行动,走访慰问 522 户计生困难家庭,发放人口关爱基金慰问金 84.84 万元。推行计生家庭系列保险,为 21 名升入大中专以上院校计生困难家庭学生提供金秋助学救助,联合中国人寿即墨区支公司为 26 名大中专以上院校计生困难家庭学生赠送意外伤害公益保险。以"永远跟党走.奋进新征程"为主题,指导基层计生协会组织开展群众性宣传活动。在青岛市率先完成承担的中国老年健康和家庭幸福影响因素跟踪调查任务,完成老人调查样本 40 个,被中国计生协会评为"中国老年健康和家庭幸福影响因素跟踪调查工作表现突出单位"。落实奖励政策,为 35799 名独生子女父母足额发放奖励费 285.4 万元,其中失业无业人员 4798 人,政策落实率达 100%。开展独生子女父母奖励费清理核查活动,清理出应退未退、重复发放和其他不符合法定政策人员 260 人。

基础设施建设　2021 年,将大信卫生院新建综合楼、精神卫生中心新建、即墨区中医医院改扩建等 12 个项目列入即墨区政府重点民生项目,总投资约 24 亿元。投资 2600 余万元用于基层医疗卫生单位提高医疗服务能力,其中,投资 457 万元,解决 1003 处卫生室的医疗废物的转运处置;投资 102 万元,完成卫生系统的电子票据项目;投资 659 万元,为温泉、灵山卫生院各购置 1 台 16 排 CT 机;投资 398 万元加强基层医疗卫生单位的信息化建设;投资 984 万元,在发热哨点、健康驿站等其他方面的医疗设备购置和更新。

人才队伍建设　2021 年,在 26 家基层单位提拔正科级干部 9 人,副科级干部 30 人。加大招聘力度,为公立医院面向全国高校选聘优秀人才 40 人、为公立医院及基层事业单位面向社会公开招聘 207 人,全部充实到区疾病预防控制中心、公立医院、乡镇卫生院。引进副高级职称 1 人、硕士 24 人。评聘三级正高级职称 7 人。制发首席全科医师、首席基本公共卫生医师、首席疾控专家评选选拔办法,组织选拔区疾控中心 2 名专家为首席疾控专家;推荐选拔区级拔尖人才 13 人。推荐 82 人参加正高级职称评审,推荐 309 人参加副高级职称评审。

卫生应急 2021 年,更新调整突发公共卫生事件卫生应急领导和管理小组,进一步完善卫生应急工作制度和岗位职责。更新组建卫生应急专家咨询委员会专家队伍、各类卫生应急处置队伍。指导各卫生应急单位及时编写或修订各类医疗卫生应急预案、更新补充卫生应急物资储备库、根据各自职能及时完成各类医疗卫生应急工作。定期演练为卫生应急事件做好应急准备。完成全区学校卫生应急和急救能力提升行动工作;完成青岛市医疗卫生行业综合监管督察的卫生应急工作和青岛市审计局对青岛市医疗卫生健康事业高质量发展情况进行专项审计检查的卫生应急工作。

老龄服务 2021 年,落实省政府《关于进一步优化老年人优待政策的通知》,协调各医疗卫生单位及交通局、文旅局等有关部门做好老年人优待政策调整落实工作;指导各镇街、各部门落实好《山东省老年人电子优待证》的启用工作,实现身份证和老年优待证的互通互认;完成对即墨区老龄工作委员会成员单位的调整工作。开展老年健康宣传周和敬老月活动,开展走访慰问、健康义诊等孝老敬老活动。统筹推进健康即墨老年健康促进行动,开展老年友善型医疗机构达标行动,开展老年健康综合管理试点工作。

医养结合 2021 年,召开镇街居家医养结合工作推进会议,有 1.5 万余名 80 岁以上老年人享受居家医养签约服务。开展医养结合服务能力提升行动,组织医养结合机构 50 余名医护人员参加国家卫生健康委举办的医养结合机构服务质量提升行动网络培训班,选派区中医医院优秀骨干参加山东省老年医学人才培训项目。完成国家医养结合监测工作,建立季度监测机制,统计上报医养结合服务数据。开展安宁疗护试点工作,印发《即墨区安宁疗护试点工作方案》,初步建立以区人民医院为核心,乡镇、社区医院为主体,家庭为基础的安宁疗护居家照顾的三级联动工作体系。

卫生信息化 2021 年,迎接青岛市公安局网警支队、青岛市卫生健康委员会的网络安全专项巡查,组织处置即墨同德医院、青岛瑞晟妇科医院两起网络安全事故。完成新冠疫苗接种点系统维护工作。成立由区人民医院、区中医医院及第三方服务公司组成

的五个技术小组对全区疫苗接种点硬件设备和 VPN 网络进行安装调试,做好疫苗接种预登记平台建设。牵头升级改造全区基层医疗机构电子病历系统,并投入使用。完成医保结算、重型精神病人管理、电子票据等系统接口开发工作。推进山东省"互联网＋医疗健康"便民惠民平台对接工作,对辖区内二级及以上医院"互联网＋医疗健康"工作进度进行督导。

党建工作 2021 年,开展"党群同心·共建家园"人居环境整治提升主题实践活动。开展"社区一线党旗红"深化"双报到"工作,主题活动达 100 余场。发展党员 82 名。为 63 名老党员发放"光荣在党 50 年"纪念章,为 4 名离休干部拍摄照片、视频。开展党史学习教育专题组织生活会和民主生活会,推进"三会一课"、主题党日、学习培训等机制体制建设。从严压实廉政责任,深入开展廉政教育。

精神文明建设 2021 年,组织开展"我为群众办实事"活动。组织区人民医院和区中医医院组织送医下乡 150 场次,受益 1.2 万人次。组织急救知识"六进"活动 120 场次,受益 2 万人次。参与创建全国文明典范城市创建工作。组织局机关等 11 家各级文明单位参与交通志愿引导服务,参与人员 2800 多人次,服务时长 180 天。推选行业先进典型,2 人获评青岛市好医生、好护士,2 人获评青岛市文明市民,4 人获评月度即墨好人之星,2 人获评"道德模范提名奖"。加强卫生健康改革发展正面宣传、专题宣传、典型宣传。

大事记

2 月 26 日,召开即墨区卫生健康系统 2021 年工作动员暨干部作风建设会议。

3 月 3 日,青岛市基层医疗机构选树典型现场推广会在即墨区举行。

3 月 9 日,国家卫生健康委课题组组长努兰别克一行到即墨调研卫生健康相关工作。

3 月 27 日,召开全区卫生城市复审工作启动会议。

3 月 30 日,德州市国家卫生城市复审专家小组到即墨验收国家卫生镇。

4 月 25 日,区第十八届人民政府第 91 次常务会议听取卫生健康局局长陆钧林汇报并通过即墨区医疗卫生服务能力提升行动三年计划。

6 月 29 日,即墨区"脑瘫儿童救助行动"启动仪式举行。

7 月 6 日,在区人民医院召开卫生健康系统迎接国家卫生城市复审工作现场观摩会。

7月15日,中央编办政策法规局标准处处长丁志宏、省委编办政策法规处处长刘长波、青岛市委编办主任逮鹰一行到即墨调研机构编制标准工作。

8月4日,派出100名医务人员支援莱阳核酸检测。

8月11日,在通济街道王家院村召开全区迎接国家卫生城市复审工作观摩会。

8月23日—25日,区委副书记、区长张元升赴定西漳县和陇南文县推进东西协作相关工作,卫生健康局局长陆钧林陪同。

9月10日,召开社会心理服务体系工作推进会。

10月28日—31日,派出31名医务人员支援日照市五莲县核酸检测。

荣誉称号　2021年,青岛市委、市政府授予即墨区卫生健康局青岛市创建文明城市工作先进单位称号;青岛市卫生健康委员会、青岛市精神文明建设委员会办公室、青岛市红十字会授予即墨区卫生健康局青岛市无偿献血突出贡献集体称号;青岛市委宣传部授予即墨区卫生健康局"学习强国"工作先进集体称号;中共青岛市即墨区委、青岛市即墨区人民武装部授予即墨区卫生健康局兴武建功先进单位称号。

党组书记、局长:陆钧林

副局长:梅亦工、于朝晶、王　娟

办公室电话:88512617

传真号码:88539893

邮政编码:266200

地　　址:青岛市即墨区盛兴路78号

青岛市即墨区人民医院

概况　2021年,医院占地面积51262.6平方米,业务用房面积94119平方米。职工总数1748人,其中卫生技术人员1456人,占职工总数的83%;行政工勤人员292人,占职工总数的17%。卫生技术人员中,高级职称227人,聘任154人,占比16%;中级职称822人,聘任480人,占比56%;初级职称407人,聘任440人,占比28%,医生与护士之比1:1.4。床位总数1310张,设职能科室29个、临床科室44个、医技科室18个。

业务工作　2021年,门、急诊1385375人次,比上年同期增长29.7%,增加317377人;其中急诊181507人次,同比增长7.1%。收住院人数47450人次,比上年同期增长7.4%,增加3255人次;床位使用率71.6%,同比增长0.4%;床位周转次数35.6次,同比增加1.9次;入院与出院诊断符合率99.8%,手术前后诊断符合率100%,抢救危重病人11223人次,抢救成功率95.22%,同比增长0.82%;治愈率38.7%,同比增长0.5%,好转率59.3%,同比下降0.3%;病死率0.4%,同比下降0.2%。院内感染率0.84%。甲级病案符合率96%。

业务收入　2021年,收入93982万元,同比增长5.94%。

固定资产　2021年,固定资产总值为86468万元,同比增长3.35%。

基础建设　2021年,对院内道路和停车场约2.5万平方米地面实施沥青罩油工程,优化停车标识系统,改进院内交通流程;启动病房楼装修工程,在原门诊楼外加建板房680平方米,扩大门诊候诊大厅面积,每层加装中央空调6台,完善导引标识;改建发热门诊和发热病房,在医院北门单独区域建设发热门诊和发热病房,实行发热病人就诊和治疗封闭管理;

疫情防控　2021年,根据不同人群设置三类发热门诊,院本部设立服务中高风险区人员发热门诊、无疫区接触史的普通发热门诊,龙泉院区设立服务入境人员发热门诊和隔离留观区,病区实行24小时门禁管理。落实"一岗、一科、一策"防控方案,建立全员健康管理台账。优化应急处置流程,加强人员梯队建设和后备力量储备,成立采样队、检测队、应急支援医疗队、成立检验、影像专家库。全院分批次、分层次、分岗位进行培训211场7697人次。

2021年,开展新冠肺炎疫苗社会接种工作。组建10支流动疫苗接种队伍,承担全区疫苗紧急接种任务,21支疫苗接种保障队伍长期在院外保障,10支流动疫苗接种队随时待命。常备3支核酸采集应急梯队,完成5次区政府组织的大型活动的临时核酸采集任务。外派75人协助即墨区疾控中心对境外输入人员进行核酸检测及抗体检测任务。开展24小时核酸检测工作,成立核酸检测组,设置门诊、急诊、社会核酸采集点,日均采集600人次,高峰时每日3000人次。完成外援核酸检测任务,并承担采回样品检测工作。

卫生改革　2021年,规范中层干部任期考核管理办法,设置轮岗岗位52个,参与轮岗中层47人,落实职能管理"大部制"。科室整合重组为10个大部。重新设置聘用岗位,按医疗、护理、药剂医技三个序列分别分配岗位职数,吸纳一线工作人员参与评价标准制定、量化计分等工作。划分医师、护理、医技、药学药剂、行政后勤五大职系,单独核算绩效;医师与护理职系独立进行绩效核算与发放。综合运用 DRGs，RBRVS，KPI 指标法等评价方法，分岗位、分科室、分层级进行考核。

学科建设 2021 年，聘请北京大学人民医院崔恒教授为首席专家，妇科开展多项新技术填补空白，神经外科与北京天坛医院开展技术合作，完成门诊量 5994 人次，同比增长 33％，手术台次 468 台，同比增长 21％，三、四级手术比例及微创手术比例均比同期大幅增。与上海壹博医院在脑瘫、偏瘫外科建立技术培训合作关系，与即墨残联合作公益事业项目，与上海交通大学附属瑞金医院签署协议聘请消化科专家，消化内科被国家消化系统疾病临床医学研究中心（上海）、国家消化内镜质量控制中心授予结肠镜规范化培训项目优秀示范基地，与齐鲁医院（青岛院区）协作成为"医联体"单位。承办医诺传芳半岛肿瘤会议、华北妇科高峰论坛、三届医路成长病例专题讨论会、两届临床病理讨论会等活动；举办两届即墨区人民医院食管胃底静脉曲张及其破裂出血及内痔的内镜下微创治疗培训班。

科研教学 2021 年，与滨州医学院洽谈交流并签署科研合作协议 4 项，与山东省省立医院合作科研项目，成为依达拉奉右莰醇三期临床试验分中心，与临沂人民医院合作科研项目"艾拉莫得治疗类风湿关节炎的疗效观察"，获批专家工作站 1 处，获山东省科学技术奖 1 项，通过急诊高血压规范化管理救治基地、急性上消化道出血急诊救治快速通道五星救治基地、呼吸内科的 PCCM 认证。

精神文明建设 2021 年，聘请第三方公司惠佳丰专为住院患者外出检查做引导陪同、化验标本运送等，实行第三方满意度评估。对医院服务质量进行全方位评价，成为青岛市首批老年人友善医院，做好新医保平台一站式服务工作。开展"医诊还乡"大型义诊活动，组织"学好百年党史，重走长征之路"健步行，举办医师节、护士节庆祝活动，组织参观革命基地。持续推进众心社会志愿者服务，疫情防控志愿岗 9000 余人次提供 96664 小时的服务，创新志愿服务项目 13 个，开展 121 次志愿服务，参与 356 人次，直接服务 4983 人次，提供 1025 小时的志愿服务。文明劝导交通岗站岗 133 天，有 544 人次提供 1088 小时的服务。组织无偿献血活动，162 人次献血 52660 毫升。为医院捐助命名的希望小屋受助儿童送去 2000 元慰问金和米面油奶、书包等用品。

党委书记、院长：宋启京

党委副书记：孙吉书

党委委员、副院长：王克明、丛　莉、潘延涌

党委委员、纪委书记：邢强强

党委委员：高启全

院办电话：88512122

传真号码：88513933

邮政编码：266200

地　　址：即墨区健民街 4 号

（撰稿人：李　馨）

青岛市即墨区中医医院

概况 2021 年，职工总数 1108 人，其中卫生技术人员 980 人，占职工总数的 89％，行政后勤人员 87 人，占职工总数的 7.8％。卫生技术人员中，高级职称 70 人，占卫生技术人员的 7.2％，中级职称 299 人，占卫生技术人员的 31.6％，初级职称 556 人，占卫生技术人员的 56.7％，医护比 1：1.3。床位总数 958 张，设综合管理机构 15 个、临床医技机构 70 个、后勤服务机构 6 个。

业务工作 2021 年，门诊量 61.4 万人次，同比增长 14.9％；出院人数 2.1 万人次，同比增长 7.2％；手术量 6003 台次，同比增长 15％；床位使用率 58％，增长 1.5％，周转次数 22.8 次，增长 4％。

业务收入 2021 年，业务收入 36312 万元，比上年增长 5.65％。

固定资产 2021 年，固定资产总值 30602 万元，比上年增长 13.15％。

医疗设备更新 2021 年，新增 128 层高端 CT、数字化 X 线摄影系统（DR）、高端彩超、高清电子胃肠镜、经颅多普勒、液相色谱仪等医疗设备。

基础建设 2021 年，医院扩建项目总占地面积 17266.67 平方米，规划新建感染性疾病门诊楼和健康管理中心楼，总建筑面积约 13500 平方米，配建地下车库等配套设施，土石方施工完成 55％，基坑支护施工完成 80％。

卫生改革 2021 年，改进公立医院绩效考核，以信息化建设助力医疗质量提升，完善多学科协作（MTD）会诊制度，运行医疗总值班管理，加强病案首页质控管理。优化质控模式实现精准查检，践行 6S 管理力争创新突破，借力"互联网＋"创新考培模式。成立"连方名中医工作室"，引进国家岐黄学者、中医药领军人才连方教授和专家团队定期到即墨区中医医院生殖医学科坐诊；引进全国名中医、省内外知名专家定期到医院坐诊；公开招聘、择优录取 47 名新职

工。启用门诊电子病历系统,加强质控管理,规范住院病历书写。建设综合 CDSS(临床辅助决策系统)及中医 CDSS(中医临床辅助决策系统)。

医疗特色　2021年,开展中医护理适宜技术22项38.2万例次。穴位贴敷、温灸器灸法、耳穴压豆、中药湿敷等中医护理适宜技术广泛应用于临床。新开展平衡火罐、中药热罨包、雷火灸。推拿科被确定为山东省中医药临床重点专科,妇科、肛肠科被确定为县域中医药专科。生殖医学科开展中西医结合治疗生殖健康相关疾病,开展微创手术在不孕症诊治中的应用,为100多个不孕不育家庭成功助孕。

疫情防控　2021年,参与预检分诊、核酸采集、疫苗注射、发热门诊、隔离酒店保障等工作,完成隔离酒店医疗保障任务11次150天。完成19家企业的核酸检测任务上门服务,检测人员5000余人次。完成2所学校的核酸采集工作和13所学校9000余人次的核酸样本检测工作。成立流动疫苗接种队,完成新冠疫苗接种约3万人次;成立10支疫苗接种保障队,派出医疗保障人员2500余人次,对即墨区13个疫苗接种点进行医疗保障;组建100人的应急接种后备队,多次为通济、北安社区接种点提供应急支援。

科研工作　2021年,发表论文30余篇,出版专著10余部。成功申报青岛市科研项目2项,山东省中医药科技计划项目1项,中国人体健康科技促进会横向课题1项。

继续教育　2021年,完成青岛市继续医学教育项目6项、国家级继续医学教育项目1项,培训学员1000余人次;将对口支援的8家"医共体"单位纳入继续医学教育管理,培训乡镇卫生技术人员100余人次。安排院外学术会议4项。派出进修13人次,参加学术会议98人次。

学术交流　2021年,举办4次国家级、省级大型学术会议论坛,分别是国家级继续医学教育项目"先兆流产的中西医治疗新进展"培训班;慢创联盟成立大会暨"微运而生"第四届适宜技术研讨会;第一届半岛糖尿病足中西医结合诊治论坛;"智肠远,领未来"胶东半岛肛肠领域研讨会。

精神文明建设　2021年,开展党政学习建设,注重医院的中医药传统文化建设,优化院内环境建设,抓好职工业务学习,加强职工的思想政治和职业道德教育,大力提升医疗服务水平。医院秉承"精诚奉献传承创新"的院训,倡导"心系患者　精益求精"的服务理念,大力培育和践行社会主义核心价值观和传统文化教育,获评青岛市文明单位标兵。

大事记

2月1日,即墨区中医医院护师袁萌获"青岛市即墨区见义勇为先进个人"荣誉称号。

2月,即墨区中医医院耳鼻喉科副主任、主治医师于进波,产科医生、主治医师卢华获2016—2020年援黔医疗卫生对口帮扶工作优秀帮扶个人称号。

6月30日,引入院内智能导航系统。

8月3日—4日,集结核酸采样队,支援烟台地区核酸采集工作,完成核酸采样6000余份。

12月7日,启用CT预约中心。

12月20日,建设的青岛市即墨区中医药文化健康教育基地获2021—2024年度"山东省健康教育基地",是即墨地区唯一入选单位。

12月23日,开通线上获取核酸检测报告服务。

荣誉称号　2021年,被授予"山东省卫生先进单位""青岛市文明单位标兵""青岛市即墨区中医药文化健康教育基地""山东省临床实验室质量管理先进集体""山东中医药大学医学类专业毕业综合考试实践技能考试基地""青岛市征兵工作先进单位""青岛市事业单位脱贫攻坚集体嘉奖""青岛市公共机构节水型单位""青岛市院前急救工作先进集体"称号。

党委书记、院长:赵成欣
党委副书记:王存哲
副　院　长:李瑞生、张秀芹
纪委书记:王希强
工会主席:韩　珺
院办电话:88555086
传真号码:88515132
电子邮箱:jmqzyyyxck@qd.shandong.cn
邮政编码:266200
地　　　址:青岛市即墨区蓝鳌路1281号
　　　　　　　　　　　　　　(撰稿人:贝　贝)

青岛市即墨区第二人民医院

概况　2021年,占地面积21300平方米,建筑面积15000平方米,有职工300余人,设临床科室15个、医技科室5个、职能科室16个,开设床位300张。拥有64排螺旋CT、大型数字胃肠机、数字成像系统(DR)、三维彩超、电子胃肠镜、全自动生化分析仪、彩色经颅多普勒、心电监护除颤仪、胎心监护仪、呼吸机、激光治疗仪等大型设备。成为山东大学齐鲁医院(青岛)"医联体"合作单位,与山东中医药大学第二附属医院、中国人民解放军总医院(北京301医院)、青岛市市立医院结成"医联体"。

业务工作 2021 年,门、急诊 15 万人次,其中急诊 1.1 万人次,收住院人数 1.06 万人,床位使用率 97.02%,床位周转次数 2.38 次。

业务收入 2021 年,业务收入 4755.41 万元。

固定资产 2021 年,固定资产总值 6634.07 万元。

基础建设 2021 年,新建发热门诊和隔离病房,发热门诊建筑面积 903 平方米;装修老病房楼,建设隔离病房;新建新冠肺炎核酸实验室,面积 342 平方米;重新规划门诊楼急救中心,新建抢救间,并配备外科吊塔、监护仪、有创呼吸机等先进设备。

医疗特色 外科、妇产科年开展手术 1098 台。普外科专业有 70 余年历史,开展无张力疝修补手术、腹部前修补 5000 余例。采用中西医结合方式(中药汤剂＋针灸理疗＋西医辅助)的排石疗法治疗结石。创伤外科常规开展各类四肢和脊柱骨折内固定手术,较为复杂的神经肌肉血管损伤修复手术,能开展股骨头坏死及股骨颈骨折等技术复杂、难度大的人工全髋置换术。妇产科拥有诸多先进医疗设备,开展各种手术。产科实行 24 小时母婴同室,指导母乳喂养并先后开展新生儿游泳、洗澡、抚触项目,开设高标准病房。

精神文明建设 2021 年,成立"一家亲"志愿者服务团队,在门诊大厅和病房为门诊和住院病人提供服务。

荣誉称号 获评 2020 年度青岛市文明单位标兵。

院　　长:姜　杰

纪检组长:于　坤

院办电话:85501012

邮政编码:266214

电子信箱:JMSEY@163.com

地　　址:青岛市即墨区金口镇即东路 122 号

青岛市即墨区第三人民医院

概况 2021 年,占地面积 1.7 万平方米,医疗用房 7763 平方米。职工总数 249 人,其中卫生技术人员 215 人,占职工总数的 86.35%,行政工勤人员 34 人,占职工总数的 13.65%。卫生技术人员中,高级职称 22 人、中级 82 人、初级 111 人,分别占卫生技术人员的 10.23%、38.14%、51.63%;医生与护士比 1∶0.8。床位 80 张。设职能科室 15 个,临床科室 14 个,医技科室 5 个。

业务工作 2021 年,门诊 132700 人次,比上年下降 37.99%。收住院 957 人次,比上年下降 62.8%。床位使用率 41.6%。入院与出院诊断符合率为 100%。抢救危重病人 85 人次,抢救成功率 98.8%。甲级病案符合率 100%。

疫情防控 2021 年,成立疫情防控工作领导小组,健全完善机制,建立日例会制度,组建 11 个网格化小组。抽调人员分赴辖区三个街道进行疫苗接种工作,成人接种 192753 名,12~17 岁接种 22921 人,3~11 岁接种 21398 人。完成辖区居民的核酸检测工作。成立应急队伍,为外来人口进行入户采集核酸。率先成立城区核酸采样领导小组,把辖区所有村庄、社区实行划片管理,将医院院领导、全部科主任进行细化分组分工,实行网格管理,充实到社区、村庄,做好物资储备以及各种应急演练。

业务收入 2021 年,业务收入 7827.6 万元,比上年增长 2.3%。

固定资产 2021 年,固定资产总值 2738 万元,比上年增长 26.75%。

基础建设 2021 年,投资 9 万元建设规范化发热哨点及核酸采样点。

卫生改革 2021 年,规范医院各项管理制度。

科研工作 2021 年,发表论文 18 篇,全部为国内杂志发表。

继续教育 2021 年,外派进修学习 16 人。

大事记

10 月 20 日,杨明喜任即墨区第三人民医院副院长。

党总支书记、院长:赵志坚

副 院 长:于启方、褚存超、王德帅、杨明喜

副 站 长:王亚东、于钦波、张吉胜

院办电话:88512156

传真号码:88530109

电子邮箱:jimoshisanyuan@126.com

邮政编码:266200

地　　址:即墨区店子山二路 129 号

(撰稿人:巩志松)

青岛市即墨区卫生计生综合监督执法局

概况 2021 年,有职工 33 人,其中卫生技术人员 11 人,占职工总数的 33.3%。卫生技术人员中高级职称 5 人、中级职称 5 人、初级职称 1 人,分别占 45.5%、45.5% 和 9%。设有综合科、监督稽查科、公

共卫生监督科、医疗卫生监督科、学校卫生监督科、职业卫生监督科、计生监督科7个科室。

业务工作　2021年,监督检查企业120余家,立案29起,其中简易程序20起、一般程序9起,罚款人民币15万元。指导、推荐适合"健康企业"创建标准的用人单位,即墨区一汽大众、一汽解放通过省级健康企业的现场评审,青岛即墨中联水泥有限公司、正大食品企业(青岛)有限公司通过市级健康企业验收。开展《职业病防治法》宣传周活动。召开职业卫生工作推进暨职业卫生培训会议。

开展医疗卫生监督,医疗卫生受理投诉255起,查办案件170起,罚款60余万元。举办放射工作人员培训班。开展公共场所卫生监督,检查1369家,办理卫生许可证、检测报告、健康证明,建立微信工作群10个,通过国家卫生城市复审工作。抽检即墨区3家城区规模化集中式供水单位、7家农村规模化集中式供水单位和65个单村供水村庄水质197批次,抽检42项指标,6家单村供水村庄水质不合格,均为菌落总数超标。加强学校传染病防控,会同教育部门制定监督检查工作方案,联合镇街卫生院与工作站对全区所有中小学开展传染病防控监督检查,检测40处中、高考考点学生饮用水水质95批次,抽检224家学校、托幼机构学生饮用水274个批次,对22个水质不合格单位立案处罚,罚款2万元。开展餐饮具集中消毒单位监督,完成创城复审迎检工作,出动执法人员80余人次,对整改不到位的企业立案1起,抽检餐饮具50批次、消毒筷子6批次、生产用水4批次。

荣誉称号　2021年,获山东省"三八红旗"集体、市级健康促进机关称号。

党支部书记:兰国新
局　　　长:邵红园
副 局 长:王凤越、杨军功、于　静
办公室电话:88539526
传真:88515555
电子信箱:jmwsjds@126.com
邮政编码:266200
地　　　址:即墨区通济街144号

青岛市即墨区疾病预防控制中心

概况　2021年,占地面积5400平方米,业务用房面积2700平方米。职工总数92人,其中卫生技术人员79人,占职工总数的85.9%;行政工勤人员13人,占职工总数的14.1%。卫生技术人员中,高级职称13人,占16.4%;中级职称24人,占30.4%;初级职称42人,占53.2%。设传染病防制科、慢性病地方病防制科、免疫规划科、消毒与病媒生物防制科、健康危害因素监测科、卫生检验科、结核病防制科、艾滋病性病防制科、综合科、健康教育与健康促进科、学校卫生科11个科室。

固定资产　2021年,固定资产总值1359.63万元,比上年增长16.87%。

基础建设　2021年,在即墨区创智新区新建大楼8500平方米,其中即墨区疾病预防控制中心面积6000平方米。

疫情防控　2021年,成立17组流调备勤队伍,管理入境人员4747人,流调18例境外输入确诊病例、752名相关密切接触者,处置冷链和非冷链相关疫情32起,处置冷链和非冷链相关疫情32起,检测新冠病毒核酸样本37618管样品,约5万人次。多次牵头开展新冠肺炎疫情防控演练工作。在24个区位设置固定接种点29个、接种单元157个,组建流动接种队2支、接种单元16个,及时向市民公布接种点名单,做到疫苗隔日清,无积压库存。

慢性病地方病防制　2021年,组织参加全国范围第六届"万步有约"健走激励大赛精英赛,获全国优秀健走示范区。开展健康状况与行为危险因素调查,顺利通过慢病示范区复审。开展碘缺乏病监测,完成160个病区村数据采集水氟测量及当地8～12岁出生儿童氟斑牙调查并做出评价,对6处城区生活饮用水末梢水和33处农村饮用水开展枯水期监测并完成网络直报。

重点传染病防控　2021年,新增艾滋病感染者及病人49例,其中本地新发现报告32例;定期开展病人随访及CD4检测,检测300余人次,病毒载量检测200余人次;扩大自愿咨询检测工作覆盖面,进行检测1149余人次,初筛检出HIV阳性19人;做好重点人群艾滋病检测工作。报告各类结核病发病人数310例。全面落实结核病防控工作,加强对学校肺结核病的监测,进行流行病学调查并进行健康教育宣传,加强对校医开展结核病知识培训。做好报告的手足口病病例流行病学调查,指导各工作站对学校和托幼机构进行督导检查,落实室内消毒措施。

免疫规划　2021年,接种一类疫苗29.3135万剂次、二类疫苗18万剂次。26处预防接种门诊在大中专院校中开展宣传发动工作,利用学生暑假开展适龄儿童的查漏补种工作。新成立的4处成人预防接种门诊顺利运营。

病媒防控　2021 年,开展病媒生物消杀和食源性疾病处置工作。完成鼠、蚊、蟑、蝇和蜚的监测、食品安全风险监测、医疗机构消毒与感染控制监测、公共场所危害因素监测任务。哨点医院上报 1927 例食源性疾病病例;有效处置 11 起疑似食源性疾病暴发事件,确定 2 起。

职业病防控　2021 年,组织实施 1376 家涉及职业病危害用人单位基本情况摸底调查,现场调查 1288 家。定期到辖区内的四家职业健康体检中心进行现场督导。完成体检机构与上级的职业健康平台网络对接、测试。审核各类职业健康档案个案卡 18997 例,用人单位信息 52 家。报告农药中毒 6 例、非职业性一氧化碳中毒 19 例。对全区放射设施和人员情况进行摸底调查。

健康教育与促进　2021 年,完善健康教育工作体系,开展健康教育和健康促进技能和工作专项培训。组织专家深入家庭、校园、社区和农村、机关和企事业单位广泛开展慢性病防治知识、常见急救知识、健康 66 条等内容的健康教育知识讲座。通过微信公众号、报纸、电视台不定期推送传染病及突出公共卫生事件的预防知识,发表科普文章 500 余篇,事迹、人物文章 60 余篇,总阅读量 80 万余人次;与媒体合作拍摄、发布宣传视频;开通"即墨疾控"微信视频号,发布宣传视频 50 余条。

大事记

3 月 24 日,开展第 26 个世界防治结核病日集中宣传活动。

4 月 26 日,开展肿瘤宣传周、儿童预防接种日、全国疟疾日及职业病防治法等集中宣传活动。

5 月 31 日,开展第 34 个"世界无烟日"集中宣传活动。

7 月 28 日,首席专家聘用签约仪式举行。

9 月 17 日,山东省疾控督导组对即墨区艾滋病防治数据质量进行现场督导评估。

11 月 17 日,联合即墨区动物疫病预防与控制中心共同完成布病危险因素调查和血清筛查工作。

12 月 17 日,2021 年度公开招聘 15 名员工入职。

荣誉称号　2021 年,获全国第六届"万步有约"健走激励大赛优秀健走示范区,山东省文明单位,山东省第五届万步有约健走激励大赛优秀组织奖,山东省第二届艾滋病防治宣传主题创新设计大赛视频组三等奖。

主　　任:宋卫东

副 主 任:孙允义

电　　话:86657816

电子邮箱:jbyfkzzx@qd.shandong.cn

邮政编码:266200

地　　址:即墨区通济街 144 号

(撰稿人:刘刚廷)

青岛市即墨区妇幼保健计划生育服务中心

概况　2021 年,占地面积 5720 平方米,建筑面积 5175 平方米,其中业务用房 4476 平方米。职工总数 168 人,其中卫生技术人员 147 人,占职工总数的 87.50%;行政工勤人员 13 人,占职工总数的 7.73%。卫生技术人员中,高级职称 15 人,占比 10.20%;中级职称 60 人,占比 40.82%、初级职称 72 人,占比 48.98%,医护比 1:1.08。设置床位 40 张。设有行政职能、临床业务和医技科室 20 多个。是即墨区免费婚前医学检查、免费孕前优生健康检查及免费计划生育手术的定点医院,是即墨区医疗保险定点单位。

业务工作　2021 年,总门诊量 14.23 万余人次,比上年增长 15.50%;儿科门诊接诊患儿 33809 人次;完成婚前医学检查 7458 人,婚检率为 70.7%。

公共卫生　2021 年,活产数为 8089 人,孕产妇死亡 0 例;围产儿死亡 40 例,围产儿死亡率 4.93‰。9320 名孕产妇在青岛市参加产筛,其中高风险 873 例。为辖区内 476 名新生儿建立纸质和电子健康档案,为 0~3 岁儿童做系统保健 4500 人次并录入公卫系统。门诊入托查体 23530 人。宫颈癌筛查 38726 例、乳腺癌筛查 39756 例,查出宫颈癌及癌前病变 74 人,乳腺癌及癌前病变 24 人。区孕前优生免费查体建家庭档案 2086 份,查体 3721 人次,对高风险人群给予及时指导,开展出生缺陷一级干预工作。发放免费避孕药具 167.74 万只,覆盖率达到 20.07%;开展农村妇女免费增补叶酸预防神经管缺陷项目工作,为 3980 名农村育龄妇女免费发放叶酸 2.04 万瓶。

党总支副书记、主任:于可战

党总支书记:姜振泼

副 主 任:周少红、黄军岩

院办电话:88510766　88537368

地　　址:青岛市即墨区通济街 37 号

(撰稿人:陈　欣)

青岛市即墨区急救中心

概况 2021年,更名为"青岛市即墨区急救中心",属于一类公益事业单位,二类管理。职工总数19人,卫生技术人员19人,为职工总数的100%;高级职称4人,占职工总数的21.05%;中级职称9人,占职工总数的47.36%;初级职称6人,占职工总数的31.58%。

固定资产 2021年,固定资产总值169.32万元,资产净值105.99万元。

基础建设 2021年,投资400余万元更新5个急救单元及车载急救设备,更新14台救护车辆GPS定位,更新调度指挥硬件。

业务工作 2021年,接听电话74311次,派车22727车次,同比增长9.3%。平均调度用时57秒,平均出车时间19秒;通过MPDS进行电话急救指导14271例;处置突发事件438起;组织参加各类演练6次;完成麦田音乐节、中国纺织博览会等大型活动保健任务56次,出动急救单元119次、急救人员357人。

疫情防控 2021年,优化调度问询流程,严格遵循"六问"原则,修订完善《即墨区院前急救新冠肺炎疫情防控方案》第5版,与疫情相关调度工作日志更新36期。救治转运普通发热患者606人、流行病学史116人,负压车执行新冠肺炎确诊、无症状感染者等转运任务19车次。开展培训6期,演练3期,开展专项和综合检查8期,印发督导意见书8期,通过视频监控回看102例,听取调度"流调问询"电话记录528条,疫统筹救护车执行疫苗接种保障任务7987车次。

社会化培训 2021年,走进马山公园等场所开展急救知识"六进"活动,培训24期1250人。与区中、小学生两个综合实践教育基地建立长效培训机制,每周利用2天时间派出3名急救讲师对全区七年级、五年级学生进行急救培训全覆盖,培训81场1.46万人。开展急救志愿者招募和培训活动5期,招募急救志愿者90余名。

绩效考核 2021年,落实区财政290万元用于院前急救绩效考核,各急救单元绩效考核总额从最低的每年9万元至最高的每年26万元不等,群众满意度由99%提高到99.6%。

大事记

2月3日,调度员韩晓宁电话接警指导1例气道异物梗阻患者成功获救。

3月24日,组织调度指挥与急救分站代表开展"2021年春季常态化疫情防控桌面推演"。

9月10日,组织车载设备厂家工程师对全区15家急救站点的部分出诊人员开展急救设备使用方法的培训,更新5辆急救单元陆续投入使用。

11月16日,区急救中心拍摄公益微视频《45°爱传递——文明礼让 为爱续航》,呼吁社会车辆为执行紧急任务的120救护车让行。

荣誉称号 2020年度为民服务示范岗;2021年度为青岛市文明单位标兵、青岛市院前急救先进集体。

主　　任:迟春兰
副 主 任:周珍萍
办公室电话:88521120
传　　真:88518996
电子信箱:jimo120@126.com
邮政编码:266200
地　　址:即墨区疾病预防控制中心四楼

青岛市即墨区北安卫生院

概况 2021年,有职工142人,设置床位190张,占地面积10227平方米,业务用房面积9947.86平方米。在编96人,执业医生38人,执业护士58人,医护比1:1.52,医护专业技术人员101人,其他专业技术人员28人。正高级职称3人,副高级职称10人,中级职称49人,初级职称34人。是以治疗精神心理疾病为主的"大专科,小综合"的一级综合医疗机构,承担全区精神障碍患者的治疗、预防、康复和托养工作,承担北安办事处辖区内居民的基本医疗和预防保健以及村卫生室的一体化管理和基本公共卫生服务工作。

业务工作 2021年,门诊工作量44070人次,比上年增加1648人次;入院病人763人次,比上年增加91人次;病床使用率70%,比上年增加7.6%;床位周转次数0.33次,比上年增加0.03次。

业务收入 2021年,医疗总收入2228万元,比上年增加472万元;其中药品收入1381万元,比上年增加403万元;药占比62%,比上年增加6%。

固定资产 2021年,固定资产总值2546万元,比上年增加396万元。

基础建设 2021年,立项新病房楼建设及旧病房楼改造项目。

疫情防控 2021年,根据疫情防控形势,统筹做好常态化疫情防控工作。每月对院感工作包括预检分诊流程、门诊诊疗管理、住院病区管理、核酸检测应检尽检、防控物资储备等方面进行自查自纠,多次展开预检分诊疑似新冠肺炎病例发现处置应急演练,强化新冠疫苗全面接种工作,接种新冠疫苗133958人次。启用北安核酸采样点,采集核酸样本7000余人次。

大事记

3月28日,即墨区人民政府副区长张伟到北安街道新冠疫苗接种点检查工作。

7月9日,协办全区社会心理服务和精防工作能力提升培训班。

12月14日,即墨区人民政府副区长张伟到北安卫生院检查疫情防控工作。

12月24日,协办全区社会心理服务和严重精神障碍患者管控能力提升培训班。

荣誉称号 2021年,被青岛市人民政府授予青岛市文明标兵单位称号。

党支部书记、院长:刘君昌

副 院 长:孙先广、孙吉序、于伟娜

副 站 长:张静文

院办电话:87502117

电子邮箱:jmssbyy@126.com

邮政编码:266200

地 址:山东省青岛市即墨区墨城路1000号

（撰稿人:李楚君）

青岛市即墨区环秀医院
（青岛市即墨区结核病防治中心）

概况 2021年,青岛市即墨区环秀医院(青岛市即墨区结核病防治中心)职工总数57人,其中卫生技术人员50人,占职工总数的88%;行政工勤人员7人,占职工总数的12%。卫生技术人员中,高、中、初级职称分别为4、19、27人,分别占卫生技术人员的8%、38%、54%,医生与护士之比1:1.5。床位总数90张,设职能科室3个、临床科室3个和医技科室6个。

业务工作 2021年,门诊量3947人次,比上年增长12%;收治住院病人539人次,比上年下降0.1%;床位使用率45%,比上年下降5%;床位周转6.12次,比上年下降0.49次;入院与出院诊断符合率100%,好转率99%。

业务收入 2021年,业务收入998.31万元,比上年增长6%。

固定资产 2021年,固定资产总值1064.29万元,比上年增长48%。

医疗设备更新 2021年,购置飞利浦Access 16排高分辨率CT机1台,东光1220十二导联心电图机1台。

医疗特色 2021年,推进医联体建设,省、市两家三级医院专家到院开展坐诊、查房、疑难病例讨论等工作。新进CT机,为结核病的鉴别诊断提供有力的影像依据。加强学校结核病防控工作,为多所学校近2000名学生进行结核病密切接触者筛查,为118名强阳性学生进行复查。

大事记

8月20日,即墨区卫生健康局任命王兆吉为院长。

精神文明建设 2021年,开展国家卫生城市复审和文明典范城市创建工作,制作宣传标牌,做好健康教育和健康促进、病媒生物预防控制、公共卫生与医疗服务等工作。选派志愿者参与文明交通劝导志愿服务活动在岗志愿服务180余天。加强对外宣传,《人口与健康报》、《健康山东》、《半岛新闻》、《新即墨》、即墨电视台等多家媒体多次宣传报道医院工作亮点以及好经验好做法。

荣誉称号 2021年,获山东省卫生先进单位、青岛市精神文明单位标兵等称号。

党支部书记、院长:王兆吉

副 院 长:史坛芳、杨 宁

院办电话:58556068

电子信箱:jhbfzzx@qd.shandong.cn

邮政编码:266200

地 址:即墨区墨城路95号

（撰稿人:杨 宁）

胶　州　市

胶州市卫生健康局

概况　2021年，有医疗卫生机构1033家，其中，医院33家，包括公立医疗机构5家（三级综合医院2家，二级综合医院1家，二级专科医院2家），民营、厂企医院28家（二级综合医院1家，二级专科医院5家、一级专科医院1家、二级中医医院1家、一级中医医院3家、一级综合医院14家，血液透析中心1家，眼科医院1家，护理院1家），专业公共卫生机构3家（卫生健康综合监督执法大队、疾病预防控制中心、120急救中心）；基层医疗卫生机构997家，包括镇（街）卫生院14家，社区卫生服务中心4家，村卫生室693家，其他医疗卫生机构286家（门诊部22家、诊所232家、其他卫生室、卫生所32家）。医疗卫生机构有编制床位5964张，每千人口医疗床位数达到6张，编制床位中，公立医疗机构床位3988张，民营医疗机构床位1976张，民营床位数占总床位数的33％。执业医师3181人，注册护士4010人，每千人拥有执业（助理）医师3.2人，每千人拥有注册护士4.1人。

医政管理　2021年，发挥18个质控中心作用，组织开展专项质控检查，提升医疗机构质控水平。处理医疗纠纷、投诉、举报、咨询300余件。会同胶州市人力资源社会保障局、财政局、医保局、住房公积金管理中心，联合印发《胶州市统筹解决乡村医生社会保障工作实施方案》，由政府投入资金为乡村医生解决养老保险和住房公积金问题，自7月1日起实施，补助乡村医生460人，发放补助资金257.44万元。老年乡医补助3317人，发放补助资金8460.21万元。开展优质服务基层行工作，胶东街道中心卫生院、铺集镇中心卫生院达到推荐标准，其他12家卫生院、4家社区卫生服务中心全部达到基本标准。胶东街道中心卫生院、胶莱街道胶莱中心卫生院、铺集镇中心卫生院、中云街道社区卫生服务中心、九龙街道营海卫生院完成社区医院建设。

公共卫生服务　2021年，优化项目服务质量，规范实施基本公共卫生服务项目。建立规范化电子健康档案80万份，建档率88.15％；开展健康教育讲座3589次，受教人数4.3万余人；新生儿建卡、建证率100％，"八苗"基础免疫接种率均在90％以上；卫生监督协管信息报告率达100％；管理高血压患者8万余人、糖尿病患者3.1万人；免费为9.3万余名老年人进行健康体检；系统管理0～6岁儿童6.1万人、孕产妇5300余人；管理严重精神障碍患者4323人；9.3万名老年人接受中医体质辨识服务，2.49万名儿童接受中医调养指导。

疾病预防控制　2021年，加强中心PCR实验室建设，采购全自动样本处理系统等设备。完成胶州市疾病预防控制中心招聘考录，招聘19人。以新型冠状病毒防控为主，做好5名确诊病例、1例无症状感染者的流行病学调查，进行调查处置。协助调查追踪管理确诊病例及疑似病例新冠肺炎密切接触者43人、次密切接触者232人，对重点地区返胶人员、入境返胶人员约2万余人次进行风险研判及管理。分阶段开展各类人群的新冠病毒疫苗接种工作，各类重点传染病调查处置及时率100％，传染病报告18种2548例。报告HIV感染者和AIDS病人33例，其中艾滋病病人17例，男性31例、女性2例，29例为男男同性传播、4例为异性传播。登记肺结核病人204例，病原学阳性病人104例，病原学阴性病人82例，结核性胸膜炎9例。免疫规划接种一类疫苗206395剂次，二类疫苗111680剂次，免疫规划疫苗报告接种率均在95％以上。顺利完成山东省慢性病综合防控示范市复评审、山东省健康促进示范市复评审。

药政管理　2021年，全市18处卫生院、社区卫生服务中心和规划内村卫生室严格药品集中采购工作，除精麻药品等国家另有规定的药品外，配备使用的药品全部通过山东省药品集中采购平台进行集中采购，严格执行零差率销售，网上采购率100％。各基层医疗卫生机构都能够按时结算基本药物账款，步入规范化、常态化管理的轨道。每月和每季度经过绩效考核，及时足额发放乡医基本药物补助。二级以上公立医院基本药物和常用药品销售额占全部药品销售额的比例均达50％以上。严格执行临床用药监测、评价和超常预警制度,开展处方点评,保证用药合理、规范。安排专人负责药管系统对接工作。

妇幼保健 2021年,建立健全三级妇幼卫生服务网络,明确各级职责。健全妇幼监督管理机制,实行不定期抽查、每季度督导、年终总评工作模式。孕产妇系统管理率96.5%,孕产妇免费产前筛查达100%、新生儿疾病筛查率99.9%、新生儿听力筛查率99.93%,3岁以下儿童系统管理率96.09%,住院分娩率100%,孕产妇死亡率0,婴儿死亡率1.38‰,5岁以下儿童死亡率2.6‰,围产儿出生缺陷发生率4‰,发放叶酸12198瓶,为2322人增补叶酸。实施区域协同人口健康素质提升工程,为妇女提供从婚前检查、孕前优生检查、叶酸补服、产前筛查、基因检测到新生儿疾病筛查、新生儿听力筛查等优生项目服务,实行首诊负责制,做好妊娠风险评估及时发现高危风险人群并建立档案、及时追踪随访,做好农村孕产妇住院分娩补助、"两癌"筛查、妇科病普查和妇女儿童传染病防控等工作,加入"中国宫颈癌防治工程",定期开展妇幼卫生数据监测和情况分析,对艾滋病、梅毒、乙肝阳性患者做到及时母婴阻断和随访,发挥儿童健康教育基地作用,针对0~12岁儿童开展多项特色保健服务,针对残疾儿童进行免费康复指导。育龄妇女153593人,免费避孕药具750箱发放到各镇街。

卫生应急管理 2021年,完善卫生应急管理体系,规范应急值班值守,推进值班室标准化建设。建立卫生应急人员联系制度。印发《2021年全市学校卫生应急和急救能力提升行动方案》,开展"四个一"行动,组织制作卫生应急知识光盘,开展卫生应急知识进校园32次29家学校。完成各类大型会议、运动会保障任务210多次。公共卫生事件报告率、及时率、完整率均达100%。为基层购置疫情防控设备24套、应急物资一批。

卫生执法监督 2021年,参与对各级各类医疗机构、集中隔离酒店(服务点)和理发美容、洗浴游泳等重点公共场所疫情防控措施落实情况的督导检查,跟进调查并立案处罚,实现疫情防控"闭环"管理。开展服务群众"十大行动",组织专项整治行动,实施卫生行政处罚立案287起,罚没款31.6万元。协助企业做好创建工作,青岛软控机电工程有限公司、青岛山水创新水泥有限公司获评"省级健康企业";青岛中集冷藏箱制造有限公司通过青岛市健康企业验收。制订尘肺病防治攻坚行动方案,与镇街签订防治攻坚目标责任书。推动810家用人单位申报职业病危害,5万余名劳动者接受职业健康体检。圆满完成上合

博览会等重大活动的服务保障工作。

科教兴医 2021年,招聘专业技术人员192名,其中全日制研究生45名。与山东省医学高等专科学校签订乡村医生定向培养协议。选派12名具有中级及以上职称的卫生专业技术人员分赴甘肃省陇南市徽县、甘肃省定西市通渭县、山东省菏泽市曹县三地开展对口合作帮扶工作,其中长期派驻人员4人、3个月人员5人、40天人员3人。推进卫生健康大讲堂培训,特别邀请多位知名教授、专家现场授课,举办卫生健康大讲堂12期。开展卫生健康系统"万名村医进课堂"活动,建立乡村医生网上课堂,组织乡医开展线上岗位培训,选拔36名乡村医生参加全省第二批骨干乡村医生进校园活动。推进重点学科建设,落实项目资金60万元,支持胶州市人民医院获批1个B类重点学科(神经外科)、2个C类重点学科(普外科、创伤显微外科)进行建设。2项科研项目通过青岛市科研技术评价,新开展3项技术项目,3项课题经青岛市卫生健康委员会立项;发表论文4篇,其中SCI论文3篇;外出进修7人;线上、线下参加学术会议28人次。

基础设施建设 2021年,规划新建(改扩建)医疗卫生建设项目8个,分别是新建市妇幼保健院、新建市公共卫生服务中心、新建胶莱街道胶莱中心卫生院、新建李哥庄镇中心卫生院、新建洋河镇中心卫生院、扩建铺集镇中心卫生院、扩建里岔镇里岔卫生院、改造市中医医院。开工建设市中医医院、市妇幼保健院、铺集镇中心卫生院、洋河镇中心卫生院、胶莱街道胶莱中心卫生院5个项目,里岔镇里岔卫生院完成招标,同济大学附属东方医院胶州医院项目完成验收并投入使用。

卫生支农 2021年,启动城乡医院对口支援工作,11家二级以上医疗卫生机构的40名医务人员支援20家基层医疗卫生机构,充分发挥城市医院综合优势,带动基层医疗机构又快又好发展。有效推动基层首诊、双向转诊、分级诊疗服务体系。

健共体建设 2021年,创新机制,推动市、镇人员双向流动,确定派驻业务副院长、人员双向互派、开展科室包联、打造特色专科4种医共体内帮扶形式,对医共体成员单位开展全员线上新冠疫情防控培训、实地演练指导和疫苗接种医疗保障支持,下沉服务基层人员324人,下沉基层坐诊7000人次,打造特色专科9个、联合门诊15个,开展培训、演练30余场次,培训人员2000余人次。依托市级远程医学中心建立市、镇、村三级远程心电、视频会诊和区域影像平台,

实现"基层检查、上级诊断、结果互认、双向转诊",开展区域影像会诊10881人次,区域心电会诊12678人次。将"百名院士百亿基金"DUCG研究成果引入胶州,在市、镇、村三级22家医疗机构试点运行,开展诊疗6万余人次。胶州市基层诊疗量达65.94%。

健康扶贫 2021年,做好脱贫享受政策人口、监测帮扶人口疾病救治工作;各定点医疗机构在执行医保政策的同时,严格执行"先诊疗、后付费""三免两减半"等优惠政策,实现基本医疗保险、大病保险、医疗商业补充保险、医疗救助"一站式"即时结算。

家庭发展 2021年,推进落实"全面三孩"政策,实施免费生育登记制度。出台《胶州市关于促进3岁以下婴幼儿照护服务发展的实施意见》等文件。各类托育机构64家,其中托育机构17家、备案9家、幼儿园办托班47家,可提供托位2210个,千人托位数达到2.2个。3家托育机构被评为青岛市级示范托育机构;申请国家普惠托育项目12个,申请资金775万元。各项计生惠民政策落实到位。全面落实农村部分计划生育家庭奖励扶助政策,有39774人符合奖励扶助政策,发放资金3807.168万元;为3044名城镇失业无业独生子女父母发放年老计划生育奖励291.98万元。对计划生育特殊困难家庭扶助关怀工作进行责任分解,建立计生特殊困难家庭扶助关怀统筹协调机制,继续开展45~59周岁计划生育家庭意外伤害保险、失独家庭住院护理补贴保险两类险种,投入保费390余万元,惠及4万多个计生家庭。

计划生育基层指导 2021年,建立基层指导工作新机制,推进计划生育转型发展。严格落实党政领导责任,把计划生育工作纳入党委、政府重大事项督查范围,着力抓好"放管服"改革、人口监测、技术服务、信息管理、群众自治、出生人口性别比综合治理等重点工作。

老龄工作 2021年,开展"情暖夕阳红——智慧助老"新时代文明实践志愿服务活动。印发《胶州市创建老年友善医疗机构工作方案》,13家单位通过验收,里岔卫生院被评为青岛市首批老年友善医院。组织基层医疗卫生机构对辖区内60岁及以上居家养老的老年人进行2次医养结合服务,服务老年人43481人。为辖区内提出申请的60岁及以上部分失能、失能、失智老年人上门进行健康评估并提供服务,服务9561人。在胶州市范围内开展安宁疗护试点工作,胶州市人民医院、里岔卫生院、胶东中心卫生院、李哥庄中心卫生院被评为青岛市首批安宁疗护试点基地。开展关爱帮扶走访慰问送温暖活动、志愿先行"智慧助老"活动、宣传倡导老年维权宣传活动、立足实际文化体育惠老活动,为全市77名百岁老人上门体检服务一次,为150名老年人提供一次筛查评估和健康指导。医养结合机构增加到15家,推进医养结合康复工作,开展针灸、推拿、拔罐、银质针等传统康复项目,在首届青岛市医养结合技能(康复)竞赛中获得优秀奖和优秀组织奖。在青岛市老龄健康工作会议上作典型发言。接待中国社会科学院社会学研究所一行13人到胶州市调研医养结合工作,胶州华福润医养集团获评山东省第二批医养结合典型案例。省医养结合示范乡镇(街道)创建完成率100%。开展积极应对人口老龄化政策理论调查研究,获2个二等奖、2个三等奖、3个优秀奖和优秀组织奖等荣誉。

中医药管理 2021年,建成一个中医药特色小镇,建成省级中医药健康文化知识角,加强建设中医药特色医养结合示范基地和中医药文化中小学生健康教育基地的文化传播作用。加强中医特色专科建设、省级中医药特色挖掘技术和"三子流派"项目孵育,参与建设上合中医药国际展厅。

党建与精神文明建设 2021年,组织开展庆祝中国共产党成立100周年"医路有我 健康相伴"主题实践活动,成立全市首家"阳光卫健 惠民医疗"党代表工作室。开展党史学习教育,举办"学党史 促发展"胶州市医疗卫生机构党的建设及青年人才培训班,推进"我为群众办实事""党员干部结新亲"等主题实践活动,组织开展党的十九届六中全会精神专题学习。加强基层党支部规范化建设,组织开展对标提升行动。加快开展现代医院党支部、康明眼科医院党支部"百千万提升培育工程",推动民营医院与公立医院党组织结对共建。加大文明城市创建工作力度,实行每日督查制度。开展"居民满意度调查大走访",入户走访群众20余万人,发放"看病就医"工作满意度调查问卷约20万份。各单位服务对象总满意度达到95%以上。

党组书记、局长:王寿鹏

党组成员、副局长,市疾病预防控制中心党总支书记,同济大学附属东方医院胶州医院党委委员、副院长:赵建磊

党组成员、副局长:卿 军

党组成员、同济大学附属东方医院胶州医院党委副书记:张建顺

党组成员,市中医医院党委副书记、院长:刘晓丽

党组成员:侯湘波

副科级干部:杨维昂

市卫生健康服务中心主任：宋金来
副科级干部：吴淑芹
电　话：82289077
传　真：82289076
电子邮箱：jiaozhouweisheng@qd.shandong.cn
邮政编码：266300
地　址：胶州市行政服务中心东楼

胶州市人民医院

概况　2021 年，占地面积 6.7 万平方米，总建筑面积 5.8 万平方米。有职工 723 人，其中在编职工 510 人、备案制人员 213 人。其中，卫生技术人员 648 人，卫生技术人员中高级职称 126 人、中级职称 280 人、初级职称 242 人；其他技术人员 39 人，其中高级职称 9 人、中级职称 16 人、初级职称 14 人；管理岗人员 18 人；行政工勤人员 18 人。床位设置 1000 张。

业务工作　2021 年，开展各类手术 5917 人次，门诊接诊 511339 人次，收治住院病人 22777 人次，出院患者满意度达到 99.75%。

业务收入　2021 年，完成总收入 46727.37 万元。

固定资产　2021 年，固定资产总值 33925.11 万元，比上年增加 3433.17 万元，增长 11.26%。

医疗设备更新　2021 年，投入 112 万元购置钬激光治疗仪、光子治疗仪、多参数监护仪等设备；落实拨款 457 万余元购买呼吸机、监护仪、除颤仪、中央监护、核酸抗体检测仪、核酸快检仪、空气消毒机、电动吸引器等 260 台医疗设备。

基础建设　2021 年，调整、改造、改建房屋布局及设施。实施北院区感染楼二层、三层改造，北院后备定点医院腾空病房改造，新建北院区输液大厅，改造北院区查体中心，安装北院区发热门诊核酸采集屋。

疫情防控　2021 年，开展疫情防控督导 3226 次，其中院领导带队督导 325 次。强化院感控制，修订相关制度 10 项、流程 30 余项、消毒记录表 5 种，先后 2 次修订一岗一策网格化管理规定 33 项，制定 82 个科室（部门）疫情防控责任清单，加强重点部位、重点区域消杀力度和频次。做好核酸检测工作，全年患者及陪护人员核酸检查结果上传 563437 人次，工作人员应检尽检核酸结果上传 72357 人次。设立新冠疫苗接种临时接种点，选派优秀医护人员进行培训并获得资质，组建 7 支疫苗接种队伍，进行疫苗接种 46000 余人次（其中外籍人士 767 人次）。制作户外宣传牌、标识牌、不干胶贴等大小广告牌 5000 余块、科室牌 500 余个、隔离带 200 余个，更换宣传栏 300 余块。

卫生改革　2021 年，进行医保支付方式改革，按 DRG 付费。审查医保住院病历 9465 份，外伤调查审批 1375 人次，工伤门诊报销 342 人次，生育门诊报销 686 人次。异地医保来院进行医保定点登记 208 人次，纳入基本医疗保险的特供药品通过手机移动医疗 APP 上传 111 人次，急诊抢救、急诊留观报销 117 人次，办理门诊大病即时办理病种 96 人，职工普通病种实际报销支出 2166.06 万元。制订《胶州市人民医院关于贯彻执行 15 项医疗保障信息业务编码标准的实施方案》，成立编码贯标工作领导小组。选择 25 个专业 254 个病种实施临床路径管理，入径数 15131 人，入径率 76.00%，完成率 85.41%，远超规定的 80% 标准。以胶州市人民医院为牵头单位，与 8 家乡镇卫生院、社区卫生服务中心组建健共体。借助远程医学中心平台开展远程心电图诊断 7307 例、影像诊断 13690 例。

科研工作　2021 年，韩松同志被聘为《临床普外科电子杂志》编委，"手术干预对高血压脑出血患者的回顾性研究及治疗方案优化的探讨"被山东省卫健委批准立项，"开腹阑尾切除术与腹腔镜阑尾切除术在基层医院应用的对比研究"等 7 项课题获青岛市卫健委年度医药科研指导计划立项；《防痰液喷溅防护罩在神经外科监护病房防治医院感染中的作用》《中药组方脑得康治疗脑卒中的研究》《中药治疗脑卒中昏迷患者的研究》经青岛市科技成果评价达到国内领先水平。组织《丹参通脉胶囊防治脑缺血的基础研究》1 项科研成果申报山东省药学会科学技术奖。制订《胶州市人民医院开展医学科研诚信与作风学风专项教育整治活动方案》，召开全员医学科研诚信专项教育整治活动会议，对院内历年发表论文进行自查。

继续教育工作　2021 年，承办胶州市 MDT 血栓管理论坛、医院感染管理胶州市院长论坛、胶州市医学会检验学专业委员会成立大会及学术会等学术会议，特邀省内、青岛市专家到会授课，胶州市同级医院、健共体医院及院内相关专业医师 200 余人参会。组织参加胶州市"卫生健康大讲堂"活动 2 期，培训 1012 人次，发表各级各类学术论文 20 篇。选派 91 名业务技术骨干到上海东方医院进修学习，接收甘肃陇南徽县、通渭县卫生人员来院进修。

医疗质量管理　2021 年，制订《整治医疗机构虚假宣传、小病大治、捆绑推销药品耗材等问题专项行动工作方案》,持续开展整治收受"红包"等医疗乱象活动,药品挂网采购金额达到药品销售总额的96％。开展"法治卫健 每月学法"主题活动,扎实开展普法学习培训,持续完善各级质量管理责任制。"120"出诊4723车次,接回病人2834人次;疫情相关转运142车次;院前接诊并抢救急危重病人230人次。落实基本药物使用制度,常用药品和基本药物使用达到49.95％。开展抗菌药物合理使用及药物不良反应监测工作。每月组织优秀病历评比活动,服务、调阅病历27127份,复印病案10270份,网上预约复印病案307份,审核修正电子病案首页疾病和手术操作分类编码23163例。开展护理督导80次,电子质控督导42次,查出问题1216项。满意度调查10091份,平均满意度达99.30％。开展"互联网＋护理服务",44名护理人员完成线上的注册工作,完成线上服务54单,评估35人次。

公共卫生服务 2021年,报告传染病254例,报表准确率达到100％。做好慢病防治和死亡病例监测,报告意外伤害病例11132例,脑卒中、冠心病病例929例,死亡病例447例,肿瘤病例132例。设立新冠疫苗临时接种点,截至10月23日疫苗接种38895人次,其中60岁以上4849人、12～18岁3882人次、加强针2625人次。印制健康教育处方62种,开展各种卫生日宣传义诊活动10余次,开展健康科普专家下基层义诊活动30余次。发放各种健康教育处方及宣传资料1000余份。开展查体工作,全年健康查体14350人次,预防性体检9700人次,收押人员体检6811人次,高考体检5312人次,入职体检2722人次等。完成儿童窝沟封闭预防龋齿项目180人次。

加强院感控制 2021年,制定修订制度10项、流程30项、消毒记录表8种,"一科一岗一策"网格化管理规定34项修订2次,院感专班检查组每工作日持续对166个风险位点进行督导检查。编写《院感简报》4期,制订《新冠院感知识培训方案》,分批分层次组织院内培训58次5234人次。加强重点科室、重点环节、重点区域消毒灭菌效果及环境卫生学监测,取样1878余份,不合格88份,整改后追踪监测全部合格。对转运新冠确诊患者的负压转运车及确诊病人发热CT、隔离留观室的物体表面进行核酸采集20次。对全院各科室环境物表进行核酸采集30次,结果全部为阴性。通过蓝蜻蜓院感软件开展前瞻性调查病例1600余份,对680根紫外线灯管进行2次辐照强度监测,对112例病人落实多重耐药菌控制措施。

精神文明建设 2021年,优化门诊综合服务中心流程,为患者提供一站式便民服务,开展多种形式预约诊疗,住院患者辅助检查全部实行预约管理。完成外出就医绿色通道专家来诊100余人次,服务患者1000余人次,协助转入北京协和医院、301医院、北京大学人民医院等知名医院患者240余人次。引进以安毅博士为主导的青岛市心血管病防控专家工作站。开展白内障复明工程,下乡筛查5000余人次,门诊接诊1000余例,完成白内障复明手术424例。推行一站式服务,设立"三筛报销""精准扶贫""血费直报"等窗口,截至11月,为患者垫付资金35.53万元。实施"先诊疗后付费"服务模式,享受该服务模式的病人12064人次,先行垫付住院费用7944.07万元。发热病房获"胶州市优秀护理团队"荣誉称号,刘红获2021年度"青岛好护士"荣誉称号,孙千惠在青岛护理学会《"静"彩非凡,等您开讲》竞赛中获三等奖,刘红、刘海迪、宋云萍获胶州市"最美护士长"荣誉称号,张玉芳、孙莉娜、孙千惠获胶州市"最美护士"荣誉称号,相爱香、李芳、杨虹秀获胶州市"南丁格尔突出奉献护士"荣誉称号。

服务品牌建设 2021年,开展"我为群众办实事""健康服务进村庄(社区)、入企业"活动,打造便民惠民服务名牌,截至11月,完成电话联系35184次,实地服务17592次,协助门诊就诊1335人次,协助住院674人次,协助解决困难217次,为乡镇提供义诊服务30余次。持续开展"服务百姓健康行动"义诊活动,提供义诊服务20余次,为胶东青力环保设备公司、海尔工业园、中建公司、国家电网等企业提供上门核酸采集服务。相关经验做法被胶州市政府办公室以《胶州市人民医院聚焦"三个环节",打通健康服务"最后一公里"》为题编入参阅信息。

宣教活动 2021年,开展"公众健康素养大提升"讲座,进学校、进农村(社区)、进工地、进企业,向群众面对面开展健康科普并发放营养膳食宣传材料,普及日常健康营养知识,提升居民健康素养水平。以宣传职业病防治知识为重点,开展职业健康科普教育,全力推进省级健康促进市建设。

大事记

1月7日,开展健康服务进村庄(社区)入企业活动。

1月30日,普外科、创伤显微外科顺利通过青岛卫生健康委组织的C类重点学科建设中期评估。

6月29日,医院党委被评为"胶州市基层先进党组织"。

8月25日,举行"互联网＋护理服务"签约暨启动仪式。

9月18日,胶州市医学会检验专业分会正式成立。

9月30日,神经外科顺利通过青岛卫生健康委组织的B类重点学科建设中期评估。

12月14日,同济大学附属东方医院胶州医院顺利通过现场验收。

12月28日,同济大学附属东方医院胶州医院开业。

荣誉称号 2021年,医院党委被评为"胶州市先进基层党组织",张晔华同志被评为"胶州市优秀共产党员",机关党支部被评为卫健系统"示范党支部",神经外二科被评为"党员示范岗",院党委被评为"优秀组织单位"。

党委书记:张建顺

党委副书记、院长:韩　松

党委委员、副院长:侯湘波、吕希峰、张晔华

院办电话:58656111

传真号码:58656228

电子信箱:rmyybg@163.com

邮政编码:266300

地　　址:胶州市湖州路180号(南院)

　　　　　胶州市广州北路88号(北院)

(撰稿人:刘盛盛)

胶州市中医医院

概况 2021年,占地13861.93平方米,建筑面积10530.47平方米。现有在编职工177人,其中,卫生技术人员157人,卫生技术人员中高级职称29人、中级职称47人、初级职称81人,其他技术人员12人,管理岗人员4人,工勤人员4人。床位设置200张。

业务工作 2021年,门诊诊疗9.24万人次,收治住院病人3857人次,出院3831人次,床位使用率46.4%,好转率94.5%。

固定资产 2021年,固定资产总值5627.71万元,比上年增加294.53万元,增长5.5%。

医疗设备更新 2021年,投入76万余元购置皮肤数码显微镜、血液透析机、定向透药仪、可视喉镜、艾灸排烟系统、床单位消毒器、中药熏蒸仪、中频电疗仪等医疗设备。

医疗特色 2021年,推行18项医疗核心制度,开展督导检查。邀请青岛市市立医院药学专家来院讲课。引进中医主任医师高振中、副主任医师赵翠梅,招聘中医各专业研究生。聘请胶州市知名专家中

医科马云山、张洪林,耳鼻喉科主任医师管强坐诊。定期邀请北京中医药大学东方医院张厂博士、山东省中医医院生殖与遗传中心孙金龙博士、心血管内科包培荣教授来院坐诊。派出医师、药师、护师等专业骨干到青岛、济南、北京、上海等知名医院进修学习。

中医药特色 2021年,开展中医健康干预,推动中医药健康文化普及。选取中医经典科、肺病科、妇科、皮肤科、针灸推拿科5个优势学科,开展中医中药及中医非药物疗法治疗。年门诊量达5000余人次。实行中医日间病房管理,服务患者650余人次,日间病房开展治疗项目主要为中药、针刺、艾灸、推拿、拔罐、放血、梅花针、电疗等。

疫情防控 2021年,建立应急队伍,储备应急物资,不定期组织相关科室人员进行疫情防治知识、院感知识培训。组织预检分诊发热病人就诊等不同情景下的应急演练10余次。严格落实巡查制度,全面梳理排查风险隐患,建立工作台账。适时调整院内应检尽检人员核酸检测频率。完成院内职工疫苗接种工作。推进辖区疫苗接种工作,协助三里河街道办事处为居民接种新冠疫苗。疫苗接种出动医师908人次。

院感管理 2021年,明确医院感染管理委员会—院感科—科室感染管理小组的医院感染管理三级组织架构,调整医院感染管理委员会人员名单、充实院感科人员力量,制定、修订制度60项、流程56项、"一科一策"网格化管理规定28项,成立院感专班督导组。制定院感知识培训计划,分批分层次组织院内培训37次,1325人次。加强重点科室、重点环节、重点区域消毒效果及环境卫生学监测,取样1286份,不合格20份,通过整改追踪监测全部合格。对全院10个高风险区域60个物表点位进行核酸采集25次,结果全部为阴性。通过回顾性调查病例4579份,对全院415根紫外线灯管进行2次辐照强度监测,对不合格者重新更换并对其进行强度监测均合格,监测到多重耐药菌病人7例,均落实管控措施。

传染病防治 2021年,报告结核病116例,全部给予免费抗结核药物治疗,随访慰问麻风病人,为麻风病患者送去药品和生活物品。报告梅毒、乙肝、淋病共31例,食源性疾病上报198例,新型冠状病毒核酸检测上报62142例,发热患者上报287例。

科研工作 2021年,齐鲁医派胶州中医"三子流派"传承工作室落户医院,举办病例讨论5期,邀请名老中医参与学术经验的系统总结。结石病门诊、子宫肌瘤门诊被评为青岛市中医专病专技特色门诊。中

医药孕育调养指导门诊入选青岛市中医药孕育调养指导门诊建设项目。参与的科研课题"丹参的综合基础研究和临床应用"获山东中医药科学技术三等奖。

继续教育　2021年,医院申报的"胶州中医三子流派名家经验分享"和"中医药对中晚期乳腺癌的特色治疗"通过青岛市2022年继续医学教育项目评审。

医保工作　2021年,建立健全医保规章制度,重新审定修改《胶州市中医医院医疗保险管理制度》《胶州市中医医院医疗保险考核细则》。自3月15日起开始开展中医日间病房业务,将原本需要住院治疗的患者,纳入日间病房管理结算,为患者节省住院费用近100万元。

精神文明建设　2021年,组织庆祝中国共产党成立100周年系列活动,开展党史学习教育,通过"三会一课"、民主生活会、讲党课、微党课比赛、知识竞赛等多种形式强化党史学习。推进"我为群众办实事"主题实践、党建工作,进一步开展支部标准化建设工作;深化全面从严治党,推进整治行业不正之风等专项行动,严格落实意识形态工作责任制。

大事记

1月26日,召开全体党员大会,选举中共胶州市中医医院委员会委员及中共胶州市中医医院纪律检查委员会委员。

胶州市中医医院第一次工会会员代表大会召开,投票选举出第一届工会委员会委员和第一届工会经费审查委员会委员。

3月15日,作为全市唯一试点医疗机构,正式开展"中医日间病房"工作。

6月3日,由省卫生健康委中西医结合指导处二级调研员郑晓霞、省卫生健康委医政医管处三级调研员战涛、省卫生健康委基层卫生处四级调研员冯利等组成的专项调研指导组一行到医院对整治群众身边腐败和不正之风以及党史学习教育主题实践活动开展情况进行现场调研指导。

6月29日,与青岛市海慈医疗集团组建医疗联合体。

7月10日,北京中医药大学第三附属医院脾胃病科主任王再见教授一行4人到医院对医院脾胃病学科建设、人才培养、中医技术传承等工作进行调研指导。

10月19日,省卫生健康委中医药发展规划处处长尹红博一行3人到医院调研中医医院建设运营情况。

11月1日,通过复核验收获"青岛市公共机构节水型单位"称号。

11月25日,齐鲁医派胶州中医"三子流派"传承工作室落户揭牌仪式暨胶州市中医医院开诊周年汇报会举行。

12月9日,组织召开联合健共体理事会会议。

12月12日,"中药熨治肩周炎"项目被确定为山东省中医药特色疗法。

12月23日,成立全市首家公立医院医保工作站。

荣誉称号　2021年,获"山东中医药科学技术奖""青岛市节水型单位""青岛市卫生先进单位""青岛血站无偿献血感谢状""胶州市青年突击队"等称号,医保科获"山东省基本医疗保险协议管理机构先进医保室"称号,中医科党支部获"示范党支部"荣誉称号,检验科获"党员示范岗"荣誉称号。

党委书记:匡　如
党委副书记、院长:刘晓丽
副 院 长:叶　钝、况宝萍
院办电话:82237812(传真)
公务信箱:jzdsrmyy@qd.shandong.cn
邮政编码:266300
地　　址:胶州市福州南路98号
（撰稿人:王晓双、于　玲）

胶州市心理康复医院

概况　2021年,占地面积2.3万平方米,业务用房2.2万平方米。有职工299人,其中在职在编职工140人、编外用工159人。其中,卫生专业技术人员244人,占职工总数的81.61%;行政工勤人员55人,占职工总数的18.39%。卫生专业技术人员中,正高级职称11人,副高级职称30人,中级职称50人,初级职称153人,分别占卫生专业技术人员的4.51%、12.30%、20.49%、62.70%。医生与护士之比为1:2.77。编制床位500张,实际开放560张。编制科室50个,实有12个职能科室、13个临床科室和11个医技科室。

业务工作　2021年,门诊收治78492人次,同比增长8.03%,住院收治4261人次,同比增长19.49%。

业务收入　2021年,业务总收入6823万元,同比增长10.80%。

基础建设　2021年,投资170万元成立睡眠医学中心,配备睡眠监测、失眠治疗仪、光照治疗系统等先进的睡眠监测与治疗设备。完善过渡病区建设,调整科室管理及布局。建立地巾、布巾集中洗涤中心，购置 25 kg 洗脱烘一体机。

医疗特色 2021 年，初步建立药物、心理、物理治疗、中医中药综合的精神疾病治疗模式。引进多导睡眠监测技术。与山东省精神卫生中心签订医联体合作协议。增加医疗机构第二执业名称"胶州市心理康复医院互联网医院"，新增互联网诊疗服务项目。在全院 7 个护理单元推行 6S 管理模式。

继续教育 2021 年，派出医师、护士到济南、青岛等地学习、交流 20 余人次；邀请上海市精神卫生中心、山东省精神卫生中心、潍坊市精神卫生中心等专家学者来院讲学，举办山东省精神专科医院院长管理论坛、焦虑抑郁患者的优化管理学术研讨会。全年通过线上、线下多种形式，开展医疗、护理、院感培训 79 次 9200 余人次。通过招才引智双选会及校园招聘，招聘医学检验、医学影像专业应届毕业生各 1 名。通过公立医院公开考试招聘精神科医疗、护理、财务等岗位人员 6 名。

社会心理服务工作 2021 年，出台《胶州市新型冠状病毒感染的肺炎疫情心理疏导和危机干预实施方案》，组建心理救援医疗队专家咨询组。利用胶州市社会心理服务云平台，开展心理健康知识宣传、网络测评和网络心理咨询。开通心理援助 24 小时热线，实施心理危机干预 5000 余人次。开展宣传培训教育，先后有 23 家媒体 48 次宣传报道胶州市社会心理服务体系建设典型做法。通过山东省心理健康教育基地验收；与胶州市人民法院合作共建"胶州市人民法院少年法庭未成年人心理干预基地"，举办"呵护心理健康，共建和谐家庭"全市宣讲活动、面向学生群体"青春之心灵 青春之少年"宣讲活动。

精神疾病防治 2021 年，在册严重精神障碍患者 4390 人，规范管理 4323 人，规范管理率 98.47%；服药人数 4336 人，规律服药人数 4028 人，服药率 98.77%，规律服药率 91.75%，精神分裂症规律服药率 92.61%。对基层医疗卫生机构进行业务培训 2 次，进行技术指导和督导 4 次。持续推进严重精神障碍患者免费医疗，开展送医送药送服务上门、免费查体、健康宣教、定期随访等活动，协助患者办理门诊慢特病救治卡，为 82 名患者免费注射帕里哌酮长效针剂。

精神文明建设 2021 年，组织开展"医路有我健康相伴"庆祝中国共产党成立 100 周年系列活动，开展党史学习教育，开展"党员干部结新亲""千名书记解千题、万名党员圆万梦""我为群众办实事"等主题实践活动，与站西街道社区服务中心、康明眼科结对共建，开展党员"双报到"，开展送医送药送服务上门、健康义诊等活动。为 10 名老党员发放"光荣在党 50 年"纪念章。在全市示范党支部创建中，医院后勤党支部作为卫生系统首个代表，通过全市的创建验收。预备党员转正 1 人，接收预备党员 6 人，发展入党积极分子 9 人，在册党员 78 人。严格落实"一岗双责"；制定全面从严治党主体责任年度任务安排；更新 31 名股级干部的廉政档案；开展"强警示、转作风、话清廉"警示教育和领导班子集体廉政谈话活动。

医保结算 2021 年，新增门诊慢特病院端即时审批业务，服务精神病患 573 人。推进 15 项医保贯标工作落地实施。结算出院患者 3857 人次，结报款 3909 万元；结算门诊大病 29138 人次，结报款 1405 万余元。结算异地住院患者 35 例，其中省内 26 例。

大事记

1 月 1 日，睡眠医学中心开诊。

1 月 30 日，胶州市心理卫生健康教育基地被命名为山东省健康教育基地。

4 月 27 日，社会心理服务中心授牌成为胶州市人民法院未成年人心理干预基地。

5 月 9 日，举行党史学习教育专题学习班开班仪式。

5 月 22 日，举办"山东省焦虑抑郁患者的优化管理学术研讨会"。

6 月 22 日，与山东大学附属山东省精神卫生中心医联体合作医院签约暨揭牌仪式举行。

7 月 16 日，由山东省精神卫生中心主办、胶州市卫生健康局、胶州市心理康复医院承办的"心理服务到您身边"走基层系列活动暨胶州市社会心理服务和精防人员能力提升培训班举行。

12 月 1 日，青岛市总工会职工心理健康服务站、青岛市职工心理健康服务站授牌。

12 月 9 日，增加医疗机构第二执业名称"胶州市心理康复医院互联网医院"，新增互联网诊疗服务项目。

荣誉称号 2021 年，获青岛市文明单位，青岛市事业单位脱贫攻坚专项奖励嘉奖集体，2021 年度医疗质量管理工作先进单位，2021 年度疫情防控先进单位，胶州市卫生健康局"首批老年友善医疗机构"，胶州市卫生健康局"党员示范岗示范党支部创建优秀组织单位"称号；后勤支部获评"胶州市市直机关示范党支部"；临床支部获评"胶州市卫健局党员示范岗"；托养中心被评为 2021 年度"三八红旗集体"。

党总支书记、院长:张道强

副 院 长:王广金、白剑文

院办电话:58566600

电子信箱:jzsxlkfyy@qd.shangdong.cn

邮政编码:266308

地 址:胶州市扬州西路 93 号

(撰稿人:陆 梅)

胶州市卫生健康综合监督执法大队

概况 2021 年,在职职工 36 人,离岗待退及离退休人员 32 人。在职职工中卫生技术人员 13 人,占职工总数的 36.11%;管理岗位人员 22 人,占职工总数的 61.11%;工勤岗位人员 1 人,占职工总数的 2.78%。卫生技术人员中高级职称 5 人,占卫生技术人员的 38.46%;中级职称 8 人,占卫生技术人员的 61.54%。内设综合业务科、公共场所科、职业卫生科、医疗机构科、法制科和计划生育科六个科室。承担着全市公共场所卫生、生活饮用水卫生、学校卫生、医疗卫生、职业卫生、消毒产品经营单位、餐饮具集中消毒单位以及计生执法等监督执法工作任务。

业务工作 2021 年,实施卫生行政处罚立案 287 起,结案 287 起,罚没款 31.6 万元;监督覆盖率 100%,国家"双随机"任务完成率 100%,手持终端应用率 100%。开展基层卫生健康综合监督全员培训的做法得到省卫生健康委执法监察局领导的充分肯定;2 名同志被评为"青岛市卫生健康监督执法办案能手"。

印发《关于建立健全全市卫生健康监督执法体系的实施意见》,在各镇(街道)卫生院、社区卫生服务中心成立卫生监督科,更新执法服装与装备。举办两期卫生健康监督执法业务培训班,邀请省、青岛市级专家授课。

持续做好疫情防控常态化督导检查。参与对各级各类医疗机构、集中隔离酒店(服务点)和理发美容、洗浴游泳等重点公共场所等疫情防控措施落实情况的督导检查,实现"闭环"管理。

开展医疗服务和传染病防治监督十大行动。对全市 110 家基层医疗机构进行执法检查,立案处罚 54 起。与 44 家一级以上医疗机构签订《医疗机构依法执业承诺书》,立案处罚 11 起。对 24 家口腔诊疗机构实施立案处罚。对 7 家医疗美容机构开展专项检查,立案处罚 4 起。开展预防接种机构专项检查 2 次,传达卫生监督意见书 15 份。开展人类辅助生殖技术专项整治行动,规范母婴保健和计划生育技术服务行为。医疗机构介入诊疗放射卫生专项行动,对中心医院、人民医院提出监督意见。对 45 家开展病原微生物实验室进行检查,对 2 家实施立案处罚。整顿全市健康体检市场。取缔非法开展口腔诊疗活动 4 起。

职业卫生监督 2021 年,做好健康企业创建。青岛软控和青岛山水水泥两家公司获评"省级健康企业";青岛中集冷藏箱制造有限公司通过青岛市健康企业验收。制订尘肺病防治攻坚行动方案,与镇街签订防治攻坚目标责任书。对 15 家粉尘危害重点行业企业监督检查 60 次,传达责令改正文书 10 项,实施行政处罚 6 起。推动 810 家用人单位申报职业病危害,5 万余名劳动者接受职业健康体检。开展职业健康集中培训 8 期,培训职业健康管理人员 900 余人;开展《职业病防治法》宣传周活动,培训劳动者 8000 余人。

公共卫生监督 2021 年,加强公共场所卫生监督。检查各类公共场所 1000 余家,监督 4500 余次。完成上合博览会等重大活动的服务保障工作。完成农村集中式供水卫生安全专项检查,监督覆盖率 100%;对全市城市、农村生活饮用水水质进行覆盖率 15% 的抽检。开展学校与健康专项执法检查,检查学校 97 家,托幼机构 300 余家。加强消毒产品监督,对 3 家新发证或延续申请消毒产品生产企业完成疫情期间紧急上市消毒产品审核;对 8 家第三类消毒产品生产企业监管全覆盖。严格餐饮具集中消毒服务单位监管,每季度抽检,并公示结果,2 家单位基本条件合格。

计划生育监管 2021 年,依法对违法生育当事人传达社会抚养费征收决定书,征收社会抚养费 110 余万元;对党员干部违法生育的通报市纪检监察部门。对 715 名村"两委"换届候选人、"两代表一委员"推荐人选、民营经济代表、新阶层人士、党员发展对象等进行负面清单审查。

其他 2021 年,编写典型案例分析并推广使用。组织案卷评查等培训交流 10 余次。制定全年执法稽查计划,开展内部执法文书书写质量稽查、新冠肺炎疫情专项稽查等工作。加强信息公开和宣传,将行政许可、行政检查、行政处罚等执法信息定期在相关网站上公示,接受群众监督。

荣誉称号 2021 年,获评青岛市文明单位。

党委书记、大队长:郭 辉

党委副书记:王攻克

副大队长：李新静、宋志磊、贤振平

办公电话：82289028

电子邮箱：jzswsjkjdzfdd@qd.shangdong.cn

邮政编码：266300

地　　址：胶州市常州路 13 号
（撰稿人：律明星）

胶州市疾病预防控制中心

概况　2021 年，总建筑面积 3200 平方米，其中实验室建筑面积 1600 平方米。设有综合科、检验科、免疫规划科、疾病防制科、健康教育科、健康危害因素监测科、健康指导科、慢性病防制科、药械科、中医防病科 10 个职能科室。人员编制 112 人。新考录工作人员 19 人，在编职工 98 人，其中专业技术人员 82 人，工作人员中本科及以上学历 74 人，正高级职称 3 人，副高级职称 12 人，中级职称 26 人。获评青岛市为民示范岗、青岛市巾帼建功先进集体，2020—2021 年度国家心血管病高危人群早期筛查与综合干预项目再次获全国先进项目点称号，青岛市核酸检测工作岗位技能竞赛团体二等奖。

新型冠状病毒防控　2021 年，完成胶州市 5 例确诊病例以及 1 例无症状感染者的流行病学调查，并形成报告。协助调查追踪管理确诊病例及疑似病例新冠肺炎密切接触者 20 余人。开展多起冷链及非冷链货物阳性流行病学调查，并形成报告。撰写胶州市疫情防控工作风险评估研判报告。协助调查追踪管理确诊病例及疑似病例新冠肺炎密切接触者 43 人、次密切接触者 232 人。网络上传核酸检测人员信息 5 万余人次，对重点地区返胶人员、入境返胶人员 2 万余人次进行风险研判及管理。

开展胶州市密切接触者集中隔离点以及多处入境返胶集中隔离观察点技术指导。对多所学校的疫情防控演练进行技术指导。现场保障各类大型考试活动。派出工作人员对西海岸新区开展第二季度医疗机构区市互查，对平度市进行第三季度区市互查。参加全国新型冠状病毒肺炎防控工作视频培训会议，并参加新型冠状病毒疫情研判和风险评估会议。对胶州市疫情防控指挥部各工作组，各镇街、各医疗机构疫情防控负责人进行新冠肺炎防控方案培训。

协助完善胶州市应检尽检单位及人员数据库，自主研发信息管理系统，导入重点人群 6 万余人次，参与开发新冠疫苗接种系统，完成回访多日发热人员 70 余次。对涉疫食品外包装、内包装进行核酸采样，采集 84 垛，840 管 3360 份样品。其中检出阳性 89 管 356 份样品。配合非冷链专班对消毒企业、核酸检测企业进行业务指导和考核。派出 1 名疫情防控专家参加市指挥部冷链督导部工作，派出 1 名专业技术人员对专仓疫情防控工作进行技术指导。指导各采样队对进口冷链食品及环境检测方面加大抽检量。

中心实验室承担胶州市应急检测任务、"应检尽检"检测任务、密接、次密接、重点地区返胶人员、封控小区、管控小区以及冷链相关单位人员、环境和食品的核酸检测任务，检测样本 89.9 万余份。负责协调安排全市 18 支镇街采样队的日常采样任务和集中培训工作，负责全市近 30 个隔离点突击队人员的采样和消杀培训工作，并承担全市应检尽检采样物资的采购、发放和调度工作，负责协调本市 5 个核酸检测实验室的检测量调配和协调工作。

分阶段开展各类人群的新冠病毒疫苗接种工作，举办 10 余期新冠疫苗接种工作培训班，培训 1500 余人。优化新冠疫苗接种系统，新开发 18 岁以下人群新冠疫苗接种系统（智慧健康系统）。以镇（街道）、功能区为单位，采取固定接种点与流动接种队相结合的方式为市民提供接种服务，最大日接种能力达 4.1 万剂次。在重点人群接种期间圆满完成每次"清零"任务，并按时完成接种数据上传。接种新冠疫苗 2323741 剂次，其中第一针 944641 剂次、第二针 903321 剂次、第三针 475769 剂次。

传染病防治　2021 年，报告法定报告传染病 18 种 2514 例。其中，手足口病 987 例，肝炎 722 例，梅毒 238 例，肺结核 220 例，其他感染性腹泻 157 例，流行性腮腺炎 51 例，猩红热 34 例，淋病 33 例，出血热 21 例，艾滋病 20 例，布病 15 例，流行性感冒 8 例，新冠 5 例，痢疾 2 例，伤寒＋副伤寒 1 例。处理传染病自动预警信息系统信息 168 次，完成中国疾病预防控制信息系统数字证书部署实施相关工作及证书使用操作工作。

重点传染病监测与防控　2021 年，手足口病无重症和死亡病例及暴发疫情发生，开展手足口病流行规律、主动搜索监测疫情与报告，通过微信平台宣传手足口病的预防知识，发放宣传材料 2 万余份。出血热发病 21 例，同比上升 61.54%。开展鼠间疫情监测 4 次，完成胶北镇王家庄村、胶莱镇、马店镇闫家屯村等镇、村的 EHF 发病村鼠情监测，布鼠夹 3200 只，有效夹 3182 只，捕鼠 35 只，鼠密度 1.10%。布鲁氏菌病发生布病 15 例，个案调查处置率、疫点处置及时率 100%，开展布鲁氏菌病人间疫情监测，对重点人群及饮用生羊奶人群 200 余人采集血标本进行检测。加强对流感常规监测的规范化管理,采集监测流感样标本 900 份检测,病例报告及时率达到 100%。猩红热发病 34 例,根据疫情动态,实时进行疫情分析。对全市 17 处狂犬病暴露处置门诊进行督导检查,接受咨询 1100 余人,发放宣传材料 1500 余份。

艾滋病防治 2021 年,有艾滋病初筛实验室 5 个,艾滋病检测点 18 个。报告 HIV 感染者和 AIDS 病人 33 例,其中艾滋病病人 17 例,男性 31 例、女性 2 例,29 例为男男同性传播、4 例为异性传播。新发现病例中男男同性传播占 87.9%,成为胶州市艾滋病主要感染途径,青年感染者比例明显上升。为艾滋病病毒感染者和病人提供医学和心理上的帮助,掌握他们的身体状况和 CD4+T 细胞水平。对艾滋病病毒感染者和病人进行随访和查体,治疗覆盖率达到 96%,CD4 检测比例达 100%,病毒载量检测达到 100%,艾滋病病毒感染者和病人的配偶/固定性伴艾滋病抗体检测率达到 100%,新报告和既往报告的艾滋病病毒感染者和病人结核病筛查率达 100%。与青岛青同志愿者服务中心合作开展男男性接触人群动员检测工作,动员检测 1000 余人,发现艾滋病感染者和病人 18 例。开展一系列的艾滋病和性病防治知识宣传活动。

结核病防治 2021 年,登记肺结核病人 204 例,病原学阳性病人 104 例,病原学阴性病人 82 例,结核性胸膜炎 9 例。开展"3·24 世界防治结核病日"系列宣传活动和社会媒体传播活动。督导落实"青岛市学校结核病防控工作达标方案",登记、处置学生病例 11 人。

免疫规划 2021 年,免疫规划接种一类疫苗 206395 剂次、二类疫苗 111680 剂次,疫苗报告接种率均在 95% 以上,以乡镇为单位,适龄儿童建证率、纳入信息系统管理率达到 100%,含麻疹成分疫苗、甲肝疫苗、乙肝疫苗全程接种率基本达 95% 以上,其他疫苗常规免疫接种率基本达 90% 以上,乙肝疫苗首针及时接种率为 98.36%。监测 15 岁以下儿童风疹疑似病例 12 例,采集 11 例风疹疑似病例的血清和早期咽拭子标本;监测 AFP 病例 1 例,完成样品标本采集;监测水痘病例 35 例,采集 10 例血清标本和 1 例水疱液;监测流行性腮腺炎病例 35 例,采集 18 例血清标本和 6 例咽拭子。上报异常反应 125 例,组织调查诊断专家组开展 6 例调查诊断。通过"4·25 全国儿童预防接种日""7·28 世界肝炎日"等宣传日开展疫苗安全法律、法规以及预防接种知识等的宣传教育、普及工作,举办免疫预防综合技术培训班。

慢病防治 2021 年,死因网络直报审核 6988 份;意外伤害监测报告审核录入 22293 份;肿瘤登记报告审核录入 2522 份;心脑血管病报告卡审核录入 4500 份。完成 5 家综合医疗机构和 18 家基层医疗卫生机构慢性病和意外伤害监测工作的现场督导 2 轮次,综合培训 1 次。完成 2020 年死因、肿瘤、心脑血管、意外伤害监测分析报告。组织 45 家单位 960 人参加第六届"万步有约"健走激励大赛拓展赛,万步达标率为 81.31%。完成覆盖 6 个镇街 12 个村(社区)600 余人次的青岛市慢性病核心信息知晓情况问卷调查。撰写完成《胶州市慢性病社会因素调查报告》,通过 2021 年山东省慢性病综合防控示范区省级评估复审。

基本公共卫生服务项目 2021 年,组织开展基本公卫项目技术指导、培训和日常绩效评价工作。成立胶州市"三高共管公共卫生指导中心",牵头制订《胶州市"三高共管 六病同防"医防融合指导团队试点工作方案》,针对"三高"等慢性病高危人群和患者协同开展基层医防融合技术指导。举办卫生健康大讲堂第二期暨基本公卫项目技术培训班,邀请知名专家授课。国家心血管病高危筛查与综合干预项目再次获 2020—2021 年度全国先进项目点称号。

病媒生物防治 2021 年,调查蚊危害情况,监测鼠密度,平均鼠密度为 1.12%;其中城区居民区捕鼠 5 只,平均鼠密度为 0.26%;农村自然村捕鼠 12 只,平均鼠密度为 0.61%;特殊行业捕鼠 5 只,平均鼠密度为 0.26%,褐家鼠、小家鼠为优势种。

食品安全监测工作 2021 年,采样监测相关食品,其中包括水产品、粮食、生禽肉、食品添加剂、水果、干果、蛋及蛋制品、冷冻食品、熟肉制品、虾米、蔬菜等,样品采购点在胶州市范围内的超市、农贸市场、商店、种植基地等地。做好辖区内食源性疾病审核及食源性疾病暴发处置,做好哨点医院监测工作的质量控制,组织辖区哨点医院相关人员参加技术培训,对 9 家哨点医院进行督导检查 2 次,9 处监测哨点医院上报食源性疾病病例 1579 例。成立胶州市食源性疾病应急处理分队,下辖 4 个流调小分队、3 个检验小分队,调查处置各类疑似食源性疾病暴发事件 15 起,出动调查处置人员 80 余人次、车辆 25 车次,调查处置率达到 100%。

农村环境卫生监测工作 2021 年,选取胶莱街道、胶西街道、里岔镇、铺集镇、九龙街道作为监测点进行调查,调查 20 个行政村,采集土壤样本 20 份,调查 100 户,调查学校环境卫生状况 10 处。

学校卫生监测工作　2021 年,完成因病缺课日常报告管理和全市中小学生信息新系统数据导入工作。完成中小学生健康体检工作。完成学生常见病和健康影响因素调查工作。

国家人体生物监测项目　2021 年,完成胶州市阜安街道阳光丽景小区、三里河街道庄里头村、胶西镇付家村三个调查单元抽样人群的现场问卷调查、健康体检和临床生化检测,生物样本采集、分装、保存、冷链运送和数据的整理、保存及录入等。

生活饮用水监测　2021 年,做好生活饮用水采样监测及信息系统录入,采水样 96 份 576 瓶,检测 37 个项目,录入健康监测结果 2664 条。

地方病和寄生虫病防治　2021 年,采集孕妇家中食用盐样 100 份,8～10 岁儿童家中食用盐样 200 份,完成碘盐检测 300 份。通过检测,合格碘盐 169 份,不合格碘盐 20 份,碘盐合格率 89.42%,非碘盐 111 份,非碘盐率 37.0%,碘盐覆盖率 63.0%,合格碘盐食用率 56.33%。饮水型地方性氟中毒监测水氟含量均正常。饮水型氟中毒病区村的 8～12 岁儿童氟斑牙调查 1974 人,其中正常 1736 人,可疑 74 人,极轻度 113 人,轻度 49 人,中度 2 人,氟斑牙检出率为 8.31%。完成"三热病人"血检 604 例,境外输入性恶性疟病例疫点调查处置 4 例。

健康教育与促进　2021 年,参与组织开展"致敬百年历程 弘扬抗疫精神 助力健康胶州——胶州市卫生健康系统书画展"活动。设计、共享全市健康教育宣传栏内容 2 期;开展秋冬季传染病防控暨新冠、流感及肺炎健康科普公益宣传活动。组织开展卫生日宣传讲座活动;参与市卫健局组织的"阳光卫健 惠民医疗"党代表工作室专家团队健康义诊活动、庆祝中国共产党成立 100 周年"医路有我 健康相伴"党代表义诊募捐活动、宪法宣传日咨询活动、胶州市全国科普日主场活动。完成胶州市居民健康素养监测工作,胶州市居民健康素养水平为 24.17%。组织迎接省级健康促进市复审,申报并成功创建青岛市级健康促进医院 2 家、健康促进机关 2 家、健康促进学校 2 家、健康促进企业 2 家、健康促进村(社区)2 家、健康家庭 20 家。

质量管理和实验室检测　2021 年,参加全省新型冠状病毒核酸检测质量控制考核获优秀等级,参加全省疾控系统新型冠状病毒核酸检测实验室能力考核获优秀等级,参加全省艾滋病筛查实验室考核获优秀等级,参加山东省梅毒血清学检测室间质量评价考核获优秀等级。实验室获化工、石化及医药和机械制造、电力、纺织、建筑和交通运输等行业领域职业卫生工作场所有毒有害物质的监测和检验资格。

重点职业病监测与风险评估　2021 年,新增职业病 12 例,其中尘肺病 1 例、职业性噪声聋 7 例、金属及其化合物粉尘沉着病 2 例、布鲁氏菌病 2 例;疑似职业病 22 例;农药中毒病例报告信息 17 例。职业卫生采样监测 46 家企业,符合监测项目要求企业 36 家。开展重点职业病生物标志物监测项目,对 13 家小微劳保手套企业的 259 人进行职业健康检查和生物标志物采集。开展职业病防治知识宣传教育,开展宣传谱法教育和现场指导,发放职业病防治宣传材料 2.5 万份。

疫苗管理　2021 年,实施逐级订购和管理,建立健全疫苗接收、配送出入库台账,开展疫苗注射器出入库登记信化管理。加强疫苗冷链设备的维护、保养和安全工作,更新温湿度监测设备,联网并实时监控。开展向各预防接种门诊配送疫苗工作。

党建和群团　2021 年,围绕"主题党日＋"活动及时开展党的组织生活,加大对非党员干部的培养力度,发展 1 人成为预备党员,2 人提交入党申请书,3 人为入党积极分子。

大事记

4 月—7 月,与市疫情防控指挥部、机场工作人员在胶东国际机场共同参与新机场转场前的实战演练。

8 月 4 日,将 15～17 岁目标人群纳入新冠疫苗接种范围,各接种点开展延时服务。

11 月 24 日,通过山东省健康促进县复评审。

12 月 17 日,通过山东省慢性病综合防控示范区建设复审。

12 月,赵建磊同志不再担任中心主任,李严同志为中心主任。周克文同志不再担任中心副主任。

党总支书记:赵建磊

中心主任:李　严

党总支副书记:刘福华

中心副主任:李中信、张绍基

办公室电话:86620839

电子信箱:jiaozhoucdpc@126.com

邮政编码:266300

（撰稿人:魏克强）

胶州市妇幼保健计划生育服务中心

概况　2021 年,占地 7722 平方米,建筑面积 8000 平方米。职工总数 283 人,其中在编职工 79 人、合同制职工 204 人，其中，卫生技术人员 228 人，占职工总数的 81％；其他专业技术人员 55 人。卫生技术人员中，副高级职称以上 26 人，占 11.4％；中级职称 71 人，占 31.14％；初级职称 131 人，占 57.46％；医护之比是 1:1.5。设床位 105 张，设职能科室 10 个、临床科室 8 个、医技科室 4 个、保健科室 3 个。

业务工作　2021 年，门诊量 15.53 万人次；收住院病人 3384 人次；入出院诊断符合率 100％，手术前后诊断符合率 100％，疾病治愈率 100％，病死率 0，手术部位感染发生率 0，甲级病案符合率 100％。

业务收入　2021 年，业务收入 6743 万元。

医疗设备更新　2021 年，引进 CT、眼底筛查仪、儿童心理门诊设备、全自动生化分析仪、自动尿液微量白蛋白肌酐分析仪、无创呼吸机、黄疸治疗箱、荧光定量 PCR 分析仪、核酸提取仪、血凝仪、血气分析仪、电子阴道镜、内窥镜影像工作站、多功能心肺复苏机、移动 PCR 方舱实验室、循环风空气消毒机等先进仪器设备 260 余台。

卫生改革　2021 年，落实医药卫生体制改革工作精神，建立健全现代医院管理制度，构建以四大部为核心的业务架构，推进党建工作与医疗业务管理紧密结合，建立健全医院章程，完善医院议事决策制度，发挥专家治院作用，推进药品、耗材合理使用，健全医院财务资产管理，优化医院收入结构，科学制定医院内部绩效分配办法，参与分级诊疗建设，加强医院文化和医德医风建设，落实完善内部监督。

医疗特色　2021 年，建成 800 平方米的标准化发热门诊，设置 PCR 核酸检测实验室，24 小时不间断运行，承接李哥庄卫生院、云溪社区卫生服务中心、民营医院、看守所等 28 家单位的核酸检测任务，诊治发热患儿 1868 例，核酸检测 83700 余人次。修订防控方案第 10 版，培训演练 80 场、1600 余人次。开展疫情防控日巡查，检测就诊人员 26 万余人次，筛出可疑人员 50 余人、发热患儿 1000 余人。实行"一患一陪护"制度，严格病区 24 小时门禁管理。设立 4 个接种点，接种各年龄段新冠疫苗 53733 针次，提供急救保障 248 人次。

组织专家开展"六进"活动，实现健康宣教广覆盖。联合镇级卫生院开展义诊 15 场、3000 余人次，进村入户监护 1439 例高危孕产妇。到卫生院开展专家坐诊 141 次，组织进行培训考核 3 场、400 余人次、专项质控检查 6 次、孕产妇危重症评审 2 次。完成"两癌"检查任务。新生儿出生缺陷率控制 3.79‰。创新辖区《出生医学证明》的"五化"管理，无一例违法违规问题，国家卫健委妇幼司给予充分肯定。孕产妇系统管理率 96.95％，孕产妇死亡率 0；3 岁以下儿童系统管理率 95.7％，新生儿死亡率 0.76‰，婴儿死亡率 2.08‰，5 岁以下儿童死亡率 2.84‰。

新开展儿童生长发育门诊、儿童心理行为门诊、普外科。首家开展产后疼痛治疗、后子宫复旧、产后腹直肌分离服务。实施"医疗质量提升行动"，开展导乐分娩、无痛分娩，接产 1700 余人次，占全市的 40％。完成腹腔镜下子宫全切等高难度妇科微创手术 124 例。加入山东中西医结合生殖与遗传专科联盟，成功助孕 72 例。打造中医妇科、中医儿科、针灸推三大中医体系。

科研工作　2021 年，申报青岛市科研课题 2 项。发表论文 9 篇，出版专著 7 部，申请专利 9 项。

继续教育　2021 年，继续教育项目立项 3 项。医院 223 人次参加培训。派出进修人员 9 人，参加长、短期培训班、学术会议及学术交流 1300 余人次。

精神文明建设　2021 年，制订《医院文化建设工作方案》，创建"智慧妇幼、健康妇幼、人文妇幼"文化品牌。开展"我为医院做贡献"主题实践活动。免费为孕产妇提供热水、牛奶、饼干和新生儿拍照服务。装修升级国医馆和病房，开展环境适老化改造，加快新院的规划建设。优化信息化系统，开发线上预约、自助挂号、自助开单、自助缴费、自助打印报告、信息实时上传等功能，方便群众就医。严格医德考评。完成 2021 年度全国文明城市复审工作任务。群众满意度在全省 200 余家妇幼卫生机构中排名第 14 位。

大事记

2 月 8 日，启用儿童发热门诊。

核酸检测 PCR 实验室通过山东省临检检验中心现场审核并启用。

3 月 15 日，建立妇幼健康医联体。

6 月 22 日，刘炳荣赴甘肃陇南市徽县中医院进行对口支援。

荣誉称号　2021 年，获评青岛市事业单位脱贫攻坚先进集体，胶州市巾帼文明岗，党员示范岗示范党支部创建优秀组织单位，胶州市老年友好医疗机构，疫情防控工作先进单位单位，医疗质量管理工作先进单位。

党总支书记、主任：祝丽萍

副　主　任：张德俊、张林涛、逯　丽

业务主任助理：刘玉姣

党总支副书记：周　伟

院办电话：87292055

传真号码:58651501

电子信箱:jzsfybjy@qd.shandong.cn

邮政编码:266300

地　　址:胶州市云溪河北路(原农场路)26 号

（撰稿人:周　伟）

胶州市急救中心

概况　2021 年,占地面积 900 平方米,业务用房面积 600 平方米。全额编制 10 人,其中卫生专业技术人员 7 人,高级职称 1 人,中级职称 5 人,初级职称 1 人;其他专业技术人员 1 人,财务人员 1 人,行政工勤人员 1 人。

业务工作　2021 年,接听急救电话 70434 个,有效电话 22924 个,有效派车 22924 车次,救治患者 19992 人次,抢救危重病人 1686 人,年内受理突发事件 425 起,突发事件中救治伤员 575 人。夏季高考、上合示范区重点项目集中开工仪式等保障及胶州市建筑工地综合应急演练等各级各类应急演练任务 269 次。

固定资产　2021 年,固定资产总值 396.96 万元,比上年增加 80.34 万元。

疫情防控工作　2021 年,落实调度员首问、出诊单元首诊负责制,加强院前病人流调。组织专题培训、开展专项督导。制定机场送医转运相关流程、方案,开展多批次、全方位相关流程专题培训 10 余期,举行实地演练等各类疫情防控演练 10 余场次。完成机场送医转运任务 26 次,转运病人 26 人次。完成确诊、疑似、发热、密接等患者的转运救治工作,派车 831 次,转运 831 人;参与疫苗接种现场保障 37 次,转运 31 人次。

院前急救信息化建设　2021 年,通过国际紧急调派研究院专家的审查认证,成为世界第 294 个、中国第 27 个"绩优医疗调派中心"。通过 MPDS 有效电话指导 10538 次,指导现场心肺复苏 228 例。利用互联急救 APP,依托急救志愿者,启动急救点试运行,模拟调派 10 余例,其中急救点模拟派单 8 例,急救志愿者模拟派出 4 人次。建设并完成网络安全等级保护三级备案与测评。引进 120 手机定位系统。

院前急救体系建设　2021 年,在急救中心增设一个急救单元,主要用于医疗急救保障及各级各类应急演练;在胶东急救站增设一个急救单元,主要用于提升机场转运救治能力。增设 12 处急救点。在中云社区卫生服务中心及九龙卫生院及其辖区选址 12 处

进行急救点标准化建设,急救点试点建设作为典型在青岛市范围内进行推广试行。更新铺集、洋河两家急救站救护车为负压救护车,为全市救护车配备自动心肺复苏机。全面完成洗消区建设并完成洗消区功能设置、洗消流程制定、洗消设备以及防护物资配备等工作并投入使用。

院前急救工作管理　2021 年,开展质控检查,检查结果列入年终考核,并与院前急救运行经费挂钩。召开质控例会,通报前期工作及质控检查情况。电话回访 5040 人,回访满意度为 99.8%。定期举办专题培训,举办线上、线下培训 20 余期。制发《关于进一步提升院前医疗急救服务能力的实施意见》。

急救知识培训　2021 年,联合市直机关工委,分批分期对全市机关干部进行应急救护知识培训。首期培训全市 40 余家单位近 100 名机关干部参加培训。面向全市中小学以及校医、体育老师、食堂员工等人群,持续开展"急救知识进校园"活动,开展培训 35 场次。面向企业员工、养老院护理员、社区居民等重点人群,开展急救知识社会化培训 30 场次。结对"小海豚"及"中国国际救援大队"等公益组织,宣传普及应急救护知识。与电视台等媒体联合录制防溺水、一氧化碳中毒等专题以及心肺复苏、海姆立克急救法、外伤止血包扎等急救科普视频。

"六大中心"建设　2021 年,建立卒中、胸痛、创伤等患者救治微信群。实施冠脉介入诊疗 938 例,其中急诊 PCI 240 例。与青岛市胶州中心医院卒中中心联手打造院前院内协同救治的卒中"急救绿道"。通过急救绿道溶栓 270 余例,取栓 69 例,动脉手术溶栓 10 例,支架置入术 18 余例,动脉瘤 18 例,血管闭塞再通 5 例。

党建工作　2021 年,创新方式方法深入开展党史学习教育,先后组织"主题党日+"活动 12 次,党史集中学习教育 12 次,开展专题组织生活会、机关干部党史学习教育基本知识测试等活动。

大事记

1 月 20 日,联合各急救站、急救点建设单位同时邀请离校返乡的大学生共同开展"120 国家急救日倡议暨应急救援科普公益活动"。

1 月 28 日,联合市人民医院急救站举行应对冬春季新冠肺炎疫情全流程、全要素拉动演练。

2 月 7 日,开展调度院前疫情防控实战演练。

3 月 18 日,胶州市急救中心邀请青岛市急救中心专家徐梅主任医师对全市 13 家急救站负责人及院前急救骨干进行《院外心跳骤停患者抢救流程》的专

题培训。

4月25日—28日,完成上合博览会的医疗救治保障任务。

4月28日,中心被山东省总工会授予"山东省女职工建功立业标兵岗"荣誉称号。

6月3日,迎接国际紧急调派研究院(IAED)的绩优急救中心资格再认证。

12月16日,市政协副主席王天鸿等一行10人到中心开展市医疗卫生工作视察活动。

荣誉称号 2021年,获胶州市首家"山东省女职工建功立业标兵岗""青岛市卫生健康系统优秀志愿

服务项目""2020年度青岛市院前急救先进集体""2021年度示范党支部""2021年度党员示范岗、示范党支部创建优秀组织单位"等称号。

主　　任:陈　蕾

党支部书记:戴丰顺

副　主　任:王淑艳

办公室电话:87209120(传真)

电子信箱:jzsjjzx@qd.shandong.cn

邮政编码:266300

地　　址:胶州市常州路13号

(撰稿人:王淑艳)

平　度　市

平度市卫生健康局

概况 2021年,有各级各类医疗机构1147家,其中城区公立医疗机构7家,镇(街道)卫生院29家,村卫生室847家,民营医院29家,门诊部28家,个体诊所195家,厂企学校卫生室13家。现有卫生专业技术人员7763名,其中医师3113名(含乡村医生1195名),护士3593名,其他卫生专业人员1057名。各医疗机构共有住院床位7528张,县级公立医院住院床位5990张,医生3979人,千人口床位数5.22张,千人口医师数2.88人。

党建工作 2021年,发展党员41人,制定《全面从严治党责任清单》《关于开展卫生健康系统基层基础工作大起底、大突破、大提升的实施方案》,将"三述"工作与科务会学习制度相结合,系统讲述学习卫生健康系统相关政策制度,推动"三述"不断深化提升。

疫情防治 2021年,规范预检分诊、发热门诊流程,推进常态化疫情防控基础设施建设。落实1500余万元在第二人民医院新建青岛市首家规范化发热门诊;落实财政资金2629万元新增11所方舱实验室等核酸检测设备,核酸日检测能力由原来的25000人份提升到39000人份;5家医疗机构具备血清抗体检测能力,保障重大疫情发生时的应急使用需求;制定《平度市卫生健康局关于进一步压实疫情防控责任建

立医疗卫生机构每日自查巡检制度的通知》,各医疗机构落实分级包干责任体系、院感防控四级巡查机制、预检分诊制度、首诊负责制等制度,有1075家医疗机构启用"青新发热病人跟踪管理系统",落实发热门诊的"哨点"作用;推进新冠疫苗接种,接种257.6万剂次,接种105.36万人。

卫生体制改革 2021年,加强医疗集团建设,以市人民医院、中医医院、第二人民医院和第三人民医院为牵头单位,组建涵盖全市29家卫生院、847个卫生室的四个医疗集团,实现"六统一"管理。深化"三医"联动改革,深化医保支付方式改革,制订医保支付政策体系,推动域内分级诊疗体系建设。完善药品耗材供应保障制度,公立医院取消6家药品加成政策(中药饮片除外),全部药品实现零差率销售,乡镇卫生院基本药物零差率财政补助到位资金17550万元,乡村医生基本药物零差率补助到位资金1268.98万元。推动公立医院综合改革,成立"平度市公立医院管理委员会",履行政府办医和监管职能,制订《平度市建立完善现代医院管理制度实施方案》,申请、拨付专项资金65项59079万余元。

法治建设 2021年,开展"送法上门"主题活动、线上普法工作、法治政府建设示范创建宣传工作。有17个依申请政务服务事项入驻行政办事大厅;13项告知承诺事项编制证明事项告知承诺制清单,关联相关电子证照;7个基层便民服务事项中生育登记办理事项实现跨省通办,《山东省老年人优待证》办理实现

全省通办。有 3 起行政复议案件,无行政应诉案件。

规划发展与信息化 2021 年,规划实施智慧型全民健康信息平台和智慧村医工程建设,该项目被青岛市大数据发展管理局和青岛市大数据发展促进会评为"青岛新型智慧城市(数字青岛)典型案例"。统一基层卫生院以及村卫生室规划医疗信息系统,建设以互联互通为核心的全民健康信息平台;搭建医疗集团业务协同模块,助力分级诊疗水平和基层服务能力的提升。规划部署远程会诊平台,建立双向转诊平台。建设医卫融合的智慧村医服务体系,规划建设以"健康平度"作为面向群众提供医疗健康服务的公共服务平台。

疾病预防控制 2021 年,通过中国疾病预防控制信息系统报告甲乙丙类法定传染病 16 种 2330 例,甲乙丙类传染病总发病率为 195.58/10 万,比上年(109.66/10 万)上升 78.35%,死亡 5 例,比上年(2 例)上升 150%,死亡率 0.42/10 万,病死率 0.21%;开展碘缺乏病健康教育、居民碘营养监测、氟中毒健康教育、水氟监测、氟中毒病情监测、氟骨症患者救治等工作。接受治疗的艾滋病患者达 128 人,抗病毒治疗覆盖率达到 100%,完成主动检测 58922 人。

基层卫生工作 2021 年,落实乡村医生社会保障政策,惠及 1071 名乡村医生。落实家庭医生签约服务,全人群覆盖率在原有基础上至少提高 5 个百分点,重点人群覆盖率保持在 60% 以上;全市居民电子健康档案覆盖率 91.84%,65 岁及以上老年人健康查体 16.06 万人,高血压健康管理 11.92 万人,糖尿病健康管理 4.72 万人;全市经定点医疗机构确诊并通知管理的肺结核患者 368 人,管理 361 人;早孕建册 4833 人,产后访视人数 5347 人;0~6 岁儿童管理 6.76 万人,全市新生儿访视率为 91.83%;累计规范管理严重精神障碍患者 6641 人;65 岁老年人中医体质辨识 16.06 万人,0~36 个月中医健康指导 3.19 万人,均达到目标要求。

中医药工作 2021 年,创建省、青岛市中医重点专科,加强中医药优势专科集群建设,中医院中医整脊康复科评为青岛市 C 类重点专科。全市 29 家乡镇卫生院完成国医馆建设,并全部通过青岛市卫生健康委员会验收。6 家乡镇卫生院(二院、四院、三院、五院、大泽山、旧店)完成精品国医馆建设,中医院、第二人民医院利用自身优势建成国药坊。组织中医适宜技术培训,适宜技术合格人员达 1960 人,服务涵盖全市所有乡镇卫生院及 800 余家卫生室。

专科联盟建设 2021 年,发挥牵头医院重点专科优质医疗资源,推进县域六大医疗中心建设。落实 1500 万元搭建全民健康平台,汇集卫生健康业务信息,形成四大信息资源库。推进面向基层的远程医疗服务体系建设,实现"一号通用、一码通行、一体支撑、一网共享、一生服务"的建设目标。建设市第二人民医院内窥镜微创专科、第三人民医院心血管内专科、第五人民医院中医颈肩腰腿疼痛专科、明村卫生院疼痛康复专科、李园卫生院疼痛专科、麻兰卫生院疼痛专科 6 家基层特色专科,逐步建设分级诊疗模式。

综合监督与食品安全监测 2021 年,持续做好新冠肺炎疫情防控常态化督导检查;开展"蓝盾行动",加大重点领域专项整治力度;加强联合执法工作,做好信用体系建设,建立长效监管机制。立案处罚 372 起查处各类投诉 516 件,罚没款 73 万元。食源性疾病监测报告医院 33 家,新增青岛大学附属医院(平度院区),实现行政区域全覆盖。上报食源性疾病病例 3797 例,审核 3797 例,审核率、及时率 100%。

妇幼老龄工作 2021 年,做好产科质量控制,进一步提升危重孕产妇、新生儿救治能力,持续做好产前筛查、新生儿代谢性疾病筛查、农村妇女"两癌"检查等项目,推动妇幼健康事业高质量发展,促进全生命周期健康服务。协同有关部门推进积极应对人口老龄化工作,推动建设老年友好社会。协调推进老年人优待政策落实,组织开展老年节、"敬老月"等活动。

职业健康工作 2021 年,开展尘肺病防治攻坚行动,健全镇街监管队伍,组织开展《职业病防治法》集中宣传活动、健康企业建设和职业健康达人评选工作、涉及职业病危害因素用人单位和接害劳动者基本情况摸底调查工作。组织开展联合调查,解决群众反复投诉两起。加强监督执法,对问题严重的 11 家单位进行立案处罚,罚款 3 万元。收集用人单位和劳动者基本情况,结合职业病危害因素接触史、职业健康检查信息和工作场所职业病危害因素监测结果等开展风险评估。新诊断报告职业病 20 例(18 人),与上年相比,矽肺与噪声聋新病例增加。加强重点职业病监测工作,各查体机构完成职业健康云平台对接,上传职业健康指标常规监测个案数据 12586 条,报告疑似职业病 12 例,职业有害因素监测卡 35 条,农药中毒 71 例。完成尘肺病人随访 199 例,存活 192 例。

人口监测与家庭发展 2021 年,组织开展《中共中央国务院关于优化生育政策促进人口长期均衡发展的决定》宣传活动。建立"婚检一件事"和"结婚登记与生育登记"联办机制,办理一、二孩登记 7357 例,《生育证》225 例,办结率、及时率和群众满意率均达

100%。推进普惠安全托育服务体系建设,新建 3 岁以下婴幼儿托育机构 8 家,托位总数达到 1947 个,每千人口拥有托位数达到 1.6 个。全面落实家庭发展政策,发放计划生育奖扶金 6082 万元,计划生育特扶金 2000 万元,独生子女父母各类奖励费 9128 万元。开展计划生育特殊家庭关爱扶助活动,计划生育特殊家庭联系人、家庭医生签约和计划生育特殊家庭夫妻就医就诊"绿色通道"做到全覆盖。

健康教育与宣传 2021 年,申报青岛市继续医学教育项目、省级中医药继续教育项目,对项目实施进行监督管理;建立健康科普资源库,组建专家 40 余人,征集 100 余部健康科普作品,组织各医疗机构开展健康科普专家下基层活动,开展 60 余场,同时依托社区(村)建设 11 处"健康大学堂",举办健康教育活动 20 余场;整合全市卫生健康系统宣传资源,完善卫生健康宣传工作制度,先后组稿刊发微信 800 余篇、微博 500 余篇,在国家级媒体刊发 10 余篇,省级媒体刊发新闻稿 60 余篇,在青岛市级媒体刊发 600 余篇;完善卫生健康领域突发热点舆情引导处置工作流程,完善舆情处置应急预案,加大舆情处置工作考核力度,严格落实责任,定期进行舆情处置情况通报。

行业安全管理 2021 年,持续推进医院安全专项整治三年行动,开展房屋安全、危化品、防汛等专项治理、安全生产检查、安全知识培训、应急警示教育演练等活动,参与青岛市卫生健康系统安全生产标准化达标复审活动。对全系统各单位业务负责人开展安全生产培训并颁发证书。强化督导检查,开展安全生产专项督查 15 次,出动专项督查人员 215 人次,检查单位 97 家次,下达责令限期整改通知书 97 份,责令整改各类安全隐患 363 项,整改验收,闭环管理。

爱国卫生工作 2021 年,积极推动卫生镇村创建,凤台街道等 4 个镇街通过国家卫生镇暗访,李园街道等 5 个镇街申报创建国家卫生镇,311 个村庄被命名为"山东省卫生村",创建"青岛市卫生先进单位"37 家、"省级卫生单位"15 家;持续开展控烟宣传和执法工作,组织开展"世界无烟日""电子烟危害宣讲进校园"等集中宣传活动,开展控烟联合执法检查 2 次,全市新命名"青岛市无烟示范机关"35 家,无烟示范机关全覆盖,219 户家庭获"青岛市无烟家庭"命名。印发《2021 年平度市病媒生物防制工作方案》,组织开展冬春季灭鼠和夏秋季灭蚊蝇工作,统一购置灭鼠屋发放到各镇街,并分期分批开展灭鼠屋安装现场培训。全面推进健康平度 16 项专项行动,制订并印发实施方案、三年行动计划、监测评估方案等重要文件,

成立健康中国行动平度推进委员会和办公室,成立专项行动组和专家咨询委员会,分阶段、分步骤推进健康平度建设。

人事管理 2021 年,公开招聘 220 名专业技术人员,组织完成享受青岛市政府特殊津贴专家和市特聘专家突出贡献奖推选工作,组织完成第四届平度市拔尖人才评选工作,全职引进高层次人才 1 名。制订《平度市卫生健康局深化事业单位试点组织实施工作方案》,整合三处事业单位,新建平度市全民健康保障服务中心,并完成其他所属事业单位机构、职能、编制规定制定印发工作;制定《平度市卫生健康局国家工作人员信用积分和信用评价管理办法》《平度市医疗卫生行业信用积分和信用评价管理办法》及《平度市卫生健康局关于开展"信易医"守信激励工作的实施方案》,积极推进信用体系建设工作。

财务管理 2021 年,强化国有资产管理,结合医疗集团审计,在全系统开展国有资产清查,严格资产的购置、清理、处置、报废审批制度;配合各级审计工作,对审计发现的问题,牵头组织整改;重新修订并印发《平度市卫生健康系统财务管理规定》《平度市卫生健康系统政府采购规定》《平度市卫生健康系统专项资金管理办法》,整改退回违规资金,进一步规范政府采购行为。加大政府采购监督力度。开展采购制度建设、采购方式选定、采购流程管理、采购合同签订和履约验收、资金支付等事项的重点检查;做好疫情防控物资保障工作,财政拨款 5397 万余元用于疫情防控,动态掌握全市医疗机构疫情防控物资储备、需求情况。各医疗机构按照疫情最高峰物资需求量储备至少一个月的防控物资和救治药品,签订 756 万元的疫情防控物资和救治药品的储备协议,对储备情况进行不定期督导。

党组书记、局长:胡建光
党组成员、副局长:郭源圣
副 局 长:郭雅丽
党组成员、中医医院党总支书记:李成职
党组成员:姜 丽
副局长(挂职):侯素青
电 话:87362415
邮政编码:266700
地 址:平度市北京路 379 号

平度市人民医院

概况 2021 年,占地面积 13.36 万平方米,业务

用房面积 14.55 万平方米。职工总数 1646 人,其中卫生技术人员 1471 人,占职工总数的 89.37%;行政工勤人员 230 人,占职工总数的 13.97%。卫生技术人员中高级职称 184 人、中级职称 629 人、初级职称 658 人,分别占卫生技术人员的 12.51%、42.76%、44.73%,医生与护士之比 1∶1.51。床位总数 1500 张,设置职能科室 30 个、临床科室 42 个和医技科室 12 个。

业务工作 2021 年,门诊总量 72.39 万人次,比上年下降 22.25%,出院 4.3 万人次,比上年下降 11.57%,床位使用率 55.78%,比上年下降 10.15%,住院手术 13685 例,比上年下降 2.08%,平均住院日 6.95 天,比上年减少 0.12 天。

业务收入 2021 年,业务收入 6.6 亿元,比上年下降 10.8%。

固定资产 2021 年,固定资产总值 9.65 亿,比上年增长 7.6%。

医疗设备更新 2021 年,投资 2000 余万元购置医疗设备,其中 10 万元以上设备 30 余台套,主要包括高清电子内窥镜、LDR 一体化高端产房设备、高清电子宫腔镜、智能医学影像平台系统、心脏康复设备、全自动化学发光免疫分析仪等。

基础建设 2021 年,同和隔离病房改建完成并交付,总建筑面积 3561.3 平方米;完成产科普通 VIP 病房、产房病区整修项目;启用新液氧罐和新燃气锅炉。

卫生改革 2021 年,出台《平度市人民医院医疗集团财务管理办法(试行)》《平度市人民医院医疗集团院领导联系科室、集团成员单位工作制度》《平度市人民医院医疗集团人事管理办法》《平度市人民医院医疗集团议事规则》《平度市人民医院医疗集团牵头医院和成员单位之间的工作协调机制》《平度市人民医院医疗集团法定代表人变更工作实施方案》等正式文件。招聘录用 36 名工作人员,引进 4 位高层次人才,组织完成 155 名职工职称申报工作、716 名职工岗位竞聘工作。

疫情防控 2021 年,动态调整优化医院防控措施 70 余次,组织 12 次疫情防控应急情景演练,召开 18 次疫情防控领导小组专题会议。完善四级院感巡查制度;落实工作人员及环境核酸检测"应检尽检"要求,核酸检测 75 轮 125928 人次;接种新冠疫苗 15635 剂次;支援甘肃陇南、山东烟台全民核酸检测工作。

医疗特色 2021 年,开展 34 项新技术、新项目,成功开展"腹腔镜 Ivor-Lewis 食管癌切除术""腹腔镜下阴道残端骶骨固定术""腹腔镜肾部分切除术""肺脏鳞状细胞癌 CT 引导下 125I 放射性粒子植入术"等。

科研工作 2021 年,申报青岛市医药卫生科研计划项目 1 项,通过青岛市科技成果鉴定 3 项。发表各类学术论文 183 篇,出版专著 10 部。举办山东省级继续教育项目 2 项,市级 2 项。

精神文明建设 2021 年,推进"我为群众办实事"活动,制订《平度市人民医院关于开展"转作风、强本领、践初心"主题活动实施方案》,组织开展为民办实事一百件主题活动。开展"建党百年,志愿献礼"活动。组织为环卫工人、教职工、市民等各类义诊 60 余场,服务群众 1 万余人次,发放宣传彩页 5000 多份,组织"健康专县联县健康直通车大型移动公益筛查项目"活动。完成高考体检 4000 余人次、征兵体检 1159 人次,免费为全市 6873 名适龄儿童进行窝沟封闭,3 名低保老人安装义齿。圆满完成平度市政协会议、樱桃节、全民健步行、事业编考试等医疗保障。

大事记

1 月 7 日,省级临床重点专科心血管内科揭牌仪式举行。

获"医学营养减重教学基地"称号。

1 月 11 日,重症医学科成功开展首例电子支气管镜直视下经皮气管切开术。

1 月 12 日,神经内二科成功实施平度市首例脑动脉栓塞急症桥接手术。

1 月 29 日,泌尿外科成功完成平度市首例电子输尿管软镜碎石术。

被评为 2020 年度山东省卫生先进单位。

3 月 15 日,急诊 ICU 正式投入使用。

4 月 14 日,平度市人民医院视频号上线。

5 月 21 日,"智慧医院"智能服务平台正式上线。

5 月 21 日,升级改造全院信息系统。

6 月 23 日,市政府任命闫忠诚为市人民医院副院长,姜兴茂为市人民医院副院长(试用期一年),崔凤荣为市人民医院总会计师(试用期一年),免去岳忠勇的市人民医院副院长职务。

7 月 20 日,产科"普通 VIP"病房全面开放投入使用。

8 月 18 日,甲乳(甲状腺、乳腺外科)门诊正式开诊。

9 月 26 日,"健康专县联县健康直通车"大型公益筛查项目启动仪式举行。

10 月 15 日,举办人工智能(AI)肺结节精准早筛项目启动仪式暨第六届山东省"肺癌低剂量CT筛查及进展"继续教育培训班。

10月25日,平度市人民医院预约平台公众号改名为平度市人民医院医院互联网医院。

11月15日,心脏重症监护病房正式完成扩建。

11月23日,医院通过青岛市首批市级老年友善医疗机构评审。

12月1日,互联网医院正式上线试运行。

荣誉称号　2021年,获全国医院医联体建设实践案例征集活动专科联盟新锐奖、山东省卫生保健协会先进单位称号、山东省卫生保健协会健康管理奖、山东省临床实验室质量管理先进集体称号、青岛市无偿献血突出贡献集体称号、青岛市病理质控优秀单位称号、青岛市第九届"健康杯"病理技能大赛团体二等奖、超声技能大赛团体二等奖、健康管理技能大赛团体三等奖、青岛市医院感染管理技能竞赛团体三等奖、青岛红十字系统初级救护知识竞赛组织奖。

党委书记、院长:李　鹏
副　院　长:刘金旭、闫忠诚、姜兴茂
总会计师:崔凤荣
院办电话:58962778
总机电话:87362016(传真)
电子信箱:pdsrmyy@qd.shandong.cn
邮政编码:266700
地　　　址:平度市扬州路112号
（撰稿人:宋佳奇）

平度市中医医院

概况　2021年,占地面积19910.95平方米,建筑面积20563.41平方米。年内职工总数322人,其中卫生技术人员273人,占职工总数的85％;行政工勤人员49人,占职工总数的15％。卫生技术人员中,高级职称93人,占卫生技术人员的34％;中级职称128人,占卫生技术人员的47％;初级职称52人,占卫生技术人员的19％,医生与护士之比为1.33:1。编制床位599张,共设有18个职能科室、17个临床科室和10个医技科室。

业务工作　2021年,门、急诊291591人次,比上年下降23.5％,其中急诊29134人次,比上年下降30.3％。收住院10381人次,比上年下降9.97％;床位使用率52.8％,比上年下降6.5％;床位周转次数26.1次,比上年下降6.38％;入院与出院诊断符合率100％,手术前后诊断符合率100％,与上年持平;抢救危重病人847人次,比上年降低22.3％,抢救成功率93.9％,比上年提高18.8％;治愈率14.3％,比上年下降3.37％;好转率81.3％,比上年增长10.16％;病死率0.4％,比上年下降42.9％;院内感染率0.35％,比上年下降51.4％;甲级病案符合率96.1％。

业务收入　2021年,业务收入1.8927亿元,比上年下降1.23％。

固定资产　2021年,固定资产总值1.8455亿,比上年增长5.1％。

医疗设备更新　2021年,投资700余万元购置智慧输血管理平台、移动CT、全自动化学发光免疫分析仪、全自动血液体液细胞分析仪、血液透析机、麻醉机内部回路消毒机、内镜洗消机等医疗设备。

医疗特色　2021年,有县域优势专科2个、青岛市C类重点学科1个。脑病科注重突出中医特色,开展脐灸、冷灸、中药熏洗、穴位贴敷、耳穴压丸等传统治疗项目,针灸治疗782人次,病房中医治疗率98％,开展缺血性卒中的超早期静脉溶栓、脑血管的支架置入等新技术。外派医师参加学术交流20余人次,外派进修10人次,"冷灸咽僻穴治疗脑卒中后吞咽功能障碍"获得青岛市科研立项,"开天门穴位按摩联合艾灸四神聪穴"获青岛市科研立项。针灸推拿康复科拥有中西医结合特色康复治疗技术体系,包括脊柱劳损性疾病(颈肩腰腿痛)康复和中风后遗症(脑血管病)康复。肿瘤科为青岛市医疗卫生C类重点学科,是平度市唯一一个中西医结合治疗肿瘤的临床科室,是山东省肿瘤医院—肿瘤规范化诊疗基地,集医、教、研、防于一体,全方位开展肿瘤相关研究和临床诊治的专科。

精神文明建设　2021年,开展党史学习教育,开展"走进村庄(社区),贴近群众"健康义诊活动,志愿者根据群众需求进行健康义诊和疫情防控知识、健康保健常识宣教。

大事记

5月15日,承办中华中医药学会首届"扶阳与补土派学术传承与创新论坛"。

6月2日,李成职同志任市中医医院党总支书记,于燕平同志任市中医医院党总支副书记,李宝山同志任市中医医院党总支专职副书记,金丽红同志任市中医医院党总支委员。

6月23日,任命于燕平为市中医医院院长,金丽红为市中医医院副院长,姜义飞为市妇幼保健计划生育服务中心主任;免去张绍初的市中医医院院长职务,李宝山的市中医医院副院长职务。

11 月 12 日,新院区奠基仪式举行。

党总支书记:李成职

党总支副书记、院长:于燕平

党总支专职副书记:李宝山

副 院 长:崔仁刚、金丽红

院办电话:87362265　88322001

电子信箱:pdszyy2020@qd.shandong.cn

邮政编码:266700

地　　　址:平度市杭州路 38 号

(撰稿人:孙升军)

平度市第二人民医院

概况　2021 年,占地面积 3.50 万平方米,业务用房面积 1.92 万平方米。在职职工总数 157 人,其中卫生技术人员 155 人,占职工总数的 98.74%,行政人员 2 人,占职工总数的 1.26%。卫生技术人员中,高、中、初级职称分别为 50、69、31 人,分别占 31.85%、43.95%、22.93%。医生与护士之比为 1.72:1,开放床位 275 张。设行政职能科室 7 个,临床科室 10 个,医技科室 6 个,后勤科室 5 个,其他科室 4 个。

业务工作　2021 年,门、急诊 10 万余人次,其中急诊 2 万余人次。收住院 7240 人,床位使用率 67.7%,床位周转 31.5 次,入院与出院诊断符合率 98.7%,手术 928 例,手术前后诊断符合率 99%,抢救危重病人 547 人次,抢救成功率 89.41%。住院病人治愈率 15.8%,好转率 83.87%,病死率 0.33%,院内感染率 0.55%。甲级病案符合率 100%。

业务收入　2021 年,总收入 9568.258 万元,其中业务收入 6960.15 万元,比上年增长 6.55%。

固定资产　2021 年,固定资产总值为 8579.25 万元,比上年增长 18.74%。

医疗设备更新　2021 年,投资 488.5 万元引进联影高端时空 60 排 120 层螺旋 CT 成像设备 UCT710,投资 182 万元引进方舱核酸检测实验室,投资 167 万元引进超声刀、中央监护仪、呼吸机、牙科治疗椅、肌松监测仪、干式生化分析仪、全自动血球分析仪、尿沉渣分析仪生物安全柜、动态心电图、除颤仪、灾备一体机、人体测温闸机通道等多台医疗设备。投资 40 余万元进行 HIS 三级等级保护测评、电子发票接口、医保智能监控 DRGs 改造、异地医保结算改造、三级电子病历复审、体检系统接口改造、公立医院绩效考核、医保国家平台对接、网络安全检查考核、集团内信息化支持等一系列信息化软硬件设备升级建设。

基础建设　2021 年,升级改造发热门诊。

卫生改革　2021 年,推进医疗集团建设发展,助推分级诊疗制度的落实,实现二级医院、乡镇卫生院、村卫生室的三级联动。定期派出专家到成员单位进行查房、坐诊及病例讨论等,制订医疗资源双向交流实施方案、医疗资源下沉村卫生室实施方案。统一为医疗集团成员单位购买除颤仪并组织相关专家进行培训使用,将美国 GE 公司双排螺旋 CT 下沉到崔家集中心卫生院并组织专家多次进行专业指导。派专家 40 人,下沉 1645 人次,顶岗进修 6 人。下沉到村卫生室 20 所,组织义诊 213 次,义诊医务人员 428 人次,服务群众 4500 余人次,发放宣传材料 5000 余份,发放药品 200 余盒。规范医疗集团内的转诊流程,并将辖区内乡医纳入医疗集团统一管理,实行转诊绿色通道。推行重点病人的精细化管理,医疗集团内接收转诊病人 212 人次,下转病人 12 人次。3 家成员单位一次性通过国家胸痛救治单元认证,进一步完善成员单位消化病诊疗学科联盟建设。推进医疗集团同质化管理,分别成立医疗质量管理中心、护理质量管理中心、院感质量管理中心和基本公共卫生服务管理中心,下沉质控专家 21 人次。通过国家心衰中心建设单位认证,实施"两癌"筛查民生工程,启动多学科会诊的模式,开展无陪护病房工作。

继续教育　2021 年,派遣 5 名医务人员到上级医院进修,引进高端技术人才和新技术。发展专科护理队伍,新增 1 名省级呼吸专科护士。

大事记

1 月,开展"我为群众办实事"行动,组织健康义诊活动。

3 月 25 日,承办平度市基层医疗卫生机构疫情防控工作现场观摩会。

3 月 27 日,加入山东省神经系统罕见病联盟。

4 月 12 日,召开国家基本公共卫生服务项目观摩研讨会。

7 月 9 日,新建发热门诊楼开诊。

9 月 24 日,乡村医生社会保障工作签约仪式举行。

9 月 26 日,消化病诊疗学科联盟签约授牌仪式及学术交流活动举行。

12 月 11 日,启用"智慧医院闸机通道"。

12 月 18 日,心衰中心获中国心衰中心建设单位授牌。

精神文明建设　2021 年,到崔家集辛付庄敬老院开展"学雷锋献爱心　健康义诊走进敬老院"活动。

召开党史学习教育动员大会,召开"转作风、强本领、践初心"主题活动动员大会。举办"5·12"国际护士节庆祝暨表彰大会,开展"七一"主题党日暨书记讲党课专题活动。举办主题为"捐一份热血、庆百年华诞"的无偿献血活动,全院43名职工捐献热血17200毫升。开展"强警示、转作风、话清廉"廉洁过节警示宣讲暨书记讲党课活动。开展"不忘初心使命,赓续红色血脉"主题实践活动。举办党的十九届六中全会专题学习班。

荣誉称号 2021年,获评山东省中医药文化建设示范单位。

党支部书记、院长:刘书君
党支部副书记:王玉敏
副 院 长:马祥平
院长助理:王建磊
院办电话:58825255
电子信箱:pingdueryaun@qd.shandong.cn
邮政编码:266731
地 址:平度市蓼兰镇驻地

(撰稿人:焦 辉)

平度市第三人民医院

概况 2021年,占地面积4万平方米,建筑面积7.893万平方米,编制床位380张,设有职能、医技、临床科室43个,有职工381人,其中卫生技术人员360人,高级职称63人,中级职称81人,是国家二级甲等医院,潍坊医学院、潍坊职业护理学院、山东省莱阳卫生学校、青岛求实职业学院教学医院。

业务工作 2021年,门、急诊145214人次,比上年增加13671人次。其中急诊17391人次,比上年增加11863人次。收住院病人10419人次,比上年增加72人次。床位使用率为78.81%,比上年增加10.12%。床位周转次数为35次,比上年增加1次。入院与出院诊断符合率为99.40%,与上年持平。手术前后诊断符合率为99.70%,比上年下降0.1%。抢救危重病人320例,比上年增加47例,抢救成功率为89%。院内感染率为1.04%,比上年下降0.06%。甲级病案符合率为95.30%,比上年提高0.3%。

业务收入 2021年,完成业务收入12870万元,比上年下降3.10%。

固定资产 2021年,固定资产总值为14140万元,比上年增长5.53%。

医疗设备更新 2021年,投资1200余万元购置飞利浦64排128层螺旋CT,麦默通双向真空辅助乳房活检与旋切系统,欧姆龙8900D肺功能监测系统,进口全自动发光分析仪、呼吸机、二氧化碳激光治疗仪、990L多功能灭菌器、核酸检测仪等大型医疗设备。

基础建设 2021年,投入600多万元改造、修缮基础设施,改造二个门诊部,增加消防通道大门等工程。投入30万元更换宿舍楼的总供电电缆。启用护理PDA软件,完成门诊电子病历的测试。配合平度市健康数据平台的信息调研和接入规划。

卫生改革 2021年,聘任专业技术正高级9人,其中特设8人;专业技术副高级46人,其中特设33人;专业技术中级92人,其中特设43人;专业技术初级29人。管理岗位2人,工勤岗位2人。经公开招聘1人入职。

医疗特色 2021年,加强急诊平台建设,成功独立实施介入手术460例,其中心脏冠脉PCI手术339余例,脑血管介入手术85余例,其他介入手术36例。开展新技术新项目60余项。

科研教学工作 2021年,发表论文16篇,其中发表于国内杂志的16篇。完成潍坊医学院、潍坊护理职业学院、莱阳卫生学校、青岛求实职业技术学院等院校78名实习学生的带教工作。

继续教育 2021年,派出临床科主任及业务骨干40余人短训,派出80余人次参加各种专业培训、学术交流大会及各种疾病推广项目;5名医师在三级医院规范化培训;11名骨干医师到上级医院进修。

精神文明建设 2021年,逐步完善薪酬绩效制度。举办庆七一"峥嵘百年,唱响赞歌"大合唱比赛,组织60余人参加市委宣传部、市文化和旅游局主办的"永远跟党走"大合唱比赛获优秀组织奖和优秀演出奖,12人参加平度市总工会举办的太极拳比赛获表演一等奖和优秀组织奖,舞蹈《盛世花鸣》和小合唱《祖国不会忘记》亮相店了党员庆七一晚会,承办"学党史、强信念、跟党走"宣讲比赛。

大事记

1月8日,完成平度市首例经桡动脉脑血管造影术。

2月26日,实行电子票据。

3月29日,刘松冠脉PCI专家工作站落户医院。

4月23日,获中国胸痛中心总部认证授牌"中国基层胸痛中心"。

4月26日,飞利浦64排128层Incisive极光CT投入使用。

224 青岛卫生健康年鉴 2022

5月9日,新引进的乳腺钼钯设备。

6月10日,与青岛大学附属心血管医院医联体签约仪式举行;国家标准化心脏康复中心、高血压中心、心衰中心建设启动。

6月12日,成功开展医院首例脑血管与冠脉造影联合手术。

7月5日,成功开展医院首例神经介入治疗手术。

7月12日,成功施行医院首例脑动脉瘤栓塞术。

10月2日,成功开展医院首例经颈内静脉半永久透析导管换管术。

荣誉称号 2021年,继续保持全国百姓放心示范医院、青岛市文明单位、平度市文明单位标兵、青岛市青年文明号、青岛市文明单位标兵等荣誉,获评山东省病历质控先进单位、青岛市青年文明号、青岛维稳安保工作先进集体、中国卒中学会优秀红手环志愿单位。

党支部书记、院长:代国泽
副 院 长:刘伟明
院办电话:85311079
传真号码:84328100
电子邮箱:SDPDSY@163.COM
邮政编码:266753
地 址:山东省平度市店子镇三城路36号
（撰稿人:李 青）

平度市第四人民医院

概况 2021年,占地面积28879平方米,业务用房面积7813平方米。有正式职工140人,其中卫生技术人员137人,占职工总数的97.85%;工勤人员3人,占职工总数的2.41%。卫生技术人员中,高、中、初级职称分别为29人、71人、37人,分别占20.71%、50.71%、26.42%,医护之比为1∶1.62。开放性床位150张,设职能科室8处、临床科室13处、医技科室6处。

业务工作 2021年,门、急诊185207人次,比上年增长6.90%,其中急诊14166人次。住院4210人,床位使用率42.67%,床位周转次数30.96次,入院与出院诊断符合率90%,手术前后诊断符合率99%,抢救危重病人58人次,抢救成功为94%、治愈率为97%、好转率47%、病死率0.13%,院内感染率0.16%,甲级病历符合率100%。

业务收入 2021年,完成业务总收入3673.45万元,比上年减少1.54%。

固定资产 2021年,固定资产总值2827万元,比上年增长4.48%。

医疗设备更新 2021年,配备电子阴道镜、广东丹特思联体式牙科综合治疗台、迈瑞D3除颤仪、迈瑞WATO EX_55麻醉机、迈瑞电动综合手术床、厦门纳龙科技RAGE-12型远程会诊心电图机、丹麦进口TYPE1077型听力筛查仪、海信HD40G型彩色多普勒超声诊断仪,配套有超声远程会诊系统。

卫生改革 2021年,平度市卫生健康局、平度市人民医院医疗集团座谈调研医院搬迁事宜,拟搬迁至农业大学以西区域,搬迁后的医院定名为"平度市人民医院南院区",功能为综合性医院。平度市人民医院"名医工作室"落户医院。

继续教育 2021年,急诊科选派1名业务骨干到青岛市中心医院进行规培;内科选派1名业务骨干到青岛市市立医院进修神经内科;外科选派1名业务骨干到青岛市市立医院进修骨外科;手术室选派1名业务骨干到平度市人民医院进修麻醉学。

精神文明建设 2021年,营造医院文化氛围,开展庆祝中国共产党成立100周年系列活动,在"三八"妇女节、"5·12"护士节开展送鲜花、送祝福活动。涌现出帮助患者就医、患者赠送锦旗表谢意、疫情期间用担当、责任、使命做好疫情防控、驰援五莲等感人事迹。

大事记

1月12日,山东省疫情防控督导组督导检查疫情防控工作。

3月2日,在全国卫生健康工作会议上获国家2020年"优质服务基层行"活动通报表扬。

4月13日,平度市卫生健康局国家基本公共卫生服务项目观摩活动在医院举行。

8月16日,平度市卫生健康局、平度市人民医院医疗集团座谈调研医院搬迁事宜,拟搬迁至农业大学以西区域,搬迁后的医院定名为"平度市人民医院南院区",功能为综合性医院。

9月6日,陈磊同志任医院党支部书记、院长。

9月7日,平度市人民医院"名医工作室"落户医院。

10月27日,派职工王增学驰援日照五莲。

12月24日,经平度市卫生健康局分配,代家乐、姜红岩、林风华、张晶、张卫梦5名同志来院报到。

荣誉称号 2021年,获"青岛市文明单位"称号;在国家2020年"优质服务基层行"活动中获通报表扬。

党支部书记、院长：陈　磊
党支部副书记：崔志军
副　院　长：范文星、韩秀文
院办电话：83391009
急诊电话：83391560
电子邮箱：pdsdsrmyy@qd.shandong.cn@163.com
邮政编码：266736
地　　　址：平度市南村镇双泉路 97 号

（撰稿人：李瑞兵）

平度市第五人民医院

概况　2021 年，占地面积 30437 平方米，建筑面积 14098 平方米，其中业务用房面积 8196 平方米。职工总数 133 人，其中卫生技术人员 132 人，占职工总数的 99％；行政工勤人员 1 人，占职工总数的 1％。卫生技术人员中，高、中、初级职称分别为 50、43、40 人，分别占卫生技术人员的 38％、32％、30％。医生 62 人，护士 45 人。核定床位 180 张，设有 13 个职能科室，20 个临床、医技科室。拥有先进的医疗设备，配备救护车 3 辆，办公汽车 1 辆。服务辖区 41 个村庄 30 余万人口，是平度市卫生健康局直属全民差额拨款事业单位、二级综合医院、国家级爱婴医院、青岛市物价计量双信单位、青岛市放心药房、平度市医保定点医院、120 急救分中心。

业务工作　2021 年，门、急诊总量 80548 人次，比上年增长 7.4％，其中急诊 69125 人次，比上年增长 5.4％；收住院病人 5297 人次，比上年增长 8.5％；床位使用率 74.71％，比上年提高 2.5％；床位周转 65 次，比上年提高 5％；抢救危重病人 380 人次，比上年下降 4％，抢救成功率 74.2％，比上年提高 2.4％；治愈率 13％，好转率 81.7％，病死率 0.5％；院内感染率 0。

妇产科开展平产及难产接生，剖宫产，无痛人流，无痛分娩，子宫全切术及各种妇科肿瘤手术。内科开展心血管内科、呼吸内科、神经内科、内分泌等方面的常见病、多发病的诊治。外科开展普外科和骨外科各种手术，如阑尾炎手术、甲状腺切除术、胃癌根治术、四肢骨折手术、股骨头髋关节置换术等。

业务收入　2021 年，业务收入 3162.16 万元，比上年增长 3.8％。

固定资产　2021 年，固定资产总值为 4905.42 万元，比上年增长 0.58％。

医疗设备更新　2021 年，新购置内窥镜，便携式血气分析仪，喉镜，电动吸引器，监护仪，呼吸机，急救车，医用升降温毯，医用注射泵，肠内营养泵等设备。

基础建设　2021 年，改建医疗废物暂存库，新建生活垃圾库。

卫生改革　2021 年，完善医院质量与安全管理体系和质控体系，修订及完善相关职责、工作制度等，落实全院质控目标，持续改进医疗质量。各职能科室每月开展质量督查及考核，并将考核结果及时进行反馈、通报，对存在的问题要求科室限期整改到位，每月印发医院简报。

医疗特色　2021 年，妇产科和外科的微创手术开展良好，内科溶栓技术取得社会效益和经济效益双提升；消化内镜业务量同比增长 8 倍，中医康复业务稳步提升，重症医学科建设完成投入使用。

继续教育　2021 年，先后派出消化内镜、重症医学、麻醉、影像等专业的人员到上级医院进修学习；参加短期培训班 10 余次；参加医师节知识竞赛并获奖。

精神文明建设　2021 年，参加市卫生健康局"学党史、强信念、跟党走"宣讲比赛；举行庆祝中国共产党成立 100 周年主题活动，国庆节主题活动；举办运动会、读书会、演讲比赛、健步走等一系列文体活动。注重宣传的时效性，充分利用医院微信公众号、各类媒体等，宣传工作中取得新技术、新进展。

大事记

6 月，原党支部书记、院长姜兴茂任平度市人民医院副院长。

2 月，接收大中专学生 4 名。

9 月，刘洪海任平度市第五人民医院党支部书记、院长。

党支部书记、院长：刘洪海
党支部副书记：李培讯
副　院　长：代淑妍、吴真锴、王　丽
院办电话：83361085（传真）
电子信箱：pdsdwrmyy@qd.shandong.cn
邮政编码：266742
地　　　址：平度市古岘镇沽河路 160 号

（撰稿人：薛建宏）

平度市精神病防治院

概况　2021 年，职工总数为 162 人，其中，卫生技术人员 141 人，占职工总数 87％；行政工勤人员 21 人，占职工总数 13％。卫生技术人员中，高级专业技术人员 9 人，中级专业技术人员 29 人，初级专业技术人员 103 人，分别占卫生技术人员的 6.4％、20.6％、

73.0%,医生护士之比为 1：4。编制床位 299 张,设职能科室 6 个、临床科室 6 个、医技科室 10 个。

业务工作 2021 年,门诊总量 45762 人次,比上年下降 13.72%,无急诊;收住院病人 2205 人次,比上年增长 22.23%;床位使用率 96.9%,比上年提高 12.3%;床位周转 4.49 次,比上年提高 11.14%;入院与出院诊断符合率 99%;无抢救危重病人;治愈率 30%,好转率 70%,无病死;院内感染率为 0。

业务收入 2021 年,业务收入 5599.70 万元,比上年增长 21.33%。

固定资产 2021 年,固定资产总值为 4300 万元,比上年增长 14.55%。

医疗设备更新 2021 年,新增依瑞德磁场刺激仪、摆药机、尿全项自动分析仪等。

基础建设 2021 年,医院房屋外墙、屋顶进行修缮,更换部分科室公共卫生间设施。

医疗特色 2021 年,重点打造青少年儿童心理门诊、睡眠障碍、焦虑抑郁、心身障碍、酒精依赖等亚专科特色门诊。积极探索"精神疾病预防控制、精神疾病诊疗、精神病人社会康复、心理危机干预"四大体系,建立精神卫生三级防治网。

精神病防治 2021 年,发现精神障碍患者 6707 例,报告患病率 4.87‰,规范管理率 99.02%,面访率 99.82%,服药率 99.05%,精神分裂症规律服药率 92.27%,体检率 87.43%,均达标。精神残疾人托养中心托养精神残疾人 138 名;为 556 名贫困精神病人落实门诊免费服药救助,发放药品价值约 42 万元,住院救助 157 人次,救助金额 17 万余元;国家严重精神障碍管理治疗项目(686 项目)救助 191 人,救助金额 19 万元;辖区所有在册登记的严重精神障碍患者免费救治救助 5642 人,救助金额为 1975 万元。举办重性精神病培训班 7 期,指导全市镇(街道)卫生院按照国家基本公共卫生项目规范开展重性精神病人管理。承担的山东省中西医结合抑郁障碍防治项目进展顺利。

继续教育 2021 年,所有卫生专业技术人员参加青岛市卫生继续教育平台学习,完成率达 100%。5 人通过副高级职称评审。医药科研项目"清胃安神汤对奥氮平致精神分裂症肥胖患者的疗效观察"成果在《中国医药科学》发表,获得国家发明专利和山东省职工与职业教育重点课题研究一等奖。

精神文明建设 2021 年,结合党史学习教育,持续开展服务社会、服务大众的各类医学健康活动。利用"七一"、世界卫生日、世界精神卫生日等,组织专家"走进社区、贴近群众",为患者提供包括常见病咨询、心理健康指导以及血压、血糖、心电图监测等多种服务,为群众办实事 20 余次。庆祝中国共产党成立 100 周年。开展安全生产、卫生应急保障、健康促进医院等工作,巩固无烟医院建设,开展垃圾分类宣传等。

大事记

6 月 10 日,孙建光被青岛市红十字会评为"青岛市无偿献血代言人",累计献血达 13400 毫升。

8 月 7 日,赵金龙任医院党支部书记、院长。

9 月 22 日,经平度市委机构编制委员会批准,医院实行人员控制总量备案管理,核定人员控制总量为 389 人。

荣誉称号 2021 年,获评"青岛市事业单位脱贫攻坚专项奖励嘉奖集体""平度市优秀社会服务机构"。

党支部书记、院长:赵金龙
党支部副书记:葛彩英
副 院 长:金海君、韩春芳
院办电话:88311268
电子信箱:pdjsby@qd.shandong.cn
邮政编码:266700
地 址:平度市高平路 249 号

（撰稿人:毛伟东）

平度市呼吸病防治所
（平度市第七人民医院）

概况 2021 年,平度市呼吸病防治所(平度市第七人民医院)位于青岛东路 123 号,占地 6856 平方米,建筑面积 10454.69 平方米,其中业务用房 9954.69 平方米,设计床位 120 张,实际开放 70 张,是平度市结核病定点医院。职工 57 人,其中在编 21 人、备案制管理 10 人、劳务派遣 26 人。专业技术人员 50 人,其中正高级职称 2 人、副高级职称 6 人、中级职称 7 人。设有院办公室、财务科、信息科、院感科、药剂科、总务科、保卫科等职能科室,开设有呼吸内科、中西医结合科、呼吸康复中心、呼吸睡眠中心、公共卫生科、药剂科、放射科、检验科、彩超室、心电图、肺功能检测、腔镜室等临床和医技科室。

业务工作 2021 年,拓展呼吸系统疾病诊疗的新领域。建设和启用呼吸睡眠监测中心、呼吸康复中心,开展 CT、经鼻高流量呼吸湿化治疗、纤支镜、新汉方 TTS 动力温控经皮给药治疗等新技术。开展高中入学新生的 PPD 筛查。

业务收入　2021 年,总收入 1763 万元。其中,医疗收入 1244 万元,比上年增加 19.85%。

固定资产　2021 年,固定资产总值 825 万元,比上年减少 50 万元。

基础建设　2021 年,医院整体搬迁并投入使用。病区实行封闭式管理,设立食堂。

医疗特色　2021 年,建设完成方舱 PCR 实验室;引进美国 GE-16 排螺旋 CT;建设呼吸腔镜室,配备日本奥林巴斯最先进的 290 系统;建设标准睡眠监测室,引进多导睡眠监测仪、高端无创正压通气呼吸机;引进 TTS 经皮治疗系统。

精神文明建设　2021 年,组织开展系列学习活动,多次深入社区、村庄组织开展呼吸健康义诊活动。

党支部书记、院长:马顺志

副 院 长:董辰元、张云涛

院办电话:88328419

门诊电话:88328427

电子信箱:pdqy@qd.shandong.cn

邮政编码:266700

地　　址:平度市青岛东路 123 号

（撰稿人:张云涛）

平度市皮肤病防治站

概况　2021 年,平度皮肤病防治站总建筑面积 5768.02 平方米,其中位于杭州路 51 号平度皮肤病防治站建筑面积 2268.02 平方米,位于天津路 93 号的康复医学科,占地面积 3500 平方米。有职工 71 人,其中在职职工 30 人(含卫生专业技术人员 25 人,占在职职工总数的 83.33%)。高级职称 5 人,中级职称 13 人,初级职称 12 人。高、中、初级职称分别占 17%、43%、40%。另外还有政工师 3 人,财务人员 2 人,工程技术人员高级 1 人、初级 1 人。医生、护士比 1:2。床位总数 40 张,职能科室 8 个,临床科室 6 个,医技科室 10 个。是全市唯一一所经卫生行政主管部门批准的治疗皮肤病、性病的专科医疗机构,承担着全市皮肤病、性病、麻风病的防治和康复工作。

业务工作　2021 年,门诊 14682 人次,比上年下降 1.88%。收住院病人 371 人次,床位使用率 56.36%,床位周转次数 9.28 次。性病监测梅毒 139 例、尖锐湿疣 206 例、淋病 19 例、生殖器疱疹 34 例、生殖道沙眼衣原体感染 14 例。与上年相比,报病例数上升 53.96%。

业务收入　2021 年,业务收入 998.06 万元,比上年下降 6.36%。

固定资产　2021 年,固定资产净值 806.00 万元,比上年减少 3.03%。

机构改革　2021 年,进行公立医院改革,成立医院理事会、监事会。

医疗特色　2021 年,皮肤病方面的治疗形成特色,在疑难杂症方面有新突破,开展性病、艾滋病、麻风病的咨询服务。新组建成立的康复专科,为各类神经损伤和肢体损伤患者提供康复医疗和锻炼。

精神文明建设　2021 年,常态化开展"三会一课"及彩虹志愿服务活动,派出参加疫情防控值守人员 100 余人次。

大事记

12 月 24 日,接收 5 名大学本科毕业生。

荣誉称号　2021 年,获评青岛市文明单位、平度市文明标兵。

党支部书记、站长:王奎军

副站长:付云进、王卫东

电　　话:87362855

电子信箱:zjwchina@126.com

邮政编码:266700

地　　址:平度市杭州路 51 号

（撰稿人:王莉芳）

平度市卫生健康监督执法大队

概况　2021 年,平度市卫生健康监督执法大队属副科级全额拨款事业单位。职工总数 30 人,其中卫生技术人员 21 人、行政工勤人员 9 人,分别占职工总数的 70%、30%。卫生技术人员中,高、中、初级职称分别是 5 人、12 人、4 人,分别占卫生技术人员的 23.8%、57.2%、19%。内设综合科、监督稽查科、医疗服务监督一科、医疗服务监督二科、医疗服务监督三科、公共卫生监督科、传染病防治监督科、妇幼计生监督科八个职能科室。

业务工作　2021 年,出动执法人员 1200 余人次,督导 1000 多个医疗机构,传达卫生监督意见书 1500 多份,停止开放执业 30 家。开展国家、省级"双随机、一公开"工作。完成传达任务清单 204 个,完成率 100%,其中立案查处 41 起。开展职业卫生监督执法工作。督查 150 多家企业,立案 9 起,罚款 2.5 万元。受理投诉举报 516 件,办理 516 件,过程满意率达 100%,结果满意率为 99%。开展监督抽检工作。安排第三方对国家下达的双随机需抽检单位、生活饮用水、游泳场所、校外培训、托幼机构等 136 家单位进行抽检，对不符合国家标准的单位立案处罚。立案处罚 372 起，无一起复议、行政诉讼，没有发生违反中央八项规定现象。

业务收入 2021 年，业务收入交罚没款 73 万元，比上年增加 4.3%。

固定资产 2021 年，固定资产总值 234.7 万元，比上年增加 11%。

党建和精神文明建设 2021 年，加强党史学习教育。召开党史学习教育动员会议，开展经常性的党性教育。召开党支部会议 12 次，党员大会 12 次，组织开展主题党日活动 12 次，讲党课 4 次，党员写学习笔记 3 万多字。落实党风廉政建设责任制，与各科室签订《2021 年党风廉政目标责任书》。

党支部书记、大队长：姜建新
副大队长：丁玉珍、郭万和
电　　话：80818918
电子信箱：pdswsjds@126.com
邮政编码：266700
地　　址：平度市北京路 379 号

平度市疾病预防控制中心

概况 2021 年，平度市疾病预防控制中心职工总数 108 人，其中，卫生专业人员 95 人，行政工勤人员 13 人；卫生技术人员中，高级职称 9 人，中级职称 21 人，初级 65 人，分别占卫生技术人员的 9%、22%、69%。

业务收入 2021 年，收入总计 4125.85 万元，比上年降低 14.47%。

固定资产 2021 年，固定资产总值 2314.11 万元，比上年增长 17.5%。

新冠肺炎疫情防控 2021 年，报告新型冠状病毒肺炎确诊病例 18 例，其中本土阳性病例 5 例、境外输入阳性病例 13 例，复阳病例 3 人，隔离管控密切接触者 626 人，密切接触者的密切接触者 689 人，处置非冷链相关疫情 4 起。划定疫点 18 处，消杀处置 103371.9 平方米，预防性消毒 111933.9 平方米，检测新冠样本 192810 份。采购疫情防护用品及化验室耗材 460 余万元。

传染病防控 2021 年，报告乙丙类法定传染病毒性肝炎 798 例，其他感染性腹泻病 587 例，肺结核 392 例，手足口病 221 例，梅毒 179 例，出血热 50 例，布病 31 例，淋病 27 例，猩红热 16 例，流行性腮腺炎 15 例，艾滋病 4 例，新型冠状病毒肺炎 4 例，痢疾 2 例，流行性感冒 2 例，斑疹伤寒 1 例，包虫病 1 例。共死亡 5 例（艾滋病、出血热各 2 例，肺结核 1 例）。其他传染病水痘 104 例，发热伴血小板减少综合征 10 例。报告 57 起聚集疫情，其中其他感染性腹泻病 28 起、手足口病 17 起、布病 2 起、出血热 10 起，均进行流调、采样工作。对 232 人次进行布鲁氏杆菌病主动监测和问卷调查。报告 9 起突发公共卫生事件相关信息，其中 6 起新型冠状病毒肺炎事件、2 起出血热死亡病例、1 起人感染猪链球菌病例，9 起突发公共卫生事件相关信息都及时进行报告、流调处置、结案。接到传染病预警信息 12 种 352 起，初步排除 170 起，初步确认疑似事件 182 起，其中肺结核疑似事件 124 起、其他感染性腹泻疑似事件（聚集性病例）26 起、麻疹疑似事件（单病例）9 起、出血热 9 起、水痘 7 起、新型冠状病毒肺炎（单病例）5 起、手足口病疑似事件（单病例）1 起、人感染猪链球菌疑似事件（聚集性病例）1 起，无未处理预警信息。

病媒生物监测工作 2021 年，夹夜法监测总鼠密度为 0.9%；路径法监测路径指数 0.43。诱蚊灯法监测总蚊密度为 8.2 只/（灯·夜）；双层叠帐法监测帐诱指数为 1.37 只/（顶·小时）；布雷图指数 3.75；勺捕法监测勺舀指数 3 条/勺。苍蝇密度 2.07 只/笼。蟑螂密度 0.04 只/（张·夜）。游离蜱监测三次未拖到蜱虫，密度指数为 0。

慢性病防控 2021 年，收到死亡报告卡 12138 份，并进行审核上报；收到伤害报告卡 8171 份，录入 8171 份；收到肿瘤报告 2307 份，录入 2307 份。收到脑卒中与冠心病报告 6000 份，录入 6000 份。

慢病示范区 2021 年，《山东省卫生健康委员会关于公布山东省慢性非传染性疾病综合防控示范区评估结果的通知》公布平度市经评估达到省级慢性病综合防控示范区标准，命名为山东省慢性病综合防控示范区。

地方病防治 2021 年，监测盐样 312 份，其中合格碘盐 202 份、非碘盐 34 份、不合格碘盐 76 份。居民户碘盐覆盖率 89.10%，非碘盐率 10.73%，合格碘盐食用率 64.74%，其中全市碘盐监测中位数为 28.66 mg/kg。监测 8～10 岁儿童尿样 212 份，监测儿童家长尿样 212 份；开展疟疾防治工作，检测"三热"病人 957 例，无阳性病例；开展地氟病防治工作：对辖区 594 个氟中毒病区村、8 个水氟超标村进行饮用水水氟监测、氟中毒病情监测及健康教育工作，采集水样 516 份，调查病区村当地出生并居住的 8～12 周岁儿童 9945 名,查出 235 名 13~18 周岁患氟斑牙青少年。

免疫规划 2021 年,接种免疫规划疫苗 207926 人次。免疫规划疫苗接种率达 90%以上,其中含麻疹成分疫苗接种率达 95%以上。接种各种非免疫规划疫苗 55818 针次。报告麻疹风疹疑似病例 29 例,采集血标本 29 份;报告流行性腮腺炎 15 例,采集血标本 15 份;报告水痘 105 例,采集血标本 105 份;报告 AFP 1 例;百日咳、乙脑、流脑均无病例报告。

结核病防治 2021 年,报告活动性肺结核 375 例,辖区内学生病例 91 例,处置率 100%。指导乡镇卫生院做好基本公共卫生服务结核病健康管理项目工作,病人系统管理率达 90%以上。规范转诊并及时上报可疑肺结核病人。及时追踪病人,利用电话、现场追踪等形式,追踪到位率达 95%以上。

艾滋病防治 2021 年,对看守所羁押的 482 人进行 HIV 和梅毒检测,各 VCT 点完成 VCT 人数 1367 人。各医疗卫生单位相继开展手术五项检测(包括 HIV)和孕产妇 HIV 筛查,完成主动检测 65287 人。联合青岛青同防艾中心对估计出的全市高危行为人群 2765 人进行艾滋病知识培训和干预工作,干预暗娼 7884 人次,男同 3420 余人次,发放安全套 8000 余只,小册子和折页 10000 余份。

健康危害因素监测 2021 年,全市中小学校因病缺课实际参报的学校为 113 所,报告率为 100%;全部中小学校实际报告 19329 次,上报率平均为 94.78%。审核因病缺课登记明细 8782 例,累计发现 96 次疾病(症状)预警,预警处置率 100%。生活饮用水监测工作:枯水期共检测水样 60 份,合格率为 98.3%;城区水样 6 份,合格率 100%;农村乡镇水样 54 份,合格率为 98.1%。丰水期检测水样 60 份,合格率为 98.3%;城区水样 6 份,合格率 100%;农村乡镇水样 54 份,合格率为 98.1%。收集上报食源性疾病 3745 例病例信息,比上年增长 299%,处置食品相关事件 14 起。上报职业健康检查个案 14571 例,疑似职业病 12 例,职业性有害因素监测卡 35 张,农药中毒 73 例,职业病新增病例 15 例。完成 190 例国家系统存活尘肺病人随访工作,随访完成率 100%。完成职业病肿瘤及死因情况调查。完成 35 家企业工作场所职业病危害因素监测。职业病危害因素用人单位和接害劳动者摸底调查工作完成调查 295 家。

健康教育 2021 年,拓展健康教育传播途径,制作播出电视节目 7 期,电台节目 2 期,通过"爱平度"等平台发布原创科普信息 15 篇,日常科普知识发布全年累计 700 余条;开展卫生日宣传 16 次;走进学校、企业、社区村等场所开展讲座 10 次;开展控烟行动,开展戒烟能力培训班 1 次,宣传活动 2 次,讲座 1 次。开展国家基本公共卫生服务项目健康教育技术指导 116 次;开展平度市居民健康素养监测工作,平度市居民健康素养水平为 20.94%;推进健康促进场所建设工作,新通过的市级健康促进场所有健康促进医院 4 所、健康促进学校 2 所、健康促进企业 2 家、健康促进机关 2 个、健康促进社区(村)2 个、健康促进家庭 20 个。

质量管理 2021 年,接收新冠病毒样本 499958 份,其中由中心检验科自检 192810 份,移交第三方检测 307148 份,共出具人员和环境核酸检测报告 2000 余份,交接医疗废物 2 吨余,完成海鲜食品风险主动检测报告 160 份,饮用水检测报告 153 份,消毒检测报告 281 份。参加上级部门组织的新冠核酸检测质控 5 次、HIV 质控 1 次、实验室能力验证/比对 5 个检测项目,结果均为满意。

卫生检验 2021 年,完成新冠病毒核酸检测样本 192810 份,山东省碘缺乏病防治监测项目盐碘检测 323 份、尿碘检测 536 份,青岛市饮水型地方性氟中毒防治项目水氟检测 258 份,冷冻饮品、熟肉制品、蛋及蛋制品、双壳贝类水产品食品风险微生物指标共检测 50 份,海产品中化学污染物总汞、总砷、铅、镉等 15 个项目检测各 110 份,农村饮用水检测 115 份,城市饮用水检测 24 份,医疗机构、托幼机构、养老机构和洗涤机构消毒质量检测 366 份。完成自愿咨询检测样本 561 份,企业工人 1317 人、MSM 人群和暗娼共 982 人,看守所羁押人员 489 人。对布病重点人群和疑似病例进行布病抗体检测 300 人次,检出布病抗体阳性者 92 人。食源性疾病现场调查处置采样 15 起,并对相关食品样本 85 份、环境样本 23 份及肛拭子 47 份进行沙门氏菌、蜡样芽孢杆菌等致病菌检测;对 133 份肛拭子进行诺如病毒核酸检测。参加青岛市卫健委和青岛市总工会联合举办的核酸检测技能竞赛活动,获团体优秀奖。

其他 2021 年,通过事业单位考录及人才引进总计 55 人。

精神文明建设 2021 年,坚持班子成员"一岗双责"制度。健全党内情况通报制度,提高工作透明度。切实履行"三会一课"制度,做到不走过场,真抓落实。定期组织党员集中学习等活动。

荣誉称号 2021 年,平度市疾病预防控制中心检验科获平度市"三八红旗集体"称号。

主　　　任:刘继鹏

副 主 任:崔成祥、张正军

办公室电话:88329430

电子信箱:pdcdcbgs001@qd.shandong.cn

邮政编码:266700

地　　　址:平度市常州路 222 号

（撰稿人:刘洪涛）

平度市妇幼保健计划生育服务中心

概况　2021 年,占地 25181.1 平方米,业务用房建筑面积 10000 平方米。年内在职人员 200 人,其中,卫生技术人员 171 人,占 85.5%,行政后勤人员 29 人。卫生技术人员中,高级职称 26 人,中级职称 62 人,初级职称 83 人。临床医生与护士比为 1∶1.85。编制住院床位 100 张。设有职能科室 10 个,临床科室 9 个,医技科室 3 个。是一所集保健、医疗、计划生育技术服务于一体的妇幼专科医院,国家一级甲等妇幼保健院。

业务工作　2021 年,完成门诊 135883 人次（不包括健康查体）,比上年降低 0.7%;住院 2368 人次,比上年降低 11.9%。病床使用率 35.67%。开设孕产妇绿色通道,施行一站式服务。孕产妇系统化保健管理率达 95.73%,孕产妇住院分娩率 100%,0～3 岁儿童系统化保健管理率 93.45%,婴儿死亡率 3.02‰,4～6 个月婴儿纯母乳喂养率 89%。开展"两癌"筛查,宫颈癌检查 42900 人,查出宫颈癌及癌前病变患者 11/176 例,乳腺癌筛查 43198 人,确诊乳腺癌患者 31 例。完成婚检 4392 对,查出患病者 797 人,患病率为 9.07%。完成新生儿疾病筛查采血 5723 例,采血率 99.70%,可疑患者追访率 100%。

业务收入　2021 年,业务收入 3696 万元,比上年减少 9.82%。

固定资产　2021 年,固定资产总值 7711 万元,比上年增长 1274 万元。

医疗设备更新　2021 年,新增全自动生化检测分析系统、彩色多普勒诊断仪、自动分子心电图机、数字化透视摄影 X 射线系统、移动式 X 线机。

基础建设　2021 年,推进改扩建工程,建筑面积 4681 平方米的 2 号优生保健楼完工,并正式启用。开工建设 1 号综合楼。

卫生改革　2021 年,发展妇产科、乳腺科、儿童保健业务,实施"引进来"战略,加强妇产科、儿科、儿童保健科、乳腺科、不孕不育科等专业技术人才培养,

聘请上级三甲医院专家团队定期来院坐诊、手术等。实施"走出去"战略,加强人才梯队建设,选派骨干人才到三甲医院进修学习、业务培训。实施"大提升"战略,扩展服务项目。

继续教育　2021 年,举办业务培训班 23 次,外派短期培训 6 人次。

医疗新项目新技术　2021 年,拓展中医保健业务。开展小儿便秘、小儿厌食穴位贴敷,推拿调理治疗感冒、鼻炎、肺炎、呕吐、消化不良、腹胀、腹泻、近视、夜啼等;运用特色中医＋康复理疗相结合,针对产妇不同的产后状态给予耳穴压豆、按摩理疗、康复仪疏通、中药贴敷治疗等综合治疗;开展智力筛查、儿童系统管理、早期智能发育指导、引导式教育训练、骨密度测定、儿童中医保健等项目;规范开展宫腔镜、腹腔镜手术。

精神文明建设　2021 年,开展"庆祝中国共产党成立 100 周年""党史学习教育""为民办实事"等系列活动。组织志愿者"走进乡村、走进社区、走进集市、走进学校、走进企业、走进养老院"开展义诊服务活动、健康讲座近 40 余次。

大事记

1 月 13 日,2 号优生保健楼启用,建筑面积 4681 平方米。

6 月 13 日,姜义飞同志任平度市妇幼保健计划生育服务中心（平度市妇幼保健院）主任（院长）。

9 月 28 日,1 号综合楼封顶,建筑面积 16165.66 平方米。

荣誉称号　2021 年,获"青岛市文明单位"、"爱婴医院"、山东计划生育优秀服务站、"青岛市妇幼卫生先进单位""青岛市优质服务文明单位"等称号。

院　　　长:姜义飞

党支部书记、副院长:高正刚

副 院 长:孙　华

院办电话:88382900（传真）

电子邮箱:pdfybgs@qd.shandong.cn

邮政编码:266700

地　　　址:平度市青岛东路 17 号

（撰稿人:李　宁）

平度市急救中心

概况　2021 年,总建筑面积 1600 平方米,有职工 20 人（正式在编 16 人,劳务派遣 4 人）,其中,专业技术人员 19 人,占职工总数的 95%;工勤技能人员 1

人,占职工总数的5%;副高级职称3人,占职工总数的15%;中级职称9人,占职工总数的45%;初级职称7人,占职工总数的35%。

固定资产　2021年,固定资产总值为492.03万元,比上年增长0.12%

急救调度指挥工作　2021年,平度市接到"120"呼救电话65329个,急救派车21647车次,救治患者18585人次,分别较上年增长8.9%、8.8%和8.6%。

重大活动医疗保障工作　2021年,参与疫苗接种保障车辆2007车次,参与其他医疗保障车辆832车次。

院前急救体系建设　2021年,开通青岛大学附属医院平度院区急救站,增设1个急救单元;落实政府600多万元购买17辆福特全顺(底盘)中轴医疗保障车,作为疫苗接种保障车使用。

新冠肺炎疫情防控　2021年,制订预案,强化培训,开展演练,积极发挥"哨点"作用,做好重点人群的流调甄别,完成各项转运任务。

急救知识社会化培训　2021年,多次组织培训师资深入学校、企业、社区、村庄、机关等地方开展救护技能培训工作,宣传普及急救知识和健康常识。

继续教育　2021年,派员工参加上级单位举办的各种院前急救技能培训班、学术讲座、技能比赛等活动。

精神文明建设　2021年,开展"党史学习教育"活动和"三述"活动,规范120调度指挥流程,加强MPDS质控管理工作。

大事记

6月,开通青岛大学附属医院平度院区急救站,增设1个急救单元。

8月,落实政府600多万元购买17辆福特全顺(底盘)中轴医疗保障车,作为疫苗接种救护车使用。

荣誉称号　2021年,获青岛市院前急救质控中心授予的"先进集体"称号。

党支部书记、主任:姜建新
办公电话:80819120
电子信箱:pd120.120@163.com
邮政编码:266700
地　　　址:平度市青岛路123号

（撰稿人:佟晓峰）

莱 西 市

莱西市卫生健康局

概况　2021年,莱西市有各级各类医疗机构795处,其中二级综合医院2处,二级中医医院1处,皮肤病医院1处,妇幼保健计划生育服务中心1处,镇街卫生院16处,社区卫生服务机构2处,厂企医院1处,民营医院25处,村卫生室680处,诊所67处。在城区范围内,有医院23处;在乡镇范围内,有医院22处;在村级范围内,全市设置达到规范化标准的规划内村卫生室487处。医疗机构核定床位3394张,实际开放床位4758张,每千人拥有床位数为6.26张。全市医疗卫生机构共有卫生专业技术人员5812人。其中,公立医疗机构3704人,民营医院1377人,乡村医生731人。执业(助理)医师2113名,每千人拥有医师数为2.78人,执业护士2384名,每千人拥有护士数为3.14人。全市卫生总资产达到16.57亿元。

疫情防控　2021年,摸排随访来自疫情重点地区人员5.1万余人,流行病学调查970人次,风险研判160次,核酸检测98.9万余人次。成立疫苗接种工作专班,建立"24小时值守、提前告知分配计划、来苗即配即送"制度,与公安部门联动实行夜间配送80余次,保障接种压茬推进。着力优化接种点布局,设立固定接种点30个、临时接种点56个,组织接种培训6800余人次,参与医务人员2932人次,抽调接种人员900余人。在青岛市率先设置成人禁忌证排查门诊18个、儿童禁忌证排查门诊3个,接诊2500余人,研判暂缓接种580余人、禁忌证70余人。统筹公安、民政、镇街等力量,建立接种偶合事件处理协调机制,处理各类偶合反应155起,专家研判53起,均不属于接种异常反应。信息系统新增"核酸检测采样登记"模块、"预检分诊登记管理"模块,新增"全民疫苗接种系统",接种信息化经验多次被青岛宣传推广,相关经验在学习强国、《光明日报》、人民网刊发,并被中国新闻节目报道。成立常态化监督检查专班,开展全覆盖督导9轮、靶向督导4轮,实地督查10772家次,发现问题2985个,均落实完毕。落实"公办医院官帽子、民营医院钱袋子"措施,关停医疗机构63家,约谈77家,行政处罚222家、罚款30.1万元。加强医疗废物源头管理,落实政府400余万元,建立医疗废物集中收集点19处,购置专用转运车12辆,配备信息化管理系统,766家小型医疗机构均实现医疗废物"小箱进大箱"。与各医疗机构签订《疫情防控承诺书》《依法执业承诺书》。医院药店督导工作得到青岛医院药店督导部高度评价,多轮督导检查位居青岛第一。开展全系统实战演练50余次,12处镇街医疗机构多次同步启动全民核酸检测实战演练。224名医务人员驰援莱阳、35名医务人员驰援五莲,助力两地完成多轮全民核酸检测。

实事项目 2021年,在建项目2个,分别是妇女儿童医院新建和南墅中心卫生院综合楼及附属用房建设。投资5.3亿元的妇女儿童医院新建工程进行地上二层主体施工。投资1.01亿元的南墅中心卫生院提升工程进行土方开挖。启动人民医院心内科、神经内科、神经外科、呼吸与危重医学科、重症医学科、骨科6个重点学科创建,心衰中心、胸痛中心、呼吸与危重症医学科、卒中中心、创伤中心、国家VTE防治项目通过评审,肩关节巨大修复术、密网支架植入术等多项高难度手术实现"零突破"。人民医院神经病学、普外科、重症医学科,市立医院精神科,中医医院针推康复科均获评C类重点学科。实施国际肝胆外科中心、梅花山卫生院结核病防治特色专科和中医医院体医融合项目。国际肝胆外科中心项目成立MDT互联网医院特色医学中心,引进上海肝胆胃肠疾病诊治张绍庚专家团队,开展青岛市级继续教育项目2个,开展肝癌左半肝切除术等高难度手术30余台。举办MDT互联网医院莱西特色医学中心第一届胃肠外科论坛、同甘共济肝胆外科第二届学术会议。结核病防治特色专科项目购进二氧化碳培养箱等专用检验设备,开展结核T细胞试验,与污水处理、卫生清理消毒公司合作,与省公共卫生临床中心、省及青岛胸科医院建立专科联盟,专家下沉坐诊30余次,人员上派进修学习5人次。体医融合项目投入70万元进行场地装修、康复运动设备购置,成立慢病管理工作站,引导式管理慢病患者2300名、精准式管理300名。中医医院成为青岛市体医融合试点单位,申报山东省体医融合试点单位。

医共体建设 2021年,制订《莱西市紧密型县域健康服务共同体深度融合试点实施方案》,在马连庄中心卫生院试点。人民医院选派骨干担任马连庄中心卫生院院长;组建胸痛救治单元,救治胸痛患者31例。实施专家送诊,下派专家387人次。开通双向转诊绿色通道,上转患者315人次、下转患者146人次。共享医疗资源,人民医院将便携彩超、心电图机等适宜设备下沉,卫生院利用其检验、消毒等技术,降低运行成本。构建数字化网络,搭建紧密型医共体医疗信息化综合服务平台。建成山东省首批镇级、全国首个村级胸痛救治单元,启动全国首家乡镇卫生院心衰中心建设。创建省级示范标准村卫生室2个,青岛市级示范标准村卫生室10个。产芝村成为青岛首个"中医药特色村",初心堂中医文化馆成为青岛首个村级"国医馆"。

人才队伍建设 2021年,通过柔性引进、校园招聘、公开考录、雁归吸引、培养提升"五个一批",构建人才引、培、留长效机制。引入科联体专家42名,建立名医工作室15个,校园招聘86人,公开招录310人,评选莱西名医14名。稳定乡村医生队伍,落实在岗乡村医生保障政策,为360名乡村医生发放社会保险补助189.31万元、生活补助1076.76万元。

健康服务保障 2021年,全面实施农村适龄妇女宫颈癌、乳腺癌免费筛查。入选省级慢性病综合防控示范区,公共卫生委员会覆盖全市村居。巩固健康扶贫成果,高血压、糖尿病免费服药减免2388人次,"三免两减半"减免4566人次,免费健康查体1956人次。倡导全民健身,建成健康促进机关15个、社区30个、医院23个、学校30个,健康主题公园1个,笼式足球运动场9个,构建8分钟健身圈。全力推进3岁以下婴幼儿照护服务,新增托位745个,获中央预算资金690万元。

基本公共卫生服务 2021年,建立电子健康档案65.26万人,管理65岁及以上老年人10.44万人、高血压患者7.46万人、糖尿病患者3.34万人、严重精神障碍患者3558人,0～6岁儿童随访3.98万人、孕产妇管理3487人,预防接种建证率达100%。成立家庭医生签约服务团队128个,签约重点人群19万人,签约个性化服务包1727个。基本公共卫生服务项目日常评价位列青岛十区(市)第一名,代表青岛市迎接山东省基本公共卫生服务项目实施情况现场绩效评价。

基层服务 2021年,全系统继续开展"走百村进万家"义诊活动,组建义诊团队212个,义诊村庄298个,服务群众3.3万人次。群众看病就医满意度,2019、2020连续两年位居青岛市第一名,2021年位居青岛市第二名。

经济运行　2021年,21处公立医疗机构实现门急诊223.56万人次,同比增长15.6%;出院8.8万人次,同比增长6.3%。实现医疗收入(不含药品收入)6.75亿元,同比增长15.2%。其中,公立医院医疗收入(不含药品收入)6.01亿元,同比增长15%;卫生院医疗收入(不含药品收入)7425万元,同比增长16.4%。药占比呈下降趋势,同比下降0.7%。

其他　2021年,发展党员26名,预备党员转正4名。完成计划生育审核1.8万人;引入第三方安全技术服务机构保障安全;常态化执法查处302起,罚款62.46万元;排查信访隐患30余个,稳控重点案件4个。11家医疗机构评为老年友善医疗机构,莱西市人民医院获"青岛市老年友善医疗机构"称号。创建"无烟家庭"208个,"无烟机关"达到100%,省级卫生村庄176个,占比62.4%,省级卫生先进单位16个、市级卫生先进单位21个。

党组书记、局长:何贤德

党组成员:徐鹏程

党组成员,莱西市红十字会党组书记、常务副会长:张代波

党组成员、副局长:姜　宇

党组成员:臧田华

党组成员、副局长:徐玉华

党组成员:王磊磊

副　局　长:陈爱杰

副局长(挂职):黄海涛

副局长(挂职):李青华

办公电话:88484209

传真号码:88408111

电子信箱:lxchuxiao@gd.shandong.cn

邮政编码:266600

地　　　址:山东省青岛市莱西市烟台路76号

莱西市人民医院

概况　2021年,占地面积33665平方米,业务用房面积78668.96平方米。年内职工总数1508人,其中卫生技术人员1318人,占职工总数的87.4%,行政工勤人员190人,占职工总数的12.6%。卫生技术人员中,高级职称212人,占卫生技术人员的16.1%;中级职称496人,占卫生技术人员的37.6%;初级职称610人,占卫生技术人员的46.3%。医生与护士之比为1:1.67。床位总数1225张。设职能科室28个,临床科室39个,医技科室27个。

业务工作　2021年,门、急诊733278人次,同比增长5.75%;其中急诊85783人次,同比增长11.52%;住院人数37702人次,同比增长9.92%。床位使用率70.7%,同比增长10.47%;床位周转率35.4%,同比增长12.38%。出院与入院诊断符合率99.8%,同比增长0.3%;手术前后诊断符合率96.7%,同比下降0.41%;抢救危重病人3055人,同比下降0.69%,抢救成功率82.35%,同比下降0.94%;治愈率15.7%,同比下降26.98%;好转率78.8%,同比增长5.21%;病死率0.8%,同比下降11.11%。院内感染率0.81%,同比下降29.6%。甲级病案符合率100%。

业务收入　2021年,业务收入54671.58万元,同比增长17.59%。

固定资产　2021年,固定资产总值63947.41万元,同比增长7%。

医疗设备更新　2021年,新增大型医疗设备有瓦里安高端直线加速器系统、飞利浦大孔径CT、超声刀、冷冻治疗台等5台套。

卫生改革　2021年,建立六个一体化健共体运行管理机制,经营管理一体化、人才管理一体化、财务管理一体化、业务管理一体化、绩效管理一体化、药品管理一体化。

医疗特色　2021年,骨科成功开展全市首例全关节镜下肩关节巨大肩袖修复手术;心内科实施莱西市首例经皮冠脉旋磨成形术;消化内科成功开展内镜下经隧道间质瘤切除术;神经外科成功开展脑动脉栓塞取栓术;肿瘤内科完成高难度左侧锁骨下静脉输液港植入术,成功开展首例桡入路C-TACE+HAIC治疗肝癌新术式;泌尿外科完成后腹腔镜肾盂癌根治术,成功开展乳腺微创施切术;妇科联合普外科、麻醉科、病理科协作完成两侧经脐单孔+1腹腔镜下子宫肌瘤剥除术,填补单孔腹腔镜的空白;肾脏内科成功为尿毒症患者进行经皮穿刺法腹膜透析置管术,填补莱西市技术空白;重症医学科成功开展枸橼酸抗凝下的血液净化技术;普外科革新"经皮肝穿刺胆道引流术(PICD)后。

继续教育　2021年,完成青岛市继续教育项目11项。

大事记

10月12日,毕晶晶被莱西市人民政府任命为莱西市人民医院工会主席。

荣誉称号　2021年,被国家卫健委推荐为全国

第二批符合县医院医疗服务能力标准县医院。被中国卒中学会授予"基层血管健康管理中心示范单位"称号。胸痛中心被国家胸痛中心认证为国家标准版胸痛中心。通过国家第六批次基层版心衰中心（2021年第二批次）单位认证。中国心血管健康联盟授予"中国基层心衰中心示范单位"称号。通过青岛市评审获得安全生产标准化达标三级单位。被确定为首批青岛市级老年友善医疗机构。在肺栓塞和深静脉血栓形成防治能力建设项目工作中，被评为"全国血栓防治中心优秀单位"。被青岛市评为"青岛市院前急救工作先进集体"。被陇南市卫生健康委员会授予"东西协作帮扶先进单位"。被中共青岛市委、青岛市人民政府授予"青岛市文明单位"。被青岛市委授予"青岛市先进基层党组织"。被评为"青岛市无偿献血突出贡献集体"。

党总支书记、理事长、院长：张吉雷
党总支委员、副院长：慕卫东、张浩文、姜　茜
副　院　长：黄海涛
党总支委员、副院长：周国举
党总支委员、工会主席：毕晶晶
院办电话：81879222
传真电话：81879223
电子信箱：lxsrmyy001@126.com
地　　　址：莱西市烟台路 69 号

（撰稿人：王云文）

莱西市中医医院

概况　2021 年，占地面积 9513 平方米，业务用房面积 18000 平方米，开设床位 399 张，床位使用率为 55.9%；设职能科室 13 个，临床科室 18 个，医技科室 12 个；医院职工总数 530 人，其中卫生技术人员 462 人，占职工总数的 87.17%，行政工勤人员 68 人，占职工总数的 12.83%。卫生技术人员中，高级职称 54 人，占卫生技术人员的 11.69%，中级职称 188 人，占卫生技术人员的 40.69%，初级职称 188 人，占卫生技术人员的 40.69%。医生 192 人，护士 193 人，医护比为 1：1。

业务工作　2021 年，医院完成门、急诊 181041 人次，比上年同期 136904 人次增长 25%；出院 9107 人次，比上年同期 8651 人次增长 5.3%；住院病人手术 1295 人次，比上年同期 1207 人次增长 7.3%；院内感染率为 0.07%，甲级病案符合率为 99%。

业务收入　2021 年，医院业务总收入 11687 万

元，比上年同期 9734 万元增加 20%；医疗收入 7269 万元（不含药品、耗材收入），比上年同期 6096 万元增加 19%；药品、卫材收入 4418 万元，比上年同期 3638 万元增加 21%。

固定资产　2021 年，固定资产总值 14859.4 万元，同比增加 39%。

医疗特色　2021 年，聘请省内外专家坐诊。将内科系统进行专业分科，分为脑病科、脾胃病、内分泌科、肺病科、心病科，聘请青岛市市立医院专家坐诊。成立小儿推拿诊疗中心，青岛市中医医院（市海慈医院）中医儿科主任杜君威医疗团队坐诊、带教。眼科聘请济南市中心医院眼科专家李新主任每月来院定期坐诊、手术。皮肤科增加诊疗设备，采取中西医结合的方法治疗各种皮肤病。针推康复科增加康复项目，增加心脏康复、卒中康复、体医融合等项目。加强北部新区特色门诊的综合服务能力建设，增设儿童推拿、督灸、脐灸、耳穴压豆、针灸等绿色外治疗法。

人才队伍建设　2021 年，选派 8 名医师外出进修学习，派出 6 名医生进行住院医师规范化培训。公立医院招录考试引进 12 人，校园招聘引进 13 人。

大事记
4 月，臧延伟任中医医院副院长。
8 月，邴兴涛主持中医医院工作。
10 月，崔召红任中医医院副院长；于雪艳任中医医院工会主席。

党总支副书记、院长：邴兴涛
党总支专职副书记：朱化儒
副　院　长：温艳艳、崔召红、臧延伟、王德刚
工会主席：于雪艳
院办电话：88483698
总机电话：55652001
地　　　址：莱西市文化路 11 号

（撰稿人：吴鹏程）

莱西市皮肤病医院

概况　2021 年，占地面积 2755 平方米，建筑面积 2157 平方米。有职工 47 人，其中卫生技术人员 36 人，占职工总数的 74%。高级职称 3 人，占卫生技术人员的 8%；中级职称 12 人，占卫生技术人员的 34%；初级职称 20 人，占卫生技术人员的 57%。医生与护士比例为 1.2：1。设置 13 个职能科室。设立泰安路社区卫生服务站，承担 1 万余名市民的全科医学和基本公共卫生服务。

业务工作 2021年,门诊19960人次,比上年下降27%,出院1217人次,同比增长3.22%,入院与出院诊断符合率99.84%,实际占用总床日数9429天,出院者占用总床日数6665天。

业务收入 2021年,总收入965.89万元,同比上升6.7%。医疗收入230.7万元,同比上升2%,其中门诊收入275.98万元,同比上升46.88%,住院收入140.12万元,同比下降38.89%。

固定资产 2021年,固定资产总值456.12万,比上年增长4%。

医疗设备更新 2021年,新增二氧化碳激光治疗仪1台,调Q激光治疗仪1台。

基础建设 2021年,改造升级消防水池。

医疗特色 2021年,医院突出专科优势,擅长治疗银屑病(牛皮癣)、白癜风、带状疱疹(蛇盘疮)、神经性皮炎、湿疹、荨麻疹、手足癣等常见皮肤病以及梅毒、淋病、软下疳、腹股沟淋巴肉芽肿、尖锐湿疣、非淋菌性尿道炎、生殖器疱疹、前列腺炎、盆腔炎等泌尿生殖系统疾病。引进国内外先进设备和技术,开展嫩肤、脱毛、祛皱、祛斑增白、祛痣、祛疣、祛文身、皮肤CT检测、中药药浴等美容项目,具有无痛苦、效果好等特点。实验室设备齐全,可迅速查找32种常见过敏原,对症下药,为久治不愈、反复发作的患者解除痛苦。

积极引进超级平台、热玛吉、色素激光治疗系统、点阵激光、黄金微针、皮肤镜、微针精雕、308准光子治疗仪、激光脱毛系统、光波治疗仪、皮肤屏障修复系统等设备十余台,届时将能开展整形手术、注射类美容、去斑去痘去皱、嫩肤等医疗美容业务,实现医疗美容项目全覆盖,打造莱西医疗美容中心。

党支部书记、院长:李 利
副 院 长:刘晓东、姜庆廷
院办电话:58097097
电子信箱:lxspfbyy@qd.shandong.cn
邮政编码:266600
地   址:莱西市广州路6号莱西市皮肤病医院
（撰稿人:栾可静）

莱西市卫生计生综合监督执法局

概况 2021年,建筑面积2654.65平方米,业务用房面积1485平方米。职工总数11人,其中卫生技术人员6人,占职工总数54.55%;行政工勤人员5人,占职工总数45.45%。卫生技术人员中,高级职称1人,中级职称3人,初级职称2人,分别占卫生技术

人员16.67%、50%、33.33%。设医疗卫生科、公共卫生科、综合科、财务科4个职能科室。

固定资产 2021年,固定资产总值为539.081万元,比上年增长9.70%。

业务工作 2021年,“双随机”检查监督覆盖率100%。立案302件,其中一般程序272件,人均办案数13.6件。

与司法部门建立协作机制,理顺案件移交机制,移送非法行医案件2起,联合市公安局在全市范围内开展打击医疗美容专项检查行动,会同检察院、新闻媒体对莱西市区的文身经营场所进行未成年人文身及洗文身专项检查。立案查处无证行医等案件11起。

开展全市生活饮用水卫生隐患整改“回头看”和专项整治工作,对217个农村生活饮用水进行监督检查,对3个镇街进行农村生活饮用水卫生知识培训。检测农村生活饮用水232份,合格率比上年提升3.8%;现制现供水298份,合格240份,合格率为80.54%。检查各类公共场所和消毒产品生产经营单位2000家次,立案43件,其中一般程序38件,警告5件。

职业卫生监督建立常态化执法机制,对接莱西市应急管理局、消防救援大队,采取“四不两直”方式开展木制家具生产企业联合执法活动。创新职业卫生工作“执法未动、普法先行”新模式,监督用人单位381家次,传达监督意见书381份,排查职业安全健康隐患585处,整改职业安全隐患585处。立案处罚28起,其中一般程序16起,警告12起。开展莱西市涉及职业病危害因素用人单位和接害劳动者基本情况摸底调查工作,转摸底率排名青岛各区(市)第一名。开展争做省、市“职业健康达人”评选推荐工作,培育青岛雀巢有限公司通过“省级健康企业”评审,希杰(青岛)食品有限公司、山东黄金矿业(莱西)有限公司通过“青岛市级健康企业”评审。开展职业卫生“三同时”专项监督核查,出动执法人员130人次,监督用人单位47家,监督覆盖率达100%。

开展国家教育考试卫生监督保障工作。对32个考点、涉考学校饮用水进行抽检,检测直饮水239份,合格215份,合格率为89.96%。对各个风险易发点进行巡回监督,监督检查学校35所,监督235所次,传达卫生监督意见书38份。联合教体局、公安局等多部门,对全市学校、幼儿园进行拉网式卫生安全监督检查,出具卫生监督意见书129份。开展秋季开学后学校、托幼机构卫生监督检查及生活饮用水卫生监督专项检查,传达卫生监督意见书232份。与市妇幼保健计划生育服务中心、市疾病预防控制中心组成评

价组,对 5 家托育机构疫情防控落实情况、卫生消毒、生活饮用水卫生管理等开展卫生评价,出具卫生监督意见书 5 份。

疫情督导　2021 年,对 24 家民营医院、170 家非一体化卫生室、96 家诊所完成 8 轮日常督导和 4 轮靶向督导,建立网格化管理微信群,实行日报告、日调度、日汇总,设计印刷《疫情防控承诺书》,组织全市 816 家医疗机构完成签署。创新"三必"疫情防控举措,将村卫生室、诊所疫情防控要求落实为"'必登记'抓牢初始、'必报告'分类管理、'必追踪'保证效果"工作措施,印制卡通宣传海报 3000 余份。疫情防控日常巡查与其他违法执业情况相结合,立案处罚 203件,停业整顿 42 家,约谈违反疫情防控规定医疗机构40 家。督导卫生工作人员疫苗加强接种 5056 人次,接种率 98.40%,应检尽检第四周期检测率 100%。

体制机制改革　2021 年,动态调整基层管理所业务范围、工作人员、管辖区域进行,建立整合、统一、高效的一体化卫生监督执法队伍。落实分工对应,对接青岛市卫生健康委综合监督执法局各大队工作。组织全体卫生监督人员进行业务练兵和闭卷考试,集中培训 30 次。组织卫生监督人员分别参加医院感染管理能力提升培训班、执法能力提升培训班、中医培训班。1 名同志被评选为 2020 年度"青岛市卫生健康监督执法十佳办案能手",2 名同志被评选为 2020年度"青岛市卫生健康监督执法办案能手"。创新"普法＋执法"新模式。开通"莱西卫生监督"公众号,推广发布卫生监督工作动态,在新闻媒体宣传各类卫生法律法规和科普知识,发表宣传信息 141 篇。

党建与精神文明建设　2021 年,开展党员冬季、夏季集中培训活动,召开主题党日活动 12 次,讲党课4 次。制订党史学习教育实施方案,召开专题组织生活会,组织全体党员干部重温入党誓词,开展主题党日活动 12 次,新培养入党积极分子 3 名。成立联合工会组织,举办第一次工会会员代表大会。1 名同志被授予"莱西市优秀共产党员"称号。

荣誉称号　2021 年,获"青岛市文明单位标兵"称号。

党支部书记、局长:王磊磊
副 局 长:赵树民、李　斌
办公电话(传真):66031797
电子信箱:jdszhk@163.com
邮政编码:266600
地　　址:莱西市石岛东路 10 号

（撰稿人:宋理强）

莱西市疾病预防控制中心

概况　2021 年,占地面积 7803 平方米,建筑面积 3032 平方米,其中业务用房 2720 平方米。在职职工 95 人,其中卫生技术人员 45 名,占职工总数的47.4%;行政工勤人员 23 名,占职工总数的 24.2%。卫生技术人员中,正高级职称 3 人,副高级职称 6 人、中级职称 21 人、初级职称 15 人。设 19 个内设科室,其中管理科室 3 个、业务科室 16 个。领导职数 4 名,内设 19 个正股、6 个副股级岗位。

业务工作　2021 年,建立以疫情专家组为核心的疫情报告处置工作机制,成立专家组。学习文件120 个,开展讨论学习 70 多场,组织业务培训 20 余场,风险研判 90 多场,研判疫情信息 200 余条,出具风险研判报告 180 余份,制定文件 30 余个。实行动态调整,落实对各类人群的隔离管控措施和核酸、血清抗体检测标准要求。开展摸排信息的整理、分析、上报,成立疫情防控数据小组。新考录检验专业技术人员 6 名。送检样本 60600 余份,检测样本 68400 余份。做好冷链食品及相关从业人员的核酸检测、疫情防控的技术指导等工作,成立 2 支冷链食品疫情防控采样队伍,出动采样人员 580 人次,采集冷链食品、产品外包装及环境等标本 101406 份,冷链食品相关从业人员标本 104954 份。

自主研发疫情防控信息化综合管理平台,增加莱西市新冠疫苗接种管理系统,作为一项创新举措在中国新闻节目进行报道。接种新冠疫苗 1564116 针剂,其中第一针 639471 人次、第二针 620075 人次、第三针 304570 人次。在莱西市水集街道颐和花苑社区卫生服务站预防接种门诊设立莱西首个"免疫规划综合技术示教基地",承担全市新成立预防接种门诊人员预防接种实践培训示教工作,带教新上岗人员 12 人,理论知识和实践技能培训率达到 100%,考核合格率达到 100%。

会同教体局、结防所组织对全市高校和中高等职业学校新生统一进行结核菌素试验(PPD)筛查,筛查全市高中全体师生及大专院校 1 万余人,发现结核病疑似病例 2 人,结核病确诊病例 3 人,确定密切接触人员 715 人,开展治疗及随访跟踪。

报告传染病卡片 2215 张,报告及时率 100%,审卡及时率达 100%,重卡率为零。处置、上报传染病时空聚集早期预警 253 起。对报告的 21 例出血热病人全部进行流行病学调查处置。开展公共卫生监测工作。对市内34处农村饮用水和7个城区供水监测点开展饮用水安全监测。开展食品安全风险监测工作,采集检测各类样品190份。开展职业病防治法宣传周活动,发放宣传资料200份,完成153例尘肺病人的基本信息的采集和完善工作,通过网络直报系统审核职业病报告11例,疑似职业病30例,农药中毒53例,健康档案卡7335张,协助职业卫生监督科共进行职业病危害现状调查企业211家。

开展健康青岛健康知识普及行动,推动"我为群众办实事"实践活动常态化长效化。积极开展健康知识进机关、进学校、进社区,针对社区居民开展健康专题讲座20场,直接受益群众6万多人次。确定15处居民健康素养调查点,1300余人参与问卷调查,全市健康素养水平21.5%。代表莱西市接受山东省慢病非传染性疾病综合防控示范区考核,并顺利通过考核。

固定资产　2021年,固定资产总值2967.23万元,比上年增长94.69%。

医疗设备更新　2021年,新增医疗设备1台。

大事记

8月,莱西市人民政府决定,任命张代波同志兼任莱西市疾病预防控制中心主任。

12月,考录预防医学、卫生检验等专业毕业生12名。

党支部书记、主任:张代波
副　主　任:崔文杰、韩德岗、王庆玺
总机电话:88499800
传真号码:88499120
电子信箱:lxsjkzx@qd.shandong.cn
邮政编码:266600
地　　址:莱西市石岛东路10号

（撰稿人:张丽艳）

莱西市妇幼保健计划生育服务中心

概况　2021年,占地面积10005平方米,业务用房7480平方米;在编职工90人,其中,卫生技术人员61人,占职工总数67%,行政工勤人员29人,占职工总数的33%。卫生技术人员中,高级技术职称者10人,中级技术称职者36人,初级技术职称者15人,分别占卫生技术人员的16%、59%、25%,医生与护士之比是1.2:1。开设床位60张,设有职能科室4个、临床科室6个、医技科室3个、保健科室2个、社区卫生服务站1个。是一所集妇幼保健、临床医疗、计划生育技术服务为一体的公益事业单位,承担着莱西市

婚前医学检查、孕前优生检查、市直企事业单位女职工健康查体、农村妇女"两癌"筛查、计划生育技术服务和指导等工作,

业务工作　2021年,门诊总量为162129人次,比上年增长19.73%;收住院病人1309人次,比上年增长20.86%;床位使用率47.10%,床位周转21.80次,抢救成功率100%,好转100%,病死率0,院内感染率0,甲级病案符合率99%。

业务收入　2021年,总收入3764.75万元,比上年增长2%。

固定资产　2021年,固定资产总值4735.75万元,比上年增长6%。

医疗设备更新　2021年,新购置迈瑞esona8EXP妇科超声仪。

基础建设　2021年,莱西市妇女儿童医院(北京路社区卫生服务中心)新建工程开工建设,该项目是莱西市"2021年十大实事"之一。项目总建设用地面积约26667平方米,建筑面积68500平方米,设置床位300床,建设期2年。该项目后勤办公楼封顶;社区卫生服务中心楼六层顶支设模板;妇幼保健门诊医技住院楼门诊部分进行二层顶钢筋绑扎,住院楼三层顶支设模板。

医疗特色　2021年,国医大师石学敏院士传承工作室开展特色中医理疗,开展无痛分娩412例、盆底康复214例、远程胎心监护2600例、四维彩超检查380例、胎儿NT检查1136例、婚前医学检查5056人、孕前优生健康查体4226人、适龄妇女"两癌"筛查23238人,确诊宫颈病变175例,其中宫颈可疑癌16例,浸润癌8例,乳腺癌16例。

继续教育　2021年,派出1名医师参加变更执业范围学习,2名医师参加危重孕产妇救治和出生缺陷防治学习3个月,邀请院外专家来院讲座4人次,院内举办业务讲座12次,组织心肺复苏演练1次,疫情防控演练4次。

大事记

4月16日,莱西市妇女儿童医院(北京路社区卫生服务中心)新建工程开工建设。

党支部书记、理事长、主任:赵　霞
党支部副书记:曲永安
副　主　任:孙敬明
院办电话:88495796
邮政编码:266600
地　　址:莱西市泰山路8号

（撰稿人:曲永安、徐丰明）

莱西市 120 急救调度指挥中心

概况　2021 年,有职工 13 人,其中卫生技术人员 12 人,占职工总数的 92.31％,卫生技术人员中,高级职称 2 人,中级职称 10 人,分别占卫生技术人员的 16.67％、83.33％。设市人民医院、市中医医院、市市立医院、姜山中心卫生院、夏格庄中心卫生院、院上中心卫生院、马连庄中心卫生院、南墅中心卫生院、沽河中心卫生院、日庄中心卫生院、河头店中心卫生院、惠民医院 12 个急救站、16 个急救单元。

业务工作　2021 年,接报警电话 44107 起,派车 17379 车次,空车 1343 次,救治病人总数 15580 人,其中,车祸 4279 起,心脑血管 1813 起,酒精药物中毒 511 起,一氧化碳中毒 109 起,分娩 61 起,处置突发事件 194 起;平均等待受理用时 5 秒,平均受理用时 1 分 3 秒,平均调度用时 1 分 3 秒;车组平均出诊速度 20 秒,平均院前到现场用时 10 分 46 秒。

固定资产　2021 年,固定资产总值 250.1 万元。

大事记

3 月,MPDS 急救调度系统投入使用。

5 月 1 日,参与"莱"青春行走节医疗保障工作。

5 月 13 日,参与 2021 年莱西市防震减灾应急疏散演练。

9 月 15 日,莱西市突发事件医疗卫生救援应急演练举行。

10 月 26 日,组织全市 12 处院前急救站负责人及业务骨干在市人民医院进行新冠病毒肺炎确诊、疑似、密切接触者等特殊人群的转运及消杀演练。

12 月 24 日,召开院前急救工作质控会议。

荣誉称号　获 2020 年度"青岛市院前急救先进集体"称号。

负　责　人:郝美仙

办公电话:58562971

电子信箱:lxwjjzhzx@qd.shandong.cn

邮政编码:266600

地　　　址:山东省青岛市莱西市烟台路 76 号

(撰稿人:李　峰)

莱西市水集中心卫生院

概况　2021 年,占地面积 2784 平方米,建筑面积 5378 平方米,其中业务用房面积 4778 平方米。职工总数 94 人,编制人员 73 人,其中卫生技术人员 68 人,占职工总数的 72.34％;行政工勤人员 20 人,占职工总数的 21.28％。卫生技术人员中,有正高级职称 1 人,副高级职称 11 人,中级职称 21 人,初级职称 33 人,分别占在编卫生技术人员的 1.47％、16.18％、30.88％、48.53％,临床科室医生与护士之比为 1∶1。开放床位 80 张,设有 11 个临床科室、8 个医技科室和 6 个职能科室。是集预防、医疗、保健于一体的一级甲等综合医院。

业务工作　2021 年,门诊 47776 人次,比上年下降 8.29％。收住院 575 人次,比上年下降 45.54％;床位使用率 24.81％,比上年减少 14.59％;平均日门诊 131 人,比上年下降 7.74％;入院与出院诊断符合率 100％,手术前后诊断符合率 100％,抢救危重病人数及抢救成功率 100％,治愈率 100％,好转率 100％,病死率 0,院内感染率 0,甲级病案符合率 100％。

业务收入　2021 年,业务收入 864 万元,比上年下降 3.14％。

固定资产　2021 年,固定资产总值 1551 万元,比上年增长 38.98％。

医疗特色　2021 年,开展辖区内失能失智人员个性化护理服务,接收相关需求患者。外科引进撤针治疗技术。

继续教育　2021 年,参加青岛市组织的各类培训和继续教育,派出 3 人参加为期一年的山东省全科医生转岗培训,2 人参加周期为两年半西医转中医转岗培训,6 人参加莱西市人民医院组织的为期半年的业务培训。

疫情防控　2021 年,开展新冠疫苗接种工作以来,接种新冠疫苗一针、二针、加强针共 56140 人次,其中学生 11410 人次、儿童 1609 人次。调度安排 10 名医务工作人员驰援莱阳核酸检测,协同完成 20 万余人次标本采集工作。派出保障团队 6 支,队员 20 人,承接来自韩国、马尼拉、日本、国内中高地区返莱人员 432 人。

公共卫生　2021 年,建档 39549 人份,老年人管理 5839 人,老年人查体 5835 人,老年人中医体质辨识 5835 人,糖尿病患者管理 1979 人,随访 11140 人次,高血压患者管理 4226 人,随访 22545 人次,孕产妇管理 478 人,产前健康管理 294 人,产后访视 291 人,产后随访 291 人次,儿童管理 3741 人,新生儿访视 301 人,精神病人管理 174 人,查体 127 人、随访 690 人次。乡医签约 20493 人,基本公共卫生服务项目总体指标部分完成。

2021 年,回收垃圾 13090.40 千克,其中本院产生垃圾 2892.78 千克,乡医 127 家产生垃圾 10197.62 千克,平均每家乡医每月产生垃圾 6.69 千克。做好污水处理工作,更新水处理设备,设计能力为日处理 4 吨污水,实际处理量为每年 1460 吨,年消耗次氯酸钠 3.65 吨。

大事记

12 月 24 日,接收大专考录人员 3 名。

荣誉称号 2021 年,获山东省卫生先进单位称号。

党支部书记、院长:张晓琳

副 院 长:赵人峰、赵少红

院办电话:88472818

电子信箱:lxssjzxwsy@qd.shandong.cn

邮政编码:266600

地 址:莱西市石岛路 69 号

（撰稿人:苗钰萌）

莱西市姜山中心卫生院

概况 2021 年,占地 9057 平方米,建筑面积 8037 平方米。年内职工总数 110 人,其中卫生技术人员 87 人,占职工总数的 79%;行政工勤人员 23 人,占职工总数的 20.9%。卫生技术人员中,高级职称 13 人、中级职称 32 人、初级职称 21 人,分别占卫生技术人员的 18%,44.4%,29.1%。医生 37 人,护士 37 人,医护比 1:1。开放床位 99 张。设有 9 个临床科室,6 个医技科室,8 个职能科室。

业务工作 2021 年,门、急诊量 42264 人次,比上年增长 9.5%,其中急诊 1229 人次。收住院病人 1518 人,比上年下降 22.3%。床位使用率 29.2%,比上年下降 6.9%。床位周转次数 15.3 次,入院与出院诊断符合率 100%,手术前后诊断符合率 100%,病死率和院内感染率均为 0,甲级病案符合率 100%。

业务收入 2021 年,业务收入 996.8 万元,比上年增长 16.7%。

固定资产 2021 年,固定资产总值 3526.9 万元,比上年增长 51.2%。

医疗设备更新 2021 年,为发热门诊配置全自动生化分析仪、全自动尿液分析仪、全自动尿沉渣分析仪、全自动粪沉渣分析仪、全自动凝血分析仪、血气分析仪、特定蛋白、生物安全柜、CT 打印机、除颤监护仪、双水平呼吸治疗机、胸腔按压仪、呼吸机、五分类血液分析仪、紫外线循环消毒机。

基础建设 2021 年,落实 37 万元移改空气能;落实 8.6 万元新建新冠疫苗接种门诊;落实 5.4 万元进行屋顶防水及排污管道整修;落实 9.9 万元改造医疗废物暂存室及新建肯德基门制作晾衣棚工程;启动暖气管道拆旧换新工程,落实 54 万元更换暖气管道。

卫生改革 2021 年,加强科室目标管理和工作质量考核,修订完善《医院绩效考核分配方案》。推进"医联体"建设,邀请青岛市立医院脊柱外科专家定期坐诊。规范高值医用耗材挂网采购和流程。

医疗特色 擅长心脑血管系统、消化系统、呼吸系统等内科疾病治疗;各种创伤骨科、骨病、普外科疾病治疗;内痔、外痔、直肠脱垂、肛周脓肿、肛裂等肛肠科疾病治疗;各类牙齿矫正、牙齿修复等口腔科手术;各类妇科、产科手术。

继续教育 2021 年,派出 8 名医生到三级综合医院进行全科医师培训。

大事记

7 月,肺结核等门诊特病纳入医疗保障。

9 月,开通异地医保联网结算

9 月,实施长期护理保险业务。

10 月,选拔副股级干部 1 名。

11 月,医保平台切换上线及实施门诊慢特病编码贯标工作。

12 月,通过国家胸痛救治单元验收。

12 月,新招录大中专毕业生 6 名。

党建与精神文明建设 2021 年,加强党建工作,结合巩固深化"不忘初心、牢记使命"主题教育成果,组织开展党史学习教育。组织全体党员及中层干部进行学习强国答题活动。

荣誉称号 2021 年,获青岛市文明单位标兵;莱西市文明单位称号。

党支部书记、院长:崔中林

副 院 长:徐高远、刘 磊、王盛琪

工会主席:于 萍

院办电话:82499333(传真)

电子信箱:lxsjswsybgs@qd.shandong.cn

邮政编码:266603

地 址:山东省青岛市莱西市姜山镇杭州路 101 号

（撰稿人:姜淑丽）

莱西市李权庄中心卫生院

概况 2021 年,占地面积 1.2 万平方米,业务用房面积 5684 平方米,开放床位 40 张,设有内科、外科、妇科、妇产科、预防保健科、中医科、放射科、公共卫生科等科室。有职工 35 人,其中卫生技术人员 27 人,占职工总数 77%,行政工勤人员 4 人,占职工总数 11.4%。卫生技术人员中高级职称 3 人,中级职称 8 人,初级职称 12 人,分别占卫生技术人员的 11.1%、29.6%、44.4%,医生 14 人,护士 9 人,医护比 1.55∶1。

业务工作　2021 年,总收入 1183.2 万元,比上年增加 36.9 万元,增长 3.2%;医疗纯收入 82.6 万元,比上年增加 4 万元,增长 5.1%;药占比 44.6%,比上年下降 0.6%。门诊诊疗 18762 人次;出院人数 324 人次,占用床日 2212 天。病床使用率 15.3%。

业务收入　2021 年,收入 1183.2 万元,比上年增长 32%。

固定资产　2021 年,固定资产总值 1043.53 万元,比上年增长 30%。

医疗设备更新　2021 年,增加远程彩超工作室及相关配件、红外线治疗仪、二氧化碳测定仪、脑电图仪、电动吸引器等设备。

基础建设　2021 年,建立核酸检测小屋、新冠疫苗接种点;维修升级医院门诊楼的消防管道、喷淋烟感系统。

卫生改革　2021 年,实施全员绩效工资发放方案,规范合同制职工管理办法,医院和村卫生室加大一体化管理力度,加强乡村医生规范化培训。

医疗特色　2021 年,以内科为中心,开展中医特色专科建设,重点开展慢性病如高血压、糖尿病、冠心病、脑梗死等常见病多发病的诊治,并结合中医治疗手段,建立慢病患者管理中心,加强病后患者管理和康复。启用精品国医馆,结合公共卫生服务,开展慢性病的康复诊疗工作。

继续教育　2021 年,组织职工加强"两会"会议精神学习;加强安全生产、传染病培训等,鼓励职工参加自考或成人高考。

基本公共卫生　2021 年,加强内部管理全院参与,调整公共卫生科室人员及配置,实行科室人员包片划区,规划设置一体化卫生室,开展老年人规范化管理 4587 次、高血压患者 3265 人、糖尿病患者 1595 人、精神病人 162 人、儿童活产数 193 人,接受管理的 0～6 岁儿童 3226 人、28 天内接受产后访视 173 人次、孕产妇规范管理 175 人。

大事记

12 月 18 日,接收大中专毕业生 4 名。

院　　长:吕利华

副 院 长:刘雅丽

工会主席:赵爱英

院办电话:86491100(传真)

电子信箱:596424972@qq.com

邮政编码:266604

地　　　址:山东省青岛莱西市李权庄镇振兴路 101 号

(撰稿人:赵志文)

莱西市院上中心卫生院

概况　2021 年,占地面积 11333 平方米,建筑面积 6649.92 平方米,其中业务用房面积 4663.35 平方米。职工总数 71 人,其中卫生技术人员 55 人,占职工总数的 77%;行政工勤人员 16 人,占职工总数的 23%。卫生技术人员中,高级职称 10 人,占卫生技术人员的 18%;中级职称 15 人,占卫生技术人员的 27%;初级职称 30 人,占卫生技术人员的 55%。医生 30 人,护士 15 人,医护比 2∶1。开放床位 60 张。设 8 个临床科室,5 个医技科室,7 个职能科室。

业务工作　2021 年,门诊 32509 人次,比上年减少 15.11%;收住院病人 894 人,比上年增加 47.77%;床位利用率 58.47%,平均住院日 15 天;入院与出院诊断符合率 99%;院内感染率为 0;甲级病案符合率 98%。

业务收入　2021 年,总收入 486 万元,比上年增长 29.26%。

固定资产　2021 年,固定资产总值 1765 万元,比上年增长 51.63%。

医疗设备更新　2021 年,新配备医用离心机、B 超、肺功能仪、预检分诊测温门、CT、数字十二导心电图机。

医疗特色　2021 年,督灸专科被评为青岛市基层特色专科;胸痛救治单元通过青岛市验收;与青岛市中心医院签订对口帮扶协,其特色火针疗法对颈椎病、腰椎间盘突出症、风湿及类风湿、静脉曲张等有明显疗效,400 余名患者有效率达 94%以上。与健共体单位进村入户,走访 56 个村庄,入户 52 户,义诊 5448 人。

继续教育　2021 年,医务人员参加继续教育培训达标率 100%。选派 1 名医师到青岛市市立医院参加全科医师培训;1 名医师到青岛市市立医院参加住院医师规范化培训;1 名医师到青岛中心医院参加基层骨干培训;1 名医师到即墨中医医院参加中医学培训。

大记事

12月3日,单位院级领导变动。

12月24日,接收大中专毕业生5名。

荣誉称号　获2021年度莱西市先进基层党组织称号。

院　　　长:尚　涛

副 院 长:张　健、曹英志

电　　　话:58657869(传真)

电子信箱:1309310268@qq.com

邮政编码:266609

地　　　址:山东省青岛市莱西市院上镇永旺路151号

莱西市沽河中心卫生院

概况　2021年,占地面积6566平方米,建筑面积3394平方米。有职工65人,其中卫生技术人员53人,占职工总数82%;行政工勤人员12人,占职工人员总数18%。卫生技术人员中,副高级职称以上8人,占15%;中级职称20人,占37.7%;初级职称25人,占47.3%;医护之比为1∶1。设床位50张,设职能科室5个、临床科室8个、医技科室4个,设开放式护士站。

业务工作　2021年,门诊量21667人次,比上年下降2%,收住院病人533人次,比上年下降19.5%。

业务收入　2021年,医疗收入187.7万元,比上年增长0.5%。

固定资产　2021年,固定资产总值1330万元,比上年增长61.7%。

基础建设　2021年,改建CT室、DR室。

卫生改革　2021年,与青岛市附属医院(平度)、青岛阜外心血管病医院、莱西人民医院建立健共体协作关系;与胶州中心医院、莱西市立医院建立帮扶协作关系。胶州中心医院心内科专家、口腔科专家,莱西人民医院中医科专家、彩超诊断专家,莱西市市立医院中医科、心内科、神经内科、呼吸内科专家,莱西市中医院儿推特色门诊专家定期来院坐诊。

公共卫生服务　2021年,完成对辖区居民进行建档并随访,总建档数36173份,完成签约18033人次。登记高血压患者4338人,完成随访23196人次;登记糖尿病患者2159人,完成随访11764人次;登记65岁及以上老年人5748人,规范管理5728人,并对65岁及以上老年人进行登记、体检;登记精神病患者195人,规范管理167人,完成随访779人次;完成计

生查体66人次,学生查体3700人次;接种各类疫苗5084剂次。发放健康教育材料20500余份;开展健康咨询活动及教育讲座208次。为本辖区居民接种新冠疫苗,接种68201针次。

精神文明建设　2021年,建设老年友善医疗机构,并成为首批通过评审医疗机构;始终进行精神文明单位建设,并通过莱西市精神文明单位复审。

大事记

10月8日,成为山东省首批胸痛单元。

12月17日,心理咨询门诊被命名为青岛市2021年基层特色专科。

12月24日,接收大专及以上学历毕业生5名。

荣誉称号　2021年,获评山东省卫生先进单位。

院　　　长:何晓蕾

副 院 长:王晓婷、傅辉章

工会主席:张云芝

电　　　话:87461290(传真)

电子邮箱:guhezxwsy@163.com

邮政编码:266611

地　　　址:莱西市沽河街道水牛路11号

(撰稿人:张云芝)

莱西市南墅中心卫生院

概况　2021年,职工总数106人,其中卫生技术人员86人,占职工总数81%;行政工勤人20人,占职工总数19%。卫生技术人员中,高级职称14人、中级职称20人、初级职称52人,分别占卫生技术人员的16%、23%、61%;医护比1.4∶1。开放床位数99张,设职能科室12个、临床科室7个、医技科室10个。

业务工作　2021年,门、急诊量4.1万人次,同比下降12.5%,其中急诊607人次;收住院病人2943人次,同比下降9.7%;床位使用率54%,同比增长1%;床位周转次数29次,入院与出院诊断符合率99%;治愈、好转率98%;院内感染率0;甲级病案符合率98%。

业务收入　2021年,业务收入1190万元,比上年增长6.6%。

固定资产　2021年,固定资产总值2296万元,同比增长6.2%。

医疗设备更新　2021年,新增肺功能测定仪1套、CT机1台、心电图机1台。

基础建设　2021年,综合楼新建项目开工,项目工程建筑面积1.3万平方米,估算总投资1.01亿元,

其中工程建设估算投资 7800 万元,医疗设备配备估算投资 2300 万元。

卫生改革 2021 年,根据市委第二巡察组专项巡察和财务审计反馈意见,落实整改主体责任。完善绩效考核体系。

医疗特色 2021 年,开展长期护理服务工作。服务内容主要包括健康管理、慢性病维持性治疗、医疗护理、生活照料、功能维护(康复训练)、安宁疗护、临终关怀、精神慰藉等基本照护服务,为因年老、疾病、伤残等导致生活不能自理的重度失能失智人员,提供基本生活照料和与基本生活密切相关的医疗护理等基本照护服务保障或资金保障;为轻中度失能失智人员及高危人群提供功能维护等训练和指导保障,预防和延缓失能失智。纳入长护管理的患者 130 人。在医保局组织的第三方考核中,取得"B"级成绩。

继续教育 2021 年,完成青岛卫生人才教育平台继续教育学习 64 人次。青岛市市立医院下派挂职业务副院长 1 人,为期 2 年,青岛市中医医院(市海慈医院)派研究生 1 名,帮扶期限 1 年。创新线上培训方式,发展特色专科建设,高血压病特色专科被评选为"基层特色专科"。

精神文明建设 2021 年,开展公益服务、健康宣传教育、党建学习、健康义诊等多种形式的文明实践活动,邀请医联体单位专家与科室骨干合作参加"走百村进万家"健康义诊活动、服务百姓健康行动、学雷锋志愿服务活动等各类活动。举行各类健康教育讲座活动 174 场,参与人员 2040 余人次;更换室内外宣传栏内容 186 期;发放宣传教育材料 12 种 30000 余份;播放音像资料 6 种达 724 小时;健康教育服务项目覆盖率达 50% 以上。组织开展庆祝护士节、医师节系列活动。积极组织无偿献血公益活动、爱心捐赠活动、妇科筛查和"两癌"筛查等活动。

大事记

1 月 15 日,被评为山东省中医药文化建设示范单位。

3 月 16 日,开展关爱女性健康体检活动。

6 月,开展三伏贴特色诊疗活动。

9 月 14 日,与莱西市市立医院合作开展"走百村,进万家"暨"服务百姓健康行"健康义诊活动。

11 月 5 日,开展长期护理保险业务。

12 月 1 日,完成胸痛救治单元现场验收工作。

12 月 7 日,被评为青岛市中西协同"旗舰"基层医疗卫生机构建设项目。

荣誉号 2021 年,获"山东省中医药文化建设示范单位"称号。

院　　　长:刘希广
副 院 长:吴文杰、吴巧辉、张金环
院办电话:83431051
电子信箱:lxsnszxwsy@163.com
邮政编码:266613
地　　　址:莱西市南墅镇山秀路 9 号

（撰稿人:李　坤）

莱西市夏格庄中心卫生院

概况 2021 年,占地面积 1.7 万平方米,建筑面积 1.34 万平方米,其中住宅、业务用房面积 1.2 万平方米,资产总值 5001.7 万元,开放床位 180 张,设有临床科室 11 个,医技科室 3 个、职能科室 6 个。职工总数 242 人,其中卫生技术人员 215 人,占职工总数的 88.8%;行政后勤人员 27 人,占职工总数的 11.2%。卫生技术人员中,高级职称 10 人,占卫生技术人员的 4.7%,中级职称 54 人,占卫生技术人员的 25.1%,初级职称 133 人,占卫生技术人员的 61.8%,其他专业技术人员 18 人,占卫生技术人员的 8.4%。是隶属于市卫生健康局的二级综合医院。

业务工作 2021 年,门诊量 16.5 万人次,比上年增长 19.6%,住院量 8584 人次,比上年增长 9.7%,床位使用率 80%,入院与出院诊断符合率 84.4%,抢救危重病人成功率 98.1%,治愈率 17.2%,好转率 75.47%,病死率 0.11%,甲级病案符合率 97.9%。

业务收入 2021 年,业务收入 5949.9 万元,比上年增长 24.9%,其中,医疗收入 4286.8 万元,比上年增长 24.8%。

固定资产 2021 年,固定资产总值 4263.6 万元,比上年增长 22.7%。

医疗设备更新 2021 年,新增全自动生化分析仪、全自动尿液分析仪、全自动凝血分析仪、血气分析仪、高档多排螺旋 CT、荧光定量 PCR 仪、呼吸机、胸腔按压机、等离子双极电切电凝系统、制氧机、病人监护仪等仪器设备。

基础建设 2021 年,改扩建门急诊,在门急诊区域增加核磁共振室、DSA 导管介入室、胃肠镜和支气管镜检查室、重症监护室、隔离抢救室、集中阅片室等功能服务区;完成养老中心的建设和整体改造工作。

医疗特色 2021 年,成功开展 13 项新技术:急性缺血性脑卒中静脉溶栓治疗术,血管、神经损伤显微镜下修复术,经尿道等离子双极前列腺剜除术,血液透析患者动静脉内瘘闭塞药物溶栓术,急性心梗溶栓治疗术,负压封闭引流技术,低温等离子扁桃体、腺样体切除术,包皮切割闭合器的应用技术,钛合金带线锚钉治疗髌骨骨折术,胸腔镜下胸腔内异物取出术,经腹腔行肾切除术,重睑成形术,颈外经路茎突过长截短术。8个新项目:甘胆酸、总胆汁酸、腺苷脱氢酶、24小时尿蛋白定量检测、中心监护系统临床应用、人体成分分析仪临床应用、血氧饱和度监护仪临床应用、肺功能仪临床应用。

继续教育　2021年,外派36人次分别到郑大二附院、青岛市市立医院、青岛市中心医院、青岛市妇女儿童医院、莱西市人民医院进修学习。

精神文明建设　2021年,举办"践行初心使命 促进百姓健康""我为退役老兵办实事""学习党史 铭记初心 致力为公 乡村振兴""学党史 凝心聚力跟党走""万名医护下基层"等大型义诊活动。

大事记

1月18日,精品国医馆项目建设合格。

3月11日,召开胸痛中心建设启动大会。

5月14日,召开全面实施"6S管理"启动大会。

8月20日,心衰中心建设启动会议举行,成为全国首家乡镇卫生院开展心衰中心建设的单位。

8月30日,脑卒中中心建设培训会举行,邀请山东省脑卒中防治工作委员会成员、山东省卒中中心建设专家委员会成员、山东省卒中学会秘书长、山东省卒中中心建设评审认证办公室主任张红梅来院授课。

12月21日,青岛市卫生健康委批复莱西市夏格庄中心卫生院升级为"二级综合医院"。

荣誉称号　2021年,获"莱西市先进基层党组织""山东省第二批社区医院""优秀服务基层行先进单位""莱西市第一批老年友善医疗机构"等称号;医院血液透析室获2021年青岛市"基层特色专科"科室。

党支部书记、院长:吴峰文

副院长:徐涛、王光利、初晓

院办电话:86433120

电子信箱:lxsxgzwsybgs@qd.shandong.cn

邮政编码:266606

地址:莱西市青烟路158号

（撰稿人:张春霞）

莱西市日庄中心卫生院

概况　2021年,卫生院占地面积46400平方米,建筑面积6678平方米,其中业务用房2920平方米。职工72人,其中卫生技术人员63人,占职工总数的87.5%;工勤人员9人,占职工总数的12.5%。卫生技术人员中,高级职称14人,占22.2%;中级职称23人,占36.5%;初级职称26人,占41.3%。医院开放床位77张,设职能科室9个、临床科室7个、医技科室3个、辖区内卫生室34处。是一所集医疗、预防、保健、康复于一体的综合性一级医院,承担日庄镇公共卫生服务的各项工作。

业务工作　2021年,门诊30397人次,比上年增长1.5%;收治住院病人1114人次,比上年提高1.4%。

业务收入　2021年,医疗收入458.12万元,比上年提高0.53%。

固定资产　2021年,固定资产总值1504.38万元,比上年增加557.47万元,提高58.87%。

设备更新　2021年,新购高端40排螺旋CT1台,医用图像打印机1台,经皮黄疸测试仪1台,婴幼儿医学测听仪1台,肺功能测定仪1台,远程心电图机1台。

医疗特色　2021年,开展针灸、推拿、理疗等中医适宜技术。重点建设口腔科、妇科等科室。创建老年友善医疗机构、疼痛特色专科,均通过评审。

继续教育　2021年,派出5名临床医师到三甲医院进行全科医师培训。

疫情防控　2021年,组织九批次梯队入驻酒店隔离点,参与归国人员隔离观察工作。对辖区内购买发热咳嗽药品人员进行回访,记录情况并上报,规范转诊发热病人。

精神文明建设　2021年,开展"群众满意的乡镇卫生院"活动,加强医患沟通。组织全院干部职工学习党的基本理论、基本路线、基本纲领和基本经验。组织职工参加无偿献血、"慈善一日捐"等公益活动。扶贫消费协作消费18605元。开展"走百村进万家"义诊活动,走访村庄59个。

大事记

12月24日,医院接收大中专毕业生5人。

院长:于继贞

副院长:韩吉作、赵丽丽

工会主席:王桂荣

院办电话:83481788

电子邮箱:531407772@qq.com

邮政编码:266614

地址:莱西市日庄镇驻地

（撰稿人:程宇）

莱西市马连庄中心卫生院

概况　2021 年,总建筑面积 6230 平方米,开放床位 80 张。有职工 88 人,其中卫生技术人员 76 人,占职工总数的 86%;行政工勤人员 3 人,占职工总数的 3%。卫生技术人员中,高级职称 9 人,占卫生技术人员的 11.8%;中级职称 38 人,占卫生技术人员的 50%;初级职称 29 人,占卫生技术人员的 38.2% 医生与护士之比为 1.8∶1。设置内科、外科、国医馆、妇幼保健计划生育服务站、口腔科、影像科、检验科、护士站、公共卫生科、接种门诊、医保工作站、手术室,特别增设中医疼痛门诊。是莱西市北部有重要影响的中心卫生院。

业务工作　2021 年,门诊达到 44743 人次,收治入院病人 2138 人次、出院 2117 人次。

业务收入　2021 年,业务收入 845.61 万元,其中门诊收入 379.28 万元,住院业务收入 466.33 万元。

固定资产　2021 年,固定资产总值 1717.65 万元。

医疗设备更新　2021 年,新增联影 40 排螺旋 CT。

基础建设　2021 年,建成 2490 平方米的多功能病房楼,并投入使用。更换空气能集中供暖设备并投入使用,完善中心通信系统、计算机网络、中心供氧、智能监控系统等现代化设备。

卫生改革　2021 年,与莱西市人民医院共同开展紧密型医共体建设。成立中西医结合脑卒中特色专科,成立胸痛单元。"优质服务基层行"活动中被国家卫生健康委通报表扬。

医疗特色　2021 年,开设颈肩腰腿痛专科,开展的特色诊疗项目有中医正骨、脊椎矫正、针灸、刺血疗法、穴位注射、刮痧、拔罐、全身经络保健推拿、小针刀、康复指导等,并结合现代的声、光、电、磁等治疗,在骨折、脱位、急慢性软组织损伤、肩周炎、骨性关节炎、腱鞘炎、颈椎病、腰椎间盘突出症、胸椎间盘突出症、胸椎小关节紊乱症等脊椎及其相关病症治疗,以及脊椎保健治疗、亚健康调养上极具特色。

镇村卫生服务一体化　2021 年,制定村医培训计划,召开两次例会,每季度四次培训。建立健全卫生室的各项管理制度,制订乡村医生工作目标和公共卫生考核分配方案。规划设置一体化卫生室 26 处,覆盖率达到 100%。

窝沟封闭　2021 年,负责马连庄镇小学的窝沟封闭工作,完成 77 人次的检查,窝沟封闭防龋受益学生 77 人,封闭牙数 205 颗,涂氟防龋受益学生 76 人,早期龋充填受益人数 10 人,充填牙数 17 颗,完成率 100%。

继续教育　2021 年,外派 12 名医师到二级以上医院进修。

精神文明建设　2021 年,开展以病人为中心的医疗团队,与莱西市人民医院共同开展医共体建设,送医下乡。在抗击新冠肺炎疫情的战役中,医院从党员干部到普通的医务人员冲锋在前、勇担使命,坚守疫情防控工作一线。

大事记

11 月,新病房楼投入使用。

党支部书记、院长:曲志华

副　院　长:闫保成、史仲琳

工会主席:赵雪霞

院办电话:85431217(传真)

邮政编码:266617

地　　址:莱西市马连庄镇政府驻地

（撰稿人:张映雪）

莱西市河头店中心卫生院

概况　2021 年,占地面积 1.1 万平方米,建筑面积 5000 平方米。有职工 57 人,其中卫生技术人员 42 人,占职工总数的 74%;行政工勤人员 15 人,占职工总数的 26%。卫生技术人员中,高级职称占比 5%,中级职称占比 35%,初级职称占比 60%。临床医师占比 33%,护士占比 30%。床位设置 36 张,设置内科、外科、妇科、中医科、妇女儿童保健科、理疗科、公共卫生科、计划免疫科、医技(彩超室、心电图室、检验室、透视室、心电图室)等科室。担负着全镇 70 个自然村 4.5 万余人的疾病治疗和健康保健的责任。是集医疗、预防、保健于一体的一级甲等综合性医院。

业务工作　2021 年,门、急诊量 1.88 万人次,比上年上升 13%,其中急诊 576 人次。抢救危重病人 107 人次,抢救成功率 91%,治愈率 95%,好转率 98%,未发生院内感染。

业务收入　2021 年,医院总收入 1221.50 万元,比上年上升 18.38%。

固定资产　2021 年,固定资产总值 906.91 万元,比上年增长 3.98%。

基础建设　2021 年,翻修重建外围墙。对医疗废物暂存间进行整改。整治医院环境,更新部分办公用具,完成标准化达标建设。

卫生改革　深化收入分配制度改革,实施绩效工资制度,坚持"绩效与考核挂钩"的原则,按劳取酬、多劳多得、效率优先,公开、公正、公平考核。

医疗特色　医学影像诊断特色突出,达二级以上医疗机构诊断水平。发展中医特色,方剂采用沿用至今的一些确有疗效的成方投入临床使用。与潍坊市寒亭区医院合作开展腰腿疼 PRP 项目,主要治疗腰椎间盘突出、肩周炎、膝关节骨性关节炎、足底筋膜炎等多种常见疼痛病种,治疗病人 118 名。

继续教育　定期选派一名临床医师,到上级医院进修学习。

疫情防控　党支部成立疫情防控领导小组,制订《疫情防控实施方案》和各项措施应对疫情。全体党员和医护人员积极参与疫情防控,利用多种渠道传达防控疫情的知识,防控期间针对发现的短板不断完善,防控任务有序开展。

精神文明建设　2021 年,开展"三好一满意"、"走百村进万家"服务百姓大型义诊、创建"人民满意的医疗机构"等系列活动。坚持以"解决看病难、看病贵、为群众解决实际问题"为目标,深化医疗卫生体制机制改革,弘扬高尚医德,提升医务人员的行业自律意识,强化服务理念,规范医疗行为。

大事记

6 月,派出一名工作人员对口帮扶甘肃省陇南市两当县。

11 月,接收新考录职工 5 名。

党支部书记、院长:王晓刚

党支部副书记:张杰政

副　院　长:孙绍江、张　越

院办电话:85483033

总机电话:85483369(传真)

电子信箱:lxshtdzxwsy@163.com

邮政编码:266621

地　　　址:莱西市河头店镇驻地

(撰稿人:张杰政)

莱西市望城卫生院
(莱西市精神残疾人托养服务中心)

概况　2021 年,莱西市望城卫生院(莱西市精神残疾人托养服务中心)职工总数 38 人,其中卫生技术人员 31 人,占职工总数的 82%;行政工勤人员 7 人,占职工总数 18%。卫生技术人员中,高级职称 1 人,占职工总数 2.6%;副高级职称 5 人,占职工总数13.2%;中级职称 12 人,占职工总数 31.6%;初级职

称 13 人,占职工总数 34.2%。医生与护士之比 1.75:1。床位总数 28 张,设职能科室 11 个、临床科室 5个、医技科室 2 个。

业务工作　2021 年,门诊量 5732 人次,比上年下降 19.3%;建立更新 38908 份居民健康档案,登记管理糖尿病患者 2207 人,规范管理 2091 人;登记管理高血压患者 4344 人,规范管理 4148 人;登记管理重性精神病人 192 人,规范管理 176 人;为 65 岁以上老年人规范查体 4983 人;发放健康教育宣传材料23200 份,举办健康教育讲座 172 场;儿童门诊接种一类疫苗 2696 剂次,二类疫苗 1091 剂次;新冠疫苗第一剂次 30499 人,第二剂次 28766 人,第三剂次16595 人;2021 年累计完成核酸采样 22956 人次,完成环境采样 5832 处。

业务收入　2021 年,业务收入 44.46 万元,比上年增长 4.8%。

固定资产　2021 年,固定资产总值 590.98 万元,比上年增长 10.73%。

基础建设　2021 年,改建新病房等。

继续教育　2021 年,医务人员年度继续教育完成率 100%,达标率 100%。选派 5 名医技人员到莱西市市立医院进修。

精神文明建设　2021 年,组织开展"冬季送温暖""无偿献血"等系列公益活动。

大事记

12 月,接收莱西市卫生和计划生育局公开招聘人员 3 名。

荣誉称号　2021 年,获"青岛市卫生先进单位"荣誉称号。

院　　　长:邵明磊

副　院　长:王大喜

工会主席:王寿芹

院办电话:5801278

电子信箱:lxswcwsywsq@163.com

邮政编码:266601

地　　　址:莱西市望城街道民泰街 12 号

(撰稿人:王寿芹)

莱西市孙受卫生院

概况　2021 年,编制人员 41 人,职工总数为 48人,其中卫生技术人员 34 人,占职工总数的 70.83%;行政工勤人员 7 人,占职工总数的 14.58%。拥有高级职称 7 人,中级职称 15,初级职称 12 人,分别占职

工总数的14.58%、31.25%、25.00%。医生与护士之比为1.6∶1。编制床位20张。设有内科、外科、中医科、护理、妇儿科、公共卫生科、药房、放射科、化验室、医保办、预防接种门诊等科室。

业务工作 2021年,门诊量19331人次,比上年下降7.94%;收治住院病人51人次,床位使用率12.6%,入院与出院诊断符合率100.00%,治愈率97.00%,好转率100.00%,院内感染率<3%,甲级病案符合率100.00%

业务收入 2021年,业务收入311295元,同比下降23.25%。

固定资产 2021年,固定资产总值6649679.66元,同比增加10.33%。

医疗设备更新 2021年,放射科新增HD40G-彩色多普勒超声诊断仪。

基础建设 2021年,按照"一人一诊室"改造门诊科室;护理病房安装电视;重新修整医疗废物暂存处;重新建设院内污水处理系统,重新改造全院消防系统;改建食堂;修缮办公楼屋顶。

卫生改革 2021年,制订完善《孙受卫生院绩效考核方案(试行)》《孙受卫生院绩效考核方案(试行)的补充规定》《孙受卫生院疫苗接种工作考核办法(暂行)》《孙受卫生院预检分诊工作考核办法(暂行)》和《孙受卫生院消杀工作考核办法(暂行)》。

医疗特色 国医馆设置中医诊室、中医康复治疗室、中医保健室、针灸治疗室、中药房、煎药室等,配备粉碎机、煎药机、切片机、熏蒸床、牵引床、治疗仪等12种设备。开展中药、针灸、推拿、火罐、敷贴、刮痧、熏洗、针刀、穴位注射、热敷等中医诊疗服务,重点发展针灸推拿项目。

继续教育 2021年,选派2名医技人员到上级医院进修学习,医务人员年度继续教育完成率100%。

精神文明建设 申报第三批社会主义核心价值观示范点。2021年,加强医患沟通,通过电话回访、调查问卷等形式进行满意度调查;组织干部职工进行理论学习,参加无偿献血、"慈善一日捐",提高全员职工素质;向社会公示药品医疗收费项目和标准,净化就医环境。

大事记

8月15日,韩华任莱西市孙受卫生院院长。

12月24日,接收临床医学3人和护理2人。

荣誉称号 2021年,获评山东省卫生先进单位、莱西市基层先进党组织。

其他 2021年,预检分诊2.6万余人次;安排6批次30人的隔离点医疗保障梯队,完成272人次的隔离人员医学观察;完成辖区新冠疫苗接种18305人,39246剂次;各类核酸采样3016次。

院　　长:韩　华
副 院 长:王乃福、高英娜
院办电话:87483981
邮政编码:266605
地　　址:莱西市沽河街道聚平路8号

(撰稿人:胡仁纲)

莱西市店埠卫生院

概况 2021年,占地面积8700平方米,建筑面积4550平方米,是莱西市卫生健康局所属的一级甲等公立医院。卫生院有职工36人,其中卫生技术人员35人,占职工总数的97.2%;管理岗1人,占职工总数的2.8%。高级职称2人,占职工总数的5.55%;中级职称10人,占职工总数的27.77%;初级职称23人,占职工总数的63.88%,医生与护士比为1.56∶1,90%工作人员拥有大专以上学历。内设内科、外科、妇科、中医科、公共卫生科、妇幼保健计划生育服务站及多个医技科室。设病床20余张,拥有彩色B超、心电图工作站、DR机、全自动生化分析仪、全自动尿液分析仪、全自动免疫发光分析仪、中药煎药机、中药熏蒸器、针灸治疗仪、除颤仪等先进医疗设备。

业务工作 2021年,基本公共卫生服务管理高血压患者6198人,完成随访40826人次;管理糖尿病患者2592人,完成随访17041人次;管理严重精神病障碍患者273人,完成随访1094人次;完成老年人查体8479人。院内感染率0,甲级病案符合率100%。

业务收入 2021年,业务收入208.47元,比上年降低28.67%。其中门诊收入192.51万元,住院收入15.96万元。财政补助收入1141.29万元,比上年增长7.17%。

固定资产 2021年,固定资产总值649.70万元,比上年增长17.46%。

基础建设 2021年,改造升级病房楼消防,改造门厅,新建新冠疫苗接种门诊。

卫生改革 2021年,开拓新的中医服务项目,发展大内科,依托精品国医馆,积极开展、推广中医疗法。

特色国医馆 2021年,开展多种形式的中医药诊疗服务,国医馆引进中医药人才及中医骨病四联疗法、中药穴位贴敷、中药治鼻炎、脐灸、督灸等中医新技术。结合基本公共卫生服务项目，开展中医体质辨识，实现辖区内中医服务全覆盖。

基本公共卫生服务　2021年，为全镇居民建立更新健康档案49640份，居民健康档案建档率88.2%。举办各类知识讲座和健康咨询活动309次，发放各类宣传材料48265份，更换健康教育宣传栏300次。对辖区内3204名0～6岁儿童按照服务规范进行查体、随访，管理率达到95%，其中268名新生儿访视2次，新生儿访视率达98%以上。给辖区内106名孕妇建立《孕产妇保健手册》，管理率达到98.2%，孕产妇的孕期保健达到5次，产后访视达到2次。2021年对8479名辖区内65岁以上常住居民实施健康管理，按照服务规范进行1次老年人健康查体，对8790名65岁以上老年人进行中医体质辨识和相应的健康指导。建立健全传染病报告制度，定期对本单位人员和乡村医生进行传染病知识的培训。对辖区内35岁以上居民进行高血压和Ⅱ型糖尿病筛查，对6198名高血压患者和2592名糖尿病患者按照服务规范提供面对面随访，对登记的病人进行一次免费健康体检。对辖区内诊断明确、在家居住的273名重性精神疾病患者建立健康档案，随访纳入重性精神病管理的患者。

继续教育　专业技术人员继续教育任务完成率达100%。加大乡村医生在岗培训力度，举办乡医培训班30余次，培训人员1300余人次。

疫情防控　2021年，加大重点科室、环节监督指导，落实各项防控措施，压实责任。新入院患者及陪护人员"应检尽检"；对医疗卫生机构工作人员全员检测，对冷链人员14天进行一次核酸检测。落实"健康码＋测温＋戴口罩"进入。参与疫情防控隔离点执勤七次，保障77天，保障280多人；新冠疫苗接种113650人次，其中第一针40113人次，第二针40468人次，第三针33067人次。落实院感规范救治。开展"大讨论、大排查、大整改"活动，对辖区50个一体化卫生室进行包干分组。加强对驻地的航空学校和东庄头蔬菜批发市场外来人员和从事冷链食品行业的重点人群的排查。新建符合标准的核酸采样点、发热哨点并组织开展不同场所、不同情形的新冠肺炎防控培训演练。

其他　2021年，开展家庭医生签约服务工作，46个村卫生室累计签约48395人，签约率86%。创建"平安医院"，完善卫生院各项规章制度，对全院职工进行消防安全教育，召开医疗安全专题会议16次。

院　　　长：刘永杰
副 院 长：王晓力、刘吉帅
电　　　话：82461090
邮政编码：266607
地　　　址：莱西市店埠镇兴店路63号
（撰稿人：葛海滨）

莱西市武备卫生院

概况　2021年，占地面积6747平方米，建筑面积2648.31平方米，其中业务用房面积2285平方米。职工总数45人，其中卫生技术人员37人，占职工总数的79.5%；行政工勤人员8人，占职工总数的20.5%。卫生技术人员中，高级职称2人，占卫技人员的2.9%；中级职称17人，占卫技人员的42.9%，医生与护士之比1.5：1。开放床位28张，设有办公室、财务科、医保科、医务科、内科、外科、儿童保健、妇科、中医科、检验、影像科、公共卫生科、药剂、医保科、护理等科室。

业务工作　2021年，门诊量31966人次，比上年减少2.3%。收治住院病人305人，床位使用率18%，床位周转次数1773床日，入院与出院诊断符合率96%，好转率95%，病死率0，院内感染率0，甲级病案符合率98%。

业务收入　2021年，业务收入242.77万元，比上年减少8.2%。

固定资产　2021年，固定资产总值746.95万元，比上年增加192.81万元，增长34.79%。

医疗设备更新　2021年，新增HD60彩色多普勒超声诊断仪。

基础建设　2021年，启动卫生院消防设施改造工程。

医疗特色　2021年，设立国医馆，配备针灸治疗仪、疼痛治疗仪、牵引治疗床、药物导入治疗仪等相关设备，提供包括中医中药、预防保健、健康教育、慢性病中医药治疗康复、儿童中医保健等服务。通过胸痛单元验收。

院　　　长：李振福
副 院 长：李　伟、张　霞
院办电话：82411036
电子信箱：lxswbwsybgs@qd.shandong.com
邮政编码：266612
地　　　址：莱西市院上镇新华街
（撰稿人：孙国娟）

莱西市梅花山卫生院
（莱西市结核病防治所）

概况 2021 年,占地面积 5450 平方米,业务用房面积 3457 平方米。有职工 49 人,其中卫生技术人员 45 人,占职工总数的 92%;行政工勤人员 1 人,占职工总数的 2%。卫生技术人员中,正高职称 1 人,占职工总数的 2%,副高职称 9 人,占职工总数的 18%,中级职称 15 人,占职工总数的 31%;初级职称 20 人,占职工总数的 41%。医师与护士的比例为 1.42：1,医院床位总数 40 张,拥有临床科室 5 个,医技科室 3 个。

业务工作 2021 年,完成中、高等院校师生 PPD 筛查 10923 人次。门诊量 7037 人次,比上年减少 22%;收治住院病人 104 人次,住院床日 2400 余日。入院与出院诊断符合率 100%,好转率 100%,病死率 0,院内感染率 0,甲级病案符合率 100%。

业务收入 2021 年,总收入 1467 万元,比上年减少 2%,其中,医疗收入为 95.26 万元,比上年增长 11%;药品收入 67.81 万元,比上年减少 27%。

固定资产 2021 年,固定资产总值 2185.8397 万元,比上年增长 107%。

医疗设备更新 2021 年,新增二氧化碳培养箱,价值 2.9 万元。

卫生改革 推进药品耗材集中采购。常态化制度化开展国家组织药品集中采购。落实国家组织药品耗材集中采购医保资金结余留用政策。

医疗特色 充分发挥中医药在结核病治疗、康复中的作用,加强对结核病的全方位治疗。

特色项目为温灸、器灸辅助治疗结核病。

继续教育 全院职工积极参加继续教育,45 名卫生专业技术人员参加青岛卫生继续教育平台学习,并取得相应积分。取得本科学历有 40 人,大专学历有 5 人。

大事记

6 月,与山东省公共卫生临床中心专科签订联盟协议。

12 月,省爱卫办命名卫生院为 2021 年度山东省卫生先进单位。

党支部书记、院长：王炳胜

副 院 长：崔成宝

工会主席：李永燕

院办电话：87431798

电子信箱：lxsmhswsy@qd.shandong.cn

邮政编码：266623

地 址：莱西市水集街道泉水路 7 号

（撰稿人：李言凯）

莱西市经济开发区卫生院

概况 2021 年,占地面积 3494 平方米,业务用房面积 2906 平方米。在职职工 53 人,其中卫生技术人员 43 人,占职工总数的 81%;副高级职称 5 人,中级职称 19 人,初级职称 19 人;医生与护士比例 1：0.6。设内科、外科、中医科(国医馆)、公共卫生科、药房、护理、放射科、医学检验室、B 超室等临床科室。开放床位 20 张。是一所现代化综合性一级医院,是全市离退休人员医疗保险、新型农村合作医疗直接结算定点医院。

业务工作 2021 年,医药收入 144.69 万元,比上年增长 1.2%。门诊 0.95 万人次,比上年减少 3.6%;出院 82 人次,比上年减少 22.5%。入院与出院诊断符合率 100%,院内感染率 0,甲级病案符合率 100%。

固定资产 2021 年,固定资产总值 833 万元,比上年增长 37%。

医疗设备 2021 年,医院拥有全自动生化分析仪、血液细胞分析仪、尿液分析仪、DR 数字一体机、颈颅多普勒、心电工作站、彩超、中医熏蒸机等医疗设备。

卫生改革 2021 年,健共体医院每周派 3 名专家到院进行坐诊。与青岛市中心(肿瘤)医院、青岛市优抚医院建立帮扶关系,每周派 2 名专家到院坐诊,并通过网络形式对有需求患者进行线上咨询。开展基本公共卫生服务,为农村居民建立莱西市居民健康档案,对于高血压、糖尿病等重点人群进行系统管理,健康指导。继续实行基本药物制度,全面推行基本药物零差价销售。

大事记

8 月,解聘姜松林莱西市经济开发区卫生院院长职务,聘任姜洪北莱西市经济开发区卫生院院长职务。

12 月 24 日,接收事业单位公开招聘人员 3 名。

党支部书记、院长：姜洪北

副 院 长：张晓军、仇淑莉

电 话：87421022

电子信箱：yuehuen1231@163.com

邮政编码：266600

地 址：莱西市经济开发区平安路 26 号

（撰稿人：崔建丽）

卫生健康界人物

2021 年青岛市获抗击新冠肺炎疫情表彰名录

青岛市抗击新冠肺炎疫情先进个人

张红艳（女）	市南区金门路街道仙游路社区卫生服务中心	主任
丁芙蓉（女）	市南区珠海路街道海口路社区卫生服务中心	副主任
胡家卿（女）	市南区八大湖街道巢湖路社区卫生服务中心	副主任
顾　枫（女）	市南区中山路街道河南路社区卫生服务中心	主任
李国军	市南区江苏路街道黄县路社区卫生服务中心	副主任
姜　丽（女）	市北区疾病预防控制中心	主治医师
于　华（女）	市北区延安路街道丹东路社区卫生服务中心	副主任
陈　飞	市北区疾病预防控制中心	八级职员
厉彦芳（女）	市北区卫生健康事业发展中心	主治医师
杨　敏（女）	市北区疾病预防控制中心	副主任
颜华锋	市北区妇幼保健计划生育服务中心	主治医师
张红燕（女）	李沧区卫生健康局	副局长
王军政	李沧区疾病预防控制中心	副主任、办公室主任
邱　梅（女）	李沧区疾病预防控制中心	主治医师
胡蕾蕾（女）	李沧区九水街道社区卫生服务中心	主任
刘　爽（女）	李沧区沧口街道社区卫生服务中心	药剂科主任
韩先勇	李沧区永清路社区卫生服务中心	主任
徐晓东	崂山区卫生健康局	副局长
王　燕（女）	崂山区王哥庄街道社区卫生服务中心	院感科主任
朱　洁（女）	崂山区北宅卫生院	医务科主任
蔡学民	崂山区社区卫生服务中心	主任
矫秋云（女）	崂山区疾病预防控制中心	主任
袁立久	崂山区沙子口卫生院	院长

许学兵	青岛西海岸新区人民医院	院长
杨　帆	青岛西海岸新区卫生健康综合执法大队	大队长
王传林	青岛西海岸新区中心医院	感染性疾病科主任
董　岳	青岛西海岸新区疾病预防控制中心	应急管理科副科长
郭常战	青岛西海岸新区疾病预防控制中心	主管医师
蒋兴海	青岛西海岸新区疾病预防控制中心	副主任
孙　伟	青岛西海岸新区卫生健康局	卫生应急科主治医师
江喜范	城阳区卫生健康局	副局长
柳维林（女）	城阳区疾病预防控制中心	主任
王振古	城阳区流亭街道卫生健康工作站	站长
周淑娟（女）	青岛市红岛人民医院	院感科主任
孙　政	城阳区卫生健康综合监督执法大队	医疗机监督科副科长
宁竹君（女）	城阳区爱国卫生服务中心	主管药师
宋卫东（女）	即墨区疾病预防控制中心	主任
李绍远	即墨区委重大疾病和传染病防治工作领导小组办公室	情报信息组组长
于飞翔	即墨区田横卫生院	院长
刘克进	即墨区人民医院	神经内一科副主任
辛志宏（女）	即墨区中医医院	院感科主任
周克文	胶州市疾病预防控制中心	副主任
张建顺	胶州市人民医院	党委书记
逄德堂	胶州市营海街道卫生院	院长
张秀凤（女）	胶州市三里河街道社区卫生服务中心	主管护师
彭　涛	胶州市铺集镇中心卫生院	副院长
郭雅丽（女）	平度市卫生健康局	副局长
丁玉珍	平度市卫生监督执法大队	副大队长
孙晓玲（女）	平度市中医医院检验科	副主任技师
李昕波	平度市仁兆镇卫生院	副院长
吴真错	平度市第五人民医院	副院长
王建磊	平度市第二人民医院	主治医师
张代波	莱西市卫生健康局	党组成员
	莱西市红十字会	副会长
王历娟（女）	莱西市中医医院	骨科病房护师
郑　岩	莱西市市立医院	查体中心副主任
王盛琪	莱西市姜山卫生院	副院长
郝美仙	莱西市120急救调度指挥中心	副主任
张东阳	莱西市人民医院	查体科主任
郑福刚	莱西市卫生计生综合监督执法局	医疗卫生科科长
徐大韬	青岛市卫生健康委员会	卫生应急办公室副主任
华烨平	青岛市卫生健康委员会	办公室副主任
于　飞	青岛市卫生健康委员会	一级调研员
杨少梅（女）	青岛市卫生健康委员会	规划发展与信息化处处长
王贵凤（女）	青岛市卫生健康委员会	监督食安处二级主任科员
张　月	青岛市市立医院	护师
吴建涛	青岛市市立医院	心脏中心东院心外科主治医师

王　毅	青岛市市立医院	副主任医师
姜　莉(女)	青岛市市立医院	护士长
符　丽(女)	青岛市市立医院	护士长
周　雪(女)	青岛市市立医院	护理组长
宋卫青	青岛市市立医院	医学检验部主任
胡　勇	青岛市中医医院(青岛市海慈医院)	科研科副主任
张正寿	青岛市中医医院(青岛市海慈医院)	重症医学科主任医师
李永征	青岛市中医医院(青岛市海慈医院)	麻醉手术科主管护师
范传波	青岛市中医医院(青岛市海慈医院)	血液科副主任
马广仁	青岛市中心医疗集团	胸科院区医教科主任
武　晓	青岛市中心医疗集团	副主任医师
董维浩	青岛市第三人民医院	重症医学科主任
孙倩云(女)	青岛市第三人民医院	呼吸内科护士
刘　歆(女)	青岛市第三人民医院	医院感染管理科主任
尹艺睿(女)	青岛市第六人民医院	主管护师
席巧真(女)	青岛市精神卫生中心	科主任
丁兆勇	青岛市第八人民医院	重症医学科副主任医师
韩　娟(女)	青岛市第八人民医院	主管护师
曹明建	青岛市第八人民医院	副院长
高　杨	青岛市妇女儿童医院	副院长
马明超	青岛市胶州中心医院	医师
贾文晶(女)	青岛市胶州中心医院	主管护师
谷桂芳(女)	山东大学齐鲁医院(青岛)	护理部副主任
柳国强	青岛大学附属医院	副主任医师
任蕾娜(女)	青岛大学附属医院	副护士长
刘明阳	青岛大学附属医院	副主任医师
卢　亮	青岛大学附属医院	手术室副护士长
徐　涛	青岛大学附属医院	病区副主任
王　芳(女)	青岛大学附属医院	副护士长
王诗博(女)	青岛大学附属医院	主治医师
钟　政	青岛大学附属医院	护师
展云涵	青岛大学附属医院	护师
邵传锋	青岛大学附属医院	副护士长
张彬彬	青岛大学附属医院	主管护师
史　霞(女)	青岛大学附属医院	副主任护师
徐　凯(女)	青岛大学附属医院	主管护师
滕金龙	青岛大学附属医院	重症医学科病区副主任
郑红建	青岛大学附属医院	护师
佟　丽(女)	青岛大学附属医院	副主任医师
李西宇	青岛大学附属医院	护师
张丙良	青岛大学附属医院	副护士长
王君业	青岛市急救中心	急救科科长
郑克芬(女)	青岛市中心血站	党委委员
杨　峰	青岛市疾病预防控制中心	免疫规划科副主任

于维森	青岛市疾病预防控制中心	副主任
张　凤(女)	青岛市疾病预防控制中心	微生物检验科科员
张　泉	山东省青岛第二卫生学校	党委办公室主任
张贵敏(女)	青岛思达心脏医院	护理部副主任兼护士长

青岛市抗击新冠肺炎疫情先进集体

市南区疾病预防控制中心党支部	青岛市城阳区人民医院
市南区人民医院	青岛市卫生健康委员会疾病预防控制处党支部
市北区疾病预防控制中心党支部	青岛市第三人民医院党委
李沧区卫生健康局	青岛市妇女儿童医院党委
崂山区卫生健康局	青岛市急救中心党支部

2021 年青岛市卫生健康委员会工作人员名单

薄　涛	主任、市中医药管理局局长	杨　超	四级主任科员
柳忠旭	党组副书记(主持党组工作)	李　想	试用期人员
张　华	党组副书记、副主任,青岛市疾病预防控制中心党委书记(正局级)	张　杰	试用期人员
		徐　畅	试用期人员
杜维平	党组成员,市计划生育协会常务副会长(正局级)	张　旭	试用期人员
		刘湘琴	规划发展与信息化处处长
赵国磊	党组成员、副主任,市中医药管理局专职副局长	毕　磊	规划发展与信息化处副处长
		孙建军	规划发展与信息化处二级调研员
隋振华	正局级领导干部	韩传佳	规划发展与信息化处三级调研员
赵宝玲	一级巡视员	徐　峰	规划发展与信息化处一级科员
吕富杰	副局级领导干部	别清华	财务审计处处长
张充力	办公室主任	苏　怡	财务审计处副处长
华烨平	办公室副主任	韩卫红	财务审计处副处长
孙　坤	办公室二级调研员	石向林	财务审计处二级调研员
李　倩	办公室三级主任科员	于文雅	财务审计处三级主任科员
贾　珂	办公室三级主任科员	刘正英	财务审计处四级主任科员
包旭宇	办公室四级主任科员	张　忱	财务审计处四级主任科员
武迎春	人事处处长、一级调研员	赵士振	政策法规处处长
张　进	人事处副处长	隋思泪	政策法规处二级调研员
贾杉杉	人事处副处长	陈　睿	政策法规处二级调研员
陈　捷	人事处二级调研员	宗成伟	政策法规处四级调研员
孙　堃	人事处一级主任科员	李传荣	体制改革处处长、一级调研员
王广斌	人事处三级主任科员	纪红红	体制改革处副处长、三级调研员
王晓艳	人事处四级主任科员	刘梦龙	体制改革处二级调研员
邢朝涵	四级主任科员	吴炳君	体制改革处三级调研员

王泽蛟	体制改革处四级调研员	于　飞	一级调研员
孙　森	疾病预防控制处处长、市委重大疾病和传染病（艾滋病）防治工作领导小组办公室综合协调组组长	侯德志	综合监督与食品安全监测处处长
		孙　铭	综合监督与食品安全监测处副处长、三级调研员
徐晓文	市委重大疾病和传染病（艾滋病）防治工作领导小组办公室综合协调组副组长	那　娜	综合监督与食品安全监测处副处长
		王贵凤	综合监督与食品安全监测处二级主任科员
杨　军	市委重大疾病和传染病（艾滋病）防治工作领导小组办公室疫情研判组四级调研员	徐加茂	综合监督与食品安全监测处四级主任科员
		卢成梁	老龄健康处处长
刘可夫	市委重大疾病和传染病（艾滋病）防治工作领导小组办公室监测预警和情报信息组组长、一级调研员	宋剑波	老龄健康处副处长
		刘大军	老龄健康处三级调研员
		万冬华	老龄健康处四级调研员
陈美文	市委重大疾病和传染病（艾滋病）防治工作领导小组办公室科技攻关组组长、一级调研员	冷亮世	老龄健康处一级主任科员
		吕坤政	健康产业处处长
		薛　刚	健康产业处副处长、三级调研员
王　浩	疾病预防控制处二级调研员	杨　琳	健康产业处二级调研员
邹娅萍	疾病预防控制处二级调研员	卢　阳	健康产业处四级主任科员
于建政	疾病预防控制处三级调研员	许万春	妇幼健康处处长
高悦茗	疾病预防控制处二级主任科员	刘习武	妇幼健康处二级调研员
李　惠	疾病预防控制处二级主任科员	张　荔	妇幼健康处副处长、二级调研员
李文咏	疾病预防控制处四级主任科员	刘　珂	妇幼健康处副处长
徐继明	试用期人员	张东辉	妇幼健康处四级调研员
徐大韬	医政医管药政处副处长、卫生应急办公室副主任（主持工作）	戴相福	一级调研员
		刘宇峰	职业健康处处长
郑德霞	医政医管药政处副处长	李维升	职业健康处二级调研员
郭尚林	医政医管药政处副处长	张廷雨	职业健康处二级调研员
薛松宝	医政医管药政处二级调研员	徐文艳	职业健康处二级调研员
李静漪	医政医管药政处三级调研员	吴绍文	职业健康处三级调研员
王常明	医政医管药政处三级调研员	陶永刚	职业健康处四级主任科员
徐琳娜	医政医管药政处四级调研员	李红军	人口监测与家庭发展处处长
姜兴祥	医政医管药政处一级主任科员	徐　艺	人口监测与家庭发展处三级调研员
王扬阳	医政医管药政处三级主任科员	陈晓平	人口监测与家庭发展处四级调研员
赵玉腾	医政医管药政处四级主任科员	官　琳	人口监测与家庭发展处四级调研员
孙健平	基层卫生健康处处长	周子豪	试用期人员
吕素玲	基层卫生健康处二级调研员	田　宇	一级调研员
卢凤辉	基层卫生健康处副处长	王少梅	宣传处处长
张　东	基层卫生健康处二级调研员	王德顺	宣传处二级调研员
王宏宇	基层卫生健康处一级主任科员	夏　晶	宣传处三级调研员
于　森	基层卫生健康处一级主任科员	张　妮	宣传处四级调研员
罗耀钦	卫生应急办公室二级调研员	王振合	中医药政策规划处处长
谭　森	卫生应急办公室三级主任科员	陈娅宁	中医药政策规划处副处长、三级调研员
李　兵	科技教育与交流合作处处长	汪运富	中医药管理指导处处长
郑　俊	科技教育与交流合作处四级调研员	王璟珺	中医药管理指导处副处长
徐　欢	科技教育与交流合作处一级主任科员	王文佳	中医药管理指导处一级主任科员
岳明宗	试用期人员	杨少梅	中医药发展处处长

范存亮	中医药发展处四级调研员	邴瑞光	保健办公室四级调研员
张　岚	一级调研员	赵　璐	试用期人员
王丽华	行业安全管理处处长	邢迎春	一级调研员
李书强	行业安全管理处二级调研员	程　毅	机关党委专职副书记
谢文升	行业安全管理处二级调研员	刘　茜	机关党委副处长、三级调研员
刘卫毅	行业安全管理处一级主任科员	叶　扬	机关纪委书记
王景宏	爱国卫生运动办公室主任	于　波	机关党委二级调研员
刘　原	爱国卫生运动办公室一级调研员	安传京	机关党委二级调研员
吕祖华	爱国卫生运动办公室二级调研员	李学军	机关党委二级调研员
林京伟	爱国卫生运动办公室三级调研员	刘学峰	机关党委二级调研员
彭贺岭	爱国卫生运动办公室三级调研员	钱　倩	机关党委二级主任科员
郭梦君	爱国卫生运动办公室三级主任科员	李双成	离退休工作处处长
周　晓	保健办公室主任	刘国强	离退休工作处二级调研员
耿毅敏	保健办公室副主任、二级调研员	李维维	离退休工作处二级调研员
赵　曜	保健办公室副主任、二级调研员	孙艳青	离退休工作处一级主任科员
孙寿祥	保健办公室四级调研员		

2021 年青岛市卫生健康委员会
委机关和委属单位干部任免名单

2021 年 1 月 9 日青卫任〔2021〕1 号，市卫生健康委员会党组 2021 年 1 月 9 日研究决定：

孙森同志任青岛市卫生健康委员会妇幼健康处处长（试用期一年）；

孙健平同志任市委重大疾病和传染病（艾滋病）防治工作领导小组办公室综合协调组组长（试用期一年），不再担任青岛市卫生健康委员会科技教育与交流合作处副处长；

张万波同志不再担任青岛市卫生健康委员会基层卫生健康处处长、一级调研员。

2021 年 1 月 9 日青卫任〔2021〕2 号，市卫生健康委员会党组 2021 年 1 月 9 日研究决定：

刘双梅同志正式任中共青岛市北九水疗养院总支部委员会书记；

江威同志正式任青岛市妇幼保健计划生育服务中心主任；

宋守正同志正式任中共山东省青岛卫生学校委员会委员、山东省青岛卫生学校校长；

高杨、泮思林同志正式任中共青岛市妇女儿童医院委员会委员、青岛市妇女儿童医院副院长；

魏涛同志正式任青岛市妇女儿童医院副院长；

王立钢同志正式任中共青岛市精神卫生中心委员会委员、青岛市精神卫生中心副主任；

侯凤春同志正式任中共青岛市口腔医院委员会委员、青岛市口腔医院副院长；

李志涛同志正式任中共青岛市中心血站委员会委员、青岛市中心血站副站长；

王静同志正式任中共青岛市急救中心支部委员会委员、青岛市急救中心副主任；

段海平同志正式任中共青岛市疾病预防控制中心委员会委员、青岛市疾病预防控制中心副主任；

陈方同志正式任中共山东省青岛卫生学校委员会委员、山东省青岛卫生学校副校长；

郭尚林同志正式任青岛市卫生健康科技教育中心副主任。

2021 年 1 月 22 日青卫任〔2021〕3 号，市卫生健康委员会党组 2020 年 12 月 28 日研究决定：

赵毅、隋绍勇同志任青岛市卫生健康委员会综合监督执法局四级调研员；

张磊同志任青岛市卫生健康委员会综合监督执

法局四级主任科员。

以上同志任职时间自 2021 年 1 月起算。

2021 年 1 月 29 日青卫任〔2021〕4 号,市卫生健康委员会党组 1 月 28 日研究决定:

孙淼同志任青岛市卫生健康委员会疾病预防控制处处长、市委重大疾病和传染病(艾滋病)防治工作领导小组办公室综合协调组组长,不再担任青岛市卫生健康委员会妇幼健康处处长;

杨军同志不再兼任青岛市卫生健康委员会疾病预防控制处处长;

徐大韬同志兼任青岛市卫生健康委员会医政医管药政处副处长(主持工作);

孙健平同志任青岛市卫生健康委员会基层卫生健康处处长,不再担任市委重大疾病和传染病(艾滋病)防治工作领导小组办公室综合协调组组长;

许万春同志任青岛市卫生健康委员会妇幼健康处处长,不再担任青岛市卫生健康委员会医政医管药政处处长。

2021 年 1 月 29 日青卫任〔2021〕5 号,市卫生健康委员会党组 1 月 28 日研究决定:

郭继梅同志任中共青岛市市立医院纪律检查委员会书记、中共青岛市第九人民医院纪律检查委员会书记,不再担任青岛市市立医院副院长、青岛市第九人民医院副院长;

宋云鹏同志任中共青岛市急救中心支部委员会委员、青岛市急救中心副主任,不再担任青岛市卫生健康发展研究中心副主任;

谭兰同志不再担任青岛市市立医院(集团)副总院长、青岛市市立医院副院长、青岛市北九水疗养院院长,保留原职级待遇;

刘双梅同志不再担任中共青岛市市立医院委员会委员、中共青岛市市立医院纪律检查委员会书记,中共青岛市第九人民医院委员会委员、中共青岛市第九人民医院纪律检查委员会书记,中共青岛市北九水疗养院总支部委员会书记,保留原职级待遇;

王冠军同志不再担任中共青岛市市立医院委员会委员、青岛市市立医院副院长,保留原职级待遇;

闫恒颖同志不再担任青岛市卫生健康培训服务中心副主任,保留原职级待遇。

2021 年 2 月 1 日青卫任〔2021〕6 号,市卫生健康委员会党组 2 月 1 日研究决定:

王国安同志任中共青岛市市立医院委员会副书记;

李永春、闫泰山、阎晓然同志任青岛市市立医院(集团)副总院长。

2021 年 3 月 1 日青卫任〔2021〕7 号,市卫生健康委员会党组 2 月 26 日研究决定:

曾磊同志不再担任青岛市卫生健康委员会人事处副处长、青岛市卫生健康人才综合服务中心副主任。

2021 年 4 月 8 日青卫任〔2021〕8 号,市卫生健康委员会党组 3 月 8 日研究决定:

孙显军同志任青岛市卫生健康委员会综合监督执法局综合处处长(试用期一年);

管丽丽同志任青岛市卫生健康委员会综合监督执法局公立医疗卫生监督执法大队大队长(试用期一年);

姜敏同志任青岛市卫生健康委员会综合监督执法局社会办医卫生监督执法大队大队长(试用期一年);

刘桂斌同志任青岛市卫生健康委员会综合监督执法局基层医疗卫生监督执法大队大队长(试用期一年);

栾力同志任青岛市卫生健康委员会综合监督执法局妇幼健康卫生监督执法大队大队长(试用期一年);

杨洋同志任青岛市卫生健康委员会综合监督执法局传染病防控卫生监督执法大队大队长(试用期一年);

滕顺红同志任青岛市卫生健康委员会综合监督执法局公共场所卫生监督执法大队大队长(试用期一年);

王海新同志任青岛市卫生健康委员会综合监督执法局职业卫生监督执法大队大队长(试用期一年);

赵煜同志任青岛市卫生健康委员会综合监督执法局放射卫生监督执法大队大队长;

杨鸿宾同志任青岛市卫生健康委员会综合监督执法局学校卫生监督执法大队大队长;

韩莹莹同志任青岛市卫生健康委员会综合监督执法局中医药监督执法大队大队长(试用期一年);

李西永、林连浪同志任青岛市卫生健康委员会综合监督执法局综合处二级调研员;

张永庆、刘夫振、赵建国同志任青岛市卫生健康委员会综合监督执法局综合处四级调研员；

蒋娜、张真真、杨云刚同志任青岛市卫生健康委员会综合监督执法局综合处一级主任科员；

王琳、殷梦琪同志任青岛市卫生健康委员会综合监督执法局综合处二级主任科员；

杨春慧同志任青岛市卫生健康委员会综合监督执法局综合处三级主任科员；

刘彤同志任青岛市卫生健康委员会综合监督执法局综合处四级主任科员；

马红同志任青岛市卫生健康委员会综合监督执法局法制稽查处二级主任科员（临时负责处室工作）；

苗园园同志任青岛市卫生健康委员会综合监督执法局法制稽查处一级主任科员；

孙菁、李辉、刘洋、陈菲菲同志任青岛市卫生健康委员会综合监督执法局法制稽查处三级主任科员；

王元林同志任青岛市卫生健康委员会综合监督执法局公立医疗卫生监督执法大队三级调研员，不再担任青岛市卫生健康委员会综合监督执法局公共场所卫生监督执法大队大队长、三级调研员；

隋绍勇、贾东亮同志任青岛市卫生健康委员会综合监督执法局公立医疗卫生监督执法大队四级调研员；

徐雪、傅聪同志任青岛市卫生健康委员会综合监督执法局公立医疗卫生监督执法大队二级主任科员；

杨聚在、刘迁、纪海尚同志任青岛市卫生健康委员会综合监督执法局社会办医卫生监督执法大队一级主任科员；

毛茂同志任青岛市卫生健康委员会综合监督执法局社会办医卫生监督执法大队二级主任科员；

孙秀明同志任青岛市卫生健康委员会综合监督执法局社会办医卫生监督执法大队四级主任科员；

梁庆章同志任青岛市卫生健康委员会综合监督执法局社会办医卫生监督执法大队一级科员，不再担任青岛市卫生健康委员会综合监督执法局公共场所卫生监督执法大队一级科员；

孙旭亮同志任青岛市卫生健康委员会综合监督执法局基层医疗卫生监督执法大队二级调研员；

张竹青同志任青岛市卫生健康委员会综合监督执法局基层医疗卫生监督执法大队四级调研员；

纪经纬同志任青岛市卫生健康委员会综合监督执法局基层医疗卫生监督执法大队二级主任科员；

张健鑫、李作伟同志任青岛市卫生健康委员会综合监督执法局基层医疗卫生监督执法大队四级主任科员；

李桂荣同志任青岛市卫生健康委员会综合监督

执法局妇幼健康卫生监督执法大队四级调研员；

亢培培同志任青岛市卫生健康委员会综合监督执法局妇幼健康卫生监督执法大队二级主任科员；

刘文涛、仪玉梅同志任青岛市卫生健康委员会综合监督执法局妇幼健康卫生监督执法大队三级主任科员；

任瑞美同志任青岛市卫生健康委员会综合监督执法局传染病防控卫生监督执法大队三级调研员，不再担任青岛市卫生健康委员会综合监督执法局传染病防控卫生监督执法大队大队长；

赵毅同志任青岛市卫生健康委员会综合监督执法局传染病防控卫生监督执法大队四级调研员；

司茜同志任青岛市卫生健康委员会综合监督执法局传染病防控卫生监督执法大队一级主任科员；

周双双同志任青岛市卫生健康委员会综合监督执法局传染病防控卫生监督执法大队四级主任科员。

李淑清同志任青岛市卫生健康委员会综合监督执法局公共场所卫生监督执法大队四级调研员；

郭晓涛同志任青岛市卫生健康委员会综合监督执法局公共场所卫生监督执法大队一级主任科员；

董建磊、宋作娟同志任青岛市卫生健康委员会综合监督执法局公共场所卫生监督执法大队三级主任科员；

张磊同志任青岛市卫生健康委员会综合监督执法局公共场所卫生监督执法大队四级主任科员；

韩邦平同志任青岛市卫生健康委员会综合监督执法局职业卫生监督执法大队二级调研员；

周锡科同志任青岛市卫生健康委员会综合监督执法局职业卫生监督执法大队三级调研员，不再担任青岛市卫生健康委员会综合监督执法局放射卫生监督执法大队大队长、三级调研员；

刘永林同志任青岛市卫生健康委员会综合监督执法局职业卫生监督执法大队四级调研员；

孔国栋、张明飞同志任青岛市卫生健康委员会综合监督执法局职业卫生监督执法大队一级主任科员；

李岩同志任青岛市卫生健康委员会综合监督执法局放射卫生监督执法大队四级调研员；

邵琦、杨嵘同志任青岛市卫生健康委员会综合监督执法局放射卫生监督执法大队一级主任科员；

杨晓艳同志任青岛市卫生健康委员会综合监督执法局放射卫生监督执法大队三级主任科员；

李清林同志任青岛市卫生健康委员会综合监督执法局放射卫生监督执法大队四级主任科员，不再担任青岛市卫生健康委员会综合监督执法局公立医疗卫生监督执法大队四级主任科员；

陈永生同志任青岛市卫生健康委员会综合监督执法局学校卫生监督执法大队三级调研员，不再担任青岛市卫生健康委员会综合监督执法局基层医疗卫生监督执法大队大队长、三级调研员；

郭常军同志任青岛市卫生健康委员会综合监督执法局学校卫生监督执法大队三级调研员；

牟森同志任青岛市卫生健康委员会综合监督执法局学校卫生监督执法大队一级主任科员；

魏磊同志任青岛市卫生健康委员会综合监督执法局学校卫生监督执法大队二级主任科员；

仲南同志任青岛市卫生健康委员会综合监督执法局学校卫生监督执法大队一级科员；

阿古拉同志任青岛市卫生健康委员会综合监督执法局中医药监督执法大队二级调研员；

张洪磊同志任青岛市卫生健康委员会综合监督执法局中医药监督执法大队三级主任科员；

史华芳同志任青岛市卫生健康委员会综合监督执法局中医药监督执法大队四级主任科员。

以上干部原任青岛市卫生和计划生育委员会综合监督执法局职务自然免除。

2021年4月28日青卫任〔2021〕9号，市卫生健康委员会党组研究决定：

那娜同志任青岛市卫生健康委员会综合监督与食品安全监测处副处长；

郭尚林同志任青岛市卫生健康委员会医政医管药政处副处长（试用期一年）。

以上干部原任职务因机构更名自然免除。

2021年5月25日青卫任〔2021〕10号：

根据个人自愿申请，经5月14日委党组会议研究，同意李淑清同志提前退休。

2021年6月17日青卫任〔2021〕11号，市卫生健康委员会党组6月15日研究决定：

王晓艳同志任青岛市卫生健康委员会人事处一级科员；

徐晓文同志任青岛市卫生健康委员会疾病预防控制处二级主任科员；

谭淼同志任青岛市卫生健康委员会卫生应急办公室三级主任科员；

王译霆同志任青岛市卫生健康委员会综合监督执法局综合处四级主任科员；

刘晨光同志任青岛市卫生健康委员会综合监督执法局职业卫生监督执法大队四级主任科员。

2021年7月16日青卫任〔2021〕12号：

李永春同志正式任青岛市市立医院副院长（正处级）；

姜法春同志正式任青岛市疾病预防控制中心副主任；

徐晟伟同志正式任青岛市第三人民医院副院长。

2021年7月27日青卫任〔2021〕13号，市卫生健康委员会党组7月12日研究决定：

刁绍华、邵先宁同志正式任青岛市卫生健康委员会综合监督执法局副局长（正处级）；

付广聚同志正式任青岛市计划生育协会综合部副部长。

2021年7月27日青卫任〔2021〕14号，市卫生健康委员会党组7月17日研究决定：

徐晓文同志任市委重大疾病和传染病（艾滋病）防治工作领导小组办公室综合协调组副组长（试用期一年）；

孙堃同志晋升为青岛市卫生健康委员会人事处一级主任科员；

王晓艳同志晋升为青岛市卫生健康委员会人事处四级主任科员；

王扬阳同志晋升为青岛市卫生健康委员会医政医管药政处三级主任科员；

卢阳同志晋升为青岛市卫生健康委员会健康产业处三级主任科员；

郭梦君同志晋升为青岛市卫生健康委员会爱国卫生运动办公室三级主任科员；

王琳、殷梦琪同志晋升为青岛市卫生健康委员会综合监督执法局综合处一级主任科员；

刘彤同志晋升为青岛市卫生健康委员会综合监督执法局综合处三级主任科员；

马红同志晋升为青岛市卫生健康委员会综合监督执法局法制稽查处一级主任科员；

孙菁同志晋升为青岛市卫生健康委员会综合监督执法局法制稽查处二级主任科员；

傅聪、徐雪同志晋升为青岛市卫生健康委员会综合监督执法局公立医疗卫生监督执法大队一级科员；

毛茂同志晋升为青岛市卫生健康委员会综合监

督执法局社会办医卫生监督执法大队一级主任科员；

孙秀明同志晋升为青岛市卫生健康委员会综合监督执法局社会办医卫生监督执法大队三级主任科员；

梁庆章同志晋升为青岛市卫生健康委员会综合监督执法局社会办医卫生监督执法大队四级主任科员；

纪经纬同志晋升为青岛市卫生健康委员会综合监督执法局基层医疗卫生监督执法大队一级主任科员；

张健鑫、李作伟同志晋升为青岛市卫生健康委员会综合监督执法局基层医疗卫生监督执法大队三级主任科员；

仪玉梅同志晋升为青岛市卫生健康委员会综合监督执法局妇幼健康卫生监督执法大队二级主任科员；

周双双同志晋升为青岛市卫生健康委员会综合监督执法局传染病防控卫生监督执法大队三级主任科员；

张磊同志晋升为青岛市卫生健康委员会综合监督执法局公共场所卫生监督执法大队三级主任科员；

刘晨光同志晋升为青岛市卫生健康委员会综合监督执法局职业卫生监督执法大队三级主任科员；

杨晓艳同志晋升为青岛市卫生健康委员会综合监督执法局放射卫生监督执法大队二级主任科员；

李清林同志晋升为青岛市卫生健康委员会综合监督执法局放射卫生监督执法大队三级主任科员；

魏磊同志晋升为青岛市卫生健康委员会综合监督执法局学校卫生监督执法大队一级主任科员；

仲南同志晋升为青岛市卫生健康委员会综合监督执法局学校卫生监督执法大队四级主任科员；

史华芳同志晋升为青岛市卫生健康委员会综合监督执法局中医药监督执法大队三级主任科员。

2021 年 7 月 27 日青卫任〔2021〕15 号，市卫生健康委员会党组 7 月 26 日研究决定：

李文咏同志任青岛市卫生健康委员会疾病预防控制处四级主任科员。

2021 年 8 月 6 日青卫任〔2021〕16 号，市卫生健康委员会党组 8 月 2 日研究决定：

郭建同志不再担任青岛市精神卫生中心副主任，保留原职级待遇。

2021 年 8 月 31 日青卫任〔2021〕17 号，市卫生健康委员会党组 8 月 17 日研究决定：

杨超、邢朝涵同志任青岛市卫生健康委员会四级主任科员。

2021 年 8 月 31 日青卫任〔2021〕18 号，市卫生健康委员会党组 8 月 17 日研究决定：

兰克涛同志不再担任中共青岛市中心（肿瘤）医院委员会副书记、委员，中共青岛市胸科医院委员会副书记、委员，青岛市中心（肿瘤）医院院长、青岛市胸科医院院长、青岛市中心医疗集团院长；

林青同志不再担任中共青岛市中心血站委员会委员、青岛市中心血站副站长，工会主席（按工会章程办理），保留原职级待遇。

2021 年 10 月 11 日青卫任〔2021〕19 号，市卫生健康委员会党组 9 月 13 日研究决定：

杨军同志任市委重大疾病和传染病（艾滋病）防治工作领导小组办公室疫情研判组四级调研员，免去市委重大疾病和传染病（艾滋病）防治工作领导小组办公室疫情研判组组长职务。

2021 年 10 月 12 日青卫任〔2021〕20 号，市卫生健康委员会党组 10 月 8 日研究决定：

徐洋同志挂职任青岛市卫生健康委员会职业健康处副处长。

2021 年 11 月 12 日青卫任〔2021〕21 号，市卫生健康委员会党组 10 月 25 日研究决定：

刘宇峰同志正式任青岛市卫生健康委员会职业健康处处长；

王振合同志正式任青岛市卫生健康委员会中医药政策规划处处长；

王景宏同志正式任青岛市卫生健康委员会爱国卫生运动办公室主任；

贾杉杉同志正式任青岛市卫生健康委员会人事处副处长；

韩卫红同志正式任青岛市卫生健康委员会财务审计处副处长；

王璟珺同志正式任青岛市卫生健康委员会中医药管理指导处副处长；

叶扬同志正式任中共青岛市卫生健康委员会机关纪律检查委员会书记。

2021 年 12 月 7 日青卫任〔2021〕22 号，市卫生健康委员会党组 12 月 4 日研究决定：

陶永刚同志任青岛市卫生健康委员会职业健康处四级主任科员，任职时间自 2021 年 11 月起。

2021 年青岛市卫生技术职务资格高级评审委员会
评审通过人员名单

正高级(525 人):

					刘涛	刘海红	刘继鹏	刘敏	刘敏
					刘淑慧	刘然臻	刘媛	刘瑞海	刘福华
丁玉云	丁立勇	丁兰春	丁永翠	丁邦强	刘翠萍	齐方梅	衣楠玲	闫忠诚	闫莉
丁连学	丁昌武	丁金钰	丁美玲	丁美萍	关英姿	江桂玲	江梅菊	江淑红	江蕾
丁振刚	丁晓妍	丁海虹	丁维珍	丁博	汤文喜	安玉霞	安志洁	安明	祁波
于文香	于发平	于在湖	于竹力	于杰	许元禄	许亚	许丽琴	许金华	许朝霞
于明启	于春蕾	于钦波	于美英	于洪波	孙大宏	孙少杰	孙巧云	孙永红	孙吉利
于雪芝	于跃强	于维松	万效梅	万淑娟	孙向阳	孙丽	孙良	孙贤桢	孙金堂
万新先	门愿如	卫洲	马元强	马玉琴	孙玲玉	孙响波	孙胜荣	孙耿伟	孙倩
马兆香	马秀萍	马林	马艳丽	马晓红	孙涛	孙海业	孙彩明	孙道媛	孙颖
马祥平	王丰慧	王开旭	王文青	王文奎	孙福生	孙磊	孙璐	孙霞	纪志尚
王文媛	王玉云	王玉叶	王世光	王占虹	纪金国	苏军	苏莉	杜兆东	杜瑞凤
王丛丛	王永军	王伟	王延玺	王会河	李云法	李凤英	李文兰	李文杰	李文琴
王兆吉	王攻克	王志	王丽青	王君	李东梅	李兰莲	李永芳	李永喜	李安海
王者谋	王其军	王茂凯	王林	王明阳	李军军	李红梅	李时捷	李茂江	李林浩
王金来	王学叶	王建	王建盛	王钦习	李学升	李建国	李春岩	李玲	李界平
王钦茂	王彦斌	王洪军	王洪俊	王济娟	李笃浩	李亮	李艳	李桂美	李晓红
王艳丽	王振东	王峰	王浩文	王萌	李晓娜	李晓梅	李倩	李娟娟	李培讯
王萍	王崇辉	王淑艳	王琳	王敬东	李培杰	李彬	李彬	李梦琪	李猛
王斌	王尊	王强	王瑞连	王颖	李新静	李增玲	李霞	杨九龙	杨凤
王静业	王蕾	牛兆倬	尹笃钦	尹晓慧	杨凤霞	杨仕美	杨志华	杨治芬	杨宝华
尹翠艳	邓乃梅	邓培友	左文宇	石永红	杨建红	杨荣辰	杨星梅	杨洪卫	杨晓秋
石兆霞	石俊	石德强	卢新斋	叶树伦	杨晓霞	杨倩	杨敬茂	杨瑶	肖成贤
史文文	史彩芳	付爱荣	代先慧	代秀芬	肖维喜	时东光	吴大军	吴宁	吴医学
代淑妍	白剑文	包国荣	冯左基	冯会新	吴国庆	吴国志	吴金全	吴晓平	吴彩霞
冯罡	兰付胜	兰信伟	兰海石	兰新建	吴琼	吴毓秀	邱正爽	邱法忠	邱建忠
匡建梅	毕俏杰	毕恩旭	曲庚汝	曲春雁	何云	邹希贞	辛志峰	宋延强	宋秀芳
曲俊杰	曲海燕	曲辉	曲锦红	吕奎荣	宋信平	宋爱平	宋宴鹏	宋善波	迟晓琳
吕洪财	吕洪清	吕淑云	朱化儒	朱全芹	迟强	张小砾	张小涛	张广存	张云丽
朱志红	朱建林	朱建国	朱晓岩	朱晓莉	张友逊	张文英	张玉库	张西江	张伟
朱晶	朱新红	乔守波	任春欣	任清波	张丽	张连宝	张作仕	张宏茹	张国英
庄建	刘夕江	刘卫国	刘长卿	刘为生	张典文	张佰华	张岱尊	张宗亮	张栋
刘玉梅	刘术江	刘红勤	刘克令	刘丽	张昱	张衍淑	张彦平	张彦林	张洪英
刘秀芹	刘希云	刘纯	刘英	刘国远	张振华	张真	张倩	张爱萍	张继聪
刘树梅	刘洪云	刘素	刘桂芝	刘晓峰	张菁	张萍	张彬	张雪茹	张绪伟

张敬慧	张辉	张道峰	张道强	张福荣	于许善	于红艳	于红梅	于红鸽	于进波
张翠萍	张霞	陆秀敏	陈小标	陈正迪	于丽莉	于连玲	于秀萍	于英	于岩
陈永林	陈治强	陈建锋	陈峰	陈祥英	于建海	于妮妮	于春华	于珍玲	于秋志
陈淑芳	陈新	陈增亮	范克锋	范翠	于美青	于洁	于祝祥	于莲贞	于晓云
林广杰	林永峰	林昊亮	林淑芹	季有信	于涛	于涛	于海生	于海涛	于娟
季晓峰	金正明	金丽红	金振亮	金福娥	于雪萍	于淑娟	于惠花	于蓉	于溪云
周少飞	周红霞	周茂京	周绍芸	周萍	万希云	万国洁	万健	万健	万娟
庞学武	郑飞波	郑兴厂	郑学风	宗纲	万彩霞	万淑燕	万喜民	万福财	马千里
官庆华	房俊平	房娜	孟伟	孟欣颖	马广仁	马文娟	马玉容	马丕良	马红梅
赵从征	赵玉玲	赵玉焕	赵先亮	赵军强	马丽伟	马良	马忠青	马建风	马建海
赵红	赵克强	赵启爱	赵国有	赵钧生	马春红	马春芬	马春丽	马艳平	马素起
赵美玲	赵洪梅	赵晓华	赵菁	赵喜晨	马桂贞	马晓华	马晓娟	马晓梅	马爱芬
赵新闻	郝万明	郝艳洁	郝淑杰	荆友斌	马海欣	马淑媛	王九河	王亿鹏	王卫民
胡光亮	胡彬	柳丽萍	侯凤春	侯念果	王卫华	王飞燕	王飞燕	王丰丽	王天瑞
逄丽华	逄艳	姜万里	姜永华	姜伟巍	王云芳	王云峰	王云梅	王日晶	王升英
姜庆廷	姜守梅	姜希才	姜美香	宫美华	王风莲	王风皋	王风越	王凤	王凤
祝昌明	祝斌	姚冰	姚琳	袁清旭	王文静	王文蕾	王为应	王双双	王玉芳
聂淼	桂文盛	夏杰	夏洪波	倪占旭	王玉波	王玉珍	王玉猛	王玉德	王功普
徐中见	徐志静	徐征云	徐学慧	徐修章	王世辉	王龙涛	王占坤	王占晖	王仕龙
徐洪春	徐晓妹	徐敬田	徐瑞金	徐筱玮	王付平	王丛立	王冬萍	王宁	王宁
徐福秀	徐德太	栾树礼	栾桂珍	高广忠	王宁	王训霞	王永先	王永辉	王弘岩
高玉强	高正刚	高志新	高咏梅	高宝玲	王召霞	王芝芹	王存华	王光军	王伟
高洁	高峰	高健刚	高彬昌	高梅青	王伟	王伟	王伟华	王伟栋	王传林
郭明霞	郭辉栋	黄凤	黄佳军	曹军英	王延章	王华	王兆平	王兆伟	王好智
曹芳丽	曹丽丽	曹金梅	崔凤华	崔玉霞	王红	王红	王红霞	王志英	王志国
崔守欣	崔秀霞	崔炜萍	崔浩	矫海燕	王志娟	王志群	王芳	王丽	王丽红
康玉民	梁纪伟	尉伟	隋孝忠	彭桂花	王丽静	王丽霞	王连东	王秀华	王秀丽
彭殿松	葛东泉	葛永鉴	葛彩英	董全文	王秀燕	王宏刚	王宏琴	王良雨	王妍
董智勇	董聪颖	蒋卫忠	韩子云	韩文珍	王若颖	王叔苹	王国华	王明会	王明香
韩优德	韩希文	韩艳艳	韩彩云	惠波	王明霞	王岩	王和香	王佩刚	王欣
喻光	程术芹	程红云	程明国	程亮	王泽蕾	王学山	王学平	王学芳	王宝娥
焦克德	焦艳华	曾家慧	温淑珍	谢永红	王宜臣	王建东	王建英	王承志	王孟博
鲍慧玲	解本贵	解丽艳	解建军	解春霞	王绍燕	王春晓	王春萍	王春暖	王昭
廉洁	窦君峰	窦泽燕	慕卫东	蔡岩	王思哲	王思磊	王秋霞	王俊杰	王亮
臧运华	管恩玲	廖培元	谭鑫	禚守荣	王奕皓	王美红	王洪美	王洪洲	王洪蕊
翟丕力	潘文勇	潘炳德	薛子超	薛立江	王洲	王恒	王举杰	王冠军	王冠慧
薛光盈	薛乔升	薛建芳	穆宝忠	魏东	王振华	王莉军	王莹	王桂平	王晓东
					王晓红	王晓芳	王晓敏	王晓琴	王晓葵

副高级(1816人)：

					王晓翠	王晓燕	王晓燕	王铁一	王健
丁月云	丁凤	丁玉慧	丁召香	丁华	王航	王爱华	王爱珍	王涛	王海东
丁红云	丁芹青	丁丽	丁岩	丁金波	王海洋	王海莲	王海桃	王海涛	王海燕
丁泽贞	丁桂伟	丁慧敏	刁春娟	刁洁冰	王梅英	王盛刚	王雪峰	王雪梅	王雪辉
刁彩梅	于大君	于万大	于友国	于正	王敏	王彩凤	王彩芹	王猛	王清珍
于申美	于永政	于召虎	于同波	于华	王淑华	王淑荣	王淑洁	王淑萍	王婧

王　琳	王　超	王　超	王　喆	王景卉	刘凤美	刘凤艳	刘文涛	刘文涛	刘方清
王　锐	王　斌	王　强	王婷婷	王　瑞	刘书新	刘玉芳	刘玉含	刘玉珍	刘玉美
王瑞环	王瑞香	王瑞静	王　蓉	王槐照	刘玉洁	刘占华	刘永云	刘永坤	刘永恒
王暖华	王锡伟	王鹏飞	王新礼	王新安	刘成斌	刘贞廷	刘贞通	刘同锡	刘　伟
王　韵	王　滨	王　静	王　静	王　睿	刘伟华	刘伟波	刘安平	刘　军	刘军亮
王翠华	王翠丽	王翠娟	王翠锋	王　慧	刘军彩	刘　论	刘　红	刘红妮	刘红霞
王慧丽	王慧霞	王　蕊	王　蕊	王　磊	刘远征	刘志升	刘　芳	刘丽丽	刘丽娟
王　磊	王　磊	王　磊	王　燕	王　燕	刘丽萍	刘丽琴	刘利克	刘秀玉	刘君华
王　燕	王　蕾	王　霖	王　藤	王耀钟	刘君芳	刘　英	刘述方	刘国栋	刘明霞
云　璐	牛兆辉	牛佳鹏	牛爱珍	毛文娟	刘金枝	刘京平	刘　波	刘学亮	刘宗涛
毛世刚	毛亚林	毛武德	毛宗惠	仇方忻	刘承武	刘春华	刘珍霞	刘贵洲	刘　香
仇爱华	公翠兰	亢林萍	方云云	方云鹤	刘　科	刘俊岩	刘俊玲	刘胜娜	刘美兰
方学良	方荣荣	方莉花	方崇涛	尹术康	刘美霞	刘炳春	刘洪海	刘洪翠	刘　娜
尹白鸽	尹成玉	尹光坤	尹先永	尹孝本	刘艳萍	刘艳梅	刘振云	刘振东	刘振松
尹　波	尹　艳	尹　菁	尹梅丽	孔　杰	刘桂凤	刘桂芝	刘桂梅	刘　晓	刘晓伟
孔德茂	左云海	左艳蕾	厉彦芳	厉海妮	刘晓华	刘晓华	刘晓军	刘爱红	刘　涛
石文斌	石东胜	石兰英	石春芳	石桂华	刘海娜	刘悦婷	刘娟娟	刘　萍	刘　萍
石　瑛	龙云霞	卢　华	卢忠林	卢　娜	刘跃华	刘啸风	刘彩虹	刘彩娟	刘彩娟
卢晓平	卢海霞	卢　菁	卢　琦	卢婷婷	刘彩霞	刘清泉	刘淑玉	刘淑珍	刘　琳
卢福花	叶丽丽	叶　兵	申桂芝	田长青	刘　辉	刘　晶	刘　程	刘　强	刘　强
田　芬	田　玮	田青莲	田春红	田洪玉	刘　婷	刘登强	刘颖卉	刘新红	刘新芳
田晓卫	田海燕	田雪莲	田　猛	田　琳	刘新荣	刘新峰	刘福平	刘　蔚	刘　裴
田　惠	田　霞	史少敏	史冬梅	史坛芳	刘翠丽	刘翠香	刘慧君	刘慧松	刘增花
付世欧	付光欣	付志燕	付　玲	付晓艳	刘磊娟	刘黎明	刘　燕	刘　燕	刘薇薇
付景俊	付　婷	付　静	付翠志	代元丽	刘　臻	刘曙杰	齐　华	衣春波	衣淑霞
代旭英	代　艳	代晓丽	代晓娟	代晓梅	闫风华	闫文艳	闫军伟	闫金秀	闫振伟
代继红	仪军玲	白云珍	白英成	仝东霞	闫彩莲	江玉宇	江世东	江吉红	江守军
包　蕾	冯广义	冯丽丽	冯　励	冯　英	江志娟	江丽娜	江建烨	江春霞	江荣荣
冯　波	冯秋霞	冯　梅	冯意珍	冯　璇	江海波	江　萍	江　静	江　毅	汲宗惠
兰冬梅	兰永梅	兰恭晋	司元国	皮卫明	安丰欣	安瑞娟	安　鑫	祁训静	祁向梅
边　曦	匡秀红	匡宝德	匡绍忠	匡瑞娟	祁英香	许军华	许　波	许珍娟	许钦燕
邢云红	邢云香	邢淑正	邢　锐	邢聪慧	许桂溱	许梅华	许清香	许　静	孙云凤
邢　燕	吉晓丽	成珍芝	成爱红	毕华婷	孙仁诰	孙凤妮	孙文波	孙文娟	孙为鹏
毕继香	曲长锁	曲文洁	曲　宁	曲志翠	孙玉萍	孙正山	孙丕林	孙立华	孙　宁
曲岩磊	曲宝诺	曲春霞	曲晓华	曲维兰	孙永辉	孙吉江	孙吉禄	孙亚平	孙再兴
吕云香	吕　凤	吕永锋	吕志刚	吕青青	孙伟娜	孙伟强	孙任涛	孙　华	孙旭红
吕宝霞	吕承志	吕晓红	吕雅娟	吕　露	孙　军	孙军英	孙异凡	孙红菊	孙折玉
朱文勇	朱丕雷	朱立华	朱立江	朱先云	孙秀兰	孙作花	孙　环	孙　英	孙　杰
朱建辉	朱　雪	朱惠玲	朱德芬	乔　波	孙国玺	孙　昕	孙忠清	孙岭玉	孙凯燕
乔萍萍	仲爱珍	仲海燕	任永妮	任　伟	孙学华	孙妮妮	孙绍玲	孙春燕	孙相勇
任春波	任　真	任常叶	任韶韶	华冬方	孙显生	孙显钧	孙贵枝	孙洪莲	孙桂琴
华　红	伊庆亭	全风玲	全　宏	庄汉亭	孙晓红	孙晓峰	孙晓鹏	孙晓燕	孙　健
庄　艳	刘入华	刘乃玺	刘小丹	刘小宁	孙爱华	孙　娟	孙　娟	孙培森	孙雪梅
刘小雷	刘元臣	刘元鑫	刘少华	刘长根	孙彩红	孙　琼	孙　博	孙　晶	孙瑞芹

孙瑞磊	孙蓬勃	孙 雷	孙锡萍	孙 鹏	吴 迪	吴学香	吴建燕	吴绍芬	吴洪斌
孙 滨	孙福波	孙 静	孙蔚茹	孙 慧	吴晓峰	吴爱峰	吴菲菲	吴 渊	吴滨滨
孙 磊	孙 霞	纪秀云	纪 良	纪春红	别秀英	邱庆琢	何广云	何秀平	何素敏
纪莉莎	纪爱峰	纪雪飞	纪雪华	纪敏强	何 莉	何海燕	何展云	位菊峰	谷海燕
纪彩娜	纪琳琳	纪琼丛	纪 翔	纪瑞霞	邹 红	邹彩霞	冷双芝	冷 宁	冷 军
远秀芹	芦 静	苏世先	苏 南	苏 悦	冷佳宏	冷 洁	冷富华	辛华秀	辛晓妮
苏家茹	苏彩艳	杜云红	杜玉香	杜丽珍	沙庆盛	沈 涛	宋大鹏	宋 云	宋立兴
杜 波	杜海燕	杜海燕	杜 娟	杜继魁	宋丽霞	宋连彬	宋秀芳	宋 青	宋 欣
杜瑞棠	杜 鑫	李大纲	李夕红	李义亭	宋欣欣	宋金芳	宋学术	宋妮妮	宋春景
李丰香	李中华	李凤英	李文杰	李玉华	宋思亮	宋振凤	宋晓锋	宋瑞芳	宋 鹏
李玉欣	李丙华	李 平	李 东	李 乐	宋 璇	宋燕玲	宋 蕾	宋 蕾	初仁波
李兰涛	李宁宁	李永伟	李永全	李永明	初 娜	初 楠	迟民叶	迟存波	迟桂兰
李永举	李永梅	李亚婷	李尧合	李 刚	迟晓凤	迟领弟	迟增磊	迟增鑫	张大鹏
李竹岩	李 伟	李伟伟	李 华	李守英	张小宁	张义珍	张云恒	张月霞	张凤茹
李军堂	李 红	李红玉	李 芹	李芬林	张文林	张文怡	张文珊	张玉光	张付利
李 芳	李克芬	李 丽	李 丽	李丽敏	张立营	张宁欣	张礼珍	张永欢	张吉友
李丽新	李秀君	李改霞	李 妍	李妍玲	张吉胜	张吉雷	张成芹	张 刚	张伟华
李 林	李 杰	李述武	李国英	李国梅	张伟松	张延辉	张 华	张会霞	张 军
李国磊	李 畅	李忠臣	李忠峰	李 岩	张军文	张 红	张 红	张 红	张红云
李 欣	李宝燕	李宗福	李建生	李建伟	张红梅	张志华	张 芹	张 芳	张 丽
李春洁	李春梅	李春雷	李珍珍	李 珊	张 丽	张 丽	张 岚	张秀凤	张秀芬
李赵鹏	李奎英	李显红	李思刚	李美清	张君艳	张 苗	张 苓	张 枫	张 杰
李炳才	李洪晓	李冠英	李 娜	李 娜	张国平	张明杰	张明忠	张忠森	张金冬
李 娜	李 娜	李 娜	李艳艳	李 莉	张金花	张金宝	张金鼎	张金锋	张 波
李 莉	李桂芩	李桂芳	李 晓	李晓华	张泽敏	张宝香	张建杏	张建丽	张春蕾
李晓坤	李晓岩	李晓娜	李晓梅	李晓燕	张荣华	张显胜	张修峰	张信平	张俊义
李 健	李爱民	李爱伟	李高峰	李海青	张衍亮	张 帝	张洪芳	张济世	张 娜
李海燕	李海霞	李 涌	李祥丽	李继明	张 勇	张 艳	张艳辉	张振美	张莉娟
李梦良	李 梅	李 梅	李雪丹	李 敏	张桂玲	张 晓	张晓红	张晓英	张晓英
李 旎	李淑华	李淑娟	李淑景	李 琳	张晓娜	张晓娟	张晓燕	张晓燕	张积涛
李 辉	李 然	李 富	李瑞华	李 鹏	张 倩	张 健	张凌云	张烨丽	张海燕
李 鹏	李 新	李新波	李歆梅	李 滨	张娟子	张 捷	张 萍	张 萍	张 萍
李群霞	李 静	李翠美	李翠艳	李翠娟	张萍丽	张梅莹	张晨霞	张铭杰	张淑贞
李翠萍	李 慧	李 慧	李聪聪	李德辉	张淑华	张淑华	张淑红	张淑丽	张淑丽
李 燕	李 霞	李 鑫	杨元铭	杨 云	张淑艳	张淑娥	张 琛	张惠玲	张媛媛
杨正珊	杨宁宁	杨永章	杨成超	杨兆辉	张瑞叶	张 蓓	张 鹏	张 鹏	张 颖
杨好玉	杨 芳	杨秀军	杨秀芹	杨 青	张福涛	张 群	张 群	张 蔼	张翠香
杨 杰	杨金环	杨学红	杨建强	杨洪波	张慧龙	张增智	张聪聪	张黎霞	张 燕
杨 艳	杨振峰	杨晓萍	杨 浩	杨海霞	张 燕	张 燕	张燕华	张 蕾	张 霞
杨彩英	杨淑莉	杨 琴	杨敬磊	杨智宏	张 霞	张露萍	陈风云	陈文丽	陈为花
杨照娟	杨新爱	杨翠玉	杨 燕	杨 燕	陈 双	陈玉娟	陈本蕾	陈 平	陈平宙
邝雪丽	肖亚新	肖成圣	肖玳玲	肖 笑	陈永庆	陈永红	陈永梅	陈竹平	陈 伟
吴士云	吴中臣	吴玉辉	吴红艳	吴秀霞	陈志浩	陈丽丽	陈丽娟	陈秀玲	陈秀菊
吴言丰	吴若婷	吴 杰	吴国宏	吴明涛	陈 佳	陈金宝	陈建攸	陈妮娜	陈春霞

陈 珊	陈洪瑜	陈济蕊	陈娜娜	陈晓琳	段萍萍	修丽华	侯红卫	侯君慧	侯美莲
陈晓燕	陈 娟	陈 晨	陈崇光	陈 婧	侯 健	侯爱军	侯彩霞	侯 静	律 梅
陈惠萍	陈 斐	陈智昌	陈雷鸣	陈照霞	俞玫君	逄廷书	逄金娟	逄艳珍	逄海玲
陈鹏业	陈 静	陈翠洁	陈 璇	陈黎黎	逄淑芳	逄淑群	逄 琴	逄锦聚	逄新芹
邵长梅	邵竹蕾	邵秀德	邵淑玲	邵德英	逄增春	饶小思	姜大钧	姜义鹏	姜卫平
邵 霞	邵贵刚	武文辉	武美英	苗 玉	姜少雄	姜文静	姜 宁	姜永珍	姜 华
苗林青	苗美青	苟淑萍	范军伟	范丽丽	姜兴茂	姜红霞	姜丽华	姜连虎	姜秀华
范连钧	范学宾	范海静	林 旭	林丽华	姜 忠	姜妮妮	姜 亮	姜洪芳	姜勇刚
林明山	林政伟	林相强	林爱进	林 琳	姜 艳	姜艳花	姜晓芹	姜晓静	姜海涛
林 慧	欧阳江华	尚晓燕	尚晓霞	国红玉	姜雪刚	姜彩玲	姜焕鲁	姜翠芳	姜慧萍
国 霞	昌新丽	易雪梅	季 梅	岳 康	姜德水	姜燕飞	姜 巍	宫月玲	宫 帅
金文文	金兰英	金延飞	金明卜	金明红	宫 琦	贺 欣	贺斐翡	骆素兰	秦江玮
金海君	金海燕	周升亮	周玉珍	周玉艳	秦希孩	秦 宏	秦玮骏	秦晓燕	秦培娟
周 光	周伟杰	周兆敬	周红春	周志华	秦淑红	袁子波	袁玉红	袁本敏	袁丽娟
周志克	周 丽	周肖斐	周金锋	周春莲	袁 杰	袁妮霞	袁春燕	袁晓斌	袁晓燕
周 玲	周政纲	周 赵	周厚民	周秋萍	袁海英	袁雪梅	袁彩玲	袁 斌	袁 蕾
周胜艳	周美欣	周美娟	周 娜	周 艳	耿学良	耿美菊	耿振芳	耿鲁波	聂武辉
周 艳	周真真	周晓东	周栾慧	周 得	校 娟	贾久丽	贾 萍	贾翠玲	夏 冬
周森义	周雯雯	庞秀丽	庞爱菊	庞 涛	夏荣梅	夏钦春	顾 枫	顾维乐	柴青春
郑见举	郑文山	郑文琦	郑 卉	郑立杰	党光珍	倪兰红	倪连芳	倪姗姗	倪 雪
郑礼花	郑守辉	郑秀兰	郑秀红	郑秀珍	倪惠君	徐 飞	徐文妹	徐玉霞	徐正友
郑 岩	郑 玲	郑 艳	郑晓玲	郑淑红	徐 叶	徐成艳	徐 刚	徐伟俊	徐 华
郑 鹏	郑 磊	郑 磊	郑德华	郑 霞	徐向朋	徐许凤	徐 丽	徐秀爱	徐秀清
单义华	单宝华	单联斌	宗玉玲	宗 华	徐良星	徐 玮	徐金香	徐 波	徐宝龙
宗 欣	宗 素	宗绪章	官 杰	郎建敏	徐建涛	徐建萍	徐孟霞	徐春芝	徐春梅
房立萍	房延安	房迎春	房 妮	房美廷	徐珊珊	徐美华	徐美艳	徐洪波	徐 艳
房艳春	房 晶	孟凡力	孟兆伦	孟莎莎	徐振华	徐桂萍	徐晓云	徐晓燕	徐 涛
孟媛媛	封 娟	赵 山	赵子双	赵元胜	徐海燕	徐海霞	徐 娟	徐清燕	徐淑峰
赵元雪	赵中芳	赵 丹	赵文毅	赵玉麟	徐 晶	徐瑞霞	徐殿祥	徐 慧	徐增霞
赵可可	赵立华	赵芝珍	赵至娥	赵 伟	徐德彬	殷 伟	殷晓捷	殷晓萍	殷祥锋
赵伟国	赵 华	赵华希	赵会霞	赵 冰	殷德昌	栾吉坦	栾爱梅	高 飞	高丰志
赵克勤	赵其英	赵 杰	赵 杰	赵征彦	高书华	高玉英	高 刚	高希焕	高迎夏
赵 炜	赵建丽	赵秋霞	赵桂欣	赵 彧	高 宏	高祀美	高忠杰	高建华	高珊珊
赵恩莲	赵 峰	赵 倩	赵浩民	赵海军	高 茜	高 荔	高 虹	高复峰	高修业
赵海花	赵梅青	赵雪芹	赵 涵	赵 雁	高俊杰	高俊霞	高美华	高 艳	高莉菲
赵尊艳	赵瑞芹	赵锦娜	赵 鹏	赵 鹏	高莉萍	高 钿	高 倩	高爱芹	高爱梅
赵鹏飞	赵 颖	赵 慧	赵慧栋	赵 燕	高凌雪	高雪芹	高敏秀	高清华	高淑贞
赵 蕾	赵 蕾	赵 霞	郝少华	郝立鹏	高绪英	高维娜	高瑞娟	高 照	高锡燕
郝均利	郝晓华	郝晓燕	郝源萍	荆华蕾	高 磊	郭子亭	郭文莉	郭玉利	郭有霞
胡少莉	胡 丹	胡 红	胡志翠	胡克秀	郭 刚	郭红艳	郭孝海	郭 丽	郭希军
胡秀萍	胡 国	胡思翠	胡艳香	胡晓进	郭 苗	郭明秋	郭宝芬	郭建波	郭艳红
胡晓晶	胡维华	胡敦玲	胡鹤鸣	相瑞霞	郭桂芹	郭晓刚	郭彩华	郭善媛	郭 磊
柳升东	柳 波	柳美娟	柳素芹	柳 峰	郭德芳	郭 巍	席 鑫	唐小平	唐永平
咸雨蔚	钟启华	段 丽	段灵燕	段学通	唐志刚	唐秀芝	谈晓洁	展礼梅	展晓红

陶海燕	陶雪梅	陶 霞	桑冬梅	黄玉晓	韩晓静	韩雪梅	韩淑霞	韩瑞岩	韩福叶
黄玉萍	黄永娟	黄成辉	黄青芳	黄 炜	韩 群	韩 静	韩德平	程云英	程丕叶
黄 洁	黄晓红	黄 晔	黄爱华	黄淑娟	程 华	程 坤	程金苹	程绍波	程秋实
黄新萍	黄 黎	梅 鹿	曹玉红	曹冬冬	程海燕	程锦秀	程 聪	程 磊	傅红艳
曹明红	曹 栋	曹 培	戚志美	龚敬华	傅 良	傅 妮	傅 顺	傅雪茜	焦宗乾
常 成	常素娟	常 峰	常培江	常善玲	焦 楠	鲁召欣	鲁 峻	童念庭	曾 涛
崔凤荣	崔文花	崔玉慧	崔立春	崔召伟	谢 丽	谢杰珍	鄢 丽	蓝孝全	蓝 娟
崔丽萍	崔丽萍	崔肖华	崔秀民	崔美红	蒯景华	楚蔚昕	詹凌青	解玉洁	廉法英
崔 娇	崔素玲	崔晓阳	崔晓梅	崔悦婵	廉淑凤	窦建伟	窦海波	褚玉华	褚 强
崔 娟	崔 梅	崔晨华	崔银玲	崔 瑛	赫建帅	綦玉杰	綦君香	綦美娟	綦彩杰
崔琳琳	崔童星	崔 鹏	崔新风	矫玉君	綦翠霞	蔡 涛	蔚海霞	臧 成	臧延伟
矫秀环	矫金田	麻春凤	鹿 松	商 磊	臧金鑫	裴永兰	管丽莉	管 洁	管莉萍
阎凤霞	盖玉娟	盖玉彪	盖蔚丽	梁仁星	管清华	管新华	赛佳明	谭玉明	谭庆慧
梁 芳	梁君峰	梁金丽	梁晓刚	梁 涛	谭好飞	谭明珍	谭善娟	翟大雁	翟莉华
梁淑雅	梁 超	梁 鑫	寇美芹	宿乐杰	熊姐妮	樊文胜	樊庆英	樊 强	滕艳玲
宿爱美	尉志华	隋秀芳	隋英忠	隋咏梅	滕 彬	滕彩芹	颜海萍	潘心田	潘庆燕
彭秉信	彭晓彬	彭海英	彭 晶	彭霄艳	潘秀娟	潘 茗	潘美英	潘桂芝	潘桂梅
彭 燕	葛长勋	葛玉虹	葛东华	葛 青	燕丽萍	燕爱凤	薛卫秀	薛卫强	薛少青
葛 鹏	葛群英	葛翠云	葛 燕	董文英	薛玉玮	薛立娟	薛 冰	薛 丽	薛 枫
董玉珍	董玉虹	董永生	董 芝	董安兵	薛妮华	薛春雨	薛春焕	薛 峰	薛 萍
董运霞	董丽丽	董秀梅	董 岩	董 妮	薛 梅	薛 梅	薛 梅	薛清佩	霍 莉
董 妮	董春亮	董桂英	董 萍	董淑芬	冀 敏	戴 云	戴云湘	戴丽杰	鞠兆园
董淑美	董 霞	蒋晓琳	蒋 斌	韩 飞	魏本松	魏丽娜	魏国强	魏 洁	魏 勇
韩少梅	韩月华	韩月欣	韩玉娟	韩玉萍	魏 艳	魏菲菲	魏 清	魏超平	魏 晶
韩光霞	韩伟伟	韩建军	韩春克	韩春艳	魏瑞雪				
韩美艳	韩洪芬	韩振萍	韩桂美	韩晓虹					

2021 年青岛市基层卫生技术职务资格高级评审委员会评审通过人员名单

正高级(28 人)：

马清梅 王玉霞 王 伟 王彩霞 王维科
王 霞 石新秋 冯亚春 向丽云 刘玉飞
刘世亮 刘雪辉 刘德财 牟 青 李淑萍
杨 平 杨瑞霞 汪 燕 迟明明 张公花
张翠兰 周 琳 赵钦林 徐美玲 高言翠
高绪香 董学花 樊永江

副高级(73 人)：

丁月瑞 丁蕾娜 于 平 于平洲 于邦山
王大喜 王 丹 王安娟 王 芳 王金英
王奕温 王桂荣 王晓梅 王增秀 曲秀红
任莉莉 刘方涛 刘丽英 刘学军 刘 鹏
江 华 安太菊 孙红宁 孙雪芬 杜翠先
李凤艳 李文芳 李文杰 李 刚 李竹萍
李全香 李 红 李 波 杨卫胜 杨仕宏

杨宏艳	吴振清	邹绍梅	冷志霞	辛云朋	周 慧	赵夕凤	赵少红	赵晓先	赵鲁艳
宋会兰	宋兆刚	张广强	张 文	张玉秀	赵熙燕	莫 香	柴美玲	徐乐泉	徐莉莉
张志海	张 丽	张金华	张衍英	张爱丽	殷启刚	郭兴莲	黄留霞	曹秀丽	梁兆生
张 霞	陈为栾	范晓晶	林君华	明兆生	蔡明霞	管莉善	薛 玲		

2021 年全国卫生专业中、初级技术资格考试
青岛市合格人员名单

中级（3229 人）：

					王风娇	王风姣	王 丹	王 丹	王 丹
					王丹丹	王 凤	王凤云	王凤华	王文川
丁 云	丁叶祯	丁 伟	丁伟伟	丁 红	王文文	王文文	王文竹	王文华	王文英
丁 丽	丁宏伟	丁 玮	丁 凯	丁怡萍	王文佳	王文玲	王文洁	王文娅	王文晓
丁春燕	丁姝方	丁 娜	丁 晓	丁 娟	王文雪	王文婷	王方堃	王 玉	王玉进
丁梦薇	丁 琨	丁雷雷	丁照娟	丁 源	王玉波	王玉娟	王玉彬	王玉琪	王玉超
丁聪聪	卜凡优	卜 倩	刁元南	刁玉玲	王玉静	王玉静	王玉蕾	王玉霞	王世专
刁 玮	刁晓鹏	刁航航	于习习	于天倩	王世法	王世磊	王可娜	王龙飞	王龙钰
于见修	于丹阳	于文洋	于文霞	于尹婧	王 帅	王田田	王田田	王田华	王生艳
于巧玲	于世洋	于田田	于令君	于亚晶	王 乐	王立宁	王立军	王 宁	王宁宁
于冰沁	于 庆	于 红	于红云	于红晨	王永云	王永永	王尼那	王加亮	王吉龙
于 丽	于丽丽	于丽丽	于 杰	于 杰	王亚妮	王亚菲	王 权	王成香	王 尧
于忠杨	于 凯	于佳鑫	于京福	于妮娜	王 伟	王 伟	王 伟	王伟伟	王伟金
于珊珊	于栋华	于俊俊	于彦倩	于洪亮	王传波	王延延	王任卿	王华凤	王华华
于 洋	于 娜	于 莉	于 晓	于晓伟	王华娟	王 旭	王旭日	王旭升	王旭照
于晓琳	于晓露	于 倩	于海达	于海燕	王兴娟	王军阳	王军惠	王阳照	王如芳
于 娟	于皎皎	于彩红	于淑泉	于淑媛	王如潇	王红红	王孝伟	王孝亮	王 芳
于淑霞	于雯博	于 婷	于静萍	于 蕾	王 芳	王 芳	王 芳	王 丽	王 丽
于露露	万 冬	万召华	万丽丽	万沙沙	王丽平	王丽伟	王丽丽	王丽丽	王丽佳
万珊迪	万珊珊	万美芳	万 洁	万晓梅	王丽娜	王丽莎	王丽娟	王丽娟	王连坤
万晓慧	万爱华	万 斌	万照君	马大龙	王 肖	王肖红	王 园	王园园	王秀玲
马万腾	马小荃	马凤琴	马文红	马文燕	王 兵	王 彤	王彤彤	王迎霞	王灿灿
马 兰	马亚楠	马光红	马 冰	马抗抗	王 宏	王 君	王君玉	王君业	王 妍
马丽君	马丽萍	马秀玲	马明明	马 凯	王现龙	王 玥	王玥萤	王 坤	王 坤
马侃侃	马 金	马金荣	马宜敏	马树银	王 者	王其尊	王 英	王苓入	王范范
马 俊	马 美	马娜娜	马艳红	马晓倩	王 杰	王 非	王国安	王国秀	王明明
马晓敏	马 珺	马 捷	马晨晨	马 婧	王明雪	王明辉	王 迪	王 佳	王 佳
马 琳	马 超	马鹏鹏	马晶晶	马 媛	王佳宁	王佳丽	王佳慧	王佩佩	王 欣
马 慧	马 慧	王一茹	王一超	王一斯	王欣欣	王金平	王变变	王 泼	王泽吉
王小涵	王广燕	王卫卫	王子风	王丰华	王泽强	王学鹏	王宝华	王宝丽	王宝滨
王元元	王艺臻	王中超	王贝贝	王仁玉	王祎雯	王建秀	王春华	王春娜	王春艳
王仁和	王 月	王月盟	王月磊	王月朦	王春梅	王春琳	王珅莹	王 玲	王 玲

王珊珊	王珊珊	王 茜	王 茜	王茜茜	尹明新	尹 迪	尹春雷	尹 盼	尹 娜
王荣梅	王树萌	王昭敏	王秋阳	王 俪	尹晓娇	尹淑红	尹 婷	孔凡美	孔令超
王顺顺	王俊俊	王俊蕾	王胜娥	王美玲	孔凯婵	孔 倩	邓龙玲	邓丛卉	邓兆娜
王美玲	王洁沙	王洪月	王洪阳	王 洋	邓晓菲	邓祥竹	邓 璐	左吉泉	左臣燕
王 洋	王 洋	王 恬	王 姝	王 娜	左伟萍	左丽思	左丽萍	石卫萍	石丹丹
王 娜	王娜娜	王 骁	王 艳	王 艳	石文文	石文峰	石玉华	石 宁	石国栋
王 艳	王艳丽	王艳萌	王莲娜	王 莉	石妮妮	石盼盼	石盼盼	石洪玉	石娇娇
王莉莉	王莉莉	王莉慧	王莎莎	王 晓	石晓丽	石海萍	石 婷	石 瑶	石瑶瑶
王晓飞	王晓龙	王晓丛	王晓同	王晓红	石 磊	卢秀婷	卢建峰	卢珍娣	卢珊珊
王晓红	王晓丽	王晓丽	王晓彤	王晓昆	卢姿蓉	卢 菲	卢梓沛	卢彩鑫	卢 谦
王晓娜	王晓娟	王晓萌	王晓萌	王晓萍	卢 璐	叶仁芹	叶 奥	申立平	申丽华
王晓彬	王晓梅	王晓翠	王晓燕	王晓燕	申 玲	田广荣	田守一	田丽娜	田 园
王晓霞	王 晖	王 笑	王 倩	王 倩	田京云	田珊珊	田相盛	田秋菊	田美玲
王 倩	王 倩	王倩倩	王倩倩	王爱芳	田 甜	田 婷	田 磊	由丽彤	由丽静
王爱菊	王 玺	王卿宇	王 涛	王海肖	史玉鹏	史东东	史永霞	史丽萍	史言菲
王海青	王海妮	王海韬	王海燕	王 悦	史 佳	史学国	史俊英	史 贺	史爱杰
王悦华	王 娟	王 娟	王 珺	王培培	史 琳	付小一	付尼尼	付传娟	付来琳
王培鑫	王 菲	王 菲	王菲菲	王 萌	付连连	付 英	付英慧	付学娟	付 珊
王萌萌	王萌萌	王萍萍	王 梦	王梦露	付虹云	付 绚	付晓莉	付晓雪	付维云
王梓楠	王雪春	王雪峰	王 晨	王 野	付 博	付朝霞	付媛媛	付 微	付 豪
王崔颖	王崇华	王甜甜	王 敏	王 敏	代仁旭	代成成	代 坤	代 忠	代珊珊
王 敏	王 康	王添宇	王鸿静	王淑芳	代晓丹	代晓红	代菲菲	代淑贞	代增强
王淑萍	王淑梅	王 寅	王 婧	王绪常	白丹丹	白亚磊	白旭艳	白倩倩	丛小虎
王 琳	王 琳	王琳茹	王琳琳	王琳瑜	丛培培	包卫东	冯春雷	冯重霖	冯炳梁
王 琨	王 琨	王 琛	王 超	王超艺	冯艳然	冯格格	冯萧霆	冯 硕	冯 爽
王博雯	王喜利	王彭圣	王 森	王 惠	冯 辉	冯鲁信	冯静静	冯 蔷	玄 敏
王惠芳	王雅清	王雅琪	王晶晶	王 森	兰坚孝	兰晓倩	兰晓鹏	兰 琪	宁方毅
王智浩	王鲁甬	王鲁青	王 斌	王谦谦	宁 欣	宁晓寒	宁 婕	宁维汉	宁博彪
王强强	王 媛	王 媛	王 婷	王 婷	宁雅璐	司志真	司丽莉	司增顺	司增梅
王婷婷	王婷婷	王婷婷	王婷婷	王 瑞	尼伟康	尼雯如	匡少金	匡 宁	匡 潇
王瑞实	王 蓉	王 蒙	王 楠	王 鹏	邢文艳	邢晓燕	邢 超	邢 斌	吉 利
王 鹏	王 颖	王誉睿	王 群	王 静	巩乃斌	朴 逸	有建军	成 琳	毕立苑
王 静	王聚森	王 旖	王 慧	王聪聪	毕 闻	毕明瑗	毕晓燕	毕惠欣	毕勤勤
王 蕊	王 霄	王 镇	王 燕	王燕燕	曲少玲	曲巧燕	曲世超	曲红梅	曲忠军
王 蕾	王 蕾	王 蕾	王赟婷	王魏鑫	曲 珊	曲梦婵	曲晶晶	曲腾飞	曲新革
亓永云	亓 艳	亓 菲	井忠翠	韦倩雯	曲 熠	吕文红	吕文娟	吕好英	吕志征
韦博茹	尤晓晶	尤雯丽	车延娟	车 畅	吕利梅	吕张坤	吕林显	吕忠梅	吕绍娟
车育真	车 奎	牛风秀	牛文验	牛庆民	吕春龙	吕珊珊	吕盼盼	吕衍宇	吕雪婷
牛庆晓	牛 非	牛 典	牛梦迪	牛 超	吕 琳	吕 舒	吕婷婷	吕雷雷	吕镒村
牛瑞环	毛竹青	仇义全	仇玲玲	仇雅芸	吕 鑫	朱文华	朱玉亭	朱 帅	朱立国
化丽莉	公红磊	公沛云	公 静	卞园园	朱亚南	朱兆明	朱庆玲	朱 兴	朱宏伟
卞洛芝	方玉玲	方芝红	方丽鑫	方建腾	朱苗苗	朱鸣笛	朱佳琦	朱学臣	朱 姗
方孟香	方 涛	方娟娟	方 震	尹义焕	朱贵银	朱秋菊	朱顺霞	朱艳艳	朱艳艳
尹正红	尹传淏	尹肖燕	尹 玮	尹明师	朱莉莉	朱晓洁	朱晓翠	朱倩倩	朱 梦

朱梦瑶	朱琳	朱超奇	朱雅羽	朱婷婷	刘祥燕	刘娟	刘娟	刘娟	刘娟娟
朱婷婷	朱慧	朱聪聪	朱磊	朱磊	刘培培	刘菲菲	刘萌	刘萌萌	刘萍
乔丹	乔美玲	乔晟先	乔渊明	乔慧蓉	刘菅	刘彬	刘梦	刘梦莹	刘梅
乔霞	伍广鑫	仲凤丽	仲琦	仲辉	刘雪	刘雪红	刘雪丽	刘雪鸿	刘跃丽
任文	任文豪	任玉华	任玉娇	任玉卿	刘唯一	刘甜	刘敏	刘彩霞	刘焕焕
任师远	任廷辉	任丽丽	任英杰	任俊	刘淑艳	刘婧	刘琪	刘琼	刘超
任娜娜	任晓旭	任海鹏	任祥欣	任雪华	刘超超	刘敬云	刘敬昕	刘敬巍	刘森林
任曼	任琛	任慧	任慧子	任磊	刘惠	刘惠琳	刘晴	刘景双	刘程
任璐	华文文	华正非	华贞贞	华珊珊	刘鲁路	刘道婷	刘湘霞	刘媛媛	刘婷
华相伟	华爱莲	华璇	伊鑫	庄立峰	刘婷	刘婷婷	刘婷婷	刘婷婷	刘瑞丽
庄丽超	庄爱妮	庄敦民	庄鹏远	庄新艳	刘勤芳	刘蓓	刘鹍	刘微	刘靖美
庄群群	庄鑫	刘乙臻	刘大伟	刘小英	刘靖琛	刘溢	刘静	刘静	刘静静
刘小溪	刘小儒	刘凡	刘广宇	刘之莉	刘瑶	刘潍	刘翠翠	刘慧	刘慧梅
刘卫东	刘飞飞	刘元花	刘元珊	刘少丽	刘慧敏	刘慧琳	刘璇	刘聪	刘聪聪
刘丹	刘凤	刘凤芹	刘文龙	刘文宏	刘蕊	刘蕊	刘磊	刘德峰	刘燕
刘文青	刘文杰	刘文昭	刘文彦	刘文浩	刘燕	刘蕾	刘蕾	刘蕾	刘璐
刘文超	刘方星	刘方原	刘为霞	刘双勇	刘耀菲	刘鑫	齐文博	齐松	齐忠银
刘玉	刘玉杰	刘玉莹	刘玉萍	刘巧	齐娜	齐清华	闫可颐	闫花蕾	闫咪
刘巧玲	刘本成	刘东升	刘帅帅	刘冉	闫爱丽	闫爱娟	闫领	闫婕瑶	闫鏐
刘永红	刘永波	刘民	刘加秀	刘召丽	江卫	江玉军	江丽丽	江娜	江淼
刘吉红	刘亚男	刘亚男	刘在娟	刘成斌	江旖旎	江翠翠	江慧慧	池丽萍	汝文娟
刘同帅	刘刚	刘伟	刘向阳	刘会会	汤凡	汤丽娟	汤珊珊	安玉芬	安宗剑
刘兆文	刘旭	刘旭坤	刘冲	刘冲	祁霞	许友征	许丹	许立汉	许传梅
刘庆丽	刘庆段	刘亦斐	刘江俊	刘兴雨	许克林	许宏霞	许承彬	许珍珍	许娇
刘安帮	刘军	刘军勇	刘阳	刘欢	许倩倩	许祺若	许婷	孙仁龙	孙丹丹
刘欢	刘红	刘芸芸	刘芸芸	刘芸芸	孙丹乔	孙文娟	孙文婧	孙文辉	孙文静
刘芳	刘芳	刘芳源	刘豆豆	刘丽	孙允伟	孙玉会	孙玉萍	孙东兴	孙帅
刘丽洁	刘丽娟	刘坚坚	刘秀娟	刘秀梅	孙立凤	孙立荣	孙宁涛	孙亚杰	孙亚迪
刘彤伟	刘彤彤	刘良	刘青	刘青	孙亚萍	孙同正	孙伟	孙华丽	孙旭
刘坤	刘苗苗	刘英	刘松刚	刘杰	孙红花	孙红娜	孙苏显	孙丽	孙丽丽
刘国泉	刘畅	刘畅颖	刘明涛	刘岩	孙丽波	孙丽姝	孙丽莉	孙丽萍	孙秀双
刘岩	刘岩	刘凯	刘佳	刘佳	孙秀卿	孙作美	孙余余	孙希华	孙灵
刘佰慧	刘佩佩	刘欣欣	刘征帆	刘金枝	孙苹苹	孙林林	孙杰	孙杰	孙昕
刘金燕	刘波	刘宗祥	刘祎飞	刘承秀	孙明明	孙明慧	孙凯	孙佳丽	孙佳丽
刘姗姗	刘绍	刘春红	刘春艳	刘春燕	孙佩佩	孙佩佩	孙欣荣	孙宝玉	孙诣轩
刘珂	刘珂凤	刘玲	刘珊珊	刘政	孙建民	孙建波	孙建超	孙孟君	孙孟琦
刘荣荣	刘栋栋	刘昱	刘虹	刘顺凤	孙始鸣	孙春燕	孙春霞	孙珍	孙盼
刘俊蕾	刘亭亭	刘奕君	刘洋	刘洋	孙彦秋	孙美娜	孙洁	孙洁	孙洪梅
刘娇	刘娜	刘艳	刘艳	刘艳娥	孙洋	孙娜	孙艳芝	孙艳会	孙艳婷
刘素芳	刘桂林	刘桂梅	刘晓丹	刘晓凤	孙莉娜	孙晓彤	孙晓英	孙晓杰	孙晓倩
刘晓卉	刘晓东	刘晓语	刘晓梅	刘晓爽	孙晓梅	孙晓薇	孙钰	孙笑笑	孙倩云
刘晓敏	刘晓聪	刘晓燕	刘钰	刘钰	孙倩玉	孙倩倩	孙健	孙健	孙爱晶
刘倩	刘倩	刘倩	刘倩倩	刘爱芳	孙浩	孙萌	孙萃	孙彬霄	孙爽
刘颂	刘凌燕	刘海平	刘海迪	刘海挺	孙盛腾	孙雪勤	孙彩云	孙彩华	孙超群

孙 敬	孙敬香	孙雯雯	孙鲁鹏	孙婷婷	李 娜	李 艳	李 艳	李艳红	李艳艳
孙婷婷	孙瑜阳	孙 颖	孙滨霞	孙翠玲	李艳艳	李艳雪	李 莉	李 莉	李 莉
孙翠翠	孙 慧	孙慧芹	孙慧婷	孙 璇	李 莎	李莎莎	李 晓	李 晓	李晓丹
孙德祥	孙 毅	孙瀚麒	孙 鑫	孙鑫蕾	李晓臣	李晓红	李晓丽	李晓杰	李晓玲
牟长青	牟进友	牟 栋	牟思玉	牟 笛	李晓娜	李晓真	李晓梅	李晓梅	李晓寒
牟善琛	纪才华	纪子萌	纪亚萍	纪伟刚	李晓静	李晓黎	李晓燕	李晓燕	李晓璐
纪 宇	纪丽莎	纪秀霞	纪林林	纪 京	李晓霞	李 晔	李 倩	李 倩	李 倩
纪 真	纪晓朋	纪爱芹	纪 萍	纪雪风	李 倩	李倩茹	李倩倩	李倩倩	李爱倩
纪琰昕	纪雅玮	纪照帅	纪颜颜	花 雯	李效强	李浩敏	李海峰	李海静	李 娟
严 晨	苏文萍	苏 宁	苏 亚	苏传昕	李 娟	李 娟	李 娟	李 娟	李菲菲
苏传梅	苏 林	苏 杰	苏 岩	苏欣悦	李萌玫	李萌萌	李 萍	李 萍	李 萍
苏 虹	苏维玮	苏道政	苏道胜	苏颖颖	李梦双	李梦妍	李 梅	李 雪	李雪云
杜大帅	杜水仙	杜心萍	杜向娟	杜丽丽	李雪晴	李雪静	李 晗	李 铭	李 敏
杜国华	杜泽峰	杜 宪	杜 娇	杜晓娉	李 敏	李 彩	李 康	李 焕	李 焕
杜晓颖	杜 晔	杜梦梦	杜 婧	杜 鑫	李焕焕	李 清	李绪文	李 琳	李琳静
李大伟	李大鹏	李小霞	李广浩	李丰姣	李 超	李 敬	李雅倩	李 斐	李 辉
李天夫	李元慧	李 云	李 云	李云丽	李 晶	李 晶	李 晶	李晶晶	李智慧
李中庆	李 月	李凤琳	李 文	李文飞	李 翔	李 媛	李媛媛	李婷婷	李婷婷
李文宇	李文治	李文茹	李文超	李文婷	李婷婷	李婷婷	李瑞雪	李瑞瑞	李 想
李文婷	李文锦	李方方	李双双	李玉玲	李 雷	李 颖	李 颖	李新方	李新星
李玉姣	李玉骄	李玉萍	李玉萍	李玉梅	李韵青	李 源	李 静	李 静	李 静
李玉翠	李玉霞	李 平	李 帅	李乐乐	李 稳	李翠翠	李翠翠	李 慧	李 慧
李 宁	李 宁	李宁宁	李永顺	李 民	李 慧	李 慧	李 聪	李聪聪	李 蕊
李加岚	李发芸	李圣鹏	李 扬	李亚军	李磊磊	李德志	李德霆	李 燕	李 蕾
李亚南	李亚楠	李西萍	李成海	李帆帆	李 臻	李 赟	李 璐	李 霞	杨丰延
李 刚	李先艳	李 伟	李 伟	李 伟	杨艺业	杨友芝	杨少雷	杨长平	杨文利
李伟娜	李华文	李华林	李华侨	李华楠	杨文彬	杨文涵	杨书芳	杨正红	杨冬雪
李向向	李全军	李兴梅	李 安	李安妮	杨立佳	杨 扬	杨华娟	杨志方	杨秀丽
李安娜	李 军	李 军	李 阳	李 阳	杨其萍	杨 杰	杨 杰	杨 杰	杨佩佩
李红玉	李志侠	李 芳	李芳芳	李芳芳	杨金月	杨美佳	杨 洁	杨洪超	杨 洋
李芳芳	李克兰	李 杨	李 丽	李丽丽	杨娅媛	杨娜娜	杨 勇	杨 艳	杨振华
李丽君	李轩宗	李利群	李秀蕾	李作虎	杨 真	杨桂香	杨晓丛	杨晓宁	杨晓晖
李沙沙	李 良	李 玮	李 坤	李 林	杨晓倩	杨晓琪	杨 铎	杨倩倩	杨 娟
李林林	李松龄	李述卫	李 贤	李昌佳	杨萍萍	杨 爽	杨盛婧	杨 雪	杨 清
李明奎	李明振	李明晖	李明辉	李忠娟	杨 婧	杨 婕	杨 琳	杨 琳	杨琳琳
李忠楠	李 凯	李 佳	李佳佳	李佳宜	杨 琨	杨 越	杨 景	杨婷婷	杨 静
李佳娟	李佳琦	李 佩	李佩佩	李欣欣	杨 蔚	杨 潇	杨翠翠	杨 慧	杨慧娟
李欣睿	李金梅	李朋琴	李泓运	李 波	杨德玉	杨 燕	杨 蕾	杨馥榕	杨馨妍
李泽群	李怡婧	李建君	李春晓	李春蕾	豆云华	邴丽英	邴 妮	邴楠楠	连城锦
李 玲	李 玲	李玲云	李玲玉	李玲玲	肖元元	肖文豪	肖双林	肖丛丛	肖宁宁
李玲娣	李 珊	李 珊	李珊珊	李 政	肖 青	肖晓丹	肖 萍	肖 萍	肖 雪
李政邦	李 荣	李 荣	李 昭	李思波	肖雅丹	肖雅晴	肖程程	肖婷玉	时文慧
李秋璐	李炳辉	李 烁	李 洁	李洪壮	时 雯	时瑞红	吴文耀	吴正军	吴艾依
李 恒	李 娅	李 娇	李 娜	李 娜	吴 帅	吴田田	吴田田	吴宁宁	吴亚运

吴 帆	吴兴美	吴欢欢	吴宏焱	吴 昊	张迎迎	张沙沙	张君爽	张 松	张松亮
吴 昆	吴 姗	吴奎霏	吴 娜	吴莎莎	张国苹	张 畅	张 明	张 岩	张岩艳
吴晓岩	吴晓梅	吴倩倩	吴 娟	吴 萌	张 凯	张凯丽	张凯玥	张 佳	张佳佳
吴彩凤	吴彩红	吴静静	别凤仪	邱玉丹	张佰微	张佩佩	张佩香	张佩雪	张 欣
邱庆芝	邱军清	邱 园	邱 坤	邱 俊	张 欣	张金凤	张金玲	张金燕	张泽宇
邱晓云	邱晓菲	邱雪凤	何西莲	何乔迁	张泽炎	张学鹏	张宗宝	张宗琦	张 建
何 冰	何丽丽	何宗轩	何信伦	何 泉	张建军	张建蕾	张经纬	张春云	张春蕾
何晓英	何萌萌	何彩秋	何鸿涛	何程程	张 玲	张荣翰	张显静	张 虹	张香香
谷红梅	谷 蓓	谷鑫钰	狄 萍	邹玉玮	张修富	张修霞	张胜男	张 亮	张 闽
邹欢欢	邹林林	邹娇娇	邹 楠	况元瑶	张美兰	张 洁	张 洁	张洪敏	张洪维
冷小茜	冷 芳	冷姝香	冷 超	冷鹏飞	张祚璇	张 娜	张 娜	张 娜	张 娜
辛有聪	辛 苗	辛 欣	辛晓坤	辛 晨	张 艳	张 艳	张 艳	张艳平	张振乾
辛 越	辛 聪	汪文晶	汪 芳	汪 琳	张 莉	张荷荷	张 晓	张晓华	张晓俊
沈汝鑫	沈红峰	沈益霞	沈 祥	沈 颖	张晓晖	张晓娟	张晓娟	张晓娟	张晓敏
沈 霞	宋小凤	宋凡君	宋子超	宋云晖	张晓辉	张晓蕾	张恩惠	张圆圆	张 钰
宋云霞	宋丹丹	宋玉君	宋巧飞	宋龙凤	张 倩	张 倩	张爱迪	张 颂	张 涛
宋立军	宋立萍	宋 宁	宋 伟	宋 旭	张 涛	张海明	张海艳	张 娟	张娟莹
宋连娜	宋灵芝	宋青青	宋佳伟	宋佳超	张 培	张培学	张 菁	张 萍	张梦娜
宋 欣	宋金霞	宋宗玲	宋珊珊	宋 洁	张 梅	张梅信	张 爽	张 雪	张雪丽
宋洪萱	宋 洋	宋 娜	宋晓磊	宋晓璐	张雪妮	张雪艳	张雪梅	张雪梅	张 晨
宋 颂	宋海云	宋雪佳	宋雪菊	宋雪梅	张崇月	张铭鑫	张 敏	张 敏	张 敏
宋 敏	宋敏华	宋雅丽	宋雅霖	宋晶晶	张敏娣	张 鸽	张彩凤	张彩霞	张 猛
宋童童	宋强强	宋婷婷	宋瑞玲	宋瑞峰	张焕敏	张焕霞	张 涵	张 婕	张维娟
宋慎琪	宋静静	宋 瑶	宋璐璐	初 一	张维维	张 琴	张 琪	张 琪	张 琳
初言华	初林言	初 腾	迟安然	迟苗苗	张 琳	张 琳	张 琨	张 越	张 越
迟哲峰	迟晓伟	迟晓晓	迟敬文	迟潇洒	张雅宁	张雅琪	张 辉	张晴晴	张晴晴
张一帆	张士庆	张大光	张大伟	张大伟	张 晶	张 喻	张程忠	张 然	张婷婷
张小伟	张小雪	张小瑜	张夕鹏	张广森	张婷婷	张婷婷	张瑞兆	张瑞艳	张 瑜
张子彦	张云天	张云涛	张艺岑	张艺群	张蓉丽	张 楠	张路加	张 鹏	张 鹏
张少华	张中旺	张中梅	张 凤	张 丹	张腾云	张颖姝	张靖靖	张新凤	张新文
张丹丹	张 凤	张文凤	张文佩	张文玲	张 静	张 静	张 静	张静静	张 睿
张文娟	张文霞	张双双	张双玉	张双杰	张箫剑	张翠美	张翠娟	张翠翠	张 慧
张 玉	张 玉	张玉华	张玉杰	张玉金	张 慧	张 慧	张 慧	张慧芳	张 磊
张玉虹	张玉洁	张玉珠	张玉梅	张玉婷	张 磊	张德利	张 燕	张 燕	张 燕
张巧巧	张世美	张可侠	张可荣	张东旸	张 蕾	张 薇	张 霖	张璐璐	张赢文
张业华	张 帅	张帅庆	张田田	张田田	张赢赢	张 鑫	张鑫鑫	陆晓鸥	陈文清
张冉冉	张代娣	张白雪	张汉林	张 弘	陈 玉	陈玉金	陈玉超	陈正昕	陈冬勤
张臣臣	张西通	张百骏	张成成	张 帆	陈式凤	陈吉辉	陈存海	陈 宇	陈纪昌
张 华	张向楠	张 旭	张旭霞	张庆龙	陈志英	陈志铭	陈芹芹	陈 芳	陈 芳
张兴娜	张军锋	张阳阳	张 红	张 红	陈 秀	陈玮刚	陈 青	陈雨龙	陈雨佳
张红颜	张 进	张志刚	张 芸	张芸芸	陈 凯	陈京美	陈 波	陈宗凯	陈 诚
张 芳	张芳芳	张克诚	张苏山	张 丽	陈建莉	陈珍珍	陈柯旭	陈 栋	陈 思
张 丽	张丽丽	张丽娜	张丽媛	张丽静	陈香梅	陈 艳	陈 艳	陈艳玲	陈莉莉
张 肖	张 钊	张秀丽	张秀娟	张彤彤	陈莎莎	陈晓琳	陈晓辉	陈晓慧	陈晓磊

陈晓霞	陈晓曦	陈 健	陈 朔	陈家伟	房 良	房明强	房金妮	房晓庆	房雅琨
陈 娟	陈恕柱	陈 菲	陈 萍	陈 雪	屈秀娜	屈佳璇	孟 双	孟伟光	孟庆海
陈淑敏	陈 琳	陈琳琳	陈 琼	陈 琛	孟庆乾	孟庆慧	孟庆赟	孟丽莹	孟丽娟
陈 超	陈雅楠	陈景玉	陈 森	陈 斌	孟迎迎	孟 昊	孟 欣	孟姝彤	孟晓红
陈善香	陈 强	陈 媛	陈婷婷	陈婷婷	孟 倩	孟海婷	孟祥宇	孟祥珺	孟 超
陈新丽	陈福晖	陈 静	陈静姣	陈箫红	孟 鑫	封 瑶	项 帅	项 敏	赵士博
陈 潇	陈 震	陈 蕾	陈燃燃	陈 璐	赵大龙	赵久飞	赵仁超	赵文基	赵 玉
陈 曦	陈 鑫	邵 华	邵守兴	邵 欢	赵本田	赵 龙	赵立敏	赵 宁	赵吉云
邵明竹	邵 岩	邵春苗	邵 玲	邵晓慧	赵 光	赵安娜	赵 阳	赵 红	赵 芳
邵 倩	邵 隽	邵慧娟	武光凤	武光燕	赵丽旦	赵丽娟	赵怀晴	赵贤慧	赵 明
武 健	武雪娇	武 斌	苗 月	苗 佳	赵 明	赵佳佳	赵金香	赵建建	赵承烨
苗 栋	苑亚娇	苑强青	范云霞	范 艺	赵姗姗	赵绍芸	赵春艳	赵春暖	赵春燕
范文晓	范方志	范秀美	范鋆松	范程程	赵珊珊	赵 栋	赵盼盼	赵俊鹏	赵亭亭
范 楷	林凤凤	林玉娇	林 红	林红梅	赵洁露	赵洪英	赵恒芝	赵 恬	赵 娜
林芳菲	林秀琴	林 妍	林 青	林 杰	赵 艳	赵 莉	赵晓凤	赵晓宏	赵晓妮
林春凤	林春丽	林春雨	林 娜	林雪平	赵晓海	赵晓婧	赵晓斐	赵晓辉	赵 峰
林 琳	林 强	林媛慧	林 慧	林 蕾	赵 倩	赵 倩	赵倩云	赵 涛	赵涛绩
林璐璐	贤 姿	尚田田	尚宁宁	尚应宝	赵 萍	赵 硕	赵雪萍	赵雪梅	赵 甜
尚金正	尚积玉	尚 蕊	尚 璐	国帅帅	赵 敏	赵 敏	赵 敏	赵彩凤	赵焕聪
国 晶	昌 红	罗尧琴	罗 刚	罗衍娟	赵 琴	赵 琦	赵 琼	赵 超	赵 晶
罗晓艳	罗彩梦	罗 璇	罗 磊	季付勇	赵 锐	赵 媛	赵 婷	赵婷丽	赵婷婷
季海琳	季媛媛	岳 欣	岳 萌	金水华	赵婷婷	赵瑞江	赵 鹏	赵 鹏	赵 腾
金书香	金永龙	金伟伟	金延波	金沧海	赵新玉	赵新鑫	赵殿臣	赵 静	赵 静
金 宏	金淑燕	金 辉	金 晶	周小燕	赵 静	赵嘉美	赵 慧	赵 蕊	赵 磊
周卫杰	周凤弟	周文婧	周文辉	周心怡	赵德行	赵 蕾	赵 蕾	赵璐璐	赵 霞
周可可	周 帅	周 乐	周成成	周师慧	赵曙光	赵 鑫	郝 帅	郝发宝	郝诗苑
周 阳	周 彤	周启香	周昆鹏	周明月	郝昭君	郝晓东	郝 倩	郝教珍	郝雪飞
周明明	周 岩	周欣蓓	周学花	周春燕	郝 崎	郝雅楠	郝 鹏	荆秀莲	荆荣荣
周荣荣	周荫荟	周相玲	周盼盼	周显娜	荆秋燕	荆 菁	荆晴晴	胡从刚	胡田田
周 洁	周 洁	周 姝	周 彧	周晓燕	胡宁宁	胡亚霖	胡志洁	胡 芳	胡欣欣
周峻冉	周 萍	周 萍	周淑荣	周 琦	胡春梅	胡珊珊	胡亭亭	胡 洋	胡 晓
周雯雯	周辉辉	周程程	周鲁快	周 斌	胡晓森	胡 萍	胡路路	胡慧玲	胡聪丛
周媛明	周 楠	周 嵩	周锡芳	周 磊	相龙龙	相雪华	相 婷	柳卫娜	柳邦羽
周燕玲	周 璐	庞 娜	郑子安	郑云红	柳美丽	柳淑娟	柳雅琳	柳 璐	战元峰
郑 丹	郑文文	郑占夺	郑帅帅	郑生苓	钟书杰	钟发敏	钟 杨	钟艳艳	种 静
郑永刚	郑加庆	郑成钰	郑光艳	郑旭玲	段世菲	段会英	段素娟	修方腾	修全全
郑芳芳	郑 极	郑雨雨	郑雨薇	郑 凯	修丽军	修明君	修梅红	修梅玲	皇甫俊
郑佳洪	郑金叶	郑学芳	郑相如	郑 俊	侯玉朱	侯 林	侯宝煜	侯孟孟	侯晓洁
郑炳鑫	郑娜娜	郑哲姝	郑凌云	郑 娱	侯晓梅	侯 晶	侯 鹏	逄江荟	逄君艳
郑 硕	郑 雯	郑 然	郑翠娟	郑 霞	逄艳欣	逄翠翠	逄薛云	施诚屹	姜千美
郑 露	单 芹	单连山	单明霞	单粉粉	姜文浩	姜文琪	姜文博	姜正旭	姜东吉
单 爽	单瑞彩	单 静	法力丹	油亚楠	姜 宁	姜 宁	姜亚男	姜华玲	姜丽莎
宗 晓	宗晓丽	宗绪彤	宗 蕊	宗德琪	姜秀芹	姜 杰	姜朋朋	姜 盼	姜美妍
官晓波	官 超	宓 龙	郎 童	房永花	姜 洁	姜都凯	姜 晓	姜晓卫	姜晓飞

姜晓英	姜晓敏	姜晓慧	姜晓燕	姜倩倩	高学良	高春妮	高 珊	高 珊	高荣建
姜海瑜	姜 萌	姜 萍	姜 梅	姜梅玲	高奎亮	高洪语	高 艳	高 晓	高 健
姜雪梅	姜 敏	姜彩艳	姜 婧	姜婧璇	高海艳	高 菲	高 菲	高萌萌	高 雪
姜雅分	姜雅楠	姜 斐	姜紫凡	姜晶晶	高绪龙	高绪娟	高绪敏	高维克	高喜梅
姜晶晶	姜鲁菲	姜瑞玉	姜筱菡	姜聪聪	高雯华	高 辉	高 瑜	高 瑜	高 蓉
姜 熠	姜 璐	娄 峰	宫卫卫	宫月乔	高 鹏	高新艳	高 静	高 歌	高 锷
宫文韬	宫亚楠	宫晓翠	祝 叶	费雪梅	高 慧	高 樱	高德强	郭力嘉	郭小丽
姚张颖	姚姗伊	姚彩霞	姚 琦	姚 瑶	郭小靖	郭 丹	郭乐芬	郭冬梅	郭汉青
姚 瑶	姚慧娟	贺玉伟	贺秀方	贺振英	郭发健	郭 刚	郭志宏	郭丽峰	郭丽媛
贺倩倩	贺 薇	秦玉英	秦永照	秦 竹	郭君钰	郭 青	郭英杰	郭凯强	郭欣英
秦欢欢	秦 君	秦玮梅	秦莎莎	秦晓平	郭怡嘉	郭春蕾	郭珈铭	郭 柱	郭显英
秦晓鹏	秦 彬	秦 蔓	袁月婷	袁伟伟	郭彦君	郭 娜	郭晓凤	郭健健	郭祥琳
袁安龙	袁 丽	袁 丽	袁姗姗	袁艳姣	郭继红	郭菲菲	郭媛媛	郭群明	郭 磊
袁笑冲	袁 航	袁 晗	袁彩霞	袁琳琳	郭德绪	郭 燕	郭 蕾	唐少婷	唐文博
袁 琨	袁 媛	袁颖颖	袁慕洁	都业超	唐玉茹	唐 帅	唐永红	唐丽媛	唐学娟
耿志红	耿晓光	耿 圆	聂小倩	聂双双	唐思魏	唐雪芹	唐雪辉	唐颖斐	展沙沙
聂淦钰	桓 欣	栗 蕊	贾玉慧	贾会英	姬艳鹏	姬艳薇	姬原原	黄平娟	黄孝强
贾芸芸	贾 佳	贾岳丽	贾 莉	贾晓敏	黄志州	黄 芬	黄利英	黄 宏	黄现敏
贾堉崑	贾 甜	贾 敏	贾惠方	贾 楠	黄金枝	黄珊妮	黄珊珊	黄 恺	黄 娇
贾鹏飞	夏文坤	夏晓彤	夏 商	夏程程	黄艳艳	黄 振	黄晓菲	黄晓燕	黄晓霞
原肖亚	原铭旋	原 晶	顾香雯	顾祥森	黄浩然	黄海涛	黄 娴	黄萌萌	黄绪尧
顾裕岗	顾 鹏	柴会琴	柴金凤	柴桂君	黄婷婷	黄 翠	黄翠翠	黄翠翠	曹小卿
柴唤丽	柴 航	柴 璇	钱振帮	钱 醒	曹广霞	曹玉敏	曹亚琳	曹亚毅	曹苏红
倪友善	倪 雯	徐小萌	徐山山	徐子铭	曹金龙	曹金聚	曹 姗	曹战起	曹洪锦
徐贝贝	徐 玉	徐世圣	徐龙霞	徐冬梅	曹晓敏	曹铭晨	曹新慧	戚超翔	戚 源
徐永京	徐亚伟	徐亚楠	徐后莹	徐名金	龚晓慧	龚 萍	盛玉娇	盛 龙	盛 立
徐 冰	徐庆国	徐志坚	徐肖华	徐秀秀	盛俊慧	盛海玲	盛豪杰	常庆海	常红红
徐灵强	徐坤坤	徐坤鹏	徐林海	徐林婷	常佳豪	常 亮	常燕杰	崔世超	崔亚南
徐国玺	徐 佳	徐金梅	徐宝占	徐香云	崔 华	崔江蕾	崔 芸	崔丽梅	崔苗苗
徐炳磊	徐 艳	徐艳秋	徐艳艳	徐桂芹	崔 杰	崔明精	崔育慧	崔建功	崔绍嫣
徐晓凤	徐晓文	徐晓伟	徐晓红	徐晓丽	崔春莉	崔庭丽	崔炳臻	崔 娜	崔 艳
徐晓素	徐晓慧	徐晓燕	徐 倩	徐 健	崔 晓	崔 萌	崔雪梅	崔 敏	崔淑萍
徐高祥	徐高鑫	徐祥美	徐菲菲	徐 萍	崔维红	崔琛琛	崔湘湘	崔媛媛	矫丽丽
徐 萍	徐梦婵	徐堂文	徐 晨	徐甜甜	矫 洁	矫晓雪	矫朝波	康小敏	康 杰
徐 琼	徐 童	徐勤勇	徐 静	徐旖旎	康树坝	康彦君	康艳桂	康颜梅	阎 倩
徐增桓	徐燕萍	殷子强	殷东乐	殷丽娟	阎慧慧	盖 静	粘冬梅	渠佳宁	梁 贝
殷建红	殷 娜	殷晓杰	殷培培	殷梽鑫	梁玉晓	梁东新	梁丽丽	梁君龙	梁珊珊
凌文琪	栾一静	栾长娟	栾文娟	栾林林	梁晓晴	梁 倩	梁 婧	梁敬宁	梁景春
栾俊锐	栾晓丽	栾晓娜	栾甜甜	栾程程	梁瑞华	梁 燕	寇鲁超	扈罗曼	扈佳漪
栾锡文	高 凡	高 飞	高文娟	高玉熙	逯凤霞	逯 航	隋凤艳	隋文静	隋亚男
高 卉	高石曼	高龙华	高 平	高 帅	隋 华	隋周平	隋炎希	隋 雪	隋新红
高付芹	高 伟	高 伟	高 伟	高 芳	隋 静	续文迪	塔 娜	彭伟平	彭欢欢
高 丽	高丽梅	高利宏	高秀峰	高非非	彭 艳	彭 祺	彭 慧	葛玉莹	葛付存
高 畅	高 明	高昀秋	高 岩	高凯旋	葛在凤	葛志朴	葛 芬	葛茂玲	葛学芳

葛素君	葛超	葛超	葛婷	葛藤蕾	薛小同	薛长征	薛帅	薛亚楠	薛成楠
董一娇	董小瑛	董文君	董正晓	董光玲	薛安琪	薛克红	薛杨	薛丽君	薛希强
董芳	董丽娜	董秀安	董明明	董欣	薛迪	薛茜文	薛洁	薛娇	薛莉
董京宁	董建娜	董政	董荣	董轶	薛莎莎	薛峰	薛菲	薛梦	薛琳
董秋野	董莉莉	董莉莉	董晓玲	董晓娜	薛蒙蒙	薛颖	薛蕾	薄聪聪	霍娜
董晓菲	董海艳	董雪	董银英	董彩娜	穆雪	戴金	戴宜君	戴姗姗	戴玲玲
董瑞升	董鹏欣	董潇婧	董璐	董鑫	戴晓辉	戴琳	戴睿	鞠玉婷	鞠婷婷
蒋昕妤	韩万霞	韩玉栋	韩同松	韩同森	鞠增健	鞠霜霜	魏小娟	魏方晨	魏伟伟
韩伟伟	韩伟娜	韩合理	韩芳芳	韩杨	魏丽萍	魏宏云	魏茂增	魏欣欣	魏宗强
韩杨	韩丽	韩宏鹏	韩苗苗	韩明雷	魏春璐	魏玲玲	魏相廷	魏秋月	魏洪玲
韩佳林	韩佳宜	韩依池	韩金环	韩学鹏	魏娜	魏娜	魏彬	魏爽	魏雪
韩宗来	韩春利	韩修凯	韩娜	韩娜	魏晨	魏壹	鄢宪光	鄢曼丽	
韩莎莎	韩晓	韩晓庆	韩晓娜	韩晓翠					

初级(师)(3159人):

韩晓蕾	韩雪梅	韩雪梅	韩鸿志	韩淑美	丁小苗	丁小杰	丁云	丁文龙	丁文静
韩琳	韩晴	韩舒	韩德恺	韩毅	丁白茹	丁壮丽	丁志华	丁丽丽	丁明雪
惠军	景钰涵	喻文秀	程豆豆	程玮	丁珂	丁洁	丁娜	丁桂香	丁晓
程佩华	程炳菲	程晓天	程琳	程蓓蓓	丁晓峰	丁晓涵	丁晓翠	丁爱娇	丁凌燕
傅小恒	傅妍	傅辉	焦亚男	焦莉	丁望	丁腾英	丁黛炜	卜文华	刁旭莹
焦海燕	焦崇涛	焦维丽	焦福智	焦慧	刁丽霞	刁晓娜	刁潇瑜	于力	于小慧
焦德生	焦蕾	鲁育含	鲁腾飞	童小恬	于千惠	于卫卫	于天乐	于文	于文文
曾丽华	曾昆	曾美	曾梦	曾琦	于文秀	于文君	于世超	于亚男	于红云
曾鹏娇	曾燕	谢冬	谢亭亭	谢晓利	于芳凝	于彤彤	于孜慧	于杰	于杰麟
谢梦菲	谢慧	谢德敏	靳秀	蓝飞	于昕	于明英	于佩佩	于佼佼	于欣
蓝航航	蓝慧	蓝燕舞	蒲亚卫	蒲盼盼	于泳	于波	于宙	于珊	于珊珊
楚晓燕	甄真	甄效文	雷鸿天	路明亮	于思雨	于品	于洁	于洁洁	于盈盈
路赵硕	简纪墨	鲍永辉	鲍庆超	鲍和萍	于艳	于莲凤	于校	于晓娜	于晓艳
鲍建丽	鲍美燕	解丽丽	解雨婷	解源	于晓彬	于俸懿	于爱雪	于浩	于海博
廉玉胜	雍慧	窦小婷	窦文娟	窦春雨	于润霖	于娟	于萌慧	于梦飞	于雪
窦晓芬	窦晓娟	窦琛	窦腾飞	褚长虹	于淑汇	于涵芳	于超迪	于雯萱	于雅洁
褚波	褚景全	褚筱慧	綦帅帅	綦闪雷	于雅婷	于晶	于媛	于媛媛	于婷
綦莎莎	綦笑笑	綦甜甜	慕笑磊	蔡宇豪	于暖暖	于鹏	于鹏丽	于歆	于意薇
蔡宏剑	蔡晓蕊	蔚静心	臧代	臧宁丽	于静	于慧芹	于澎	于澄	于濛
臧传诚	臧丽雯	臧昊	臧妮	臧珍珍	万巧玉	万丽娅	万彤彤	万思文	万思岳
臧美春	臧高翔	臧蓓蓓	裴桂华	管帅	万叙利	万雪荣	万程	万筱薇	万鑫
管伟	管延辉	管丽丽	管言廷	管苗苗	马云龙	马丹雪	马丕利	马池花	马园园
管晓丽	管晓娟	管晨虹	管静	管璇	马秀芳	马佳男	马佳佳	马欣欣	马欣悦
管鑫	雒丹	廖凯	廖萍萍	阚晓丽	马孟彤	马孟娜	马秋硕	马俊蓉	马祎凡
阚笑	谭中学	谭伟伟	谭庆贺	谭启轩	马娅	马晓文	马梦娅	马爽	马盛楠
谭青	谭鸿	谭琳	谭媛媛	谭歆	马淑君	马惜惜	马晶	马暖暖	马嘉佳
谭慧慧	翟文哲	翟付亭	翟树霞	翟素娟	马嘉琪	王一平	王一茗	王小苗	王小荷
翟敏	翟瑞萍	翟璐迪	熊伟	樊本杰	王凡	王子裕	王飞	王丰梅	王天颖
樊华	樊海红	滕兆霞	滕学栋	滕娜娜	王云	王云	王云廷	王云菊	王云霞
滕晓辉	潘飞	潘艺允	潘文静	潘永辉	王艺润	王艺霖	王艺霏	王少青	王丹
潘明霞	潘蒙蒙	潘鹏	燕文超	薛大同					

王丹丹	王丹丹	王丹丹	王丹凝	王凤翠	王悦	王悦颖	王家花	王捷	王菲
王文飞	王文苑	王文泽	王文洁	王文倩	王菲	王菲菲	王萌	王萌	王萍
王文彬	王文鋆	王文静	王文慧	王文璐	王梦宇	王梦倩	王梦雅	王爽爽	王雪
王方	王双	王书贤	王玉	王玉玲	王雪	王雪	王雪	王雪	王雪
王玉燕	王玉霞	王田田	王冉	王仕颖	王雪	王雪	王雪纯	王雪茜	王雪洁
王付秀	王令超	王冬梅	王宁	王宁宁	王雪娟	王雪婷	王常芳	王晨	王晨
王宁宁	王加茹	王亚飞	王亚文	王亚男	王晨	王晨轩	王晨晨	王曼曼	王甜
王亚妮	王亚南	王亚南	王亚敏	王百辰	王甜甜	王甜甜	王淑宁	王淑坤	王情情
王成亮	王帆	王刚	王伟	王伟杰	王婧婧	王婕	王婕	王维峰	王琴
王延涛	王华香	王行	王多佳	王冲	王琪琪	王琳	王琳	王琳	王琦
王庆玲	王庆强	王刘郭	王江龙	王宇佳	王琨	王琨	王琨	王琛涵	王越
王安雯	王军哲	王孙悦	王阳	王阳	王越	王超	王超	王提提	王喆
王阳阳	王欢欢	王红	王进芬	王志敏	王斯慧	王韩玉	王雯慧	王雅婧	王雅儒
王志康	王志强	王志鑫	王芳	王芳	王辉	王晴	王晴晴	王晰	王晶
王杜娟	王杉	王丽	王丽欢	王丽丽	王崳	王淼	王智卿	王智皓	王程程
王丽丽	王丽娅	王丽娟	王丽娟	王丽敏	王程程	王皖茹	王斌	王湲湲	王媛媛
王丽媛	王辰宇	王辰曦	王彤	王彤	王婷	王婷	王婷	王蓓蓓	王蓉
王闵	王沙沙	王青	王玥	王玥	王蒙蒙	王楠	王楠楠	王照照	王路路
王苗苗	王苗苗	王英	王英	王英杰	王锦	王鹏	王腾	王颖	王颖颖
王英霞	王林雨	王林艳	王杰	王雨	王新宇	王歆鑫	王煜鹏	王静	王静
王雨洁	王雨蒙	王昊	王昊	王国卿	王静	王静	王瑶	王瑶瑶	王嘉瑶
王昕昕	王明月	王明明	王明莲	王明霞	王赫铭	王赫楠	王潇潇	王嫣红	王慧
王迪	王凯菲	王佳欢	王佳佳	王佳佳	王慧玲	王慧娴	王聪	王蕊	王黎
王质斌	王欣	王欣欣	王金焕	王金蕾	王熠	王鹤润	王燕	王蕾	王蕾
王泓淞	王泽	王泽发	王宜璨	王祉	王臻	王璐	王璐	王璐	王璐璐
王建鸣	王建磊	王妮娜	王绍泉	王春	王霞	王霞	王馨	王露娜	王鑫
王春子	王春艳	王珂	王玲玲	王政鑫	王鑫展	王鑫源	井立昊	井磊	韦晔
王茹玉	王柠	王研宏	王星星	王昱苏	历凤	车升乐	车沛玲	车金梦	车晓宇
王思琦	王峥	王钧生	王秋玲	王秋漫	车润	车鹏飞	牛玉硕	牛帅	牛宁
王保鑫	王泉鑫	王俊	王俊杰	王俊俊	牛伊群	牛金娇	牛学艳	牛晓禾	牛晓妞
王俊梅	王奕	王彦力	王彦钊	王飒飒	牛海燕	牛梦超	牛婕	牛瑞亚	牛慧
王美萍	王洁	王洪霞	王洪鑫	王洋	牛璐	毛一晶	毛文超	毛阿玮	毛其臣
王冠一	王娜	王娜	王娜	王娜	毛孟孟	毛珊珊	毛娜娜	毛晓瑜	毛琳琳
王娜	王娜娜	王盈	王艳	王艳娇	毛婷婷	毛楠楠	仇贺	化思豫	乌丹丹
王艳娜	王珮宇	王振鹏	王莉琼	王莎	卞雪梅	方青青	方艳	计高鹰	尹山琦
王莹	王桂凤	王桂芹	王桂妍	王桂珊	尹亚楠	尹兆珂	尹欣怡	尹施宇	尹美微
王晓飞	王晓云	王晓丹	王晓双	王晓芳	尹洁	尹娜	尹彪	尹越	孔伟伟
王晓兵	王晓彤	王晓彤	王晓君	王晓胜	孔丽娟	孔哲	孔滢	邓冬梅	邓杰初
王晓亭	王晓娜	王晓娜	王晓娟	王晓菲	邓艳	邓艳芝	邓晓云	邓翌萱	邓雯雯
王晓晨	王晓敏	王晓燕	王晓蕾	王峰	邓晶晶	艾秀敏	左沙沙	左坤	左妮莎
王圆圆	王钰	王钰泽	王倩	王倩	左珊珊	厉雨佳	石双	石竹	石林
王倩	王倩	王倩	王倩	王倩倩	石杰	石佳	石俊	石鲁宁	石蕾
王倩倩	王健	王爱梅	王资治	王浩欣	卢玉	卢玉慧	卢亚楠	卢杰	卢金娣
王海琳	王海燕	王海燕	王润丽	王悦	卢映彤	卢格格	卢倩倩	卢璐	叶凤敏

叶宁静	叶银霜	叶璠	申佩瑶	田发秀	庄丽雪	庄欣	庄玲	庄秋阳	庄洪涛
田梦	田甜	田锐	田瑶瑶	由蕾	庄雯	庄斐	庄慧文	刘一凡	刘一诺
史玉佳	史伟玲	史庆浩	史安琪	史格	刘一然	刘才磊	刘小艺	刘小龙	刘小煜
史晓慧	史萌	史敏	史蓓蓓	冉然	刘子源	刘飞雨	刘飞娟	刘丰宁	刘天悦
付川	付东升	付扬	付亚倩	付伟良	刘夫媛	刘云凤	刘艺萌	刘中斐	刘长鑫
付丽芳	付明晶	付学良	付姗姗	付晓静	刘月梅	刘丹	刘凤	刘文晶	刘文慧
付裕	付潇潇	付麒	付鑫	代力	刘双千	刘双双	刘书齐	刘玉洁	刘玉娥
代艺斐	代丽	代艳艳	代晓玲	代倩	刘玉雪	刘玉婷	刘玉霞	刘玉鑫	刘平平
代菲菲	仪世喆	白玉菲	白延丽	白雪儿	刘帅	刘丛丛	刘冬	刘宁	刘永欢
白雪涵	白靖倩	仝亚婷	丛一笑	丛静	刘永臻	刘扬	刘扬	刘亚杰	刘亚楠
冯向丽	冯凯丽	冯春迎	冯晓媛	冯恩强	刘亚鑫	刘成坤	刘帆	刘伟吉	刘伟佳
冯钰涵	冯硕	冯雯燕	冯慧晨	冯儒雅	刘伟婷	刘华蕾	刘伊楠	刘旭东	刘旭菲
玄小艺	兰兰	兰光慧	兰悦	兰蓉蓉	刘旭燕	刘兴波	刘宇栋	刘军玲	刘红伟
兰澜	宁小娇	宁方栋	宁尚琦	宁佳	刘芬	刘杨	刘丽	刘丽奇	刘丽梅
宁超	司运鹏	司欣仪	司嘉琪	司鑫慧	刘利影	刘秀玉	刘秀明	刘秀美	刘彤
台楠	母安华	匡丽娜	匡美玲	匡慧	刘灿	刘陆	刘奉丽	刘坤	刘英会
匡璐	邢天洋	邢文芳	邢文菁	邢妍妍	刘英杰	刘杰	刘畅	刘明佳	刘明梅
邢坤红	邢顺巧	邢梦娟	邢琪	吉庆秀	刘迪	刘岩	刘凯迪	刘凯璐	刘佳
巩凤巧	巩林凤	巩明月	巩佳萍	巩洁	刘佳铭	刘佳琦	刘佳程	刘侨侨	刘欣
巩桂飞	成悦	成娟	尧毅锋	毕小闵	刘欣	刘欣欣	刘金秀	刘育含	刘泽亚
毕文静	毕玉洁	毕帅	毕全利	毕雯丽	刘怡辰	刘诗晴	刘玲玲	刘珊珊	刘城凤
毕雅芳	毕靖雪	曲丁毅	曲义存	曲风翠	刘轶珊	刘盼盼	刘虹梅	刘思彤	刘思琦
曲玉洁	曲红宇	曲杰	曲春鹏	曲珍仪	刘香	刘香香	刘俊麟	刘庭瑜	刘彦彤
曲柯蓉	曲俊青	曲晓红	曲雪峰	曲彩凤	刘美莹	刘美惠	刘洁	刘洋	刘洋
曲彩莲	曲淑娟	曲雅丽	曲雅惠	曲斐	刘娜	刘娜娜	刘统政	刘艳	刘振坤
曲智娴	曲魁敏	曲馨婷	吕凤杰	吕文惠	刘振萍	刘莉	刘莉	刘莉莉	刘莹
吕华杰	吕冰聪	吕安娜	吕利利	吕秀欣	刘莹	刘莹莹	刘晓芬	刘晓丽	刘晓丽
吕良梅	吕欣语	吕宜珊	吕美玉	吕洪超	刘晓岩	刘晓妮	刘晓娜	刘晓艳	刘晓桐
吕洋洋	吕娜娜	吕晓娜	吕浩东	吕梦	刘晓晓	刘晓晓	刘晓菲	刘晓菡	刘晓爽
吕惠	吕福超	吕慧惠	吕璇	朱万桃	刘晓维	刘晓晶	刘晓媛	刘晓慧	刘晓燕
朱亚君	朱亚倩	朱伟华	朱伟杰	朱亦文	刘晓霞	刘恩惠	刘峰柏	刘倩	刘倩
朱志雪	朱芯平	朱伯莉	朱英英	朱杰	刘倩	刘倩	刘倩倩	刘高通	刘浩
朱国华	朱绍雪	朱珂锐	朱珍珍	朱晓彤	刘浩然	刘悦	刘家宁	刘家瑜	刘娟
朱倩男	朱萌	朱晨迪	朱琳	朱琦毓	刘萌艳	刘萌萌	刘萍	刘梅	刘爽
朱超超	朱新月	朱露露	乔友平	乔月	刘雪	刘雪	刘雪	刘雪	刘雪
乔文静	乔文静	乔欢	乔娜	乔晓晗	刘雪艳	刘雪菲	刘雪梅	刘雪暖	刘雪静
乔钰珺	乔雪莹	乔惠惠	乔磊	伏开文	刘雪燕	刘晨	刘晨星	刘晨艳	刘晨晨
伏榕	仲文丽	仲李静	仲聪聪	仲鑫	刘铭	刘甜甜	刘焕霞	刘淋予	刘婧
任小丽	任义升	任子杰	任玉洁	任平	刘婧	刘婕	刘琳	刘琳琳	刘超
任冬	任纪浩	任志艳	任丽娜	任灵芝	刘超龙	刘超超	刘博	刘雅秀	刘皓雪
任昌奇	任春云	任荣	任娜	任晓飞	刘媛媛	刘媛媛	刘楠	刘鹏飞	刘腾
任晓亚	任晓晓	任海萍	任超	任喆喆	刘颖	刘颖	刘韵韵	刘群	刘静
任敬敬	任靖	任慧羚	任慧慧	华正锋	刘静静	刘瑶瑶	刘瑶瑶	刘暖暖	刘赛
华丽娜	华健	华菁	庄伟	庄延敏	刘慧	刘慧群	刘璇	刘聪聪	刘蕊

刘 蝶	刘 璐	刘璐熠	刘璐璐	刘璐璐	苏圆圆	苏海燕	苏萌萌	苏萌萌	苏 爽
刘 穗	刘瀚元	刘 馨	刘露敏	刘 鑫	苏 晗	苏 蕾	杜凡凡	杜玉蓥	杜红燕
刘 鑫	刘 鑫	刘鑫悦	齐天媛	齐月娇	杜丽丽	杜丽君	杜 英	杜佳丽	杜佳梦
齐玉慧	齐亚妮	齐苗利	齐佳莉	齐艳羽	杜 威	杜美瑶	杜姣姣	杜晓凤	杜海洋
闫文鑫	闫伟周	闫宇婷	闫怀梅	闫苗苗	杜祥梅	杜 梦	杜 晶	杜 锐	杜婷婷
闫金梅	闫 肃	闫 俊	闫 娜	闫素素	杜蕾蕾	杜霞新	杜 鑫	李乃豪	李才才
闫晓霞	闫悦冬	闫 萍	闫 堃	闫琦阁	李云云	李云慧	李艺帆	李 月	李 丹
关立新	江文文	江 欢	江 悦	江 潇	李 凤	李 凤	李文平	李文丽	李文娟
汲广剑	安文妍	安 宁	安明玉	安欣欣	李文彬	李方茹	李 双	李双伶	李双婷
安秋雨	安 珞	安 晓	安毅毅	祁丽梅	李玉红	李艾青	李汉禹	李 宁	李吉喆
祁鸿妍	祁 琳	祁朝辉	许 月	许 凤	李亚飞	李亚娣	李亚楠	李亚楠	李成伟
许 玉	许 冉	许 宁	许 栋	许梦梦	李 伟	李延辉	李全凤	李旭蕾	李 冲
许 琦	许 晴	许晶晶	许善虎	许裕维	李 江	李江珊	李安冬	李军良	李 阳
许新鹏	许 鑫	阮朋燕	孙大鹏	孙小钰	李 欢	李纪委	李志青	李志强	李志蕾
孙小雪	孙广凯	孙元杰	孙 艺	孙 艺	李 芳	李 丽	李丽丽	李 肖	李肖霏
孙艺溪	孙中举	孙丹丹	孙文辉	孙文晶	李秀杰	李秀娟	李青艳	李若祎	李苗苗
孙文静	孙方玉	孙玉玉	孙玉琴	孙玉雯	李 英	李英杰	李松波	李雨红	李雨萌
孙玉翠	孙玉霞	孙 龙	孙立夫	孙 宁	李明坤	李 迪	李 岩	李岷娟	李佳妍
孙宁宁	孙亚宁	孙传霞	孙庆云	孙守威	李佳晋	李佳雯	李佳颖	李 欣	李 欣
孙 芳	孙丽丽	孙丽梅	孙连花	孙 秀	李欣怡	李金逸	李金霞	李炜航	李泽众
孙秀明	孙彤彤	孙沙沙	孙启航	孙启腾	李学芬	李孟君	李孟盈	李春丽	李春萍
孙 君	孙 纯	孙 畅	孙明双	孙明珠	李 玲	李珊珊	李珊珊	李珊珊	李珊珊
孙明慧	孙 岩	孙凯迪	孙凯慧	孙 佳	李茜萍	李 盼	李 昱	李昱林	李昱臻
孙佳美	孙佳鑫	孙金丽	孙怡怡	孙春怡	李俊艳	李俊豪	李胜英	李美娜	李美娴
孙春鹤	孙珍珍	孙垚垚	孙茜琳	孙轶群	李 洁	李恒宇	李冠宇	李 娜	李 娜
孙星杰	孙 虹	孙秋桂	孙俊萍	孙亭亭	李 娜	李 娜	李 娜	李娜娜	李艳伟
孙彦正	孙美燕	孙洪菊	孙恒康	孙骁熙	李艳欣	李素霞	李 莎	李莹莹	李莹爽
孙素洁	孙振利	孙 莉	孙莎莎	孙校伟	李 晓	李 晓	李晓文	李晓岚	李晓雨
孙夏维	孙 晓	孙 晓	孙 晓	孙晓杰	李晓明	李晓恬	李晓倩	李晓琳	李晓辉
孙晓明	孙晓俊	孙 钰	孙 特	孙 倩	李晓婷	李晓楠	李 晔	李 笑	李 倩
孙 涛	孙浩越	孙海妮	孙 悦	孙 悦	李 倩	李 倩	李 倩	李倩文	李倩如
孙 悦	孙家璇	孙培培	孙 菲	孙菲菲	李倩倩	李健娜	李烨婷	李浩然	李海燕
孙 萌	孙 萌	孙 萍	孙 梦	孙梦萱	李 悦	李 悦	李家梅	李 娟	李继阳
孙梦瑶	孙雪飞	孙雪兰	孙雪芹	孙雪洁	李 珺	李 捷	李 萌	李萌萌	李萌霞
孙崇娜	孙铭利	孙铭泽	孙 甜	孙盘盘	李菊霞	李梦云	李梦洁	李 梅	李 硕
孙彩姣	孙淑青	孙婉婷	孙琳娜	孙 喆	李 雪	李 雪	李 雪	李 雪	李 雪
孙 博	孙雅文	孙雅菲	孙 辉	孙景超	李雪亭	李雪慧	李 晨	李啸华	李铭辉
孙善梅	孙媛媛	孙婷婷	孙 瑜	孙瑜瑜	李甜甜	李甜甜	李 敏	李彩玉	李逸萱
孙 颖	孙 群	孙 静	孙 静	孙慧敏	李康莉	李淑萍	李淑琴	李淑蕾	李 涵
孙 震	孙燕妮	孙 蕾	孙 蕾	牟月月	李婉婧	李 琴	李琪琪	李 越	李 超
牟玉萍	牟晓艳	纪汉斌	纪如意	纪希蕊	李 喆	李 敬	李葵南	李 惠	李惠林
纪佳佳	纪妮平	纪思茹	纪晓凤	纪晓佳	李雯静	李雅辛	李雅萌	李紫硕	李景卉
纪倩倩	纪 琳	纪 婷	纪 蕾	芮 璐	李森森	李舒玉	李 舜	李舜祯	李 媛
苏 丹	苏 岳	苏 玲	苏 娇	苏 娜	李媛媛	李婷婷	李婷婷	李瑞玲	李瑞香

李瑜	李蓓	李蒙蒙	李楠	李楷第	宋委校	宋佳	宋怡雯	宋茜	宋俊达
李暖暖	李照君	李锦霞	李腾	李腾飞	宋俊俊	宋洁	宋艳雪	宋晓雯	宋倩敏
李靖	李新琇	李福浩	李群	李群	宋健健	宋浩兰	宋菲菲	宋梅婕	宋雪瑜
李静	李静	李嘉怡	李嘉鑫	李睿	宋常玉	宋甜甜	宋超凡	宋朝晖	宋森森
李潇	李慧	李慧平	李璇	李增	宋媛	宋慧慧	宋慧慧	宋增耀	宋磊
李聪聪	李聪聪	李滕	李燕	李燕	宋蕾	宋璐璐	宋霞	宋鑫	宋鑫鑫
李翰春	李默君	李璐	李璐瑶	李璐璐	初丽丽	迟文莲	迟玉璇	迟金男	迟真真
李耀华	李鑫男	杨云岗	杨少鹏	杨文轩	迟效净	迟浩艳	迟培坤	迟颖	迟嘉欣
杨文哲	杨生华	杨永健	杨吉星	杨亚平	张一	张一凡	张一涵	张入化	张小航
杨亚蓉	杨伟鸳	杨华	杨军	杨阳	张夕阳	张开智	张月	张月	张月
杨欢	杨丽杰	杨丽娇	杨秀婷	杨青	张月辉	张丹	张丹	张丹璐	张文君
杨若苓	杨苗苗	杨林	杨虎	杨昊	张文爽	张文静	张文静	张文慧	张文霞
杨凯敏	杨佳	杨佳汇	杨佳佳	杨佳佳	张方源	张玉良	张玉珠	张玉真	张玉琳
杨佳敏	杨欣琦	杨京京	杨春磊	杨珊	张玉婷	张巧巧	张正柏	张业慧	张帅帅
杨茗	杨秋艳	杨美	杨美娜	杨炳凤	张由凤	张丛丛	张冬梅	张立明	张兰
杨洁	杨洪霞	杨娜	杨娜娜	杨莹	张宁	张宁	张宁宁	张永帅	张加英
杨晓莉	杨晓敏	杨倩	杨倩	杨倩倩	张亚伟	张亚轩	张亚静	张成敏	张迈
杨海霆	杨娟	杨娟	杨娟	杨通	张伟	张伟妮	张伟超	张华	张众
杨通	杨梦	杨晨	杨敏	杨涵宇	张米	张宇	张宇通	张安妮	张欢
杨琪	杨瑛	杨雅柔	杨雅涵	杨雅婷	张欢	张红	张进良	张志航	张芮菁
杨晴	杨舒兰	杨舒乔	杨鲁鲁	杨祺	张芯蕊	张苏苏	张杉	张丽	张丽
杨婷	杨锟归	杨蒙欣	杨靖	杨慧敏	张丽凤	张丽娜	张丽萍	张园园	张男
杨慧敏	杨磊	杨黎明	杨鹤萍	杨翱翔	张希文	张彤	张彤彤	张迎春	张言文
杨璐璐	杨霞	邴泽	邴晓甜	肖一然	张宏	张宏	张妙莹	张环宇	张玥
肖坤	肖怡鑫	肖珊珊	肖莉	肖莹莹	张坤	张坤	张杰	张雨	张雨
肖婷婷	肖馨馨	时天娇	时梅杰	吴大超	张昕	张明丽	张明超	张迪	张凯
吴小琪	吴元翔	吴月春	吴文秀	吴文婷	张凯程	张佳婧	张佳雯	张欣欣	张枭
吴亚蕾	吴旭超	吴庆娟	吴玥	吴凯丽	张宝洁	张祎	张录尧	张春霞	张珂
吴凯艳	吴孟潞	吴珂	吴秋颉	吴修丽	张珍	张玲玉	张珊	张政	张政斐
吴美娇	吴晓宇	吴晓玲	吴晓梅	吴高勇	张荣芸	张茹婷	张柏惠	张柳	张思媛
吴继军	吴乾	吴硕	吴爽	吴雪杰	张香凝	张重	张顺	张俊田	张俊卿
吴雪峰	吴彩娜	吴琪璇	吴琼	吴燕华	张俊箫	张胜楠	张美丽	张洁	张恺
利敏	邱小龙	邱天星	邱玉雪	邱丽	张娇娇	张娜	张娜	张娜	张振华
邱润翔	邱晶	邱璐	何小英	何坤	张起	张哲	张莹	张莹	张莹
何金娟	何茜	何秋霞	何钰	何笑	张桂立	张格	张校	张晓	张晓
何斐	何滟溙	何臻臻	何霞	佟业娜	张晓凤	张晓东	张晓冉	张晓华	张晓庆
佟佳俊	谷佳	邹文娟	邹方燕	邹玉姣	张晓宇	张晓峰	张晓倩	张晓倩	张晓萱
邹圣翔	邹宏	邹坤坤	邹赫雅	况海蓉	张晓婷	张晓璐	张钰晨	张倩	张倩
冷丰妍	冷文栋	冷朔	冷雪	冷琪慧	张倩	张倩	张倩	张倩	张倩
冷鲁凤	冷慧	辛月倩	辛丞	辛纪若馨	张倩	张倩倩	张健	张健健	张航
辛倩	辛媛	汪昆霏	汪婷婷	沙倩	张爱玲	张颂	张涛琳	张海萍	张海辉
沈彤	沈诗烨	沈晓晓	宋文静	宋亚亭	张海燕	张悦	张悦	张悦	张悦
宋亚清	宋如意	宋希政	宋言宁	宋启晗	张悦	张家乐	张家璇	张娟	张娟
宋陆陆	宋苗苗	宋尚萍	宋国振	宋岩	张菁	张萌	张萌萌	张梦	张梦

张 梦	张梦竹	张梦含	张梦洁	张 硕	林克颖	林丽媛	林汶龙	林坤辉	林建梅
张 硕	张 硕	张 雪	张雪盈	张雪薇	林素菁	林晓洁	林海宁	林 蕾	郁江龙
张 彪	张 野	张 甜	张甜甜	张甜甜	郁爽爽	欧震宇	国 薇	昌新风	易 杰
张 笛	张 敏	张彩萌	张康妮	张焕焕	罗丹娜	罗红玉	罗浒元	罗婷婷	季建青
张添祥	张淑蕾	张维元	张 琪	张 琪	季晓琳	季 蕊	岳文艺	岳 阳	岳真竹
张 琳	张 琦	张喜旺	张惠杰	张惠淇	金晓彤	金笑笑	金 萌	金 静	周广东
张雅楠	张雅静	张 辉	张 晶	张 晶	周子杨	周文丽	周文艳	周双双	周玉鑫
张 皓	张鲁云	张湘雪	张 祺	张 强	周加波	周加格	周 吉	周亚楠	周达蕊
张媛媛	张婷婷	张婷婷	张 瑞	张 瑞	周自如	周军帅	周 阳	周丽燕	周沙沙
张瑞琛	张 瑜	张 瑜	张 瑜	张蓝艺萱	周宏霞	周 青	周苗妙	周雨萱	周非璠
张 楠	张楷文	张雷娜	张 颖	张颖秀	周明玉	周佳恩	周 欣	周金丽	周 怡
张新月	张新月	张新玉	张新伟	张新悦	周怡辰	周学良	周盼盼	周剑峰	周洪磊
张歆甜	张煜艳	张 骞	张福梦	张 静	周 娜	周 娜	周 莹	周晓丽	周晓涵
张静怡	张静雅	张锴云	张韶玮	张旖旎	周圆圆	周 钰	周倩倩	周萌晓	周 爽
张 潇	张嫣然	张 慧	张慧艳	张慧敏	周 雪	周 雪	周雪莹	周晨晨	周 甜
张慧敏	张聪聪	张 蕊	张 震	张 燕	周雅梦	周新华	周 静	周蜜蜜	周 翠
张 燕	张燕燕	张 蕾	张 薇	张 冀	周 霞	周 瞳	庞圣囡	庞亚南	庞国璐
张 赞	张璐瑶	张璐璐	张 霞	张 馨	庞 倩	庞梦瑶	庞 睿	庞慧丽	庞 蕙
张露萌	张 鑫	陆 佩	陆彦伶	陆薇冰	郑小艳	郑丹蕾	郑文倩	郑世师	郑安淇
陈一桢	陈天华	陈少敏	陈文静	陈玉杰	郑 欢	郑李娜	郑宏珊	郑 宝	郑 孟
陈玉娥	陈代利	陈代香	陈 宁	陈召慧	郑 洁	郑 贺	郑晓晓	郑 超	郑毓洁
陈亚楠	陈百慧	陈延菊	陈 冲	陈汝静	郑 颜	郑 蕾	单小慧	单 巧	单正清
陈 阳	陈阳平	陈 红	陈红秀	陈 秀	单 兵	单宝鸾	单晓娜	法佳岐	法恬恬
陈 秀	陈 何	陈彤彤	陈妍君	陈妍静	宗文俊	宗玉坤	宗萍萍	宗 敏	官亚倩
陈茂茹	陈 林	陈 杰	陈泳荣	陈学艳	官伟霞	官贤娴	郎晗旭	郎 琴	房广美
陈宝玉	陈祎初	陈建凤	陈玲玲	陈茜茜	房文凤	房亚南	房李娟	房欣欣	房金玉
陈 星	陈彦蓉	陈美红	陈 烁	陈洪彦	房菲菲	房 琳	房锦铭	房 错	屈文乐
陈冠儒	陈祖鲜	陈 姣	陈 姣	陈娜娜	孟凡振	孟凡翰	孟 云	孟 田	孟 冉
陈艳艳	陈艳雯	陈莎莎	陈真佳	陈 晓	孟令伟	孟 欣	孟绍丽	孟思伽	孟晓凤
陈晓丽	陈晓妮	陈晓倩	陈晓童	陈晓霞	孟祥茹	孟 雪	封 顺	封 艳	封笑笑
陈恩蕊	陈 陶	陈 娟	陈梦琳	陈 梅	赵小雪	赵久红	赵飞燕	赵开宇	赵 云
陈 雪	陈雪梅	陈雪瑞	陈康琪	陈 琪	赵艺艺	赵 丹	赵凤芹	赵文科	赵巧巧
陈 琦	陈 超	陈 辉	陈 淼	陈 淼	赵付娟	赵冬婵	赵 宁	赵 宁	赵加纺
陈 蓉	陈新超	陈 睿	陈蜻蜻	陈箬琳	赵亚茹	赵亚磊	赵延郡	赵 华	赵 宇
陈翠芳	陈慧芸	陈慧婕	陈 燕	陈 霖	赵 阳	赵 丽	赵丽君	赵丽艳	赵利娜
陈 璐	陈 曦	陈 鑫	陈 鑫	邵卫雪	赵秀秀	赵希娟	赵君丽	赵妍宏	赵 青
邵云峰	邵亚蕾	邵明欣	邵金风	邵宝弘	赵 雨	赵国娇	赵 岩	赵凯仑	赵金风
邵诗淇	邵常雨	邵甜甜	邵馨仪	武 雨	赵金凤	赵春蕾	赵珊珊	赵 研	赵顺顺
武凯丽	武金花	武珍华	苗连新	苗海英	赵美玉	赵 洁	赵洪晓	赵 娜	赵 娜
苗晶晶	苗瑞雪	苗德鹏	英 倩	苟 同	赵 艳	赵艳洁	赵莲群	赵 莉	赵 莉
苟琳琳	苑凤娇	苑忠香	苑菲菲	苑萌萌	赵晓林	赵晓杰	赵晓琳	赵倩文	赵倩倩
范乃龙	范玉慧	范光武	范芳芳	范 丽	赵海燕	赵家铭	赵娴好	赵理奇	赵 珺
范晓晓	范菲菲	范菲菲	范超奎	范紫祯	赵 彬	赵梦飞	赵梦竹	赵梦梦	赵梦璐
林乐乐	林圣华	林有幸	林志敏	林 芸	赵雪梅	赵敏敏	赵清欣	赵 婧	赵维英

赵琮	赵越	赵超	赵雅婧	赵雅静	顾梦雪	顾梦涵	柴左敏	柴环环	柴苗苗
赵晶	赵婷玉	赵婷婷	赵瑄	赵楠	柴玲	钱泓羽	钱济聪	倪东栋	倪臣
赵鹏	赵颖	赵静祎	赵慧燕	赵震	倪菲	徐夕冶	徐月阳	徐凤娇	徐文倩
赵黎娜	赵璐璐	赵霞	郝子欣	郝炜	徐文鑫	徐玉玉	徐平	徐东欣	徐亚运
郝莎莎	郝晓阳	郝晓丽	荆丹丽	荆文俊	徐亚楠	徐光辉	徐伟	徐伟杰	徐伟霞
荆平	荆成燕	荆兆玲	荆晓	荆偲	徐冰冰	徐欢欢	徐志伟	徐杨杨	徐丽媛
胡乃雪	胡月	胡文菊	胡文霞	胡帅	徐彤彤	徐玮浩	徐青	徐雨欣	徐鸣
胡冬琳	胡礼慧	胡亚特	胡芳	胡宗伯	徐朋飞	徐学文	徐春竹	徐玲	徐玲
胡贻豪	胡顺丽	胡艳香	胡莹	胡晓芬	徐洋	徐晓东	徐晓倩	徐晓晨	徐晓燕
胡晓楠	胡颂君	胡梦雪	胡婕	胡朝霞	徐海娟	徐海萍	徐萍	徐彬彬	徐梦真
胡雯婷	胡晴晴	胡婷婷	胡瑶瑶	柳亚楠	徐雪	徐铭苑	徐银雪	徐甜甜	徐甜甜
柳好楠	柳丽洁	柳佳	柳晓丽	柳晓燕	徐敏	徐彩琪	徐堃	徐惠	徐惠
柳婷婷	战幼平	战虎林	战怡颖	战妮妮	徐雅新	徐婷	徐婷	徐瑜	徐蓓
战艳梅	钟忆琳	钟秀芬	钟绪凯	钟靖	徐楠	徐锦彤	徐源锴	徐静	徐瑶琪
秋盛	段传东	段恒斐	段钰	段雪雅	徐榕	徐毓康	徐慧	徐聪	徐蕾
段喜潇	段雅民	禹文敏	侯力庭	侯可帅	殷旭	殷宇辉	殷芳	殷怡梦	殷艳
侯秀艳	侯雨婷	侯国放	侯佳蕾	侯喜文	殷家祺	殷琳	翁俊华	栾玉洁	栾巧月
侯雅萌	侯婷婷	侯璐玮	逄文慧	逄君英	栾成杰	栾兴伟	栾维敏	栾朝霞	栾静静
逄凯祥	逄姗姗	逄美倩	逄晓	逄敏	栾韬	高一翔	高凡淇	高子寒	高艺芝
逄淑萍	逄琳	逄锦伟	昝立妹	施研梅	高文文	高玉坤	高玉思	高帅帅	高乐
姜仁翱	姜文珂	姜玉	姜冬雪	姜兰兰	高扬青	高亚东	高亚欣	高臣臣	高华杰
姜宁	姜吉军	姜宇坤	姜如梦	姜红宇	高阳	高志斌	高青	高英	高松琳
姜红蕾	姜林	姜雨	姜贤贤	姜泳慧	高佳雯	高录萍	高春琳	高珂鑫	高洁
姜治国	姜怡	姜春燕	姜珊	姜珊	高艳	高艳超	高晓宇	高晓红	高峰
姜洁羽	姜娜	姜哲	姜晓飞	姜晓宁	高笑笑	高诺希	高菲	高菲	高梦宇
姜晓丽	姜晓梅	姜晓燕	姜峰	姜钰清	高梅	高爽	高铭君	高彩娜	高涵
姜钰滢	姜倩倩	姜颂	姜海云	姜悦	高维晗	高琪	高喜锋	高紫嫣	高晶
姜萍	姜彩虹	姜晶晶	姜婷婷	姜新平	高翔	高翔	高瑞娟	高蓓蓓	高源
姜新吉	姜璐	姜霞	姜懿宸	宫文珺	高静	高嘉鸿	高嘉琳	高慧	高德彩
宫政	宫厚前	宫艳	宫鑫	祝琳	高霞	郭飞	郭天炜	郭文文	郭玉晗
弭苗苗	胥如意	胥洁	胥潇	姚彦秀	郭玉瑶	郭永欣	郭吉华	郭兴隆	郭兴照
姚梦梦	姚梦雪	姚雪	姚斐	贺小东	郭远英	郭丽	郭丽春	郭迎迎	郭英杰
贺可秀	贺秀芳	贺桂芳	贺慧敏	骆天秀	郭岩	郭金丽	郭学奇	郭春利	郭秋媛
秦玉娟	秦希贤	秦绍杰	秦海芳	秦梦菲	郭胜男	郭彦君	郭桂华	郭晓芳	郭晓娜
袁云泽	袁云鹏	袁从健	袁文清	袁帅	郭晓琳	郭倩如	郭海珍	郭谆	郭梦雪
袁亚茹	袁有琳	袁丽	袁玥	袁珂鑫	郭雪霞	郭常丽	郭晨凤	郭晨晨	郭辉
袁晟旸	袁晓	袁萍	袁银琳	袁斌	郭媛	郭潇灿	郭黎黎	席文宇	席召飞
袁慧敏	袁璐	袁霞裕	耿子心	耿介	席博爱	唐子豪	唐春玲	唐保军	唐璇璇
耿进瑜	耿家红	耿康	贾同鑫	贾全蕾	润雨	展召翠	陶胜男	陶晓辉	陶菊
贾兴梅	贾陈玉	贾明珠	贾欣	贾艳	姬琪	黄文妍	黄文静	黄弘	黄叔姨
贾晓琪	贾倩	贾梦凡	贾梦茹	贾梅	黄征征	黄宝仪	黄承志	黄春明	黄春慧
贾雪琳	贾淑慧	贾琦	贾蓓蓓	夏玉	黄春霞	黄盼盼	黄俊妍	黄晓蓓	黄雅丽
夏雨欣	夏国文	夏倩文	夏培梅	夏雪	黄雅琼	黄聪聪	黄蕙冰	黄鑫	曹九珊
顾传姣	顾君琛	顾绍娟	顾春蕾	顾晓丽	曹力文	曹文雯	曹立远	曹吉巧	曹臣

曹先苗	曹先姣	曹明珠	曹 昭	曹美琦	谢 宇	谢怡怡	谢 洋	谢 娴	谢博琳
曹晓伟	曹容菓	曹 晗	曹 婳	曹 斌	谢满香	蓝淑芬	蒲怡彤	甄 婷	雷彩云
曹锦鹏	盛中华	盛海妮	盛甜甜	盛淑娜	雷 斌	路 月	詹 鑫	鲍学玲	鲍璐佳
盛维丽	盛楷迪	盛 鑫	常仁杰	常丹阳	解宏鹏	解苗梅	解相雪	解晓妹	解 斌
常春艳	常爱敏	常 清	常雅昊	崔贝贝	慈学秀	窦春晓	静奥琪	綦秀霞	綦凯月
崔今兰	崔文玉	崔文杰	崔文琼	崔玉双	綦振华	蔡幸幸	蔡尚锰	蔡秉谚	蔡佳良
崔巧林	崔世鹏	崔立苗	崔亚坤	崔丽娜	蔡欣颖	蔡 荣	蔡姿怡	蔺 琳	臧艺菲
崔建真	崔艳莉	崔晓娟	崔 梦	崔 雪	臧青荣	臧金锋	臧泽萍	臧春钰	臧冠顺
崔雪华	崔雪颖	崔甜甜	崔淑洋	崔 涵	臧晓飞	臧晓燕	臧梦菲	臧 璐	裴佳欣
崔雅萍	崔景惠	崔奥渤	崔 斌	崔 斌	管文如	管玉晓	管永欣	管 宇	管 杰
崔 雷	崔慧渊	崔 鑫	矫子馨	矫 杰	管承山	管晓彤	管晓凯	管媛媛	管 鹏
矫孟孟	矫前前	矫健健	矫雅倩	矫 斌	管 蕾	管 鑫	雒苗苗	察兰兰	谭文静
矫 鑫	麻誉荧	康子茹	康 馨	鹿伦杰	谭茗月	谭思敏	谭 媛	谭婷婷	谭 蓉
鹿倩倩	鹿雪梅	鹿 鑫	商 莹	商瑞红	翟园园	翟梦璠	翟智颖	翟肇菊	熊志攀
阎春静	阎 辉	盖 祯	盖雪丽	梁 田	熊 茜	熊思雨	樊建娥	滕一明	滕 欢
梁佩玉	梁晓伟	梁海岩	梁 婧	梁超帅	滕明烨	滕 琦	滕 超	滕 腾	颜廷秀
梁雁婷	梁 裕	梁 颖	梁 静	梁 赛	颜廷媛	颜志华	颜盼盼	潘亚梅	潘 宇
梁翠萍	梁璐皓	宿玉萍	宿春瑶	隋一平	潘秀娟	潘娜娜	潘 越	潘 婷	潘 婷
隋风格	隋龙峰	隋如娇	隋丽娜	隋佳佳	潘 婷	潘婷婷	潘婷婷	潘瑞杰	潘 鑫
隋特特	隋聪聪	彭万娜	彭文凤	彭 玉	潘鑫鑫	燕焕艳	薛小媛	薛文奇	薛成娇
彭林俊	彭明明	彭京红	彭学洋	彭 珊	薛 英	薛 松	薛 昊	薛金菲	薛彦宏
彭弯弯	彭 琨	彭楠楠	彭慧丽	葛小丽	薛洁瑜	薛恒伟	薛恬梦	薛莹莹	薛晓丽
葛云飞	葛亚兵	葛 红	葛姗姗	葛胜囡	薛海玲	薛彩霞	薛绮梦	薛 琳	薛博文
葛 笑	葛润萌	葛媛媛	葛新雨	葛 瑶	薛雯静	薛雯嬚	薛傲冬	薛 然	薛 媛
葛 潇	董小琳	董文斐	董方昊	董玉生	薛媛媛	薛 瑞	薛 锟	薛 睿	霍红爽
董冬梅	董立君	董 存	董言言	董佳蕾	霍 丽	霍俊馨	霍霄堃	穆政融	穆海燕
董佳鑫	董 欣	董娇娇	董 雪	董 雪	戴志超	戴 君	戴凯庭	戴晓玥	鞠萍萍
董甜甜	董彩芳	董雯雯	董 璇	董聪琦	鞠 璐	魏 宁	魏 庆	魏秀明	魏茂楠
董璐瑶	董穗穗	蒋传仔	蒋佳佳	蒋晓萌	魏佳乐	魏 怡	魏建卓	魏俊杰	魏 晓
蒋潇潇	蒋翠雁	韩一臣	韩 飞	韩云海	魏钰欣	魏祥瑞	魏 彬	魏 慧	

韩云梅	韩文慧	韩东旭	韩成慧	韩华童
韩 冰	韩宇辰	韩 丽	韩秀娟	韩青昂

初级（士）（440人）：

韩 迪	韩佳蔚	韩欣茹	韩盼盼	韩娜伟
韩晓宇	韩晓萍	韩 笑	韩 娟	韩娟娟
韩 萌	韩梦梅	韩 雪	韩 雪	韩雪娜
韩雪梅	韩淑敏	韩 琳	韩 琳	韩雅宁
韩紫琪	韩 辉	韩 瑜	韩意璇	韩 静
韩 静	韩 蕾	惠 鑫	程 文	程方远
程 成	程春慧	程昱超	程 娜	程晓静
程 雪	程 程	程新晶	傅显强	傅 虹
傅艳艳	傅婷婷	焦方敏	焦安静	鲁书宏
鲁 钰	鲁爽爽	鲁婉莹	鲁 越	童 芸
曾友莉	曾 恬	曾楚媛	温佳佳	温晓雯
温祥琳	温 静	温 鑫	游海龙	谢仕丹

丁之泰	丁凯琳	丁 俞	刁久森	刁高珊
于龙源	于乐乐	于 岚	于林平	于 明
于泽鹏	于洪洋	于晓文	于韵婷	万世东
万 慧	马云霞	马事成	马佳兴	马 晓
王子璇	王艺琦	王贝贝	王文慧	王 方
王 正	王本辰	王丛彬	王 宁	王宁宁
王华灏	王冰冰	王 宇	王 阳	王阳铭
王 坤	王林媛	王 杰	王国珍	王国萃
王 迪	王 凯	王佳临	王 建	王春晓
王 轲	王 虹	王俊霞	王亭亭	王彦力
王 美	王洁澄	王 测	王 艳	王莉萍
王真真	王 晓	王晓玉	王倩倩	王梦娜

王雪怡	王 琳	王琳琳	王 琦	王 琛	张 玥	张 英	张 松	张 欣	张泽祥
王雅迪	王 瑞	王瑞琳	王歆雨	王 静	张怡文	张 祎	张胜男	张盈盈	张桂萍
王 静	王嘉伦	王嘉懿	王 毅	王毅飞	张 晓	张 健	张益康	张梦玉	张崇婧
王澳丽	王 蕾	亓 雪	牛珺硕	仇明杰	张 敏	张清然	张婉茹	张 森	张 斌
方云鹤	户蕊蕊	尹发慧	尹彩艳	尹 琦	张曾辉	张 瑜	张鹏波	张睿航	张 璐
尹嘉程	邓 璇	左世彤	左晓斐	卢瑶瑶	张鑫慧	陆文捷	陆俊松	陈中奇	陈 凤
叶 静	申俊梅	田媛媛	田蒙蒙	由潇潇	陈 彤	陈相伟	陈显华	陈俞霖	陈 艳
付泽民	白艳凤	丛欣宇	冯景晖	兰孝廉	陈 莉	陈晓楠	陈 颖	邵凯丽	邵 琨
兰 迪	成晓峰	曲玉玉	曲冬雪	曲晓晨	武文静	苗 昕	苟淑梅	范海霞	范赛克
曲悦玥	曲鑫鑫	吕文浩	吕 仪	吕亚迪	林沫言	林河村	林学荣	罗 昊	金湘婷
吕武汉	吕春苗	吕海彤	吕 雪	朱正训	周吉香	周美琪	郑亚东	郑泽文	孟令仪
朱美玲	朱洪熠	朱梦霞	庄绍奉	刘子怡	孟 彤	赵 凡	赵子璇	赵东卓	赵 芸
刘东君	刘乐盈	刘存宇	刘传奇	刘财成	赵 丽	赵 怡	赵艳茹	赵振奇	赵 琳
刘雨翰	刘 泽	刘春艳	刘 昭	刘 烁	赵 琳	赵琳琳	赵雅梦	郝玉玲	荆文佩
刘 洋	刘 贺	刘晓雨	刘峰利	刘浩浩	胡睿瀚	柳 杨	战沛颖	钟前前	修 凯
刘 悦	刘萌琦	刘梦璇	刘 爽	刘 雪	修骁盈	修 振	逄显烁	逄钰洁	姜乃文
刘 雪	刘雪梅	刘 琳	刘 超	刘瑞文	姜文渝	姜安琪	姜军玲	姜孟昌	姜 艳
刘 瑜	刘 静	刘 镇	齐 爽	齐清雅	姜皓文	姜腾飞	姚游鑫	骆玉妃	秦启兰
闫俊义	闫俊宏	江 川	江 悦	祁芍毅	秦 堃	袁道阔	都 林	耿子锦	耿 迪
许 娜	孙 仑	孙书涵	孙 帅	孙永洁	夏荣荣	原 源	顾秩瑞	顾瑞文	柴超赟
孙圣凯	孙贞超	孙兆刚	孙纯纯	孙倩倩	倪德鑫	徐小晶	徐文洁	徐文静	徐 宁
孙盛楠	孙 婧	孙琛琛	孙雅琳	孙 翔	徐佳祺	徐炜欣	徐宝红	徐 诺	徐雪玲
孙婷婷	孙瑜欣	孙 颖	孙静雯	孙 蕊	徐彩凤	徐誉佳	徐樱芳	栾云涛	栾 野
孙 蕾	孙璐瑶	牟文轩	纪 宁	纪晓雪	高乙童	高 阳	高青霞	高雨蒙	高佳丽
纪璐瑶	苏妙璇	苏昊轩	杜少奇	杜俊淑	高春蕊	高 原	高晓梅	高绣玉	高铭阳
李小霞	李 广	李天敏	李玉婷	李兆淦	高嘉琪	郭尚磊	郭 晓	唐一峰	唐 月
李 杨	李 彤	李英娜	李佳一	李京敏	唐满议	唐静静	陶雅婷	黄彦晴	黄益芳
李彦慧	李 贺	李 倩	李烨含	李海宁	曹俊妍	曹盈盈	曹聪慧	戚晓钰	盛 况
李 悦	李 萌	李紫旭	李鲁俊	李 媛	常 越	崔雨枫	崔艳丽	崔 静	矫家琪
李媛媛	李鹏荣	李福明	李 毅	李澳琪	麻钰新	阎 桦	梁二萍	梁力文	梁文静
杨巧云	杨龙辉	杨光轩	杨 杰	杨思童	梁 钰	梁瀚文	隋亚君	隋 想	董子艺
杨 振	杨晓成	杨家豪	杨惠文	肖琳行	董立国	韩沙沙	韩 玥	韩 婧	韩景超
吴文婷	吴沙沙	吴胜男	吴 峰	吴 倩	韩 磊	程传卉	程韶华	傅丽潭	焦润发
吴雅琳	吴富婷	何佳峻	邹明德	辛文涛	鲁春燕	温 振	谢世杰	谢 媛	雷玲娜
辛 航	辛 媛	宋元哲	宋帅帅	宋坤阳	雷璐瑶	解宜菲	解 影	褚 飞	臧玉涵
宋雨新	宋新卉	初 凯	迟世超	张文硕	管英杰	管 凯	管昱淇	管晓乐	谭 鑫
张玉冰	张玉菡	张 巧	张 帅	张 宁	翟方娜	翟 烁	滕铭铭	滕 慧	潘昱竹
张成聪	张延祯	张旭光	张旭莉	张 芹	薛东煜	薛 宇	薛丽媛	薛馨宜	魏晓莉

典型经验材料与调研报告

学习借鉴三明经验
持续深化"三医"联动改革

青岛市常务副市长　薛庆国

（青岛市在 2021 年全省医改工作电视电话会议上的发言）

近年来，在省委、省政府的坚强领导下，青岛市把医改纳入全面深化改革统筹谋划，认真学习借鉴三明医改经验，推动全市医改工作取得积极成效。

一、强化政府办医导向，完善医改推进体制

健全政府投入机制。"十三五"期间，财政对医疗卫生累计投入 485.75 亿元，年均增速达 4.77%。坚持顶格推进机制，强化医改工作的组织领导和协调推进力度，2019 年以来，以市委、市政府和市医改领导小组名义先后出台深化医改实施意见和深化"三医"联动改革工作方案等文件，系统推广三明经验；近期，在三明市举办专题培训班，把推广三明医改经验纳入年度医改首要任务，细化任务清单和完成时限。

二、强化"三医"联动导向，完善医疗运行机制

一是建立医疗服务价格动态调整机制。自取消药品加成以来，分 13 批次调整医疗服务价格项目 1.6 万余项次，其中 2020 年以来调整 2594 项，理顺比价关系、优化医院收支结构。

二是深化医保支付方式改革。加快推进紧密型县域医共体按人头总额付费改革试点、社区门诊统筹和门诊大病制度整合改造试点，新增 17 个中医优势

病种实行按病种打包支付。今年 7 月，率先推开按疾病诊断相关分组（DRG）付费国家试点，在 18 家医院正式运行 DRG 付费。

三是深化薪酬分配制度改革。探索构建体现卫生行业特点的薪酬体系，科学核定公立医院薪酬总量，全市公立医院人员支出占比提高到 42%。2020 年，率先在疾控中心等公卫机构推开"一类保障、二类管理"薪酬激励改革，根据考核结果核增绩效工资、并按岗位绩效分配。

三、强化便捷高效导向，完善医疗服务体系

一是推动优质资源扩容和均衡布局。围绕建设长江以北地区一流医疗中心城市目标，加快区域医疗中心建设，"十三五"期间，完成市立医院东院区二期、市应急备用医院等 29 个项目，新启动市公共卫生临床中心、市精神卫生中心等 12 个项目，建成国家级重点专（学）科 14 个，医疗服务能力得到新的提升。

二是推动医共体、医联体建设全覆盖。落实省级县域医共体建设试点市改革任务，6 个涉农区（市）全部纳入国家级试点，共组建 18 个县域医共体，并在市内四区规划建设 13 个城市医联体，全市基层诊疗人次占比较 2016 年提高 8 个百分点。

三是推动医养结合和医防融合。完善长期护理

保险制度,支付医疗护理资金 30 亿元,支持引导医疗卫生机构为失能失智老人提供医养结合服务,惠及 6 万余人。推行家庭医生、医保门诊统筹和基本公卫服务"三约合一"管理,为高血压、高血糖、高血脂等慢性病患者提供医防融合服务。

四是推动中医药传承发展。发挥中医药特色优势,加快建设国家级中医药综合改革试验区,建成 155 个国医馆、60 个精品国医馆和 100 个中医特色卫生室,中医药全面融入基层健康服务。

下一步,我们将认真落实本次会议,特别是李干杰省长讲话精神,深入学习借鉴三明医改经验,推动医改继续向新的领域拓展。

2021 年青岛市居民健康素养基本情况调查报告

青岛市疾病预防控制中心

为了解青岛市居民健康素养水平现状及变化情况,科学分析影响居民健康素养的因素,按照国家居民健康素养监测工作部署和青岛市居民健康素养监测工作方案要求,2021 年 8 月—11 月,青岛市疾病预防控制中心组织开展了全市居民健康素养调查。本次调查覆盖 10 个区(市),60 个社区(村),共抽取调查对象 6000 人。结果显示,我市 2021 年居民健康素养水平为 27.80%,其中城市为 34.08%、农村为 20.61%。

一、监测方法与内容

(一)监测范围

本次健康素养监测在 10 区(市)60 个监测点开展,其中城市监测点 30 个、农村监测点 30 个,抽取样本具有全市代表性。

(二)监测对象

全市 15～69 岁城乡常住居民为监测对象。共调查 6000 人,回收有效问卷 4826 份,有效应答率为 80.43%。

(三)监测方法

将社区(村)作为居民健康素养调查的抽样单位,采用分层多阶段、按规模大小成比例概率抽样(简称 PPS 抽样)、简单随机抽样相结合的抽样方法。以城乡进行分层,采用 PPS 抽样方法随机抽取 60 个社区(村)(城区抽取 30 个,农村抽取 30 个),每个社区(村)随机抽取 100 户,每户随机抽取 1 名 15～69 岁常住居民作为调查对象。由经过培训的调查员入户调查,通过在手机/平板电脑上安装调查专用 APP 填写问卷,完成数据收集。

(四)监测内容

本次监测使用中国健康教育中心编制的《全国居民健康素养监测调查问卷》(2021 版),调查问卷的主要内容包括基本健康知识和理念、健康生活方式与行为、基本技能 3 个方面;以及科学健康观素养、安全与急救素养、健康信息素养、基本医疗素养、慢性病防治素养和传染病防治素养等 6 类健康素养水平。

健康素养水平指具备健康素养的人在总人群中所占的比例。具备健康素养的标准:问卷得分达到总分的 80% 及以上,即问卷得分≥59 分,被判定具备健康素养。

(五)数据处理及分析

根据 2020 年青岛市人口数据对样本数据的基础权重、无应答权重和事后分层调整权重进行了加权调整。利用相对数、构成比和率等指标进行一般描述性统计分析。统计软件为 SPSS21.0,检验水准为 $\alpha=0.05$。

二、监测结果

(一)监测对象的人口学和社会学特征

本次监测共回收问卷 4826 份。监测对象包括城市居民 2333 人(48.34%)、农村居民 2493 人(51.66%);男性 2182 人(45.21%)、女性 2644 人(54.79%);各年龄组中以 55～64 岁年龄组占比较大(27.85%);文化程度以初中(36.86%)、大专/本科及以上(23.41%)为主;职业以农民(39.43%)、工人(21.80%)为主,监测对象的人口学特征分布见表1。

表1 青岛市居民健康素养监测对象的人口学和社会学特征分布

人口学特征	组别	调查人数	构成比(%)	加权后构成比(%)
城乡	城市	2333	48.34	53.33
	农村	2493	51.66	46.67
性别	男	2182	45.21	49.28
	女	2644	54.79	50.72
年龄(岁)	15~24	184	3.81	13.69
	25~34	549	11.38	19.62
	35~44	803	16.64	19.11
	45~54	1077	22.32	21.84
	55~64	1344	27.85	18.16
	65~69	869	18.01	7.58
文化程度	小学及以下	927	19.21	12.50
	初中	1779	36.86	30.24
	高中/职高/中专	990	20.51	23.22
	大专/本科及以上	1130	23.41	34.03
职业	机关事业单位人员	339	7.02	8.85
	教师	116	2.40	2.68
	医务人员	65	1.35	1.64
	学生	106	2.20	7.05
	农民	1903	39.43	28.37
	工人	1052	21.80	20.98
	其他企业人员	816	16.91	22.02
	其他	429	8.89	8.40
合计		4826	100.00	100.00

(二)青岛市居民健康素养监测结果

1. 青岛市居民健康素养水平

2021年青岛市居民健康素养水平为27.80%,比2020年(24.38%)上升3.42个百分点。总体呈现以下特点:城市居民(34.09%)高于农村居民(20.61%);45岁以下年龄组高于45岁及以上年龄组;文化程度越高,健康素养水平越高;医务人员、教师和其他企业人员的健康素养水平高于其他职业。见表2。

表2 青岛市居民健康素养水平的人群分布(加权后)

调查内容	样本率(%)	加权率(%)	加权率95%CI(%)
城乡			
城市	30.18	34.09	28.13~40.60
农村	18.57	20.61	16.24~25.80
性别			
男	23.51	26.14	22.25~30.43
女	24.74	29.41	24.76~34.53

（续表）

调查内容		样本率（%）	加权率（%）	加权率 95%CI（%）
年龄（岁）				
	15～24	28.80	27.50	20.79～35.41
	25～34	31.15	32.74	27.53～38.42
	35～44	34.00	37.05	30.23～44.43
	45～54	22.84	24.93	20.08～30.51
	55～64	19.20	19.94	15.12～25.84
	65～69	19.10	19.28	15.16～24.20
文化程度				
	小学及以下	14.78	14.58	10.70～19.57
	初中	19.67	20.22	16.60～24.39
	高中/职高/中专	24.95	25.80	21.35～30.81
	大专/本科及以上	38.32	40.75	34.09～47.77
职业				
	机关事业单位人员	30.38	33.27	24.71～43.10
	教师	36.21	40.15	28.54～52.99
	医务人员	43.08	50.85	35.21～66.32
	学生	24.53	21.76	13.33～33.46
	农民	17.55	17.93	13.55～23.34
	工人	22.91	26.45	21.57～31.98
	其他企业人员	37.99	40.45	33.77～47.51
	其他	19.35	22.15	14.93～31.56
合计		24.18	27.80	23.93～32.03

2. 青岛市居民三个方面健康素养水平

2021 年青岛市居民三个方面健康素养水平：基本知识和理念素养水平为 39.41%（2020 年为 37.63%），健康生活方式与行为素养水平为 32.25%（2020 年为 29.91%），基本技能素养水平为 28.60%（2020 年为 31.57%）。其中，基本知识和理念素养、健康生活方式与行为素养高于 2020 年水平。见表3。

表3　青岛市居民健康知识、行为和技能素养水平（加权后）（%）

组别		基本知识和理念	健康生活方式与行为	基本技能
城乡				
	城市	48.40	37.23	36.01
	农村	29.14	26.56	20.13
性别				
	男	38.05	31.96	27.43
	女	40.73	32.53	29.72

（续表）

组别		基本知识和理念	健康生活方式与行为	基本技能
年龄组（岁）				
	15～24	42.38	36.51	32.51
	25～34	44.48	35.79	31.04
	35～44	49.94	38.92	34.65
	45～54	36.53	30.83	25.85
	55～64	29.26	24.10	23.29
	65～69	26.98	22.17	20.54
文化程度				
	小学及以下	20.15	19.63	14.24
	初中	28.76	25.91	21.87
	高中/职高/中专	39.04	29.61	29.04
	大专/本科及以上	56.20	44.32	39.54
职业				
	机关事业单位人员	46.98	37.89	30.92
	教师	54.41	42.18	37.28
	医务人员	55.13	46.85	39.89
	学生	39.17	31.81	27.57
	农民	25.07	22.16	17.80
	工人	35.43	31.95	27.67
	其他企业人员	54.99	42.54	41.19
	其他	41.32	28.49	27.78
合计		39.41	32.25	28.60

3. 青岛市居民六类健康素养水平

青岛市居民六类健康素养水平由高到低依次为：安全与急救素养 57.70%（2020 年 56.88%）、科学健康观素养 51.66%（2020 年 49.50%）、健康信息素养 39.70%（2020 年 39.75%）、慢性病防治素养 35.07%（2020 年 31.27%）、传染病防治素养 28.88%（2020 年 32.62%）、基本医疗素养 24.13%（2020 年 27.69%）。其中，慢性病防治素养水平提高幅度最大，相比 2020 年提高 3.8 个百分点，提高幅度为 12.15%，并由第五位提高到第四位。见表 4。

表 4　青岛市居民六类健康问题素养水平（加权后）（%）

组别		科学健康观	传染病防治	慢性病防治	安全与急救	基本医疗	健康信息
城乡							
	城市	62.86	30.73	43.18	64.49	25.05	47.79
	农村	38.87	26.77	25.80	49.94	23.08	30.46
性别							
	男	51.25	27.48	34.02	58.38	24.17	39.03
	女	52.07	30.24	36.09	57.04	24.10	40.35

（续表）

组别		科学健康观	传染病防治	慢性病防治	安全与急救	基本医疗	健康信息
年龄组（岁）							
	15～24	53.55	29.23	41.40	56.99	26.46	43.61
	25～34	59.48	29.75	39.92	64.12	24.30	44.58
	35～44	63.42	36.31	42.02	67.89	28.40	48.63
	45～54	47.75	27.73	31.39	58.51	24.57	36.43
	55～64	39.91	23.88	26.58	46.52	20.35	30.64
	65～69	37.86	22.55	24.49	41.09	16.54	28.55
文化程度							
	小学及以下	27.74	19.17	19.13	36.03	18.11	21.51
	初中	39.62	25.99	25.63	50.37	21.41	30.85
	高中/职高/中专	54.82	28.97	34.37	57.49	20.79	38.61
	大专/本科及以上	69.01	34.95	49.79	72.31	31.04	54.99
职业							
	机关事业单位人员	61.80	34.35	40.71	64.56	22.03	47.40
	教师	55.58	38.64	37.49	69.53	33.27	56.61
	医务人员	70.87	41.25	45.42	66.82	45.92	44.46
	学生	49.09	25.61	36.28	55.66	28.75	39.55
	农民	34.14	24.02	22.40	42.41	20.22	25.33
	工人	50.29	28.75	31.98	55.63	22.92	38.68
	其他企业人员	66.94	34.20	50.53	71.18	28.35	55.65
	其他	60.75	23.11	35.30	68.08	20.49	34.62
合计		51.66	28.88	35.07	57.70	24.13	39.70

三、结论与分析

（一）青岛市居民健康素养水平稳步提升，但地区分布不均衡

2021 年青岛市居民健康素养水平为 27.80％，意味着每 100 个 15～69 岁的人中，有 27 个人具备了基本的健康素养。较 2019 年、2020 年青岛市居民健康素养水平分别增加了 5.96 和 3.42 个百分点，且高于 2020 年全国 23.15％和山东省 22.02％的水平，呈现稳步上升态势，提前实现了《健康中国行动（2019—2030）》中提出"到 2022 年，全国居民健康素养水平不低于 22％"的目标；超过《健康青岛健康知识普及行动方案（2020—2022 年）》提出的 2021 年提升到 24％的目标。但与一线城市，如北京 36.40％（2020 年）、上海 35.57％（2020 年）、深圳 44.87％（2020 年）和同类城市，如宁波 33.21％（2020 年）相比还有很大的差距。

从城乡分布看，青岛市城区居民健康素养水平为 34.09％，农村居民健康素养水平为 20.61％，相比 2020 年（城市 31.08％，农村 18.37％），二者均有不同程度的提高，但城乡差距进一步增大。从总体情况来看，农村地区经济、文化、卫生条件、医疗卫生服务的覆盖率和可及程度仍然较低，农村地区依然是今后健康素养提升工作的重中之重。

（二）健康素养水平表现出明显的群体特征

从性别分布看，青岛市居民女性健康素养水平高于男性健康素养水平。从年龄分布看，居民健康素养水平随年龄增高而降低，35～44 岁年龄组人群健康素养水平最高，44 岁以后健康素养水平明显降低；从文化程度分布看，文化程度高者健康素养水平明显高于文化程度较低者；职业人群中，医务人员、教师健康

素养水平较高,而学生、农民健康素养水平较低。

监测结果提示,老年人、文化程度较低者、学生和农民是健康素养提升的重点人群。

(三)基本知识和理念素养相对较高,健康技能的传授是工作重点

监测结果显示,青岛市城乡居民基本知识和理念素养水平为39.41%,健康生活方式与行为素养水平为32.25%,基本技能素养水平为28.60%。与2020年相比,基本知识和理念素养、健康生活方式与行为素养水平均有不同程度的提升,健康技能素养水平略有波动。

监测结果呈现出知识水平高于行为、行为高于技能的特点,知识和理念的认同并不等同于健康行为和健康技能的养成,提示今后健康促进和健康教育工作要不仅要注重健康知识传播,而且要更加注重行为的改变,特别是技能的传授和培训。

(四)慢性病防治素养提升明显,传染病防治素养水平略有下降

六类健康素养中,青岛市居民安全与急救素养和科学健康观素养水平相对较高,分别为57.70%和51.66%;基本医疗素养和传染病防治素养较低,分别为24.13%和28.88%。与2020年相比,传染病防治素养稍有回落,慢性病防治素养增长幅度最大,为12.15%。

公众传染病防治素养水平与新冠肺炎疫情防控背景和公众自身传染病防治意识息息相关。当疫情防控处于应急状态时,铺天盖地的传染病防治知识宣传迅速提升了市民传染病防治素养水平,而疫情常态化防控期间,市民传染病防治意识下降,对传染病防治知识关注较少,造成传染病防治素养水平出现波动。

公众慢性病防治素养的提升,得益于近几年青岛市广泛开展的慢性病综合防控示范区和健康促进示范区建设,健康教育基地、健康场所等的创建也都为公众慢性病防治素养的提升打下了坚实的基础。

青岛市居民基本医疗素养水平较低,作为六类健康素养中的最薄弱环节,提示群众对寻医问药途径、科学就医和合理用药常识等方面的了解和利用亟须加强,居民低水平的基本医疗素养在一定程度上制约了城乡居民科学就医和合理用药行为。

四、工作建议

(一)优化"政府牵头、部门协作、群众参与"的健康教育工作机制,全力提升健康素养水平

居民健康素养水平是健康中国的重要衡量指标。

2019年6月,国务院发布《健康中国行动(2019—2030)》,明确提出"到2022年和2030年,全国居民健康素养水平分别不低于22%和30%"的目标。提升城乡居民健康素养水平是改善人民群众健康状况、推进健康中国建设的重要策略和措施。

健康素养水平的提升是一个社会系统工程。目前,青岛市居民健康素养水平为27.80%,较2019年、2020年监测结果虽有提高,但与一线城市相比仍然差距较大。青岛市政府下发的《"健康青岛2030"行动方案》中指出,"健康素养提升行动要建立完善政府牵头、部门协作、群众参与的健康教育工作机制,将健康元素全方位融入公众生产生活,以社区、农村、学校、机关和企事业单位为重点,以推进健康城市、健康村镇建设和开展健康促进示范区(市)创建活动为抓手,健全覆盖全市的居民健康素养和生活方式监测体系,形成适应不同人群、不同层次的健康教育方法和策略,面向广大城乡居民,广泛普及健康知识"。因此各级政府及成员部门要提高对健康教育与健康促进工作的重视,加大经费投入,为提升城乡居民的健康素养水平提供持续、稳定的政策保障。

(二)完善健康素养监测网络,健全健康素养监测体系

建立健康知识和技能核心信息发布制度,健全全市健康素养监测体系,即覆盖市、区(市)、街道(乡镇)、社区(村)四级的健康素养纵向监测网络和健康教育机构主导、其他政府部门密切配合的横向协调网络,保证健康素养监测长期、稳定开展。

建设全市健康素养监测信息网络,动态更新健康素养监测数据库。加强重点人群、重点疾病和重点健康问题的专项健康素养监测,完善健康素养监测基础数据。定期发布监测结果,针对监测中发现的问题,展开重点解读和宣传,引导健康传播的方向。通过连续监测,掌握人群健康素养的变化规律,评价卫生政策和健康教育工作效果,确定优先工作领域,为政府决策提供循证支持。

(三)加强重点地区、重点人群健康促进与教育工作

农村地区、老年人、文化水平较低者、农民和工人等人群的健康素养水平较低,能否有效干预是提高全市健康素养的关键。

提高农民健康素养是实施乡村振兴战略的重要基础,也是打赢农村脱贫攻坚战的重要保障。应充分整合现有健康促进项目,落实"将健康融入所有政策",明确主导部门和参与部门,强化结果导向和责任意识,形成农村健康素养促进合力,全方位开展农村

健康促进和健康教育行动。同时,加大对基层健康教育的政策扶持和资金投入,强化健康教育基础设施和专业队伍建设,增加业务指导和技术支持,提高基层健康科普服务配送能力和健康素养监测能力。

将中老年人作为健康素养促进工作的重点人群,研究制订针对不同疾病、不同健康问题的中老年人健康教育核心信息,不断创新提高中老年人健康素养的工作模式和技术方法。如健康信息和宣传材料通俗、易懂,语言简单、直白,加上高频次的健康干预,在一定程度上可强化对相关健康知识的掌握。

(四)将健康素养与信息化建设相结合,提高健康传播效果

健康素养的培育离不开健康信息传播渠道的建立和健康信息获取能力的提升。2018 年国务院办公厅印发的《关于促进"互联网＋医疗健康"发展的意见》指出"要建立网络科普平台,利用互联网提供健康科普知识精准教育,普及健康生活方式,提高居民自我健康管理能力和健康素养"。

当下的社交媒体已成为传播健康信息的核心渠道,由于健康知识的专业性,官方、权威性声音至关重要。各级卫生行政部门应牵头成立多元健康信息与支持服务网络,召集相关领域的专业人士,将传统媒体和新媒体融合,迅速、准确地向公众发布健康知识和动态。同时,向居民传授在不同信息获取渠道尤其是信息技术媒介渠道搜索、鉴别和核实健康信息的方法,减小"健康信息鸿沟"引发的风险。

(五)开展健康素养相关研究

开展健康素养实证研究,从健康素养与生命质量、人均期望寿命、疾病管理、健康结局之间的关系,健康素养对经济社会发展的贡献,健康素养对生活满意度、幸福感和福祉的意义和作用等方面进行研究,丰富健康素养促进工作的理论基础和实践经验。

开展健康素养测评工具研究,研制针对特定人群,如老年人、学生、流动人口、育龄妇女等人群,特定领域,如对公众健康影响较大的慢性非传染性疾病(如高血压、糖尿病、恶性肿瘤等),以及心理健康、中医等领域的健康素养测评工具。借鉴国外测评工具快速有效的优点,研制面向临床视角的健康素养测评工具,便于借助健康素养测评结果,更有针对性地进行临床健康教育。

青岛市成功打造全省首个国家级营养社区

青岛市卫生健康委员会

青岛市自 2021 年在崂山区启动国家营养社区试点创建工作以来,坚持目标导向、结果导向,以营养餐厅(食堂)、合理膳食行动、"三减四健"行动等为着力点,积极探索营养社区工作青岛模式。试点单位积极响应,承担创建任务,推动重点项目、关键措施落实到位,顺利通过中国疾病预防控制中心评估验收,成功创建全省首个国家级营养社区。

一、加强组织领导,建立健全工作制度

(一)强化组织领导。成立青岛市国家营养社区试点创建工作领导小组,由市卫生健康委牵头,教育、市场监管等多部门联合发力,镇街、企业、社区等多领域全面参与,从营养支持性环境、普及营养健康知识、打造营养单元、推动医防结合、关注重点人群等方面凝聚力量,全方位开展营养干预和促进合力。定期组织调研检查,深入一线,摸实情、出实策,加强过程评估和效果评估,全面推动营养社区创建工作取得实效。

(二)细化各级职责。将"营养社区"建设融入"健康城市"建设体系,制定并印发了《青岛市国家营养社区试点创建工作方案》,明确各级各单位的职责分工,细化工作措施,列明目标任务,责任压实到人,切实增强做好营养社区创建工作的责任感和使命感。

(三)营造浓厚气氛。以实现好、维护好、发展好人民群众健康权益为落脚点,综合运用各种手段,倡导、动员社会各界和社区居民的参与热情,提高人民群众营养意识、践行健康生活方式意识,营造"营养生活,人人参与"的良好氛围,不断提高居民营养素养水平。

二、创建细胞单元,摸索特色示范经验

(一)创建营养小区。建立小区健康档案和营养

保障体系,以营养家庭创建为载体,广泛开展营养教育、营养调查、营养互动等营养主题活动和知识宣传,提高人民群众的营养意识,增强小区内营养服务的可及性和公平性。在小区张贴展板和宣传海报50余份,楼梯宣传贴30余条,餐桌警示牌80余个,发放宣传折页3000余份,布置营养角2处,打造"营养长廊"1处,着力为小区居民打造处处见营养,营养入心间的营养小区。

(二)创建营养学校。以营养校园创建为依托,完善学校营养教育内容和形式,促进师生形成合理营养理念和合理膳食行为,并带动家庭成员营养健康行为的养成。加强学生用餐管理,试点学校自主研发推出全国首款中小学生"智能美食管家"系统,科学制定《四季食谱》,结合光盘行动,确保学生摄入营养均衡的膳食。加强营养健康教育,通过"食堂亦课堂"、四时田园等多种趣味活动,在校园张贴各类展板、宣传海报、宣传贴等近600张,打造营养角、营养墙、营养廊柱10余处,全方位塑造营养氛围。

(三)创建营养社区卫生室。充分发挥社区卫生室的资源优势,辅助营养健康信息大数据平台建设,实现营养促进。为相关人群提供营养咨询、指导和健康教育服务,实施门诊营养评估,并开展慢病等病人的营养管理,提供营养膳食建议。

(四)创建营养食堂(餐厅)。采用智能化膳食评估系统,通过鼓励"少油、少盐、少糖"的烹饪和蒸煮炖的加工方式、提供全谷物食物、水果和奶制品、不提供含糖饮料等系列措施,为就餐者提供营养均衡的膳食。定期开展从业人员培训,提高从业人员营养素养。高质量的营养餐厅(食堂)切实提高群众幸福感、获得感,把营养健康与合理膳食这件实事办到群众心坎里去。

下一步,青岛市将进一步总结崂山区国家营养社区试点创建经验,以点带面全面推进营养社区创建工作,多方位、多层面、多角度,逐步将营养社区创建工作在全市推开,为打造健康生活、健康运动、健康饮食、健康教育"四位一体"服务模式添砖加瓦。

统　计　资　料

2021 年青岛市卫生健康事业发展统计公报

2021年,全市卫生健康系统认真贯彻落实市委、市政府决策部署,统筹推进疫情防控和经济社会发展,全方位全周期维护人民健康和生命安全,圆满完成全年各项目标任务。

一、卫生资源

(一)医疗卫生机构数。2021年底,全市各级各类医疗卫生机构8574家。其中:医院346家,基层医疗卫生机构8095家,专业公共卫生机构95家,其他卫生机构38家。和2020年相比,全市各级各类医疗卫生机构增加43家。其中:医院减少11家,基层医疗卫生机构增加51家,专业公共卫生机构保持不变,其他卫生机构增加3家(图1)。

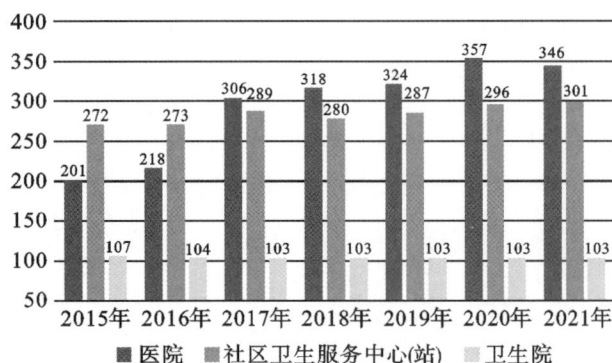

图1　全市主要医疗卫生机构数量及变化情况(单位:家)

按经济类型分:公立医疗卫生机构4232家(占全市49.36％)、民营医疗卫生机构4342家(占全市50.64％)。

按医院等级分:三级医院32家、二级医院125家、一级医院134家、未定级医院55家。

(二)床位数。2021年底,全市各级各类医疗卫生机构床位67748张。其中:医院57911张(占全市85.48％),基层医疗卫生机构8358张(占全市12.34％),专业公共卫生机构622张(占全市0.92％),其他卫生机构857张(占全市1.26％)。每千人口医疗卫生机构床位6.61张。和2020年相比,全市各级各类医疗卫生机构床位增加3325张,增幅为5.16％(图2)。其中:医院增加2459张,增幅为4.43％;基层医疗卫生机构增加561张,增幅为7.20％;专业公共卫生机构增加5张,增幅为0.81％;其他卫生机构增加300张,增幅为53.86％。每千人口医疗卫生机构床位增加0.21张,增幅为3.21％。

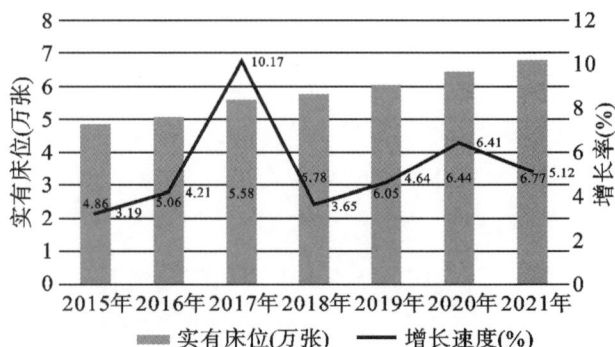

图2　全市医疗卫生机构床位数及增长率

按经济类型分:公立医疗卫生机构48212张(占全市71.16％),民营医疗卫生机构19536张(占全市

28.84%)。

按医院等级分:三级医院 30664 张(占全市 45.26%),二级医院 19667 张(占全市 29.03%),一级医院 5209 张(占全市 7.69%),未定级医院 2371 张(占全市 3.50%)。

(三)卫生人员数。2021 年底,全市各级各类医疗卫生机构卫生人员总数 115880 人。其中:卫生技术人员 97043 人,其他技术人员 5793 人,管理人员 6164 人,工勤技能人员 6423 人,乡村医生 3219 人,卫生员 15 人(图 3)。每千人口卫生技术人员 9.46 人,每千人口执业(助理)医师 3.90 人,每千人口注册护士 4.30 人。和 2020 年相比,全市各级各类医疗卫生机构卫生人员增加 1636 人,增幅为 1.43%。其中:卫生技术人员增加 2189 人,增幅为 2.31%;其他卫生技术人员增加 311 人,增幅为 5.67%;管理人员(仅从事管理人员)减少 884 人,减幅为 20.70%;工勤技能人员增加 738 人,增幅为 12.98%;乡村医生和卫生员减少 718 人,减幅为 18.17%(图 4)。每千人口卫生技术人员增加 0.04 人,每千人口执业(助理)医师减少 0.04 人,每千人口注册护士增加 0.05 人。

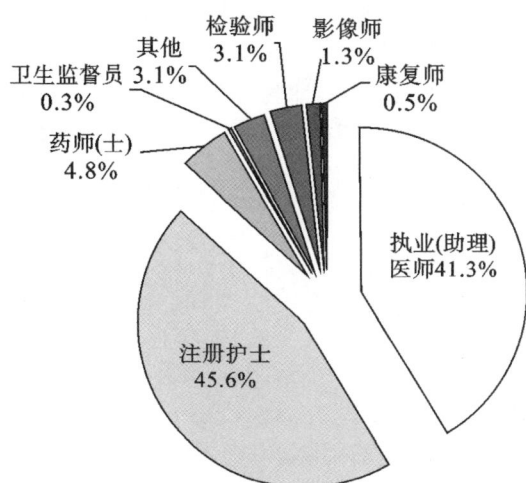

图 3 2021 年全市医疗卫生机构卫生技术人员构成情况

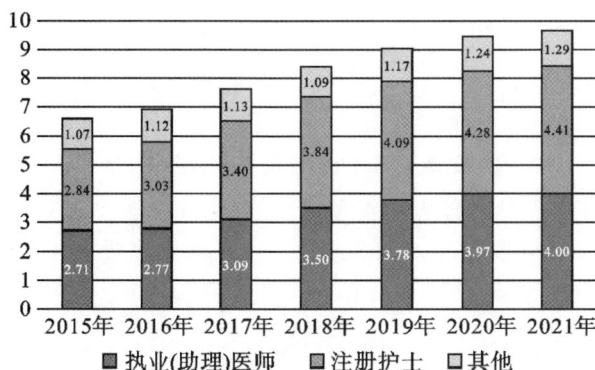

图 4 全市医疗卫生机构卫生技术人员及变化情况(单位:万人)

按机构类别分:医院卫生人员 71021 人(占全市 61.29%),基层医疗卫生机构 39063 人(占全市 33.71%),专业公共卫生机构 4229 人(占全市 3.65%),其他卫生机构 1567 人(占全市 1.35%)(图 5)。

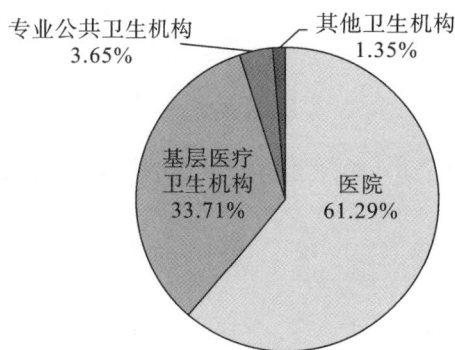

图 5 2021 年全市医疗卫生机构卫生人员分布情况

按经济类型分:公立医疗卫生机构卫生人员 75098 人(占全市 64.81%),民营医疗卫生机构卫生人员 40782 人(占全市 35.19%)。

按医院等级分:三级医院 42036 人(占全市 36.28%),二级医院 21093 人(占全市 18.20%),一级医院 5235 人(占全市 4.52%),未定级医院 2657 人(占全市 2.29%)。

二、医疗服务

(一)门诊量。2021 年全市各级各类医疗卫生机构总诊疗 8473.41 万人次。其中:医院 3549.89 万人次(占全市 41.89%),基层医疗卫生机构 4793.23 万人次(占全市 56.57%),专业公共卫生机构 119.54 万人次(占全市 1.41%),其他机构 10.75 万人次(占全市 0.13%)。和 2020 年相比,全市各级各类医疗卫生机构总诊疗增加 1742.68 万人次,增幅为 25.89%。其中:医院增加 747.38 万人次,增幅为 26.67%;基层医疗卫生机构增加 1000.53 万人次,增幅为 26.38%;专业公共卫生机构减少 4.92 万人次,减幅为 3.95%;其他机构减少 0.31 万人次,减幅为 2.80%(图 6)。

按经济类型分:公立医疗卫生机构总诊疗 5410.73 万人次(占全市 63.86%),民营医疗卫生机构 3062.68 万人次(占全市 36.14%)。

按医院等级分:三级医院总诊疗 2574.45 万人次(占全市 30.38%),二级医院 681.06 万人次(占全市 8.04%),一级医院 231.76 万人次(占全市 2.74%),未定级医院 62.62 万人次(占全市 0.74%)。

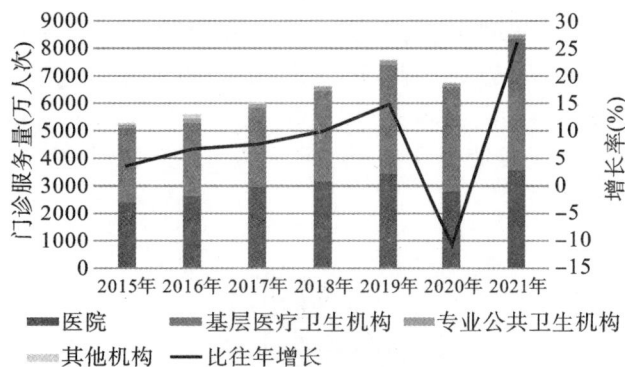

图 6 全市医疗卫生机构门诊服务量及增长率

（二）住院量。2021 年全市各级各类医疗卫生机构入院人数 158.99 万人。其中：医院 144.65 万人（占全市 90.98%），基层医疗卫生机构 13.08 万人（占全市 8.22%），专业公共卫生机构 1.22 万人（占全市 0.77%），其他机构 0.04 万人（占全市 0.03%）。和 2020 年相比，全市各级各类医疗卫生机构入院人数增加 20.34 万人，增幅为 14.67%。其中：医院增加 21.97 万人，增幅为 17.91%；基层医疗卫生机构减少 1.42 万人，减幅为 9.81%；专业公共卫生机构减少 0.23 万人，减幅为 15.57%；其他机构增加 0.01 万人，增幅为 43.23%（图 7）。

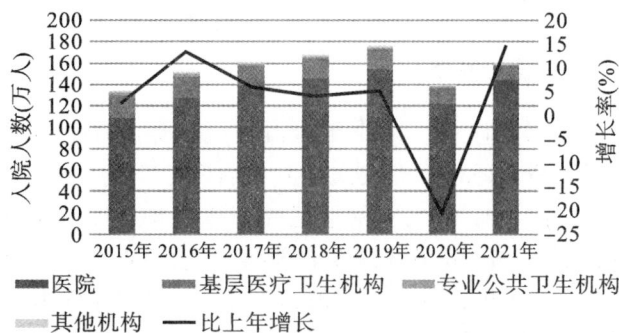

图 7 全市入院人数情况及增长率

按经济类型分：公立医疗卫生机构入院人数 138.34 万人（占全市 87.01%），民营医疗卫生机构 20.65 万人（占全市 12.99%）。

按医院等级分：三级医院入院人数 106.35 万人（占全市 66.89%），二级医院 29.35 万人（占全市 18.46%），一级医院 6.37 万人（占全市 4.01%），未定级医院 2.58 万人（占全市 1.62%）。

（三）医院医师工作负荷。2021 年，全市医院医师日均担负诊疗 6.7 人次、住院 1.7 床日。其中：公立医院医师日均担负诊疗 7.6 人次、住院 1.8 床日（表 1）。

表 1 医院医师担负工作量

机构类别	医师人均全年担负		医师人均每日担负	
	诊疗人次	住院床日	诊疗人次	住院床日
医院	1667.1	628.3	6.7	1.7
按医院等级分：三级医院	1975.2	643.9	7.9	1.8
二级医院	1181.6	718	4.7	2
一级医院	1286.9	318.8	5.1	0.9
按经济类型分：公立医院	1888.6	650.9	7.6	1.8
民营医院	931.8	553	3.7	1.5

（四）床位使用。2021 年，全市医疗卫生机构病床使用率为 63.77%。其中：医院 67.96%，基层医疗卫生机构 39.06%；全市医疗卫生机构出院者平均住院日为 8.7 天，其中：医院 8.8 天，基层医疗卫生机构 8.0 天。和 2020 年相比，全市医疗卫生机构病床使用率增加 4.32 个百分点，其中：医院增加 5.04 个百分点，基层医疗卫生机构降低 0.84 个百分点。全市出院者平均住院日保持不变，其中医院减少 0.1 天、基层医疗卫生机构增加 1 天。

按经济类型分：病床使用率：公立医疗卫生机构 68.82%、民营医疗卫生机构 48.41%；出院者平均住院日：公立医疗卫生机构 8.4 天、民营医疗卫生机构 10.6 天。

按医院等级分：病床使用率：三级医院 78.27%、二级医院 61.20%、一级医院 38.66%；出院者平均住院日：三级医院 7.8 天、二级医院 12.4 天、一级医院 8.2 天。

三、病人医药费用

（一）医院病人医药费用。2021 年，医院次均门诊费用 327.6 元，按当年价格，比 2020 年降低 4.07%；人均住院费用 13555.3 元，按当年价格，比 2020 年增长 0.39%；出院者平均每日住院医疗费用 1540.9 元。

（二）基层医疗卫生机构病人医药费用。2021 年，社区卫生服务中心次均门诊费用 142.3 元，按当年价格，比 2020 年降低 5.76%；人均住院费用 4389.6 元，按当年价格，比 2020 年增长 14.04%。卫生院次均门诊费用 105.4 元，按当年价格，比 2020 年增长 3.43%；人均住院费用 3683.1 元，按当年价格，比 2020 年增长 11.49%；出院者平均每日住院医疗费用

465.2 元。

四、中医药服务

（一）中医类医疗机构、床位及人员数。2021 年底,全市中医类医疗卫生机构 734 家,比 2020 年增加 10 家。其中:中医类医院 47 家(三级医院 3 家、二级医院 20 家、一级医院 18 家、未定级医院 6 家),中医类门诊部、诊所、卫生所、医务室 687 家。与 2020 年相比,中医类医院数量不变,中医类门诊部及诊所增加 10 家。

2021 年底,全市中医类医疗卫生机构床位 10301 张,比 2020 年增加 207 张。

2021 年底,全市中医类医疗卫生机构卫生人员 11233 人,比 2020 年增加 107 人(增长 0.96%)。其中:执业(助理)医师 4153 人,注册护士 4149 人。

（二）中医医疗服务。2021 年,全市中医类医院总诊疗 391.19 万人次,中医类门诊部及诊所总诊疗 309.75 万人次。

2021 年,全市中医类医院出院人数 16.02 万人。

五、疾病控制与公共卫生

（一）免疫规划情况。2021 年,国家平台接种率监测系统显示,全省常规免疫卡介苗接种率 99.77%,乙型肝炎疫苗接种率 99.91%,脊髓灰质炎疫苗接种率 99.90%,麻疹类疫苗接种率 99.92%,百白破三联疫苗接种率 99.89%,流脑疫苗接种率 99.90%,乙脑疫苗接种率 99.88%,甲肝疫苗接种率 99.85%。

（二）地方病防治。2021 年全市 8～10 岁儿童尿碘中位数 183.79 μg/L;碘缺乏县(市、区)10 个;饮水型地方性氟中毒县(市、区)7 个。

六、妇幼卫生

（一）妇幼保健。2021 年底,孕产妇系统管理率 96.38%,3 岁以下儿童系统管理率 95.70%,7 岁以下儿童健康管理率 95.74%。

（二）孕产妇死亡率。据妇幼卫生监测,2021 年,孕产妇死亡率为 4.85/10 万,比 2020 年上升 0.59/10 万。

（三）5 岁以下儿童死亡率。据妇幼卫生监测,2021 年,全市婴儿死亡率 1.75‰、5 岁以下儿童死亡率 2.61‰,比 2020 年分别上升 0.08 个和 0.24 个千分点。

（四）国家免费孕前优生项目。2021 年,全市为 53659 人提供了孕前优生健康检查服务,国家免费孕前优生目标人群覆盖率达 97.66%。

（五）婚前检查保健。2021 年,全市婚前医学检查率为 80.83%。全市完成计划生育技术服务 133752 例,免费计划生育技术服务覆盖率达 97%。

（六）妇女病查治。2021 年,全市共进行宫颈癌检查 194465 人,乳腺癌检查 195998 人。

七、食品安全与卫生监督

（一）食品安全风险监测。2021 年,全市食源性疾病监测哨点医院数量达到 166 家,监测网络延伸至全部乡镇级行政区域,食品中化学污染物及有害因素监测实现所有县级行政区域全覆盖,在全市范围内推进食源性疾病监测县乡村一体化试点工作。全年食品污染物及有害因素累计监测样品 2152 份、报告食源性疾病病例 22800 例、调查处置食源性疾病暴发事件 106 起。

（二）公共场所卫生监督。2021 年,全市公共场所卫生被监督单位 10317 家,从业人员 59767 人,持健康合格证明人数占 98.6%。经常性卫生监督 17624 家次,监督覆盖率为 100%,依法查处案件 1250 件。

（三）生活饮用水卫生监督。2021 年,全市生活饮用水卫生(供水)被监督单位 176 家,从业人员 1285 人,持健康合格证明人数占 97.59%。经常性卫生监督 293 家次,监督覆盖率为 100%,依法查处案件 31 件。

（四）消毒产品生产企业及餐饮具集中消毒单位卫生监督。2021 年,全市消毒产品被监督单位 149 家,从业人员 1545 人,持消毒产品卫生安全评价报告数 105 个。经常性卫生监督 358 家次,依法查处案件 53 件。2021 年全市餐饮具集中消毒单位 20 家,监督覆盖率 100%,监督检查 95 家次,依法查处案件 18 件。

（五）医疗卫生、采供血和传染病防治监督。2021 年,医疗卫生经常性卫生监督 13060 家次,监督覆盖率 99.79%,依法查处案件 873 件。全市采供血被监督单位 1 家,经常性卫生监督 2 家次,监督覆盖率 100%。传染病防治被监督单位 7737 家,经常性卫生监督 13372 家次,监督覆盖率 99.97%,依法查处案件 829 件。

八、人口家庭

（一）落实生育政策,推动全市人口均衡发展。2021 年出生人口 5.68 万人,出生率为 6.76‰,二孩占比为 44.77％,出生人口性别比为 107.69。妇幼健康服务积极推进,生育全程服务得到加强,母婴设施建设扎实推进,协调相关部门促进托育、学前教育、就业、住房、税收等相关经济社会政策与生育政策配套衔接。

(二)计划生育家庭奖励和扶助政策。2021 年计划生育家庭奖励和扶助"两项制度"共投入资金 5.02 亿元,比上年增加 0.81 亿元;农村部分计划生育家庭奖励扶助制度受益 32.09 万人;计划生育家庭特别扶助制度受益 1.89 万人。

九、老年人口信息

2021 年,全市卫生健康系统认真贯彻落实新时代老龄工作重要任务,以老年人健康服务需求为导向,加快推进老年健康服务体系建设,老年人健康服务需求得到进一步满足。

(一)建成"医办养"和"养办医"型的医养结合养老机构 181 家,数量占全省的五分之一。其中:市级发证 4 家,区(市)发证 177 家,总床位数 2.48 万张。

(二)全市各级医疗机构开通老年人绿色通道,老年人享受挂号、就诊、化验、检查、交费、取药"六优先"服务。

(三)实施老年健康促进行动,建成 28 家市级老年友善医疗机构,建立安宁疗护示范中心 5 个、安宁疗护实践基地 20 个。

注解:

(1)医疗卫生机构包括医院、基层医疗卫生机构、专业公共卫生机构、其他医疗卫生机构。

(2)公立医院指经济类型为国有和集体办的医院(含政府办医院)。

(3)民营医院指公立医院以外的其他医院,包括联营、股份合作、私营、台港澳投资和外国投资等医院。

(4)基层医疗卫生机构包括社区卫生服务中心(站)、街道卫生院、乡镇卫生院、村卫生室、门诊部、诊所(医务室)。

(5)专业公共卫生机构包括疾病预防控制中心、专科疾病防治机构、妇幼保健机构、健康教育机构、急救中心(站)、采供血机构、卫生监督机构、计划生育技术服务机构。

(6)政府办医疗卫生机构指卫生、教育、民政、公安、司法、兵团等行政部门举办的医疗卫生机构。

(7)中医类医疗卫生机构包括中医、中西医结合、民族医的医院、门诊部、诊所及科研机构。

(8)卫生人员包括卫生技术人员、乡村医生和卫生员、其他技术人员、管理人员、工勤技能人员。按在岗职工数统计,包括在编、合同制、返聘和临聘半年以上人员。

(9)卫生技术人员包括执业医师、执业助理医师、注册护士、药师(士)、检验及影像技师(士)、卫生监督员和见习医(药、护、技)师(士)等卫生专业人员,包括从事临床或监督工作并同时从事管理工作的人员(如院长、书记等)。

(10)每千人口卫生技术人员数、执业(助理)医师数、注册护士数、医疗卫生机构床位数均按常住人口计算。

2021 年青岛市医疗卫生机构、床位、人员数

机构分类	机构个数	编制床位数	实有床位数	在岗职工 编制人数	在岗职工 合计	卫生技术人员 小计	执业(助理)医师 小计	执业医师	注册护士	药师(士)	技师(士) 小计	检验师	影像师	康复师	卫生监督员	其他 小计	其他 见习医师	其他技术人员	管理人员 小计	仅从事管理的人员	工勤技能人员
总计	8574	67897	67748	68041	115880	97043	39969	35393	44078	4670	5077	2960	1277	503	267	2982	473	5793	6164	3387	6423
一、医院	346	57381	57911	50898	71021	61012	21473	20505	31278	3048	3483	1920	882	450	0	1730	282	3472	4143	2143	4394
综合医院	175	32832	32914	33479	45381	39619	14216	13706	20192	1842	2157	1221	612	177	0	1212	150	2039	2625	1291	2432
中医医院	43	6799	7341	7546	9004	7755	2906	2721	3593	540	470	233	105	96	0	246	91	468	397	224	557
中西医结合医院	4	560	501	694	714	594	218	213	259	68	36	21	11	4	0	13	4	59	80	34	27
专科医院	116	15894	15834	9139	15637	12880	4096	3832	7120	589	816	444	153	171	0	259	37	906	1028	592	1259
护理院(中心)	8	1296	1321	40	285	164	37	33	114	9	4	1	1	2	0	0	0	0	13	2	119
二、基层医疗卫生机构	8095	8666	8358	12203	39063	32022	17091	13556	11671	1505	1028	605	350	33	0	727	119	1637	1407	777	1393
社区卫生服务中心(站)	301	1317	949	2484	7362	6161	2812	2487	2353	567	281	173	90	11	0	148	10	601	429	213	387
社区卫生服务中心	95	1296	639	2054	4483	3712	1628	1428	1433	336	211	125	72	10	0	104	8	395	258	129	247
社区卫生服务站	206	21	310	430	2879	2449	1184	1059	920	231	70	48	18	1	0	44	2	206	171	84	140
卫生院	103	7329	7130	7570	8655	7436	3043	2558	2794	594	524	327	174	12	0	481	89	644	400	204	371
村卫生室	3988	—	0	—	5352	2120	2000	544	116	4	0	0	0	0	—	0	0	0	0	0	0
门诊部	404	0	143	1375	6833	5636	2753	2375	2416	207	193	99	72	2	0	67	15	346	461	289	562
诊所、卫生所、医务室	3299	20	136	774	10861	10669	6483	5592	3992	133	30	6	14	8	0	31	5	46	117	71	73

(续表)

机构分类	机构个数	编制床位数	实有床位数	编制人数	在岗职工 合计	卫生技术人员 小计	执业(助理)医师 小计	执业医师	注册护士	药师(士)	技师(士) 小计	检验师	影像师	康复师	卫生监督员	其他 小计	见习医师	其他技术人员	管理人员 小计	仅从事管理的人员	工勤技能人员
三、专业公共卫生机构	95	765	622	4009	4229	3162	1194	1134	845	95	320	228	29	0	265	443	68	446	470	375	246
疾病预防控制中心	41	0	0	1673	1398	967	501	491	56	14	126	118	6	0	3	267	44	209	223	197	25
专科疾病防治院(所,站)	6	264	224	300	271	210	90	84	73	15	16	14	2	0	0	16	3	15	25	10	36
妇幼保健机构	12	501	398	953	1534	1249	479	445	532	64	116	91	20	0	0	58	21	126	98	72	87
急救中心(站)	7	0	0	253	247	167	63	59	97	1	5	5	0	0	0	1	0	18	15	6	56
采供血机构	1	0	0	231	251	186	49	49	80	1	56	0	0	0	0	0	0	32	14	14	19
卫生监督所(中心)	12	0	0	518	441	354	0	0	0	0	0	0	0	0	262	92	0	11	70	58	18
计划生育技术服务机构	16	0	0	81	87	29	12	6	7	0	1	0	1	0	0	9	0	35	25	18	5
四、其他卫生机构	38	1085	857	931	1567	847	211	198	284	22	246	207	16	20	2	82	4	238	144	92	390
康复医疗机构	5	1085	857	785	598	324	135	130	134	10	34	14	5	13	0	11	1	85	53	23	166
临床检验中心(所,站)	14	0	0	116	561	266	33	28	20	1	181	173	7	0	2	29	3	93	69	56	146
医疗辅助性机构	6	0	0	0	190	93	5	5	43	2	18	18	0	0	0	25	0	45	11	8	44
其他	13	0	0	30	218	164	38	35	87	9	13	2	4	7	0	17	0	15	11	5	34

注:1. 本表在岗职工口径为卫生技术人员＋其他技术人员＋管理人员＋工勤技能人员;

2. 卫生技术人员口径为执业医师＋执业助理医师＋注册护士＋注册药师(士)＋技师(士)＋药师(士)＋其他卫生技术人员;

3. 技师(士)口径为检验技师(士)＋影像技师(士)＋康复技师(士);

4. 本表人员合计中包括乡村医生3217人,卫生员15人和诊所乡村医师数(助理医师,注册护士数);不含乡镇卫生院在村卫生室工作的执业(助理医师,注册护士数。

2021 年青岛市医疗卫生机构收入与支出

机构分类	总收入(万元)						总费用(万元)							
	总计	财政拨款收入	事业收入			上级补助收入	总计	业务活动费	单位管理费	业务活动费用和单位管理费用中				
			小计	医疗收入						财政基本拨款经费	财政项目拨款经费	科教经费	人员费用	药品费
				小计	药品收入									
总计	4597533.3	768989.4	3658450.8	3620579.2	1149683.1	26615.2	4351504.4	3679831.2	400072.6	231254.4	165555.6	13495.5	1703587.1	1041902.8
一、医院	3559483.6	377481.8	3154938.2	3142378.8	876885.2	6829.4	3437255.8	3024874.0	350603.9	153066.0	106037.8	13486.8	1321862.5	825445.4
综合医院	2593471.9	245622.6	2299371.8	2291098.6	641499.6	6688.3	2508166.3	2257382.5	218309.7	103982.1	68414.9	4054.9	951254.2	614710.5
中医院	327787.6	31720.1	291832.9	291716.0	99158.5	0.0	340066.2	302101.1	35036.8	20835.6	9461.1	233.9	147191.8	89568.6
中西结合医院	19898.5	4179.4	14945.6	14945.6	6703.8	0.0	20181.5	16914.3	2632.9	1697.5	648.6	0.0	8040.3	5892.6
专科医院	652609.7	95547.0	544456.1	540286.8	128389.2	141.1	565623.4	446595.2	93317.7	26305.2	27513.2	9198.0	214435.1	114945.9
护理院(中心)	5715.9	412.7	4331.8	4331.8	1134.1	0.0	3218.4	1880.9	1306.8	245.6	0.0	0.0	941.1	327.8
二、基层医疗卫生机构	734538.5	216090.5	459891.5	449311.0	267448.2	17199.1	665657.3	459878.5	23165.0	683.5	0.0	7.9	286612.3	210932.7
社区卫生服务中心(站)	230538.7	66374.2	156757.8	153057.0	127432.8	2632.6	223712.6	207246.4	8710.0	0.0	0.0	7.9	65792.2	85936.4
社区卫生服务中心	151227.1	58581.5	85768.3	83457.1	63785.0	2520.9	148299.0	139772.7	5096.4	0.0	0.0	0.0	48460.5	52405.0
社区卫生服务站	79311.6	7792.7	70989.5	69599.9	63647.8	111.7	75413.6	67473.7	3613.6	0.0	0.0	7.9	17331.7	33531.4
卫生院	273020.8	147716.3	113548.7	113548.3	56091.9	1835.6	269221.0	251927.1	14253.2	0.0	0.0	0.0	139790.0	54726.2
村卫生室	37085.5	—	23831.7	16952.4	12935.5	12230.9	28161.2	—	—	—	—	—	14699.4	12379.3
门诊部	93311.0	0.0	87543.0	87543.0	23898.7	0.0	69724.4	0.0	0.0	0.0	0.0	0.0	29846.8	26900.5
诊所、卫生所、医务室	100582.5	2000.0	78210.3	78210.3	47089.3	500.0	74838.1	705.0	201.8	683.5	0.0	0.0	36483.9	30990.3

(续表)

机构分类	总收入(万元)						总费用(万元)							
	总计	财政拨款收入	事业收入			上级补助收入	总计	业务活动费	单位管理费	业务活动费用和单位管理费用中				
			小计	医疗收入						财政基本拨款经费	财政项目拨款经费	科教经费	人员费用	药品费
				小计	药品收入									
三、专业公共卫生机构	196979.9	167016.5	26675.8	22162.0	5183.9	1255.4	186278.3	167173.7	14963.7	70960.1	58855.9	0.0	75596.3	5201.8
疾病预防控制中心	106291.4	100707.4	4426.7	0.0	0.0	44.1	92302.1	81784.4	8377.1	38183.2	30867.3	0.0	29093.4	0.0
专科疾病防治院(所、站)	5557.0	2603.2	2896.3	2896.3	1045.8	0.0	5624.1	4597.6	1022.1	1967.7	596.9	0.0	2976.1	1004.9
妇幼保健院(所、站)	42435.4	21657.7	19265.7	19265.7	4138.1	1085.4	45035.8	41654.4	3358.7	13519.6	6345.0	0.0	23531.9	4196.9
急救中心(站)	11376.1	11308.3	0.0	0.0	0.0	0.0	11376.1	11308.3	67.8	4705.2	6603.1	0.0	3851.8	0.0
采供血机构	15420.7	15324.5	87.1	0.0	0.0	0.0	14793.5	12957.8	1834.0	1834.0	12957.8	0.0	5110.6	0.0
卫生监督所(中心)	13637.4	13579.4	0.0	0.0	0.0	0.0	15053.5	13569.6	37.7	10225.2	1383.8	0.0	10150.5	0.0
计划生育技术服务机构	2261.9	1836.0	0.0	0.0	0.0	125.9	2093.2	1301.6	266.3	525.2	102.0	0.0	882.0	0.0
四、其他卫生机构	66531.3	8400.6	16945.3	6727.4	165.8	1331.3	62313.0	27905.0	11340.0	6544.8	661.9	0.8	19516.0	322.9
康复医疗机构	20859.2	6616.0	8091.5	6727.4	165.8	1260.0	22506.6	13841.6	7126.9	6544.8	661.9	0.8	12208.2	322.9
临床检验中心(所、站)	33949.4	0.0	7866.2	0.0	0.0	66.8	28636.7	9754.9	2538.7	0.0	0.0	0.0	4798.8	0.0
医疗辅助性机构	6283.7	0.0	0.0	0.0	0.0	4.5	5574.4	1345.2	1027.7	0.0	0.0	0.0	759.4	0.0
其他	5439.0	1784.6	987.6	0.0	0.0	0.0	5595.3	2963.3	646.7	0.0	0.0	0.0	1749.6	0.0

2021年青岛市医疗卫生机构门诊服务情况

机构分类	总诊疗人次数（不包含核酸检测人次数）小计	门、急诊人次 小计	门诊人次	急诊人次 小计	急诊人次 死亡人数	家庭卫生服务人次数	预约诊疗人次数	外籍患者诊疗人次数	核酸检测人次数 小计	其中:挂号(或收费)的核酸检测人次数	互联网诊疗服务人次数 小计	远程医疗服务人次数	互联网诊察服务人次数 小计	其中:互联网+家庭医生签约服务人次数	观察室留观病例数 小计	观察室留观病例数 死亡人数	健康检查人数	上级医院向下转诊人次数	向上级医院转诊人次数	中医治未病服务人次数	急诊死亡率(%)	观察室病死率(%)	预约诊疗人次占总诊疗人次百分比(%)
总计	84734115	79558708	75776194	3782514	4977	1945820	11448249	37142	14203599	5503308	281582	77500	59455	24126	229272	2060	4295284	10612	24546	333927	0.13	0.90	13.51
一、医院	35498921	34350399	30960680	3389719	4862	123581	11278992	37139	12121838	5256400	143430	77500	59451	24122	200940	2060	2089101	0	0	0	0.14	1.03	31.77
综合医院	25240033	24645875	22016142	2629733	3965	101563	818755	18084	7870239	4251892	109358	55791	50140	24044	154704	1672	1465242	0	0	0	0.15	1.08	32.96
中医医院	3763951	3332742	2973481	359261	890	7547	944903	13	2213056	500573	18003	17007	808	78	28710	253	475072	0	0	0	0.25	0.88	25.24
中西医结合医院	147965	146672	135436	11236	7	0	29662	3	13691	12886	229	0	229	0	495	40	2105	0	0	0	0.06	8.08	20.05
专科医院	6300701	6194614	5805325	389289	0	2595	1980301	19039	2024852	491049	15840	4702	8274	0	16671	95	145970	0	0	0	0.00	0.57	31.43
护理院(中心)	46271	30496	30296	200	0	11876	371	0	0	0	0	0	0	0	360	0	712	0	0	0	0.00	0.00	0.80
二、基层医疗卫生机构	47932298	43998520	43784106	214414	115	1822239	2341	0	1949753	235936	138148	0	0	0	23874	0	1935514	10612	24546	333927	0.05	0.00	0.00
社区卫生服务中心(站)	9891215	8924934	8829884	95050	2	906581	0	0	755079	29094	26073	0	0	0	3006	0	592556	8267	17566	269839	0.00	0.00	0.00
社区卫生服务中心	5636252	4957728	4924861	32867	0	649805	0	0	752989	29094	24275	0	0	0	2586	0	357579	7389	10402	191831	0.00	0.00	0.00
社区卫生服务站	4254963	3967206	3905023	62183	2	256776	0	0	2090	0	1798	0	0	0	420	0	234977	878	7164	78008	0.00	0.00	0.00
卫生院	6514829	5605385	5486021	119364	113	912678	0	0	1194674	206842	3825	0	0	0	20868	0	484769	2345	6980	64088	0.09	0.00	0.00
村卫生室	10295268	9886408	9886408	—	—	—	0	0	0	0	0	—	0	0	0	0	—	0	0	0	—	—	0.00
门诊部	3001588	2104682	2104682	0	0	0	2341	0	0	0	8323	0	0	0	0	0	857874	0	0	0	0.00	0.00	0.00
诊所、卫生所、医务室	18229398	17477111	17477111	0	0	2980	0	0	0	0	24927	0	0	0	0	0	315	0	0	0	—	0.00	0.00
三、专业公共卫生机构	1195402	1163273	984892	178381	0	0	160247	3	119008	10972	4	4	4	4	4458	0	179738	0	0	0	0.00	0.00	0.00
专科疾病防治院(所、站)	53584	53584	53584	0	0	0	502	0	0	0	0	0	0	0	0	0	271	0	0	0	—	—	0.00
妇幼保健院(所、站)	968292	936163	931308	4855	0	0	159745	3	119008	10972	4	4	4	4	4458	0	179467	0	0	0	0.00	0.00	0.00
急救中心(站)	173526	173526	0	173526	0	0	0	0	0	0	0	0	0	0	0	0	0	0	0	0	0.00	—	0.00
四、其他机构	107494	46516	46516	0	0	0	6469	0	13000	0	0	0	0	0	0	0	90931	0	0	0	—	0.00	0.00
疗养院	107494	46516	46516	0	0	0	6469	0	13000	0	0	0	0	0	0	0	90931	0	0	0	—	0.00	0.00

2021年青岛市医疗卫生机构住院服务情况

机构分类	入院人数	出院人数小计	出院人数死亡	转往基层医疗卫生机构人数	基层转入医院人数	外籍患者出院人数	其中:按病种付费出院人数	规范实施临床路径管理的出院人数	住院病人手术人次数	每百门急诊的入院人数	死亡率(%)	医院向基层医疗卫生机构转诊率(%)	基层医疗卫生机构向医院转诊率(%)
总计	1589918	1583289	8084	3850	2755	845	141952	595347	605326	3.18	0.51	0.24	0.17
一、医院	1446507	1441575	8067	3846	0	845	141951	591519	595116	4.21	0.56	0.27	0.00
综合医院	1040742	1037045	5521	2374	0	760	107280	489566	463103	4.22	0.53	0.23	0.00
中医医院	150109	152593	1637	799	0	2	980	49116	29019	4.50	1.07	0.52	0.00
中西医结合医院	7599	7563	182	348	0	2	280	2576	742	5.18	2.41	4.60	0.00
专科医院	242183	238489	658	125	0	81	33411	50261	102252	3.91	0.28	0.05	0.00
护理院(中心)	5874	5885	69	200	0	0	0	0	0	19.26	1.17	3.40	2.13
二、基层医疗卫生机构	130765	129153	17	0	2755	2755	0	2755	7053	0.89	0.01	0.00	0.11
社区卫生服务中心(站)	7251	7223	0	0	8	0	0	0	389	0.08	0.00	0.00	0.12
社区卫生服务中心	6940	6912	0	4	8	0	0	0	389	0.14	0.00	0.00	0.00
社区卫生服务站	311	311	0	0	0	0	0	0	0	0.01	0.00	0.00	0.00
卫生院	121825	120241	17	0	2747	0	0	0	6664	2.17	0.01	0.00	2.28
门诊部	1676	1676	0	0	0	0	0	0	0	—	0.00	0.00	0.00
诊所、卫生所、医务室	13	13	0	0	0	0	0	0	0	0.25	0.00	0.00	0.00
三、专业公共卫生机构	12202	12124	0	4	0	0	1	3828	3157	1.23	0.00	0.03	0.00
专科疾病防治院(所、站)	1845	1806	0	0	0	0	0	0	0	3.44	0.00	0.00	0.00
妇幼保健院(所、站)	10357	10318	0	4	0	0	1	3828	3157	1.11	0.00	0.04	0.00
四、其他机构	444	437	0	0	0	0	0	0	0	0.95	0.00	0.00	0.00
疗养院	444	437	0	0	0	0	0	0	0	0.95	0.00	0.00	0.00

2021 年青岛市医疗卫生机构病床使用情况

机构分类	实际开放总床位（床日）	平均开放病床数（张）	实际占用总床日数（床日）	出院者占用总床日数	观察床数（张）	全年开设家庭病床总数（张）	病床周转次数	病床工作日（日）	病床使用率（%）	出院者平均住院日
总计	22865088	62644	14581979	13810489	1861	4310	25.3	232.8	63.77	8.7
一、医院	19692595	53952	13382258	12681428	1278	1181	26.7	248.0	67.96	8.8
综合医院	11582481	31733	7940535	7817886	903	1002	32.7	250.2	68.56	7.5
中医医院	2490225	6823	1637712	1555658	174	48	22.4	240.0	65.77	10.2
中西医结合医院	182823	501	91841	89468	9	0	15.1	183.4	50.23	11.8
专科医院	4991351	13675	3469854	3013653	167	1	17.4	253.7	69.52	12.6
护理院（中心）	445715	1221	242316	204763	25	130	4.8	198.4	54.37	34.8
二、基层医疗卫生机构	2777468	7610	1084885	1032709	567	3129	17.0	142.6	39.06	8.0
社区卫生服务中心（站）	236146	647	93147	80642	350	2562	11.2	144.0	39.44	11.2
社区卫生服务中心	198060	543	74266	66141	207	713	12.7	136.9	37.50	9.6
社区卫生服务站	38086	104	18881	14501	143	1849	3.0	180.9	49.57	46.6
卫生院	2540937	6961	991725	952054	217	567	17.3	142.5	39.03	7.9
三、专业公共卫生机构	227825	624	86895	84768	16	0	19.4	139.2	38.14	7.0
专科疾病防治院（所、站）	81760	224	46793	41866	10	0	8.1	208.9	57.23	23.2
妇幼保健院（所、站）	146065	400	40102	42902	6	0	25.8	100.2	27.45	4.2
四、其他机构	167200	458	27941	11584	0	0	1.0	61.0	16.71	26.5
疗养院	167200	458	27941	11584	0	0	1.0	61.0	16.71	26.5

2021 年青岛市孕产妇保健和健康情况表

代号	指标名称	本期值
一	活产数（人）	61801
1.1	男	32039
1.2	女	29762
1.3	性别不明	0
二	产妇数（人）	61206
三	孕产妇保健管理情况（人）	—
3.1	产妇早孕建册人数	60130
3.2	产妇产前检查人数	61127
3.3	产妇产前检查 5 次及以上人数	59762
3.4	产妇孕早期产前检查人数	60130
3.5	产妇孕产期血红蛋白检测人数	61206
3.6	产妇孕产期贫血人数	1656
3.7	产妇艾滋病病毒检测人数	71884
3.8	产妇梅毒检测人数	71884
3.9	产妇乙肝表面抗原检测人数	71884
3.10	孕产妇产前筛查人数	60699
3.11	孕产妇产前筛查高危人数	7395
3.12	孕产妇产前诊断人数	36154
3.13	孕产妇产前诊断确诊人数	6234
3.14	产妇产后访视人数	60055
3.15	产妇系统管理人数	59565
四	接生情况（人）	—
4.1	住院分娩活产数	61800
4.2	剖宫产活产数	24028
五	孕产妇死亡情况（人）	—
5.1	孕产妇死亡人数	3
5.1.1	其中:孕产妇产科出血死亡人数	0
5.1.1.1	孕产妇妊娠高血压疾病死亡人数	0
5.1.1.2	孕产妇内科合并症死亡人数	0

（续表）

代号	指标名称	本期值
5.1.1.3	孕产妇羊水栓塞死亡人数	0
5.1.1.4	孕产妇其他原因死亡人数	3
六	围产儿情况（人）	—
6.1	低出生体重儿数	1046
6.1.1	其中：足月低出生体重儿数	241
6.2	巨大儿数	4250
6.3	死胎死产数	297
6.4	0～6天内死亡人数	40
6.4.1	男	23
6.4.2	女	17
6.4.3	性别不明	0

2021 年青岛市七岁以下儿童保健和健康情况表

代号	指标名称	本期值
一	儿童数（人）	—
1.1	7 岁以下儿童数	639559
1.1.1	其中：3 岁以下儿童数	245714
二	5 岁以下儿童死亡情况（人）	—
2.1	5 岁以下儿童死亡数	161
2.1.1	男	93
2.1.2	女	68
2.1.3	性别不明	0
2.2	其中：婴儿死亡数	108
2.2.1	男	60
2.2.2	女	48
2.2.3	性别不明	0
2.3	内：新生儿死亡数	65
2.3.1	男	37
2.3.2	女	28
2.3.3	性别不明	0
三	6 个月内婴儿纯母乳喂养情况（人）	—
3.1	母乳喂养调查人数	43546

（续表）

代号	指标名称	本期值
3.2	纯母乳喂养人数	35521
四	7岁以下儿童保健服务情况（人）	—
4.1	新生儿访视人数	60137
4.2	7岁以下儿童健康管理人数	612317
4.3	3岁以下儿童系统管理人数	235156
五	5岁以下儿童营养评价情况（人）	—
5.1	身高（长）体重检查人数	418489
5.2	低体重人数	2724
5.3	生长迟缓人数	1907
5.4	消瘦人数	1764
5.5	超重人数	35715
5.6	肥胖人数	20107
5.7	血红蛋白检测人数	364030
5.8	贫血患病人数	9535
5.8.1	其中：中重度贫血患病人数	849
六	0~6岁儿童眼保健和视力检查情况（人）	—
6.1	0~6岁儿童眼保健和视力检查人数	608700
6.2	6岁儿童视力检查人数	96277
6.3	6岁儿童视力不良检出人数	4730
七	新生儿疾病筛查情况（人）	—
—	新生儿苯丙酮尿症筛查情况	—
7.1	筛查人数	61719
7.2	确诊人数	13
7.3	治疗人数	13
—	新生儿先天性甲状腺功能减低症筛查情况	—
7.4	筛查人数	61719
7.5	确诊人数	83
7.6	治疗人数	83
—	新生儿听力障碍筛查情况	—
7.7	筛查人数	61743
7.8	确诊人数	218
7.9	治疗人数	218

2021 年青岛市居民主要死因死亡率（1/10 万）、构成比（%）及死因顺位

顺位	合计			男性			女性		
	疾病名称	死亡率	构成比	疾病名称	死亡率	构成比	疾病名称	死亡率	构成比
1	心脏病	243.56	32.73	恶性肿瘤	280.81	32.68	心脏病	235.23	37.21
2	恶性肿瘤	210.28	28.26	心脏病	252.15	29.34	恶性肿瘤	141.87	22.44
3	脑血管病	120.15	16.15	脑血管病	132.34	15.40	脑血管病	108.33	17.13
4	呼吸系统疾病	40.95	5.50	呼吸系统疾病	50.78	5.91	呼吸系统疾病	31.41	4.97
5	伤害	30.50	4.10	伤害	40.37	4.70	内分泌和营养代谢疾病	22.79	3.61
6	内分泌和营养代谢疾病	21.12	2.84	内分泌和营养代谢疾病	19.39	2.26	伤害	20.93	3.31
7	消化系统疾病	14.90	2.00	消化系统疾病	18.72	2.18	消化系统疾病	11.20	1.77
8	神经系统疾病	7.41	1.00	神经系统疾病	8.35	0.97	神经系统疾病	6.50	1.03
9	泌尿生殖系统疾病	5.60	0.75	泌尿生殖系统疾病	6.48	0.75	泌尿生殖系统疾病	4.75	0.75
10	精神障碍	3.32	0.45	精神障碍	3.60	0.42	精神障碍	4.05	0.64
11	传染病和寄生虫病	2.65	0.36	传染病和寄生虫病	2.57	0.30	血液、造血器官及免疫疾病	1.89	0.30
12	血液、造血器官及免疫疾病	2.00	0.27	血液、造血器官及免疫疾病	2.11	0.25	传染病和寄生虫病	1.72	0.27
13	肌肉骨骼和结缔组织疾病	1.09	0.15	肌肉骨骼和结缔组织疾病	0.89	0.10	肌肉骨骼和结缔组织疾病	1.28	0.20
14	先天畸形变性和染色体异常	0.66	0.09	先天畸形变性和染色体异常	0.72	0.08	先天畸形变性和染色体异常	0.61	0.10
15	起源于围生期的某些情况	0.61	0.08	起源于围生期的某些情况	0.62	0.07	起源于围生期的某些情况	0.61	0.10
16	妊娠、分娩和产褥期并发症	0.01	0.00	妊娠、分娩和产褥期并发症	—	—	妊娠、分娩和产褥期并发症	0.02	0.00
17	诊断不明	2.38	0.32	诊断不明	3.41	0.40	诊断不明	1.37	0.22
18	其他疾病	36.86	4.95	其他疾病	36.02	4.19	其他疾病	37.67	5.95

2021 年青岛市居民主要死因减寿年数（年）、平均减寿年数（年）

顺位	合计			男性			女性		
	疾病名称	减寿年数	平均减寿年数	疾病名称	减寿年数	平均减寿年数	疾病名称	减寿年数	平均减寿年数
1	恶性肿瘤	86145	4.84	恶性肿瘤	55736	4.76	恶性肿瘤	30409	4.99
2	心脏病	42816	2.08	心脏病	32801	3.12	伤害	10701	11.90
3	伤害	32452	12.57	伤害	21751	12.93	心脏病	10015	0.99
4	脑血管病	23171	2.28	脑血管病	16104	2.92	脑血管病	7067	1.52
5	消化系统疾病	6059	4.80	消化系统疾病	4623	5.93	起源于围生期的某些情况	1820	70.00
6	呼吸系统疾病	5434	1.57	呼吸系统疾病	4016	1.90	内分泌和营养代谢疾病	1788	1.83
7	内分泌和营养代谢疾病	5428	3.04	内分泌和营养代谢疾病	3640	4.50	神经系统疾病	1514	5.43
8	神经系统疾病	4453	7.10	神经系统疾病	2939	8.45	消化系统疾病	1436	2.99
9	起源于围生期的某些情况	3640	70.00	起源于围生期的某些情况	1820	70.00	呼吸系统疾病	1418	1.05
10	泌尿生殖系统疾病	2030	4.28	泌尿生殖系统疾病	1264	4.68	泌尿生殖系统疾病	766	3.75
11	传染病和寄生虫病	1413	6.31	传染病和寄生虫病	1108	7.39	血液、造血器官及免疫疾病	540	6.67
12	血液、造血器官及免疫疾病	1355	8.02	血液、造血器官及免疫疾病	815	9.26	先天畸形变性和染色体异常	534	20.54
13	先天畸形变性和染色体异常	1081	19.30	先天畸形变性和染色体异常	547	18.23	精神障碍	442	2.54
14	精神障碍	811	2.89	精神障碍	369	3.45	肌肉骨骼和结缔组织疾病	406	7.38
15	肌肉骨骼和结缔组织疾病	577	6.27	肌肉骨骼和结缔组织疾病	171	4.62	传染病和寄生虫病	305	4.12
16	妊娠、分娩和产褥期并发症	43	43.00	妊娠、分娩和产褥期并发症	—	—	妊娠、分娩和产褥期并发症	43	43.00
17	诊断不明	1918	9.54	诊断不明	1468	10.34	诊断不明	450	7.63

2021 年青岛市各区（市）居民粗死亡率（1/10 万）

区（市）	粗死亡率		
	合计	男性	女性
市南区	654.33	757.74	558.93
市北区	783.77	896.4	677.04
李沧区	547.34	634.5	464.1
西海岸新区	676.75	783.72	571.99
崂山区	548.44	636.85	466.03
城阳区	600.74	703.04	506.69
即墨区	830.73	951.27	712.45
胶州市	776.76	901.53	655.11
平度市	883.62	1009.18	756.8
莱西市	781.77	911.84	652.71
合计	744.05	859.34	632.21

2021 年青岛市各年龄组人群分性别死亡率（1/10 万）

年龄（岁）	合计	男性	女性
0～	176.61	196.35	155.20
1～	12.09	13.84	10.21
5～	7.53	8.59	6.38
10～	14.32	15.97	12.53
15～	21.34	29.33	12.83
20～	26.33	35.32	17.18
25～	28.34	39.81	16.80
30～	35.64	45.47	26.27
35～	62.19	86.34	40.05
40～	106.16	153.14	61.60
45～	179.98	246.63	115.17
50～	299.50	427.40	176.08
55～	445.17	637.21	261.04
60～	811.29	1167.03	471.96
65～	1162.10	1604.74	745.84
70～	1919.20	2557.66	1333.25
75～	3415.97	4375.40	2545.73
80～	6427.98	7809.10	5256.69
85～	13734.18	15100.97	12892.28
合计	744.05	859.34	632.21

2021 年青岛市人口一般情况表

地区	人口总数		已婚育龄妇女人数	领取独生子女证		女性初婚			死亡人数	往年初婚未报
	期初	期末		人数	其中 18 周岁以下人数	人数	其中:19 岁以下人数	其中:23 岁以上人数		其中:女性人数
合计	8359816	8450204	1298301	313087	146665	16070	0	14930	54166	8797
市南区	558493	557212	87991	24665	13339	856	0	845	3283	399
市北区	916348	922038	145041	43617	27009	1493	0	1470	7007	734
李沧区	432925	444801	76925	19799	10677	329	0	323	2509	406
崂山区	318100	325598	49647	11748	6593	692	0	673	2120	615
西海岸新区	1353973	1381483	219728	49773	21143	2828	0	2628	7157	1997
城阳区	581465	604730	96678	20615	8993	1556	0	1496	3586	1647
即墨区	1186507	1188326	179129	40129	15215	2182	0	2005	8602	509
胶州市	871458	874600	135006	27794	11621	1760	0	1551	5011	1160
平度市	1399711	1393095	205861	50590	19864	2723	0	2429	9418	1043
莱西市	740836	758321	102295	24357	12211	1651	0	1510	5473	287

附　录

2021 年度"青岛好医生"名单

（共 50 名，按姓氏笔画排序）

王　伟　青岛市李沧区永清路社区卫生服务中心副主任医师

王　康　青岛市市北区疾病预防控制中心主治医师

王玉春　青岛市中医医院（市海慈医院）主任医师

王兆东　青岛思达心脏医院副主任医师

王秀英　青岛和睦家医院主任医师

王作生　青岛市李沧区中心医院主治医师

王环仁　青岛西海岸新区中医医院主任医师

王晓双　莱西市中医医院主治医师

尹爱兵　山东青岛中西医结合医院主任医师

卢　明　青岛市崂山区沙子口卫生院全科医学科副主任医师

朱志华　青岛市城阳区人民医院副主任医师

任丽辉　平度市中医医院副主任医师

刘利东　海军第 971 医院副主任医师

刘林强　平度市人民医院主任医师

刘晓君　青岛阜外心血管病医院副主任医师

江淑红　青岛市即墨区中医医院主任医师

孙志军　胶州市心理康复医院副主任医师

孙丽梅　青岛市中心医院北部院区主任医师

孙韶岩　青岛市即墨区疾病预防控制中心公卫主管医师

孙德刚　青岛市口腔医院主任医师

杜正驰　青岛市第八人民医院副主任医师

杨　峰　青岛西海岸新区人民医院门诊部主治医师

杨　嵘　青岛市第三人民医院副主任医师

辛红梅　青岛市城阳区疾病预防控制中心公卫主管医师

宋宴鹏　青岛市胶州中心医院副主任医师

张　哲　青岛市市立医院主任医师

张　强　青岛新世纪妇儿医院副主任医师

张　磊　青岛内分泌糖尿病医院副主任医师

张　蕾　青岛市市北区双桃医院主任医师

张宗春　青岛市中心医院主任医师

陈　敏　山东第一医科大学附属青岛眼科医院副主任医师

邵一兵　青岛市市立医院主任医师

范　勇　青岛市精神卫生中心副主任医师

范天利　青岛市第六人民医院主任医师

庞继恩　海军第 971 医院主任医师

郑　强　山东大学齐鲁医院（青岛）副主任医师

赵会霞　青岛市中心血站主治医师

赵园园　青岛大学附属医院主任医师

柳　萍　山东省青岛疗养院主治医师

袁　晓　青岛大学附属医院主任医师

袁成录　山东大学齐鲁医院（青岛）主任医师

顾　媛　青岛开泰耳鼻喉头颈外科医院副主任医师

徐迎军　青岛市妇女儿童医院副主任医师

栾晟洁　青岛市市南区八大峡街道社区卫生服务中心主治医师

高振中　胶州市中医医院主任医师

崔文杰　莱西市疾病预防控制中心副主任医师

鹿洪亭　青岛市妇女儿童医院主任医师

路　明　青岛市急救中心副主任医师

管春燕　青岛市市南区人民医院副主任医师

戴淑青　青岛市中医医院(市海慈医院)主任医师

2021 年青岛市社会办医疗机构概况

市南区社会办医疗机构

概况　2021 年,市南区有社会办医疗机构 397 家,其中一级医院 8 家、门诊部 52 家、诊所 293 家、社区卫生服务中心和站 38 家、其他 6 家。从业人员总数为 4074 人。全年总收入 84619.8 万元。新增社会办医疗机构 37 家,注销社会办医疗机构 27 家。

市南区 2021 年新增社会办医疗机构

机构名称	地址	负责人
青岛函林子依医疗科技有限公司市南熙妍丽医疗美容诊所	青岛市市南区漳州二路 52 号戊二楼西侧	郑永富
青岛树仁康复医疗有限公司市南康复医疗中心	青岛市市南区龙江路 22 号 1-4 层	张树仁
青岛洋溢医疗器械有限公司市南洋溢口腔诊所	青岛市市南区澳门路 86 号 176 户	李　威
青岛双华医疗美容有限公司市南双华医疗美容门诊部	青岛市市南区江西路 35 号 6 号楼网点	魏　磊
青岛澜谷医疗美容管理有限公司市南澜谷美容门诊部	青岛市市南区东海西路 12 号浮山湾花园 7 号楼	杨运启
青岛金仸美容管理咨询有限公司市南鑫悦华医疗美容诊所	青岛市市南区高邮湖路 26 号远洋新村 1 号楼二层网点	李蓉华
市南郑俊口腔诊所	青岛市市南区贵州路 16 号乙 1 户	郑　俊
鲁东欣康医药科技(青岛)有限公司市南心理诊所	青岛市市南区福州北路 1 号丙	臧立军
青岛市南乐宁居前海诊所	青岛市市南区瞿塘峡路 39 号	王晓萍
青岛置略马泷医疗管理有限公司市南康捷口腔门诊部	青岛市市南区山东路 6 号甲 CL206 商铺	辛　洁
青岛颜容堂专业美容有限公司市南颜美医疗美容诊所	青岛市市南区闽江路 78 号丙二楼北侧	韦林存
青岛大学附属中学安庆路医务室	青岛市市南区安庆路 18 号	刘福学
青岛益海口腔医疗有限公司市南益海口腔诊所	青岛市市南区闽江路 162 号一号楼二单元 601、602 户	李益海
青岛仁杏祥医疗管理有限公司市南康愈诊所	青岛市市南区逍遥二路 29 号楼 5 单元 101、102 户	郭瑞英
青岛新丽眼医疗美容管理有限责任公司市南新丽眼医疗美容诊所	青岛市市南区香港中路 61 号 B 座 21C	刘晋胜
青岛首大医院	青岛市市南区中山路 19 号	邹颂宪

（续表）

机构名称	地址	负责人
青岛驻颜科技有限公司市南医疗美容诊所	青岛市市南区福州南路 22 号 B 栋 1-3	尤子龙
青岛城投春晖第一康复医院有限公司市南诊所	青岛市市南区瞿塘峡路 26 号内 101	汪珏伶
青岛合佳康医疗服务有限公司市南天美口腔诊所	青岛市市南区漳州路 63 号丙网点	侯梁生
青岛壹西光合医疗美容有限公司市南医疗美容门诊部	青岛市市南区延安三路 204 号乙	王国胜
青岛恒仁医疗管理有限公司市南恒仁口腔诊所	青岛市市南区宁夏路 156 号 5 号楼 2 单元 101 户	王世静
青岛亚视视光技术有限公司市南亚视眼科诊所	青岛市市南区漳州二路 19 号中环国际广场 A 座 1405 室	孙若南
青岛润康源中医诊所有限公司市南榕树家青香源中医诊所	青岛市市南区江西路 107 号乙	刘　明
青岛夏至医疗科技有限公司市南中医诊所	青岛市市南区银川西路 67、69 号青岛国际动漫游戏产业园 B 座 106 室	徐国栋
青岛易泽健康科技管理有限公司市南骨仁堂中医诊所	青岛市市南区燕儿岛路 56-1 号	陈芸芸
青岛同福堂中医诊所有限公司市南同福堂中医诊所	青岛市市南区台西五路 12 号 101 户	邵振华
市南李春晓中医诊所	青岛市市南区海口路 14 号	李春晓
青岛颐善缘中医诊所有限公司市南拔筋堂中医诊所	青岛市市南区湛山四路 5 号	张欣一
青岛颐和汇健康管理服务有限公司市南颐和汇康中医诊所	青岛市市南区东海西路 43 号东塔楼 3 层	王照中
青岛孟恩医疗管理有限公司市南中医诊所	青岛市市南区上杭路 9 号 1 单元 101 户	黄明利
市南高祖超中医诊所	青岛市市南区燕儿岛路 50 号 3 单元 102 户	高祖超
北京同仁堂青岛药店有限责任公司市南同仁中医诊所	青岛市市南区香港中路 65 号大楼前南侧裙房-3B	楚世禄
青岛一针中医诊所有限公司市南中医诊所	青岛市市南区漳州二路 19 号 2 号楼 2 层商铺 12 户	毛业菊
青岛上医仁家中医诊所有限公司市南上医仁家中医诊所	青岛市市南区江西路 95 号甲	田　媛
青岛敦阜堂中医医疗管理有限公司市南敦阜堂中医诊所	青岛市市南区徐州路 33 号丙	王　伟
山东东阿阿胶健康管理连锁有限公司青岛市南中医诊所	青岛市市南区闽江路 187 号一至二层网点	辛　宁
青岛慈方医疗管理有限公司市南慈方中医诊所	青岛市市南区延吉路 117 号-7 号楼 1-2 层网点	贾岱琳

市南区 2021 年注销社会办医疗机构

机构名称	地址	负责人
市南王爱芹中医诊所	山东省青岛市市南区江西路 89 号四单元 102 户	王爱芹
山东省青岛第三十九中学医务室	青岛市市南区登州路 5 号	韩保苍
青岛市南金门路街道一家亲为老服务中心护理站	青岛市市南区大尧三路 8 号一楼北侧	李　煜
青岛广盛号中医诊所有限公司市南中医诊所	山东省青岛市市南区东海中路 30 号	申海龙
青岛聚雅医疗美容有限公司市南医疗美容诊所	青岛市市南区江西路 35 号 6 号楼 1、2 层网点	孙　伟
青岛嘉怡医疗管理有限公司市南圣德嘉康护理中心	青岛市市南区福州北路 10 号北楼一、四、五层	谭　震
山东东阿阿胶健康管理连锁有限公司青岛万象城中医诊所	山东省青岛市市南区山东路 6 号甲华润万象城 L-608	于志浩
青岛大健康科技健康管理有限公司福泰广场门诊部	青岛市市南区香港中路 18 号 201 户	薛晨星
市南宝英诊所	青岛市市南区古田路 16 号 2 号楼 1 单元 102 户	盛宝英

（续表）

机构名称	地址	负责人
青岛美林苑医疗美容连锁管理有限公司美林苑医疗美容门诊部	青岛市市南区东海西路 12 号浮山湾花园 7 号楼	杨长江
青岛瑞合德医疗有限公司市南瑞合德门诊部	青岛市市南区山东路 20 号 0201 户、0203 户、0208 户	郑　健
青岛孟恩医疗管理有限公司市南中医诊所	青岛市市南区上杭路 9 号 1 单元 101 户	李胜恩
青岛市南吉康诊所	青岛市市南区江西路 171 号 7 号楼 2 单元 103	侯学敏
北京同仁堂青岛药店有限责任公司市南同仁中医诊所	青岛市市南区金门路街道上杭路 37 号	楚世禄
青岛市南韩美口腔诊所	青岛市市南区漳州路 142 号	朴忠君
青岛金瑞婉芙健康管理有限公司市南健康美中医诊所	山东省青岛市市南区逍遥三路 6 号、8 号 4 楼 e 区	张　鹏
市南昆娜医疗美容诊所	青岛市市南区东海中路 26 号 5 号楼 1 单元 101、201、301	杨希澎
市南王玲娟诊所	山东省青岛市市南区漳州一路 40 号 2 栋 3 单元 101 户	王玲娟
青岛菩提医疗医院管理集团有限公司东海路诊所	青岛市市南区东海中路 20 号丙-2	叶大伟
青岛上医仁家中医诊所有限公司市南上医仁家中医诊所	青岛市市南区江西路 95 号甲	周　绮
青岛敦阜堂中医医疗管理有限公司市南敦阜堂中医诊所	山东省青岛市市南区徐州路 33 号丙	徐清晓
青岛美邦医药有限公司市南鹊仁堂中医诊所	青岛市市南区闽江路 37 号	孟庆和
青岛市市南区邵振华中医诊所	山东省青岛市市南区嘉祥路 32 号 8 号楼 1 单元网点	邵振华
青岛市南爱心诊所	青岛市市南区漳州路 15 号 B 小区 14 号楼	王桂兰
青岛咏明堂健康管理有限公司市南中医诊所	山东省青岛市市南区闽江三路 8 号 3101 户	杨云清
青岛嘉朗医疗管理有限公司市南诊所	青岛市市南区如东路 7 号 A 座裙楼一层	郭信娜
市南庞东剑医疗美容诊所	青岛市市南区泰州路 16-1 号	庞东剑

市北区社会办医疗机构

概况　2021 年，青岛市市北区有社会办医疗机构 778 家，从业人员 7351 人。新增社会办医疗机构 44 家，注销社会办医疗机构 35 家。

市北区 2021 年新增社会办医疗机构

机构名称	地址	负责人
市北鑫齿泰口腔诊所	市北区顺兴路 125 号	郭丙新
市北崔海涛口腔诊所	市北区铁岭路 2 号 3 号楼 1 单元 101 户	崔海涛
青岛广林医疗设备有限公司市北和府诊所	市北区镇江路 18-12、18-15 号网点	阮永丽
市北元乐杰口腔诊所	市北区敦化路 68-74 号	丁　峻
青岛市北新都医院有限公司市北新都医院	市北区劲松三路 22-4 号	王超珂

（续表）

机构名称	地址	负责人
青岛慧海博恩生物技术有限责任公司市北派特诊所	市北区昆山路 17 号 1 号楼 3001 室	尹向阳
市北中科甲康诊所	市北区温州路 27 号-1	徐金良
青岛芽贝口腔医疗有限公司市北摩奇口腔诊所	市北区敦化路 553 号 D 座 D1-001、D1-003	刘咏梅
青岛初凝医疗美容有限公司市北初凝医疗美容诊所	市北区小港一路 4 号 311 户	冯敬一
青岛春语医疗美容有限公司市北春语医疗美容诊所	市北区南口路 2 号-17-1 层	王　军
青岛齿贝医疗管理有限公司市北齿贝口腔诊所	市北区瑞安路 22 号甲-10	刘焕文
青岛皓之辉医疗管理有限公司市北惠正好口腔诊所	市北区哈尔滨路 28 号-7	张　涛
青岛美丽岛美容科技有限公司市北美丽岛医疗美容诊所	市北区龙城路 31 号 4 号楼 2002-2005、2021 户	林　俭
青岛爱乐优视视光科技有限公司市北眼科诊所	市北区华阳路 16 号甲一层	孔庆兰
青岛汇康健康管理咨询服务有限公司市北汇悦口腔诊所	市北区长沙路 47 号-144 户 1 室	王　卉
青岛青禾医院管理有限公司市北青禾医疗美容诊所	市北区敦化路 112 号网点三层 305	房　莉
市北区双山街道佳家康社区卫生服务中心	市北区黑龙江南路 166-1、-2、-3、-4 号	张素芬
青岛恒德懿美口腔健康管理有限公司市北恒德口腔诊所	青岛市市北区东安路 5 号-10.1-3 楼	孙方磊
市北乐邦诊所	市北区同安二路 2 号	侯建明
青岛福彩养老院市北南九水路老年公寓诊所	市北区南九水路 7 号甲	王俊婷
青岛菡汝健康管理有限公司市北菡汝诊所	市北区九江路 22 号-1、22 号-2	郭云侠
青岛健和源医疗管理有限公司市北齐健诊所	市北区南京路 444 号-6	周乃胜
青岛坤和精准医疗管理有限公司市北坤和诊所	市北区南昌路 96 号（青岛市老年活动中心教学楼 4 楼）	孙国岚
青岛龙康医疗管理有限公司市北龙康口腔诊所	市北区四流南路 66 号 1 号楼商业 110 号-111 号	刘　方
青岛爱牙联合口腔健康管理有限公司市北爱牙联合口腔诊所	市北区宣化路 105 号乙-1 网点	孙玉华
青岛医保城医疗投资管理有限公司市北洛阳路诊所	市北区洛阳路 22 号甲	王长江
青岛厚朴医疗管理有限公司市北春和堂诊所	市北区市场一路 1 号	胡思海
市北齿诺康口腔诊所	山东省青岛市市北区辽阳西路 258 号 1 号楼 4 单元 001 户	朱　全
青岛广仁八七口腔医疗有限公司市北慕斯口腔诊所	市北区鞍山一路 98 号乙-17	刘晓玲
青岛伟林医疗管理有限公司市北仁诺口腔诊所	市北区嫩江路 12 号网点	崔德风
青岛北山医疗管理有限公司市北北山诊所	市北区兴隆路 49 号丁	李　华
山东视光医疗科技有限公司市北明瞳眼科诊所	市北区黑龙江南路 2 号万科中心乙-96 户商铺	李春正
市北千口爱尚口腔诊所	市北区辽源路 128 号 3 户	陈德红
青岛森桐源医疗科技有限公司市北森桐源中医诊所	山东省青岛市市北区人民路 85 号甲	程　军
青岛市北爱乐齿口腔诊所	市北区鞍山路 68 号	王红红
市北益峰口腔诊所	市北区内蒙古路 36 号 3 单元 102 户	董惠方
市北乐恩诊所	市北区同安二路 23 号（青岛市北广和老年公寓内）	徐　慧
青岛福善和春医疗有限公司市北广丰路诊所	青岛市广丰路 26 号	陈士吉

（续表）

机构名称	地址	负责人
青岛瑞尚医疗管理有限责任公司市北于林峰口腔诊所	市北区西吴路 136 号-191-2 层	刘德峰
青岛雅乐医疗管理有限公司市北雅乐口腔诊所	青岛市市北区台柳路 218-157 号	李 华
青岛资运锦医疗管理有限责任公司市北诺恩思口腔诊所	市北区辽阳西路 87-5 号	张 羽
青岛淳贵堂博康医疗有限公司市北淳贵堂诊所	市北区裕环路 58 号 6 单元 102	方文豪
青岛德达康健康管理有限公司市北安达康诊所	市北区同乐三路 53 号	韩秀梅
青岛华佗国医养老管理有限公司市北瑞安路诊所	市北区瑞安路 22 号甲-14	于 洁

市北区 2021 年注销社会办医疗机构

机构名称	地址	负责人
市北怡和永康口腔诊所	青岛市市北区台柳路 218 号-69	姜承波
青岛杏仁堂健康科技有限公司市北中医诊所	青岛市市北区人民路 281-3 号	胡光海
市北区即墨路街道晓港湾社区卫生服务中心	青岛市市北区朝阳路 82 号、86 号、88 号、90 号、92 号、96 号、98 号	张俊玲
市北区四方街道民生社区卫生服务中心	青岛市市北区杭州路 131 号 59 户、82 户、32 号甲	崔美英
青岛瑞华健康管理中心市北门诊部	青岛市市北区台东三路 128 号	范普生
青岛利贞博康医疗管理有限公司市北康达诊所	青岛市市北区鞍山一路 96 号甲-11	孙家明
青岛瑞泰社区服务有限公司仁杰诊所	青岛市市北区湖清路 17-甲 09、17-甲 10	杨 杰
青岛诺瑞德医疗投资有限公司市北绣江诊所	青岛市市北区宁乡路 266-06 号	谭金国
青岛德和顺医疗管理有限公司市北德和顺中医诊所	青岛市市北区山东路 138 号-33	徐关云
青岛第一市政工程有限公司诊所	青岛市市北区瑞昌路 62 号丁	战绪胜
山东心一健康产业股份有限公司市北心一堂中医诊所	市北区伊春路 163 号	马望亮
市北蓝福勤诊所	青岛市市北区台柳路 366 号富居园 3 号楼 3 单元 102 户	蓝福勤
市北贤医堂中医诊所	青岛市市北区市场二路 15 号	张玉华
青岛福彩养老院护理院	青岛市市北区南九水路 7 号甲	王俊婷
青岛国医岐黄医疗管理有限公司市北孟辉中医诊所	青岛市市北区哈尔滨路 34 号一楼乙户	孟增泰
市北区即墨路街道济宁路社区卫生服务站	青岛市市北区吴淞路 52 号甲	矫皑博
市北春雨中医诊所	青岛市市北区鞍山二路 48 号 101 室（市北人防 362 工程北口）	陈崇铭
市北康巴克中医诊所	青岛市市北区同乐三路 3 号 41 号楼	张 昊
青岛明肤堂中医诊所有限公司市北镇江北路中医诊所	青岛市市北区镇江北路 8-16 号	毋中华
青岛市市北区红宇民建老年护养院诊所	青岛市市北区鞍山二路 97 号	肖吉洪
青岛华佗国药大药房连锁有限公司同怡堂中医坐堂诊所	青岛市市北区利津路 99 号	徐洪秋
山东祈睦眼科诊所有限公司市北第一眼科诊所	山东省青岛市市北区台柳路 308 号 7-3	李春正
市北信康诺牙科诊所	青岛市市北区辽阳西路 258 号 1 号楼 4 单元 001 户	丛 霞
青岛康联医疗管理有限公司广东路诊所	青岛市市北区广东路 1 号	贤振连

（续表）

机构名称	地址	负责人
市北海瑞诊所	青岛市市北区郑州路 24 号 102 号	李淑兰
青岛慈爱医疗管理有限公司鞍山路诊所	青岛市市北区鞍山路 108 号 1 层商场 103 室	王　辉
青岛丰硕堂医疗管理有限公司康健堂诊所	青岛市市北区开封路 4 号戊	陈志彬
市北泉生中医诊所	青岛市市北区合肥路 666 号 7 号楼 1 单元 101 户	刘玉琦
青岛强人健康产品有限公司市北尚中和中医诊所	青岛市市北区安达路 11 号甲	徐淑国
市北乐恩诊所	青岛市市北区同安二路 23 号广和老年公寓内	徐　慧
市北丽伟口腔诊所	青岛市市北区宁夏路 69 号 102 户	赵　伟
市北高同济诊所	青岛市市北区浮山后二小区 2B-3-05-105 室	刘淑珍
青岛遇见揉腹慷医疗管理有限公司第一诊所	青岛市市北区山东路 117 号	王莲美
市北赵凤兰诊所	青岛市市北区四流南路 63 号东单元 102 户	赵凤兰
市北云泰口腔诊所	青岛市市北区同安路 601 号 102	何开云

李沧区社会办医疗机构

　　概况　2021 年,青岛市李沧区有社会办医疗机构 494 家,从业人员 4510 人,全年业务总收入 85107.3 万元。新增社会办医疗机构 59 家,注销社会办医疗机构 60 家。

李沧区 2021 年新增社会办医疗机构

机构名称	地址	负责人
瑞贝思健康管理服务(青岛)有限公司李沧瑞贝思口腔诊所	李沧区九水东路 199-10 号	郭　风
青岛海合舒心口腔医疗有限责任公司李沧益牙家口腔诊所	李沧区金水路 699-3-2 号	陶卫丽
青岛优诺捌号口腔门诊部有限公司李沧优诺捌号青山路口腔门诊部	李沧区青山路 716-39 号 2 层	朴昶植
青岛至诺美齿口腔医疗有限公司李沧诺美口腔门诊部	李沧区金水路 181-20 号	唐永帅
李沧望舒口腔诊所	李沧区金水路 77-27 号	韩　冰
李沧天之合一诊所	李沧区南崂路 1092 号	孙建华
青岛新云昌医疗管理有限公司李沧新富锦诊所	李沧区巨峰路 247-3 一层	杨　洁
青岛群生医疗管理有限责任公司李沧群生康诊所	李沧区晋中路 69 号	史　红
青岛博洁雅口腔诊所有限公司李沧博洁雅口腔诊所	李沧区大同北路 28-22 号	刘丽华
青岛汇海医养管理有限公司李沧黄海医院	李沧区永宁路 18 号	刘永庆
青岛李沧青康润禾中医医院	李沧区大同北路 26-2 至 26-10	匡立田
青岛福寿康医疗管理有限公司李沧旭东诊所	李沧区巨峰路 173-45 号	李桂香
青岛颐福医疗有限公司李沧瑞泰安诊所	李沧区四流中路 165 号	姜淑兰
青岛潘达医疗管理有限公司李沧合一口腔诊所	李沧区临汾路 67 号	纪文婷
青岛信诺口腔医疗有限公司李沧信诺口腔门诊部	李沧区黑龙江中路 649 号 d01 店铺	肖言栋
青岛峰强医疗管理有限公司李沧琳腾诊所	李沧区万年泉路 67 号甲网点户	张　强
李沧宜贝佳口腔诊所	李沧区黑龙江中路 287-48 号网点	高晓莎

（续表）

机构名称	地址	负责人
青岛慈诚中医医院有限公司李沧慈诚中医医院	李沧区青山路 708 号 11 号楼底商 1-2 层 11-4 号	杨修林
青岛清宝口腔门诊有限公司李沧清宝口腔第一门诊部	李沧区万年泉路 237 号 20 号楼 803、804、805	陶 静
青岛恒旺医疗管理有限公司李沧协华中海诊所	李沧区黑龙江中路 864 号-20.21	金立生
青岛允升医疗管理有限公司李沧允升爱心诊所	李沧区黑龙江中路 637 号甲	张 磊
青岛华景堂中医健康管理有限公司李沧华景堂中医诊所	李沧区黑龙江中路 568 号 27 号楼 101 户	姜均成
青岛申仕健康管理有限公司李沧申仕口腔诊所	李沧区金水路 1157-10 号 1 层	李 宁
青岛晟美口腔医疗有限公司李沧晟美口腔诊所	李沧区黑龙江中路 287-15 号	刘大伟
青岛军诚医疗有限公司李沧军诚口腔诊所	李沧区金水路 1038 号 7 号楼 1 单元 101 户	陈玉峰
李沧文安昌护理中心	李沧区文昌路 41 号	孔凡臻
青岛好的伢健康管理有限公司李沧义美康口腔诊所	李沧区文昌路 28 号甲-5 号	高 欣
青岛齿之邦企业管理有限公司李沧齿之邦口腔诊所	李沧区秀峰路 9 号网点	刘玉健
青岛鑫保元医疗投资管理有限公司李沧虎山关大夫诊所	李沧区金水路 1078-51 号	刘 宇
青岛嘉鑫康源医疗管理有限公司李沧润益德康诊所	李沧区东川路 106-44 号	魏国华
青岛仪康泽医疗服务有限公司李沧君禾康口腔诊所	李沧区九水东路 352 号-M-20 网点	刘玉霞
青岛雅乐康医疗管理有限公司李沧伟乐口腔诊所	李沧区宜川路 37 号 39-4-2 网点	张南楠
青岛颐生康悦医疗有限公司李沧王家下河诊所	李沧区九水东路王家下河社区 377 号 17、18、19、20	胡魁君
青岛惠中泽口腔医疗有限公司李沧惠中泽口腔门诊部	李沧区延川路 2-7 号	吕 伟
李沧于海平中医诊所	李沧区金川路 2-6 一层	于海平
青岛卓云海智医院管理有限公司李沧卓云海智诊所	李沧区九水东路 266 号 8 号楼 1101 户	翟宏华
青岛铭星丽姿医疗美容有限公司李沧医疗美容诊所	李沧区合川路 10 号 D4D5 西 1-9 号	杨传岩
李沧李林醫馨诊所	李沧区书院路 98-24	李 林
青岛达福康医疗管理有限公司李沧达福康口腔诊所	李沧区金岭路 35 号 105 室	杨丁肖
青岛行善堂医疗管理有限公司李沧东兴中西医诊所	李沧区峰山路 69 号	陈 雷
青岛全好健康管理有限公司李沧南崂路口腔门诊部	李沧区南崂路 1119、1121 号	赵德铭
青岛丝路口腔门诊部有限公司李沧向阳路门诊部	李沧区向阳路 94 号三楼	王功亮
青岛优诺叁号口腔门诊有限公司李沧优诺叁号九水路口腔门诊部	李沧区九水路 193-35、36 号	徐 正
青岛优诺叁号口腔门诊部有限公司李沧优诺叁号京口路口腔门诊部	李沧区京口路 60 号 2-6 楼	韦少锋
青岛岳巍健康科技有限公司李沧恒悦堂盲人医疗按摩所	李沧区少山路 111 号 102 户	岳志存
青岛美熙美茜医疗美容有限公司李沧沁美整形医疗美容诊所	李沧区京口路 28 号 1 号楼 706 户	刘春晓
青岛天医阁医疗管理有限公司李沧源宏康诊所	李沧区宾川路 78 号 6-1 号	康瑞峰
青岛木子纪医疗管理有限公司李沧泽睿口腔诊所	李沧区重庆中路 881 号甲-4	韩 彤
青岛佰佳康医疗管理有限公司李沧永宁堂诊所	李沧区楼山后社区 1 号楼 984 号	江吉明
青岛同康养老服务有限公司李沧信合诊所	李沧区重庆中路 1037 号-2	石增敏

（续表）

机构名称	地址	负责人
青岛阳康医疗管理有限公司李沧瑞顺康诊所	李沧区湘潭路 52 号-6 号	王立杰
青岛宏兴瑞康医疗管理有限公司李沧和慧康诊所	李沧区文昌路 697 号丙-5.6	于培福
青岛和协雅美口腔医疗有限公司李沧和协雅美口腔诊所	李沧区东南渠 621 号	刘雪涛
青岛贝诺口腔医疗有限公司李沧贝诺口腔诊所	李沧区功德坊路 22 号-6	高珊珊
青岛九州福卓邦健康管理有限公司李沧兴城诊所	李沧区汾阳路 2 号 3 号楼网点	向秀梅
青岛利安众康医疗管理有限公司李沧兴国路诊所	李沧区兴国路 15 号甲	井　娟
青岛康蕴泰乐健康管理有限公司李沧瑞泰乐诊所	李沧区四流中路 210 号	戴金峰
青岛合创合医疗管理有限公司李沧品冠口腔诊所	李沧区振华路 156-18 号	顾龙生
青岛广民康医疗管理有限公司李沧广民康诊所	李沧区永平路 3 号甲-4	林　春

李沧区 2021 年注销社会办医疗机构

机构名称	地址	负责人
青岛国运健康产业集团有限公司李沧国运中医诊所	青岛市李沧区广水路 771 号行政办公楼 2 楼西侧	于曙明
青岛医保城医疗投资管理有限公司李沧第八诊所	青岛市李沧区重庆中路 903 号-11 号二楼、三楼	张春萍
青岛须摩提医疗管理有限公司李沧鑫西山诊所	李沧区玉清宫路 38-1 号	相彩红
李沧天之合诊所	李沧区南崂路 1092 号	王熙柱
青岛恩慈医疗管理有限公司李沧施仁中医诊所	李沧区金水路 1068-119 号	刘　潍
青岛万泰堂诊所有限公司李沧万泰堂中医诊所	李沧区金水路 183-4 号	路成吉
青岛浩海铭捷医疗咨询有限公司李沧霍普兰德诊所	李沧区九水东路 266 号 10 号楼 1 楼	周正伟
青岛院士港医务室	青岛李沧区金水路 171 号-29 号楼	王心国
李沧李春祥中医诊所	青岛市李沧区峰山路 8 号乙	李春祥
青岛魏氏正骨青紫堂健康管理有限公司李沧玄壶通正中医诊所	青岛李沧区京口路 77-2 号	卢春燕
青岛谭立华中医诊所有限公司李沧区中医诊所	李沧区金水路 1111 号	赵素琴
李沧清宝口腔门诊部	李沧区万年泉路 237 号 20 号楼 803-805 户	马冰冰
李沧优诺博士叁号口腔门诊部	李沧区京口路 60 号	韦少锋
李沧尹直论口腔诊所	李沧区西山二路 18 号 3 单元 101 户	尹直伦
李沧区万富达实业总公司医务室	李沧区峰山路 16-14 号	李　林
青岛唯美口腔医疗有限公司李沧金水路口腔门诊部	李沧区金水路 181-20-1 号	王　杰
李沧和协中医诊所	李沧区湘潭路 626 号	盛云贞
李沧程援援诊所	李沧区永定路 3 号一层	丁建文
玄壶通中医诊所	青岛市李沧区京口路 77-2 号	卢春燕
青岛医保城医疗投资管理有限公司李沧第九诊所	李沧区峰山路 111 号甲-1	丁维聪
李沧正心诚中医诊所	李沧区滨河路 1051 号 4 号楼 4 单元 101 户	张　鹏
青岛福寿康圣德医养服务有限公司李沧康浦护理站	李沧区东山四路 36 号 35 号网点	李金薇
李沧区楼山企业总公司医务室	李沧区楼山后社区 19 号楼	王　海

（续表）

机构名称	地址	负责人
李沧旭东诊所	李沧区巨峰路 173-45、46 号	孙凤翠
李沧瑞泰安诊所	李沧区四流中路 165 号	姜淑兰
李沧允升诊所	李沧区黑龙江中路 637 号甲	王振善
李沧亢淑芳诊所	李沧区君峰路 17 号	亢淑芳
青岛盛茂佳康医疗管理有限公司李沧振华路诊所	李沧区振华 156-89-90 号	江吉明
青岛虹美医疗医养有限公司李沧虹美护理中心	李沧区衡水路 115 号北楼	夏淑燕
李沧舜德综合门诊部	李沧区九水路 60-102 号	付占海
青岛祺幼堂医疗管理有限公司李沧中医诊所	山东省青岛市李沧区巨峰路 173-41 号一层	邵振华
李沧马氏中医骨科诊所	李沧区第二医院北院墙外网点 78、79 号	马翠荣
李沧晟美口腔诊所	李沧区金水路 803-9 号	郭 铭
李沧益德康诊所	李沧区金水路 160-3-4 号（李家上流小区）7 号楼	魏国华
李沧马氏中医骨科诊所	李沧区第二医院北院墙外网点 78、79 号	马翠荣
李沧朱忠田口腔诊所	李沧区金水路 1157-10 号	朱忠田
青岛魏氏正骨青紫堂健康管理有限公司李沧正煌中医诊所	李沧区京口路 77-2 号	杨洪玉
青岛信诺口腔医疗有限公司李沧信诺口腔诊所	李沧区黑龙江中路 649 号 d01 店铺	肖言栋
青岛齿之邦企业管理有限公司李沧唇齿之邦口腔诊所	李沧区秀峰路 9 号网点	赵 伟
李沧琳腾诊所	李沧区万年泉路 117 号院内 19 号楼 1-103 户	焦 强
李沧惠中泽口腔门诊部	李沧区延川路 2-7 号	吕 伟
青岛市海王星辰健康药房连锁有限公司李沧健康诊所	青岛市李沧区文昌路 155 号金水龙泽苑（东区）网点房 155-14 号	杨红梅
青岛圣医堂中医门诊有限公司李沧圣医堂中医诊所	青岛市李沧区君峰路 112 号 1 层	孙平一
李沧宏康诊所	青岛市李沧区宾川路 78 号炉房府邸 6-1 号	康瑞峰
李沧瑞顺康诊所	李沧区湘潭路 52 号-6 号	李宗凯
青岛聪聪艺美医疗美容有限公司李沧艾瑞丝医疗美容诊所	李沧区京口路 28 号 1 号楼 706 户	蔡 亮
青岛和丰医疗管理有限公司李沧中医门诊部	李沧区沔阳路 1 号甲-15 号	施玉琴
李沧黄海医院	李沧区永宁路 18 号、兴国路 24 号 3 单元 102 户	刘永庆
李沧刘宝贺口腔诊所	李沧区万年泉路 237-27 号网点	姜新朋
青岛全好健康管理有限公司李沧南崂路口腔门诊部	李沧区南崂路 1119、1121 号	金香花
青岛康诚兴华医疗管理有限公司李沧圣德康诚护理中心	李沧区峰山路 13 号	肖竣元
青岛柏德康美口腔医疗有限公司李沧向阳路口腔门诊部	李沧区向阳路 94 号三楼	完 莉
李沧义美康口腔诊所	李沧区文昌路 28 号甲-5 号	相玉珍
李沧博洁雅口腔诊所	李沧区四流中路 221 号 33 号楼 6 单元 102 户	杨 青
青岛俊美企业管理有限公司李沧俊美口腔诊所	青岛市李沧区万年泉路 237-56 号	宋文竹
李沧广民康诊所	李沧区永平路 3 号	林 春
李沧蓝氏回春堂中医诊所	李沧区晋中路 45 号	兰振宇

（续表）

机构名称	地址	负责人
青岛中健仁康中医医疗管理有限公司李沧中健仁康中医诊所	李沧区夏庄路 199-1 号	宋秀娥
李沧瑞泰乐诊所	李沧区四流中路 210 号	李　辉
李沧潘达口腔诊所	李沧区临汾路 67 号	黄良杰

崂山区社会办医疗机构

概况　2021 年,青岛市崂山区共有社会办医疗机构 381 家,从业人员总数为 4076 人。新增营利性医疗机构 76 家,其中门诊部 7 家、护理院 1 家、诊所 66 家、互联网医院 2 家;新增中医备案机构 2 家;注销营利性医疗机构 29 家,其中门诊部 6 家、诊所 23 家。

崂山区 2021 年新增社会办医疗机构

机构名称	地址	负责人
崂山圣美医疗美容诊所	山东省青岛市崂山区松岭路 60 号 24、25 号网点二层	王钦芳
青岛宝芝林诊所有限公司崂山宝芝林诊所	青岛市崂山区海尔路 19 号甲天林家园 13 号楼网点	宋淑英
崂山佩兰中医诊所	青岛市崂山区沙子口社区西沙南路 50 米紫云山庄 1 号楼	包令东
青岛崂山百草医坊中医诊所	青岛市崂山区辽阳东路 16-22 号 2 层网点房	马培泽
青岛崂山美丽会医疗美容诊所	青岛市崂山区东海东路 1 号麦岛金岸 8 号楼 102	潘　义
崂山济楚护理院	青岛市崂山区劲松七路 237 号左岸风度小区 55 号楼一、二层	陈元珍
青岛法妍美美容科技有限公司崂山法妍美医疗美容诊所	青岛市崂山区麦岛路 1 号锦园南区 6 号楼 6 号	潘艳妮
崂山康瑞德口腔诊所	青岛市崂山区北宅街道周哥庄社区	齐海生
青岛平康医疗管理有限公司崂山平康口腔诊所	青岛市崂山区九水东路 626 号乙 C 区 13 号楼-4-C22 号网点	孙英敏
新华卓越青岛门诊部有限公司崂山门诊部	青岛市崂山区同安路 872 号 1—3	巩晓兴
王春中医诊所	青岛市崂山区沙子口街道沙子口社区大街	王　春
精艺口腔诊所	青岛市崂山区松岭路 69-18 号	张庆顶
王林丽诊所	青岛市崂山区中韩街道张村社区	王林丽
崂山戴蒙德口腔诊所	青岛市崂山区海游路一号海信君逸网点 4 号	李　委
君和齿科诊所	青岛市崂山区海尔路 29 号 4 号楼 7 号网点	李相飞
青岛优冠口腔医疗有限公司崂山优冠口腔门诊部	青岛市崂山区海口路 33-2 号、33-3 号(一层)	方志强
东海医院社区诊所	青岛市崂山区海尔路 69 号 5 号楼 1 单元网点	吴滨华
青岛嘉宝医疗服务有限公司崂山诊所	青岛市崂山区香港东路 397 号山水名园内二期网点	何怡峰
崂山保罗齿科诊所	青岛市崂山区海尔路 182 号出版大厦 3 号楼 405 室	马红雷
崂山李旭玲诊所	青岛市崂山区王哥庄街道王哥庄社区海润苑网点 8 号	李旭玲
崂山涵瑞口腔诊所	青岛市崂山区王哥庄街道桑园社区盛滕花园 3 号楼网点	何鹏飞

（续有）

机构名称	地址	负责人
青橙齿科	青岛市崂山区同安路 866 号金地悦峰小区 126-127 号网点	施彤红
青岛顺平医疗管理有限公司安益诊所	青岛市崂山区中韩街道西韩社区左岸风度 58-4-101-102	向国符
青岛崂山贝琪中医诊所	青岛市崂山区海尔路西高科园居民一小区 17 号楼 1 单元 101 户	金勇成
康洁牙科诊所	青岛市崂山区沙子口街道后登瀛社区 1 号楼 201	朱向阳
崂山贝艾口腔诊所	崂山区银川东路 33 号金岭新村 28 号楼东一网点	王　帅
平衡健康中医诊所	崂山区香港东路 126 号亚麦花园 1 号楼 2 单元 102 室	王　研
青岛悦康亦美健康管理有限公司崂山永安康诊所	青岛市崂山区仙霞岭路 16 号 13 号楼 2 号网点	唐慧敏
青岛润薇医疗美容诊所有限公司崂山医疗美容诊所	青岛市崂山区东海东路 88 号 1 号楼 2 单元 2301 室	曲双玉
青岛百草医生互联网医院	青岛市崂山区松岭路 333 号 5 楼	姜志阳
青岛崂山王博士医学美容诊所	山东省青岛市崂山区仙霞岭路 17 号	郭新志
崂山嘉一佳口腔诊所	青岛市崂山区东海东路 5 号海信天悦-25	李修伟
尚嘉口腔诊所	青岛市崂山区松岭路 60 号金岭美地-60-11 号	孙元帅
戴卫齿科门诊部	青岛市崂山区仙霞岭路 1-20 号	冯　婷
荣安诊所	青岛市崂山区北宅街道沟崖社区 113 号	范钦东
崂山芳生堂诊所	青岛市崂山区北宅街道凉泉社区 7 号楼网点	赵玉兰
崂山医林苑诊所	青岛市崂山区北宅街道周哥庄社区网点	傅德胜
崂山玉兰综合诊所	青岛市崂山区合肥路 851 号鲁信含章小区 851-17 号	蔺华伟
青岛正雅口腔医疗有限公司崂山正雅口腔诊所	青岛市崂山区香港东路 18 号东都花苑 1 号楼 2 单元 102 户	刘　静
青岛永缘韩美医疗管理有限公司丽德综合门诊部	青岛市崂山区香港东路 137 号 18 号楼 1 楼	杨丽华
汪应宏口腔诊所	青岛市崂山区辽阳东路 16 号 38 号楼一单元 103	汪应宏
崂山君安合悦家庭医生诊所	崂山区香港东路 316 号弄海园二期 81 号楼 5 单元 202 室	谢君先
精艺鑫口腔诊所	崂山区王哥庄街道王哥庄社区商业街南	徐世成
洪涛联合诊所	青岛市崂山区中韩街道张村社区	王洪涛
崂山李大夫口腔诊所	青岛市崂山区香港东路 295 号 4 号楼 4 号网点	李秀峰
崂山怡皓口腔诊所	青岛市崂山区劲松七路 237-6 号	朱燕宁
吕大夫诊所	青岛市崂山区沙子口街道小河东社区	吕冬梅
崂山刘建功综合诊所	青岛市崂山区九水东路 605-91 号	刘建功
崂山简一医疗美容诊所	青岛市崂山区香山路 12 号滢海大厦 B 区 1103 室	王菁菁
崂山康龙中西医诊所	青岛市崂山区王哥庄街道王哥庄社区	沈　涛
青岛慈心综合门诊部	青岛市崂山区香港中路 160 号一层、二层	宋熙先
崂山惠生堂中医诊所	青岛市崂山区香港东路 16-7 大麦岛拆迁安置楼 1 号楼 1 层	于秀英
崂山唯可美容诊所	青岛市崂山区东海东路 88 号领海公馆 B 座 309	孙衍华
香檬诊所	青岛市崂山区山东头路 58 号盛和大厦 2 号楼 1405 户	张施龙
青岛崂山美吉拉医疗美容门诊部	青岛市崂山区东海东路 58 号 2 号楼 104（复式）	禺长模

（续有）

机构名称	地址	负责人
崂山怿心齿科	青岛市崂山区松岭路 60 号金岭美地 60-31 网点	刘一莹
崂山六味堂诊所	青岛市崂山区中韩街道银川东路 33 号金岭新村 4 号楼东一网点	毕兆春
天宝仁生口腔诊所	青岛市崂山区海尔路 61 号天宝大厦 2 号楼 108	丁仁生
崂山千美汇医疗美容诊所	青岛市崂山区云岭路 12 号二层	史永霞
崂山慈济堂中医诊所	崂山区王哥庄街道农贸市场河东岸	张显正
青岛博厚慧慈医疗科技股份有限公司崂山汇德诊所	青岛市崂山区劲松五路 179-12 号	方秀梅
青岛佳家康医疗管理有限公司崂山佳芙美医疗美容诊所	青岛市崂山区合肥路 857 号 28 甲号网点	尼尔拉铁
崂山达瀚堂中医诊所	青岛市崂山区香港东路 337 号山水名园领海阁网点 119 户	武声震
青岛圣爱眼科有限公司崂山诊所	青岛市崂山区辽阳东路 22-8 一层,22-9 一层	赵武令
崂山唯老汇诊所	青岛市崂山区海口路 33 号麦岛家园 7 栋一楼网点房	王爱杰
崂山洛春堂中医门诊部	青岛市崂山区深圳路 88 号车宋社区 3-88-63	刘国升
青岛盈康一生互联网医院	青岛市崂山区海尔路 180 号大荣中心 A 座 9 楼 903 室	彭　文
崂山佑康诊所	青岛市崂山区王哥庄街道东台社区 3 号	宋金连
崂山康尔佳诊所	青岛市崂山区王哥庄街道王哥庄社区商业街	杨贵芬
青岛崂山银色世纪中医诊所	山东省青岛市崂山区松岭路 333 号	张　静
安顺堂中医诊所	青岛市崂山区金家岭街道王家村社区	赵学鹏
崂山济仁诊所	青岛市崂山区劲松七路 237 号左岸风度小区 55 号楼底商 6 号网点	国修刚
青岛奕道中堂健康管理有限责任公司崂山奕道中堂中医诊所	山东省青岛市崂山区香港东路 79 号 5 号楼 3 户	薛　岭
丽康诊所	青岛市崂山区中韩街道中韩社区	何庆宁
崂山馨强诊所	青岛市崂山区北宅街道毕家社区 1 号楼	崔培胜
真予齿科	青岛市崂山区麦岛路 3-10 号	廖华凤

崂山区 2021 年新增中医备案机构

机构名称	地址	负责人
崂山慈济堂中医诊所	崂山区王哥庄街道农贸市场河东岸	张显正
崂山百草医坊中医诊所	崂山区辽阳东路 16-22 号 2 层网点房	马培泽

崂山区 2021 年注销社会办医疗机构

机构名称	地址	负责人
青岛崂山同济德门诊部	青岛市崂山区辽阳东路 16-25 号 1-2 层	王存勇
达妃琦口腔诊所	山东省青岛市崂山区海尔路 33 号-11	张　森
毕大夫保健诊所	青岛市崂山区王哥庄街道东台社区	毕建丽
青岛真善堂生物科技有限公司崂山真善堂中医诊所	青岛市崂山区海口路 33 号麦岛家园 18 号楼底商	郭　炜

（续表）

机构名称	地址	负责人
青岛凤梧医疗有限公司崂山莲芳综合诊所	青岛市崂山区中韩街道李家下庄社区 78 号	丁玉进
崂山宇东口腔诊所	青岛市崂山区麦岛路 9 号弘信花园 6 号楼 1 单元 101	何开云
崂山康泰口腔诊所	青岛市崂山区北宅街道孙家社区 318 号	韩 冰
崂山杨松华口腔诊所	青岛市崂山区海尔路 37 号 1 号楼 325 室	杨松华
青岛慈佑贝贝医疗管理有限公司崂山小太阳诊所	青岛市崂山区海尔路 35 号成盛花园 13 号网点	王银莲
青岛崂山妍美综合诊所	青岛市崂山区白金广场文岭路 5 号 1 号楼 5-6 号商业	王家斌
青岛崂山路乐中西医诊所	青岛市崂山区香港东路 197 号麒麟大酒店 A1 区 1 号 2 楼	丁新利
慈济堂中医诊	崂山区王哥庄街道农贸市场河东岸	张显正
青岛崂山百草医坊综合诊所	青岛市崂山区辽阳东路 16-22 号 2 层网点房	马培泽
崂山英福美综合诊所	青岛市崂山区香港东路 67 号金帝山庄 22 号负一层	史 明
慈济堂中医诊所	青岛市崂山区王哥庄街道农贸市场河东	张显正
国药青岛崂山儿童门诊部	崂山区银川东路 55 号 B 座	董翠香
青岛君良东岳堂门诊部	山东省青岛市崂山区崂山路 101 号京沪山庄 8 号楼 2 单元 101 户	吴世群
崂山皓印口腔诊所	青岛市崂山区香港东路 18 号东都花苑 1 号网点 102	刘志晔
达瀚堂中医诊所	青岛市崂山区香港东路 337 号山水名园领海阁网点 119 户	武声震
青岛富玉健康产业发展有限公司富玉堂中医诊所	山东省青岛市崂山区山东头路 68 号青岛海泰万丰酒店四层 402	李富玉
青岛道生堂医疗管理有限公司崂山自和堂中医诊所	青岛市崂山区劲松七路金泽国际 68-24 网点	邢贵云
启良诊所	青岛市崂山区中韩街道北村新苑 8 号楼 1-102	王开启
崂山轻颜医疗美容诊所	山东省青岛市崂山区东海东路 56-13 号一层	朱继锋
青岛瑞美健康管理有限公司医学美容诊所	青岛市崂山区秦岭路 18 号财富中心 4 楼	张其天
青岛豫苑卓越医疗器械有限公司崂山泰瑞齿科门诊部	山东省青岛市崂山区苗岭路 6 号瑞纳花园 51-4、51-5	张毓禄
青岛博厚医疗管理股份有限公司崂山德信诊所	青岛市崂山区海尔路 33 号 9 号网点	高桂玲
青岛崂山欢乐固瑞口腔门诊部	青岛市崂山区香港东路 195 号乙金狮广场 L1-67 店铺	卢晓南
青岛海沃资健康管理有限公司崂山可恩口腔门诊部	青岛市崂山区麦岛路 8-9 号	周军军
崂山于彩凤综合诊所	青岛市崂山区中韩街道张村社区	于彩凤

城阳区社会办医疗机构

  概况 2021 年,城阳区有社会办医疗机构 637 家,其中三级医院 1 家、二级医院 15 家、一级医院 10 家、社区卫生服务机构 14 家、门诊部 71 家、诊所 305 家、卫生室 207 家、医务室 14 家。新增社会办医疗机构 63 家,其中诊所 50 家、门诊 11 家、康复中心 2 家;注销社会办医疗机构 46 家,其中诊所 32 家、门诊部 8 家、医院 1 家、卫生室 5 家。

城阳区 2021 年新增社会办医疗机构

机构名称	地址	负责人
青岛振海医疗管理有限公司城阳振海诊所	山东省青岛市城阳区惜福镇街道付家埠社区 11 号	付振海
青岛圣恩特健康管理有限公司孙玉芹内科诊所	山东省青岛市城阳区惜福镇街道百福路傅家埠三小区 18 号网点	孙玉芹
城阳黄惠雅惠口腔诊所	青岛市城阳区卓越蔚蓝群岛 83 号楼 118 商铺	黄　惠
青岛优医佳德健康管理有限公司佑康元中医诊所	青岛市城阳区夏庄街道夏塔路与天风南路交叉口北 30 米	刘耀坤
青岛福仁康医疗管理有限公司万怡堂诊所	青岛市城阳区春城路 173 号	王淑珍
青岛惠泽医疗管理有限公司惠泽口腔诊所	青岛市城阳区夏庄街道成康路 30 号	于春仲
青岛华晨万康医疗管理有限公司恒文口腔诊所	青岛市城阳区流亭街道双元路 20-2 号白沙上苑 50 号楼 10 号网点	张　芳
青岛海蔚医疗管理有限公司海蔚口腔第一门诊部	青岛市城阳区正阳路 150 号 10 号楼网点 1 号	李孝元
青岛福寿康圣德医养服务有限公司城阳福寿康圣德内科诊所	青岛市城阳区长城路 111-52 号	姜　利
青岛汝颜医疗咨询管理有限公司汝颜医疗美容诊所	青岛市城阳区城阳街道吉阳路 297 号 2-109 号网点	田秀兰
青岛华博医疗管理有限公司城阳天泰口腔诊所	青岛市城阳区夏庄街道天泰城 91 号楼网点 101	赵雅庆
青岛康仁健康管理有限公司城阳仁康诊所	城阳区王沙路 60 号鑫江水青花园 39 号楼 6 号网点	夏　波
山东中荣基因科技有限公司综合门诊部	青岛高新技术产业开发区竹园路 2 号	白正中
青岛艾琳医疗管理有限公司高新嘉和口腔诊所	青岛市高新区华贯路 531 号户	赵慧霞
青岛熙熙天润口腔医疗有限公司天旺口腔门诊部	青岛市城阳区城阳街道前旺疃社区田旺路 42 号	姜新朋
青岛欢乐志正口腔咨询管理有限公司悦志正口腔门诊部	青岛市城阳区瑞阳路 550 号	李正全
青岛慧慈晓医疗管理有限公司城阳德阳路诊所	青岛市城阳区德阳路 259.261 号	张晓国
青岛泰康拜博口腔门诊部有限公司城阳口腔门诊部	青岛市城阳区正阳路 196 号国际商务港 106 号	李　倩
青岛医护百家生态康养有限公司城阳慈博诊所	青岛市城阳区夏庄街道玉晖路马家台公寓西第三家网点	张春红
青岛民意齿康口腔健康管理有限公司民意齿康口腔诊所	青岛市城阳区流亭街道红埠社区东 9 号网点	柴云利
青岛雅诺口腔咨询管理有限公司城阳雅诺口腔门诊部	青岛市城阳区长城路 99-1 号	李海松
青岛城阳岛城亚美口腔医疗有限公司亚美口腔诊所	青岛市城阳区长城路 111-17 号	田雷红
青岛永越东合医疗管理有限公司云顶口腔诊所	青岛市城阳区兴阳路 247-23 号 2 层	李梦妍
青岛爱视眼视光科技有限公司爱视眼眼科诊所	青岛市城阳区吉阳路 297 号 8 号楼 1-104	汤学珍
青岛德康顺医疗有限公司德康诊所	青岛市城阳区双元路 20-3 号 51 号楼 06 号网点	董淑梅
城阳林立华林家口腔诊所	青岛市城阳区上马街道岙东路 224 号	林立华
青岛雅悦口腔医疗有限公司雅悦口腔诊所	青岛高新区华贯路 578、580 号	生乐园
青岛可丽安健康管理有限公司可丽安中医诊所	青岛市城阳区长城路 1 号 32 号楼 19 号网点	赵寿东
青岛和道医疗管理有限公司圣佳诊所	青岛市城阳区正阳东路 199 号	杜洪雁
青岛明悦医疗科技有限公司明悦眼科诊所	青岛市城阳区流亭街道双元路 20-1 号金色海湾 57-17 网点	杨晓东

（续表）

机构名称	地址	负责人
青岛开通佳悦口腔诊所有限公司佳悦口腔诊所	青岛市城阳区春阳路 19 号 130 号楼 18 号网点	尚　书
青岛奥烨星空康复医疗科技股份有限公司康复医疗中心	城阳区兴阳路 778 号	傅会先
青岛彦美医疗服务有限公司口腔门诊部	青岛市城阳区正阳路 26 号 3 层西侧	葛宇坚
青岛瑞美恩口腔医疗有限公司瑞恩口腔诊所	青岛市城阳区王沙路 60 号 24 号楼 07 号网点 1-2 层	陈　涛
青岛一晟堂医疗有限公司一晟堂诊所	青岛市城阳区惜福镇街道李辛社区三小区 2 号楼 8 号网点	朱雪英
青岛香禾诊所有限公司城阳内科诊所	青岛市城阳区正阳路东端（春阳路 99-2 号）	李　华
青岛德盛元口腔医疗有限公司德盛元口腔诊所	青岛市城阳区夏塔路 151 号	张　菲
青岛坤怡堂中医药科技有限公司坤怡堂中医诊所	青岛市城阳区和阳路 191-24	梁　燕
青岛星安医疗服务有限公司宏顺康诊所	青岛市城阳区河套街道大涧社区 779 号	刘方星
盛壹中医馆（青岛）有限公司盛壹中医诊所	青岛市城阳区正阳路 183 号网点 306 户	吴立财
青岛众福康健康管理有限公司高新世茂诊所	青岛市高新区华贯路 658 号网点	任玲琴
青岛四季鑫医疗管理有限公司四季口腔诊所	青岛市城阳区流亭街道西后楼社区 27 号楼 1 号网点	王　峰
青岛优邦力健医疗管理有限公司城阳康复医疗中心	青岛市城阳区长城路 666 号乙 1 号楼 101 户	陈　斌
青岛浩然益齿口腔健康管理有限公司雅馨口腔诊所	青岛市城阳区正阳路 117 号 10 号楼 03 号网点	刘慧丽
青岛福康晟健康科技管理有限公司福康晟诊所	青岛市城阳区城阳街道后桃林社区 36 号	李玉美
青岛炫颖口腔医疗有限公司颖美口腔诊所	青岛市城阳区阜成路 398 号 2 号楼 104 户	李忠学
青岛佳卓医疗管理有限公司佳卓口腔诊所	青岛市城阳区棘洪滩街道南万一品街二号楼七号网点	杨璐萌
青岛小鲨鱼健康管理有限公司城阳小鲨鱼口腔诊所	青岛市城阳区双元路 16 号龙湖滟澜海岸 555 号网点栋 62 单元 1 层 2 层	刘子纶
北京佳和口腔门诊部有限责任公司城阳口腔门诊部	青岛市城阳区城阳街道和阳路 156-26 号	肖　云
青岛舒心雅致口腔医疗有限公司雅致口腔门诊部	青岛市城阳区东流亭社区西门南侧 7 号网点	于真峰
青岛华博医疗管理有限公司城阳天泰诊所	青岛市城阳区 308 国道 28 号天泰城镇长管邸 H 商铺	魏国英
青岛良先口腔医疗有限公司良先口腔诊所	青岛市城阳区上马街道岙东路 161 号	王良先
青岛皇佳翼美医疗美容有限公司皇佳翼美医疗美容诊所	青岛市城阳区春阳路 111 号 9 号楼 06 号网点	严智颖
城阳刘玉柱中西医结合诊所	青岛市城阳区惜福镇街道正阳东路 279-1 号 11 号楼网点 110 号	刘玉柱
青岛世华医堂医疗服务有限公司城阳演礼内科诊所	青岛市城阳区惜福镇街道演礼社区 394 号	徐青峰
青岛弘仁康健康管理有限公司第三诊所	青岛市城阳区惜福镇街道演礼社区 630 号	房云兰
城阳陈桂萍口腔诊所	青岛市城阳区德阳路 253 号	陈桂萍
青岛慧风医疗有限公司城阳慧风中西医结合诊所	青岛市城阳区双元路 20-1 号 53 号楼 34 号网点 1-2 层	周吉昂
青岛嘉一佳口腔医疗有限公司城阳嘉一佳口腔门诊部	青岛市城阳区正阳路 146-2 号 1-2 层	律雪苹
青岛亿嘉琏医疗服务有限公司城阳亿嘉琏正阳路医疗美容门诊部	青岛市城阳区正阳路 146-1 号	李倩倩
青岛仁心健康管理有限公司城阳仁心口腔诊所	青岛市城阳区德阳路 335 号 16 号楼 6 号网点	董　杰

（续表）

机构名称	地址	负责人
青岛全局美学医疗管理有限公司城阳俊榕口腔诊所	青岛市城阳区流亭街道仙家寨社区仙山南馨苑 A 区 A-40 网点	朱　智
青岛东哲医疗管理有限公司惠民第一口腔诊所	青岛市城阳区流亭街道洼里社区银河路 805 号	张丽娜

城阳区 2021 年注销社会办医疗机构

机构名称	地址	负责人
青岛育泰健康管理有限公司育泰诊所	青岛市城阳区夏庄街道东张家庄社区 46-47 号网点	韩优华
青岛铭星生物科技有限公司铭星医疗美容诊所	青岛市城阳区春阳路 123 号	袁　英
刘方星内科诊所	河套街道大涧社区 779 号	刘方星
城阳芦英增中西医结合诊所	青岛市城阳区双元路 20-1 号 53 号楼 34 号网点 1-2 层	芦英增
城阳奉京浩达新西中医诊所	青岛市城阳区长城路 89 号万科中心城 21-107	奉京浩
城阳于红焉口腔诊所	青岛市城阳区德阳路 253 号	于红焉
城阳区城阳街道小北曲卫生室	青岛市城阳区城阳街道小北曲社区	林以森
青岛市城阳区惜福镇街道卫生院第五诊所	青岛市城阳区惜福镇街道演礼社区	房云兰
青岛善悦医疗投资有限公司天泰城诊所	青岛市城阳区湘潭路 16-1-03、04、05 号	相玉珍
青岛博亚医疗管理有限公司博亚口腔诊所	青岛市城阳区黑龙江中路 176 号	杨　明
城阳李忠学美口腔诊所	青岛市城阳区春城路 218-3 号	李忠学
城阳黄孝平口腔诊所	青岛市城阳区流亭街道李家女姑社区农贸市场网点房	黄孝平
城阳李景方爱医美医疗美容诊所	青岛市城阳区春城路 563 号	李景方
青岛圣人堂中医诊所有限公司圣人堂中医诊所	青岛市城阳区流亭街道赵哥庄社区夏塔路 1-3 号	李晓亚
城阳金凤桐可丽安综合门诊部	青岛市城阳区银河立交桥左侧	赵寿东
城阳黄丽娟健福春综合门诊部	青岛市城阳区后桃林社区 36 号	黄丽娟
青岛浩然益齿口腔健康管理有限公司雅馨口腔诊所	青岛市城阳区正阳路 117 号 10 号楼 03 号网点	刘慧丽
城阳侯路线王刚口腔诊所	青岛市城阳区上马街道呑东路 161 号	侯路线
城阳袁显章广善堂中医诊所	青岛市城阳区中城路 182 号	袁显章
城阳卢向民综合门诊部	青岛市城阳区国城路 132、136、138 号	卢向民
城阳王建菁北海综合门诊部	青岛市城阳区正阳东路 199 号	王建菁
城阳王树国众茂生中西医结合诊所	青岛市城阳区双元路 18 号 29 号楼 1 号 1-2 层	王树国
城阳曲蕾林家口腔诊所	青岛市城阳区上马街道呑东路 164 号	曲　蕾
城阳区城阳街道西田卫生室	青岛市城阳区城阳街道西田社区	李学涛
青岛乾仁堂中医门诊部有限公司乾仁堂中医门诊部	青岛市城阳区流亭街道东流亭社区靖城路 1 号	赵永强
城阳孙玉芹内科诊所	青岛市城阳区惜福镇街道付家埠社区	孙玉芹
城阳李海松雅诺口腔诊所	青岛市城阳区长城路 111-44 号	李海松
青岛民意齿康口腔健康管理有限公司民意齿康口腔诊所	青岛市城阳区正阳路 77 号御景尚都一期沿红子河北岸 25-1	柴云利
城阳陈涛口腔诊所	青岛市城阳区正阳路 96 号	陈　涛

（续表）

机构名称	地址	负责人
青岛瑞美恩口腔医疗有限公司瑞恩口腔诊所	青岛市城阳区黑龙江路 789 号 43 号楼 13 号网点	孙明圆
城阳杜玉梅口腔诊所	青岛市城阳区王沙路 60 号 24 号楼 07 号网点	杜玉梅
城阳朱志文内科诊所	青岛市城阳区流亭街道杨埠寨社区 D 区东 100 米 11 号	朱志文
晓明同德医院	青岛市城阳区长城路 89 号青岛国家广告产业园 21 号楼 18 号	李 娜
山东世通国际基因健康科技有限公司门诊部	青岛高新产业开发区竹园路 2 号	车延平
城阳张玉荣仁康内科诊所	青岛市城阳区王沙路 60 号鑫江水青花园 39 号楼 6 号网点	张玉荣
城阳刘华悦康内科诊所	城阳区康城路 270 号	刘 华
城阳区河套街道罗家营卫生室	青岛市城阳区河套街道罗家营社区	刘显聚
城阳贾书平书圣中医诊所	青岛市城阳区正阳路 159-6-06 号	贾书平
青岛凯芙莉化妆品有限公司城阳凯芙莉医疗美容诊所	青岛市城阳区春阳路 111 号 9 号楼	柯 欣
青岛易达康医疗管理有限公司城阳内科门诊部	青岛市城阳区双元路 16 号 560 号楼网点 59	马丽英
城阳区夏庄街道源头卫生室	青岛市城阳区夏庄街道源头社区	郭衍义
城阳王福新南万口腔诊所	青岛市城阳区锦宏东路 1339 号	王福新
城阳李孝元口腔诊所	青岛市城阳区阜成路 557 号	李孝元
城阳于瑞珍内科诊所	青岛市城阳区流亭街道洼里社区	于瑞珍
青岛华颜美贸易有限公司青岛华颜美医疗美容门诊部	青岛市城阳区正阳路 26 号	张 庆
城阳区惜福镇街道纸房卫生室	青岛市城阳区惜福镇街道纸房社区	王文春

青岛西海岸新区社会办医疗机构

概况　2021 年,青岛西海岸新区有社会办医疗机构 626 家,从业人员总数 4921 人,业务收入 9869.3 万元。新增社会办医疗机构 113 家,注销社会办医疗机构 78 家。

青岛西海岸新区 2021 年新增社会办医疗机构

机构名称	地址	负责人
黄岛今康福老年护理院	黄岛区寨子山路 869 号	刘汝栋（张 洁）
李医堂综合门诊部	黄岛区薛家岛街道漳江路 227 号 1 栋 1 单元 104、105	李立革（李连山）
黄岛济海雅美口腔诊所	黄岛区海王路 659 号海棠湾三期 167 号	闫丽丽（周辉增）
黄岛瑞林口腔诊所	黄岛区海王路海棠湾一期网点 1637-202 号	安宝梅（姜文静）
青岛搜大夫互联网医院	黄岛区峨眉山路 396 号光谷软件园 44 楼 5 层	王 春（姜汝明）
黄岛晟医家中医诊所	黄岛区双珠路 78-1 号	刘 锋（张其英）
黄岛益佳康诊所	黄岛区珠海街道灵山湾路 29 乙号 00	卢凤德（李永东）
黄岛益视博眼科诊所	黄岛区香江路 32 号盛邦万学城 1 层 F1-03 号	李殿滨（刘 飒）
西海岸供销集团九龙诊所	黄岛区灵山卫街道兰东路 368 号 11 栋	邱茂本（李居来）

（续表）

机构名称	地址	负责人
黄岛区福乐康综合门诊部	黄岛区东楼路 705 号	马俊香（于培乐）
黄岛爱艺口腔诊所	黄岛区灵山卫街道海港路汉林园 329-5 号	艾运兰（张金刚）
黄岛金视力眼科诊所	黄岛区珠江路 1588 号	于　龙（穆秀丽）
黄岛欧诺口腔诊所	黄岛区隐珠街道灵海路 121 号	封　政（许　佳）
黄岛盈家口腔诊所	黄岛区嘉陵江西路 249 号 1-101 号网点	陈艺卓（陈广山）
青岛中康爱邻里智慧医养服务有限公司黄岛福莱医务室	黄岛区红石崖街道团结路 2879 号	张彦琼（于培文）
黄岛丰嘉口腔诊所	黄岛区灵山卫街道灵海路 888 号德信利群广场 1-26 号商铺	郭彦吉（耿纪新）
黄岛王海勇中医诊所	黄岛区薛家岛社区衡山路碧桂园翡翠湾商铺 376-16 号	王海勇
黄岛厚元诊所	黄岛区珠山南路 766 号	高　敏（任力军）
黄岛辊山护理院	黄岛区铁山街道铁山大街	修红霞（滕　跃）
黄岛邱少平内科诊所	黄岛区泊里镇海泊二路北 97 号	邱少平
西海岸供销集团王台诊所	黄岛区王台镇环台北路 82 号	邱茂本（宋云晖）
黄岛善平中医诊所	黄岛区铁山街道东岳西路 2671 号	尹淑欣（张四红）
青岛碧海恩泽医疗管理有限公司医务室	黄岛区灵山卫街道东岳东路 1607 号青岛东方影都融创影视产业园 2 号摄影棚南附房 1026、1027 号	王华旭（袁雁琴）
黄岛青宝儿科诊所	黄岛区珠江路 1556 号网点	朱俊颖（步淑彦）
黄岛茉丽娅诊所	黄岛区珠江路 590 号-3-213	杨淑玲（杨彩玲）
黄岛予芽口腔诊所	黄岛区积米崖村南港路 59 号	李丛丛（王阳阳）
黄岛安答口腔诊所	黄岛区隐珠街道月亮湾路欧美世纪花园 576 号	梁　柱（李天威）
青岛首康壹家薛家岛居家养老服务有限公司医务室	青岛市黄岛区金沙滩路 176 号山里小区 D 区 22 号	冀陈林（薛建玲）
西海岸供销集团慈康诊所	黄岛区大场镇吉利河路凤凰电子商务区 2 号楼	邱茂本（张春红）
黄岛华风诊所	黄岛区北江支路 36 号	孔祥辉（魏建祥）
黄岛建波口腔诊所	黄岛区长江东路 267 号-6	孙明旭（崔飞燕）
黄岛优贝北江口腔门诊部	黄岛区太行山路 513-1 号网点	熊华光（赵恩远）
黄岛星汇医疗美容诊所	黄岛区星光岛金棕榈路 179 号	于会玲（刘雪峰）
黄岛融创藏马山颐养诊所	黄岛区藏马大道 3397 号 15 号楼	张增惠（孙吉云）
黄岛皓美莱口腔诊所	黄岛区滨海大道路 2037-29、2037-30 户	宋洪娥（庄　雷）
黄岛三诚堂诊所	黄岛区烟台路 427 号	齐成君
青岛市黄岛区薛家岛中心幼儿园卫生站	黄岛区珠江路 117 号 47 号楼	郑玉霞（肖亚新）
青岛西海岸新区红日家园养老服务中心医务室	黄岛区灵山卫街道东街村灵海南路 70 号	朱　欣（刘　玲）
黄岛维乐美口腔医院	黄岛区长江东路 389 号	王烁琳（郑　梁）
黄岛柏泰维康诊所	山东省青岛市黄岛区隐珠街道王家石桥 471 号	陆修峰（陆修峰）
黄岛长伟口腔诊所	黄岛区琅琊台路 1223 号	殷在霞（徐洪湘）

（续表）

机构名称	地址	负责人
黄岛新兴源诊所	黄岛区双珠路 1627 号	呼延大明（徐炳全）
黄岛卧鹏诊所	黄岛区湄洲岛街 45 号 45-1、45-2、45-4	邴守志（邴守志）
黄岛宝富中医诊所	黄岛区辛安街道江山北路江山花园 324 号	徐宝富（王学军）
黄岛安和泰诊所	黄岛区奋进路 380 号	刘海石（陈金杰）
黄岛杰萌中医诊所	黄岛区长江路街道长江中路 72 号	陈海林
黄岛皓博堂中医诊所	黄岛区灵山卫街道滨海大道 621 号云龙港湾	孙 伟（李晓春）
黄岛区李磊磊口腔诊所	黄岛区辛安街道开拓路 281 号	李磊磊
黄岛哈美凤栖澜玥口腔门诊部	黄岛区薛家岛街道珠江路 517 号 501 户	郁章欣（郁章欣）
黄岛萧山泉云口腔门诊部	黄岛区萧山路 286-4 号	刘泉云（丰延红）
黄岛王台泉云口腔门诊部	黄岛区王台街道王台路 369 号	刘泉云（修日东）
青岛宝岛吾同口腔医院	黄岛区七墩山路 777 号	宋志豪（张则军）
黄岛微美口腔诊所	黄岛区开拓路 18 号内 9 号楼 6 号网点	陈金兰（杨晓琳）
黄岛益康诊所	黄岛区五台山路 1260 号	程鹏飞（李永东）
黄岛坤昊口腔门诊部	黄岛区长江东路 187-25 号 1-2 层	韩 坤（李绍琴）
黄岛祥瑞口腔诊所	黄岛区灵山卫街道西南园村 744 号	高泗松（张金刚）
黄岛暖阳诊所	黄岛区朝阳山路 1071 号	贾建强（张乐浩）
黄岛孟华中医诊所	黄岛区五台山路 609 号远洋万和四季网点 45 号	孟 华
黄岛妙诚堂诊所	黄岛区珠山南路 947 号	韩洪欣（张孝信）
黄岛令新口腔诊所	黄岛区泊里三路 42 号	孔令新（赵 彬）
黄岛鼎好医疗美容门诊部	黄岛区灵山湾路 1358 号	刘碧玉（李志强）
黄岛龙湖诊所	黄岛区辛安街道前湾港路 889 号龙湖原山 777 号-855 号、857 号	于德永
黄岛春风诊所	黄岛区浮翠街 230 号	林作帮（王洪强）
黄岛平安好医综合门诊部	黄岛区珠江路 590 号内办公 3 层	杨晓燕（张 锐）
黄岛澳医堂诊所	黄岛区紫金山路 394 栋 1-2 楼 16 号	杨洪斌（张 军）
黄岛李莉口腔诊所	黄岛区黄河西路 371-1 号	李 莉
黄岛博爱口腔诊所	黄岛区凤凰山路 1391 号	孟赛芹（张 坤）
黄岛青宝贝儿科诊所	黄岛区双珠路海棠湾四期 1154 号商铺	朱俊颖（牟晓梅）
黄岛康健诊所	黄岛区海南岛路 102 号 1 层	孙希娥（任桂英）
黄岛晟宇诊所	黄岛区灵山卫街道文瑞路珠山文苑 358 号网点	赵晟宇（王玉民）
黄岛中康中医康复医院	黄岛区灵山岛街 6 号	苏亚勒（祝 超）
黄岛德泰诚信口腔门诊部	黄岛区灵山湾路 1355 号-12 户	丁济波
黄岛马建国中医诊所	青岛市黄岛区隐珠四路北侧、墨香路东剑桥小镇 379 号、381 号	马建国
黄岛澳医堂诊所	黄岛区紫金山路 394 栋 1-2 楼 16 号	杨洪斌（张 军）

(续表)

机构名称	地址	负责人
黄岛静歆诊所	青岛市黄岛区同江路 1 号万达维多利亚湾 33 号楼 17 号网点	迟　歆
青岛西海岸新区双语小学卫生站	黄岛区奋进路 397 号同悦楼一楼	杨世臣(马艳娟)
黄岛优贝长江口腔门诊部	黄岛区长江中路 218 号一层东	熊华光(王双春)
黄岛小松鼠口腔门诊部	青岛市开发区珠江路 1363 号 1-2 层	李公平(司继新)
黄岛康永乐诊所	黄岛区辛安街道天海花园 4 号楼东 1 网点	于晓峰(薛永秋)
青岛中康爱邻里智慧医养服务有限公司琅琊镇将军台社区分公司护理站	青岛市黄岛区琅琊镇亮将台路综合楼	刘礼军(龚云英)
青岛中康爱邻里智慧医养服务有限公司泊里镇封家社区分公司护理站	黄岛区泊里镇封家社区	刘礼军(李丽伟)
青岛中康爱邻里智慧医养服务有限公司营业部医务室	黄岛区团结路 2877 号 222 号	张彦琼(于培文)
黄岛嘉禾康源诊所	黄岛区王家港社区平江路 33 号网点	陈　莉(王嘉荣)
青岛融创隆海长泽养老服务有限公司医务室	黄岛区薛家岛街道连江路 777 号 11 号楼	张　伟(刘　峡)
黄岛青益诊所	黄岛区喜鹊山路 95 号、97 号网点	李美叶(莫明吉)
青岛众惠亿康健康管理有限公司医务室	黄岛区横云山路 2 号	刘成龙(柴晓英)
青岛鸿善康诊所	青岛市黄岛区东岳中路 778 号 6 栋 2 商业 203 户	张美帅(于升刚)
黄岛波涛口腔诊所	黄岛区太行山路 246-9 号	逄　涛(李艳红)
黄岛宸熙康口腔诊所	黄岛区灵山湾路 409 号户	宋　冰(王阳阳)
黄岛可人口腔诊所	黄岛区井冈山路路 566-2 号	王　颖
黄岛优诺盛世江山口腔门诊部	黄岛区富春江路 1076-12 号	苏建雄(王　鹏)
黄岛昶宏诊所	黄岛区隐珠街道隐珠路 55 号	赵　亮(李蒙蒙)
青岛中康爱邻里智慧医养服务有限公司王台医务室	黄岛区康泰路 47 号	张彦琼(李怀敏)
青岛市黄岛区百善堂老年公寓医务室	黄岛区灵山湾路 3267 号	毕　华(安良香)
黄岛晟医堂诊所	黄岛区泰山东路 4218-8 号	杨　莉(陈洪荣)
黄岛和敬堂中医诊所	黄岛区衡山路 14 号商业 101 户	赵建松(赵洪英)
黄岛艳君口腔门诊部	黄岛区黄河中路 178 号 43-44 号网点房	刘艳君
黄岛熙美星医疗美容诊所	黄岛区滨海大道路 1999-72 号	冯桂香(江洪辉)
黄岛康优诊所	黄岛区五台山路 1677 号综合楼负一层	董克军(赵海龙)
黄岛扬帆口腔诊所	黄岛区琅琊镇海城路 57 号	杨　帆(高　健)
三易中医诊所	黄岛区灵山卫街道瞭望山路 220 号	薛艺芝(薛平昭)
黄岛殿敏口腔诊所	黄岛区开拓路 177 号旭日东升小区网点	李殿敏(张　瑾)
黄岛汇林堂中医诊所	山东省青岛市黄岛区珠海街道中原街路 141 号	郭玉芳
青岛国风黄岛宏仁堂中医诊所	山东省青岛市黄岛区薛家岛街道金沙滩路 128 号 D 区 1 号 2 楼	车克省
黄岛绿之健中医诊所	青岛市黄岛区峄山路 148 号	闫均汉

（续表）

机构名称	地址	负责人
黄岛厚和中医诊所	青岛市黄岛区双珠路 2539 号	赵荣昌
黄岛和生道中医诊所	青岛市黄岛区泊里镇泊里一路 151 号	佘金泉
黄岛翼元堂中医诊所	青岛市黄岛区长江东路 361 号 4 号网点	卢兴江
黄岛国烨中医诊所	青岛市黄岛区辛安街道团结路 1678 号 1 栋	王丛运
黄岛有明堂中医诊所	青岛市黄岛区隐珠街道凤凰山路 1510 号	陈万里
黄岛任亮中医诊所	青岛市黄岛区隐珠街道水灵山路 15 号	任　亮
黄岛医德善堂中医诊所	青岛市黄岛区双珠路 1114 号	王婷欧
黄岛慧生堂中医诊所	青岛市黄岛区隐珠街道北京路 6-4 号 00	张翠萍

青岛西海岸新区 2021 年注销社会办医疗机构

机构名称	地址	负责人
黄岛陈菊萍口腔诊所	山东省青岛市黄岛区薛家岛街道东江路怡和嘉园 45-1-107 号网点	陈菊萍
黄岛王东进内科诊所	青岛市黄岛区朝阳山路 2288 号	王东进
青岛理工大学嘉陵江路校区医务室	青岛经济技术开发区嘉陵江路 777 号	谭秀森/樊书岑
黄岛游海华中医诊所	青岛市黄岛区长江路街道濠北头社区北排西栋东户	游海华
青岛海西大酒店卫生室	青岛市黄岛区双珠路 387 号	朱斐诚/韩汶秀
积米崖港区水产供销公司医务室	青岛市黄岛区积米崖港区	刘云强/王宗欣
青岛明天中学卫生室	青岛西海岸新区滨海街道海西路	马海龙/范楠楠
黄岛杨学红耳鼻喉诊所	青岛市黄岛区琅琊镇驻地	杨学红
青岛市黄岛区第八中学卫生站	青岛市黄岛区大场镇胜水路 961 号	张宏昌/陈瑞栋
黄岛赵桂淑内科诊所	青岛市黄岛区七墩山路 738 号	赵桂淑
黄岛徐英俊内科诊所	青岛市黄岛区枣园路 8 号	徐英俊
黄岛区军队离休退休干部休养所卫生室	青岛市黄岛区文化路同心巷 1 号	朱长远/滕义龙
黄岛吕启行中医诊所	青岛市黄岛区嘉富路 7 号	吕启行
胶南市粮油加工厂卫生站	青岛市黄岛区铁橛山路 66 号	阎保礼/刘玉芳
胶南市明月海藻工业有限公司卫生站	青岛市黄岛区铁橛山路 175 号	张国防/王永苹
青岛经济技术开发区监管场所医务室	青岛经济技术开发区黄河西路 505 号	王建顺/王胜军
青岛医寿康综合门诊部	青岛市黄岛区团结路 1231 号	闫春香/徐春梅
邢子富中医诊所	青岛市黄岛区灵珠山街道独垛子社区 176 号	邢子富
臧家道外科诊所	青岛经济技术开发区辛安街道港头臧社区居委会 250 号	臧家道
张凤凌内科诊所	青岛经济技术开发区唐岛路 23 号	张凤凌
张文谦内科诊所	青岛经济技术开发区唐岛路 19 号	张文谦
青岛增春建设工程有限公司医务室	青岛市黄岛区前湾港路 291 号楼 4 号网点	孙增春/袁明起
中国网通（集团）有限公司青岛经济技术开发区分公司医务室	青岛经济技术开发区长江路街道太行山支二路 22-24 号	李宗勤/杜列平

（续表）

机构名称	地址	负责人
黄岛李松青口腔诊所	青岛市黄岛区王台镇环台北路 88-11 号	李松青
邴连庆中医科诊所	青岛经济技术开发区湄洲岛街 71 号	邴连庆
开发区王国云外科诊所	青岛经济技术开发区长兴岛街 62 号	王国云
青岛经济技术开发区香江路第一小学卫生站	青岛经济技术开发区香江路 1 号	王连明/薛桂芳
万姿美容集团有限公司医务室	青岛市黄岛区泊里镇河南村河南农民公寓 1 号楼 8 号网点	董培玉/王永明
黄岛兰顺龙内科诊所	青岛市黄岛区银沙滩路 70 号南岛小镇 G3 区 119、121 号	兰顺龙
黄岛李连山中医诊所	青岛市黄岛区漳江路 227 号 1 栋 1 单元 104.105	李连山
黄岛陈广山口腔诊所	青岛市黄岛区嘉陵江路 145 号网点	陈广山
黄岛王新华内科诊所	山东省青岛市黄岛区隐珠街道月亮湾路 277 号	王新华
黄岛杨彩玲内科诊所	青岛市黄岛区井冈山路 127-7 号网点	杨彩玲
青岛贝隆医疗美容诊所	青岛市黄岛区长江西路 159 号	孙志红
黄岛王建业中医诊所	山东省青岛市黄岛区云海路 1448 号	王建业
青岛黄岛区建筑安装工程总公司医务室	青岛经济技术开发区唐岛路 39 号	李居业/薛永秋
西海岸名冠口腔门诊部	青岛市黄岛区王台镇王台路 369 号	刘志勇/孙纯新
黄岛泽医堂中医诊所	山东省青岛市黄岛区五台山路 609 号远洋万和四季小区东门商铺 13 号	段志富/单书声
开发区徐宝富内科诊所	青岛经济技术开发区辛安街道江山北路江山花园 324 号	徐宝富
黄岛陈兆范内科诊所	青岛市黄岛区银桥北街 471 号	陈兆范
青岛欧丽雅医疗美容门诊部	青岛市黄岛区隐珠街道灵山湾路 1538 号	付雅莲/施　蕾
黄岛谭宇中医诊所	青岛市黄岛区灵山湾路 79 号	谭　宇
黄岛韫山护理院	青岛市黄岛区铁山街道铁山大街 333 号	修虹霞
黄岛邴守志中医诊所	青岛市黄岛区湄洲岛街 45-1 号 53 号 55 号	邴守志
黄岛王华升口腔诊所	青岛市黄岛区珠海街道烟台东村 2-28 号号	王华升
黄岛首康壹家灵珠山护理院	山东省青岛市黄岛区灵珠山街道柳花泊路 59 号	季腾腾/李松美
黄岛周桂萍内科诊所	青岛市黄岛区崇明岛东路 251 栋 1 楼 1-1 号	周桂萍
黄岛康济中医门诊部	青岛市黄岛区隐珠街道海王路 6 号	于培乐/邢彩凤
青岛皓博堂中医医院	青岛市黄岛区滨海大道 627 号云龙港湾 2 号楼	孙　伟
黄岛张则军口腔诊所	青岛市黄岛区隐珠街道朝阳山路 6-3、6-4 号	张则军
黄岛李绍琴口腔诊所	青岛市黄岛区长江东路 187-19 号	李绍琴
黄岛王从运中医诊所	青岛市黄岛区辛安街道团结路 1678 号	王从运
黄岛彭秀梅中医诊所	青岛市黄岛区隐珠街道隐珠二路（原黄海路 21 号）	彭秀梅
黄岛雁寿堂中医诊所	青岛市黄岛区南岛小镇商业房屋 B 组团 85 号楼 04 编号	郭伟曦/陈喜镇
青岛英兰堂健康管理有限公司黄岛傅会先中医诊所	青岛市黄岛区珠江路 1539 号 1-2 层	佟胜兰/傅会先
黄岛兰枢苑中医诊所	青岛市黄岛区五台山路 1693 盛世福邸 1689-10 号	宋伟光/于舟民
黄岛殷宗华内科诊所	青岛市西海岸新区胶南街道水城村 107 号	殷宗华
黄岛鹊华堂中医诊所	山东省青岛市黄岛区喜鹊山路 668 号	宋占臣/刘俊杰

（续表）

机构名称	地址	负责人
黄岛陈战胜内科诊所	青岛市黄岛区隐珠街道小哨头 450 号	陈战胜
黄岛孟华中医诊所	青岛市黄岛区金榜山路 601 号网点	孟 华
黄岛于德永内科诊所	山东省青岛市黄岛区辛安街道前湾港路 889 号龙湖原山 777 号-855 号、857 号	于德永
黄岛张孝信内科诊所	青岛市黄岛区珠山南路 22-17 号	张孝信
泉云口腔门诊部	青岛市黄岛区萧山路兰东社区 286-4 号	刘泉云
黄岛海琛中医诊所	青岛市黄岛区九华山路 3-24-2	宋秋霞
黄岛杨霄雯中医诊所	青岛市黄岛区东岳中路 1700 号	杨霄雯
黄岛王洪强内科诊所	青岛市黄岛区新华路南端	王洪强
青岛春天之星大药房医药连锁有限公司春天之星综合门诊部	青岛市黄岛区灵山湾路 3771 号	孙代勤/徐灵芝
开发区王力文中医科诊所	青岛经济技术开发区北江支路 78 号	王力文
青岛丁济波口腔诊所	青岛市黄岛区铁橛山路 221 号	丁济波
黄岛薛增节内科诊所	青岛市黄岛区江山北路 66 号网点 20-2	薛增节
黄岛迟歆内科诊所	青岛市黄岛区同江路 1 号万达维多利亚湾 33 号楼 17 号网点	迟 歆
黄岛国烨中医诊所	青岛市黄岛区辛安街道团结路 1678 号 1 栋	秦鑫铭/王从运
黄岛禛馨护理院	山东省青岛市黄岛区临海路 167 号 3 楼南侧及 4 楼	郭绍华
青岛雅迪物业管理有限公司澳医堂医务室	青岛市黄岛区紫金山路 394 栋 1-2 楼 15 号	刘 颖/杨洪斌
青岛盛福康综合门诊部	青岛市黄岛区王家港社区平江路 33 号网点	郭桂兰/王嘉荣
黄岛好医友中医诊所	山东省青岛市黄岛区琅琊镇海城路 79-12	崔校友/田 强
黄岛晟医堂中医诊所	山东省青岛市黄岛区东岳东路 4218-08 号	杨振义/胡庆喜
黄岛张少玲口腔诊所	青岛市黄岛区三沙路 2657 号	张少玲

即墨区社会办医疗机构

概况　2021 年,即墨区有社会办医疗机构 361 家。新增社会办医疗机构 74 家,其中口腔诊所 25 家、普通诊所 18 家、中西医结合诊所 6 家、中医综合诊所 3 家、中医备案诊所 17 家、综合门诊部 1 家、医疗美容诊所 2 家、一级综合医院 1 家、护理院 1 家;注销社会办医疗机构 47 家。

即墨区 2021 年新增社会办医疗机构

机构名称	地址	负责人
即墨蓝芝口腔诊所	即墨区通济街道新兴路 281-3 号一楼	蓝 芝
青岛名博医疗管理有限公司郑江云诊所	即墨区通济新区华桥村 34 号楼 1 号网点	郑江云
青岛诺菲医疗美容有限公司医疗美容诊所	即墨区文化路 50-13 号	于世纲
青岛舒齿佳口腔健康管理有限公司舒齿口腔诊所	即墨区通济街道岘山路 71 号	王利军

（续表）

机构名称	地址	负责人
青岛悦美医疗管理有限公司墨香郡医疗美容诊所	即墨区嵩山三路 268 号 7 号楼 56 号	崔鲮鲤
青岛三春柳医疗管理有限公司即墨孙海波诊所	即墨区流浩河三路 149 号	丛传孟
青岛军大健康管理有限公司军大口腔诊所	即墨区环秀街道文峰路 188 号 1 号楼 6 号	李　海
即墨刘伟娜口腔诊所	即墨区潮海古城北关街 187 号	刘伟娜
青岛和洋口腔医疗有限公司和洋口腔诊所	即墨区鹤山路 770 号	胡延华
青岛旭德祥医疗管理有限公司荣宁康诊所	即墨区通济街道枣杭村文化街 128 号	肖桂芝
即墨王永波口腔诊所	即墨区龙山街道蓝鳌路留村营房西	王永波
青岛始昌医疗管理有限公司洼里口腔诊所	即墨区田横旅游度假区洼里村福田路 668 号	刘文贤
青岛嵩一山二医疗管理有限公司嵩山二路中西医结合诊所	即墨区通济街道店子山二路 438 号	蔡俊锋
即墨李永涛口腔诊所	即墨区鳌山卫街道西里村泰安街 63 号二期商住楼 5 号	李永涛
青岛佳仁医疗有限公司即墨佳仁第一口腔诊所	即墨区店子山二路 582 号	殷　红
青岛弘仁康健康管理有限公司第一诊所	即墨区淮涉河一路 118 号	叶　建
青岛即墨福浩医院	即墨区环秀街道墨城路 232 号	刘云昌
青岛御品堂医疗管理有限公司第一中医诊所	即墨区通济街道新兴路 321-20 号	王学明
青岛宝业保康健康管理有限公司东大于庄村诊所	即墨区段泊岚镇东大于庄村 110 号	王月梅
青岛牙卫士口腔医疗有限公司金华口腔诊所	即墨区潮海街道兴城一层 6 号楼 32 号	苗廷志
青岛同顺堂医疗管理有限公司同顺堂诊所	即墨区文峰路 719 号-1 号	柳同顺
青岛裕鑫医疗管理有限责任公司万科诊所	即墨区崂山二路 288 号 1 号楼 1 单元 103 户	张彩芳
青岛汇佳健康服务有限公司云善堂诊所	即墨区潮海街道北阁东路 8 号	刘喜梅
青岛弘仁康健康管理有限公司第二诊所	即墨区金口镇店集南里村供销社商住楼西 2 户	赵　明
青岛鼻渊堂医疗管理有限公司第一中西医结合诊所	即墨区通济街道店子山二路 321 号	林永霓
青岛鼻渊堂医疗管理有限公司第二诊所	即墨区通济街道流浩河二路 46 号	刘元军
青岛维普柏合养老服务有限公司维普护理院	即墨区温泉街道西枊河头村委办公室北,钱谷山路以东	郭　峰
青岛广聚德医疗有限公司第一中医诊所	即墨区通济街道鹤山路 599 号	姚东昀
青岛广聚德医疗有限公司第三中医诊所	即墨区潮海街道黄河三路 168 号	王林涛
青岛广聚德医疗有限公司第二中西医结合诊所	即墨区河南杨头村孟沙河二路南杨头村北门西,消防通道东 3 号网点	李双锋
青岛万顺康健康管理有限公司银名口腔诊所	即墨区鳌山卫莱青路 18 号	相玉珍
青岛龙泉医疗管理有限公司龙泉口腔诊所	即墨区龙泉街道刘家街村 280 号	高艳莉
青岛新隆顺航医疗管理有限公司海汀堡口腔诊所	即墨区嵩山二路 181 号附 7	卢晓南
青岛君康医疗管理有限公司青石路诊所	即墨区青石路 408 号	赵枢业
青岛馨园医疗有限公司西蒋诊所	即墨区龙泉街道西蒋新村三号楼网点房 A-7	谭玉香
青岛康鑫程健医疗管理有限公司即墨富泰诊所	即墨区盛兴路 319-3	孙秀琴
青岛正诚医疗管理有限公司周哥庄诊所	即墨区北安街道龙源小区 2 号楼 12 户	史学明

（续表）

机构名称	地址	负责人
青岛顺康德口腔健康管理有限公司惠民口腔诊所	即墨区通济街道惠众街 54 号	毕桂杰
青岛宝业保康健康管理有限公司大华综合门诊部	即墨区岙兰路 428 号二楼	曲宗峰
青岛淑芳医疗服务有限公司淑芳诊所	即墨区环秀街道前东城村德苑 8 号楼 2 单元 101	刘文艳
青岛晨清口腔医疗有限公司佳美口腔诊所	即墨区即发路 18 号 4 号楼 2 单元 101 户	徐　静
青岛蓝卡医疗管理有限公司蓝卡诊所	即墨区岭海西路 39 号西区 5 号楼一层	唐景云
青岛泽北养老服务有限公司泽北诊所	即墨区田横镇北坦村中心街 600 号	于秀华
青岛牙颗喜口腔健康管理有限公司即墨浦里口腔诊所	即墨区鳌山卫街道西里村 90 号	曲　蕾
青岛浩邦口腔医疗有限公司第一口腔诊所	即墨区蓝村镇府前街 30 号	蔡生泽
青岛权生医疗管理有限公司爱诺康第一口腔诊所	即墨区通济街道城马路 31 号	刘太兵
青岛权生医疗管理有限公司爱诺康第二口腔诊所	即墨区通济新区天山路与新城二路交叉口北 150 米	钟湘祁
青岛千方医疗管理有限公司太和康诊所	即墨区北安街道太和东路 54 号附 5 号 1 层	王有英
青岛保康德谦医疗有限公司德谦堂中西医结合诊所	即墨区龙泉街道修家街村 309 号	盛北平
青岛简爱医疗管理有限公司即墨简爱口腔诊所	即墨区北关街 72 号	孙爱俭
青岛丞诺医疗管理有限公司丞诺口腔诊所	即墨区嵩山二路 279 号	万丞丞
青岛永合佰利方医疗管理有限公司永合诊所	即墨区大信街道岙兰路北 252 号	李　锋
青岛浩然益齿口腔健康管理有限公司雅馨口腔诊所	即墨区环秀街道烟青路 35 号	刘慧丽
青岛裕盛医疗管理有限公司即墨裕盛口腔诊所	即墨区兰岙路 8-3 号	李　洋
青岛即墨京源惠和中医医院	即墨区龙泉街道小寨路东数一层 9,10,11,号,东数二层 15 号,16 号门头房	孙克诺
即墨李东董中西医结合诊所	即墨区潮海黄甲山二路 238 号户商铺	李东董
青岛方信医疗管理有限公司焕泰口腔诊所	即墨区潮海街道宅子头村 99 号	逯凌空
青岛草庐杏林温泉酒店有限公司中医诊所	即墨区温泉街道海泉路 66 号一号楼	朱江慧
青岛祥如善喜堂健康管理有限公司善禧堂中医诊所	即墨区店子社区南侧 100 号网点一楼	刘力源
青岛晋金中医医疗管理有限公司晋金中医诊所	即墨区田横镇雄达路 98 号 3 号楼 20 户-1	郑志娟
青岛康仁堂中医医疗管理有限公司中医诊所	即墨区蓝村街道道城七路西侧 350 号 1 楼	朱江慧
青岛鼎信健康管理有限公司鼎信中医诊所	即墨区大信镇青威路 2027-1 号	王玉芳
青岛德艺馨医疗管理有限公司德艺馨中医诊所	即墨区龙山街道东程村 256 号	张占朋
京师蓝医（青岛）医疗服务有限公司第一中医诊所	即墨区通济街道蓝鳌路 1197 号	栾学伟
青岛宇豪刚中医医疗管理有限公司圣康中医诊所	即墨区通济新区西元庄村村南济青花苑 7 号楼一单元 109 户-1	李　平
青岛静仁医疗有限公司中医诊所	即墨区龙山街道东升花园二期配套服务用房 736 号	王敏波
即墨崔焕玲中医诊所	即墨区长江二路 375 号永合鼎泰丰 1 层 12 户	崔焕玲
青岛康润医疗管理有限公司康润中医诊所	即墨区灵山街道兴灵路 6 号	王金海
青岛甲元德中医医疗管理有限公司甲元德中医诊所	即墨区通济街道王家院新村 9-5-1 号	李宝花
青岛宝业保康大药房连锁有限公司健民街中医诊所	即墨区健民街 109 号	于恒全
青岛松康医疗管理有限公司松康中医诊所	即墨区龙山街道东升花园二期配套服务用房 728 号	张知云

（续表）

机构名称	地址	负责人
青岛天创海泉湾文化艺术有限公司中医诊所	即墨区鹤山路东端海泉湾度假区海洋温泉 3 楼 21 间	马志钦
青岛明心堂医疗管理有限公司明心堂中医诊所	即墨区蓝谷高新技术产业开发区粮食管理所门口北第一户 238 东侧南数第 15 户	高永亮
盈济堂(青岛)健康管理有限公司即墨中医诊所	即墨区古城前汀巷 9 号,南顺城街 72 号	张军伟

即墨区 2021 年注销社会办医疗机构

机构名称	地址	负责人
即墨范崟松口腔诊所	即墨市环秀街道塔元头村 337 号	范崟松
即墨德俊诊所	即墨市西元庄村永合硕辉苑 13 号楼 7 网点	申德俊
青岛维普柏合养老服务有限公司医务室	即墨区温泉街道西枊河头村	王　伟
青岛东哲医疗管理有限公司爱诺第一口腔门诊部	即墨区通济街道天山路 129 号	李东哲
青岛本草医疗管理有限公司第一中医诊所	即墨区潮海街道鹤山路 214 号	张兴胜
青岛维道中医医疗管理有限公司维道第一中医诊所	即墨区流浩河三路 310 号	吕　茹
青岛东哲医疗管理有限公司爱诺第二口腔门诊部	即墨区通济街道城马路 31 号	李东哲
即墨王巢圣中医诊所	青岛市即墨区蓝鳌路 608 号	王巢圣
即墨孙爱俭口腔诊所	即墨区信义街 12 号	孙爱俭
即墨马会庆诊所	即墨市环秀街道湘江二路 215 号	马会庆
青岛启航医疗管理有限公司康华中医诊所	即墨区大信镇新胜村 86 号	杨朝彬
即墨刘竹英诊所	即墨区青石路 402 号	刘竹英
青岛悦美医疗管理有限公司墨香郡医疗美容门诊部	即墨区嵩山三路 268 号 7 号楼 56 号	吴德纲
青岛宝业保康大药房连锁有限公司院东中医诊所	即墨区青石路 372 号	林　浩
青岛捍卫中医有限公司温泉中医诊所	即墨区温泉街道东温泉村温泉小区东 2 号	王小敏
即墨孙海波诊所	即墨经济开发区辛戈庄新村 123 号	孙海波
青岛蓝博医疗管理有限公司第五蓝博中医诊所	即墨区通济街道华侨村 34 号 1 号网点	张旭亮
青岛济生堂医疗管理有限公司济生堂中医诊所	即墨区龙泉街道石门村	张佳宁
即墨郭良德口腔诊所	即墨区新兴路 281-3 号	郭良德
即墨高亚芝中医诊所	即墨区店子山二路西 433-2 号	高亚芝
青岛华益鑫医疗管理有限公司海波中医诊所	即墨区通济街道淮涉河一路 966 号	刘炳武
即墨胡延华口腔诊所	即墨市鹤山路 770 号	胡延华
即墨崔焕玲中医诊所	即墨区长江二路 375 号永合鼎泰丰 1 层 12 户	崔焕玲
即墨柳同顺中西医结合诊所	即墨区文化路 719 号附 1 号	柳同顺
青岛缤纷宏德健康咨询有限公司宏德堂中医诊所	即墨区龙山街道环保产业园 204 国道东	张淑坤
青岛国鸥塞恩医疗管理有限公司即墨塞恩口腔诊所	即墨区蓝村镇三城路 129 号	侯梁生
青岛笑傲口腔健康管理有限公司金华口腔诊所	即墨区潮海街道兴城一层 6 号楼 32 号	苗廷志
即墨孙俭波中医诊所	即墨区通济街道王家院新村长江一路 9-5 号	孙俭波
青岛汇佳健康服务有限公司云善堂中医诊所	即墨区店子山二路 295-2 号	戴婷婷

（续表）

机构名称	地址	负责人
青岛德顺诚医疗管理有限公司广积德第一中医诊所	即墨区鹤山路 599-2 号	姚东昀
青岛永健堂健康管理有限公司广积德中医诊所	即墨区青石路 87 号	李双锋
青岛启辰医疗管理有限公司启辰第四中医诊所	即墨区黄河三路 480 号	朱志勇
青岛铭聚中医医疗管理有限公司成祥中医诊所	即墨区长江一路 118 号	孙梦桐
青岛鸿元健康管理有限公司京德中医诊所	即墨区环秀街道健民街 31 号	吴乃增
即墨李素珍诊所	即墨市嵩山三路 614 号	李素珍
青岛启辰医疗管理有限公司启辰第三中医诊所	即墨区移风店镇太祉庄村 18 号乙	张占朋
即墨郑敏诊所	即墨市通济街道御墅临枫 B7 网点	郑　敏
青岛宝业保康健康管理有限公司大华中医诊所	即墨区兰峈路 428 号	杨淑玲
即墨谢富泰诊所	即墨区新兴路 319-3 号	谢富泰
即墨王翠兰口腔诊所	即墨市通济街道八里二村文化街 15 号	王翠兰
即墨赫军口腔诊所	即墨区通济街道烟青路 763 号 2 号楼 6-1 户	赫　军
即墨王玉民中医诊所	即墨区通济街道流浩河二路 128 号	王玉民
青岛东哲医疗管理有限公司东哲第一口腔诊所	即墨区鹤山路水产综合楼网点号 1 户	王妍懿
青岛兆福医疗管理有限公司兆福中医诊所	即墨区潮海街道鹤山路 214 号	张兴胜
青岛蓝博医疗管理有限公司第三蓝博中医诊所	即墨区移风店镇七级西南村府前街 42-42 号	刘力源
即墨乔显邦诊所	即墨市鹤山路 309 号	乔显邦
青岛紫光药业有限公司鹊华堂第二中医诊所	即墨区潮海街道鹤山路 299-8.9.10 号一楼	张忠彬

胶州市社会办医疗机构

　　概况　　2021 年,胶州市有社会办医疗机构 286 家,其中,门诊部 22 家、诊所 232 家、卫生室和卫生所 32 家。新增社会办医疗机构 33 家,注销社会办医疗机构 43 家。

胶州市 2021 年新增社会办医疗机构

机构名称	地址	负责人
青岛胶州市众平健康管理有限公司胶州众平诊所	山东省青岛市胶州市胶北街道杨家林村南漳州路 6 号 2 楼	刘　枫
青岛合家乐医养服务有限公司胶州合家乐诊所	山东省青岛市胶州市市南小区 63 号楼 174 号网点	赵新建
青岛京典健康管理有限公司胶州京典医院	山东省青岛市胶州市胶北街道杨家林村北西外环东侧	赵文基
胶州张婧口腔诊所	山东省青岛市胶州市九龙街道大洛戈庄村 566 号	张　婧
青岛常青藤口腔医疗有限公司胶州常青藤口腔诊所	山东省青岛市胶州市杭州路 17 号 18 号楼商业 104 户	蒋亚杰
青岛医护百家天元医疗有限公司胶州融城诊所	山东省青岛市胶州市郑州西路 217 号融城·金州（响嘡·二里河片区改造项目）小区 4 号楼商业 108 户	孙家明
青岛合家乐医养服务有限公司胶州合家顺诊所	山东省青岛市胶州市洋河镇冷家村	冷桂珍
山东尚德智业医疗管理有限公司胶州尚德口腔少海门诊部	山东省青岛市胶州市香港东路 917 号 50 号（中信森林湖二期住宅小区）商业楼 1 层 105 户	李　晨

（续表）

机构名称	地址	负责人
青岛医护百家天元医疗管理有限公司胶州天元康平诊所	山东省青岛市胶州市永福花园小区徐州路 12 号网点	张明栓
青岛维宁口腔健康管理有限公司胶州维宁口腔诊所	胶州市常州路 83 号比华丽二期小区双层 2 号网点一层	张　静
青岛悦强医疗有限公司胶州康达诊所	胶州市福州南路 77 号蔚蓝半岛北区小区 12 号楼商业 104 户一层	张煜欣
青岛互生中医有限公司胶州互生中医诊所	胶州市九龙街道周家村网点一层	刘世琳
胶州市里岔镇前观音堂村卫生室	胶州市里岔镇前观音堂村 206 号	刘兆成
青岛荣财医疗有限公司胶州熠镁口腔诊所	山东省青岛市胶州市温州路金科御苑网点房 5-102	王洪云
胶州市胶东街道朱家寨村卫生室	胶州市胶东街道朱家寨村	陈　慧
青岛欢颜口腔医疗有限公司胶州欢颜口腔诊所	胶州市阜安街道徐州路 132 号徐州路小区 14 号楼 7 号网点	陈高生
胶州崔广宏中医诊所	胶州市胶西街道恒正路 17 号福满园小区 5 号楼商业 104	崔广宏
青岛成和万生堂中医有限公司胶州成和万生堂中医诊所	胶州市西宋路 88 号保利西乡月一期 18 号楼 007 商铺	窦连和
青岛医牙美口腔门诊有限公司胶州牙美口腔诊所	山东省青岛市站东小区 1-2 号楼之间 8 号网点	崔　英
青岛百伶百俐健康管理有限公司胶州吉美口腔诊所	胶州市三里河街道赵家小庄村(北京西路 616 号)	赵君红
青岛万兴隆口腔门诊有限公司胶州万隆口腔诊所	胶州市阜安街道泸州路 279 号南坦中心广场 2 号楼一单元 118,119 号	葛绪芳
胶州市铺集镇沙北庄村卫生室	胶州市铺集镇沙北庄村	周永鑫
青岛浩然医疗管理有限公司胶州存瑞口腔诊所	胶州市中云街道郑州西路 187 号	苏存瑞
青岛禾木健康管理有限公司胶州明皓口腔诊所	胶州市胶州东路阜新花苑小区(蓝天公司)1 号楼 9 号网点	马汝谦
青岛焓煜口腔门诊有限公司胶州新昊口腔诊所	胶州市三里河街道扬州东路 52 号正北名苑小区 75 号楼商业单元 1 层 165 户	王　凤
青岛京源顺泰中医医院有限公司胶州京源顺泰中医医院	山东省青岛市胶州市李孟路 6 号	孙　涛
胶州市胶莱街道沟东村卫生室	胶州市胶莱街道沟东村	吴荣澄
胶州康宁护理院	胶州市郑州西路 217 号融城 6 号地块 FS-12 号楼 1008 号网点及三楼	孟　燕
胶州市胶北街道前寨村卫生室	胶州市胶北街道前寨村	王爱红
青岛鑫然口腔医疗有限公司胶州鑫然口腔诊所	胶州市李哥庄镇联谊大街 56 号	李术高
胶州市胶东街道宋家泊子村卫生室	胶州市胶东街道宋家泊子村	崔少英
青岛名冠口腔门诊有限公司胶州名冠口腔诊所	青岛市胶州市福州南路 228 号书香名苑 43-109 网点	孙纯新
胶州市胶北街道丰子屯村卫生室	胶州市胶北街道丰子屯村	杨淑丽

胶州市 2021 年注销社会办医疗机构

机构名称	地址	负责人
胶州市洋河镇裴家村卫生室	胶州市洋河镇裴家村	杨誉荣
青岛韩之尚医疗管理有限公司胶州韩之尚医疗美容门诊部	胶州市阜安街道胶州东路 46 号	曹遂安
青岛西凯健康管理有限公司胶州西凯医院	胶州市阜安街道扬州支路 205 号	李淑慧
胶州华荣中医诊所	胶州市福州南路 97 号胶州市宝龙城市广场小区 6 号楼商业 104 户	周　绮
青岛华慈天伦医养服务有限公司胶州瑞安爱康医院	胶州市铺集镇彭家庄村	王燕维
胶州市人民医院广州南路口腔诊所	胶州市广州南路 319 号	王成良
胶州市人民医院杭州路口腔诊所	胶州市中云街道杭州路常青藤花园小区 17-44 号网点	杨存东
胶州市人民医院产业新区创业大厦医务室	胶州市产业新区创业大厦	宋大鹏
胶州市人民医院常州路牙科诊所	胶州市常州路毕华丽二期网点	王　宁
胶州市人民医院徐州路牙科诊所	胶州市徐州路 116 号	陈高生
胶州市人民医院锦州路中医诊所	胶州市锦州路惠锦小区 2 号楼	刘元鑫
胶州张晓玲口腔诊所	胶州市营海街道大洛戈庄村 566 号	张晓玲
胶州王邦德中医诊所	胶州市大同新村 358 号	王邦德
胶州市中达运输有限公司卫生室	胶州市郑州东路 97 号	周兆勤
胶州市胶莱镇曹戈庄村卫生室	胶州市胶莱镇曹戈庄村	李红波
胶州市胶莱镇瓦丘埠村卫生室	胶州市胶莱镇瓦丘埠村	许传修
胶州市胶东街道周王庄村卫生室	胶州市胶东街道周王庄村	孙振英
胶州健慈医院	胶州市莱州路 17 号	付国信
胶州慈云堂中医门诊部	胶州市三里河街道澳门路 167 号高家台子小区 1-5 号网点	李晓春
胶州市铺集镇胡家村第二卫生室	胶州市铺集镇胡家村	侯秀芹
胶州刘德华中医诊所	胶州市里岔镇大河流村	刘德华
胶州张冲口腔诊所	胶州市温州路 49 号	张　冲
胶州市胶西镇吕家大村第二卫生室	胶州市胶西镇吕家大村	崔广宏
胶州市胶西镇东佛乐村卫生室	胶州市胶西镇东佛乐村	李长峰
胶州崔广恒中医诊所	胶州市胶西街道恒正路 17 号福满园小区 5 号楼商业网点 104 号	崔广宏
胶州市中云街道黄埠岭村第三卫生室	胶州市中云街道黄埠岭村	冷兆海
胶州恬园卫生室	胶州市里岔镇后良乡村（康华恬园颐养有限公司院内）	周建英
青岛李墨堂中医药科技有限公司胶州李墨堂妇科诊所	胶州市北京路 548 号水岸府邸小区 1 号楼 6 号网点	孙莹冰
胶州苏存瑞牙科诊所	胶州市郑州西路 187 号	苏存瑞
胶州西湖康诚综合诊所	胶州市中云街道寺门首路 517 号（西湖郡）	张　莉
胶州王待天中医科诊所	胶州市中云街道杭州路南端	王待天
胶州周蕊口腔诊所	胶州市洋河镇河西郭村福海洋佳园网点	周　蕊

（续表）

机构名称	地址	负责人
胶州市里岔镇赵家庄村卫生室	胶州市里岔镇赵家庄村	赵进海
胶州市胶东街道东高家庄村卫生室	胶州市胶东街道东高家庄村	丁兆友
胶州市胶北街道东赵家庄村卫生室	胶州市胶北街道东赵家庄村	杨淑丽
胶州海健京康诊所	胶州市广州南路 402 号	张明燕
青岛护城河岸健康管理有限公司护城河中医诊所	胶州市阜安街道滨河苑小区 4 号楼 4 号网点	贾树立
胶州市胶莱镇王疃吴家村卫生室	胶州市胶莱镇王疃吴家村	吴新刚
胶州市华慈康养中心诊所	胶州市铺集镇彭家庄村	齐宝顺
胶州纪金泉内科诊所	胶州市九龙街道周家村	纪金泉
胶州张文签中医诊所	胶州市产业新区明德街海达如意金岸 2 号地块 148 号商铺	张文签
胶州市胶东街道南堤子村第二卫生室	胶州市胶东街道南堤子村	陈　庆
青岛真义堂健康管理有限公司胶州真义堂中医诊所	胶州市徐州路 23 号	朱春植

平度市社会办医疗机构

　　概况　2021 年,平度市有社会办医疗机构 293 家,其中 99 家口腔诊所、42 家中医医疗机构,其他类医疗机构 152 家。新增社会办医疗机构 21 家,注销社会办医疗机构 57 家。

平度市 2021 年新增社会办医疗机构

机构名称	地址	负责人
平度市东阁街道崔召河东马戈庄卫生室	平度市东阁街道崔召河东马戈庄村	李卫刚
平度市东阁街道江山帝景卫生室	平度市福州路 257-1 号	田志强
青岛宏康堂大药房有限公司白沙河诊所	平度市白沙河街道张南村顺兴路 38 号	雷云升
青岛允康医疗管理有限公司平度第一诊所	平度市南村镇郭庄村 463 号	徐积英
平度国泰医保诊所	平度市李园街道红旗路 435 号 111 户	姜玉梅
平度峰山康中医诊所	平度市云山镇铁岭庄村村西	王公民
平度宏德富诊所	平度市古岘镇康城路 153-2 号	刘相德
青岛惠仁堂药房有限公司明村诊所	平度市明村镇驻地蓝莓大道 137 号供销社院内 10 号	王振功
平度瑞丹妮医疗美容诊所	平度市东阁街道福州路 289 号	朱　莉
平度丽文口腔诊所	平度市李园街道红旗路 462 号中杰时代雅居网点房	张　信
平度诚德诊所	平度市凤台街道昆明路 26-58 号 1 层户	李祥德
平度铭凡口腔诊所	平度市经济开发区厦门路 491 号	张　军
平度市白沙河街道大闫家村卫生室	平度市白沙河街道大闫家村	付永林
平度晶玉口腔诊所	平度市南村镇兰底河北村兰花路 37 号	付雅楠
平度淏康诊所	平度市红旗东路 45 号	崔晓坤
平度苗修为诊所	平度市常州路 273-3 号(农药厂商住楼 1-2 层 16 号网点房)	苗修为

（续表）

机构名称	地址	负责人
青岛慧海博恩生物技术有限责任公司平度第一诊所	平度市青岛东路 2-1 号二楼	张瑞贞
平度市同和街道庞家卫生室	平度市同和街道庞家村	张志花
平度滕颖口腔诊所有限公司第一诊所	平度市凤台街道杭州南路 188-29 号	吕平芳
平度市东阁街道崔召沙岭村卫生室	平度市东阁街道崔召沙岭村	付东波
青岛农业大学平度校区医务室	平度市南村镇黄海路 2-17 号	张　茜

平度市 2021 年注销社会办医疗机构

机构名称	地址	负责人
平度市店子镇东棉柳村卫生室	平度市店子镇东棉柳村	孙进娟
平度市田庄镇祝家铺村卫生室	平度市田庄镇祝家铺村	祝新忠
平度市田庄镇胶河社区卫生室	平度市田庄镇窑头孙家	孙福涛
平度市南村镇沙梁东村卫生室	南村镇沙梁东村	邢凤英
平度市南村镇大西头西村卫生室	平度市南村镇大西头西村 168 号	尹茂先
平度韩守涛口腔诊所	平度市开发区海洲路 99 号	韩守涛
平度市云山镇前卧牛石村卫生室	云山镇前卧牛石村	李秀霞
平度市仁兆镇西二甲村卫生室	山东省青岛平度市仁兆镇二甲村	李　丽
平度市大泽山镇三山东头村卫生室	平度市大泽山镇三山东头村	王学彬
平度市大泽山镇东八甲村卫生室	平度市大泽山镇东八甲村	刘　琳
平度市蓼兰镇胜利村卫生室	平度市蓼兰镇胜利村委	许　伟
平度市蓼兰镇和平村卫生室	平度市蓼兰镇和平村 130 号	王智栓
平度市店子镇大张家村卫生室	平度市店子镇大张家村委	张洪云
平度市店子镇商业街卫生室	平度市店子镇商业街 35 号	孙作法
平度市店子镇南岔河村卫生室	平度市店子镇南岔河村	刘兴祥
平度市店子镇东曹村卫生室	平度市店子镇东曹村	曹松岩
平度市店子镇店子村卫生室	平度市店子镇店子村 67 号	刘德森
平度市店子镇曹家西庄村卫生室	平度市店子镇曹家西庄村	刘增科
平度市店子镇东羞鱼村卫生室	平度市店子镇西羞鱼村	张　涛
平度市店子镇曹东村卫生室	平度市店子镇曹东村 173 号	宋振海
平度市店子镇黄格庄村卫生室	平度市店子镇黄格庄	盛永欣
平度市李园街道山前村卫生室	平度市李园街道山前村	崔丽丽
平度许明三口腔诊所	平度市南关市场北端	许明三
平度蔡生泽口腔诊所	平度市仁兆镇顺达街 152 号	蔡生泽
平度明旭口腔灰埠诊所	平度市新河镇灰埠社区东兴街 20 号	崔飞燕
平度市店子镇姜汉庄村卫生室	平度市店子镇姜汉庄	曹金波
平度苗修为诊所	平度市常州路 273 号	苗修为
旧店镇祝沟前河南卫生室	平度市祝沟前河南村	隋珍花

（续表）

机构名称	地址	负责人
旧店镇祝沟刘家庄村卫生室	祝沟镇刘家庄村 152 号	王乃田
旧店镇祝沟路上卫生室	祝沟路上村	孙书尧
旧店镇祝沟高家流河卫生室	祝沟高家流河村 127 号	高洪仪
平度韩守涛口腔诊所	平度市人民东路 97-7 号	韩守涛
平度张信口腔诊所	平度市李园街道平苑新村 230 号	张　信
平度韩滨内科诊所	平度市新河镇平度路 19—2 号	韩　滨
平度市云山镇曲埠村卫生室	平度市云山镇曲埠村 86 号	李晓东
平度市凤台街道西潘家疃卫生室	凤台西潘村 98 号	张玉芹
平度蒋万世诊所	平度市胜利东路 70 号	蒋万世
平度滕孝成诊所	平度市南京路 519-1 号	滕孝成
平度市南村镇万家村卫生室	南村镇郭庄万家村	朱美英
平度市南村镇周诰屯村卫生室	南村镇周诰屯村	王宝胜
平度市南村镇马家辛庄村卫生室	南村镇郭庄马家辛庄村	于旦森
平度云峰诊所	平度市东阁街道菜园村 438 号	艾树鹏
平度崔凯口腔诊所	平度市人民东路 316 号	崔　凯
仁兆镇五道口村卫生所	仁兆镇五道口	周瑞芳
仁兆镇拐坊村村卫生室	仁兆镇拐坊村 112 号	王延青
仁兆镇代王疃村卫生所	仁兆镇代王疃村 209 号	王述华
平度单吉晨中医诊所	平度市店子镇昌里村	单吉晨
平度市店子镇萝卜刘家村卫生室	平度市店子镇萝卜刘家村	王文成
平度夏波内科诊所	平度市南村镇亭兰丘东北街 68 号	夏　波
平度李重尧诊所	平度市兰州路 555 号	李重尧
平度康健中医诊所	平度市云山镇铁岭庄村	王公民
平度市李园卫生院人民路诊所	平度市人民路 218 号	王桂平
平度市明村镇前楼村卫生室	平度市明村镇前楼村 291 号	王学吉
平度市明村镇王刘家村卫生室	平度市明村镇王刘家村 93 号	赵桂芳
平度王成明中医诊所	平度市李园街道人民路西端北侧农行住宅楼 8 号 L01-6-171 号	王成明
青岛玉杰口腔医疗有限公司郭庄口腔诊所	山东省青岛市平度市南村镇国泰路 18 号	李　蕊
平度市白沙河街道前郭家庄村卫生室	平度市白沙河街道前郭家庄村	郭君瑜

莱西市社会办医疗机构

概况　2021 年,莱西市有社会办医疗机构 266 家,从业人员 468 人,业务收入 964 万元。新增社会办医疗机构 8 家,无注销社会办医疗机构。

莱西市 2021 年新增社会办医疗机构

机构名称	地址	负责人
莱西王计诊所	莱西市琴岛中路豪帝花园南向网点东数第一户	王晓丽
青岛好牙医医疗管理有限公司莱西康乐内科诊所	莱西市香港路 66 号 45 栋网点 1-206 户	吴忠广
莱西星辰壹百中西医诊所	莱西市重庆中路 12 号嘉禾园三期 20 号楼	刘奎备
青岛康庆健康科技有限公司莱西康庆中医诊所	莱西市香格丽苑三期 48 栋网点 111 户	赵双庆
莱西市芝兰健康管理有限公司芝兰中医诊所	莱西市重庆中路长安人家北网点西方向 60 米	赵　雷
青岛浩利惠康医疗管理有限公司莱西浩利口腔诊所	莱西市姜山镇振兴路 119 号	王浩利
暖心(青岛)口腔健康管理有限公司莱西风华口腔诊所	莱西市夏格庄街道华庆路与建设大街交叉路口西 150 米	初风华
莱西釜康乐医务室	莱西市姜山镇绕岭村 779 号	于德慧

2021 年中等医学教育情况一览表

	青岛卫生学校	青岛第二卫生学校
在校生数	2833	2391
招生数	588	617
毕业生数	617	624
教职工数	155	111
专职教师数	137	93
高级讲师人数	42	22
中级讲师人数	72	42

2021 年度媒体新闻宣传报道条目

标题	媒体名称	发表日期
齐鲁一家亲!"青岛力量"星夜增援五莲疫情防控	腾讯新闻	2021.1.9
青岛:星夜驰援五莲 贡献岛城力量	彭湃新闻	2021.1.9
城阳区统筹推进事业发展确保人民安康	健康报	2021.1.14
推进六种医养结合服务模式,建成 98 个社区养老服务中心 青岛为老年人托起幸福晚年	工人日报	2021.1.16

（续表）

标题	媒体名称	发表日期
优势引领带动成员专科建设同质化发展	健康报	2021.1.21
这份卫健"满意卷"牵动胶州百姓心	健康报	2021.1.25
青岛："健康直通车"直达百姓炕头	中国青年报	2021.2.1
组图"健康直通车"直达百姓炕头	网易新闻	2021.2.1
青岛："健康直通车"直达百姓炕头	光明网	2021.2.2
西海岸新区初步构建起"龙头强、枢纽活、网底稳"的整合型卫生健康服务体系	今日头条	2021.2.2
青岛崂山区在全市率先启用"智医助理"，助力慢病随访与健康教育	今日头条	2021.2.6
春节防疫，胶州健共体齐行动	健康山东	2021.2.17
尽职尽责做好基层健康"守岁人"	中国商网	2021.2.19
青岛17个中医药优势病种确定最高收费标准	中国中医药报	2021.2.22
山东青岛西海岸新区探索"互联网＋护理服务"模式，26项中医药护理服务可"网约"上门	中国中医药报	2021.2.25
"莲子心"携"金银花"上门送医保生产	新华社	2021.3.9
"莲子心"携手"金银花"特色中医服务助力企业复工	搜狐网	2021.3.9
山东青岛："网约护士"守护百姓健康	工人日报	2021.3.15
山东青岛："网约护士"守护百姓健康	光明日报	2021.3.15
山东青岛："网约护士"守护百姓健康	人民日报海外版	2021.3.15
青岛市西海岸新区：互联网医疗"救"在身边	中工网	2021.3.15
跨越300多公里：沂蒙老区做超声 青大附院来诊断	大众日报	2021.3.18
青大附院再添智慧医疗创新中心，引领区域医疗创新发展	凤凰网	2021.3.18
Qingdao West Coast New Area Clicks With Online Healthcare	中国日报英文版	2021.3.19
服务零距离，健康常相伴——平度市人民医院医疗集团走进田庄镇刘戈庄村	网易新闻	2021.3.24
山东青岛灵山岛发展中医药服务满足居民需求	中国中医药报	2021.4.2
市北区发挥紧密型医联体优势，助力基层医疗卫生服务能力提升	今日头条	2021.4.7
《面对面》王华庆：免疫屏障	中央电视台	2021.4.11
医联体专家进社区送健康	今日头条	2021.4.12
胶州市妇保院打造"一体双联 能上能下"医联体全力保障妇幼健康	网易新闻	2021.4.13
健康生活，家庭医生来帮您	光明日报	2021.4.14
"三减三健"，让我们的体魄强起来	光明日报	2021.4.14
大专家到社区坐诊！松山医院及下设八家卫生机构推进家庭医生服务	半岛新闻客户端	2021.4.16
青岛西海岸新区：筑牢心理健康防线 打造"心安西海岸"	人民日报	2021.4.23
青岛：搭建中医药文化国际交流共享桥梁	新华社	2021.4.25
山东青岛崂山区成立中医药药事服务中心	中国中医药报	2021.4.26
中国石油大学（华东）国际学生中医药文化体验基地揭牌	中国中医药报	2021.4.27
中国石油大学（华东）：留学生体验中医药文化	中国教育新闻网	2021.4.27
八医与市民政局福彩养老院签订医联体合作协议	今日头条	2021.4.28
学史力行办实事 即墨人民医院"医诊还乡"惠民生	人民网	2021.4.30

（续表）

标题	媒体名称	发表日期
学史力行办实事 即墨人民医院"医诊还乡"惠民生	光明日报	2021.4.30
学史力行办实事 即墨人民医院"医诊还乡"惠民生	新华网	2021.4.30
创新药提升患者生活质量,医保落地山东最高可报销86%	今日头条	2021.5.10
滴滴一下 护士到家(青岛西海岸新区)	新华社	2021.5.12
山东青岛:"网约护士"一点到家	新华社	2021.5.12
青岛"网约护士"拓展护理服务外延	网易新闻	2021.5.12
青岛西海岸新区中医医院·中国石油大学(华东)"国际学生中医药文化体验基地"落成	人民网	2021.5.12
青岛市:提交群众满意的基本公卫服务成绩单	中国人口报	2021.5.13
青岛即墨:献礼建党百年,中医医院百村义诊正进行	人民网	2021.5.14
"万名医护下基层 优质服务在身边"平度市第三人民医院联合青大附院开展义诊活动	搜狐网	2021.5.17
博鳌全球健康论坛6月1日在青开幕	人民网	2021.5.18
平度市第三人民医院医疗集团优质资源下沉 群众享受优质服务	搜狐网	2021.5.19
北京大学人民医院青岛医院项目签约落地	光明网	2021.5.20
小病就近看 大病不出县 平度市人民医院医疗集团优质资源下沉结硕果	今日头条	2021.5.25
共话世界健康变局!博鳌亚洲论坛全球健康论坛大会六月绽放青岛!	澎湃新闻	2021.5.27
青岛市卫生健康委"颂歌献给党"合唱比赛圆满落幕	华人频道	2021.5.28
让优质医疗资源延伸至"神经末梢"——山东省青岛市市立医院改善医疗服务纪实	健康报	2021.5.28
山东青岛西海岸新区第二中医医院援助青少年神志病患者	中国中医药报	2021.5.31
组图|绽放中医魅力!实地探访博鳌亚洲论坛全球健康论坛中医药体验馆	澎湃新闻	2021.6.1
博鳌亚洲论坛全球健康论坛大会6月1日至4日在青岛举办	央视新闻	2021.6.1
博鳌亚洲论坛全球健康论坛大会6月1日至4日在青岛举办	新浪财经	2021.6.1
博鳌健康论坛:国际留学生"打卡"中医体验馆	新华社	2021.6.2
"齐"心"鲁"力|博鳌健康论坛:国际留学生"打卡"中医体验馆(青岛西海岸新区)	新华社	2021.6.2
新华全媒+|来,科技范的"老中医"了解一下!(青岛西海岸新区)	新华社	2021.6.3
青岛市卫健委与阿斯利康签署合作框架协议	人民网	2021.6.4
22个健康产业合作项目在博鳌亚洲论坛全球健康论坛第二届大会集中签约 总投资额171.65亿元	中国日报网	2021.6.4
22个健康产业项目签约落地青岛	澎湃新闻	2021.6.4
加强基层助学培训 助力医联体建设	今日头条	2021.6.4
博鳌亚洲论坛全球健康论坛第二届大会举行 寻求健康问题破解之道	经济日报	2021.6.5
博鳌亚洲论坛全球健康论坛第二届大会 实现全民健康	搜狐网	2021.6.7
胶州市:193支家医团队铸成群众健康"金盾"	中国人口报	2021.6.9
建引领将医改向纵深推进青岛大学附属医院开创医疗惠民新思路	健康报	2021.6.10
博鳌健康论坛:实现人人享有健康的全人类共同愿景	东方网	2021.6.13
山东青岛市启动"中医中药进万家"活动	中国中医药报	2021.6.18
青岛"中医中药进万家"活动启动,首个村级"国医馆"揭牌	人民网	2021.6.18

（续表）

标题	媒体名称	发表日期
青岛市"中医中药进万家"活动启动仪式在莱西成功举办	腾讯网	2021.6.19
青岛市市立医院举办庆祝建党100周年大型义诊	光明日报	2021.6.20
青岛"空中急救"再伸援手 "移动产房"惊喜生子	腾讯新闻	2021.6.25
山东故事——青岛市崂山区金家岭街道:建设国家级营养社区 打通营养工作"最后一公里"	学习强国	2021.7.4
崂山人有了专属家庭医生(崂山区)	中国社区报	2021.7.9
青岛:破解"带娃难"满足群众托育需求	澎湃新闻	2021.7.12
健康专家下沉 基层群众点赞(胶州市)	中国人口报	2021.7.12
深化医联体紧密合作 办好老年人健康实事——李沧区永清路社区卫生服务中心开展"老年健康宣传周"义诊(八医)	今日头条	2021.7.14
山东省青岛市促进中医药发展工作领导小组召开第一次会议——努力推动中医药传承创新发展	中国中医药报	2021.7.17
让问诊之路不再"费时费钱"——青岛市搭建县域健康服务共同体,推行城区新门诊保障试点,开展家庭医生签约服务	工人日报	2021.7.19
山东青岛市市北区成立中医药联盟	中国中医药报	2021.7.20
青岛首家中医药联盟成立	人民网	2021.7.20
城阳区三位一体服务 照护生命之初1000天	中国人口报	2021.7.21
平度市第三人民医院医疗集团采取各种措施加快医疗集团内各胸痛救治单元建设	搜狐网	2021.7.22
推广三明经验——2021年青岛深化医改瞄准22项任务	新华网	2021.7.22
社区办起暑期公益托管班	人民网	2021.7.24
青岛深化医卫体制改革 向"以健康管理为中心"迈进	新华网	2021.7.26
青岛打造山东版"三明经验"! 全省医防融合慢性病管理试点地市来青取经	腾讯网	2021.7.29
青岛打造山东版"三明经验"! 全省医防融合慢性病管理试点地市来青取经	人民网	2021.7.30
凝聚"海洋＋中药"力量	中国中医药报	2021.8.5
做好服务,让中医药深入人心	中国中医药报	2021.8.12
青岛市成立基本公卫质控中心	中国人口报	2021.8.12
青岛市成立基本公卫质控与指导中心 首次尝试医防融合评价模式	人民网	2021.8.12
胶州市:深化医改 交出群众满意答卷	中国人口报	2021.8.16
青岛试水医防融合评价模式	健康报	2021.8.17
八医打造"造血型"紧密型医联体	今日头条	2021.8.25
小病、常规检查不用出社区! 这个区10所卫生服务中心化验室将升级改造	凤凰网	2021.8.29
软件硬件下足功夫,市北区夯实公共卫生服务设施建设	网易	2021.8.29
青岛推进"三高共管、三级协同"服务体系,基层卫健事业惠民生	新浪网	2021.9.10
山东青岛推出中医药特色服务电子地图	中国中医药报	2021.9.10
青岛省内率先推出中医药特色服务电子地图 172家机构可按图索骥	网易新闻	2021.9.10
青岛城阳:市民家门口坐享"国家级"医疗服务	新华社	2021.9.14
"健康青岛科普资源库"迎来试运行	人民网	2021.9.28

（续表）

标题	媒体名称	发表日期
山东青岛市西海岸新区中医医院中医药健康文化进企业	中国中医药报	2021.9.29
人口监测与家庭发展的"黄岛样板"	中国人口报	2021.10.11
投资 20 亿元 市中医医院城阳院区签约	人民网	2021.10.13
集团再添新院区 青岛市中医医院城阳院区项目正式签约	北青网	2021.10.13
火出圈 健康青岛科普资源库这场科普盛宴引 20W＋人次围观	澎湃新闻	2021.10.13
中医药就在我们身边	人民日报民生周刊	2021.10.26
基层中医院（馆）长谈：便捷群众健康"最后一公里"	人民日报民生周刊	2021.10.26
基层中医院（馆）长谈：便捷群众健康"最后一公里"	腾讯新闻	2021.10.26
山东青岛：镇有中医馆 村有中医人	人民日报民生周刊	2021.10.28
山东青岛：镇有中医馆 村有中医人	凤凰网	2021.10.28
齐鲁一家亲！"青岛力量"星夜增援五莲疫情防控	人民网	2021.11.9
山东青岛推出免费托育服务	央视中文国际频道	2021.11.9
以为民服务心搭起中医便民桥	中国中医药报	2021.11.29
健康青岛科普资源库今日正式上线，浏览量已超 200 万人次	网易新闻	2021.12.8
青岛首家中医药联盟在市北区成立，助力优化中医药企业营商环境	搜狐网	2021.12.16
"健康青岛科普资源库"正式上线	人民政协网	2021.12.16
国家卫生健康委直属机关党建工作简报	全国医院党建工作专刊	2021 年第 6 期（总第 25 期）

索　引

图书在版编目(CIP)数据

青岛卫生健康年鉴.2022 / 青岛市卫生健康委员会
医院发展中心编. —青岛:中国海洋大学出版社,
2022.12

ISBN 978-7-5670-3350-4

Ⅰ.①青… Ⅱ.①青… Ⅲ.①卫生工作—青岛—
2022—年鉴 Ⅳ.①R199.2-54

中国版本图书馆 CIP 数据核字(2022)第 226426 号

出版发行	中国海洋大学出版社		
社　　址	青岛市香港东路 23 号	**邮政编码**	266071
出 版 人	刘文菁		
网　　址	http://pub.ouc.edu.cn		
电子信箱	coupljz@126.com		
订购电话	0532—82032573(传真)		
责任编辑	李建筑	**电　　话**	0532—85902505
印　　制	青岛国彩印刷股份有限公司		
版　　次	2022 年 12 月第 1 版		
印　　次	2022 年 12 月第 1 次印刷		
成品尺寸	210 mm×285 mm		
印　　张	23		
插　　页	52		
字　　数	728 千		
印　　数	1—1000 册		
定　　价	198.00 元		

发现印装质量问题,请致电 0532—58700166,由印刷厂负责调换。

10年畅销，铸就经典品质。
10年陪伴，温暖无数孩子成长路。

首部专为一年级男生童身创作的幼年小说，讲述一年级男生的心理成长和生活故事。

一年级男生入学指南书

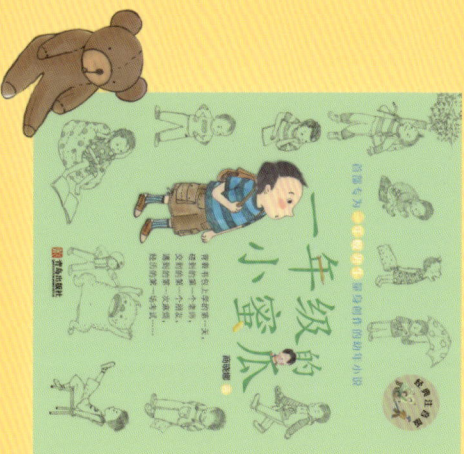

尽管有那么多天真的麻烦，不安和烦恼，但童年的成长是一件多么幸福，多么美妙的事情啊！

嗷童书

在这部有趣而可爱的幼童小说中，作者用活泼灵巧的语言，为我们呈现了一年级女生小豌豆的心理成长和生活故事。童年有那么多天真的麻烦，尴尬，不安和烦恼，可是，合上书本，我却发现，童年的成长是一件多么幸福，多么美妙的事情啊。
——著名儿童文学理论家，浙江师范大学教授 方卫平

生命是一本书，记忆之笔不断地书写着精彩的内容。只是，在一页又一页的岁月中，它的字迹总是时浓时淡。不过，我们相信，在每个人永远不会复原的生命之书中，那些属于一年级的故事都将始终清晰而生动的章节。阅读这些故事带给我们一种乡愁的愉悦。
——上海师范大学儿童文学博士 陈恩黎

商晓娜的幼年小说，充满灵气。她总是巧妙地把想表达的观点融入到故事之中，小豌豆可爱好玩的故事之中，谈笑间让孩子和家长领悟生活的真谛；作者对孩子的心理特点把握准确，读来十分亲切自然。书中的故事似乎每天都会发生在孩子身边，充满童真童趣。
——《中国出版传媒商报》编辑，记者 郑杨

这是一本值得推荐的课外阅读启蒙书。一年级的小朋友走进学校，立刻融和小豌豆产生了共鸣。在这本书的读书交流课上，童心的碰撞，孩子们的天真
几乎每个孩子都合在小豌豆身上找到自己的影子。的性情得以充分展现，不知不觉间就爱上了阅读。这本书也在无声地告诉每位教育工作者和家长：陪伴孩子一起成长，静待花开。
——拓殖市新抚区民主小学教学校长 王琳

《一年级的小豌豆》陪伴了我的一年级，温暖了我的一年级，如今三年级的我，依然爱她！
——济南市十亩园小学三年级一班学生 刘以臻

小豌豆讲的都是我身边的事，我就喜欢小豌豆。
——杭州市文一街小学北辅校区一年级三班学生 毛临清

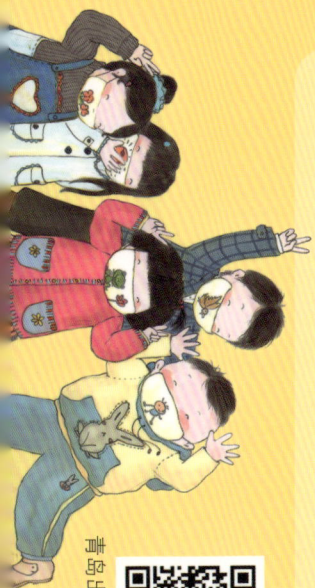

青岛出版集团公众号
晚童书公众号

ISBN 978-7-5552-6680-8
9 787555 266808 >
定价：28.00元
上架建议：儿童文学

一年级的小豌豆

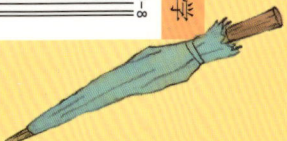

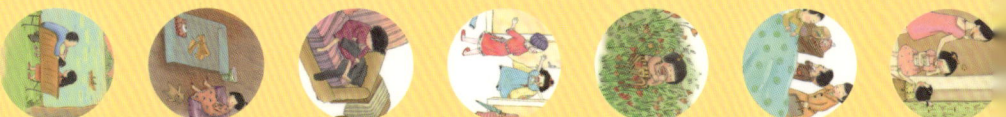